女性身心醫學百科

東京女子醫科大學名譽教授 井口登美子 等◎監修
前國泰醫院婦產科 劉壽懷醫師◎審訂

女性身心醫學百科

審訂序

照顧女性健康的最佳工具書

前國泰醫院婦產科醫師●劉壽懷

現代的女性新貴、職業婦女大多埋頭苦幹，在面對各方壓力之餘，常常就忽略對自己心身的照顧。平常在門診，也發現時下仍然有不少女性對自己的生理變化及常識十分貧乏。等到各種症狀出現時，心中毫無頭緒，在慌亂無助之中，才匆忙就醫。

本書分爲三大主題，第一部從嬰幼兒到高齡期，淺易明瞭介紹女性的身體解剖、各器官的生理運作系統，再詳細分門別類解說女性的疾病。從致病因素、臨床徵兆、診斷，到藥物治療的種類、手術方式及另類療法，都有詳盡解說。書中並利用生動的插圖來說明女性的身體結構，及一目瞭然的表格作爲分析、比較。

第二部則依年齡層討論各階段生理的成長及心境的成熟變化。這部分的重點著墨在女性一生會經歷的生育期及更年期，尤其是當今面對日益嚴重的環境食品污染、社會責任、工作壓力、晚婚、頂客族的趨勢，待想到要生兒育女時，才常常發現不孕的問題。書中提供了許多目前針對不孕症的高科技療法。另外關於更年期及停經的議題，也提出全面性預防與保健的觀點。如何渡過這生命後半歷程的生理需求、如何建設心靈上的空虛，對女性是一項艱巨的挑戰。停經並不可怕，只要對自己的心理變化有足夠的常識和適時配合治療的意志，保持從容的心態去看待、接納老化的來臨，就能遠離危機，勇敢安然地面對更年期來臨的事實。

第三部是比較輕鬆的內容，討論平常生活遭遇的一些困擾、教導健康的性生活觀念、提供運動及飲食健康之道、解說使用藥物的重點；從而塑造出享受全面舒適健美的女性生活。

本書還附加自我檢查的重點小手冊，列出各種症狀的清單以供參考，同時方便攜帶，隨時可以先給自己一些簡單的評估。

『女性身心醫學百科』不只是關懷女性，也是給愛護媽媽、疼惜妻女的新好男人一本必備的知識工具書。

前言

擁有健全身心才能創造美好生活

監修代表●井口登美子

女性不管活到幾歲都會追求美麗，而若只是講究外在美而忽略最基本的「健康」，即使擁有一頭烏黑的秀髮與緊緻的肌膚，也難以保有充滿活力的體態與心情。爲了維持「身體健康」，必須注意些什麼呢？除了養成規律、沒有壓力的生活、適度運動以及均衡飲食生活，還需養成自我健康管理的習慣，以及定期健康檢查、培養早期發現早期治療等觀念，這些都是爲了維持健康所不可或缺的要素；除此之外，還有一個最重要的觀念，那就是充足的「醫學常識」。若能針對身體狀況，掌握對於病痛症狀和各種治療法等最新情報，便可有效確保身體健康。

女性與男性的身體構造，不單只是有無子宮與卵巢的差異而已。因此除了男性與女性身體構造不同的認識之外，例如男女容易罹患的疾病、年齡層和症狀等檢查數值的基本判斷，妳是否也有一定的瞭解呢？

只要提到女性健康，大家就一定會聯想到「女性賀爾蒙」。舉凡月經、懷孕、生產、哺乳、停經等，只有女性才可能發生的明顯生理變化，都受到女性賀爾蒙的影響。「女性賀爾蒙」也具有讓肌膚光滑緊緻、維護骨骼健康、抑制膽固醇和防止動脈硬化等作用，也是維持女性健康與美麗的重要角色。因此若是女性賀爾蒙失調的話，就會產生月經失調、手足冰冷、肩膀痠痛或是情緒低落等諸多原因不明的病痛，身體也會因此而引發更多疾病。尤其與從前女性相比，現代女性雖然生活方式多元化，卻也容易產生各種壓力。越來越多婦女在承受職場和家庭的雙重壓力下，導致賀爾蒙失調，甚至損及個人健康。加上近幾年生活方式與飲食習慣的改變，罹患乳癌、子宮癌和子宮內膜炎等婦科疾病的女性明顯增加。

企劃本書的主要目的，就是希望這本書能成爲幫助每位女性維護健康與美的醫學實用書。和以往的醫學用書不同，這本書的編輯方式乃是以能夠讓女兒、母親與祖母三代的女性都能輕鬆閱讀爲目標而編纂的。如同前述所言，建立一個專門針對女性身心健康的醫學情報資料檔案庫，是不可或缺的重要工作。當妳一旦發現身體稍有不適，可先查閱這本書，確認相關症狀與可能的疾病之後，再向值得信賴的醫師諮詢。

閱讀本書的方法

本書以女性朋友必須瞭解的身體機能構造與疾病為中心，彙編各種最新情報而成。希望讓女性朋友能夠擁有一個健康又美麗的身心之外，同時也兼顧了實用與方便性，照顧每位女性朋友的身體與心靈健康。

PART1 疾病的解說　分為女性特有疾病與一般疾病（以女性容易罹患、必須注意的疾病為中心來分類）等兩種。讓讀者能瞭解疾病的成因、症狀與治療方法等。特別的是，本書還會以「良心建議」（也包含給家人的建議）等方式，提供關於發病過程、手術後或是日常看護以及家事和性生活等方面的方法與建議。讓妳能和家人與親朋好友一起閱讀，給予病患適度協助，瞭解病患因病所苦的心情。

PART2 關於各世代與各年齡層女性的身體構造與心理變化的解說　讓女性朋友能夠針對症狀，明瞭自己需要特別注意的地方。

PART3 女性健康的性生活解說　私密的性生活、減肥、芳香療法、穴道按摩療法和食補等較為私人的問題。

若是想由症狀找尋病名的話，可先參照附錄別冊的症狀一覽表，然後根據所列出的病名，再對照頁數來查閱妳想知道的症狀說明與資料。

本書也針對手足冰冷、頭痛、肩膀痠痛和尿失禁等各種令女性朋友煩惱的婦科疾病，另闢專欄詳細說明如何保健、預防和改善等方法，幫助女性朋友解決惱人的病痛。

這是一本兼顧健康與美麗的實用書。若發現自己身體有任何異狀，請善用本書來幫妳解決疑慮。

目錄

心理的疾病……456

忠於自己的性愛感受

塑造健康美人生活企劃……726

藥物的基本知識 ……760

編審委員（按姓氏筆劃順序）

〈監修委員〉

井口登美子（Plaza30樓婦產科・東京女子醫科大學名譽教授）

喜多村一幸（喜多村腦神經醫院院長）

島本郁子（奈良文化女子短期大學教授・奈良縣立醫科大學兼任講師・婦產科醫生）

森　治樹（荻窪胃腸醫院理事長・臨床醫藥學研究所理事長）

〈編審委員〉

赤枝恆雄（赤枝六本木診所院長・（財）赤枝醫學研究財團理事長）

阿部真弓（東京女子醫科大學呼吸系統中心內科講師）

新井　信（東京女子醫科大學附屬東洋醫學研究所醫局長）

井口登美子（Plaza30樓婦產科・東京女子醫科大學名譽教授）

泉谷閑示（新宿South Square診所院長）

伊藤博之（聖路加國際醫院婦產科名譽醫長）

稻生有伎子（INOUYUKIKO婦產科醫院院長）

片海裕明（昴大樓齒科診所院長）

金重惠美子（岡山中央醫院副院長・婦女醫療中心所長）

神尾孝子（東京女子醫科大學第二外科講師）

龜山和子（城西醫院眼科部長）

喜多村一幸（喜多村腦神經醫院院長）

喜多村　健（東京醫科齒科大學耳鼻喉科教授）

吉川　信（東京女子醫科齒科大學附屬東洋醫學研究所針灸室室長）

工藤翔二（日本醫科大學第四內科教授）

小柳幸子（Dargo巨型（股）技術教育部部長）

齋藤壽仁（東京女子醫科大學附屬第二醫院內科講師）

佐藤郁夫（國際醫療福祉醫院院長）

佐中　孜（東京女子醫科大學附屬第二醫院內科教授）

佐中真由美（東京女子醫科大學附屬糖尿病中心講師）

島本郁子（奈良文化女子短期大學教授・奈良縣立醫科大學兼任講師・婦產科醫生）

鈴木一郎（日本紅十字會醫療中心腦神經外科部長・東京大學醫學院講師）

桃原哲也（榊原紀念醫院循環系統內科心血管集中治療室室長）

戶佐真弓（MAYUMI診所院長）

戶塚恭一（東京女子醫科大學感染對策部感染症科教授）

富松昌彥（東京女子醫科大學附屬第二醫院內科助教授）

巴　光（東京女子醫科大學附屬第二醫院泌尿科講師）

中島亞矢子（東京女子醫科大學附屬膠原病運動傷害痛風中心講師）

中山健兒（NAKAYAMA診所院長）

西島明子（Plaza30樓診所皮膚科部長）

荷見勝彥（癌症研究會附屬醫院婦產科部長）

肥塚直美（東京女子醫科大學內分泌疾病綜合醫療中心內科教授）

藤井惠美子（東京女子醫科大學醫學部助教授・藥劑部部長）

松田靜治（江東醫院顧問・兩性健康醫學財團副會長）

宗像伸子（Health Planing MUNAKATA 飲食生活諮詢中心）

目崎　登（筑波大學體育科學系運動醫學教授）

森　治樹（荻窪胃腸醫院理事長・臨床醫藥學研究所理事長）

森川由紀子（森川醫院副院長・東京女子醫科大學第二醫院小兒科兼任講師・日本女醫生會理事）

矢島正純（東京女子醫科大學婦產科講師）

山口時子（MARIGOLD診所院長）

和田真紀夫（山王醫院血液內科・國際醫療福祉大學助教授）

各年齡層 容易罹患疾病一覽表

女人的一生依女性賀爾蒙分泌的多寡，身體會產生階段性變化。讓我們一起來認識隨著身心狀況的改變，各年齡層容易罹患的疾病。

嬰幼兒時期（0～6歲）

自己沒辦法明確說出症狀的嬰幼兒時期，尤須注意全身健康。

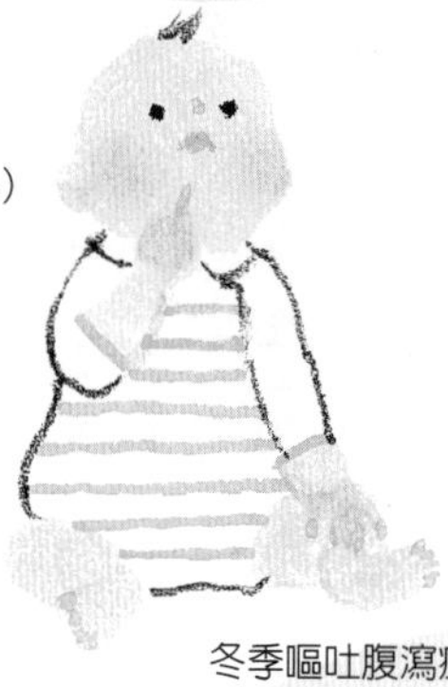

髓膜炎（腦膜炎）（P455）
滲性出中耳炎（P335）
麻疹（P453）
水痘（P453）
風疹（德國麻疹）（P453）
腮腺炎（P453）
蘋果病（傳染性紅斑）（P454）
疱疹性咽峽炎 Herpangina（P454）
（夏季流行性感冒的一種）
手足口病（P454）
流行性感冒（P454）
猩紅熱（溶血鏈球菌感染症）（P454）
百日咳（P455）
黴漿菌肺炎（P455）
※其他各種容易罹患的疾病
冬季嘔吐腹瀉症（P453）
陰道炎（P98）
尿道感染症（P216）

●其他注意事項

嬰幼兒時期常會有引起劇烈腹痛的突發性腸套疊（腸子跑進腸子中，引起血液阻塞，甚至引起組織壞死）須特別注意。此外也容易罹患像是尿布疹、過敏性皮膚炎與水泡等皮膚病。

嬰幼兒時期接觸病原體的機率較大，所以容易感染各種疾病；但是一旦罹病，身體反而會自然產生抗體。因此不只應留意各種疾病症狀，也需注意全身整體的健康狀況。

學齡期前期（6～8歲）

面對疾病，身體自然會產生抗體，另需多注意幼童的心理狀況，避免意外事故的發生。

這個階段剛開始進入校園體驗團體生活，所處環境和嬰幼兒時期有著極大的差異，身體狀況也容易因此失衡。

一旦發現不適，最好即刻前往小兒科就醫，讓醫生診察究竟是心理因素，還是疾病等原因所引起的。

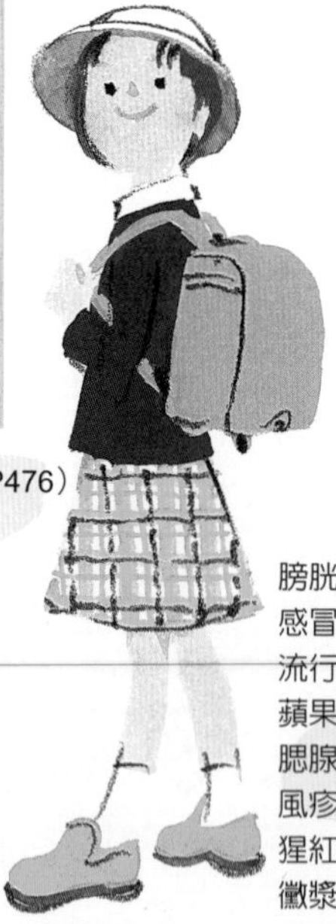

自律神經失調症（P157、P476）
起立性調節障礙（P511）
膀胱炎（P218）
感冒（P200）
流行性感冒（P200、454）
蘋果病（傳染性紅斑）（P454）
腮腺炎（P453）
風疹（德國麻疹）（P453）
猩紅熱（溶血鏈球菌感染症）（P454）
黴漿菌肺炎（P455）

●其他注意事項

因為活動範圍擴大，使得這時期的幼童也容易因各種意外事故而受傷。此外，也有可能出現便秘和排尿困難等情形。宜留意日常生活習慣的建立，養成良好規律的排泄習慣。

學齡期後期—青春期前期（8～12歲）

初經的平均年齡約為**12**歲。視個人情況的差異，初經時期也不一樣。

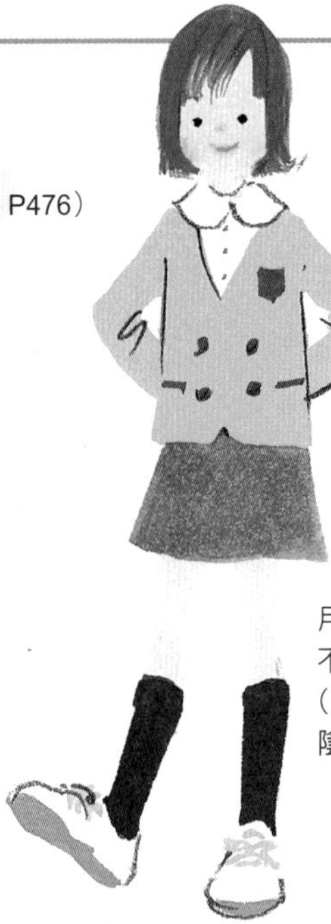

自律神經失調症（P157、P476）
起立性調節障礙（P511）

月經異常（P44）
不正常出血、白帶
（P56、附錄P14、P18）
陰道炎（P98）

進入青春期，隨著女性賀爾蒙的分泌，會有乳房變大、初經來臨等第二性徵的出現。

很多女孩會因為身體的變化而煩惱，此時母親要給予適當的建議，以紓解女孩心中的不安。

青春期中期（12～15歲）

這時期相當敏感，身心都容易受壓力影響，須加強自我健康管理的認知。

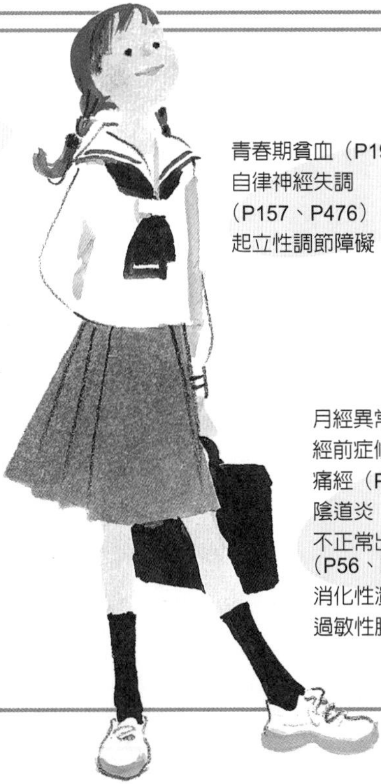

脊椎側彎（P511）

青春期貧血（P196、P511）
自律神經失調
（P157、P476）
起立性調節障礙（P511）

月經異常（P44）
經前症候群（P48）
痛經（P46）
陰道炎（P98）
不正常出血
（P56、附錄P14）
消化性潰瘍（P252）
過敏性腸症候群（P258）

大部分女孩的初經是在這時期來臨，但是初經來潮的前幾年，經期較不規則；而這時期也是女性賀爾蒙變化急遽時期，容易造成自律神經紊亂。

這時期的女孩常會覺得疲累，甚至出現青春期貧血症狀。不過，唯有藉由規律生活與均衡飲食，方能有效改善身體狀況。

青春期後期（15～20歲）

身心各方面逐漸步入成熟女性階段的時期，留意身心各方面變化。

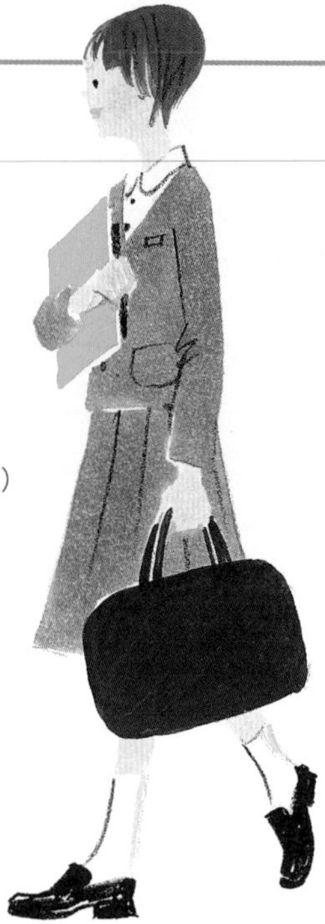

這時期正朝成熟女性蛻變，但是因為身心還無法協調，常會引發精神和情緒方面的不安。有些少女甚至為了身材，會進行激烈的減肥；必須要清楚瞭解不當減肥的危險性，提升自我健康管理的認知。

青春期貧血（P196、P511）
不定愁訴症候群（P511）
自律神經失調症（P157、P476）
飲食障礙（P472）

月經異常（P44）
經前症候群（P48）
痛經（P46）
陰道炎（P98）
性病（P120～）

成熟期前期（20～35歲）

最適合懷孕、生產的時期，應確實做好日常健康管理。

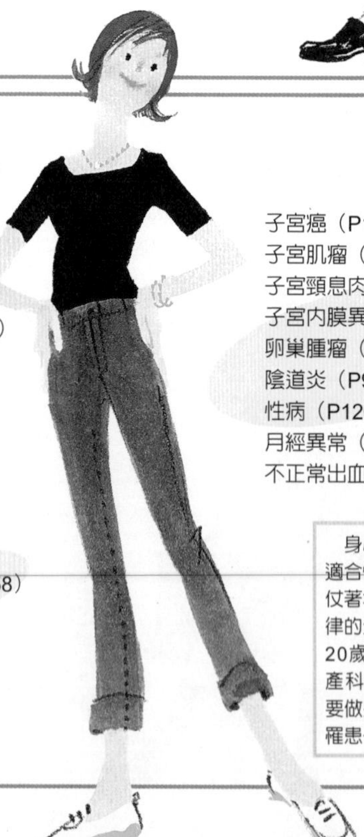

乳腺症（P114）
乳癌（P128）

妊娠糖尿病（P640）

手足冰冷症（P58）

子宮癌（P138）
子宮肌瘤（P60）
子宮頸息肉（P81）
子宮內膜異位症（P70）
卵巢腫瘤（P86）
陰道炎（P98）
性病（P120～）
月經異常（P44）
不正常出血（P56、附錄P14）

身心方面都很充實的時期，最適合懷孕與生產。不過千萬不要仗著年輕就放縱生活，宜養成規律的生活習慣，保持身體健康。20歲開始最好養成定期前往婦產科檢診的習慣，30歲開始就要做些定期檢查，隨時留意是否罹患子宮癌和乳癌等疾病。

成熟期後期（35～45歲）

這時期子宮方面比較容易出問題，務必定期檢查。

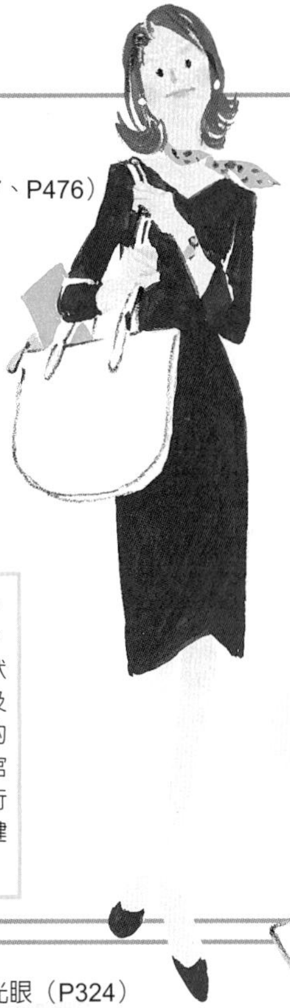

自律神經失調症（P157、P476）
手足冰冷症（P58）

乳腺症（P114）
乳癌（P128）

子宮癌（P138）
子宮肌瘤（P60）
子宮頸息肉（P81）
子宮內膜異位症（P70）
卵巢腫瘤（P86）
陰道炎（P98）
性病（P120～）
月經異常（P44）
不正常出血（P56、附錄P14）

因為忙著育兒和工作，多少會疏忽自己的健康。為了讓身體維持在良好狀況，這時期要開始重視及預防一些生活習慣造成的毛病，並留意卵巢、子宮等方面的問題。務必進行定期的婦科檢查和一般健康檢查，千萬不能輕忽。

更年期前期（45～50歲）

身體與心靈雙雙達到平衡的時期，思考如何開朗積極地迎向第二階段的人生。

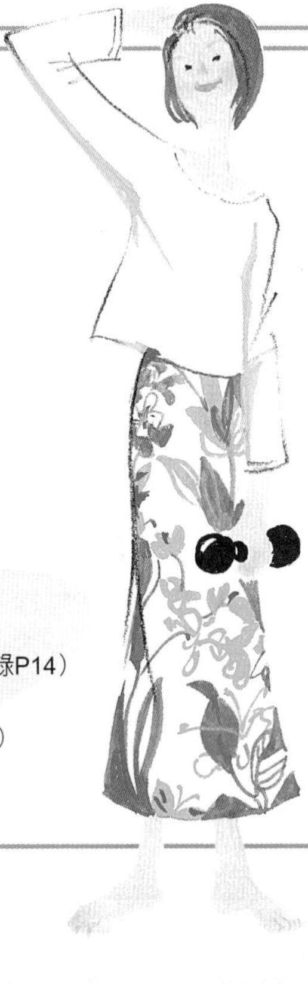

青光眼（P324）
更年期障礙（P596～）
甲狀腺機能異常（P300～）
不定愁訴症候群（P526）
手足冰冷症（P58）
五十肩（P370）

乳癌（P128）
各種癌症（P416～）

子宮癌（P138）
子宮頸息肉（P81）
卵巢癌（P148）
子宮肌瘤（P60）
子宮內膜異位症（P70）
卵巢腫瘤（P86）
不正常出血（P56、附錄P14）
陰道炎（P98）
性交痛（P526、P601）
膀胱炎（P218）
尿失禁（P224）

隨著女性賀爾蒙減少與心理壓力增加，再加上卵巢機能漸漸衰退等，種種更年期障礙常令許多婦女苦惱。心理狀況的不協調將會影響到身體健康，所以有狀況千萬不要隱忍，應立刻前往婦產科就醫。

更年期後期（50～60歲）

身體容易出現一些小毛病，必須更加注意自己的健康管理。

面臨停經期的來臨，隨著女性賀爾蒙的減少甚至消失，膽固醇與中性脂肪值也容易升高，因而引發身體微恙，以及各種婦科疾病。這時期應該正視並改善過胖以及運動不足等問題，同時也不要給自己太大的壓力。

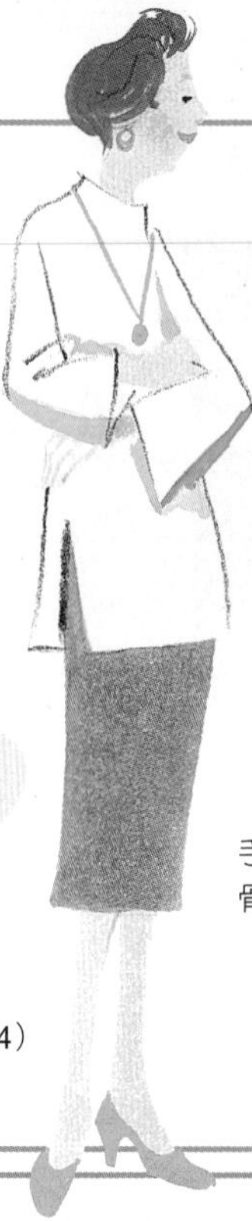

青光眼（P324）
乳癌（P128）
子宮癌（P138）
各種癌症（P416～）

糖尿病（P306）
心臟疾病（P174～）
高血壓（P181）
動脈硬化（P182）

更年期障礙（P596～）
憂鬱症（P462）
萎縮性陰道炎（P103）
外陰搔癢症（P107）
性交痛（P526、P601）
子宮下垂（P83）
卵巢腫瘤（P86）
膀胱炎（P218）
頻尿．尿失禁（P534、P224）

手足冰冷症（P58）
骨質疏鬆症（P378）

高齡期前期（60～75歲）．高齡期後期（75歲～）

試著以積極、開朗的心情克服體力衰退等問題。不妨安排短期旅行，讓每天的生活既新鮮又愉快。

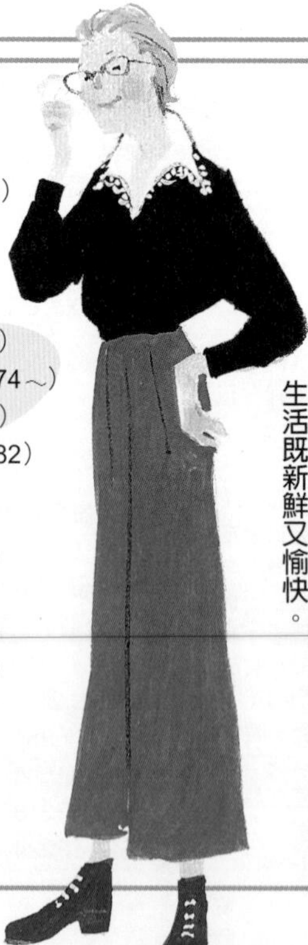

感冒症候群（P200）
流行性感冒（P200）

白內障（P323）
青光眼（P324）
老人性重聽（P340）

子宮癌（P138）
各種癌症（P416～）

子宮下垂（P83）
膀胱瘤（P222）
脫肛（P274）
萎縮性陰道炎（P103）
外陰炎（P105）
性交痛（P526、P601）
膀胱炎（P218）
頻尿．尿失禁
（P534、P224）

糖尿病（P306）
心臟疾病（P174～）
高血壓（P181）
動脈硬化（P182）

手足冰冷症（P58）
骨質疏鬆症（P378）
腰痛（P382）
股關節病變（P369）
膝關節病變（P370）

隨著年歲增長，罹患各種疾病的機率也相對增高，不妨把這個時期當做人生的新開始，試著以積極開朗的心情克服體力衰退的問題，讓自己充滿自信，生活過的更充實愉悅。

PART 1

各種疾病的知識與建議

認識女性應注意的婦科疾病

女性特有的身體構造與需注意的疾病

內性器官、外性器官和乳房，是女性懷孕、生產、生兒育女等必備且獨特的身體構造。這些特殊身體構造都比男性性器官來得微妙、纖細與複雜，也是上天賜予女性的專屬天賦。

尤其由卵巢分泌的雌激素（女性賀爾蒙），在女性生長過程中更是扮演著重要角色。雌激素不只大大影響月經、懷孕等生殖機能，也幾乎支配並維持女性身體的健康狀況。

因此一旦雌激素分泌不正常時，就會導致月經失調，而引起身體方面各種惱人的疾病。此外，也會造成自律神經失調等症狀，進而引發身體的各種毛病。

再者，依據女性特有的各種身體機能狀況，也會產生如子宮肌瘤、卵巢瘤、子宮癌等各種婦科疾病。

總之，女性從初經來臨的青春期開始，歷經成熟期時的懷孕、生產等過程，到面臨停經的更年期、高齡期等；隨著各個年齡階段的不同，心理和身體方面均無可避免地會產生極大變化。

那麼，該如何因應女性特有的各種疾病與荷爾蒙失調等狀況的發生呢？最重要的就是瞭解自己的身體，同時具備正確的醫學常識。如此一來，面對疾病時，才能力求知己知彼、百戰百勝。

因時代與環境變遷而產生的女性特有文明病

與過去傳統農業時代相比，現今女權意識抬頭，連帶整個社會環境也產生極大的變化。

隨著職業婦女比率的提高，不管面對職場還是家庭，女性必須承受多方壓力。而且，越來越多女性也和男性一樣，會有經常外食、喝酒和吸菸等不良生活習慣，因此更需注意自我健康管理。

此外隨著高齡產婦比例的增加，或是考慮經濟壓力而減少生產次數等因素，可預見的是，女性的生活方式勢必會有極大改變。因此，這種生活環境與生活方式，勢必對於女性的身體、心理等各方面造成莫大影響。

子宮肌瘤、子宮內膜炎、子宮癌、卵巢癌和乳癌等近幾年罹患率升高的婦科疾病，都與生活環境與生活方式的改變有著莫大關係。

此外，掌管女性賀爾蒙分泌的腦下視丘和腦下垂體，也會隨著壓力與環境等變化而失常，造成身體各方面的機能紊亂，引起所謂現代文明病，像是月經失調、無排卵月經等常見婦科疾病，同時也會引發各種心理方面的問題。

其他還有因爲不當減肥所引起的月經失調與厭食症等，或是極端偏食與不正常的飲食習慣造成的味覺障礙、骨質疏鬆症，以及因爲性經驗低齡化，形成性病蔓延等嚴重的社會問題。

從第44頁開始，本書將以現今社會逐漸增加的婦科疾病和身心失調等問題爲中心，詳細說明女性容易罹患的各種婦科疾病，也會特別加註哪種疾病爲哪種年齡層容易罹患的疾病，方便讀者一目瞭然。而「良心建議」小專欄則幫妳整理一些可進一步向醫生諮詢的疑問，提醒妳在日常生活中該注意的生活細節與問題。無論是看診前還是看診後，都能幫助妳確認身體的狀況。

近幾年來，除了傳統婦產科之外，不少醫院也設置有女性專用診療部門，坊間也開設許多專門婦科診所等，加惠更多婦女。希望這本書能對女性更有幫助，成爲女性自我健康管理的好幫手。

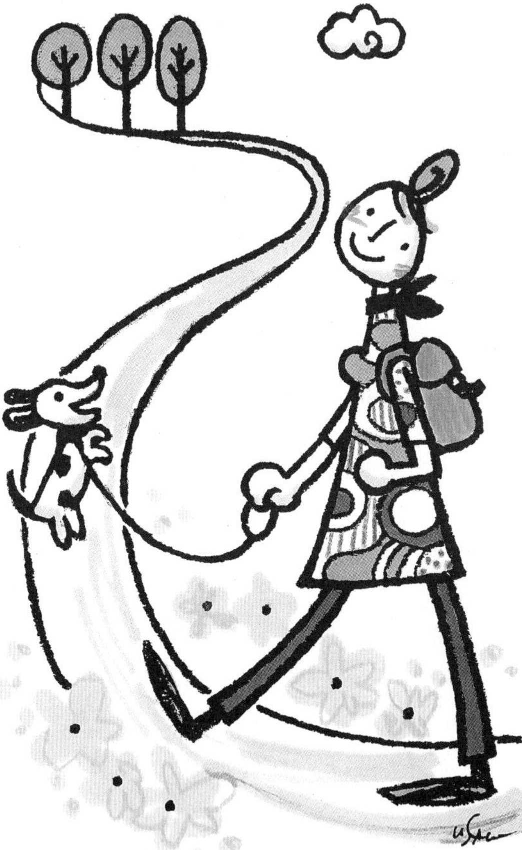

月經異常

身為女性多少都會因為月經失調，引起身體不適而感到煩惱不已。雖然月經因個人體質差異而有不同的變化，但其實多數時候，月經也代表著疾病的徵兆。因此必須小心留意，千萬不能輕忽。

青春期與更年期容易發生的月經問題

導致月經異常的原因，主要分爲①周期異常（多發性月經、稀發性月經）、②量異常（月經量過多、月經量過少）、③經期異常（經期過長、經期過短）、④初經年齡與停經年齡異常（過早來經與遲發月經、過早停經與遲發停經）、⑤無月經（原發性無月經、繼發性無月經）、⑥伴隨月經而來的症狀（痛經、經前症候群）。

月經失調（俗稱「生理失調」）正是前述月經周期異常的統稱，表示經期無法自然回復正常狀態。像是卵巢機能尚未成熟的青春期，還有卵巢機能降低的更年期，都容易出現月經失調的症狀。

隨著年齡增長，卵巢機能成熟，青春期月經失調的情形也會逐步改善。另一方面，雖然更年期也會發生月經失調問題，但也毋需過於擔心，通常是因爲子宮肌瘤與子宮癌等疾病也會引起不正常出血，有時會因此造成了誤判。所以若是覺得身體有些不對勁，最好立即前往婦產科就醫，才能早期發現、早期治療。

壓力與不當減肥是造成無排卵症狀的導火線

近年來不少女性除了青春期與更年期外，也會出現月經失調、無排卵和無月經等症狀。大部分原因都是因爲壓力和不當減肥等因素。

控制月經的腦部組織爲「腦視床下部」，也同時負責控制心臟跳動與呼吸、調節體溫、睡眠等自律神經，以及調節食慾的機能。因此壓力過大、不當減肥會造成自律神經與食慾紊亂，影響卵巢分泌賀爾蒙（雌激素），造成停經症狀（繼發性無月經＝P52）和月經失調。

雖然無月經就是沒有排卵的意思，不過也會出現就算有月經卻沒有排卵的出血狀況（無排卵性月經）。隨著無排卵症狀持續發生，長期下來不只影響受孕，也會使得卵巢機能衰退，嚴重影響心理與身體方面的健康。

想知道是否有排卵，只要測量基礎體溫就能清楚瞭解（若是基礎體溫沒有上升，保持低溫狀態，就是沒有排卵）。若出現停經狀態，或是無排卵月經持續三個月以上的話，則應該盡快前往婦產科就醫。

周期和量是檢視月經異常與否的標準

一般正常月經周期爲二十五～四十五天，周期短於二十四天以內稱爲多發性月經（P50）、四十六天以上則稱爲稀發性月經（P50）。此外，還有明明沒懷孕，卻超過九十天以上都沒來月經，就是無月經。

一般女性一次月經的標準總經血量約爲五〇～六〇公克（大約使用二十片衛生棉的程度）。相對的，若是經血量超過一五〇公克以上（使用六十片衛生棉的程度），而且爲呈塊狀出血的情形，稱爲月經量過多（P53）；反之，經血量相當少，則稱爲月經量過少（P54）。

雖然月經異常是青春期與更年期常見的症狀，然而月經量過多也有可能是子宮肌瘤和子宮內膜炎等疾病的徵兆，月經量過少則有可能是沒有排卵的緣故。總而言之，一旦發現異狀務必盡快就醫。

月經異常的各種症狀

關於「經期與經血量」的標示方法，色塊的粗細程度與經血量呈正比，間隔則表示月經周期。如果月經異常持續三個月以上的話，最好立刻就醫。

	主要原因	月經周期與經血量	月經狀況
正常月經		25～45天	周期在25～45天範圍內（變動差異不大於七天均OK）。就算經血量多，也只需二至三小時換片衛生棉。
繼發性無月經	• 青春期、更年期 • 壓力與減肥 • 高泌乳素血症 • 結核 • 懷孕	90天以上	常會發生三個月以上月經沒來的情況。
多發性月經	• 青春期、更年期 • 黃體機能不全 • 無排卵周期症 • 甲狀腺機能障礙	24天以內	周期在24天以內。常會將子宮肌瘤的不正常出血，誤解為頻發性月經。
稀發性月經	• 青春期、更年期 • 肥胖 • 高泌乳素血症 • 甲狀腺機能障礙 • 精神疾病 • 肝臟疾病	46天以上	周期為46天以上。一旦超過60天，就要注意是否為續發性無月經。
月經量過少	• 無排卵性月經 • 子宮發育不全 • 結核 • 高泌乳素血症	25～45天	一周期的經血量只有像「白帶」那樣的量，根本不太需要用到衛生棉。接下來就會轉變成續發性無月經。
月經量過多	• 子宮肌瘤 • 子宮內膜異位症	25～45天	會有一個小時就必須替換衛生棉的情況。經血裡混有血塊般的東西，同時也出現貧血症狀。

●**月經周期** 是指從月經來的第一天起，到下次來月經開始的前一天爲止。

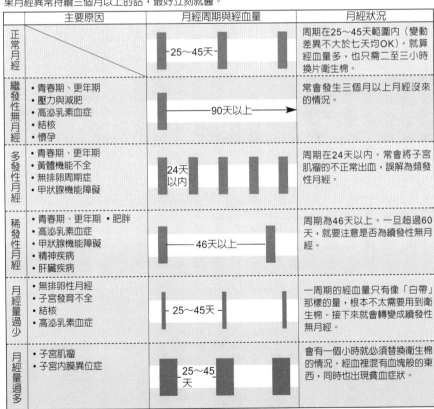

痛經

需注意的年齡層 10歲 20歲 30歲 40歲 50歲 60歲 70歲

是什麼樣的疾病？ 下腹部疼痛、腰痛、頭痛、疲倦感與嘔吐等，都是月經來潮時常出現的不適症狀，統稱為「月經症候群」，一旦這些症狀過於明顯激烈，甚至嚴重到影響工作或家事，就稱為痛經。

痛經一般分為兩大類，一種為子宮與卵巢等器官所引起的「繼發性痛經」，另一種則是無特殊原因所引起的「原發性痛經」。

症狀 會產生下腹部疼痛和腰痛等各種症狀（參照下表）。

原因 如果出現劇烈經痛的話，就有可能是罹患了子宮肌瘤（P60）和子宮內膜炎（P70）、子宮肌腺症（P78），或是卵巢囊腫（P86）等常見婦科疾病。

如果不是因為什麼明確的疾病原因，卻莫明其妙出現劇烈經痛的話，就有可能是一種會形成子宮內膜，名為「前列腺素痛感物質」分泌過多的關係。前列腺素的作用為促使子宮收縮排出經血，一旦分泌過多，子宮收縮過於強烈，當然會出現劇烈經痛。

此外也有可能是因為年紀尚輕，子宮與卵巢還不成熟，加上沒有生產經驗，子宮頸很窄；再者就是因為體質較寒，或是骨盆歪斜等因素，都有可能是引起劇烈經痛的原因。

治療 如果確定是因為疾病所引起的，就要對症下藥，早期發現、早期治療。不論是由於器官性或是機能性所引發的經痛，都可經由服用止痛藥、中藥或是口服避孕藥等舒緩、改善經痛症狀。這裡所指的止痛藥是指能夠抑制前列腺素生成的藥物（P49小專欄）

此外，服用能有效舒緩經痛的中藥，如當歸芍藥散、加味逍遙散、桂枝茯苓丸等（P55）等，也可以改善與調養體質。

良心建議 飲食不正常、常吃宵夜、壓力過大等不良生活習慣，都容易導致掌控月經的賀爾蒙分泌失調，也是造成痛經的主要病因。

吸菸也會導致血管收縮，血液循環不良，如此一來經痛就會更加劇烈。因此女性朋友最好不要吸菸，平常也要保持適度運動，讓體內血液循環正常，養成生活規律好習慣。

雖然經痛的程度會依個人體質而有所不同，但是若每次經痛都會痛到讓妳難以入眠的話，建議最好儘快前往婦產科就醫，檢查是否患有子宮肌瘤、子宮內膜炎等婦科方面的疾病。

伴隨月經出現的不適症狀

- 下腹疼痛
- 頭痛
- 腹瀉
- 腹漲
- 暴飲暴食
- 水腫
- 手腳痠麻
- 肩膀痠痛
- 失眠
- 貧血
- 心情焦躁
- 腰痛
- 噁心
- 疲倦
- 食慾不振
- 足腰冰冷
- 嗜睡
- 暈眩
- 頭昏腦脹
- 心情低落

●**子宮頸狹窄** 會造成子宮頸閉鎖不全，甚至早產。症狀包括無月經、經痛、月經異常和延誤癌症診斷。治療方法有子宮頸擴張、海草棒擴張、外口切除和口服雌激素等。

有效舒緩經痛的方法

舒緩經痛體操

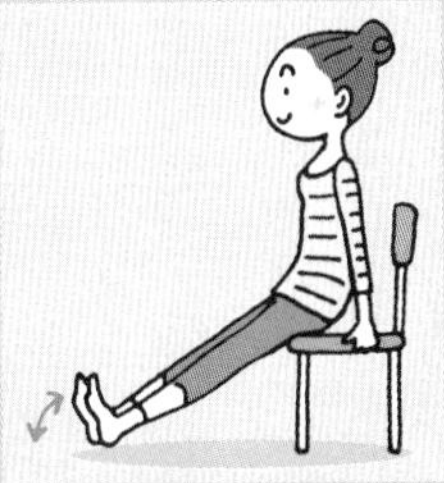

半坐在椅子上，雙膝打直，腳尖朝上與地板呈90度，然後腳尖再放下來貼緊地面，腳踵往上提，腳趾往前伸展。

仰躺雙手雙腳伸直，手指交叉，手掌往外伸，邊吐氣邊往上下拉直身體。

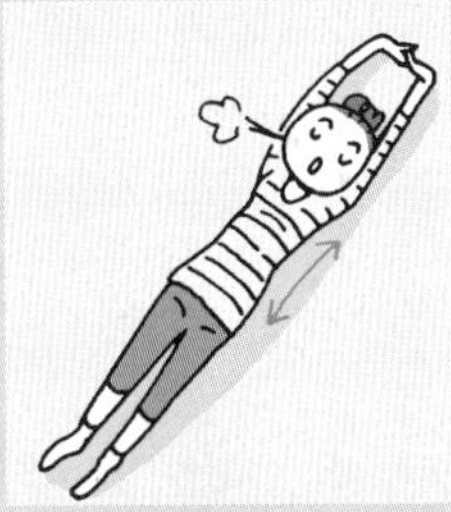

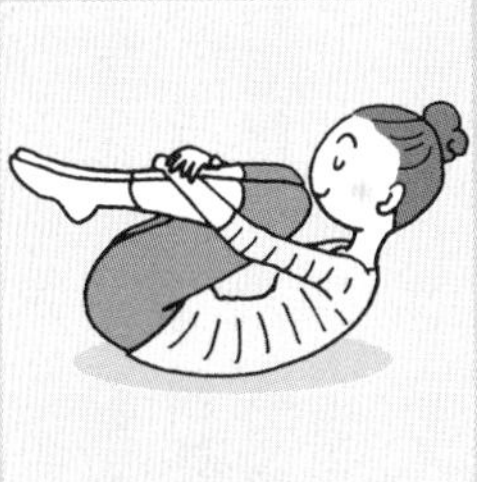

仰躺抱住雙膝，運用腹部的力量將兩膝往胸部方向拉近。若覺得有些吃力，也可採橫躺姿勢進行。

穴道刺激法

腹部的穴道

肚臍往下約三根手指頭寬的部位，有個叫「石門」的穴點；再往下約一根手指頭的地方，有個幫助子宮內血液循環的穴道，稱為「關元」。向上仰躺曲膝，併攏雙手的食指、中指、無名指等三指，同時對這兩個穴道進行按壓。

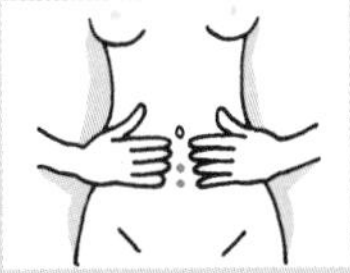

膝蓋的穴道

位於足部內側，距膝蓋上方約三根手指頭高的部位，就是能幫助血液循環的「血海穴」。當腳用力打直，就可以看到這個位於膝蓋上方內側中間的穴道，抓住膝蓋以拇指用力按壓，可達到舒緩的效果。

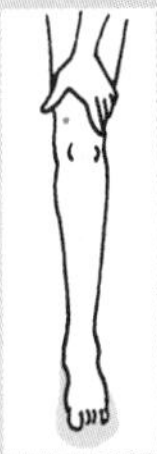

腰部的穴道

將手置於腰部，拇指稍微往下方移動，就可以摸到能夠舒緩經痛的穴道「腎愈」。可採側躺姿勢，以拇指腹分別按摩兩邊穴道；或是採仰躺姿勢，按摩腰部下方凹處。

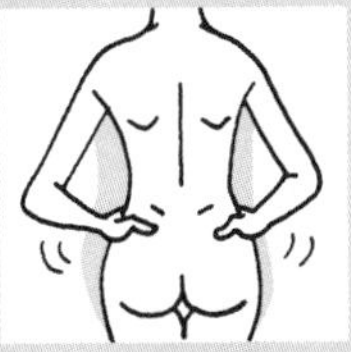

腳踝的穴道

腳踝與腳踵間的中心點為「水泉穴」，是能有效舒緩經痛的穴道。用手由前覆蓋整個腳踝，以拇指腹用力按壓。左右兩邊比較痛的地方為加強點。

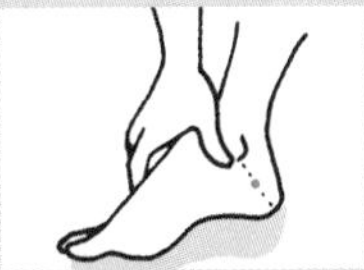

保暖下半身的方法

可用暖暖包讓腹部和腰部等處保持溫暖，或是腳泡熱水來幫助血液循環，藉以化開骨盤內的積血，以舒緩經痛。

泡腳的方法是先在臉盆中注入熱水（水溫約為四十一～四十二℃）。坐在椅子上，讓腳踝以下完全浸泡水中約十五～二十分鐘。如果水變冷了，須再添加熱水，注意要讓水溫保持一定溫度。

改善飲食的習慣

營養均衡是改善痛經的要素，所以平時就要注意飲食，比如說，富含維他命E的食物能夠促近血液循環，因此可以多攝取如胡麻、南瓜、鰻魚和杏仁等食物。

此外，番紅花也具有舒緩經痛的效果，除了當做料理的調味之外，泡杯番紅花茶來飲用也是很不錯的方式。

經前症候群（PMS）

需注意的年齡層　10歲　20歲　30歲　40歲　50歲　60歲　70歲

是什麼樣的疾病？　在月經開始的前一周出現的各種身體不適症狀，統稱爲「經前症候群」。

隨著月經開始後症狀便會逐漸消失，直到下次月經來之前又會出現相同症狀，周而復始。平常就比較神經質的人，症狀尤其明顯。

症狀　經前症候群主要症狀爲焦慮、頭痛、浮腫、乳房漲痛等，同時在精神方面、身體方面與行動方面也會出現各種症狀（參照下表）。

原因　雖然有「排卵後導致雌激素（卵胞賀爾蒙）分泌過剩造成經前症候群」的說法，或是黃體賀爾蒙分泌過剩所引起等，但是目前醫學上尚無法判斷其正確原因。

對於初經尚未來臨的少女、停經後的女性，以及切除卵巢的女性而言，並不會出現此類症狀。不過可以確定的是，因爲身體存在的某種構造，導致女性賀爾蒙失調，因而引發身體不適。

治療　隨著月經來臨症狀也會跟著消失，若已嚴重影響日常生活就必須即刻就醫診療。

一般婦產科會針對各種症狀給予患者止痛藥、鎮靜劑和整腸藥等處方。

若是症狀有所改善的話，也會建議搭配中藥處方治療（P55）。

反之，如果症狀還是不見改善，醫師也會給予患者口服避孕藥，以抑制排卵。

良心建議　一旦壓力與疲勞累積到一個臨界點，就會出現經前症候群。因此，只要保持充足睡眠與休養，以「只要月經一來症狀就會消失」的樂觀態度面對、放鬆身心，就能有效改善症狀。

情緒過於焦慮也是引發經前症候群的一項因素。因此若非必要，應盡量避免於經期中做出會影響心情的決定與判斷，學習順其自然地面對各種事物。

當妳感覺煩躁的時候，可以做一些散步之類的輕鬆運動，讓自己保持愉快的心情。也可以利用基礎體溫表充分掌握月經周期，提醒自己「經期即將來臨」，趁早做好心理準備。

經前症候群主要症狀

心理	• 焦慮 • 變得易怒 • 變得有攻擊性 • 全身無力 • 心情鬱悶 • 心情失落、不安 • 變得很愛哭 • 工作效率低落 • 性慾高漲或減退
生理	• 下腹部疼痛　• 腰酸 • 乳房漲大、漲痛 • 頭痛　• 肩膀酸痛 • 嘔吐　• 頭暈 • 手足冰冷　• 浮腫 • 皮膚乾澀、長青春痘 • 食慾大增或食慾不振 • 下痢或便秘 • 容易疲倦　• 昏昏欲睡 • 分泌物增多 • 出現過敏症狀
行動	• 注意力無法集中，工作效率低落 • 會拚命想整理東西或打掃 • 衝動購物 • 心情急躁，容易和別人爭吵 • 變得不喜歡和別人交際往來

●**PMS**　Pre Menstrual Syndrome 的縮寫。

四個小祕訣幫助妳舒緩症狀

POINT 1 攝取充分的礦物質與鐵質

容易在月經來臨前感覺焦躁不安的人，平常需留意礦物質與鐵質的攝取。一旦體內礦物質不足，抑制神經興奮的機能就會降低，心情自然也就變得容易焦慮。建議多吃些胡麻、豆腐、菠菜，以及海帶等富含礦物質與鐵質的食物，可有效疏緩經前症候群。

POINT 2 避免食用過鹹或是刺激性食品

有些人在月經來臨前身體容易浮腫，是因為一旦體內鹽分濃度升高，就容易吸取細胞內水分所造成的。若是會有此症狀的婦女朋友，應避免食用過鹹、刺激性的食品。

同時也要避免飲酒過度，因為酒精也是導致身體浮腫的原因之一。不過喝點酒確實有助舒緩心情，因此適度喝酒倒是無妨。但應避免咖啡這類含有咖啡因的飲料。

POINT 3 泡澡幫妳舒緩緊張不適

因為身體一浸泡熱水（水溫約三十七～四十七℃），自律神經系統中的副交感神經會呈現最佳狀態，有效舒緩全身緊張感。此外，泡澡時所產生的水壓會幫助靜脈血液回流心臟，有效減輕身體浮腫。

建議可採半身浴（P59），浸泡約十五～二十分鐘，若是感覺有點冷，記得要披條浴巾，或是適時沖點熱水，別讓肩膀受涼。

POINT 4 解除身心壓力的芳香療法

藉由芳香療法也可以收舒緩身心之效，減緩經前症候群，調整賀爾蒙分泌。建議可使用天竺葵或絲柏精油來消解心神焦躁與憂慮感；此外，橙花精油亦可消除不安、放鬆心神，對於舒緩經前症候群的症狀也有不錯的效果。

以精油瓶溫熱精油散發香氣，或是在浴缸內滴幾滴精油的話，也能改善症狀；此外，精油按摩等方法也頗有療效（P681）。

如何有效利用止痛藥

為了排出剝落的子宮內膜，子宮會劇烈收縮，因而引發經痛。

這個作用是由生成子宮內膜所需，一種稱為「前列腺素」的物質所引起的。疼痛時可服用有效抑制前列腺素生成，消除疼痛的止痛藥，暫時舒緩惱人的經痛。

雖然有些人因為每次經痛都吃止痛藥，久而久之會有產生抗藥性的情形，不過每月服用一、兩天的話，對人體並沒有什麼不良影響。

但若是經痛過於劇烈，就有可能是子宮方面的疾病，千萬不能一味服用成藥，需立刻就醫，由醫生調配適合個人體質與症狀的處方。

因為止痛藥並不能完全抑制前列腺素分泌，因此若是疼痛急遽，就算服藥也沒有什麼效果。要記得，止痛藥要在症狀出現之前先行服用才有效。

多發性月經

需注意的年齡層 10歲 20歲 30歲 40歲 50歲 60歲 70歲

是什麼樣的疾病？ 所謂「多發性月經」是指月經周期短，一個月來二至三次。多發性月經大略分爲沒有排卵（無排卵性）與伴隨排卵（排卵性）兩種。

症狀 一般而言，正常月經周期約爲二十五～四十五天，若是在二十五之內又馬上再度來經，就稱爲多發性月經。

原因 無排卵性月經多發生於青春期與更年期，也就是性器官尚未成熟，或是接近停經時期、卵巢機能減弱等都是主要原因。

若二十～四十歲的成熟女性也發生此症狀的話，就有可能是因爲賀爾蒙分泌異常所引起的。

賀爾蒙失調也會引起排卵性多發性月經。譬如從來經到排卵的卵泡期十分短，或是排卵後到下次來經的黃體期很短等，都是原因。

治療 青春期和更年期時偶發的多發性月經，並不需要什麼特別治療。如果成熟女性連續三個月以上無排卵性周期的話，就必須服用排卵劑或賀爾蒙藥，來調整月經周期。

此外，服用排卵劑也可以改善卵泡期過短的問題。同樣地，黃體期服用黃體賀爾蒙藥，以及排卵期開始服用可刺激性腺賀爾蒙分泌等藥物治療方式，對黃體期過短也具有改善的療效。

良心建議 患有無排卵症的成熟女性如果不盡快治療的話，容易引發不孕症。

建議可用基礎體溫表觀察排卵狀況，若情形還是未見改善的話，最好即刻前往婦產科診察。

有時不正常出血狀況會被誤會爲多發性月經。因爲症狀容易搞混，很難分辨，千萬不能自行判斷（P56小專欄），需立刻就醫。

稀發性月經

需注意的年齡層 10世代 20世代 30世代 40世代 50世代 60世代 70世代

是什麼樣的疾病？ 「稀發性月經」是指月經周期過長，超過四十六天。大略分爲無法排卵（無排卵性）與排卵不夠規律等兩類。

症狀 正常月經周期爲二十五～四十五天，若是距下次來經起碼超過四十六天以上，則爲稀發性月經。

原因 由於年紀尚輕，性器官還未成熟，或是接近停經期，卵巢機能減弱等原因所引發的，因此青春期與更年期經常會發生無排卵性的稀發性月經。

至於二十～四十歲左右的成熟女性發病原因多半不明，譬如突然發胖與不當減肥、糖尿病與肝臟方面的疾病等生理疾病，或是賀爾蒙分泌異常等，都有可能是發病原因。

賀爾蒙失調也會導致排卵性稀發

性月經，如果從來經開始到排卵爲止的卵泡期過長（延遲排卵），就會引起此疾病。

治療　青春期和更年期偶爾也會出現稀發性月經，並不需要什麼治療。就算是成熟期，除了期望能懷孕的婦女外，其實並不需要進行治療。

希望懷孕的婦女如果出現無排卵情況的話，可以服用排卵劑，促使排卵規律正常，縮短每次的排卵日數，也可服用中藥（P55）來調養身體狀況。

良心建議　若是每次都有確實排卵，就算月經周期過長，也不會影響身體健康。一旦月經周期超過六十天，就有可能是續發性無月經（P52）。

另外，如果成熟婦女太不重視有無排卵的問題，有可能導致不孕症；建議有這方面煩惱的女性，可用基礎體溫表觀察自己的排卵狀況，若是三個月以上沒有排卵的話，應立刻前往婦產科就醫。

初經來得過早的「早發來經」和來得過晚的「遲發月經」

現今女性平均初經年齡約十二~十三歲，大部分女性初經年齡為十~十五歲。初經年齡不到十歲的話，就算過早，十五歲以後才來則為過晚。初經過早稱為「早發來經」，過晚則稱為「遲發月經」。依個人體質不同，初經來的時期也不一樣。

月經是由下視丘與腦下垂體掌控，刺激性腺分泌雌激素，促使卵巢排卵而產生的。一般十歲以下孩童的腦下垂體機能有一定的抑制，不過也有可能因為某種原因刺激腦下垂體提早運作，就會產生月經。

除了月經來潮之外，還會出現乳房漲大，下體長出陰毛等第二性徵，稱為「中樞性性早熟症」。雖然遺傳因素是主要的原因，但也有可能是因為腦腫瘤和卵巢腫瘤導致賀爾蒙失調所引起的。

一般而言，中樞性性早熟症雖然並非什麼嚴重疾病，但由於卵巢分泌的雌激素會抑制骨骼生長，以致於孩子出現長不高等問題。如果初經提早二至三歲，而且子宮出現不正常出血，就有可能是腫瘤，必須立刻就醫。

另一方面，遲發月經是指十八歲才來初經，其實並不是什麼嚴重疾病，大部分都是因為月經周期異常的關係，還有遺傳和營養等，或是從小就從事激烈運動等，都是可能的原因之一。

如果超過十八歲初經還沒來的話，稱為原發性無月經（P52），這大都是因為子宮和卵巢、陰道或是下視丘和腦下垂體的異常所引起，必須立即前往婦產科診療。

原發性無月經

需注意的年齡層 10歲 20歲 30歲 40歲 50歲 60歲 70歲

是什麼樣的疾病？ 超過十八歲初經還沒來，就是「原發性無月經」。

症狀 出生後直到超過十八歲，初經遲遲未來的狀況。

原因 染色體異常，導致卵巢發育不全是引起原發性無月經的主要原因，其他像是副腎異常導致大量分泌雄激素，導致身體男性化，也是造成原發性無月經的可能性。

此外像是子宮切除，或是陰道等器官方面的異常，也會引起原發性無月經。而有時明明月經來了，卻由於處女膜或是陰道閉鎖的問題，也會造成經血無法順利排出。

再者，下視丘與腦下垂體機能障礙、甲狀腺機能低下或是糖尿病、腎臟機能不全等所引發的全身性疾病，也會導致原發性無月經。

治療 首要治療方法爲檢查染色體有無異常。

因爲染色體異常造成卵巢發育不全時，由於無法排卵，爲了防止內外性器官老化，以及骨質疏鬆症的發生，可以採用補充女性賀爾蒙的「賀爾蒙補充療法」（P608）來改善狀況。

若是染色體沒有異常的話，可施予排卵劑，以及類固醇等藥物進行治療。如果是單純的陰道或是處女膜閉鎖，則可施以手術，讓經血順利排出。

良心建議 有些罹患原發性無月經的患者，經過治療之後仍無法順利排卵。此時不妨考慮裝上人工子宮讓經血順利排出，雖然還是無法懷孕，但多少可以消弭不安；另外，也可以考慮裝置人工陰道。

事實上也有經過治療之後還是可以懷孕的案例，總之女性若是超過十五歲，而初經還沒來的話，請盡早前往婦產科接受診療。

繼發性無月經

需注意的年齡層 10歲 20歲 30歲 40歲 50歲 60歲 70歲

是什麼樣的疾病？ 「繼發性無月經」並不是指懷孕、停經，以及生產後的哺乳期等生理上的無月經期，而是由於某種病因，而導致月經忽然停止的情況。

症狀 月經來過一次之後，連續九十天以上月經都沒再來潮。

原因 造成繼發性無月經大部分的原因，是由於控制月經的下視丘與腦下垂體機能退化所造成的。此外，不當減肥與過度激烈運動等，也會導致繼發性無月經。

其他像是罹患高泌乳素血症、甲狀腺和副腎皮質異常，還有因爲結核所引起的子宮內膜炎，以及癒合期、抗癌劑所產生的副作用，還有糖尿病等，也都會引起繼發性無月經。

●**高泌乳素血症** 由腦下垂體所分泌的Prolactin（泌乳素）血液中濃度昇高。大部分情況原因不明，也有可能是因爲腦腫瘤、精神安定藥和胃腸藥等，而引起的副作用。

治療　測量基礎體溫，確認身體狀況後，首先注射黃體賀爾蒙。以此方法所產生的月經，稱爲「第一次無月經」，給予排卵劑進行治療。

若是已經注射了黃體賀爾蒙，而月經依然沒來的話，就稱爲「第二次無月經」，這時就需給予卵胞賀爾蒙藥和黃體賀爾蒙藥以誘發月經。

如果是因高泌乳素血症、甲狀腺和副腎皮質異常等原因所引起時，也需針對這些病因疾病進行治療。

良心建議　大部分繼發性無月經患者只要進行賀爾蒙療法，月經就會來。

但是要能夠立刻排卵，並回復自然月經周期的話，就必須進行長期治療。千萬不能心急，要有耐心接受治療。

在無月經的狀況下，不採取避孕措施進行性行爲，有時也有可能因爲排卵而懷孕。所以，如果不想意外懷孕的話，事先做好避孕措施是很重要的。

月經量過多

需注意的年齡層　10歲　20歲　30歲　40歲　50歲　60歲　70歲

是什麼樣的疾病？　經血量非常多，超過正常值。

症狀　不到一小時就要換一片衛生棉，量多到就算白天也要使用夜用衛生棉的程度，有時經血還會出現血塊般的塊狀物（凝血），或是經期至少都會持續八天以上（P54）等，均爲月經量過多症狀。

原因　十幾歲的年輕女孩之所以會有月經量過多的煩惱，大多是因爲賀爾蒙失調所引起的。

而大部分三十～四十歲左右的女性，則會因爲子宮肌瘤（P60）和子宮內膜異位症（P70），或是子宮肌腺症（P78）等婦科疾病，而引起月經量過多。

當子宮內膜面積擴大，出血量增加，伴隨而來的則是經痛、腰痛、下腹部漲痛等不適症狀。

治療　大部分十幾歲的女孩到了二十歲左右的時候，每次月經的經血量會漸趨穩定，貧血的症狀也會逐漸改善。

此外，子宮肌瘤（P60）、子宮內膜異位症（P70），以及子宮肌腺症（P78）等，也是會造成月經量過多的原因，因此要針對每位患者的各別病因進行治療。

月經量過多時，常會伴隨著貧血的現象，此時可給予增血劑來改善因貧血所產生的身體不適。

良心建議　即使經血量一直都很正常（P45）也要注意，若是有突然暴增的情形，就有可能是子宮方面出了問題。

子宮肌瘤和子宮內膜炎等婦科疾病多發生在三十歲以後，而值得注意的是，近年來二十幾歲的年輕女性罹病人數亦逐漸增加。由於月經量過多很容易引發貧血，所以必須盡快就醫診療。

月經量過少・經期過短

需注意的年齡層 10歲 20歲 30歲 40歲 50歲 60歲 70歲

是什麼樣的疾病？ 經血量少於正常範圍值，便稱爲「月經量過少」。月經只來一兩天，或是短短幾天就結束，則稱爲「經期過短」。

症狀 每次經血量少到根本用不到一片衛生棉程度，經期也只維持一兩天左右就結束。

原因 十幾歲的年輕女性大多是因爲無排卵的關係，而造成月經量過少或是經期過短。其他還有雌激素分泌不正常、卵細胞不成熟，以及子宮內膜還沒完全增生之前就剝落等因素，也會造成經血量過少。

就算是成熟女性，也有可能因爲精神壓力與不當減肥造成賀爾蒙失調，雌激素分泌機能一減退，就會引發無排卵性月經量過少，以及經期過短等問題。

而子宮發育不良，或是進行過不只一次人工流產手術，也會造子宮內膜剝離。此外，子宮內膜表面積變少，也是原因之一。

治療 十幾歲的年輕女性若是有的月經量過少、經期過短等問題，並不算是異常，必須先進行觀察再做進一步的治療。而成熟女性出現無排卵情形時，可服用卵胞賀爾蒙藥和黃體賀爾蒙藥，進行賀爾蒙治療。

良心建議 成熟女性若出現無排卵性月經量過少時，一旦忽視不管就有可能變成無月經。這時候可以善用基礎體溫表來做記錄，若是連續三個月以上無排卵的話，最好盡快前往婦產科就醫。

此外，有些女性會有「有排卵只是月經量過少」的症狀，這樣的情況往往容易被誤以爲是因爲懷孕所引發的少量出血。

所以如果是已經有性行爲的女性，且懷疑自己受孕的話，務必盡速就醫診療。

經期過長

需注意的年齡層 10歲 20歲 30歲 40歲 50歲 60歲 70歲

是什麼樣的疾病？ 每次經期斷斷續續長達八天以上，則稱爲「經期過長」。導致經期過長的原因，多是因爲無排卵性周期所引發的。

症狀 從原本月經該來日子的前幾天開始，出現出血症狀，到經期應該結束的日子爲止，又延續了幾天，並且持續都有出血的情況。然後直到下次月經來時，經期又延長了好幾天，這樣的情形反覆出現。

經血量大幅超過正常範圍值，稱爲經期過長。有時候月經量過多（P53）也會出現經血混有許多血塊（凝血）的症狀。

原因 有些女性的體質天生就是經期會比較長。除此之外，也有可能是黃體機能不全（P96）、子宮頸息肉（P81）、子宮肌瘤（P60），以及子宮頸潰爛（P82）等惱人的婦科疾病癥兆。

治療 藉由基礎體溫表來確認有無排卵，之後再進行治療。就算經期過長，如果排卵還算規律，就不需要進行什麼治療。

若無排卵的話，就必須給予排卵劑。如果是子宮頸息肉、子宮腫瘤和子宮頸糜爛等疾病所引起的話，也必須對症下藥，分別進行治療。

良心建議 依子宮內膜剝落速度的不同，每個人的經期長短也就不會相同。

剝落速度緩慢的人經期比較長，一下子剝落量很多的人，經期就比較短。

因此和正常經期範圍相較，就算經期較長，一次經血量（P45）還算正常的話，就毋需過度擔心。

通常賀爾蒙量少的人，相對的也比較難受孕，因此有這方面困擾的女性，若是有懷孕意願的話，建議向婦科醫師諮詢。

月經異常與中藥治療

依中醫觀點而言，月經異常就是「鬱血」異常（P77．612），可服用依體質與症狀所調配的驅鬱血藥方，調養全身機能。

此外，月經之前和月經期間，有時會伴隨下痢等胃腸不適症狀，或是心情鬱悶、情緒低落等精神壓力，也可服用舒緩上述症狀的藥方。

●適於月經失調、無月經等症狀的中藥

①當歸芍藥散／體質較虛弱，有手足冰冷症、貧血和眩暈等症狀的人。

②桂枝茯苓丸／雖然體質比較寒，但臉頰卻常會潮紅的人。

③桃核承氣湯／容易便秘、眩暈的人，經前和月經來時心情躁鬱的人。

④當歸建中湯／體質虛弱、體質較寒、胃腸虛弱，且容易下痢和便秘的人。

⑤當歸四逆加無茱臾生薑湯／容易手足冰冷、長凍瘡的人，還有一遇冷就容易腹痛的人。

⑥溫經湯／嘴唇乾燥、手心發熱、下腹部較冰冷的人。

⑦加味逍遙散／非常適用於更年期的女性，以及心情鬱悶、怔忡不安的人。

●適用於經血量多、經期又長、且有異常出血情況

①當歸膠艾湯／體質虛弱，手腳容易冰冷的人。

②黃連解毒湯／體格健壯，體質躁熱、會眩暈的人。

③溫清飲／皮膚乾燥、體質較寒、容易眩暈。

④三黃瀉心湯／體質躁熱、容易暈眩、便秘的人。

●適用於精神狀態不穩定

①半夏厚朴湯／因心情低落、壓力等精神方面的原因，而導致無月經。

②香蘇散／體質虛弱、尤其是胃腸虛弱的人。

③抑肝散／月經一來情緒就變得焦躁、易怒的人。

其他像是經痛劇烈時，也可以服用芍藥甘草湯舒緩症狀。

過早停經‧遲發停經

需注意的年齡層　10歲　20歲　30歲　40歲　50歲　60歲　70歲

是什麼樣的疾病？ 所謂「停經」是指卵巢機能停止運作，造成永久性停經。

一般女性停經的年齡約在四十三～五十五歲之間，若四十三歲以下的女性一年以上無月經，就稱爲「過早停經」。五十五歲以上還有月經，則爲「遲發停經」。

症狀 過早停經會使得卵巢的機能停止、失去生育能力，同時還會出現眩暈、心悸、心情浮躁等更年期障礙症狀。

隨著雌激素（Estrogen）的減少，患者會出現陰道萎縮，以及性行爲時感覺疼痛的症狀，同時也容易引起骨質代謝異常，並提早出現骨質疏鬆症。

遲發停經則多是因爲子宮肌瘤（P

出現徵兆也許是其他疾病所造成的 千萬不要誤以為是生理期的不適

●有時會出現不正常出血

正確來說，所謂不正常出血就是「性器官不正常出血」，即陰道、外陰部和子宮等性器官出現有別於月經的不正常出血現象。視個人情況不同，出血量與症狀也不一樣。有些病例是一開始少量出血，後來越來越嚴重。也有因為罹患陰道、子宮和卵巢等疾病所造成的不正常出血，或是不明原因的出血。

非疾病的不正常出血，多是因為賀爾蒙失調（機能性出血）所引起的，這時必須服用卵胞賀爾蒙藥和黃體賀爾蒙藥，進行賀爾蒙治療法改善身體狀況。

排卵日前後也會出現少量出血，這是因為適逢排卵日，卵胞賀爾蒙一時減少所引起（排卵期出血），並非異常狀況。

此外，懷孕初期也會有出血情形。

另一方面，有很多疾病也會造成不正常出血。這類疾病主要有陰道炎（P98）、子宮肌瘤（P60）、子宮內膜異位症（P70）、子宮頸糜爛（P82）、子宮頸息肉（P81）、子宮頸癌（P139）、子宮體癌（P143）等。

其中陰道炎和子宮頸糜爛、子宮頸癌等婦科常見疾病，是因為性行為刺激而造成陰道內部和子宮頸出血，此類不正常出血常會被誤以為是月經，千萬不能大意。總之，一旦發現不正常出血，務必確實就醫找出原因。

●除了經痛之外，有時下腹部也會疼痛

就算沒有月經異常，大部分女性也遭遇過經痛經驗。雖然不算是什麼很嚴重的疼痛，一旦輕乎地視為經痛，反倒忽略其他疾病的可能性，就無法達到早期發現早期治療的功效。

引發下腹部疼痛的原因，除了器官疾病等因素外，像是便秘和壓力等也會引起下腹部疼痛，還有排卵期出血也會出

60）所導致的，如果不是因爲這原因的話，就不會出現什麼特別症狀。

原因 許多過早停經病例均爲原因不明，其他像是遺傳、接受放射線治療，還有服用抗癌藥物導致卵細胞受到破壞等因素，也有引發過早停經的可能。另外，施行外科手術摘除卵巢和子宮之後，也會造成過早停經。

遲發停經則多是因爲子宮肌瘤等疾病，以及遺傳因素所引起的。

治療 可服用卵胞賀爾蒙藥和黃體賀爾蒙藥，以賀爾蒙補充療法（P608）來誘發月經，治療此一惱人的婦科疾病。

遲發停經則必須根據病因對症下藥，如果不是因爲什麼疾病而引發的話，就不需要治療。

良心建議 施以賀爾蒙補充療法可以治療過早停經，不但能夠改善症狀，性生活也能臻於美滿，同時還可預防骨質疏鬆症。

容易引起女性下腹部疼痛的主要原因及疾病

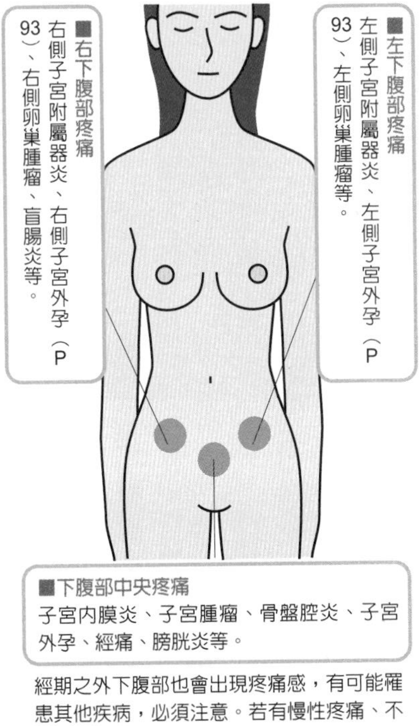

經期之外下腹部也會出現疼痛感，有可能罹患其他疾病，必須注意。若有慢性疼痛、不正常出血、白帶分泌異常等症狀，就要立刻就醫。

現輕微疼痛。

有些婦科疾病非常不容易察覺，例如子宮內膜炎（P80）、子宮附屬器炎（P91）、骨盤腔炎（P93）等疾病都會出現下腹部疼痛。上述這些疾病在經期之外，有時也會出現疼痛、不正常出血、白帶等症狀。

此外，若罹患骨盤腔炎還會伴隨發燒、嘔吐等情形。其他像是子宮外孕（P628）、子宮肌瘤、卵巢腫瘤（P86）等，也會引起下腹部疼痛。

除了常見的婦科疾病之外，膀胱炎、尿道結石、盲腸炎等也會出現下腹部疼痛。如果排尿會痛就是罹患了膀胱炎；出現血尿症狀，有可能是尿道結石。

總之，一旦感覺下腹部疼痛要盡快就醫，若是突然痛得非常厲害，就必須立刻叫救護車送醫治療。

手足冰冷症

只有身體某部位特別冰冷，稱為「手足冰冷症」

大部分女性之所以患有手足冰冷症，多是因爲身體血液循環不良。血液無法送達手足末端，因此感覺冰冷。

造成手足冰冷的主要原因是自律神經失調，自律神經具有讓身體血管擴張、收縮，藉以調節體溫的作用。

如果是由於生活不規律，或是不當減肥、壓力等因素而造成自律神經失調，就會變得怕冷。這種一旦受寒就很難回復正常體溫的人，就是屬於「寒性體質」。

此外，自律神經也與賀爾蒙息息相關。女性因爲生理期來臨，賀爾蒙會有周期性地變動，因此容易罹患手足冰冷症。

例如處於賀爾蒙分泌容易失調的更年期女性，就相當容易罹患手足冰冷症。

雖然案例不多，但是因甲狀腺和副腎皮質賀爾蒙異常所造成的動脈硬化症等，也會引起手足冰冷症。因此一旦感覺身體不適，最好立刻就醫。

「手足冰冷症」是百病根源，須從日常生活改善或中藥調養

手足冰冷症並不等於畏寒，即使是體質躁熱的人，也有罹患手足冰冷症的可能。

一旦身體感覺到寒冷，爲了要讓體溫回升就會產生熱能。如果臉和身體很溫暖，但手足卻很冰冷的人，就表示他的血液循環不良。因此有些人會出現上半身溫暖，下半身卻冰冷的情形。

手足冰冷會引起頭痛、肩膀酸痛、失眠、月經失調、痛經等症狀。而且因爲手足冰冷，抵抗力變弱就容易生病。

因此，出現手足冰冷千萬不可忽視，應該積極思考如何改善與如何調養體質。

此外，藉由針灸和中藥調養也可以有效改善手足冰冷症。

雖然西醫將「手足冰冷」視爲一種不定愁訴症（P526），而中醫則認爲「手足冰冷症」是百病根源，必須積極治療。

就中醫醫學而言，如果體質能夠得到改善，就能舒解因爲手足冰冷症而產生的頭痛與下痢等症狀。

除了當歸芍藥散、當歸四逆加吳茱萸生薑湯等幾帖代表性中藥藥方之外，也有各種依個人體質和冰冷程度調配，能夠有效治療手足冰冷症的中藥。

想以中藥調養身體的人，可向中醫師與藥劑師，或是熟悉中藥藥方的婦產科醫師諮詢。

改善手足冰冷症的五大要點

光靠多穿幾件衣服保暖，並不能有效改善體質虛寒。保暖必須從體內開始，保持良好的血液循環，才能夠徹底治癒手足冰冷症。千萬別讓今天的寒冷持續到明日，身體力行，就從今日做起吧！

運　動

久坐辦公桌的上班族，常會因為運動不足而有手足冰冷的煩惱。

上班的時候，可在目的地前一兩站下車步行，或是在睡前做點伸展操，讓身體適度活動，幫助血液循環。

泡　澡

就算是夏天也不要每天淋浴，有時泡個澡會很舒服。泡在高溫熱水中，雖然身體熱得快但也冷得快，最好泡溫水澡。建議泡個能讓身體由外暖到體內的半身浴。

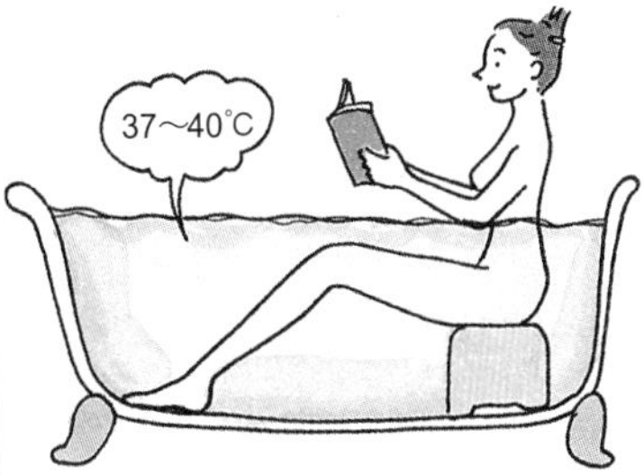

↑半身浴為身體浸泡於溫水中，水的高度剛好到心窩處。如果浴室有點冷的話，可在肩上披條毛巾再入浴。

一般衣著・內衣

質料不好的內衣、衣服及高跟鞋等服飾，容易造成血液循環不良，需特別留意。解決手足冰冷症的好方法，就是穿個肚兜、毛料長褲，或是長毛襪等能夠溫暖下半身的衣物。一到夏天辦公室空調太冷的人，不妨嘗試此種方法。

飲食・生活

營養不良、生活不正常和壓力等因素，容易造成自律神經失調。最好保持規律良好的飲食和生活習慣，適度釋放壓力。

能溫暖身體的食物

- 根莖菜類、芋頭類
- 海藻類　●菇蕈類
- 大豆等豆類食品
- 脫水水果
- 優格、味噌、納豆等發酵食品

- 茄子、小黃瓜、蕃茄等蔬菜類。西瓜、柿子等水果類
- 香菸、酒類等嗜好品
- 動物性脂肪　●白米、精製白糖、化學調味料等精製食品

會讓身體感到寒涼的食物

泡　腳

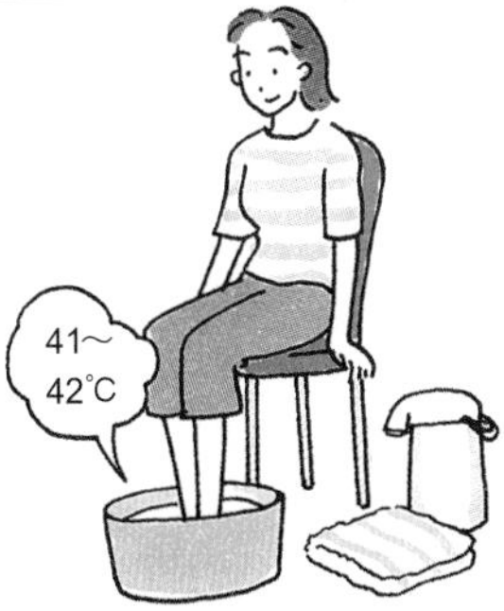

碰上寒冷冬天或夏天待在冷氣房內，當身體感覺有點寒冷時，用溫水泡一下腳約10分鐘，可立即讓身體暖和些。

子宮的疾病

子宮方面的疾病多為肉眼看不見，身體也不容易出現異常的疾病。若是經血量和經痛、白帶量和顏色等有所改變，就必須多加留意。女性朋友應該不分年齡層，定期接受檢查，早期發現早期治療。

子宮肌瘤

需注意的年齡層　10歲　20歲　30歲　40歲　50歲　60歲　70歲

是什麼樣的疾病？　子宮的某部位肌肉長出像腫瘤之類，約二～三個硬塊，當然也會有同時長出無數個肌瘤的情形，稱爲「子宮肌瘤」。有的肌瘤如大豆般大小，但也有的肌瘤甚至會大到像成年人的頭一般。

但是子宮肌瘤多屬良性腫瘤，所以就算體積再大也只是破壞子宮組織，不會移轉至身體其他部位，也不致於轉變爲惡性腫瘤。

依肌瘤長出位置不同，共分爲壁內子宮肌瘤、漿膜下子宮肌瘤、粘膜下子宮肌瘤等，有時亦會併發子宮內膜異位症（P70）（見左頁圖）。

容易罹患者　據統計，大約每五位成人女性就有一人罹患過子宮肌瘤，通常因爲肌瘤不是很大，也沒有什麼特別症狀，因此很難察覺。更何況很多人就算有子宮肌瘤也沒有就醫，因此很難掌握正確罹病人數。

女性賀爾蒙分泌會促使子宮肌瘤變大。大部分女性均爲三十歲以後才主動接受癌症篩檢，因此大多在三十～四十歲這個階段才檢查出患有子宮肌瘤。

近年來的醫學診療器材越來越先進，即使體積很小的肌瘤也可以檢查出來，也因此發現有越來越多年輕女性患有子宮肌瘤。

原因　雖然病因還不清楚，但是遺傳、肥胖、抽菸、飲食習慣和生產等，都有可能是形成子宮肌瘤的原因，目前並沒有確切結論。

形容肌瘤大小的用語

醫師常以下列用語來說明子宮肌瘤大小，因為決定治療方向取決於肌瘤大小，因此患者本身也應對此有所瞭解。

成人頭大小＝20公分　小孩頭大小＝15～16公分
嬰兒頭大小＝10～12公分
拳頭大小＝10公分
鵝蛋大小＝8～9公分　雞蛋大小＝6～7公分
核桃大小＝3公分　紅豆大小＝0.5公分

子宮肌瘤的生長和女性賀爾蒙分泌息息相關，一般子宮肌瘤於青春期會變大，從停經開始至老年期才會逐漸變小。

症狀　子宮肌瘤的大小和數目依長出

子宮肌瘤的種類

肌瘤依長出部位的不同，共分為以下三大類。而且肌瘤通常會併發兩種以上疾病，除了發生於子宮頸部，也會併發子宮內膜異位症和子宮肌腺症。

併發多種肌瘤

多發性肌瘤

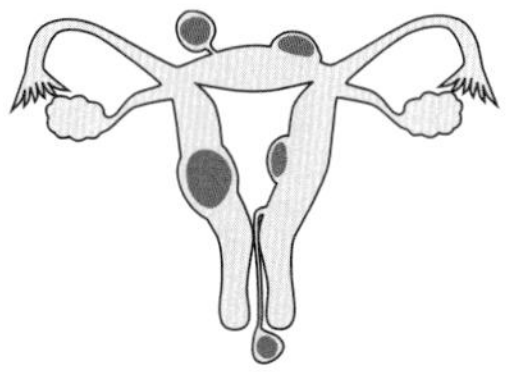

同時長出兩個以上肌瘤。肌瘤很少單獨一個，肌瘤數目和大小也各不相同，有人會出現症狀，也有人不會。

併發子宮內膜異位症等的肌瘤

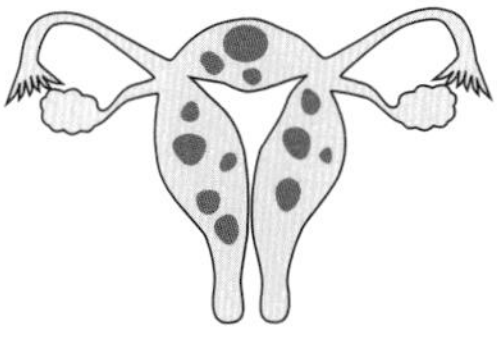

一旦患有子宮肌瘤，常會併發子宮內膜異位症（P70）和子宮肌腺症（P78）等。一旦有併發症，會出現劇烈經痛與月經量過多等症狀。

長在子宮肌層內

壁內子宮肌瘤

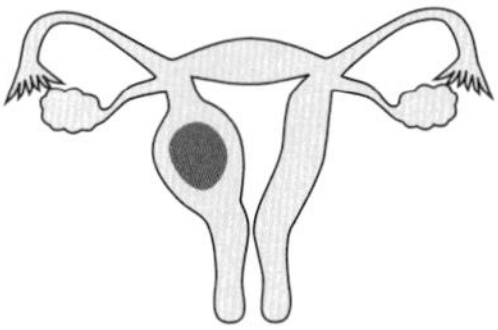

長在子宮內壁（肌肉層）的肌瘤。這是最常出現的部位，約占發生機率70%左右；肌瘤還小時，無症狀也不會痛。

向子宮外側突出

漿膜下子宮肌瘤

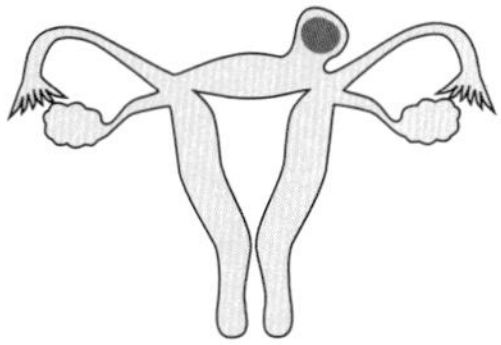

長在包覆於子宮外側漿膜的肌瘤，通常沒有什麼明顯症狀。一旦長在子宮表層，就會向外突出。發生機率約為20%左右。

向子宮內側生長

黏膜下子宮肌瘤

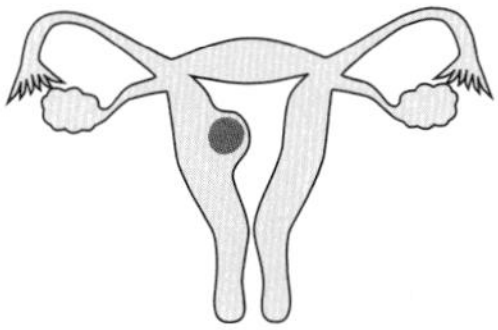

長在子宮內膜下方的肌瘤。這部位的發生機率約占10%左右，機率不大。通常肌瘤大小只有1公分左右，症狀為經血量暴增。

部位不同，症狀也不一樣。會出現經血量過多、經期過長的月經量過多症（P53）等主要症狀。經血量甚至會多到一片衛生棉用不到一個小時，還混有凝血或是血塊等情形。

此外，關於月經量過多問題，若經驗血後證實沒有貧血症狀，就沒有立即治療的必要性，若是因爲每個月的經血量過多而導致貧血，甚至還會出現心悸和呼吸困難的話，就必須立刻就醫治療。

子宮肌瘤也常會伴隨劇烈經痛，甚至難受到無法成眠。有可能會出現月經總是斷斷續續地來，或是除了經期之外，還有不正常出血的症狀（P56專欄）。肌瘤一旦變大，只要一摸下腹部就可以察覺到。嚴重的話甚至還會壓迫到膀胱和腸胃，出現頻尿或是便秘等症狀。

檢查與診斷 總之，記得先到醫院檢查，如果懷疑是子宮肌瘤的話，可經由內診和超音波檢查（超音波斷層掃描）確認子宮與肌瘤的大小、硬度與位置等各種狀況。

雖然這樣的診斷還算完整，但是如果想進一步作更精密的檢查，像是區別是否爲卵巢腫瘤（P86），或是詳細檢查腫瘤的狀況等，就必須使用MRI（磁振造影儀）檢查和CT（電腦斷層掃描）檢查、子宮輸卵管攝影、子宮頸抹片檢查（如左圖）等方式來進行。

此外也可採驗血方式來檢查是否有貧血現象，或是腫瘤標記（P568、附錄P7）。

治療　子宮肌瘤其實並沒有必須立刻治療的必要，需視肌瘤的大小、症狀、程度、年齡，與是否希望懷孕等因素，再決定是否進行治療與治療的方式。

治療子宮肌瘤的方法可分爲「子宮保留法」與「手術摘除子宮」兩種。雖然摘除子宮才能徹底根治，但並非一定得立刻摘除，需和主治醫生溝通採用何種治療方法最適當，再做進一步治療。

如果有這樣的症狀一定要注意

●經血量變多時（月經過多）

子宮內腔一旦長出肌瘤，子宮就會被撐大，造成子宮內膜面積變大，月經時排出的內膜量就會增多。

因此當月經量變多時，就會出現類似血塊的東西。

●經痛變得劇烈

一旦有肌瘤，經血量就會變多，而且為了排出經血，子宮收縮的力道就變得更強，因此會感覺經痛比以前都還來得劇烈。

●容易疲倦無力

因為經血量變多（月經過多），容易導致貧血。一旦貧血，就會出現慢性疲勞、呼吸困難、頭暈和心悸等不舒服的症狀。

其實一開始貧血症狀並不是很明顯，因此驗血是一項很重要的診斷依據。

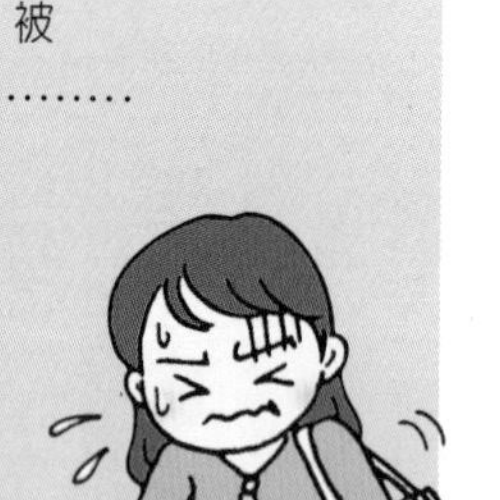

●明明想上廁所，卻出現便秘症狀

肌瘤一長大就會壓迫到膀胱、直腸等器官，造成明明想上廁所，卻出現便秘症狀。此外，有時排便還會有疼痛感。

●不是經期，下腹部也會感到疼痛

肌瘤變大會壓迫到四周臟器，因此即使在經期期間之外，下腹部也會有疼痛與不舒服的感覺。

●下腹部有硬塊

平常要是按壓腹部上方，並不會感覺子宮的存在。但是肌瘤一旦變大，觸摸下腹部就感覺有像石子般的硬塊，而且是呈瘤狀。

而且，下腹部的硬塊也有可能是惡性腫瘤，因此千萬不能擅自判斷，應即早就醫治療。

子宮肌瘤診斷流程

如果懷疑罹患子宮肌瘤時，為了進一步確定病情，以及肌瘤的大小與位置，就必須進行以下的診療和檢查（P.566～）。不過並不是非得完全按照以下的步驟進行檢查，必須因應個人狀況與醫師建議來進行適當的檢查。

① 問診

前往婦產科診療時會遇到各種狀況。依醫院的不同，有些醫師在診查前會要求患者填寫問診單等。

除了詢問身體出現哪些症狀，也需事先記錄關於初經（初潮）年齡、月經周期、還有最近一次的來經月日、有無懷孕等事項。

這些記錄當然會在日後成為醫師診斷的依據，因此正確地告訴醫師自己的身體狀況是很重要的。

② 內診

用手觸摸腹部，也就是所謂的觸診。檢查是否輕輕一壓會有疼痛感，確認子宮的大小和硬度。如果肌瘤變大的話，光靠觸診就能檢查得出來。

醫生將單手置於患者腹部，另一隻手的手指伸入陰道內，診斷子宮與卵巢的大小和硬度，同時也可以確認肌瘤的位置與大小。

此外也會試著觸動一下子宮，檢查是否與周圍臟器因摩擦而造成了傷口。

③ 超音波檢查（超音波斷層掃描、ECHO檢查）

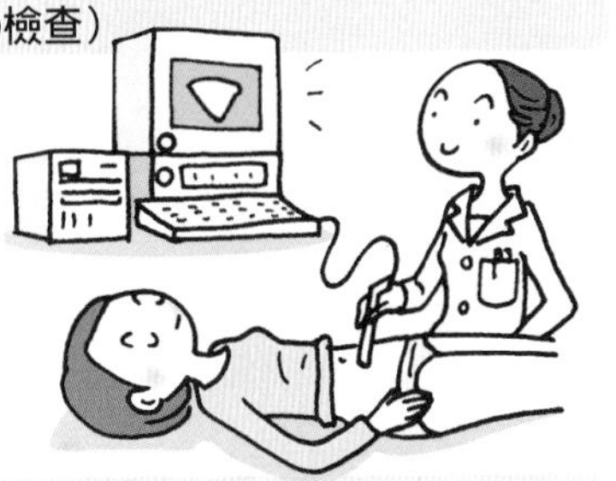

將超音波置於腹部，利用反射波（回音）進行內部斷層掃描檢查。超音波檢查同時也是正確診察肌瘤發生部位、數目和大小等，非常必要的方法。

依據超音波所顯示的波形，可將其分為腹式與陰道式兩種診察法。進行腹式檢查法的時候，必須先讓膀胱膨脹，陰道式則不太適合用於診察大型肌瘤。

④ 因應需要而進行的檢查項目

●驗血

若是無法判斷子宮內是否長有肌瘤，或是懷疑長出肌瘤，首先可驗血判斷是否有貧血症狀。此外，若是懷疑併發子宮肌腺症（P78）和子宮內膜異常時，需檢驗腫瘤標記值。

●MRI（磁振造影儀）檢查．CT（電腦斷層掃描）檢查

都是藉由儀器畫面以各種角度判讀人體的檢查方法。MRI就是利用人體對於磁氣產生共鳴，CT則是運用X光得出畫面。

因為比超音波斷層掃描的解像度還好，所以當超音波斷層掃描法很難診斷出病因，或是要進行肌瘤摘除手術（P65）時，可以藉此方法得到更精密的數據。

此外，MRI也可以反映血液流動狀態，而且因為不使用X光，是還想懷孕的婦女也可以進行的檢查方法。

●子宮輸卵管造影（HSG）

此種檢查方式尤其常用於發現肌瘤，想懷孕卻不孕的情況。可以診查出肌瘤是否壓迫到輸卵管造成閉塞，或是子宮內陰的大小、有無變形、腹腔內是否有傷口等狀況。

子宮輸卵管造影的檢查方法，是從子宮口插入一條稱為Catheter的細管（將藥液注入於食道、胃等器官時所用的管狀醫療器具），然後注入造影劑，同時以X光拍攝其流向。

●子宮鏡檢查

顧名思義，就是在子宮內插入稱為子宮鏡的一個像是胃鏡般的內視鏡，可以直接觀察子宮內腔情形的一種檢查法。

有時也會利用子宮鏡觀察，同時進行摘除小肌瘤和息肉（P586）的手術。

子宮肌瘤的治療方法

	摘除子宮治療法				子宮保留治療法	
	觀察經過	對症治療	賀爾蒙治療法	肌瘤摘除手術	子宮完全摘除手術	卵巢與子宮的摘除手術
治療法	以定期檢察等方式慎重觀查經過，暫時不需要積極進行治療。	以藥物控制貧血和經痛等症狀。	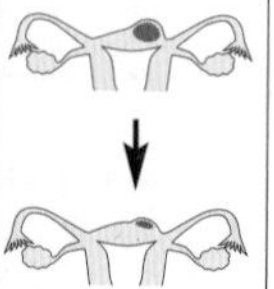 出現暫時停經狀況，可看到小小的肌瘤。	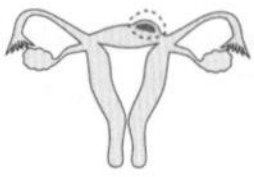 動手術摘除肌瘤的部分。	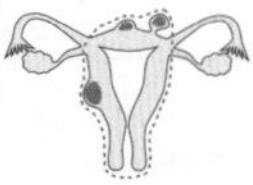 雖然摘除整個子宮與肌瘤，但是還留有輸卵管與卵巢。	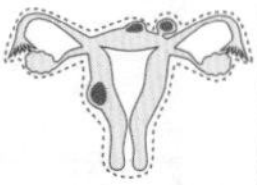 不只摘除整個子宮與肌瘤，連輸卵管與卵巢也必須一併摘除。
優點	將來還有可能懷孕、生產。	將來還有可能懷孕、生產。	將來還有可能懷孕、生產。	將來還有可能懷孕、生產。	除了可根治肌瘤，也能夠預防將來罹患子宮癌的危險。	除了可根治肌瘤，也能夠預防將來罹患子宮癌與卵巢癌的危險。
缺點	必須定期接受檢查，留意症狀的變化。	必須定期接受檢查，留意症狀的變化。會有需以藥物控制一些症狀的情形。	因為藥物副作用的關係，會出現更年期症狀以及骨質疏鬆，而且肌瘤並不一定能夠消失。	復發的可能性高。	無法再懷孕、生產。	無法再懷孕、生產，也會出現各種更年期症狀。

●仔細觀察．對症治療

如果肌瘤尚小，且經驗血後確定沒有貧血症狀，不會影響日常生活的輕微經痛時，可先觀察症狀再決定治療時機與方式。雖說是觀察，但若出現貧血和經痛時，就要施以治療，服用鐵劑和鎮痛藥等來舒緩症狀。經血多時，也可服用中藥治療（關於中藥配方請參照P77）。

如果放任肌瘤生長，不去管它的話，肌瘤也不會自動消失。因此最好的方法就是每半年接受一次定期檢查，察看肌瘤大小、狀況，以及有無貧血等症狀。

●賀爾蒙治療法

子宮肌瘤的生長，和所謂的雌激素（Estrogen）女性賀爾蒙有關。以藥物控制賀爾蒙分泌，是一種能讓肌瘤不會變大的方法。也可使用稱為腦下垂體拮抗劑（GnRH Antagonist）的賀爾蒙藥，由鼻子噴入或是注射來抑制卵胞賀爾蒙與黃體賀爾蒙分泌，形成如同停經般的賀爾蒙狀

罹患肌瘤的症狀與治療流程

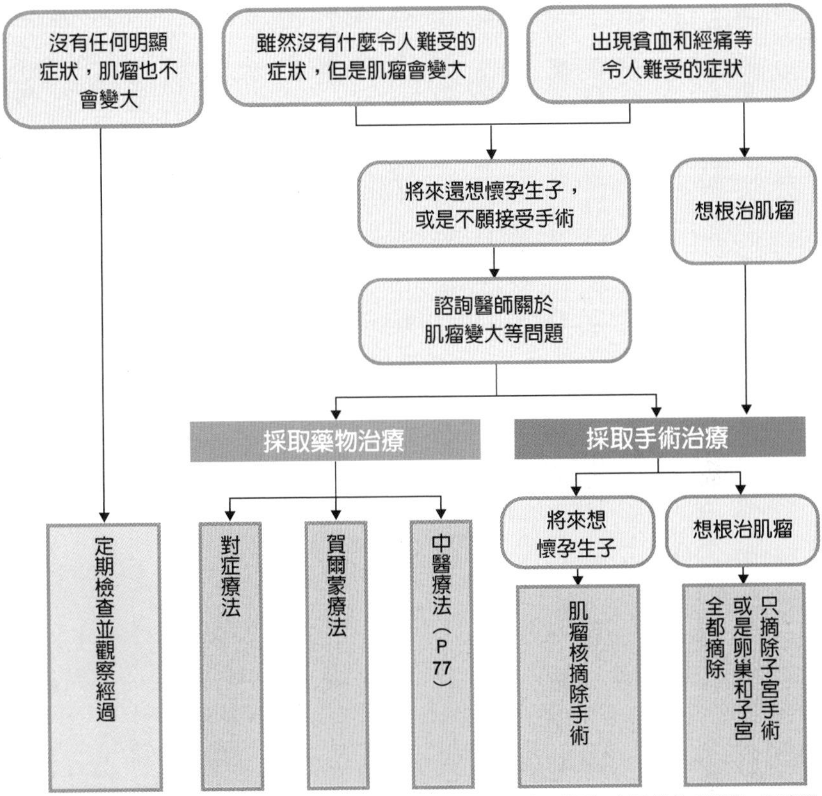
沒有任何明顯症狀，肌瘤也不會變大
雖然沒有什麼令人難受的症狀，但是肌瘤會變大
出現貧血和經痛等令人難受的症狀
將來還想懷孕生子，或是不願接受手術
想根治肌瘤
諮詢醫師關於肌瘤變大等問題
採取藥物治療
採取手術治療
將來想懷孕生子
想根治肌瘤
定期檢查並觀察經過
對症療法
賀爾蒙療法
中醫療法（P77）
肌瘤核摘除手術
只摘除子宮手術或是卵巢和子宮全都摘除

※在治療上至少有個選擇的基準；但是也有依據肌瘤的種類、大小、位置，以及其他症狀等，無法選擇治療方法的情形發生。

態。

肌瘤在藥物的適當控制之下會縮小至某種程度，但如果停止用藥，就會再度長大。因此基本上並沒有什麼根治方法，幾乎都是停經出現之前的暫時性治療，或是手術前使用，讓肌瘤變小的輔助方法。

此外，這些療法會引發肝功能障礙，以及伴隨著更年期賀爾蒙狀態而出現的心情低落、頭暈、頭痛和骨質疏鬆症（P378）等更年期症狀，因此只限於六個月內施行。

●肌瘤摘除手術

顧名思義，就是只摘除肌瘤的手術。因爲還保有子宮和卵巢，日後還有懷孕生產的可能。

不過，因爲這手術只能摘除肉眼可見的肌瘤，所以如果是肉眼無法看見的肌瘤，日後肌瘤一旦變大，勢必得再動一次手術。

此外，因爲動手術取出肌瘤後會留下傷口，因此日後生產就只能採剖腹產方式。

●子宮完全摘除手術

這是動手術將子宮完全摘除，留下輸卵管與卵巢的方法。雖然可以根除肌瘤，但是日後卻無法懷孕生子，因此必須先和主治醫師充分溝通是否要動此手術。

雖然一般會以剖腹手術摘除，但是如果肌瘤還小，或是依長出部位的不同，也有可能採取將陰道剪開直至最深處的方式進行手術。

因爲子宮與肌瘤完全摘除，因此伴隨而來的種種症狀也會跟著消失，不需要擔心日後還會再復發，也不用擔心罹患子宮癌等疾病。

●含卵巢的子宮完全摘除手術

是一種在完全摘除子宮的同時，也將子宮兩側的卵巢與輸卵管也一併摘除的手術。這是一般已停經或是快停經的人常會採用的方法。

雖然手術方式的優、缺點和子宮完全摘除手術幾乎一樣，但是因爲沒有卵巢可分泌賀爾蒙，因此術後會出現更年期的症狀。想進行這項手術前，一定要和主治醫生好好商討是否需連卵巢也一併摘除。

手術方法

雖然一般是採剖腹方式，但是也有從陰道插入內視鏡，以電動手術刀切除，然後從陰道切除肌瘤的方法（如左圖捻除手術）。

這種方法雖然可減少體力負擔，也不會留下傷疤，但肌瘤若長至三～四公分左右，就比較無法以此法完全根除。

手術後的生活方式

視手術和麻醉方法以及出血程度的不同，手術後恢復狀況也因人而異。必須遵照醫師指示才能辦理出院，不可擅自決定。雖然住院天數視個人身體狀況而定，但是這樣的手術通常大約七～十四天便可以出院。出院前需接受術後生活指導，有任何不明白或是擔心的情形應向醫師詢問。通常出院一個月內，還需要回診、檢查等。

出院後不需要一直躺在床上，只要避免提重物、運動過度以及適當舒解壓力，讓身心得到充分休息即可。洗澡以淋浴方式比較好，出院後還需複診確認有無任何異狀，至於飲食方面並沒有特別限制。

手術後的性生活有可能會影響傷口癒合狀況，這種問題雖然比較難以啓齒，但還是要向醫師確認並得到許可才行，同時也要尋求另一半的協助與體諒。

若是子宮完全摘除手術的患者，因爲失去子宮，心理方面一時之間難免無法調適，但是肉體方面絕對沒有任何問題，可以和另一半好好解釋、溝通，讓對方能夠理解。

手術後需注意的事項

摘除子宮肌瘤之後，通常沒有什麼大問題，不過如果肌瘤較大，或是數量較多時，腫大的子宮會摩擦周圍臟器而產生傷口，這些未癒合的傷口有可能造成感染。因此若是手術後感覺下腹部有異常的疼痛，一定要立刻就醫，千萬不能拖延。

子宮肌瘤手術摘除法

手術法	經陰道手術			剖腹手術		腹腔鏡手術
	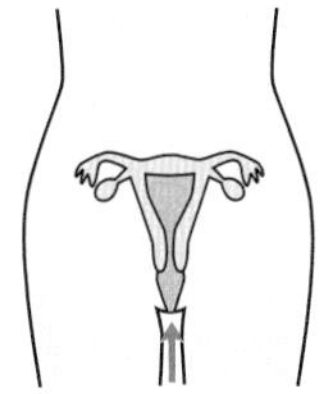			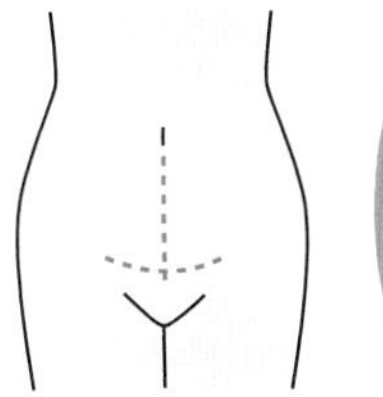		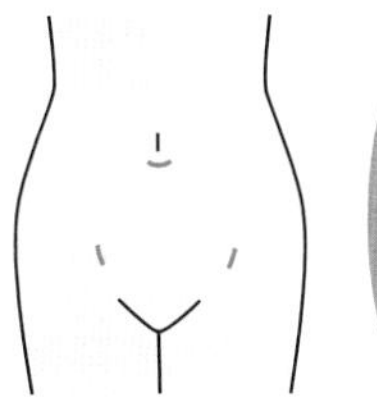
	子宮鏡切除術（TCR）	切除手術	陰式子宮完全摘除手術	腹式子宮肌瘤摘除手術	腹式子宮完全摘除手術	腹腔鏡手術
手術狀況	打開子宮口，從陰道插入子宮鏡和電動手術刀等，邊切除患部邊止血的方法。	從陰道插入器具，將垂到子宮口的肌瘤摘除。	將陰道切開到最裡面，摘除子宮的方法。原則上這種方法比較適用於生產過的婦女。	剖腹摘除一顆顆腫瘤，之後再用線縫合。	剖腹將子宮摘除的方法。剖腹手術的方法，分為橫剖與縱剖兩種方式。	將腹腔鏡（內視鏡的一種）放入腹中，然後邊看螢幕邊操作手術鉗。 此方法常用於輔助其他手術。
手術花費時間	約一～二小時	約一～二小時	約一～二小時	約一～二小時	約一～二小時	約一～二小時
住院時間	一～二周	一～二周	一～二周	一～二周	一～二周	一～二周
優點與缺點	不用剖腹，下腹部也不會留下傷疤，出血量少，所以恢復得也快。	因為是從陰道摘除肌瘤和子宮，因此當肌瘤比較大或是數量較多時，因為子宮會摩擦到周遭臟器產生傷口，因此施行陰道式手術會有困難。		因為子宮還留著，所以將來還有懷孕生子的可能。但是如果不將肌瘤摘除乾淨，復發可能性就高。	摘除子宮就可以免於肌瘤和子宮內膜異常等疾病，因此也不需要擔心罹患子宮癌。但是手術後就不能再懷孕生子了。	因為不需剖腹，下腹部也不會留下傷疤，所以恢復得也快。不過內視鏡的視野比較窄，而且是使用手術鉗進行，因此難度非常高。有時候會視情況，中途改成剖腹手術。

※依據肌瘤的大小等症狀，有時不一定能依自己想要的手術方式進行，需遵從醫師指示。

選擇治療方法　當肌瘤比拳頭大（約十公分）時，就會出現嚴重的月經過多和經痛等症狀，如果會影響睡眠及日常生活，建議最好動手術摘除肌瘤。

想要完全根治肌瘤的話，只有進行子宮完全摘除手術才能夠一勞永逸，但是如果施以這種摘除手術，日後就無法懷孕生子，而且連卵巢也一併摘除的話，就會導致賀爾蒙分泌失調，引起其他惱人的更年期症狀。

通常進行手術都必須住院，因此得事先調整工作起居。而且有時候依症狀和肌瘤情況，只能進行一種治療方法，沒有其他選擇餘地。但是若考慮將來還想懷孕生子，以及自我生涯規劃和年齡等各方面，最好與醫師詳細溝通，找出最合適自己的方法。

雖然肌瘤並不會危及生命，但一定要找出自己能夠接受的治療方法，這時候不妨參考他人的意見，多少也會有些幫助。

此外，如果肌瘤突然變大，就有可能是子宮肉瘤（P153專欄），屬於惡性腫瘤的一種。如果檢查結果確定是子宮肉瘤的話，就得進行子宮完全摘除手術。

影響不孕與流產的關係　雖說罹患子宮內有肌瘤比較難受孕，但其實肌瘤並不是造成不孕的主因。

比較可能的情況是因爲肌瘤壓迫輸卵管造成卵子不易通過，或是肌瘤造成子宮內膜不平整，受精卵著床不易等情形，如此一來造成不孕的可能性就很高。

但是造成不孕的原因並非只有肌瘤，況且不孕也非女性單方面的責任，所以千萬別妄下斷語，認爲肌瘤就是造成不孕的因素，應該到醫院檢查是否有其他原因造成不孕，才能找出真正的原因並加以治療。

如果有肌瘤還懷孕的話（P643），雖然肌瘤不會影響胎兒生長，但是卻容易造成流產或是早產。所以要是有肌瘤還懷孕，或是懷孕時才發現子宮內長有肌瘤的話，都必須和主治醫師好好溝通，依狀況不同，就算是妊娠中也可以動手術摘除，或是採剖腹的方式分娩。

最新治療法與最新情報　所謂「子宮動脈栓塞術」，是一種不需要開刀就可以讓肌瘤變小的方法。用細管置入子宮動脈，堵塞住血管後注入一種讓肌瘤無法吸收營養的物質，而使肌瘤萎縮的方法。

因爲這樣的手術有點痛，所以必須施以輕度麻醉，減少身體負擔是其特點。此外，因爲這種方式目前算是一種嶄新的治療方法，因此只有少數醫院才會進行這種手術，缺乏充足的長期治療效果數據或是臨床報告。

此外，關於治療更年期障礙的「賀爾蒙補充療法」（HRT＝P608），二〇〇二年在美國有份證明這種療法會因此提高乳癌發生機率的報告出爐，所以有許多人對於子宮肌瘤賀爾蒙療法多持保留態度。但是肌瘤賀爾蒙療法是以「腦下垂體拮抗劑」（GnRH Antagonist）爲主流，與HRT並不相同。

良心建議 除非已經到了更年期，否則若是放著子宮肌瘤不管，基本上它是不可能變小或消失的。唯有採子宮摘除手術等根治方式才能解決問題，當然還必須配合長期治療。建議患者要多和主治醫師溝通，探討該採用哪種最適合自己的治療方法。當然，對於疾病有正確認知也很重要。

有些人會認爲動手術摘除子宮與卵巢，便失去身爲女人的生存意義，和另一半的關係還因此起了微妙變化。因此在接受手術之前必須仔細斟酌，除了說服自己之外，也要和另一半做良好的溝通。

不過就算摘除子宮與卵巢，也不會影響外表，因此也有不少人覺得這樣一來，不但能擺脫痛苦的月經症候群，性愛時也不必擔心懷孕。

該如何向另一半說明自己罹患子宮肌瘤等婦科疾病呢？

子宮肌瘤、子宮內膜異位症和卵巢囊腫等婦科疾病，很多都是無法立即看到病灶，也不會馬上出現諸如發燒、嘔吐等明顯症狀，因此男性往往無法理解這類婦科疾病對女性造成的負擔。其中又以經痛、經血過多和性交痛等女性特有的婦科毛病，更是讓男性難以體會。

由於這些疾病的治療方式，必須以考慮到日後的懷孕、生產等問題來選擇。此外，手術後的身體休養與心理療癒等事情，也需要另一半的協助與支持。因此，正確地向對方告知病情，並具備正確的疾病知識，以及另一半的協助是很重要的。

該如何具體說明，則取決於另一半的性格與倆人的關係。首先要儘量正確並具體地說明病名，以及會出現什麼樣的症狀，必要時可以讓另一半閱讀有關疾病成因的書或是雜誌報導。其實不少男性都能夠客觀地理解事實，並體諒另一半的心情。

一旦決定動手術摘除卵巢與子宮的時候，更需要輕楚地向對方說明與溝通。如果可以的話，最好邀約另一半一起前往醫院聽取主治醫師說明，解開心中疑惑與不安，讓另一半成為妳與病魔的奮鬥過程中，最堅強的夥伴。

就算沒有卵巢與子宮，只要傷口復原，其實並不會影響性生活與日常生活的品質。也許一開始雙方會有些疏離感，或是不知道怎樣相處才不會為對方帶來困擾。但只要經過良性溝通便能漸漸除去這層隔閡，因此坦率面對彼此是很重要的。也有很多案例是因為生病，反而更拉近與另一半的距離，成功克服病魔的故事。

子宮內膜異位症

需注意的年齡層　10歲　20歲　30歲　40歲　50歲　60歲　70歲

是什麼樣的疾病？　「子宮內膜異位症」是發生於覆蓋子宮內部的子宮內膜，或是性質和其非常相近的組織，像是卵巢、輸卵管等，以及子宮內腔以外地方（如下圖所示）的疾病。

如果是發生於子宮以外的組織，例如卵巢、輸卵管等地方時，會受女性賀爾蒙影響，於月經期間增殖出和原本子宮內膜一樣的組織，然後剝落出血。但是剝落的組織無法和經血一樣由陰道排出，於是便積存於體內。漸漸地會和周圍臟器與組織摩擦而產生傷口，同時也會引發各種不適的症狀。

初期病灶小，幾乎不會出現任何像是疼痛等明顯症狀，可是隨著月經期間病灶會慢慢擴大，經痛也會變得越來越劇烈，是此種疾病的特徵。

雖然子宮內膜異位症不會危及生命，不過隨著症狀越來越明顯，就必須動手術摘除子宮與卵巢。此外經期紊亂不適也會影響睡眠品質與日常生活，如果覺得身體不太對勁的話，就必須立即就醫接受治療。

容易罹患的人　只要還有月經的婦女都有可能罹患子宮內膜異位症，但是大部分病例都是症狀出現後才察覺，因此患者以三十幾歲和四十幾歲女性居多，近年來二十幾歲的年輕女性患者亦有增多趨勢。

原因　有一說法爲，子宮內膜異位症是含有剝落的子宮內膜的經血逆流時，波及子宮以外部位而引發的；另外一種說法則是因生活不規律、無懷孕和生產經驗，還有環境賀爾蒙與戴奧辛的影響等，也是造成子宮內膜異位症的原因。但是目前並無任何確定說法。

症狀　子宮內膜異位嚴重時，甚至會出現必須躺在床上休息的劇烈經痛。假使是發生於子宮以外的子宮內膜組織，若忽視不管就會持續增生，經痛也會隨著每次經期到來而越變越劇烈是其特徵。有時月經來時也會出現嘔吐、發燒等症狀。

引起疼痛的主要原因，就是月經來時，爲了促進子宮收縮，讓經血能夠順利排出，因此身體會分泌一種前列腺素（Prostaglandin）的物質。但是患有子宮內膜異位症的人，會在子宮以外，一處和子宮內

會發生子宮內膜異位的部位

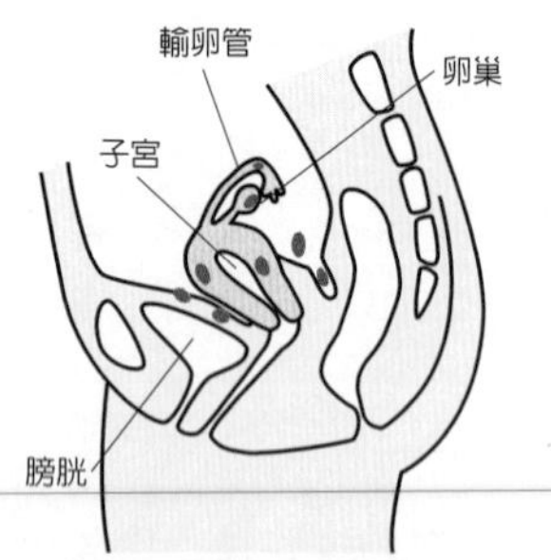

子宮周圍、輸卵管、卵巢、腸壁、膀胱、腹膜等部位，都會產生子宮內膜組織，會隨著經期來臨反覆增生、剝離。也就是說，除了子宮以外的地方也會發生如同月經般的情況。

膜組織相同的地方分泌前列腺素（Prostaglandin）。因此經期來時，子宮收縮力越強，經痛就會越劇烈。

此外，當子宮收縮的時候，會波及子宮周圍的臟器，導致疼痛感加倍。

增生於子宮外的子宮內膜組織，一旦剝落就會形成傷口，容易和周圍臟器與組織相互摩擦形成傷口。一旦有傷口，就會造成臟器抽筋、扭曲，經期外也會出現下腹部疼痛與腰痛等症狀。

一旦子宮內膜異位發生於子宮後方的道格拉斯窩（Douglas Pouch），那麼性行為時，男性的性器官邊插入邊動作，就會在傷口部位施力，造成患者出現性交痛的情形。

如果子宮內膜異位發生在卵巢內，也就是所謂的「巧克力囊腫」（P76專欄），隨著囊腫變大，可以明顯感覺到下腹部腫脹，就連不是月經期間也會出現腰痛與下腹部疼痛等不適症狀。

如果有以下症狀需注意

●經痛劇烈

月經來時，下腹部會痛得連站立都有困難，就連腰部的四周也會感覺疼痛。然而，就算吃了藥也沒有辦法確實舒緩疼痛，所以常常會有痛到失眠，或是無法照常活動的情況。

●月經來時會有嘔吐、頭痛等症狀

當月經來的時候，除了會腹痛之外，也會伴隨著頭痛、嘔吐等惱人症狀。有部分女性在月經期間，還會出現腹瀉的症狀。

●每次月經來臨，經前症候群就越嚴重

一旦忽視子宮內膜異位的症狀，病灶的部位就會隨著持續不斷的增生而越變越厚，導致很容易與周圍的臟器摩擦，而產生傷口。如此一來，隨著每次月經的來臨，經痛就會越來越劇烈到無法忍受的程度。

●經期以外也會感覺下腹部與腰部疼痛

隨著子宮內膜異位生成，病灶會逐漸與周圍臟器摩擦而產生傷口，因此即使不是在月經期間，也會感覺下腹部疼痛或是腰痛。

●性交痛

症狀依子宮內膜異位發生的部位不同也不一樣，有許多人會出現性交痛。

●排便時感覺疼痛

一旦子宮內膜異位和直腸或是其附近組織摩擦產生傷口時，當大便通過病灶部位時，就會出現疼痛感。

●經血過多

子宮內膜異位的病灶組織部位會配合月經周期，反覆增生、剝離，因此經血量也就變得越來越多。

●不孕

雖然子宮內膜異位症並不適造成不孕的唯一原因，但是不孕的人常常同時也患有子宮內膜異位症。

與不孕的關係　雖然罹患子宮內膜異位症並不一定就會造成不孕，但事實上，深爲不孕症所苦的婦女中，有相當多人都同時患有子宮內膜異位症。

絕大部分的不孕症患者患者都是前往婦產科接受不孕治療時，才發現自己罹患子宮內膜異位症，但不能因此就認定子宮內膜異位就是造成不孕的原因。

檢查與診斷　除了肉眼可見的陰道與外陰部等明顯位置之外，子宮內膜異位通常發生於比較隱密的部位，因此診斷上十分困難。通常會誤判爲痛經（P46），以致沒有在第一時間給予適當治療，往往需要花費一段時間才能診斷是罹患了子宮內膜異位症。相反地，如果只是因爲經痛劇烈就診斷爲子宮內膜異位症，有時候也會給予不必要的治療。

醫師會依據患者出現的症狀、年齡與內診做綜合性的判斷，也會視情況進行做超音波檢查、驗血和MRI等各種檢查。

子宮內膜異位診斷流程

※詳細內容請參照P566～

1. **問診**
   醫師除了詢問看診理由和出現症狀等，也會詢問像是初經（初潮）年齡、月經周期和經血量、有無生產與流產經驗等。
2. **內診**
   診查子宮狀態與是否會疼痛。
3. **肛診**
   診查子宮後部與道格拉斯窩週邊的狀態。
4. **超音波檢查**
   除了確認有無病灶，還需診查是否患有肌瘤等其他疾病。
5. **驗血**
   除了測定腫瘤標記外，還會檢查有無貧血症狀。

必要的檢查
- MRI檢查
- CT檢查
- 腹腔鏡檢查

判定是否罹患子宮內膜異位症

內診主要是檢查卵巢是否肥大、道格拉斯窩是否有疼痛感，還有子宮的可動性是否受到限制等，做爲判斷是否罹患子宮內膜異位症的依據。

醫師通常都會以超音波檢查卵巢是否出現病變，其他像是鑑別卵巢腫瘤等，則常使用CT掃描和MRI等方法。爲了確定診斷結果，有時也會以腹腔鏡或是剖腹手術等方式來進行檢查，但並非所有情形皆適用。不管是哪種檢查，都會受到疾病狀況、醫院設備和患者本人的意見等因素影響，所以使用的方法也不一樣。

檢查時期　爲了力求診斷結果的正確性，必須避免在月經期間進行檢查。這是因爲考慮到剛排卵後和黃體期（P546）的卵巢會變大，還有經期中進行腫瘤標記（P568．附錄P7）CA-125值會偏高等因素，因此就算接受檢查，也無法正確判斷究竟是正常的生理變化，還是疾病。

治療 大致分爲以藥物舒緩症狀，還有以手術摘除病灶等兩種方法。至於使用哪種方法，需視患者症狀程度、年齡，以及是否希望日後還能懷孕、生產等意願而決定。因爲多數患者都必須長期的治療，持續到停經爲止，因此患者最好具備正確的相關知識，選擇對自己最好的治療方法。

●藥物治療 有使用止痛藥舒緩疼痛的方法（對症治療），還有使用賀爾蒙藥造成類似停經的狀況，用以控制症狀的方法（賀爾蒙療法）（如左圖）。有時醫師也會單獨以中藥（P 77），或中藥搭配賀爾蒙藥來改善症狀。此外，也可能因月經過多造成貧血，可服用或以注射鐵劑等方法來改善。

各種治療子宮内膜異位的方法

	治療法		優點	缺點
藥物的治療	鎮痛藥	可服用止痛藥，舒緩月經來時各種不舒服的症狀。	可以暫時舒緩經痛，使用方便。	視症狀而定，有時服藥也沒有用。
藥物的治療	中藥	藉由中藥改善體内血液循環，減輕症狀。	舒緩症狀，改善全身狀況。	視症狀而定，有時服藥也沒有用。
藥物的治療	賀爾蒙療法：低劑量避孕藥	服用避孕藥來抑制排卵，並能減輕症狀。	減輕症狀，因為只需服藥所以非常方便。	會產生血栓和嘔吐等副作用，因此不是很保險，所以不適合有懷孕意願的婦女。
藥物的治療	賀爾蒙療法：拮抗劑 GnRH Agonist	以注射或是鼻噴霧方式，將會對腦部起作用的人工合成賀爾蒙注入皮下組織，抑制女性賀爾蒙分泌，減輕症狀。	改善症狀。分為注射與填塞等方式，並不需要常前往看診。	會有骨量降低等副作用產生，因此不能長期使用。
藥物的治療	賀爾蒙療法：Danazol	以鼻噴霧方式，將會對腦部起作用的人工合成賀爾蒙注入皮下組織，抑制女性賀爾蒙分泌，減輕症狀。	可以有效改善症狀。	除了體重增加外，還會產生嗓音低沉、體毛濃密等男性化現象的副作用。
手術的治療	保守性手術（剖腹、腹腔鏡手術）	凝固病灶部位，用蒸氣蒸散、剝離傷口部位等處置。	症狀消失，也有可能會比以前更容易受孕。	必須住院，而且有復發的可能。
手術的治療	次根治手術（剖腹手術）	留下卵巢，子宮則全部摘除。	症狀消失。因促使女性賀爾蒙的分泌，可防止手術後的更年期症狀。	必須住院，而且有復發的可能。
手術的治療	根治手術（剖腹手術）	將子宮、卵巢、輸卵管等全部摘除，連同病灶部位一併摘除。	症狀會消失，也不用擔心會復發。	必須住院，但是無法再懷孕。而且會出現各種更年期症狀。

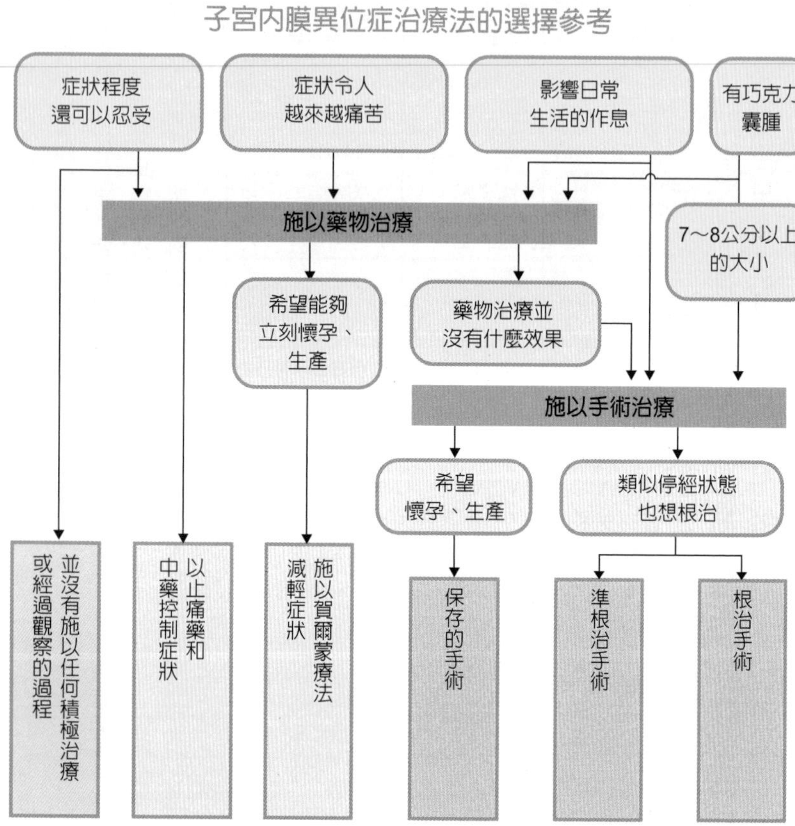
子宮內膜異位症治療法的選擇參考
症狀程度還可以忍受
症狀令人越來越痛苦
影響日常生活的作息
有巧克力囊腫
施以藥物治療
7～8公分以上的大小
希望能夠立刻懷孕、生產
藥物治療並沒有什麼效果
施以手術治療
希望懷孕、生產
類似停經狀態也想根治
並沒有施以任何積極治療或經過觀察的過程
以止痛藥和中藥控制症狀
施以賀爾蒙療法減輕症狀
保存的手術
準根治手術
根治手術

※此圖多少可提供患者做爲選擇治療方式的基準。但光看症狀並不準，有時會因併發症或是患者本身的狀況，而無法選擇治療方法。

止痛藥 止痛藥種類繁多，藥效則視個人體質而定。應該在看診後請醫師開立處方，儘量不要購買市售成藥。如果要達到確實抑制經痛的效果，最好在經痛變得劇烈之前服用（P49專欄）。

口服避孕藥是一種綜合卵胞賀爾蒙與黃體賀爾蒙成分的藥，可抑制排卵，形成類似懷孕的情形。此外也可抑制子宮內膜增生，並舒緩子宮內膜異位症狀。雖然還沒辦法做到讓症狀完全消失，但是效果算是很好。

口服避孕藥容易產生嘔吐、不正常出血和乳房疼痛等副作用，但只要劑量不要太重，就不易產生副作用。由於口服避孕藥並不屬於健保給付的範圍，所以需自費。此外，這種藥屬於避孕藥的一種，想懷孕的婦女當然不宜服用。

腦下垂體拮抗劑（GnRH Agonist）是一種能夠抑制女性賀爾蒙分泌，形成暫時的類似停經狀態，並抑制

1 各種疾病的知識與建議

子宮內膜異位惡化的藥物。不過會出現像是頭痛、肩膀痠痛、憂鬱等類似更年期症狀等副作用，而且服用此藥會導致維持骨量的女性賀爾蒙分泌減少，容易罹患骨質疏鬆症，因此不能長期服用，用藥期間最好不超過半年。

給藥方式分爲噴於鼻黏膜上的噴藥方式與皮下注射等兩種，有時還會搭配服用微粒膠囊Microcapsule。雖然採取皮下注射與服用微粒膠囊Microcapsule不需要常跑醫院看診，非常方便，但是當副作用發生時，無法立即調整藥量也是它的缺點。

各種賀爾蒙療法

	假懷孕療法	假停經療法	
藥劑	口服避孕藥（低劑量）	拮抗劑	Danazol
效果	口服避孕藥是混合了卵胞賀爾蒙與黃體賀爾蒙所製成的藥劑。雖然有區分為高、低劑量，但是目前以使用低劑量者居多。服用後會抑制排卵，形成如同懷孕的狀況，所以能夠抑制內膜增生。	人工合成賀爾蒙。抑制女性賀爾蒙分泌，抑制子宮內膜增殖。	屬於男性荷爾蒙系的類固醇Steroid的一種。它不只能夠抑制女性賀爾蒙分泌，同時也會對子宮內膜產生直接作用，讓子宮內膜萎縮。服用者會出現聲音變得低沉、體毛濃密等男性化副作用。
使用方法	藥量為每日一錠，連續服用28天；也有連續服用21天，休息7天的類型；以及連續服用21天，加上7天安慰劑的方法。	四週服用一次，分為皮下注射與每天都需使用的鼻噴霧方式，還有將微粒膠囊Microcapsule埋在皮下組織的方法。	從月經開始的3～5天開始，早晚各服用一次（量劑與服用期間視個人狀況而定）。此外還有直接插入陰道與子宮的方法。
主要副作用	嘔吐、乳房疼痛、不正常出血、肝功能障礙、血栓症、體重增加。	出現發熱、頭暈、盜汗、肩膀酸痛等症狀，還有情緒低落等精神方面的影響，因為有骨量降低的問題，所以不能長期服用。	體重增加、肩膀酸痛、面皰、體毛變得濃密、嘔吐與肝功能障礙等。由於副作用很強，因此近年來讓不少人敬而遠之。

Danazol爲一種男性賀爾蒙系類固醇，可抑制女性賀爾蒙分泌，形成假性停經狀態。雖然能夠有效改善症狀，但除了會產生體重增加、肩膀痠痛等副作用之外，還會出現聲音變得低沉、體毛濃密等男性化現象，因此許多人都對此藥敬而遠之。

●手術療法

如果藥物療法沒有效果，反而導致症狀越來越嚴重的時候，就得進行另一種治療方式。

保守性手術　只摘除病灶部位。適合還有意願懷孕生子的婦女。

次根治手術　雖然摘除子宮，但是爲了預防因爲摘除卵巢而引起更年期症狀，因此會留下單邊卵巢。

根治手術　顧名思義，「根治手術」是以「根治疾病」爲優先考量，而摘除子宮與兩側的卵巢、輸卵管。

手術分爲剖腹手術與使用腹腔鏡邊看螢幕邊進行手術等兩種方式。

雖然依病灶狀況與患者本人意願、

醫院設備等因素影響不同而有所差異，但是最近選擇腹腔鏡手術（P587）的患者比例明顯增加。

良心建議 雖然子宮內膜異位症不會危及生命，但是月經期間卻會成爲非常惱人的嚴重症狀。

如果想根治的話，只有採取連同卵巢、輸卵管一併摘除的子宮完全摘除手術，所以並不適合日後還希望懷孕生子的女性。若能接受藥物等適當治療的話，多少能夠舒緩症狀。總之，最重要的就是即早就醫進行治療。

然而，子宮內膜異位症的治療需要鑾長一段時間。隨著停經來臨，症狀也會跟著消失，因此必須配合懷孕意願與年齡等因素，與主治醫師溝通治療的方式，同時以積極的態度來面對病情，當然對於疾病也要有正確認知，因此找尋一位可信賴的主治醫師是很重要的。

此外，子宮內膜異位症通常會隨著懷孕、生產而讓症狀減輕不少。如果希望生育的話，就必須積極接受治療，嘗試能夠受孕的方法。

一旦決定治療方針，便要與主治醫師充分溝通，以確定治療後何時比較容易受孕等問題。當子宮內膜異位症成爲導致不孕的原因時，選擇專長治療不孕的醫師與醫院，也是一項重要的課題。

罹患子宮內膜異位症的女性，每次當月經來的時候身體狀況就會變得很差，而且還會發生性交痛等惱人的問題，多少會影響與另一半的親密關係。

雖然有些男性不太能理解這種疾病，但是女性朋友千萬不要隱匿病情，而是要和另一半好好溝通，尋求他們的協助（P69專欄）。此外，性交痛也可以藉由體位的改變減輕痛楚，請向醫師尋求幫助。

若是無法讓另一半和家人，瞭解內膜異常所引起的惱人症狀時，請他們陪妳一起到醫院，聽聽主治醫師針對病情的解說。

巧克力囊腫是什麼？

當子宮內膜異位症發生於卵巢內，就稱為「卵巢巧克力囊腫」。

卵巢內也會發生子宮內膜異位，那是因為有一種與子宮內膜非常相似的組織，在卵巢中反覆地增生與出血，造成血液凝固，然後成為如巧克力般黏綢的狀態。

卵巢巧克力囊腫的症狀為，除了月經期間會有經痛之外，就連不是月經期的時候也會感覺下腹部疼痛和腰痛，當然也有一些自己根本無法察覺的症狀。

治療方面，可施以與治療子宮內膜異位症一樣的賀爾蒙治療法，或是進行手術摘除。

當囊腫一旦變大、破裂時，就會引起扭轉（P90專欄），非常危險。因此通常囊腫長到七~八公分時，就必須動手術摘除囊腫，近年來大多會採行腹腔鏡手術，只摘除囊腫的部分，保全卵巢。

子宮肌瘤、子宮內膜異位症與中醫療法

原本中醫就和西醫所謂摘除、修復病灶部位的論點和觀念大相逕庭，中藥的優點是能夠有效治療身體所出現的各種症狀。

因此，以中藥治療子宮肌瘤與子宮內膜異位症時，最好別太期待子宮肌瘤會因此萎縮，或是達到抑制子宮內膜異常地增生、擴散的作用。

服用中藥比較有效的是調理身體、改善經痛，還有舒緩伴隨著月經而來的血塊等不適症狀。

西醫面對像是肌瘤變大、受孕困難等情況時，會視病情來決定是否施以切除子宮肌瘤手術，同時給予賀爾蒙用藥治療子宮內膜異位症。

在決定任何步驟之前，最好事先與婦產科專門醫師好好溝通，確認自己是否適合這樣的治療方式，有時醫師也會建議配合中藥治療。

就中醫論理而言，諸如經痛、月經出現血塊等狀況，稱為「鬱血」症狀。所謂「鬱血」是指「血」失衡，血液循環變差的意思，可服用「除鬱血劑」治療這些症狀。

雖然「除鬱血劑」的藥引有很多，但中醫會依照每個人的體質以及症狀的不同，來開立適合患者的中藥處方。

建議前往專門的中醫院或是中醫門診接受診療，讓醫師決定適合妳體質與症狀的中藥。

舒緩經痛的中藥療法

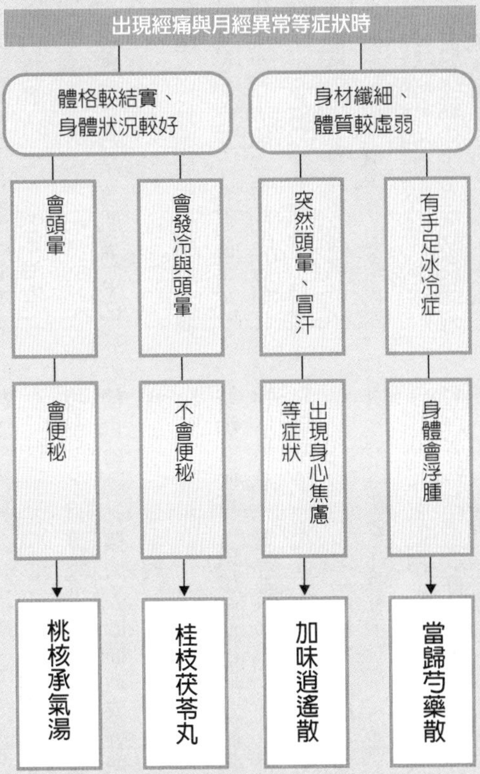

子宮肌腺症

需注意的年齡層　10歲　20歲　30歲　40歲　50歲　60歲　70歲

是什麼樣的疾病？　所謂「子宮肌腺症」，就是指本來長在子宮內側的內膜組織，擴散至子宮肌層（肌肉）內的狀態。隨著疾病的生成，子宮內壁就會變得越來越厚、越硬，漸漸地將子宮撐大。

子宮肌腺症與卵胞賀爾蒙在內膜組織的發生與增生息息相關。因此青春期前期的少女和懷孕的婦女，以及停經後的女性不太會罹患這種疾病，這種病症通常發生於還未停經的成熟女性身上。

因此，四十歲左右的女性如果出現劇烈經痛等月經困難症狀時，就要特別注意。

以前會將此症視爲子宮內膜異位症（P70）的一種，但是因爲內膜組織的發生部位不一樣，於是近年來逐漸將此病症與子宮內膜異位症區別開來。不過，子宮肌腺症也常會併發子宮內膜異位症，兩者治療方法也大同小異。

此外，也常會併發子宮肌瘤（P60）等疾病。

容易罹患的人　三十歲後半到四十歲的婦女比較容易罹患子宮肌腺症。

原因　雖說子宮肌腺症與卵胞賀爾蒙息息相關，但是眞正的原因，目前醫學還不能確定，有人認爲進行子宮內腔手術與先天遺傳等因素，都是引發子宮肌腺症的原因之一。

症狀　子宮肌腺症的主要症狀爲劇烈經痛與經血量過多，許多患者甚至會痛苦的臥床不起。尤以月經期間症狀會更嚴重。

這是因爲擴散進子宮肌層的子宮內膜，和原本的子宮內膜一樣，會配合月經周期反覆增生與剝離。增生的子宮內膜剝落時，就會引起出血症狀。

然後這些症狀在肌層內反覆進行，漸漸地就會造成經血堵塞，引起劇烈經痛。

同時，子宮壁會變得越來越厚，將整個子宮撐大，子宮內膜的表面積也會隨之擴大，因而造成經血出現血塊，或是經血量變多，以及引起貧血等症狀。

診斷的確定　由於會罹患子宮肌腺症的年齡層，與容易罹患子宮肌瘤的年齡層十分相近，加上症狀同爲經痛與月經過多，因此常會出現誤診情形，這點需特別注意。

比起子宮肌瘤，罹患子宮肌腺症的患者整個子宮會腫脹變大，進行MRI和CT掃描時（P63）會發現成爲硬塊的部分與周圍組織的區隔並不是很清楚。因此多會使用稱爲CA-125的腫瘤標記（P568・附錄P7）來進行評估。

但是也有使用掃描方式就能看清楚硬塊部分的子宮肌腺症，當然腫瘤標記的數值也會升高。

此外，腫瘤標記的數值升高也表

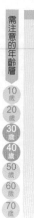

示罹患卵巢癌的可能性升高。如果無法確認的話，只好採用最後一個診斷程序——進行剖腹手術，以肉眼確認病灶的情況。

治療　基本上，子宮肌腺症的治療方法與子宮內膜異位的治療方法幾乎一樣。如果想要根治的話，只有子宮完全摘除術（P64圖表）才能根本解決問題。

卵胞賀爾蒙與子宮肌腺症的病況演變有著密切關係，此外也有可能隨著停經來臨，使得症狀跟著舒緩也說不定。依患者年齡的不同，有時候醫師也會輔以對症療法，以藥物控制症狀直到停經爲止。

經痛與月經過多，可使用賀爾蒙藥的腦下垂體拮抗劑GnRH Agonist（P74）和口服避孕藥（P74）來舒緩症狀。也可用止痛藥來抑制一時的疼痛，或服用鐵劑來改善貧血狀況。

此外，若是出現顆粒變硬的部分就只能動手術摘除，此時可施以腹腔鏡手術（P587）切斷連接子宮的神經，達到抑制疼痛的目的。

日常生活應注意事項　因爲貧血是種不太好根治，而且沒有什麼明顯症狀的疾病，因此若是察覺經血量過多的時候，建議最好立即驗血檢查比較好。

對懷孕和生產的影響　其實，子宮肌腺症本身對於生產並沒有什麼直接的影響。

藉由生產，子宮內膜會擴散至肌層內。這是因爲患者在生產時，胎盤等物質從子宮剝落，會造成子宮內膜受傷，於是在傷口癒合階段，就會擴散至肌層內。

此外，雖然因爲賀爾蒙的關係，能夠減輕子宮肌腺症的症狀，但是並不代表全部的患者都適用於這樣的狀況。

與不孕的關係　由於是四十歲前後的女性才容易罹患此疾病，所以子宮肌腺症並不是造成不孕症的主要原因。不過，若是年輕時曾罹患子宮肌腺症的女性，就有可能是造成不孕的原因之一。

良心建議　隨著病況逐漸演變，經期中的症狀會越來越明顯，就是子宮肌腺症的特徵。

由於子宮肌腺症的病灶並不會隨著停經的到來而自然萎縮。因此一旦經醫師診斷確定爲子宮肌腺症，想要根治的話，就只能採子宮完全摘除手術。

依據症狀的程度與年齡，有時候施以藥物治療也可以達到舒緩症狀的目的，進而治癒此疾。至於採用哪種治療方法，最好和主治醫師仔細溝通。

選擇對症治療的話，就要有和疾病長期抗戰的心理準備。在配合主治醫師治療的同時，爲了多少能夠舒緩惱人的經痛問題，也需留意並改善經期中的生活習慣（P47）。

如果有性交痛的情況，可參考P69專欄與子宮內膜異位症的「良心建議」（P76），讓另一半瞭解並體諒自己月經來時的痛苦。

子宮內膜炎

需注意的年齡層 10歲 20歲 30歲 40歲 50歲 60歲 70歲

是什麼樣的疾病？ 雖然子宮內膜炎多半是由於包覆於子宮內側表面的子宮內膜，因爲某種原因造成細菌感染所引起的。但是除了產褥期會引發子宮內膜炎之外，其他情形多爲陰道炎（P98）與子宮頸炎（P84）擴散至子宮內所引起的。

還有，若是高齡婦女罹患子宮內膜炎，而導致子宮內出現發膿的情況，則稱爲「子宮腔蓄膿」。

容易罹患的人 雖然不管任何年齡層都有可能罹患子宮內膜炎，但如果是因爲性病（P120）等原因而同時也引發了陰道炎的話，就必須要特別注意。

原因 引起感染的細菌原包括黴漿菌（Chlamydia）、淋菌、葡萄球菌和大腸菌等各種細菌原。

子宮內膜會受到這些細菌感染的原因，除了流產和人工流產、分娩等傷到內膜，或是子宮內留有殘留物（胎盤和絨毛膜等）之外，性病、陰道炎和子宮頸炎等炎症也是誘發子宮內膜炎的原因之一。

爲了避孕置入的IUD（避孕環＝P695），也有可能因爲細菌感染而引發此疾病。

另外，感染結核（P205）時，雖然結核菌有可能經過血液與體液，經由輸卵管感染子宮，但是現在這樣的感染途徑已經十分罕見，不過近年來感染結核的患者有越來越增加的趨勢，因此必須多加注意。

症狀 感覺下腹部疼痛、出現發燒等不適症狀，或是白帶突然增加且混有濃血等情況，有可能是因爲子宮內膜受傷，容易引起不正常出血（P56專欄）。雖然在產褥時期，伴隨惡露流出會出現高燒症狀，不過除此之外，也有因其他症狀而導致體溫略微上升的情形。

當子宮內膜炎一旦轉成慢性病，症狀就變得不太明顯，這點尤須注意。

治療 首先採樣檢查白帶和子宮內膜細菌，鎖定某種病原菌，注射或是內服能夠抵抗此菌的抗生素等方式進行治療。視個人狀況，有時也會合併服用消炎藥。

當子宮殘留物成爲引發炎症的原因時，就必須動手術摘除，或是服用子宮收縮劑進行治療。

治療期間要保持安靜，有時視情況也必須住院。此外嚴禁入浴與性行爲。

良心建議 必須持續治療到完全康復爲止。當子宮內膜炎症狀變得嚴重時，就會轉變爲造成不孕原因的子宮附屬器炎（P91），甚至會變成危及生命的骨盤腔炎（P93）。

預防方法爲，避免感染陰道炎和性病等疾病，萬一感染到的話，應立即治療，不讓發炎的情形擴散是一大要點。

●**子宮腔蓄膿** 子宮受到細菌感染，導致子宮內出現化膿症狀。此症狀多發生於高齡婦女身上。治療方法爲擴開子宮口，讓積存的膿液排出。

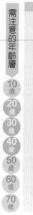

子宮頸息肉

需注意的年齡層 10歲 20歲 30歲 40歲 50歲 60歲 70歲

是什麼樣的疾病？ 子宮頸與子宮體黏膜上長出有梗的腫瘤，而且還垂出子宮口外（息肉），即稱爲「子宮頸息肉」。紅色柔軟的息肉從數公釐到拇指尖大小不等。

只要長出一個息肉之後，就會接著長出數個，形成鈴噹般垂下。如果忽視不管的話，息肉就會越變越大。一般建議就算沒有症狀，還是動手術切除比較好。

子宮頸息肉幾乎都是良性的，但是由於也有轉變爲癌症（P139）的可能，因此必須接受細胞檢查（P140、569）。

容易罹患的人 各種年齡層都有可能罹患此疾，復發性高的人要特別注意爲何容易復發的原因。

原因 雖然有人認爲，子宮頸炎和賀爾蒙作用等關係是導致子宮頸息肉的因素，但是眞正原因目前醫學上還不是很清楚。

症狀 因爲只要對子宮息肉施以一點點刺激，就會產生傷口，所以患者在性行爲，以及在激烈運動之後，很容易有出血症狀。雖然患者會有不正常出血，或是白帶突然間增多等情形，但其實子宮頸息肉不太會出現什麼明顯症狀。

治療 動手術切除息肉。大部分情形都是用鉗子將息肉連根拔起（息肉摘除術），雖然會有點痛，但是可立即止血，因此不用住院也可以治療。若是息肉變大、根部變粗一直長到子宮深處，則必須用電動手術刀切除，這時候醫師大都會要求患者住院。

但如果遇到患者懷孕的狀況，摘除息肉也會有容易導致出血的危險，所以醫師會依息肉大小與懷孕週數等因素評估，有時沒必要立即切除。總之，患者必須和主治醫師仔細溝通，再選擇最適合自己的處置方式。

良心建議 就算子宮頸息肉不會影響到日常生活，不過因爲有時會有出血等不舒服的症狀，因此建議接受動手術切除才能一勞永逸。患者的心理必須做好調適與準備，坦然面對治療。此外，手術之後還需請示醫師何時才能夠開始性生活，免得出血不止。

不論是哪種情況與症狀，切除的息肉都必須先進行病理檢查，診斷到底屬於良性還是惡性腫瘤，以確保健康。

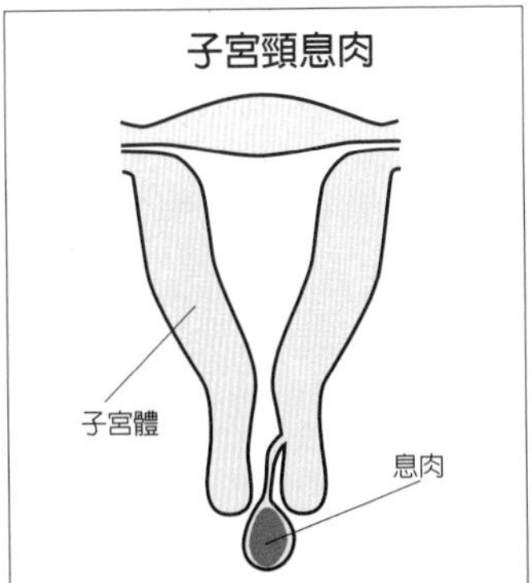

附著於子宮頸黏膜的息肉會向子宮口突出。

●**產褥性子宮內膜炎** 分娩後，子宮內膜的胎盤剝落會形成傷口，容易引起細菌感染。一旦子宮感染，就會出現畏寒和發高燒等現象，也會流出混膿的惡露。

子宮頸糜爛

需注意的年齡層 10歲 20歲 30歲 40歲 50歲 60歲 70歲

是什麼樣的疾病？ 子宮頸，是指子宮前端突出的部分。子宮口附近呈現潰爛紅腫的現象，稱爲「子宮頸糜爛」。

所謂「糜爛」，就是「潰爛」的意思，子宮頸糜爛就是子宮口上皮傷口，引起發炎的「眞糜爛」。但是大部分的病例都是只看見有些潰爛紅腫現象的「假糜爛」。

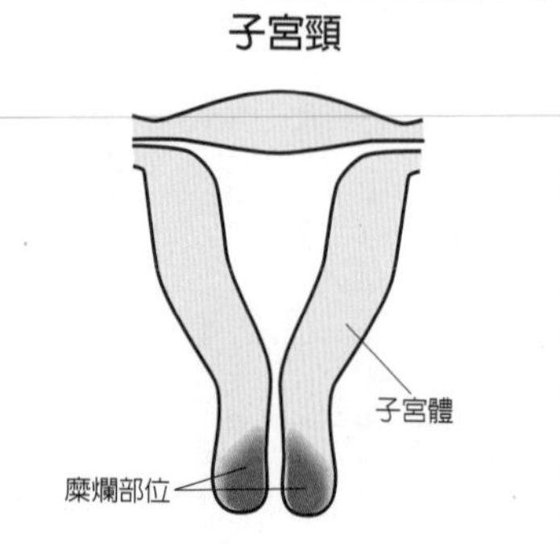

子宮口附近的紅腫發炎，有時是經期來臨前的生理現象。

經期來臨時，約有六、七成的女性會出現所謂「假糜爛」的生理現象。嚴格來說，假糜爛並不能算是一種疾病，所以如果沒有什麼明顯的症狀，其實並不需要特別施以治療。

不過，由於子宮頸糜爛也有可能是子宮頸惡性病變（主要爲子宮頸癌＝P139），因此需要進一步檢查，確認是眞糜爛或假糜爛，加以區別。至於檢查方面，則是從子宮頸觀察，進行細胞採檢和組織切片（P140）等治療方式。

症狀 假糜爛是因爲受到賀爾蒙影響，造成子宮頸組織向子宮頸外口露出。

眞糜爛則是當插入避孕器或是止血栓時，或是因性行爲刺激子宮口附近，而引起的局部發炎現象。

治療 如果是假糜爛就沒有治療的必要，但若是因爲糜爛而引起出血，或是出現白帶變多等症狀時，還是得進行治療比較好。

雖然也能藉由以服用抗生素等方式來治療發炎情形，但是這樣並不能讓糜爛症狀一下子就完全消失。根治糜爛的方法，可分爲以電氣或雷射燒灼糜爛部分的「電燒治療法」和「雷射治療法」，兩者都是只需簡單的局部麻醉就可進行手術，因此不需要住院治療。

良心建議 爲了預防癌症發生，有時醫師也會勸說病患進行治療。不過，並不是所有糜爛情形都會轉爲癌症，同時也沒有明確的臨床醫學報告能夠證明，只要進行治療就能預防癌症。

如果發現有非經期出血、性行爲出血或是白帶增加等異常狀況，建議至少一年接受一次定期檢查，以維護自己的健康。但是，有些性行爲時出現的不正常出血，採用口服抗生素等方式治療會比較好。請務必和主治醫師仔細溝通，再決定採用哪種方式治療。

子宮下垂・子宮脫垂症

需注意的年齡層 10歲 20歲 30歲 40歲 50歲 60歲 70歲

是什麼樣的疾病？ 「子宮下垂」顧名思義，就是子宮比正常位置來得低，垂到陰道內的狀態，而「子宮脫垂症」則是比子宮下垂更嚴重。

子宮脫垂症可分爲兩種，一種是子宮本體一部分留在陰道內的「子宮不完全脫垂」，以及子宮完全脫出的狀態，稱爲「子宮完全脫垂」。有很多病例都是連子宮前方的膀胱和後方的直腸一起脫落至陰道。（膀胱瘤P222、直腸脫落P274）。

容易罹患的人 此疾病大部分發生於肌肉鬆弛的高齡婦女身上，同時也和個人體質等因素有關。

原因 由於支撐子宮的韌帶和骨盤底的肌肉變得鬆弛無力的緣故，因而引發子宮下垂或子宮脫垂症。除了年歲漸長而造成韌帶和肌肉鬆弛之外，也會因爲分娩的關係，造成支撐陰道和子宮的組織鬆弛。當然也不排除有可能是先天方面的因素。

症狀 子宮下垂會讓下腹部有不舒服感和壓迫感，甚至因而出現尿失禁（P224）等症狀。

子宮脫垂則是因爲子宮脫落至陰道外，脫出的部分會和內褲接觸摩擦，非常不舒服。同時還會出現頻尿、排尿困難等症狀。

治療 依據年齡和子宮下垂的程度來選擇採用子宮托（Pessary）插入法或是手術等兩種治療方式。

子宮托插入法就是將子宮托插入陰道來抑制子宮脫落，此方法必須長期治療，一兩個月複診一次，視情況而定，有時還需更換子宮托。

如果是不想再生育的婦女，可施以將子宮摘除後縫補陰道壁的陰道前後壁整型術。若是想要保存子宮的話，可採用將子宮頸部切除，縫縮陰壁的曼徹斯特（Manchester）手術。至於高齡、無性經驗的女性，則可採取縫合陰道壁的路佛（LeFort）手術。

良心建議 產後一定要做「產褥體操」來拉緊鬆弛的肌肉，也可利用「縮肛體操」來鍛鍊骨盤底的肌肉韌帶。至於性生活方面的問題，最好向醫師諮詢，充分瞭解自己身體的狀況。

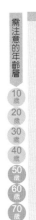

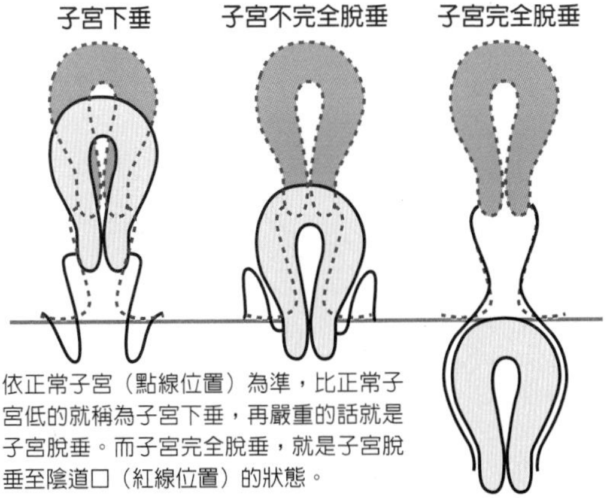

依正常子宮（點線位置）為準，比正常子宮低的就稱為子宮下垂，再嚴重的話就是子宮脫垂。而子宮完全脫垂，就是子宮脫垂至陰道口（紅線位置）的狀態。

子宮頸炎

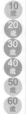

需注意的年齡層 10歲 20歲 30歲 40歲 50歲 60歲 70歲

是什麼樣的疾病？ 所謂「子宮頸炎」，是指位於陰道深處、子宮口附近的子宮頸感染細菌而引起發炎的現象。

大部分的陰道炎（P98）都會擴散至子宮頸，因此如果不完全根治的話，發炎狀況一旦嚴重就會引發子宮附屬器炎（P91），成爲導致不孕的原因之一。

原因 大部分子宮頸炎的病例都是因爲受到細菌感染所引發，包括衣原體（Chlamydia）、淋菌、大腸菌、鏈球菌等各式各樣的病原體。近來由衣原體而引發的子宮頸炎病例逐漸增多。此外也有因爲進行分娩和人工流產等手術，子宮不慎感染細菌的例子。

症狀 會出現像膿般的白帶分泌物，

子宮後屈是什麼？

子宮的位置是以陰道縱軸為基準，一般是位於前方（腹側），如果位置偏後（骨背側）就稱為「子宮後屈」，約有二○%的女性有此症狀。

由於子宮後屈並不會出現明顯不適或症狀，幾乎都是因為懷孕或是前往婦產科進行癌症篩檢的時候，才由醫師診查出來。

子宮後屈本身並不是疾病，而且對身體也不會產生什麼負面影響，因此並不需要進行什麼治療。

以前認為子宮後屈可能造成不孕與流產，雖然可施以手術矯正子宮位置，但是現在的醫界已經不再認為它是造成不孕與流產的原因。

不過，子宮後屈倒是容易引發子宮內膜異位症（P70）、骨盤腔炎（P93）以及子宮附屬器炎（P91）等方面的疾病。

有些病例是因為子宮與骨盤壁摩擦而造成的。如此一來，除了成為子宮後屈的病因之外，也會引起性交痛、腰痛和經痛等症狀。如果是由以上原因所造成的子宮後屈，在治療病因的同時，也要施以傷口剝離和矯正子宮位置的手術。

比較麻煩的狀況就是，患有子宮後屈的女性在懷孕時，子宮會嵌在骨盤內，造成妊娠子宮後傾後屈症，患者容易出現排尿困難（閉尿）等症狀，嚴重時甚至會導致流產。

子宮後屈

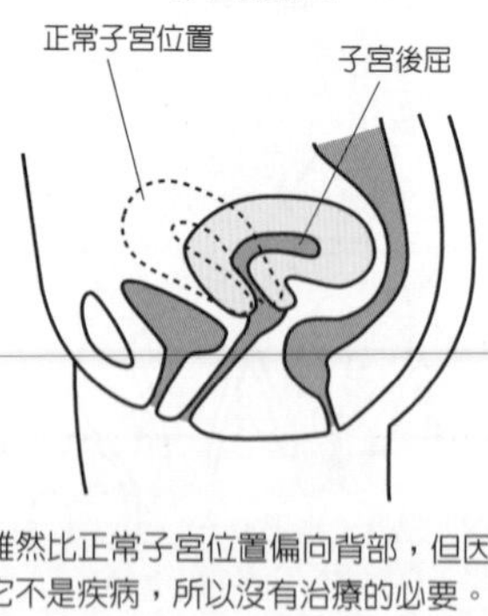

雖然比正常子宮位置偏向背部，但因為它不是疾病，所以沒有治療的必要。

而且性行為後會出現異常出血。

除了會併發尿道感染症（P 216）和子宮內膜炎（P 80）等疾病，而出現排尿疼痛、頻尿、血尿等尿道感染症的症狀之外，還會伴隨發燒和感覺下腹部疼痛等。不過也有不少病例幾乎沒有什麼明顯症狀，因此一旦疏忽，很容易轉變為難以根治的慢性病。

治療 首先要確定是哪種病原菌所引起的，然後因應症狀給予抗生素和抗菌藥等藥物進行治療。

良心建議 為了不讓發炎狀況更嚴重，一定要有耐心接受治療直到痊癒為止。要注意的是，就算症狀消失也並不代表完全治癒，需依醫師指示服藥，耐心接受治療。

大部分病例都是經由性行為感染的，因此建議另一半最好也一起接受治療，直到倆人完全康復為止。不過，就算症狀完全消失，除非醫師確認完全康復，不然只要一有性行為就有再度復發的可能。

先天性子宮異常

子宮構造是否異常無法從外表判斷，而且一般也不會出現疼痛等明顯症狀。雖然依異常程度不同而有所差異，但大多都不會影響性行為等日常生活起居。

大部分先天性子宮異常的女性，都是為了其他原因前往婦產科診療時，才偶然發現的。

所謂先天性子宮異常，是指有兩個子宮，或是長出子宮內壁等各種情形，因為有些症狀十分輕微，而且也很難判斷發生頻率。

子宮畸形會造成不孕，或是造成懷孕中胎兒姿勢異常（橫位和臂位等＝P 646、635），同時也容易造成流產或是早產（P 628、632）。

就算被醫師診斷是子宮異常，但是依子宮畸形的程度，還是有可能懷孕、生產，當然也能以手術進行治療。因此一旦發現構造異常，先別做無謂的揣測，要仔細詢問醫師關於治療的可能性、懷孕和生產方面的問題，以及再受孕的可能等，充分瞭解自己身體的狀況。

雙子宮

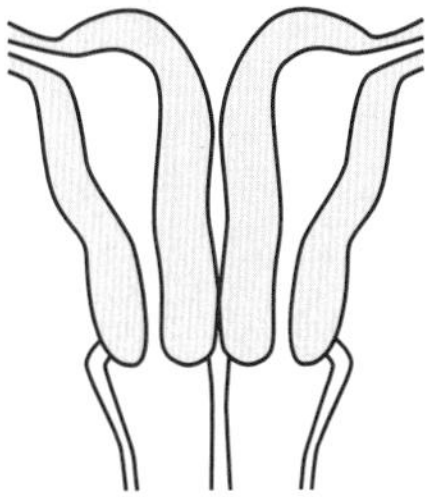

子宮呈兩個並列的狀態，大部分情形都是如上圖般有兩個陰道。

雙角子宮

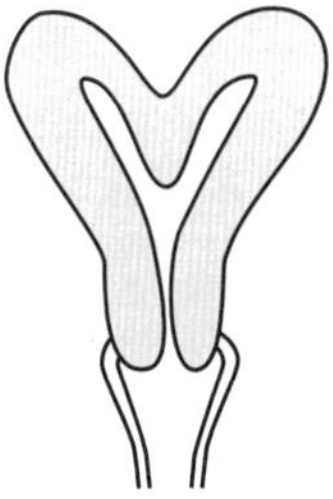

連接子宮的上方（底部）呈現如角般分成兩邊的狀態。

卵巢・輸卵管疾病

十幾二十歲的年輕女性最容易罹患卵巢、輸卵管的疾病。尤其是卵巢方面的疾病，因為沒有什麼明顯症狀出現，因此更要留意。早期發現，早期治療。

卵巢腫瘤

需注意的年齡層　10歲　20歲　30歲　40歲　50歲　60歲　70歲

卵巢被無數個原始卵胞（卵子的原形）所包夾，會周期性地排卵、分泌女性賀爾蒙等，對女性而言是非常重要的一項器官。卵巢同時也是女性身體最容易長出腫瘤的器官，因此疾病種類與成因也相當多而且也相當複雜。

卵巢腫瘤大致可分爲良性腫瘤與惡性腫瘤，還有介於中間（病變境界）的腫瘤。卵巢囊腫爲良性腫瘤的代表，至於惡性腫瘤的代表則是卵巢癌（P148）。

此外，卵巢腫瘤依腫瘤內部的狀態，又分爲囊狀性腫瘤與實質性腫瘤兩種。囊狀性腫瘤爲腫瘤內部充滿液狀分泌物，多屬於良性。實質性腫瘤則是內部充滿腫瘤組織，如同硬塊，因爲多屬於惡性腫瘤，必須多加留意。然而要注意的是，就算是囊狀性腫瘤，也會因爲其中一部分爲實質性腫瘤，而有疑似惡性腫瘤的疑慮。

正常的腫瘤雖如拇指般大小，但是腫瘤一旦成形就會慢慢變大。而且腫瘤還小時，幾乎沒有什麼明顯症狀，一直要到變爲拳頭般大小才會有明顯感覺。

當醫師發現卵巢腫瘤的時候，首先會診斷它是良性還是惡性。雖然藉由初步診斷，可以知道腫瘤是良性還是惡性，但最終還是要施以手術，取出部分腫瘤組織進行病理診斷才能確定。

良性卵巢腫瘤

雖然卵巢腫瘤種類繁多，但大部分均爲良性腫瘤。當醫師診斷爲良性，而且腫瘤還小時，若沒有什麼明顯症狀，其實並不需要立即進行治療。不過，因爲腫瘤並不會自然消失、變小，所以還是必須時常留意自己身體的各種變化，並定期接受檢查。

卵巢囊瘤

是什麼樣的疾病？　所謂的「卵巢囊瘤」，就是在充滿著分泌液與脂肪的卵巢中，長出來的一種良性腫瘤。當腫瘤還小時，幾乎沒什麼明顯症狀，一直要長到如拳頭般大小，才會有感覺。大部分都是前往婦產科診療時偶然發現的。

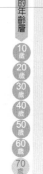

依腫瘤內容物的型態，卵巢囊瘤主要可分爲三種。

漿液性囊瘤 腫瘤內部爲黃色液體。約占腫瘤類型的三〇％，是卵巢囊腫中最常出現的一種。一般大小如拳頭，甚至會長成如孩童的頭般大小，而且最重可達數公斤。大部分病例都只發生於單邊卵巢。

良性囊腺瘤 腫瘤內部堆積著有如蛋清般的黏液，容易變大，甚至可大到如成年人的頭般大小。這種類型約占卵巢囊腫的一〇～二〇％。

上皮囊腫瘤 腫瘤裡頭爲軟軟的脂肪與毛髮、牙齒、骨頭和軟骨組織等。至於爲何會堆積著這類東西，雖然目前還查不出任何確切病因，但是構成卵子的卵細胞，本來就是由人體生成的細胞，也許是受到某些未知因素刺激所產生的變化也說不一定。

卵巢兩邊同時出現上皮囊腫瘤的機率頗高，大約占卵巢囊瘤類型的一〇～一五％。

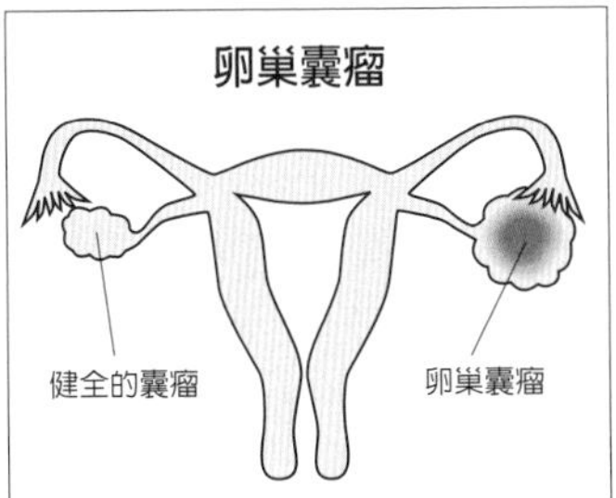

雖然卵巢長出的腫瘤多為良性，但其中也有惡性或是會轉變成惡性的可能，需多加注意。腫瘤不長到如拳頭般大小，幾乎不太會出現明顯症狀。

容易罹患的人 因爲卵巢是女性最容易長出腫瘤的器官，因此並沒有任何特定的危險因素。不論年齡、體質和生活習慣，只要身爲女性，誰都有可能得到這類疾病。

原因 卵巢中爲什麼會堆積著分泌物，目前確切原因還不是很清楚。

症狀 基本上囊腫如果沒有變大的話，是不太會出現什麼明顯的症狀，所以很難自己發現。

隨著囊腫變大，下腹部也會開始感到膨脹，而當囊腫壓迫到周遭臟器和組織的時候，就會出現頻尿、便秘和下腹部疼痛等症狀。而且觸摸下腹部周圍不但有點脹感，用目測也可以明顯感覺腹部突出。

如果沒有任何明顯症狀的話，幾乎都是在接受懷孕和癌症篩檢的時候才偶然發現的。

因爲囊腫變大的關係，也會引發扭轉（P90專欄），下腹部會出現激烈疼痛。

診斷 除了內診可觸摸到囊腫之外，也可以利用超音波檢查，診斷其大小與種類。

如果腫瘤含有實質性部分的話，有可能疑似爲惡性腫瘤，必須進一步做腫瘤標記（P568）、MRI或CT檢查（P63），不過最終還是得施以手術摘出囊腫檢驗後，才能確定。

治療 原則上囊腫的大小超過七至八公分，就必須動手術將囊腫摘除。如果不動手術摘除的話，就無法判斷到底屬於良性還是惡性，況且如果它是惡性腫瘤，以後還有復發可能。

雖然醫師會依囊腫種類、患者的身體狀況、年齡，以及是否希望懷孕等因素，來決定是不是要進行卵巢摘除手術。但一般若是可以完全排除惡性腫瘤的話，只需施以僅切除囊腫部分的囊腫摘除術（請見左頁）。就算是摘除掉大囊腫，只留下一點點卵巢，也不用擔心會影響卵巢的正常機能。

即使最後非得進行切除卵巢的卵巢摘除術（請見左頁），醫師也會盡量幫患者保留單側卵巢。多數年輕女性還有懷孕生子的可能，因此絕大部分患者都會選擇留下卵巢，只切除囊腫的手術。

至於手術方面，則是以進行腹腔鏡手術（P587）爲主，但是依每位患者的狀況不同，必要時也會採取剖腹手術來進行摘除。

當囊腫變得非常大的時候，就很容易和附近的臟器摩擦。所以就算是停經之後的女性，也有可能進行卵巢摘除，或是連輸卵管和子宮也一併摘除的子宮及附屬器摘除術（請見左頁）。

當囊腫還小，而且尚可鑑別其爲良性時，務必接受定期檢查，審慎觀察並掌握囊腫的變化。

手術後情形　因爲卵巢是一對的器官，因此就算摘除了單側卵巢，或是還留有一點點卵巢，都能夠維持正常的機能運作，不會影響懷孕和賀爾蒙分泌。

如果同時摘除兩側卵巢的話，就會因爲無法分泌賀爾蒙，而出現如同更年期障礙（P600）的症狀。不過卵巢摘除後，暫時還會有所謂的副

卵巢腫瘤的診斷流程

※關於診斷的詳細內容，請參照P566

1. **問診**
   詢問看診理由和症狀外，也會詢問關於初經年齡、月經周期和經血量、有無生產或是流產的記錄。
2. **內診**
   檢查卵巢的大小和硬度、可動性等子宮狀態。
3. **超音波檢查（看情況也會作CT掃描）**
   確認卵巢大小與狀態。
4. **腫瘤標記（驗血）**
   可以評估腫瘤為惡性還是良性。

必要的檢查程序
- MRI檢查
- CT檢查

調查腫瘤狀態

診斷推定

疑似良性：依大小和症狀，與醫師溝通觀察經過、手術等情形。

疑似惡性：依手術情形和患者情況，可給予病患抗癌劑等。

腎皮質器官會分泌賀爾蒙來舒緩症狀，其他也有服用賀爾蒙藥等治療方式。

此外，務必和醫師確認手術後何時才能開始性生活。

良心建議 大多數的卵巢囊腫都必須動手術摘除，因此必須和醫師充分溝通，仔細確認到底何時進行、要動什麼樣的手術等程序。

為了自己的健康與確保日後的生活品質，務必做到充分瞭解自己的身體狀況，清楚治療會進行的程序。若是對手術方面有任何疑慮的話，應和醫師進行第二次溝通。

只要保有單側卵巢，就能夠分泌女性賀爾蒙，但是若兩個卵巢都必須摘除的話，可服用補充女性賀爾蒙的藥物來維持身體狀況，不必擔心會因此失去女性魅力。

此外，就算經醫師診斷判定為良性腫瘤，也還是有轉為惡性的可能，因此務必每半年檢診一次，確保自己的健康。

摘除卵巢囊腫的手術流程

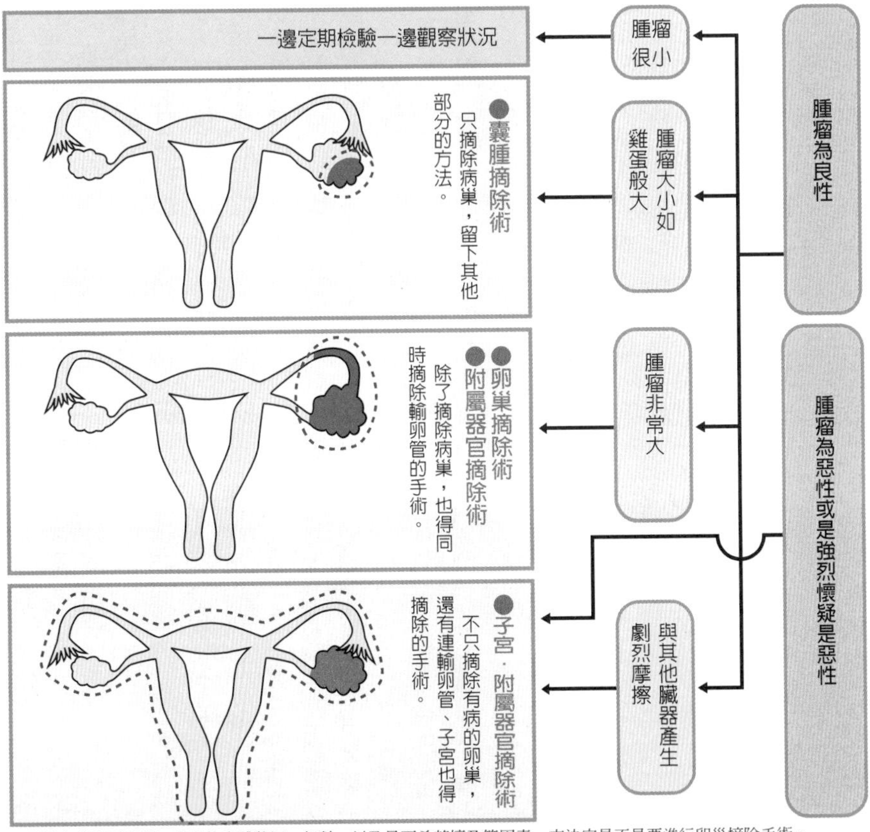

腫瘤為良性
腫瘤很小
一邊定期檢驗一邊觀察狀況
腫瘤大小如雞蛋般大
●囊腫摘除術
只摘除病巢，留下其他部分的方法。
腫瘤為惡性或是強烈懷疑是惡性
腫瘤非常大
●卵巢摘除術
●附屬器官摘除術
除了摘除病巢，也得同時摘除輸卵管的手術。
與其他臟器產生劇烈摩擦
●子宮．附屬器官摘除術
不只摘除有病的卵巢，還有連輸卵管、子宮也得摘除的手術。

※醫師會依囊腫種類、患者的身體狀況、年齡，以及是否希望懷孕等因素，來決定是不是要進行卵巢摘除手術。

實質性與囊狀性混合的腫瘤

是什麼樣的疾病？ 所謂「實質性腫瘤」，就是長在卵巢的一種腫瘤，觸摸時會覺得有硬塊。共分為良性腫瘤、惡性腫瘤與半惡性腫瘤等三種。雖然出現的症狀會依個人年齡、體質、生活習慣而有所不同，而且也沒有特定的病因，但因為實質性腫瘤多半為惡性腫瘤，所以千萬不能輕忽，舉例來說，卵巢癌（P148）即是代表性的惡性腫瘤。

囊狀性腫瘤有時會出現部分為實質性腫瘤的情況，一旦懷疑為惡性的話，就必須開始接受治療。

症狀 當腫瘤還小時，幾乎沒有什麼明顯症狀。但是當腫瘤一旦變得如拳頭般大小，下腹部就會感覺到有硬塊，同時也會引發下腹部疼痛與腰痛。依腫瘤種類的不同，患者會有不正常出血、月經異常、產生腹水與胸水，以及咳嗽、體毛變濃等各種症狀。

診斷 基本上，實質性腫瘤的診斷方式與卵巢囊腫的方法相同。（P87）

治療 一旦經醫師診斷確定為腫瘤，不管腫瘤大小都必須早期發現早期治療，務必與醫師討論是否有開刀的必要。尤其懷疑為惡性腫瘤時，更必須施行手術予以切除。

手術方式多為連同有病灶的卵巢與輸卵管等組織一併切除的「附屬器官摘除術」（P89），有時也會施以連同子宮一起摘除的「全摘除手術」（請參考P151＝卵巢癌的治療）。

良心建議 即使實質性腫瘤多半為惡性腫瘤，但它不等同於癌症，而且也有良性腫瘤的可能。不過，只要確定為惡性的話，為了達到早期治療的目的，必須以手術切除。

早期發現疾病才能樂觀以對，並並以積極態度接受治療。此外，由於是早期發現，治療方法的選擇範圍也更廣。關於手術後性生活方面的問題，請參考（P151）卵巢癌的「良心建議」一欄。

> **不可不注意：卵巢囊腫的扭轉**
>
> 因為長出卵巢囊腫而被撐大的卵巢，又由於某些原因而發生卵巢由根部反轉的情形，稱之為「扭轉」。
>
> 由於卵巢根部反轉會造成卵巢鬱血、下腹部劇烈疼痛與噁心、嘔吐等症狀，有時還會出現意識不清等突發性狀況。因此一旦患者出現「扭轉」的這種緊急症狀時，必須叫救護車儘速送往醫院急救，不然時間一久，當血液無法流向卵巢時，部分組織就會開始壞死。
>
> 出現扭轉時，不論腫瘤種類與大小都必須緊急進行手術。大部分會將出現扭轉的卵巢整個摘除。
>
> 當卵巢囊腫一旦長大超過四～五公分，就容易出現扭轉症狀。依囊腫的大小，醫師多會建議立即動手術予以摘除。

子宮附屬器炎

需注意的年齡層 10歲 20歲 30歲 40歲 50歲 60歲 70歲

是什麼樣的疾病？ 卵巢與輸卵管在醫學上併稱為「子宮附屬器」。這些器官很容易遭受細菌感染而產生發炎現象，在女性性器官炎症中，是感染比率最高的一種。

隨著發炎情況日益嚴重，就會併發骨盤腔炎（P93），一旦轉為慢性病就容易導致不孕。若是出現下腹部疼痛等異狀時，務必立刻就醫治療。只要可以早期發現早期治療很容易就能治癒，如果症狀惡化就必須施以手術。由於子宮附屬器炎容易復發，因此務必根治才行。

容易罹患的人 大部分罹患子宮附屬器炎的患者是因為陰道炎（P98）、子宮頸炎（P84）和子宮內膜炎（P80）等炎症所引起的。

陰道炎多是經由性行為感染，近年來年輕人罹患披衣菌感染症（P120）的病例明顯暴增。

原因 包括大腸菌、葡萄球菌、連鎖球菌、淋菌等細菌和披衣菌等感染病原菌。

有些患者是因為流產、分娩或是墮胎時感染的，也有些是經由性行為感染；大部分的感染途徑是從陰道開始，即陰道→子宮頸→子宮內→輸卵管，此種感染路徑稱為「上行感染」（P192插圖）。

此外，還有由呼吸器官侵入的結核菌，經由輸卵管而引起了輸卵管炎，再由輸卵管感染至子宮內膜，此種感染路徑便稱為「下行感染」。下行感染通常會引發闌尾炎破裂、腎盂腎炎等腹部炎症，進而擴散至輸卵管。

各式各樣的子宮炎症

病名	子宮頸炎（P84）	子宮附屬器炎	骨盤腹膜炎（P93）
疾病說明	子宮頸部位遭受細菌等感染，而引發了炎症。	子宮附屬器（輸卵管與卵巢）引發炎症。	子宮附屬器炎等炎症，擴散至骨盤。
發熱	大多不會發燒。	大多會發高燒。	發高燒。
下腹疼痛	不太會痛。	會有強烈疼痛感。	劇烈疼痛。
白帶	增加。	增加。	有時候會帶點血。
主要症狀	患者會出現像膿般惡臭的白帶，此外還會出現排尿疼痛或是頻尿等症狀，也會感覺下腹部疼痛。	除了發燒與下腹部疼痛外，也會有排尿與排便疼痛等症狀。還會出現噁心、嘔吐、不正常出血等情形。	患者出現發高燒、畏寒發抖等症狀，身體狀況日漸惡化，下腹部會有劇痛，只要一壓腹部就會有疼痛感。
治療方式	保持平靜，服用抗生素。	保持平靜，服用抗生素。一旦症狀惡化，必須住院治療。	住院並保持極度平靜，以點滴注射抗生素。

症狀　一般來說，患者會突然出現下腹部劇烈疼痛、三十九℃左右的高燒，以及白帶異常增加等症狀；依個人發炎的程度不同，有時患者並不會發高燒。然而，當發炎狀況越來越嚴重時，除了上述這些症狀之外，患者也會有嘔吐和不正常出血等情形出現。

一旦炎症成爲慢性病，雖然症狀稍有減緩，卻會蔓延至周圍其他臟器與組織，而且沾粘的部分會形成硬塊狀，因此會出現像是下腹部不適與鈍痛、腰痛、排尿疼痛、排便疼痛等各種症狀。

診斷　醫師會以內診和觸診來確認患者是否一按壓就會有疼痛感和硬物感，爲了確認有沒有發炎症狀必須驗血，或是利用篩檢陰道分泌物以及細菌培養等方法查明病原菌。

此外，檢查血液中是否含有抗體與抗體值也是必要的。醫師會依據患者情況來做評估，有時也必須配合做超音波檢查與ＭＲＩ檢查等。

治療　一旦確定是由哪種病原菌所引起的子宮附屬器炎，醫師就會給予適當的抗生素治療。另一方面，也會開立消炎藥與鎮痛劑來舒緩發炎與疼痛等症狀。雖然若是能早期發現，可能不需要住院治療，但如果出現下腹部疼痛和發燒等症狀，就必須立即住院。

此外，靜心休養對罹患子宮附屬器炎的患者而言，是最重要的治療方式。就算症狀輕微到不需要住院，也應遵從醫師指示，盡可能在家調養身體，而且除非獲得醫師的許可，否則必須嚴禁泡澡、泡溫泉、游泳，以及性生活。

子宮附屬器炎一旦轉爲慢性病，就會與周圍的臟器產生沾粘，引發不孕與子宮外孕等疾病。依個人狀況不同，有時還需進行輸卵管與卵巢的摘除手術。

從陰道蔓延的發炎情況

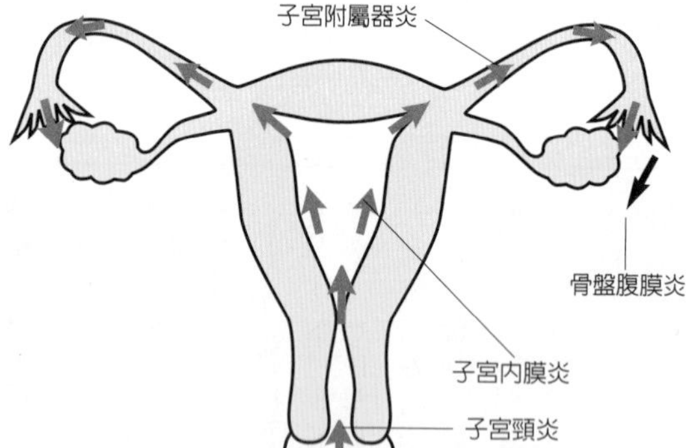

經由陰道→子宮頸→子宮內→輸卵管的途徑感染細菌，稱為上行感染。一開始只到子宮頸炎的階段，治療起來比較簡單；但隨著發炎症狀越深入蔓延，治療起來就會越來越困難。

良心建議　如果輕忽病情而沒有積極配合治療的話，當症狀一旦開始惡化，就會引發骨盤腔炎而導致慢性感染。只要早期發現早期治療，就可避免病情惡化。

雖然一過了急性發病期，症狀會日益舒緩，但還是不能輕忽大意。因爲如果沒有持續服用藥物，或是繼續接受治療的話，就有很大的機率會再度復發，並轉爲慢性病。

依病原菌種類的不同，也有比較難治癒的情形，因此需遵從醫師指示，務求完全根治。

首先，要預防造成子宮附屬器炎的首要原因——陰道炎。因此，每天都要清潔外陰部，性行爲時，要確保自己以及伴侶的衛生。

此外，像是近來病例暴增的披衣菌感染症，因爲沒有什麼明顯症狀很容易被輕忽，所以更應該要注意，一旦覺得有任何異狀或是不舒服的感覺，千萬不要隱忍，最好立刻到醫院檢查。

骨盤腔炎

包覆於子宮、膀胱、直腸和乙狀結腸等器官表面的腹膜，稱爲「骨盤腔」，這些部位發炎就稱爲「骨盤腔炎」，骨盤腹膜炎很容易併發子宮內膜炎（P80）以及子宮附屬器炎（P91）。

容易罹患的人　與子宮附屬器炎一樣，並沒有什麼特別的病因，只要是女性，不分年齡都有可能罹患。

原因　雖然骨盤腔炎是因爲感染細菌所導致的，但大多數患者都是輕忽了子宮附屬器炎的病情所引起。

引發骨盤腔炎的病原菌有大腸菌、葡萄球菌、連鎖球菌、淋菌，以及披衣菌等。此外，雖然併發的機率不是很高，但是有時也會誘發闌尾炎（盲腸炎，P264）、腎盂腎炎（P216）等，造成炎症擴散。

症狀　突然發燒達四十℃左右，下腹部劇烈疼痛，同時出現畏寒、噁心和嘔吐，加上分泌帶有血絲的白帶等症狀，就必須住院治療。

隨著發炎情況越來越嚴重，腸管會因此無法順利蠕動，而引發腸阻塞（P261）、敗血症等嚴重併發症。

診斷　與子宮附屬器炎一樣，醫師會對患者施以觸診和內診，以及篩檢細胞、驗血等，必要時還需要接受超音波與ＭＲＩ檢查。

治療　住院治療要保持絕對安靜，並針對病原菌的屬性，注射適合的抗生素點滴。

依據症狀不同，有時也會使用消炎藥和鎮痛劑。住院時間一般約爲一至二周左右。

此外，若是發炎情況嚴重，腹部蓄滿膿的話，就必須動手術取出膿瘍。

良心建議　骨盤腔炎通常是因子宮內膜炎和子宮附屬器炎所引起的併發症，它是一種隨著患者的發炎情況越來越嚴重，最後會演變至危及性命的重大疾病，因此早期發現早期治療相當重要，務求根治。

出院後生活方面有許多限制，因此要仔細遵守醫師所交待的日常生活注意事項。如果下腹部疼痛的話，建議最好暫時停止性生活。

多囊性卵巢症候群

需注意的年齡層 10歲 20歲 30歲 40歲 50歲 60歲 70歲

是什麼樣的疾病？ 所謂「多囊性卵巢症候群」，就是卵巢中長有許多濾泡，導致排卵不正常，造成無月經狀態。「無月經症」（Amenorrhea）是卵巢異常最常引發的疾病，其他還有多毛症（Hirsutism）與肥胖（Obesity），但多毛症以歐美女性居多，在東方女性身上並不多見。

卵巢中有許多從出生以來呈倍數成長的「原卵子」（原始卵胞），女性一到青春期，原卵子就會藉由腦下垂體所分泌的賀爾蒙作用發育成卵胞，開始周期性排卵，直到停經爲止。

女性若是爲了某些先天遺傳因素或後天代謝失衡而導致無法正常排卵的話，卵巢中的卵胞就會一直堆積，形成許多稱爲「濾泡」的小水泡，造成卵巢表面變硬。

一旦卵巢變成這種狀況，便無法和腦下垂體所分泌的賀爾蒙產生作用，卵子也就無法正常發育，排卵益發困難，於是慢慢地就會變成無月經。

原因 多囊性卵巢症候群發作的原因至今不明，它會導致腦下垂體所分泌的卵胞刺激賀爾蒙，以及黃體賀爾蒙分泌失調。加上卵巢中長出許多濾泡，妨礙賀爾蒙的接收，漸漸地賀爾蒙就會失去作用，引發惡性循環。

當然也有因爲過胖，或是成人先天性腎上腺過度增生而引發多囊性卵巢症候群的說法，不過目前並沒有明確病因。

診斷 問診時醫師會向患者確認月經一直都沒來的時間與狀況，還會量基礎體溫確定是否有排卵。

經由超音波檢查，會發現卵巢表面長出許多如項鍊般的小濾泡，是多囊性卵巢症候群的特徵。進行賀爾蒙測定時，也會發現黃體賀爾蒙值明顯過高。

治療 給予排卵劑，邊促進排卵邊服用賀爾蒙藥和避孕藥來調整賀爾蒙分泌。

此外，爲了促進排卵，有時也會使用腹腔鏡進行破壞卵巢表面的濾泡組織，但是大部分的治療效果並不是很好。需和醫師仔細商量，耐心接受治療。

良心建議 一旦無月經情形過久，不僅會傷害子宮內膜，同時也會導致不孕，相對地罹患子宮癌的機率也會增高。因此月經超過三個月以上沒來的話，一定要即早就醫進行治療。

雖然懷孕的婦女可以服用排卵劑進行治療，但是因爲卵巢腫脹、累積腹水，容易引發「卵巢過度刺激症候群」等，必須注意。

仔細聆聽主治醫師說明，若是治療過程中發現肚子腫脹等異狀，務必立刻就醫。

●**卵巢過度刺激症候群** 因爲注射排卵劑等緣故，引發許多卵胞一起變大的副作用。主要症狀爲卵巢腫脹、嘔吐、下痢等。嚴重時還會引發血栓症等，必須注意。

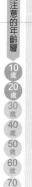

卵巢機能不全

需注意的年齡層　10歲　20歲　30歲　40歲　50歲　60歲　70歲

是什麼樣的疾病？　當卵巢機能失調時，不但無法培育卵子，也不能排卵，同時女性賀爾蒙分泌減少，或是呈現完全無分泌狀態。

容易罹患的人　女性從青春期前到卵巢機能停止為止，都有可能罹患，尤其是進入更年期的女性，更容易更罹患卵巢機能不全。

原因　正常的卵巢機能是由卵巢、下視丘和腦下垂體三者互相影響所構成（請見左圖），其中任何一個發生問題，就會導致卵巢機能不全。

若是因卵巢本身而導致卵巢機能不全，像是罹患卵巢腫瘤（P 86）等卵巢疾病時，會選擇進行手術與放射性治療等摘除、破壞卵巢機能。

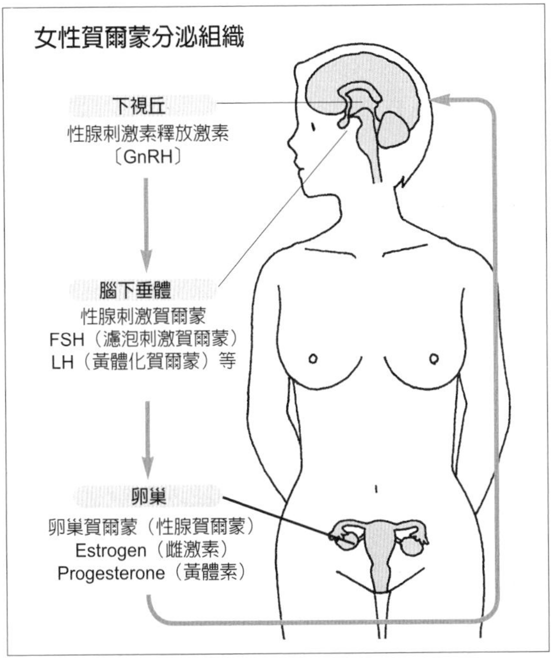

如果是與下視丘有關，有可能是因為進行激烈地減肥方式，或是過於肥胖、精神壓力太大等情形所誘發的。

若是由腦下垂體所誘發的卵巢機能不全，大多是由於腦下垂體與周邊所長出的腫瘤，或是在生產的時候，因為大量出血，而引起希漢氏症候群（Sheehan's Syndrome）。

此外，甲狀腺異常（P 300～）、高泌乳素血症（P 52）等，也是導致卵巢機能減退的原因。

症狀　依年齡層的不同，症狀也不一樣。

青春前期　第二次性徵出現的比較晚，或是沒有出現，也會發生性器官發育不良的問題。

成熟期　月經周期紊亂，或是無月經狀態，有時候還會出現不正常出血的症狀。一旦女性賀爾蒙停止分泌，失去陰道粘膜的潤滑作用，性器官就會退化萎縮。

此外，卵巢機能衰退也和更年期的症狀一樣，患者會出現暈眩、頭痛、肩膀痠痛，情緒焦躁等惱人的問題。

●**希漢氏症候群**（Sheehan's Syndrome）　分娩時一旦因為大量出血導致休克，血液就無法輸送至腦下垂體，造成腦下垂體機能衰退，而出現無月經等各種症狀。

更年期　會出現頭痛、肩膀痠痛、熱潮紅、盜汗等，所謂「更年期障礙」的症狀（P600〜）。

診斷　藉由測量與記錄基礎體溫，診斷有無排卵與卵巢賀爾蒙分泌等狀況，並配合檢測尿液與血液中的女性賀爾蒙值，進行腦下垂體刺激試驗、子宮內膜組織檢查和子宮頸黏液檢查等來診斷病情。

有時醫師也會試著給予賀爾蒙，來察看基礎體溫的變化。

治療　首先，除去導致卵巢機能不全的原因。依據病因不同，會以施行外科手術與婦科手術之外的方式進行治療。

此外，也會使用排卵劑來促進卵巢機能。

良心建議　卵巢是由非常纖細的組織所構成，平時應盡量避免身心壓力，保持生活起居規律正常。

同時，還要避免以不正常的減肥方式瘦身。如果因爲體重驟減而導致無月經，之後想再恢復正常排卵及月經，都是非常困難的事，因此應循正確方式減肥。

若是出現無月經、不正常出血，或是希望懷孕卻無法順利受孕等症狀，應及早就醫診斷出病因，並進行治療。

黃體機能不全

需注意的年齡層　10歲　20歲　30歲　40歲　50歲　60歲　70歲

是什麼樣的疾病？　所謂「黃體機能不全」，是因爲由女性賀爾蒙與黃體素所構成的卵巢中，分泌女性賀爾蒙的黃體出現機能障礙所導致的疾病。

原因　目前醫學界尚無法確定其眞正病因。

症狀　一旦罹患黃體機能不全，就會導致黃體素分泌不足，使得正常排卵後爲期十四〜十六天的黃體期減爲九天以下，如此一來就會造成月經周期變短，甚至可能演變爲無月經狀態。

還有，黃體素也有爲了讓受精卵容易著床，以及使子宮內膜增生且變得鬆軟適合孕育受精卵的功用。

一旦黃體機能不全，會影響受精卵著床，也是導致不孕症的原因之一。

診斷　測量基礎體溫可以當做診斷黃體機能不全的一大參考依據。

黃體機能不全的情形如左頁所示，高溫期爲縮短爲九天之內（過短型）、高溫期與低溫期的溫度差不滿〇．三℃（低溫型）。

此外，由於女性賀爾蒙分泌狀況不佳，而導致高溫期的時候，體溫呈現不正常上升（階段型），或是處於高溫期期間，體溫有時突然暴跌〇．一〜〇．二℃（陷落型），此時就要懷疑自己是否罹患了黃體機能不全。

不過，房間溫度也會改變基礎體溫測量，或是緊張、咳嗽等身體變化也會影響。因此可藉由測定女性賀爾蒙值，以及診斷子宮內膜形成的日期等方式，提供醫師做統合性判斷。

治療　目前治療黃體機能不全有兩種方式。一種爲直接刺激黃體，促使機能回復的治療方法，於排卵後注射hCG藥劑。

另一種方法則是觀察女性賀爾蒙分泌的情況，如果患者的症狀越來越惡化，就補充雌激素、黃體素等兩種荷爾蒙。

還有，爲了使得排卵順利，醫師會讓患者服用排卵劑。視個人情況不同，有時也會搭配服用中藥進行治療。

良心建議　雖然黃體機能不全是一種不太容易察覺的疾病，但它往往就是導致不孕的原因。

因此建議女性最好配合月經周期進行診斷與治療，雖然這需要花上好一段時間，但若是不確實執行，黃體機能便無法回復正常，所以請耐心切實遵從醫師指示。

黃體機能不全時的基礎體溫範例

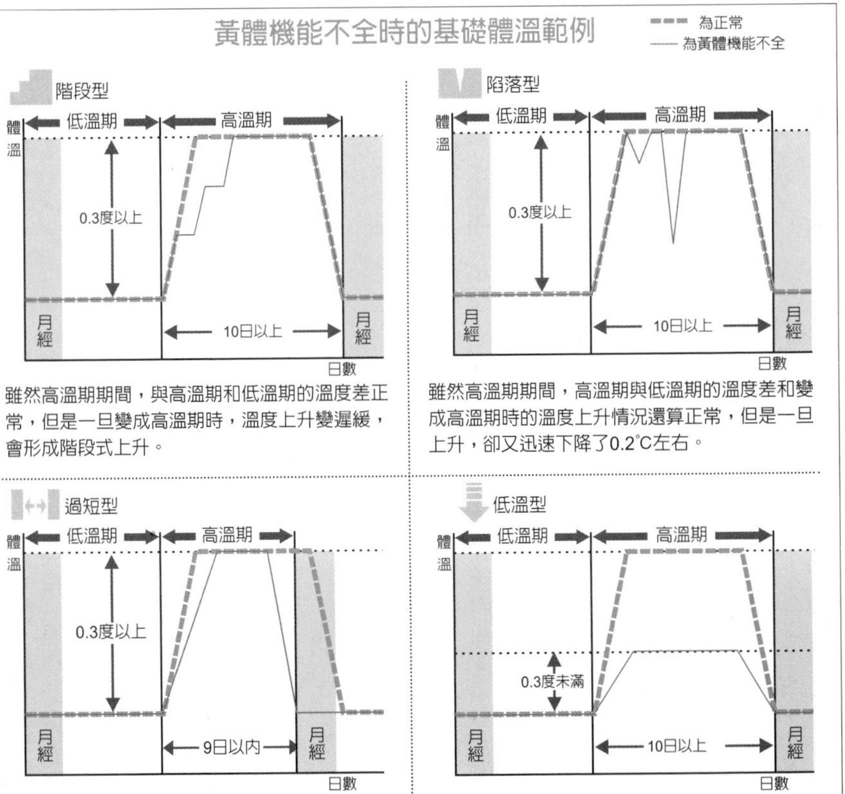

階段型：雖然高溫期期間，與高溫期和低溫期的溫度差正常，但是一旦變成高溫期時，溫度上升變遲緩，會形成階段式上升。

陷落型：雖然高溫期期間，高溫期與低溫期的溫度差和變成高溫期時的溫度上升情況還算正常，但是一旦上升，卻又迅速下降了0.2℃左右。

過短型：高溫期縮短為九天以內。高溫期與低溫期的溫度則維持正常。

低溫型：高溫期與低溫期的溫度差不到0.3℃時。高溫期期間則沒有出現任何問題。

陰道・外性器官的疾病

這類疾病大多會出現明顯症狀，容易發現身體狀況異常，只要接受適當治療，病況不致太嚴重。最重要的是要耐心進行治療，直到完全根治為止。

陰道的疾病

陰道炎

需注意的年齡層　10歲　20歲　30歲　40歲　50歲　60歲　70歲

由於陰道有所謂的「自淨作用」（P101專欄），所以通常病原菌直接由陰道內侵入感染的機率並不高。但若是因為太過疲勞而造成抵抗力降低，或是病原菌藉由性行為，經由陰道感染而造成陰道發炎，便稱為「陰道炎」。在女性的一生中，至少會得過一次陰道炎，是相當常見的婦科疾病，不必驚慌。

此外，穿著過於緊身的內褲，或是使用生理衛生用品的時候不勤加更換，也容易導致陰道發炎。相反地，過度使用女性局部用洗淨器時，也會使得陰道發炎。

陰道炎主要可以分為念珠菌陰道炎、滴蟲陰道炎（Trichomoniasis）、非特異性陰道炎（或稱細菌性陰道炎），以及萎縮性陰道炎等。可藉由發癢和白帶增加等明顯症狀，診斷屬於哪種陰道炎，以進行治療。

罹患婦科疾病時，有些女性會很不願意到醫院接受診療，不是輕忽不管，就是胡亂購買市售成藥自行治療。如此一來反而導致症狀更惡化，如果是陰道炎的話，發炎情況甚至會擴散至子宮以及輸卵管、卵巢等器官。

即便是給醫師治療，但若是未完全根治就自行停止治療，也有可能會反覆發作，而且一次比一次嚴重，最後就會導致不孕。因此絕對不能輕忽，一旦發現身體狀況異常，務必配合醫師進行治療，直到完全根治為止。

如果是因為性行為而感染了陰道炎，另一半也必須接受治療。其他類型的陰道炎也是一樣，若是治療期間又進行性行為，也需另一半的配合。

念珠菌陰道炎

是什麼樣的疾病？　是一種叫做「念珠菌」（Candida）的黴菌於陰道內繁殖，導致患者出現奇癢無比症狀的一種陰道炎。

容易罹患的人　由於過度勞累或是懷孕等原因造成抵抗力減退，還有免疫力較低的糖尿病（P306）與愛滋病患者也容易罹患此疾病。此外，因為服用抗生素與類固醇藥物，或是性行為等也很容易受到感染。

原因　病因大都是稱爲「念珠菌」的黴菌在陰道內繁殖的緣故。當身體處在健康狀態時，藉由陰道自淨作用，會讓念珠菌無法繁殖，然而一旦生病造成抵抗力降低，念珠菌就會繁殖，並引發陰道發炎。

此外，像是感冒時服用抗生素，也會將陰道內的常在菌Doderlein桿菌給全數殺光，所以也有引發陰道炎的可能。

症狀　罹患念珠菌陰道炎的患者，外陰部會出現奇癢無比的症狀，症狀一旦惡化，由外陰部到肛門周邊都會有灼熱感。這個時候千萬不要用肥皂清洗患部，反而會更癢。

陰道出現黏稠狀白色分泌物（白帶），分泌量明顯比平常多。用鏡子檢視陰部，還會發現陰道中積有許多白色分泌物。

雖然這些白色分泌物並沒有什麼異味，但是如果不加以清理，維持清潔衛生的話，分泌物就會發出惡臭。而且外陰部也會因爲與沾在內褲上的分泌物摩擦，造成患部發紅且出現刺痛感。

念珠菌陰道炎一旦轉爲慢性病，發炎狀況會暫時舒緩，白帶量也會跟著減少，但是外陰部還是會有灼熱感、發紅，有點發癢和刺痛感。

各種陰道炎

		念珠菌陰道炎 Candidiasis	滴蟲陰道炎 Trichomoniasis	淋菌性陰道炎（P121）	非特異性陰道炎 萎縮性陰道炎
主要病原菌等		Candida（念珠菌，黴菌的一種）	Trichomonas（毛滴蟲）	淋菌	大腸菌和葡萄球菌等
主要症狀	發癢	◎	△	○	△
	白帶	增加 白色黏稠狀，沒有什麼異味	增加 由黃色變為綠色泡狀，並發出異味	稍微增加 呈黃綠色膿稠狀，異味還不是很強烈	增加 由黃色轉變為綠色，並發出異味
	外陰部發紅	◎	○	○	○
主要原因		不注重衛生、過胖、服用抗生素、糖尿病、懷孕、體力減弱、性行為	性行為	性行為	不注重衛生、陰道內異物、性行為 ＊因為卵巢機能降低，造成萎縮性陰道炎為根本原因
治療法		插入抗真菌藥（陰道錠）、軟膏塗抹患部、並清潔患部	Tinidazole陰道錠，或服用Metronidazole系藥劑等。同時另一半也必須接受治療	服用或是注射盤尼西林（Penicillin）系和Cephem系等抗生素。同時另一半也必須接受治療	插入或是服用抗生素陰道錠，清潔患部，改善卵巢機能（罹患萎縮性陰道炎時）

◎＝非常強烈　○＝強烈　△＝有時有，有時沒有

診斷 可藉由問診和內診進行診斷，也可以篩檢陰道內分泌物，確定致病菌種。

治療 由陰道內插入抗眞菌藥陰道錠。依陰道錠種類不同，分爲每天插入式或是五～七天插入一次式。一旦外陰部發炎，可塗抹抗菌軟膏來消炎。

雖然治療後三～四天，症狀就會開始舒緩，但是務必要持續治療七～十天，直到篩檢出菌種才行。請務必遵從醫師指示，直到完全根治爲止。

治療期間需節制性行爲。如果因爲性行爲而再度感染的話，另一半也必須一起接受治療。

若是因爲其他疾病，像是糖尿病等而導致陰道發炎時，就必須更換藥物，服用像是抗眞菌藥之類的藥物。當然也需和原先的主治醫師商談，進行治療。

良心建議 如果出現像是發癢或是白帶分泌增加等明顯症狀，身體出現任何異常應立即就醫，耐心地接受治療，直到完全康復爲止。

如果因爲忍不住癢而搔癢患部就會擴散發炎範圍，傷口也容易感染念珠菌以外的細菌。所以雖然患部奇癢無比，還是要儘可能忍耐，不要搔抓患部。

此外，當白帶分泌量比較多的時候，一定要勤換內褲，並隨時保持外陰部清潔，最重要的就是身體要健康，不要過度勞累。

此外，發炎時千萬不能使用肥皀拚命清洗患部，這樣不但不能達到清潔效果，反而會刺激外陰部粘膜而造成小傷口。正確的做法是使用溫水輕輕洗淨患部之後，擦乾塗上醫師處方的乳霜或軟膏。

陰道滴蟲炎

是什麼樣的疾病？ 陰道滴蟲炎就是感染一種稱爲Trichomonas的原蟲（滴蟲）所引起的陰道炎。因爲大多經由性行爲感染，所以也算是性病的一種（P123）。

容易罹患的人 只要是有性經驗的女性都有可能罹患，尤其是喜歡和不特定人士進行性行爲的女性罹患陰道滴蟲炎的機率更高，是種危險疾病。

原因 這是由於一種稱爲Trichomonas原蟲（滴蟲）的寄生蟲侵入陰道內所引起的。雖然也會經由浴室和便器、濕毛巾等媒介物感染，但大多經由性行爲感染。

症狀 除了外陰部發癢，還會出現泡狀白帶。通常白帶顏色偏黃，有時還帶點綠色。雖然不是很粘稠但呈現泡狀，還會伴隨著一股難聞的異味。因爲白帶量變多，導致外陰部會紅腫，排尿時出現疼痛感。

除了陰道之外，尿道感染的病例也很高，症狀類似膀胱炎（P218），排尿時有疼痛感是其特徵，醫師內診時，有時會發現子宮頸和陰道壁出現斑點。

診斷 內診的時候會採集陰道內分泌

物，同時也會以顯微鏡來確認是否為Trichomonas原蟲（滴蟲），還會篩檢白帶和尿液，利用陰道細胞抹片檢查確定細菌種類。

確定自己遭受感染的話，另一半也必須接受檢查。

治療 使用有效驅除Trichomonas原蟲（滴蟲）的內服藥和陰道錠。但是因為Metronidazole系內服藥會影響胎兒，因此懷孕初期三個月內絕對不能服用。若是有懷孕的可能，務必在就診時告知醫師。

雖然陰道滴蟲炎在治療之後的三至四天症狀就會消失，但是若要完全根治，至少得花上兩周的時間。尤其很多患者在治療期間，有可能因為自行停止服藥而導致復發，所以務必遵守醫師指示，才能有效根治。

此外，另一半也必須同時接受治療，這樣才能預防伴侶之間反覆的「乒乓感染」。

良心建議 除了陰道滴蟲炎之外，其他還有不少性病（P120～）都一樣需要配合醫師耐心治療，直到完全根治為止。一旦輕忽病情，發炎情況便會蔓延至輸卵管，導致不孕、流產或是早產。

通常男性的罹患性病比較沒有什麼明顯症狀，因此治療過程常有擅自停藥之類的中斷情形，連帶地病況也就時好時壞，因此務必要和另一半一同接受治療，杜絕復發的可能性，而在治療期間也必須節制性行為。

陰道自淨作用是什麼？

陰道會因尿液、糞便和白帶等造成的不乾淨，再加上原本就溫暖潮溼，以致於容易滋生各種雜菌。

平常要注意個人衛生，以防止各種細菌和微生物侵入陰道，引發陰道炎。萬一不幸感染，也要控制侵入的病菌數目不讓其滋長。這時身體發揮的正常免疫作用，就稱為「陰道自淨作用」。

一般病原菌都很討厭酸性環境。因此在正常陰道中，有種會製造乳酸，稱為Doderlein桿菌的常在菌，讓陰道內保持pH3.8～4.0的高酸性狀態，扼止病原微生物難以入侵陰道內，就算侵入也會因高酸性作用全都消滅殆盡。

當身體太過疲勞造成身體免疫力降低時，陰道自淨作用能力也會跟著降低，無法阻止引發陰道炎等細菌侵入，也失去抑制病菌繁殖的作用。

而服用抗生素，雖然可以殺死病原菌，但是連帶地也會將Doderlein桿菌全部殺光，降低陰道自淨作用。此外，賀爾蒙分泌失調也是降低陰道自淨作用的原因之一。

再者，使用肥皂清洗陰道，或是過度使用女性用局部洗淨器，也會殺死Doderlein桿菌，反而降低陰道自淨作用功能。因此雖然清潔是非常重要的，但是千萬不要過度。

非特異性陰道炎（或細菌性陰道炎）

是什麼樣的疾病？ 「非特異性陰道炎」的病因，並不是感染了念珠菌和Trichomonas原蟲（滴蟲）等特定病原菌和微生物，而是感染到大腸菌和葡萄球菌等一般細菌所引起的陰道炎。

其他包括了進行卵巢摘除術的因素，以及更年期的時候，由於卵巢機能降低，所引起的「萎縮性陰道炎」（P103）。就廣義來說，也算所謂的非特異性陰道炎。

容易罹患的人 由於生病等原因而造成抵抗力降低、賀爾蒙分泌失衡的女性，比較容易罹患。

原因 因為陰道中的常在性病原菌，如大腸菌、葡萄球菌和鏈球菌等異常增加所引起的。

雖然陰道內存有各種雜菌，不過通常可藉由陰道自淨作用（P101），將雜菌控制在一定數量之內。但是當身體因為某種原因造成抵抗力變弱，導致賀爾蒙失衡，這樣就會讓自淨作用無法正常運作，於是各種病原菌迅速繁殖，導致發炎。

值得一提的是，如果長時間忘了更換衛生棉條、衛生棉和衛生護墊等生理用品，或是因為下痢、不注重衛生的性行為等因素而弄髒了外陰道與陰道，或是穿著不透氣內褲、牛仔褲等原因，也會讓細菌在外陰部繁殖，引發陰道炎。

患有糖尿病（P306）和子宮頸癌（P139）等其他疾病的患者，也會引發特異性陰道炎。因為它是容易復發的婦科疾病，所以更應該注意。

症狀 罹患特異性陰道炎的時候，陰道會分泌大量比平常顏色更黃、呈粘稠狀的白帶。這些分泌物有時呈綠色、有時又變成茶褐色，大多都會有股異味。

雖然患部不太會癢，但是因為白帶分泌增加，會使得外陰部紅腫、潰爛。有時還會感覺下腹部疼痛。

診斷 除了篩檢陰道分泌物的細菌以確定病原之外，一般都用某種特效藥，也就是「抗生素藥敏試驗」。當醫師在內診時也會發現，患者的陰道內會有像膿般的黃色分泌物。

治療 將專門殺死病原菌的「抗生素陰道錠」插入陰道，搭配內服藥治療。若是外陰部出現潰爛，必要時會在患部塗抹含抗生素的軟膏。

治療的同時也必須考慮生病和過度疲勞等原因，所造成的身體抵抗力減弱情形，並請患者配合改善起居作息。

雖然治療時間長短視發炎程度與體力不同而異，不過因為它很容易復發的關係，因此務必做到完全根治。遵從醫師指示，耐心接受治療與用藥，也需控制性行為。

良心建議 若出現白帶異常增加等症狀，需及早就醫。配合專門治療病原菌的藥劑耐心治療，千萬不能任意使用市售成藥和之前看病時醫師開立的處方藥，免得濫用藥物而造成抗藥性。

●**藥敏試驗** 抗生素並非對於全部細菌都有效，有時配合病原菌必須更換抗生素種類。因此，必須測試多種抗生素中，以瞭解哪一種對病情最有效。

萎縮性陰道炎(老人性陰道炎)

是什麼樣的疾病? 所謂「萎縮性陰道炎」(老人性陰道炎),是由於卵巢機能降低,女性賀爾蒙分泌也隨之降低,導致陰道自淨作用(P101專欄)減弱而引發的陰道炎。

萎縮性陰道炎在以前被稱為「老人性陰道炎」,不過,將更年期和停經期等,人生必然經歷的時期冠上「老人」這字眼,實在不太恰當;加上越來越多與年齡無關卻必須摘除卵巢的病例,因此最近大多稱此疾病為萎 縮性陰道炎。

容易罹患的人 女性一進入更年期,卵巢機能就會降低,因此停經且卵巢機能停止的更年期女性,最容易罹患萎縮性陰道炎。

此外,因為罹病必須施行卵巢摘除手術,導致卵巢機能停止的婦女也很容易罹患。

原因 雖然大腸菌和葡萄球菌是引發陰道炎的主要病原菌,但是陰道自淨作用降低才是最根本的原因。

女性到了更年期或是施行卵巢摘除術之後,卵巢機能便會降低而無法正常運作。因為女性賀爾蒙減少或停止分泌,於是造成陰道粘膜萎縮變薄,使得陰道自淨作用降低。結果原本可以控制數量的常在菌因此異常繁殖,而引發了陰道炎。

症狀 患者的陰道分泌物會呈黃色,稠粘狀白帶也會異常增加,但還不到會發癢的程度。

而由於陰道變得不太濕潤、伸縮性變差,有時會有性交痛,即使一點點刺激也很容易出血。醫師在內診的時候,會發現陰道黏膜出現點狀出血。

診斷 可經由篩檢陰道分泌物的細菌和細胞來診斷,並觀察陰道內點狀出血狀況和陰道黏膜是否萎縮。為了加強療效,必要時還需檢驗雌激素和黃體素等是否異常分泌。

治療 可搭配含有女性賀爾蒙(雌激素)的陰道錠、抗生素陰道錠一起治療。

雖然依症狀程度,有時必須施以女性賀爾蒙補充療法(P608)進行治療,但若是罹患乳癌(P128)和子宮體癌(P143)等疾病的患者,可能無法使用此種治療法。因此患者務必與主治醫師仔細商談,找出最適合自己的治療方式才是最重要的。

良心建議 因為陰道自淨作用降低,必須更加重視外陰部的清潔。但如果因為這樣就經常以肥皂搓洗的話,反而會更加刺激患部,所以只要常用溫水清洗,保持乾燥、衛生就可以了。同時也要避免穿太過緊身的褲子,或是不透氣的內褲。

當過於疲勞而導致身體的抵抗力降低時,病原菌也容易繁殖,所以適當的休養很重要。

若是因為女性賀爾蒙分泌減少,造成陰道不夠濕潤而出現性交痛,雖然可以使用陰道潤滑劑來改善,不過一旦引發陰道炎的時候,就必須停止使用。

預防陰道炎的方法

●避免穿著過於緊身的內褲

穿著太過緊身、不透氣的內褲，容易造成外陰部和陰道紅腫、潰爛。像是念珠菌陰道炎的病原菌——念珠菌（屬於一種黴菌），最喜歡高溫高濕的環境，所以穿著不太透氣的內褲，便容易引發陰道炎。

除了黴菌感染為陰道炎的病因之外，穿著絲襪和緊身褲等衣物也會導致發炎。建議容易罹患陰道炎的女性，最好不要穿著連身絲襪，改穿非連身式絲襪，同時盡可能穿著比較寬鬆的衣服。

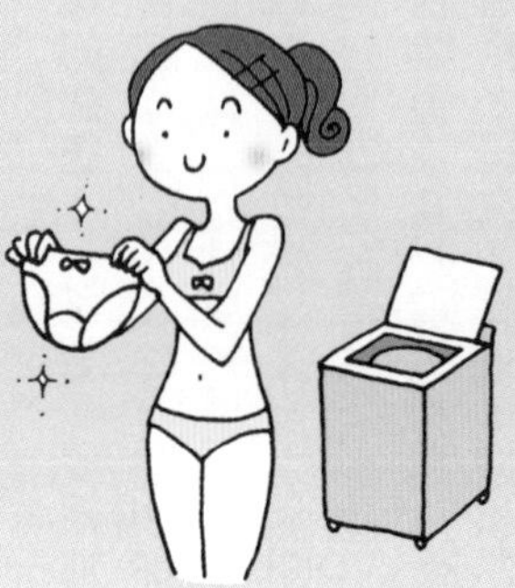

●勤於更換衛生棉和護墊等生理用品

雖然女性生理用品每年都會推陳出新，加強吸收性與透氣性，標榜長時間使用也不會不舒服，但若是超過半天以上沒有更換就會繁殖雜菌。因此務必要勤加更換，保持乾淨清爽。

值得注意的是，雖然衛生護墊的作用是為了不讓內褲髒汙，若不勤更換的話，反而造成反效果。

●最好選購棉質的內褲

一般尼龍製的化纖素材內褲，比較不透氣、不吸汗，很容易造成陰道和外陰部紅腫發炎。雖然棉質內褲的款式可能不夠時髦，但還是穿著百分之百純棉內褲比較好。

此外，每天都要更換內褲，若白帶等分泌物增多時，甚至應該盡可能半天就要更換一次。

●抵抗力降低時更需注意

感冒或睡眠不足會使身體疲弱，同時也會降低陰道自淨作用（P101），使得病原菌容易侵入與繁殖。因此罹患陰道炎的女性必須保持規律生活，千萬不能太過於勞累，免得治癒之後再度復發。

●不可過度使用肥皂清潔

雖然保持外陰部的衛生非常重要，但是用肥皂清洗陰道之類的方式，反而會降低陰道自淨作用。以此類推，過度使用女性用局部洗淨器也是很不好的。

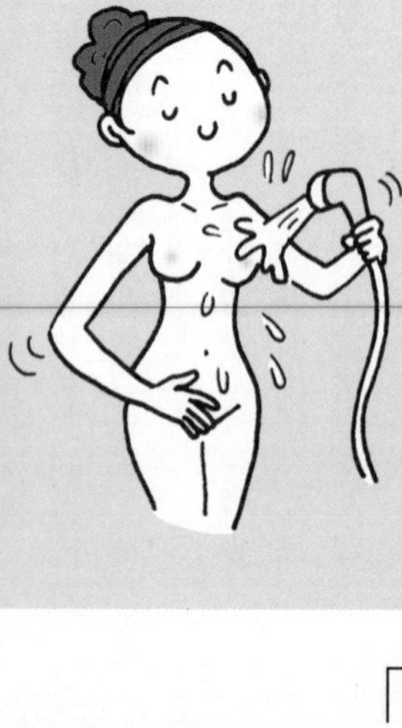

外性器官的疾病

外陰炎

需注意的年齡層　10歲　20歲　30歲　40歲　50歲　60歲　70歲

是什麼樣的疾病？　所謂的「外陰炎」，就是外陰受到大腸菌等病原菌，以及念珠菌、Trichomonas等原蟲（滴蟲）等感染，造成外陰發炎的症狀。雖然外陰部比陰道較不容易受到感染，而且卵巢分泌的女性賀爾蒙也有抗菌力。不過，偶而還是會因為尿液或是糞便弄髒下體，而使得外陰發炎。

雖然患者大多只有外陰發炎的症狀，不過，也有可能併發陰道炎（P98），造成白帶分泌增加，引發二次外陰發炎。

容易罹患的人　任何年齡層的女性都有可能罹患此疾病。

當女性賀爾蒙分泌變少，或是強褓中的嬰兒和高齡婦女、白帶分泌增多、抵抗力變弱，以及懷孕、產褥期的女性、罹患糖尿病的患者等比較容易罹患外陰炎。

原因　外陰部很容易和內褲、衛生紙或是生理用品等摩擦而形成傷口，出現傷口的時候，除了大腸菌和葡萄球菌等一般細菌之外，還有念珠菌、Trichomonas（滴蟲）等病原微生物就會侵入傷口發炎。

因為卵巢腫瘤（P86）等原因摘除卵巢，或是進入更年期和停經期，女性賀爾蒙分泌變少的女性，外陰部會漸漸萎縮、黏膜變薄而且變得乾燥。這樣一來，陰道自淨作用（P101）就會降低，變得容易受到細菌感染。此外，搔癢造成傷口也會引起發炎。

症狀　外陰部出現紅腫潰爛、發癢，白帶分泌量異常增多等症狀。

一旦症狀嚴重，發炎紅腫的狀況便會蔓延至肛門四周，甚至腳底。若是搔抓造成傷口，排尿時就會有疼痛感。

嬰幼兒的陰道炎．外陰炎

女性賀爾蒙有防止細菌感染等作用，但是嬰幼兒還不會分泌，即使有，分泌量也很少；因此只要稍有不慎，陰道和外陰就容易感染細菌，引發陰道炎和外陰炎。

雖然症狀和大人一樣，不過因為嬰幼兒無法明確說明症狀，或是學齡兒童因為害羞也不會明說，因此必須注意孩子是否會頻繁地搔癢外陰部、白帶分泌量增多以致於弄髒內褲等情形。

為了確定診斷結果，和大人一樣，也必須接受內診和篩檢細菌等治療，不過小孩子比較不會出現陰道受傷、疼痛等症狀。

隨著孩子年齡增長，也許會更排斥就醫，一旦輕忽就會造成子宮和輸卵管發炎，甚至會導致日後不孕。因此必須向孩子說明看診的重要，並陪同其耐心地接受治療。

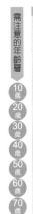

外陰炎若是轉爲慢性病，外陰部的皮膚就會變厚，分泌物的顏色也會從茶褐色變成白色。

診斷 可分爲問診和診察外陰部兩種方式。有時醫師爲了確定患者是受到哪一種病原菌感染，也會進一步做白帶分泌物篩檢。

治療 在患部塗抹具有消炎和止癢作用的軟膏。視患者情況也會使用抗病原菌的抗生素軟膏，以及副腎皮質賀爾蒙軟膏治療。

若是由陰道炎等疾病所引起的外陰炎，應該立即治療。若是因爲女性賀爾蒙分泌減少的關係，有時醫師會搭配含雌激素軟膏和口服藥等進行治療。

若是因爲性行爲刺激造成發炎情況惡化，爲了避免細菌感染，治療期間最好停止性行爲。

良心建議 爲了力求良好的治療效果，必須隨時保持外陰部清潔，以防患部惡化。

建議患者最好能換穿百分之百純棉內褲，若是因白帶等分泌物而弄髒內褲的話，一定要立即更換。同時也要避免穿著過於緊身的調整型內衣或是連身絲襪等，避免感染外陰部發炎。

衛生護墊也是很容易產生摩擦，並刺激外陰部的物品，最好不要使用。

雖然洗澡是保持外陰部清潔的方法，但是如果過度使用肥皂搓洗患部，反而會刺激到患部而造成反效果，正確的做法是只要以溫水輕輕

如果有這些症狀，就要立刻接受治療

●外陰部奇癢無比

若是外陰部持續發癢，甚至癢到無法忍受時，就要立刻去醫院接受診療。因爲外陰部發癢的話，就會忍不住想抓癢，但是一抓就會造成傷口，進而引發細菌感染，導致症狀更加惡化。

●外陰部發紅

外陰部比平常紅，同時伴隨著灼熱感時，就有可能是患部發炎。

●外陰部疼痛

受到衛生棉和護墊等生理用品刺激及內褲摩擦等原因，都會引發外陰部疼痛。如果無緣無故持續痛上好幾天的話，就可能已經是罹患婦科疾病，應立即就醫。

●沾到尿液

外陰部紅腫或是有傷口時，一沾到尿液就會感到刺痛。

當外陰炎的症狀更加惡化的時候，光是用衛生紙擦拭患部就會痛，如廁之後也會因爲疼痛，而使得走路的姿勢變得不太自然。

●外陰部發腫

女性很難靠自己確認外陰部是否發腫，因此若是感覺外陰部有灼熱感，同時也有腫漲感的話，就要注意。

洗淨就行了。

如果因爲外陰部奇癢無比而拚命搔抓，這樣只會讓患部更加紅腫，並造成傷口。有了傷口之後，只要受到細菌感染就會化膿。

但是，強忍著不抓實在很難受，這時候可以請醫師開立止癢處方，盡可能不要搔抓患部，同時也要把指甲剪短，除了防止抓傷之外，也可以避免指甲不夠乾淨暗藏著細菌而造成其他感染。

要注意的是，一出現症狀應立刻就醫！嚴禁隨便使用市售止癢藥和之前就醫時醫師開立的處方藥物。這是因爲前次發現的病原菌未必與這次相同，如果重複使用相同的藥物，反而會造成病原菌的抗藥性，使得症狀更加難以收拾，治療的時間也會相對拉長。

平時要養成排尿和排便之後，衛生紙由前面往後擦的習慣，同時也要注意性行爲的衛生，並隨時保持外陰部清潔。

千萬別輕忽外陰搔癢症

外陰部出現奇癢無比的症狀，稱為「外陰搔癢症」。

除了外陰炎（P105）和陰道炎（P98）等疾病會引起外陰部發癢之外，大多都是因為受到衛生棉或是衛生護墊刺激，或是內褲髒汙等原因所引起的。

患者常常因為發癢而搔抓患部，留下的傷口引發細菌感染也是一大原因，尤其必須注意。外陰部之所以發癢，通常都是因為穿著不透氣內褲所導致的，最好能改穿純棉製品。

若是平時能確實做到保持外陰部清潔的話，外陰搔癢症其實不需要什麼治療就能自然痊癒。

雖然勤換衛生棉和衛生護墊是維護衛生最基本的習慣，但有時會因為衛生棉或是衛生護墊的表面材質不合適肌膚，而導致外陰部紅腫，若是發生這樣的情形，就要趕快改換另一個品牌的生理用品試試看，如果症狀沒有改善，最好能到醫院接受檢查。同時別忘了定時更換生理用品，否則長時間都不更換，反而更不衛生。

一旦進入更年期和停經期，女姓賀爾蒙分泌就會變少，外陰部就容易因為乾澀而發癢。如果症狀持續沒有改善，最好立即就醫治療。

近年來市面上也有販售可用於外陰部的止癢藥，但是外陰部發癢有時是因為陰道炎和糖尿病等疾病或是賀爾蒙分泌失調所引起的，所以擅自使用成藥是非常冒險的。如果用藥之後二～三天還是沒有改善，請一定要前往婦產科就醫。

除此之外，也要注意營養均衡、睡眠充足，避免過度疲勞，同時也不要食用刺激類食品或是酒類等，容易引發外陰部搔癢的食物。

此外，自律神經紊亂也會引起外陰部發癢，所以必須要懂得舒解壓力，保持身心愉悅、規律的生活。

巴氏腺發炎

需注意的年齡層　10歲　20歲　30歲　40歲　50歲　60歲　70歲

巴氏腺是位於小陰唇深處附近，陰道入口左右的小分泌腺；當受到性刺激而感到興奮時，就會分泌液體來潤滑陰道（請見P539圖）。

只要被像是大腸菌之類的細菌入侵此分泌腺開口而引起發炎，就稱為「巴氏腺炎」，是外陰部常見的一種疾病。巴氏腺炎一旦化膿，就會轉變為「巴氏腺膿瘍」。若一再復發，就會引發巴氏腺囊腫。

從前巴氏腺發炎大多是因為淋菌所引起，雖然近年來病例已經明顯減少，但它卻是一種就算治癒了，再度復發機率還是很高的疾病。一旦復發過於頻繁，就必須動手術摘除整個巴氏腺體。

患者應該和醫師仔細商談，找出最適合自己的治療方式。

巴氏腺炎・巴氏腺膿瘍

是什麼樣的疾病？　「巴氏腺炎」是因為巴氏腺受到大腸菌等細菌感染，引起發炎症狀的疾病。

一旦巴氏腺炎惡化化膿之後，腫起來的部位會積滿膿，稱為「巴氏腺膿瘍」。

原因　用不乾淨的手觸摸外陰部，或是性行為時葡萄球菌、連鎖球菌、大腸菌和淋菌等從巴氏腺的開口處入侵而引發。也有可能會引發外陰炎（P105）等炎症。

症狀　一般為任一邊的巴氏腺先出現紅腫、疼痛感。如果惡化為巴氏腺膿瘍，疼痛感會更加劇烈，紅腫的部位會出現灼熱感，甚至會腫的跟雞蛋一樣大。

發炎狀況若是嚴重，因為疼痛與紅腫的關係，連走路都會出現困難；同時還會出現排尿困難、發燒等症狀。

診斷　只要觸診紅腫部位就能知道是否為巴氏腺發炎。一般會以針注射進積滿分泌液的紅腫部位，抽取其內容物進行細胞篩檢，確定是哪種病原菌造成的。

吸出堆積於巴氏腺中的液體，雖然可以暫時舒緩病情，但是光抽取液體是無法根治的，大部分還是有復發可能。

治療　鎖定病原菌為何，服用可抑制病原菌的抗生素。視患者個別症狀而定，有時醫師也會使用消炎劑和鎮痛藥。

當巴氏腺膿瘍變大，且膿塊堆積

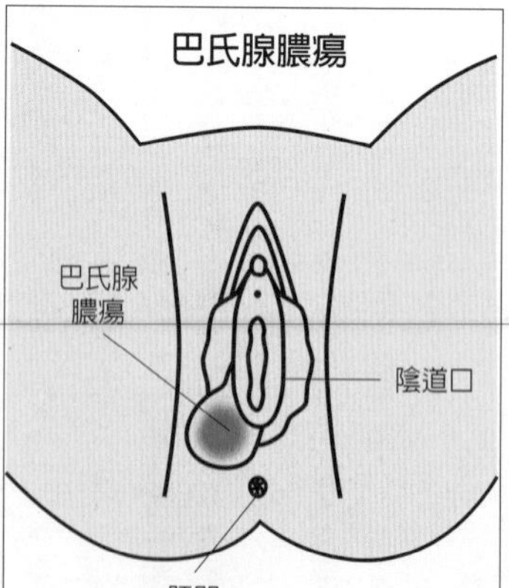

時，可使用穿刺、切開、引流等方式取出膿塊。

若是一再復發就必須切開患部取出膿塊，爲了讓巴氏腺的出口保持暢通，醫師必須施以人工開口的造袋手術，或是摘除巴氏腺，徹底予以根治。

顧名思義，「造袋手術」就是爲已經阻塞不通的巴氏腺造個疏通的管道，讓它分泌的黏液可以順暢流出。

造袋手術是一項只要施以局部麻醉的簡單手術，不需要住院。

良心建議 有時當發炎症狀變得嚴重，也會有無法立即切開患部進行治療的情形。

因此只要發現異常應立即就醫；平常應保持外陰部清潔，性行爲前後一定要淋浴；隨時保持清爽，避免感染病菌。

若是患部一再復發，醫師會建議摘除巴氏腺，才能一勞永逸。

進行巴氏腺摘除手術通常需住院一兩天，之後還必須持續複診一個禮拜。

摘除巴氏腺並不是難度很高的手術。與其受一再復發所苦，倒不如動手術一勞永逸。

因爲大部分都只是單側巴氏腺發炎，所以不會發生性行爲時分泌液不足的問題，若是眞的不太放心，應該向醫師詢問清楚。

巴氏腺囊腫

是什麼樣的疾病？ 當巴氏腺發炎的症狀一再復發時，原本應該往外分泌的黏液就會開始往內部堆積，最後阻塞了巴氏腺的開口處，而長出像是袋狀的囊腫，稱爲「巴氏腺囊腫」。

由於囊腫內只是自體分泌物的堆積，並不會伴隨發炎症狀，也不會有疼痛的感覺，除了位於陰道口附近長出一個巴氏腺囊腫之外，並沒有其他明顯或是使人覺得不適的症狀。所以往往當囊腫長到一定程度的時候，病患才會發現，這種例子屢見不鮮。

原因 雖然知道是因爲巴氏腺的開口處受到阻塞所引發，但是當巴氏腺發炎狀況一再反覆發作，就容易長出囊腫。

症狀 位於陰道入口附近的巴氏腺腫起，而且通常只發生於單側。一旦囊腫變大，甚至還會腫到如雞蛋般大小，摸起來的感覺像水球一樣，但是卻沒有什麼疼痛感。一旦紅腫變大，外陰部會有異物感，有時連走路都有些困難。

診斷 醫師會以觸診的方式檢查腫起的部位是否位於巴氏腺，診察方式十分容易。

治療 當囊腫還小的時候，可以暫時先進行觀察，若腫大到約三至四公分以上，就必須動手術切開患部讓分泌物排出，並摘除囊腫。

良心建議 只要發現外陰部異常腫起，必須趁它還沒變大之前立即就醫，和醫師商談治療方法。

外陰萎縮症

需注意的年齡層 10歲 20歲 30歲 40歲 50歲 60歲 70歲

是什麼樣的疾病？ 所謂「外陰萎縮症」，就是外陰部和大腿內側等部位，色素明顯褪失（皮膚顏色變淡）的疾病。

雖然醫學上一直將其分爲「外陰萎縮症」和「外陰白斑症」兩種疾病來診斷，但最近已將其統一稱爲「外陰萎縮症」。

容易罹患的人 目前的醫學還無法確定哪些人比較容易罹患外陰萎縮症，不過通常以五十歲以上女性爲高危險群。

原因 雖然認爲與外陰部發育異常以及營養失衡等原因有關，但正確病因目前還不清楚。

症狀 外陰萎縮症患者的大陰唇、小陰唇和陰蒂等部位的皮膚（黏膜）色素褪去，同時出現白斑。有時白斑還會蔓延至大腿內側。

常會伴隨外陰部發癢等症狀，甚至會出現疼痛與灼熱感等。

診斷 內診時可明顯看見患部出現白斑。醫師通常會切除一點發生病變的患部進行病理檢查。

國際外陰疾病學會（ISSVD）於一九七五年一月，根據病理所見曾提出如下分類方法：

①增生性營養不良，有或無不典型增生（外陰白斑症）

②硬化性苔癬（外陰萎縮症）

③混合型營養不良，有或無不典型增生

如果發現有細胞形態異常（細胞增生不良），也會移轉爲外陰癌（P152），因此除了必要的病理檢查之外，還需加做其他的檢查。

治療 因應症狀，會於患部白斑處塗上含類固醇的藥，還有止癢用的抗組胺劑。

外陰萎縮症和外陰炎（P105）一樣，必須保持外陰部清潔，平常穿著透氣性佳的內褲，才能有效防止症狀惡化。洗澡時用溫水輕輕擦洗外陰部即可，不要使用肥皂以免造成過度刺激。

若是伴隨細胞增生不良的話，需盡早切除出現白斑的患部。

良心建議 由於伴隨細胞增生不良出現的機率不是很高，而且多數屬於惡性，因此要接受進一步的病理檢查，確實診斷。

如果因爲發癢而搔抓患部會造成小傷口，這樣一來，引發細菌感染的可能性就非常高。

此外，一旦體溫升高，發癢症狀就會越嚴重。所以千萬不可以泡溫泉或是洗熱水澡，洗澡時要以溫水將外陰部清洗乾淨。但是過度清洗也會造成皮脂流失，反而會讓患部更癢，這點必須注意。

忍住癢不抓是很痛苦的事，最好避免穿著緊身調整型內衣，隨時保持外陰部清潔。覺得患部發癢或疼痛時，就必須節制性行爲。

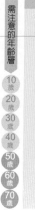

外陰部貝賽特氏症

需注意的年齡層　10歲　20歲　30歲　40歲　50歲　60歲　70歲

是什麼樣的疾病？　罹患「貝賽特氏症」（Behcet）（P315）的患者，全身上下會反覆出現像是口腔炎（P228）、葡萄膜炎（P325）和視力退化等症狀，一種很難醫治的免疫方面疾病。若是女性外陰部出現潰爛症狀，則稱為「外陰部貝西氏症」，特徵是患部會有疼痛感。

健保局將貝賽特氏症列為重大傷病，有健保給付。

容易罹患的人　罹患貝賽特氏症的患者多為三十～四十歲的成人，除了因為某種遺傳基因而罹病之外，像是地中海沿岸地區罹患此疾的人也不少，因此地域性也是因素之一，不過並不是特定發病原因。由於病因不明，要界定出容易罹患的對象是件很困難的事。

原因　除了因濾過性病毒（Virus）引起的說法之外，還有遺傳因素、過敏、免疫系統失調患者等比較有可能罹患此疾病，目前確實病因還不是很清楚。

症狀　一般症狀出現順序是由口腔→皮膚→外陰部→眼睛→其他部位。除了各部位會出現潰瘍和發炎、起疹等症狀之外，全身倦怠也是一大特徵。

外陰部症狀方面，在小陰唇和大陰唇等外陰部處，會出現深達五～十公釐的潰瘍，同時患部也會感覺疼痛。

診斷　藉由問診，或是診察外陰部等方法，可發現患部有潰瘍症狀。或是藉由驗血方式也可以診斷有無發炎現象。

貝賽特氏症有四大特徵為診斷基準，必須配合這些特徵進行綜合性診斷。

治療　因為目前還沒有根治貝賽特氏症的方法，所以只能根據症狀因應治療。服用止痛藥和消炎劑等來舒緩疼痛，並抑制發炎狀況。

可服用藥物或是直接將藥塗抹於潰瘍處等的治療方法，還有使用免疫抑制藥，或是含類固醇的藥物來進行治療。除了藥物治療外，保持外陰部清潔也很重要。

良心建議　雖然貝賽特氏症是公認的難以醫治疾病，而且治療期間很長，看診範圍也不限於婦產科，還有眼科和內科等，必須依據患者的各種症狀，接受各科專門醫師的綜合治療，是個相當麻煩的疾病。

目前各國對於貝賽特氏症的各項研究持續進行中，期待日後能發明出有效減輕各種症狀的治療方法或是藥物。總之，患者需要和醫生商談，針對個案進行各種治療。

而且這些症狀隨時都可能復發，因此就算沒有出現症狀也不能掉以輕心。貝賽特氏症是一種慢性病，務必保持身心愉快和均衡飲食，讓自己隨時處於最佳狀態。

●診斷基準　貝賽特氏症的主要症狀為：①口腔黏膜上會反覆出現疱疹型口腔炎（Aphtha）般的潰瘍；②皮膚症狀（結節性紅斑皮下血栓性靜脈炎、毛囊炎樣皮疹）；③眼睛症狀（虹膜睫狀體炎、網膜葡萄膜炎）；④外陰部潰瘍。

陰道與外性器官的異常

顧名思義，「陰道與外性器官的異常」就是出生時，被認定陰道與外性器官的外型有先天性異常的意思，患者必須和醫師詳細商討治療方法。

就像身高體重人人不同一樣，每位女性的陰道和外性器官的形狀和顏色多少都會有差異，大部分並不是因為生病而導致異常，不必太過擔心。

●處女膜肥厚

處女膜肥厚症的患者的處女膜比一般正常女性還厚，若是不藉由外科手術治療，處女膜就無法裂開。

只要是身為女性都有處女膜，它是一道非常薄的膜，位於陰道口內側。雖說是一道薄膜，旦其實在處女膜中央有個如小指尖端般大小的孔，經血和白帶就是從這小孔流出。

處女膜會在初次性行為陰莖插入時，或是使用衛生棉條、做激烈運動的時候裂開，之後就會稍微變大。

雖然處女膜裂開時，會有點疼痛和出血，若是無法忍受的話，那麼陰莖和衛生棉條等就無法插入陰道深處。因此如果處女膜十分強韌的話，那麼一般性行為也是無法使處女膜破裂的。

患有處女膜肥厚的女性，和正常處女膜一樣，中央也有個小孔，因此經血還是可以正常排出。但是從外表根本看不出來，因此很難發現有什麼異常。所以大部分有此隱疾的女性，都是在初次性行為時才發現。

如果初次性行為時沒有強烈疼痛感，或是發生陰莖插入困難等情形，就應前往婦產科檢查。男性千萬不要硬插入，導致日後女性對性行為產生恐懼，向另一半坦白自己的感受，並請求專業的醫師協助。

●鎖陰

所謂的「鎖陰」，就是指處女膜和陰道、子宮等女性性器官部分呈閉鎖狀態的疾病，可大致區分為「處女膜閉鎖症」、「陰道閉鎖症」，以及「子宮頸閉鎖症」等，均屬於先天性異常的疾病。幼兒期沒有任何明顯症狀，外表也看不出來任何異常；因為性腺等發育正常，一直要到青春期才會發現。

鎖陰的症狀就是當女性一到青春期開始有月經時，因為經血沒有管道可以排出，於是就會積塞於陰道和子宮內，導致每次經期一到，就會感覺下腹部劇烈疼痛。症狀嚴重時，甚至還會無法正常排尿和排便。因此若是到了青春期還沒有初經，或是每次經期一來，下腹部就會出現劇烈疼痛的話，最好立刻前往婦產科就醫。

一旦確定是鎖陰，醫師會施以手術將閉鎖部分予以切開治療。雖然手術後大部分患者就會開始有月經，性行為方面也沒有任何問題，但因為是切開原本為陰道的尿道與直腸的中間處，有時也必須針對剝離的腹膜與陰道黏膜進行陰道再造術。務必詳細聽取主治醫師的說明，遵從指示。

陰唇融合

連著左右小陰唇的薄膜呈融合狀態，就算試著用手往左右拉也無法拉開，就稱為「陰唇融合」，患者大多在嬰兒時期就被發現。陰唇融合並不代表陰道有何異常，賀爾蒙等分泌也很正常，因此就機能性而言，不需要太過擔心。

陰唇融合發生的原因，是嬰兒在出生前後陰道和外陰部發炎，然後當外傷表皮脫落後，傷口癒合所導致的。

治療方法就是剝離融合部分。因為發生於表面所以處理起來十分簡單，也不需要擔心任何後遺症。或是在融合處塗抹Estrogen（雌激素）軟膏，等其自然脫落也是一種方法。

雖然也可以看小兒科，但還是前往婦產科與醫師商談比較好。

半陰陽

所謂「半陰陽」就是性器官的形狀無法分辨出是男是女，同時擁有兩性的性徵，是一種非常複雜的病症，有可能是因為染色體異常，或是胎兒時期性賀爾蒙分泌失調所導致的，但確實原因目前還不是很清楚。

半陰陽可大略分為：

①擁有睪丸和卵巢的真性半陰陽；

②明明性腺有睪丸（男性）卻有陰道，還有陰莖偏小，女性化的男性假半陰陽；

③明明性腺有卵巢（女性）、陰蒂等女性性特徵的女性假半陰陽。

若出生時就發現外性器官有明顯異常，可藉由染色體和尿液賀爾蒙檢查等方法加以診斷，但是大部分半陰陽患者都是出生後無任何異常，大都由外性器官來判斷是男是女。直到青春期出現第二性徵之後，明明是男性卻有月經且乳房變大，或明明是女兒身卻長出鬍子還會變聲等異狀，才開始感覺有異。

發現症狀之後盡可能早點治療，先選擇想保留的性別，之後才能夠決定是否摘除性腺，施行外性器官的整形手術，必要時也會進行內分泌控制。

一般來說，性別可經由染色體判定，如果是XX的話就是女性，若為XY的話則為男性，旦有時也會有無法由外性器官判定的情形。

由於整形手術方面，女性器官會比男性器官來得容易塑型，因此真性半陰陽的患者，大多會選擇變成女性。而由於性別變更，因此戶籍也必須隨之變更。

因為這是一種很特殊的疾病，因此一定要找有醫療此疾病經驗的醫療機關，針對個案訂定完整的治療計畫，不單是外表的改變，同時也要對患者進行心理的輔導，身心健康才是最重要的。

乳房的疾病

其實，就算乳房出現疼痛或是感覺有硬塊，大多也與乳癌無關，屬於不需要特別治療的良性狀況。但是當發現自己的胸部有硬塊時，心裡一定會很不安，建議立即前往乳房外科或是一般外科進行檢查。

乳腺症

需注意的年齡層　10歲　20歲　**30歲**　**40歲**　50歲　60歲　70歲

是什麼樣的疾病？　大致上來說，乳房的疾病大多爲良性，可大略分爲「乳腺纖維腺瘤」（P116）、「乳癌」（P128）和「乳腺症」，共稱爲乳房三大疾病。平均以三十～四十歲左右的女性最容易罹患，反倒是停經後女性罹患此疾病的人數，正逐年減少當中。

症狀　通常是兩側或是單側乳房出現疼痛或是感覺到有硬塊。一般這些症狀會持續發生，但是伴隨著經期來臨，症狀會忽強忽弱，一再反覆發作是此疾病的特徵。

由於人體的荷爾蒙系統是相互作用的，所以乳房的異常有可能合併痛經，或是月經周期異常等，進而據此發現乳房方面的疾病。

具體而言，絕大部分的情形都是月經來臨前感覺乳房硬硬的，而且疼痛感也會變強，但是月經一來，症狀就會得到舒緩。

原因　由於賀爾蒙分泌失調（相對地Estrogen變多的狀態）所引起的。

治療　如果症狀輕微，不需要什麼特別治療。但是如果疼痛感非常強烈的時候，就必須施以賀爾蒙藥物等進行治療。

良心建議　鑑定是否罹患乳癌是非常重要的步驟，若是發現乳房有硬物的話，千萬不要自行判斷，應立刻前往專門醫院或是婦產科請醫師檢查。如果檢查結果確定爲乳腺症的話，就毋需擔心。

青春期的胸部疼痛症狀

女性大約在小學低年級的時候就開始分泌女性賀爾蒙，一到了青春期，因為賀爾蒙分泌作用，乳房開始發育。

在這個時期，乳房會因為女性賀爾蒙的作用，開始出現漲痛、發硬等不適的症狀，而且觸摸的時候會有疑似硬塊的感覺，有些母親會因此擔心女兒是否罹患了乳癌。但其實青春期的少女是不太可能會罹患乳癌的，所以做家長的毋需擔心。

不過在幼兒期、學齡期、青春期和懷孕期（第一個月），有時會出現乳腺肥大（乳腺肥大症）的情形。如果發現學齡期的孩子賀爾蒙分泌出現異常時，應前往小兒科接受診療。

●**乳頭分泌物**　由乳頭分泌透明、淡黃色、乳白色的分泌物，有可能是因爲內衣不乾淨所引起的。如果分泌物帶有血絲的話，就必須鑑定是否爲乳癌。

發現乳房有硬塊感時必須注意的疾病

	乳癌（P128）	乳腺症	乳腺纖維腺瘤（P116）
易罹患年齡	40～50歲	30～40歲	20～30歲
乳房有硬塊感	雖然發現有很多地方出現硬塊感，但是根據癌細胞的性質，硬塊也有各種不同程度的區分。大部分情形都不會感覺疼痛。	有點硬、凹凸的感覺，無法清楚確定是否為良性。可能發生於單邊乳房或是雙邊乳房。囊胞在表面呈平坦狀之半球形。症狀十分清楚。	有點硬，呈球形，碰觸的時候會滑動，大部分的情況多為良性。而且大多為無痛狀況。大小不一，也有可能同時有很多個。
乳房的皮膚變化	皮膚會有僵硬凹陷的情形。如果情形更特殊的話，皮膚會紅腫，紅腫部分毛孔會變得很明顯。	沒有	沒有
乳頭的變化	分泌出混有血絲的分泌物，會出現乳頭、乳暈凹陷、變形等症狀。	分泌出透明和白色的分泌液體。	沒有
其他特徵	會出現潰瘍、出血、惡臭等症狀，也有可能會移轉。	月經來臨前疼痛感加劇，硬塊也會變大，隨著經期過去症狀也會漸漸舒緩，但是不太會移轉成乳癌。	無法隨著經期觀察硬塊的變化，但也不會移轉成乳癌。

乳房的主要疾病

乳房主要疾病有發炎、腫瘤、乳腺症等。發炎（乳腺炎）是由於各種原因使得分泌物堆積乳管內，受到分泌物刺激或是細菌感染，而引發疾病。

腫瘤則是因為細胞增殖的關係，導致硬塊堆積於乳房所引發的疾病。可大致分為良性乳腺纖維腺瘤（P116）、葉狀腫瘤（P117）、乳管內乳頭瘤（P117）等，還有惡性乳癌（P128）、肉瘤。乳腺症則是因賀爾蒙失調所引發的病變。

由於長在乳房的硬塊多為良性，雖然大多沒有治療必要，但是有時候很難與乳癌有所區別，建議最好定期接受健康檢查。

會長出硬塊的部位

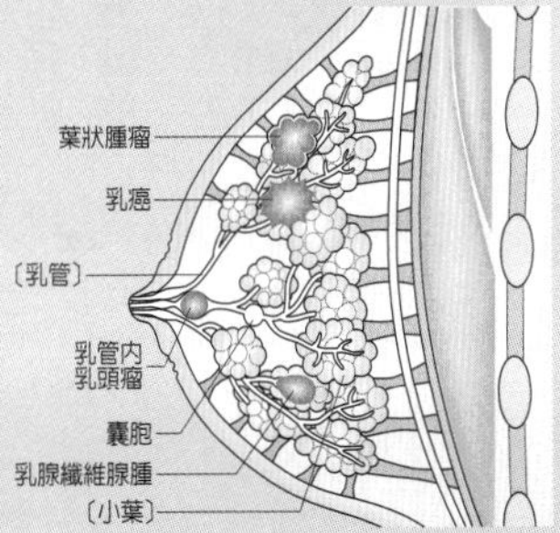

從乳管某部分長出囊胞。乳管內乳頭瘤則是長於乳管中的乳頭狀硬塊。乳癌幾乎都是長在乳管（一部分在小葉中）壁內的細胞往周圍擴散，呈現不規則形狀的硬塊。乳腺纖維腺瘤和葉狀腫瘤的硬塊則是長於小葉。纖維腺瘤的硬塊多呈蛋形或是球形，而葉狀腫瘤的硬塊大多呈凹凸狀。

乳腺纖維腺瘤

需注意的年齡層　10歲　**20歲**　**30歲**　40歲　50歲　60歲　70歲

是什麼樣的疾病？　所謂「乳腺纖維腺瘤」，就是在乳腺長出良性硬塊。這種疾病好發於二十～三十歲女性身上，初經前和停經後的女性幾乎不太會罹患。

症狀　會長出比較硬的硬塊，但沒什麼疼痛感。

硬塊大小從小豆子到雞蛋般大小都有。數量大多爲一個，也有人一次長出二至三個硬塊。硬塊表面不是很平滑、紮實，一摸會有滑動的感覺是其特徵。

原因　乳腺之所以會長出硬塊，是因爲分泌乳汁的乳腺小葉組織增生的緣故。此外，由於乳腺纖維腺瘤常發生於初經前和停經之後的女性身上，因此被認爲是和女性賀爾蒙作用有關的疾病。

治療　如果醫師診療之後確定罹患的是乳腺纖維腺瘤的話，就不需要太擔心。只需遵照醫師約定的時間定期診療就行了。

但是當硬塊非常大，或是短時間突然變大的話，就必須考慮施以外科手術摘除硬塊。

若是硬塊的大小約爲三公分左右的時候，只要採局部麻醉手術就可以了。手術過程只需三十分鐘，不需要住院。

良心建議　乳腺纖維腺瘤並不是什麼可怕疾病，不過有時候很難與乳房癌有所區別，所以必須注意。爲了自己的健康，確實接受醫師的專業檢查與治療是最重要的。

至於乳腺纖維腺瘤的檢查，除了以乳房造影Mammography（乳房X光檢查）超音波檢查（ECHO）之外，還有從硬塊處注射，取出細胞檢驗的細胞抹片檢查等方法。（詳細情形，請參照P130～131，乳癌檢查法）。

如果發現乳房有硬塊一定要立刻就醫

會發現乳房出現硬塊通常都是在洗澡時，觸摸乳房突然發現有疙瘩等異狀，因此大多都是自我發現的情形比較多。「咦？奇怪了…」如果心裡有疑惑時，務必立刻到醫院檢查。

乳癌檢查在一般的婦產科就能做，但如果發現硬塊的話，建議還是選擇外科檢查比較好。儘可能選擇設有乳房外科門診的醫院檢診。

即使二十多歲年輕女性的乳房硬塊大多為良性，但是隨著年齡增長，罹患乳癌等惡性腫瘤的機率相對也會提高。所以一開始就找專門醫科檢查，日後才不會有誤判病情的疑慮。

雖然大部分的硬塊屬於良性，但若是發現罹患乳癌也不要太悲觀，因為乳癌是一種早期發現早期治療，痊癒機率很高的疾病，請安心配合醫師接受治療。

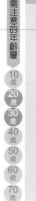

葉狀腫瘤

需注意的年齡層 10歲 20歲 30歲 40歲 50歲 60歲 70歲

是什麼樣的疾病？ 所謂「葉狀腫瘤」就是乳腺長出硬塊，是一種和纖維腺瘤（P116）十分類似的疾病，硬塊大多會於短時間內變大是其特徵，大的話有可能長到三十公分以上。

葉狀腫瘤可以分為良性、惡性、邊緣性惡性等三種。若是惡性肉瘤（參考下方專欄）的話，也會移轉至肺與骨骼等處。

症狀 葉狀腫瘤生成的硬塊雖然呈凹凸狀，但表面平滑，一碰觸就會滑動。大多不會感覺疼痛，一旦變大就會出現潰瘍等症狀。

原因 小葉組織會增生。

治療 若為良性，可施以手術摘除硬塊和周圍一部分正常組織。

腫瘤若是惡性的話，就得施以部分乳房切除術，或是全乳房切除術（P129解說）。

良心建議 葉狀腫瘤大部分為良性，只有約一成為惡性。如果經診斷為良性且硬塊還小時，手術簡單不需住院，務必盡早就醫診療。

乳管內乳頭瘤

需注意的年齡層 10歲 20歲 30歲 40歲 50歲 60歲 70歲

是什麼樣的疾病？ 「乳管內乳頭瘤」的特徵為乳管中有像是乳頭狀的良性突起硬塊，大小從數公釐到一公分左右的最多，當然也有大到好幾公分的病例。

症狀 從乳頭會分泌混有血絲、帶點黃色的透明分泌物（P114解說）。大多不會有疼痛感，就算觸摸也不會覺得有硬塊。

原因 乳管上皮增生。

治療 有時候很難將乳管內乳頭瘤與早期乳癌有所區別，可以採用分泌液細胞抹片檢查和乳管內視鏡等方法檢查。若是檢查結果證實不是癌症就不需施行手術，只要持續看診就行。如果必須手術的話，就需切除硬塊和部分周圍乳管組織。

良心建議 雖然發現乳頭有分泌物，卻沒有硬塊感的話，多半屬於乳管內乳頭腫。就算經醫師判斷為癌症，也大多屬於不會移轉至乳管內的癌症（非浸潤癌＝P128），施以手術後即可痊癒。

如何區別「癌症」與「肉瘤」

一部分身體細胞無限增生，並破壞周圍正常細胞，移轉至身體其他部位危及生命的腫瘤（硬塊）統稱為「惡性腫瘤」或是「癌症」。

依發生細胞不同，可將惡性腫瘤或是癌症分為「癌瘤」與「肉瘤」。由皮膚和黏膜、腺組織所構成的「上皮細胞」長出的稱為「癌瘤」，其他細胞長出的則稱為「肉瘤」。

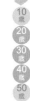

急性瘀滯性乳腺炎

需注意的年齡層　10歲　20歲　30歲　40歲　50歲　60歲　70歲

是什麼樣的疾病？　所謂「急性瘀滯性乳腺炎」，就是生產後因爲乳汁分泌不良，乳汁堆積於乳腺內（此情況稱爲「瘀滯」），於是整個乳房會出現腫脹疼痛的疾病。產後一至二周的產褥期最容易出現此症狀。尤其是初次生產還不習慣授乳的新手媽媽最容易罹患。一旦輕忽病情，細菌便容易從乳頭侵入，有可能變成「急性化膿性乳腺炎」。

症狀　會出現乳房腫脹，整個乳房或是部分乳房變硬，一摸就有強烈疼痛感。雖然乳房會有灼熱感，但還不至於全身發熱。有時身體會出現三十八℃以上高溫，這時就要懷疑是否罹患急性化膿性乳腺炎。

原因　生產後一至二周的乳汁分泌量遽增，初次生產的年輕婦女因爲乳管發育尚未成熟，加上還不習慣授乳，因此造成乳汁分泌不順而堆積於乳管內。

治療　按摩乳房或是利用擠乳器等將堆積於乳管內的乳汁擠出，如果還是無法舒緩症狀，就用冰濕布冰敷乳房，暫時抑制乳汁分泌。

良心建議　如果乳汁分泌不良還需授乳的話，可以按摩乳房或是使用擠乳器，將乳管內的乳汁擠得一滴不剩，才能預防罹患急性化膿性乳腺炎。而且爲避免細菌感染，授乳完後最好使用消菌紗布，將殘留在乳頭和乳暈的乳汁清理乾淨，徹底做好清潔工作。

原本就有乳頭凹陷或是乳頭扁平症狀的婦女（如P722圖），容易在嬰兒吸吮時造成乳頭受傷，無法充分授乳甚至引發乳腺炎。因此若有乳頭凹陷，或是乳頭扁平等症狀的婦女，應充分按摩乳房讓乳頭突出，乳管才能張開，而且授乳的時候要很有耐心。

急性化膿性乳腺炎

需注意的年齡層　10歲　20歲　30歲　40歲　50歲　60歲　70歲

是什麼樣的疾病？　所謂「急性化膿性乳腺炎」，就是細菌侵入乳頭造成感染所引發的疾病，大部分發生於生產二～三周之後。

症狀　罹患急性化膿性乳腺炎之後會出現乳房紅腫，一觸摸就有強烈疼痛感，還會出現腋下淋巴結腫痛等症狀，比起急性瘀滯性乳腺炎的症狀更強烈。

此外，急性化膿性乳腺炎的患者會突然出現畏寒以及發抖等症狀，有時甚至還會高燒到三十八℃以上。而且一旦感染期拉長，乳房中堆積的膿就會形成膿瘍。

原因　大多是因爲急性瘀滯性乳腺炎所引發，使得細菌侵入乳頭傷口化膿導致感染。

治療　出現疼痛感的那一側乳房必須

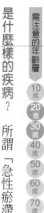

立刻停止授乳，並使用擠乳器消解堵塞住的乳汁，或是以冰敷袋冰敷乳房。

可服用抗生素和消炎藥舒緩全身的不適感。如果乳汁堵塞現象相當嚴重時，服用暫時抑制乳汁分泌的藥物也很有效。

此外，一旦有膿塊堆積時，必須開刀取出堆積於患部的膿塊。

良心建議　由於急性化膿性乳腺炎大多是因爲急性瘀滯性乳腺炎所引起，可施以乳房按摩，並且不要讓乳汁堆積等方法預防。

爲了避免細菌的感染，授乳的時候一定要先清潔手、乳頭和乳暈等部位。

尤其原本就有乳頭凹陷或是乳頭扁平症狀的婦女，授乳困難更容易造成乳汁堵塞，因此授乳前一定要先做好基本保養。

若是已經引發急性化膿性乳腺炎，而導致過於疼痛無法授乳時，可試著用另一側的乳房來授乳。

慢性乳腺炎

需注意的年齡層　10歲　20歲　30歲　40歲　50歲　60歲　70歲

是什麼樣的疾病？　顧名思義，「慢性乳腺炎」（Chronic Mastitis）就是乳腺出現慢性發炎的症狀，主要可分爲「乳暈下膿瘍」和「乳管擴張症」等兩種。

乳暈下膿瘍患者的乳暈下方會積膿，有時膿塊甚至還會擴散至皮膚而形成膿孔。

由於乳暈下膿瘍很難完全治癒，所以會有一再復發的可能，是一種容易反復發炎的慢性病，必須耐心配合醫師治療。

症狀　乳暈下出現硬塊，越來越大且一摸會痛，漸漸發紅腫大，甚至還會流出膿液。

大多患者的乳頭都會分泌出分泌物，此外還有乳頭凹陷、流膿等明顯症狀。

原因　乳暈下方之所以會流膿，是因爲乳管中堆積了一種稱爲角質的物質，這是遭受細菌感染所造成的。

另外，乳管擴張症則是因爲乳管內堆積含有細胞片和脂肪等物質的液體，只要遭受刺激，就會引發乳管周遭發炎。

治療　慢性乳腺炎屬於看起來似乎已經治癒，但是經過一段時間之後，硬塊又會再度腫大，症狀反覆發作的疾病。

所謂徹底治癒，是指將已經成爲病因的乳管，還有病灶予以完全切除的手術。

良心建議　慢性乳腺炎是一種很難徹底治癒，而且過程十分惱人的慢性疾病。即使如此，若能確實接受治療還是有可能根治的。

因此千萬不能忽視病情，務必前往開設乳房外科的醫院就醫。務必耐心配合專門科醫師的診治。如果醫師判定必須施以手術的話，也可與醫師仔細商討後再進行。

性病

經由性行為而感染的疾病統稱為「性病」（STD／STI），一旦染上性病就會出現各種明顯症狀和後遺症。而由於性病是只要有效預防就能避免感染的疾病，因此為了自己的健康以及另一半的幸福，進行性行為的時候，應該切實做好防護。

披衣菌感染症

是什麼樣的疾病？　「披衣菌感染症」是所有的性病中，感染頻率最高的疾病。大多數女性因爲沒有什麼明顯症狀，或是羞於求診，因此披衣菌感染症的患者以女性居多。

感染之後的主要發病部位爲子宮入口（子宮頸）所引發的子宮頸炎（P84），一旦感染擴張至輸卵管與卵巢的時候，就會引發子宮附屬器炎（P91）、骨盤腹膜炎（P93）等疾病。如果患者是懷孕婦女，那麼生產時，嬰兒就會經由產道感染，出生五～七天後會出現新生兒結膜炎，到了出生三十～五十天後，就會併發新生兒肺炎。

症狀　披衣菌感染症的潛伏期爲一至二周，由於很少女性會因爲白帶異常等症狀而立刻就醫，因此初期發現時，大多爲症狀不太明顯的子宮頸炎。而一旦出現下腹部疼痛或是不正常出血等症狀時，就要懷疑是否已經罹患子宮附屬器炎。

原因　經由性行爲而感染披衣菌、砂眼披衣菌等引發的疾病。由於病菌會潛伏於咽喉，因此即使是口交也會感染。透過子宮頸檢查，披衣菌爲陽性者約爲三〇%，也有披衣菌

感染披衣菌會引發的疾病

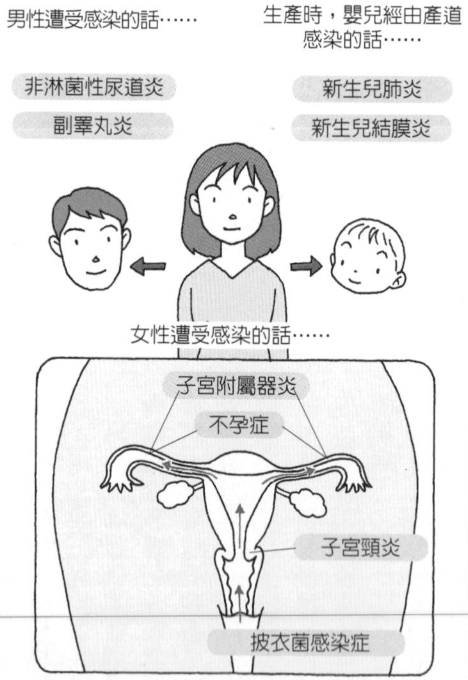

女性生殖器在體內的部分是屬於擴張型構造的組織，因此感染會擴及子宮頸、子宮，以及輸卵管和卵巢等。如果不加以治療的話，就會引發後遺症與不孕症。

●**產道感染**　嬰兒通過產道時，病毒或是細菌接觸眼睛和嘴巴等處的黏膜而導致感染。

潛藏於咽喉部位的臨床病例。

治療 以紅黴素（Macrolides）系、四環素（Tetracycline）系抗生素、New Quinolone製藥等治療都很有效。懷孕婦女和嬰兒可以使用紅黴素系抗生素治療。一般服用後約一至二周可痊癒，若是已經併發子宮附屬器炎的話，治療的時間就會拉長。

良心建議 如果過於輕忽不予以治療的話，結果就會演變成子宮附屬器炎，造成嚴重的生殖機能障礙，除了容易造成輸卵管狹窄與閉塞之外，還會引發不孕症（P656）。

一旦知道自己已經感染，因爲另一半也有受到感染的可能，所以建議要好好溝通，唯有一起接受治療才能完全治癒。同時，在完全治癒之前嚴禁任何性行爲。

此外，常與多數不特定對象進行性行爲的女性比較容易復發。近年來罹患性病的年齡層有越來越往下的趨勢，形成嚴重的社會問題。爲了能夠產生健康的下一代，一定要留意自己的性行爲。

淋菌感染症

是什麼樣的疾病？ 由於男性罹患淋菌感染症的症狀（尿道炎）比較明顯，因此，一般人會誤以爲這是屬於「男性才會感染的疾病」。但其實女性也會受到感染，而且近年來女性患者有越來越多的趨勢。

基本上，女性罹患淋菌感染症就像感染披衣菌感染症一樣，不會出現什麼明顯的症狀，因此一旦輕忽不管，就會變成所謂的「無症狀帶原者」，除了誘發子宮頸炎（P84）、子宮附屬器炎（P91）、陰道炎（P98）等疾病之外，同時也容易罹患不孕症（P656）和子宮外孕（P628）。

症狀 男性患者的潛伏期通常爲三～五天，女性則因爲沒有明顯症狀，所以沒什麼所謂的潛伏期。

男性只要一感染淋菌感染症就會引發尿道炎，從尿道流出膿狀物，排尿時會痛。

至於女性的話，感染之後雖然會引發子宮頸炎，但白帶量只是比感染披衣菌時多一點而已，並沒有其他明顯症狀。有時白帶會呈現黃色膿狀物，而一旦併發子宮附屬器炎，就會出現下腹部疼痛還有發燒等症狀。

原因 因感染淋菌所引起的。患者如果進行口交，咽喉也會受到感染。此外若是眼睛也被感染的話，就會引發結膜炎。

治療 可服用四環素（Tetracycline）系抗生素、New Quinolone，和注射Cephem 藥劑治療。近年來出現對此類藥物產生抗體的淋菌，因此有很多難以治癒的病例。

良心建議 由於女性患者有逐年增加的趨勢，因此若是另一半感染尿道炎，一定要一起治療，直到完全治癒爲止。同時需嚴禁性行爲。

●**非淋菌性尿道炎** 非感染淋菌，而是感染披衣菌等病因菌所引發的尿道炎，而且女性容易併發膀胱炎。

性器疹

是什麼樣的疾病？「性器疹」患者的外陰部會出現水泡和潰瘍，感染初期的症狀就是會痛到幾乎無法走路。而一旦感染疱疹病毒，病毒就會由頸椎蔓延至尾骨的脊髓神經，潛伏於其中所謂的仙骨神經處。

患者即使痊癒了，但只要身體累積一定程度的壓力與疲勞，或是感冒等因素而使得抵抗力減弱時，性器疹就會再度復發。

症狀　初期感染時，過了一周潛伏期後，大陰唇、小陰唇、陰道前庭和會陰部（如圖P539）等處會有劇痛感，並出現水泡和潰瘍。嚴重時甚至無法排尿，同時連走路都會有困難。視情況而定，有時必須住院接受治療。如果再度復發的話，通常水泡和潰瘍的症狀會比初次感染來得輕微。

原因　感染單純疱疹病毒1型（HSV‧1）與2型（HSV‧2）而引發的疾病。

若是經由性行爲所感染的話，特別是口交後嘴巴周圍會出現水泡與潰瘍，再經由口交感染性器，或相反的由性器感染口部。

治療　邊服用抗病毒劑Acyclovir，邊塗含有Acyclovir成分的軟膏進行治療。連續治療五～七天症狀就能得到舒緩。

初期感染時，因爲有水泡和潰瘍的關係，排尿時感覺非常疼痛，造成生活上極大的不便。若是情形嚴重時就必須住院治療。由於復發症狀比較輕微，大多只需以軟膏濕布敷貼患處即可。

良心建議　雖然近年來性器疹的罹患人數並沒有增加，但是一旦感染此疾病就有可能復發，不只初期感染，復發時也還是會傳染給另一半。因此直到潰瘍與水泡完全消失爲止，嚴禁性行爲。

尖頭濕疣

是什麼樣的疾病？所謂「尖頭濕疣」是指外陰部、會陰、肛門周圍還有子宮頸等部位長出一種像是花椰菜狀的小疣（菜花）。一旦輕忽不管就會越長越多。

因爲尖頭濕疣好發於正值生育期的二十～三十歲女性身上，因此會有在懷孕期間感染的可能。這麼一來，在生產的時候，嬰兒就會經由產道感染，爲了避免傳染到嬰兒，所以從懷孕初到生產期間都必須配合醫師治療，務求完全根治。

症狀　感染後經過幾個月潛伏期，陰道、小陰唇、會陰和肛門周圍等處會長出淺咖啡色的小疣。而且患部會癢會痛，若是用手搔癢患部，就會將病毒散布到身體其他部位。

原因　感染HPV（Human Papilloma Virus）而誘發此疾病。依據病毒種

類的不同，也有可能是引發子宮頸癌（P139）的原因之一。

治療　雖然尖頭濕疣能夠自然痊癒，不過一般會施以電燒灼法、雷射去除法、外科切除、冷凍療法、放射線治療和制癌劑軟膏等方式進行治療。至於要使用何種治療法，需視疣長出的部位和範圍等判斷。

總之，要花費相當長的時間與耐心，務必配合醫師處方，一直治療到疣完全消失為止。

良心建議　HPV大約有七十種類型，其中有幾種被認為是誘發子宮頸癌的病因。所以，就算只發現長出一個疣，也要聯想到是否罹患子宮頸癌，迅速前往醫院檢查。

依據疣長出的部位與範圍，有時會不太容易消除，這麼一來，治療時間就會拉長。

此外，性行為時，就算對方戴上保險套，還是有感染的可能，所以直到疣完全消除之前，務必嚴禁性行為。總之，只要任何部位接觸到疣，對方就有可能被感染，因此務必獲得醫生許可才能開始性行為。

陰道滴蟲症

是什麼樣的疾病？　所謂「陰道滴蟲症」，是指陰道會分泌黃綠色帶有強烈臭味的白帶，有時陰部、外陰部等處還會出現發癢、發炎的症狀。隨著性病逐漸低齡化，陰道滴蟲症已經成為從年輕到中高年婦女都有可能罹患的疾病。

症狀　一旦被感染後，過了幾天會分泌呈泡狀、黃綠色且有強烈臭味的白帶。因為白帶分泌量頗多，內褲立刻就會髒污。然後因白帶分泌物的接觸刺激，陰部與外陰部會奇癢無比。由於症狀蠻明顯的，所以比較容易在早期被發現。相反地，若是男性的尿道與膀胱感染滴蟲症的話，就幾乎沒有任何明顯症狀。

原因　陰道滴蟲症是藉由性行為感染滴蟲而引發的疾病，可用顯微鏡篩檢白帶分泌物診斷。

治療　必須和另一半一起服用抗原蟲（滴蟲）劑Flagyl治療，持續服用約十～十四天。

此外，為了抑制陰道發炎，也可搭配使用陰道錠治療。但是此種藥物會與酒精類飲料相互起作用，於是，患者就會出現暈眩和嘔吐等副作用，因此治療期間嚴禁飲用酒精性飲料。

良心建議　陰道滴蟲症是屬於男女間會反覆互相感染的性病，也就是所謂的「乒乓感染」型疾病。但是因為男性比較沒有什麼明顯症的狀，所以常會發生男性拒絕一同接受治療的病例。

然而，就算只有女伴進行治療，只要發生性行為就會再度感染。而陰道滴蟲症一旦復發，女性陰道炎就會轉為慢性化，男性則會併發前列腺炎。建議和對方好好溝通，務必請另一半一起接受治療。

念珠菌陰道炎

是什麼樣的疾病？ 所謂「念珠菌陰道炎」，就是一種稱爲念珠菌的眞菌（黴菌的一種）在陰道內繁殖發炎。大部分原因是長期服用抗生素使得眞菌增多而引起的，經由性行爲罹病的病例比較少。

症狀 念珠菌陰道炎患者會分泌像是豆腐或是乳酪般白色乾乾的白帶分泌物，造成陰道內和外陰部因爲發炎而奇癢無比，同時外陰部也會發紅，然後誘發外念珠菌陰道炎。

原因 這是一種稱爲Candida Albicans（眞菌）在陰道內繁殖所引起的。念珠菌是一種寄生於皮膚、口腔和性器官等處的常在菌。當身體的抵抗力降低、懷孕、長期服用抗生素，或是過度清洗陰道內部時，念珠菌就會繁殖而引起發炎。

患者以沒有性經驗的女性、小孩，或是高齡的婦女居多。假如是經由性行爲感染，主要的感染源也多爲女性。

治療 可用顯微鏡篩檢和檢查白帶分泌物等方式，來診斷是否罹患念珠菌陰道炎。若是反應呈陽性，就必須使用抗眞菌性陰道錠和內服藥進行治療。

當外陰部發炎時，可塗抹含抗眞菌性軟膏或是藥用乳霜等，約一周或是十天左右可完全治癒。

良心建議 由於念珠菌陰道炎是一種容易復發的婦科疾病，因此耐心接受治療直到完全根除是非常重要的。

如果是經由性行爲感染的話，另一半若是沒有一起接受治療，有很大的可能會不斷反覆發作。此外，就算不是因爲感染，但是長期服用抗生素或是過度疲勞、抵抗力降低時，也會導致念珠菌繁殖。這時除了必須控制性行爲，同時也需注意不要過度清潔陰道。

梅毒

是什麼樣的疾病？ 梅毒是性病中最廣爲人知的一種疾病，若是不加以妥善治療，患者便會歷經下述的發病過程。

症狀 **第一期梅毒：**感染部位會在三周的潛伏期間長出硬硬的腫瘡，然後漸漸發展成潰瘍（硬性下疳）。接吻受感染的部位爲口部，若是經由性行爲感染的話，被感染的部位就是性器官。因爲沒有明顯疼痛容易疏忽。

第二期梅毒：感染後三個月全身會開始出現玫瑰花瓣般的玫瑰疹，其他還有如紅豆和大豆般大小的丘疹、乾癬、脫毛等症狀。患者大多都在此階段發現並開始進行治療。

第三期．四期梅毒：到第二期爲止還不進行治療的話，約三年後皮膚、骨頭、肌肉、內臟等處會如塑

●**HIV抗體檢查** 各醫療保健所設有免費諮詢、檢查（免費．匿名）的預約服務制度。如果經檢查確定罹患愛滋的話，醫療健所會免費介紹相關醫療機構。

膠般地發硬，同時也會影響腦部和神經，出現小兒痲痺和癡呆症等症狀（腦梅毒）。

原因 經由接吻和性行爲感染一種稱爲梅毒螺旋體（Spirochaeta）而引發。

治療 可用盤尼西林系抗生素進行治療。第一、二期的早期梅毒需治療四個星期左右。雖然治癒後不會傳染另一半，但經由驗血方式還是會呈現爲長期「陽性梅毒反應」。過去有很多像是罹患陳舊性梅毒，或是呈現陽性血清反應的產婦沒有主動就醫治療，爲避免延誤病情，請務必前往醫院接受診療。

良心建議 醫學報告指出，感染梅毒的患者同時也容易感染HIV，事實上，約有五〇％HIV感染者同時也是梅毒患者。一旦感染梅毒，建議與另一半一起接受HIV抗體檢查。若在懷孕期間感染梅毒卻不知情的話，新生兒恐怕會罹患先天性梅毒。

其他性病

	是什麼樣的疾病？	原因與治療法等
陰蝨	陰蝨體長約一～四公釐，為大爪的昆蟲。雖然主要是經由性行為感染，但是藉由毛毯和毛巾等媒介物也會感染。一旦感染陰蝨就會鑽進陰毛，咬啃皮膚造成外陰部紅腫、發癢。	陰蝨寄生於陰毛，啃咬皮膚造成出血，一經啃咬就會出現紅色斑點和丘疹以及劇烈發癢等症狀。治療方面，需先剃掉陰毛，塗上住美齡（Sumithrin）後間隔三～四天再洗淨。雖然有陣子消聲匿跡，但近年來的罹患率有再度增加的趨勢。陰蝨是一種會互相傳染的昆蟲，其他還有疥癬蟲（Sarcoptes Scabiei），這種蝨子會寄生於皮膚，引發的疾病稱為疥癬。
成人T細胞白血病	淋巴球的T細胞產生異變的疾病。由於主要患者多為四十歲以上的成人，因此病名加上了「成人」的字眼。除了經由性行為感染外，也會藉由母乳或是輸血等途徑感染。	患者多為40歲以上的成年人，病因是感染一種稱為T細胞白血病病毒的反轉錄病毒（Retrovirus）。大部分患者都在50歲以後才會出現明顯症狀，例如腰痛等不定愁訴症狀、出血傾向等。依症狀不同可大致分為急性、慢性、矛盾型、淋巴腫型等。 依類型的不同也會使用抗癌劑進行治療。
B．C型肝炎	在感染B型肝炎病毒而引發急性肝炎之後，如果沒有因此而產生抗體的話，就會轉變成慢性肝炎。體內沒有抗體的人，在懷孕時或是經由產道感染的機率會變高。另外也需注意C型肝炎。	經由血液和精液等體液感染B型肝炎病毒。雖然有人不會發病，但是一旦發病就會引發猛暴性肝炎，可以使用血清免疫球蛋白（Gamma Globulin）等治療肝炎。可接種B型肝炎疫苗預防感染。 雖然病例不是很多，但經由血液也有可能會感染C型肝炎，例如有出血的性行為等也有可能感染。
黴漿菌肺炎	衆所周知此項疾病是因為病原體感染而引發子宮頸炎。和披衣菌感染一樣，沒有什麼明顯症狀，通常感染源為女性。	感染一種稱為Mycoplasma的病原體，而誘發子宮頸炎。初期幾乎沒有什麼症狀，雖然男性會出現尿道炎症狀，但是因為很難檢驗出病原體，所以難診斷出來，當然相對的也需要花費相當長的治療時間。
軟性下疳	由於感染Haemophilus ducreyi（軟性下疳菌）而引起的。一旦感染就會出現潰瘍與疼痛等症狀。近年來幾乎沒有看到有什麼病歷發生。	經歷兩天至一周的潛伏期後，女性的陰唇和陰前庭會出現如大豆般大小的潰瘍。潰瘍表面有膿胞，也會伴隨劇烈疼痛。同時潰瘍中含有的Haemophilus Ducreyi會隨著分泌物一起擴散至周圍。治療方面，可服用Sulfa藥劑，或是在潰瘍患部塗抹軟膏。

●**疥癬** 因爲感染疥癬蟲而引發的疾病，然後再經由直接傳染，或是寢具等媒介物傳染。寄生部位不限於陰部，其他如腹部、腋下等部位也會出現劇烈發癢和丘疹等症狀。

愛滋病（AIDS）

是什麼樣的疾病？　愛滋病（AIDS）又被稱爲「後天免疫不全症候群」，是由於感染HIV病毒所引發的疾病。顧名思義，是一種身體免疫力明顯下降而引發的症狀，屬於重大疾病。

因爲愛滋病的潛伏期可長達十年之久，所以一旦感染者在不知情的情況下還是繼續性行爲的話，擴大感染範圍。感染到病發爲止的這段時期就稱爲「HIV帶原者」。

近十多年來可發現全世界因性行爲而感染愛滋的患者，以令人驚異地速度增至四千萬人以上。甚至因爲性經驗日趨低齡化的關係，年輕人感染愛滋的人數也急速上升。

症狀　從感染起的一～三周會出現頭痛和輕微發燒等，並不算是很嚴重的症狀，約七〇～八〇%的患者會出現頭痛和發高燒等，類似流行感冒症狀。若是在這時期懷疑自己感染HIV而進行檢查，不但無法判斷是否爲陽性，而且這些症狀一～二周就會消失，因此大部分患者都會疏忽（感染後約六～八周後，才能正確判定是否感染HIV）。

之後十～十五年間不會出現任何症狀，身體會產生抗體，造成抑制病症發生的T淋巴球急遽減少，最後引發愛滋。

患者一旦發病，就會出現肺囊蟲肺炎（Carinii）、巨細胞病毒感染症（Cytomegalovirus）、化膿性細菌感染症，食道、氣管、肺、口腔等念珠菌症與弓漿蟲腦炎（Toxoplasma）、卡波西氏肉瘤等機會感染，也會使腦部功能受損，例如癡呆症（HIV腦症）等。

雖然發病症狀多爲肺囊蟲肺炎（Carinii），但是也有不少案例因爲無法確認是否感染HIV，而因此無法正確診斷。

如何預防母子感染HIV

母子感染愛滋病的機率約為三〇%，感染途徑分為①子宮內感染；②分娩時經由產道感染；③產後母乳感染等三種。其中以懷孕三十五周以後，由於子宮收縮造成母體血液容易流入胎兒一方時開始，到分娩時為止感染的可能性為最高。

這種病例若在日本，大部分的情形會於三十五周之前採用剖腹產方式。在美國則是會給予反轉錄脢抑制劑（AZT），研究結果顯示可以確切地降低感染率，因此對於感染HIV的孕婦，鼓勵給予AZT藥物來預防。

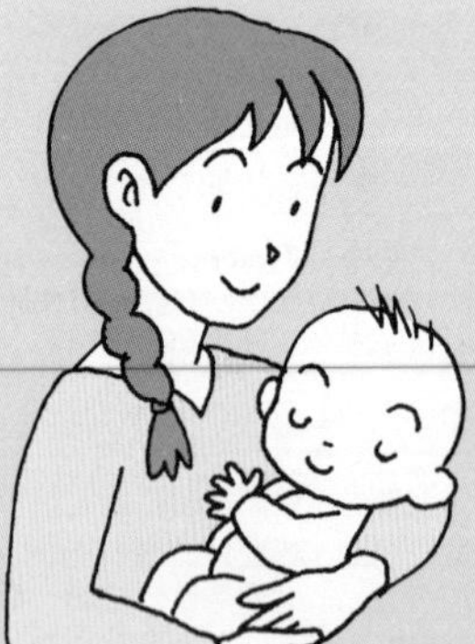

●**機會感染**　是指免疫力降低就會引發感染的意思。一旦愛滋病發，免疫力便會急遽降低，即使看似無害的微生物一增加都會引發疾病。

原因　ＨＩＶ病毒是藉由血液、精液、陰道分泌物、淋巴液等體液感染。也有因爲施打毒品和興奮劑等感染，但比例最高的感染途徑還是經由性行爲。

治療　雖然愛滋病曾經被稱爲「世紀不治之症」，不過現在已經研究出延遲發病的藥劑，治療方法已經往前躍進一大步。一九七七年強力抗ＨＩＶ藥Protease抑制藥通過認可，以此藥物搭配兩種反轉錄脢抑制劑等三劑併用療法來治療ＨＩＶ患者，可抑制免疫力降低，明顯降低機會感染的發病頻率。

然而，不知道自己已經感染ＨＩＶ的患者則會因延遲治療而爆發愛滋病。由於新藥已經獲得認可，接受篩檢獲得早期治療的患者，與沒有接受檢查的感染者，兩者的病況會呈兩極化發展。

如果擔心自己遭受感染的話，就應該立即接受診療，早期發現早期治療才是最重要的。

HIV帶原者與愛滋患者的逐年變化表（日本境內）

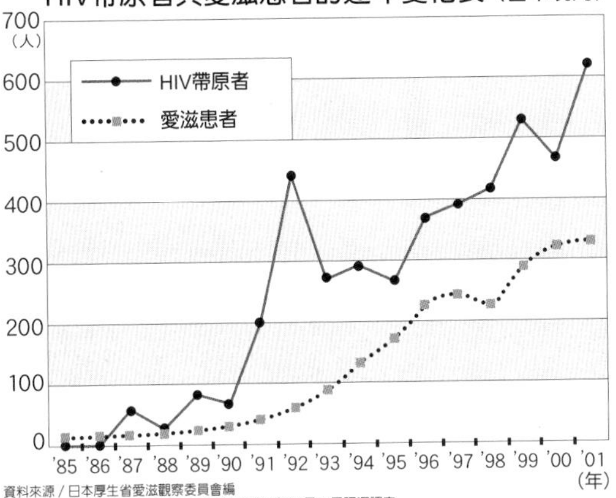

資料來源／日本厚生省愛滋觀察委員會編
HIV／AIDS SABERANS年報 平成13年12月31日現況調查

良心建議　「血液」是最容易感染ＨＩＶ的途徑。口交、肛交之所以容易感染的理由，是因爲肛門容易受傷出血的緣故。此外，經由其他性病感染時，由於黏膜組織十分脆弱，因此容易感染。

附帶一提，感染披衣菌的患者感染ＨＩＶ的機率爲三～四倍，而感染梅毒的患者則有兩倍甚至以上的感染機率。雖然戴保險套可以預防，但是口交、肛交等危險性行爲還是要避免。由於大部分的愛滋患者不易察覺自己已經罹病，因此屬於高危險群的人一定要積極接受篩檢（Ｐ124解說）。萬一感染的話，務必前往專門醫院治療。

關於愛滋病的正確觀念

與B型肝炎等疾病相較，ＨＩＶ的感染力相當弱，由日常生活的感染機會實在很少，像是接吻和咳嗽、打噴嚏、抓電車吊環、洗手間的馬桶座墊等並不會傳染，就算一起吃飯、一起洗澡和游泳也不必擔心。

不過有一項必須特別注意，就是千萬不能和患者使用同一把刮鬍刀，或是徒手拿沾了患者血液的生理用品等。若是平日能多加留意就不會有問題。對愛滋病的瞭解越正確，就越能避免對感染者產生偏見。

女性特有的癌症

能夠定期到婦產科檢查是否罹患女性特有癌症固然是最理想的狀況，不過就算已出現徵兆才就醫也不嫌晚。若是日後希望懷孕的女性，最好事先和醫師商量治療方式。（關於癌症請參照P416）

乳癌

需注意的年齡層　10歲　20歲　30歲　40歲　50歲　60歲　70歲

是什麼樣的疾病？　「乳癌」是發生於乳房內乳腺的上皮細胞癌症。

乳腺構造分爲分泌乳汁的「小葉」與運送乳汁的「乳管」（P115圖），乳癌大部分是由乳管所引起的「乳管癌」，只有約五％是由小葉發生的「小葉癌」。

癌細胞經由乳管和小葉蔓延至周圍組織稱爲「浸潤癌」；雖然沒有向外蔓延而是滯留於內部的則稱爲「非浸潤癌」（原位癌）；但若是病灶出現硬塊的話，主要還是屬於「浸潤癌」。

此外，還有乳頭出現潰爛症狀的畸形性骨炎（Paget）（P486），以及乳房紅腫發炎的發炎性乳癌等。

容易罹患的人　容易罹患乳癌的人，可大致分爲以下四種：

①不到十二歲來初經（初潮），而且在五十五歲以後才停經（有月經的時間比一般女性要來得長）的女性。

②三十歲以上未婚，以及第一次生產年齡爲三十歲以上（包括未生產的女性）。

③過胖者（肥胖指數一・二以上，尤其是停經後才過胖的女性）。

④母親或是姊妹等近親曾罹患乳癌的女性。

原因　乳癌發生原因分爲遺傳與環境兩大因素。雖然癌症不會遺傳，但容易罹癌體質是會遺傳的。

所謂「環境因素」是指需重視飲食和生活方式。雌激素爲女性賀爾蒙的一種，被認爲與癌細胞增殖有關，一般認爲女性體內形成雌激素的期間（尤其是到初次生產前爲止）與乳癌的發生有關，而過胖也是因爲雌激素刺激脂肪組織而造成的。

癌的形成與症狀　大部分的女性都是在觸摸到硬塊之後才發現自己罹患乳癌。依癌細胞的性質不同，硬塊的硬度與性質也會各有不同，因此千萬要前往醫院檢查，不要妄加判斷。

除了會出現不明硬塊之外，還會從乳頭分泌含血的分泌物，以及乳頭、乳暈凹陷，乳頭、乳房變形等明顯症狀。

發生癌浸潤之後，乳房表面會形成如酒窩般的凹陷、潰瘍、出血、分泌物有臭味等症狀。所謂浸潤就

●**過胖指數1.2以上**　這是指體重（公斤）除以〔22×身高（公尺）×身高（公尺）〕，結果爲1.2倍以上的體重狀態。

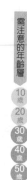

乳癌的形成與治療

・關於治療法的詳細說明，請參照P132~133

	形成階段（手術前的診斷）	治療法
0期	・此階段癌細胞還滯留於小葉中，屬於非常早期的癌症（非浸潤癌；原位癌）。	・切除部分乳房和腋下淋巴或乳房全部切除。 ・不需要切除淋巴結。 ・不需要進行賀爾蒙或化學治療。 ・五年存活率→100%、十年存活率→95～97%
I期	・硬塊大約兩公分以下，且還沒轉移到腋下淋巴結，為早期乳癌。	・切除部分乳房和腋下淋巴或改良式根除性乳房切除。 ・於手術後進行賀爾蒙和化學治療。 ・五年存活率→92～98%、十年存活率→85～92%
IIA期	・硬塊大約兩公分以下，已經轉移到腋下淋巴結（不過是那種一摸就會動的硬塊）。	・部分乳房切除加腋部淋巴切除手術，或是改良式根除性乳房切除術。 ・進行賀爾蒙或化學治療。
IIB期	・硬塊約2.1～5公分，已經轉移到腋下淋巴結（不過是那種一摸會動的硬塊）。 ・硬塊約5.1公分以上還沒轉移到腋下淋巴結。	・改良式根治性乳房切除術。 ・進行賀爾蒙或化學治療。
IIIA期	・硬塊大約5.1公分以上，已經轉移到腋下淋巴結（不過是那種一摸會動的硬塊）。 ・無關乎硬塊大小，已經轉移到腋下淋巴結（就算摸也不會動的硬塊）。	・胸大肌保留，或是標準根除性乳房切除術。 ・進行賀爾蒙或化學治療和放射線治療等。
IIIB期	・無關乎硬塊大小，硬塊會擴散至肋骨與肋骨之間的肌肉，皮膚紅腫，皮膚遭硬塊浸潤形成潰瘍。 ・無關乎硬塊大小，會移轉至鎖骨上或是胸骨周圍的淋巴結。	・胸大肌保留，或是標準根除性乳房切除術。有時候也會施以擴大乳房切除術。 ・手術前後施以賀爾蒙，或化學治療和放射線治療等。 ・有時候不用動手術，只須施以賀爾蒙，或化學治療和放射線治療等。
IV期	・移轉到其他臟器的階段。會移轉到骨骼、肺、肝臟、腦等處。	・以賀爾蒙、化學治療和放射線治療為主。 ・五年存活率→10-25%、十年存活率→2-16%

・五年（十年）存活率＝治療癌後還能生存五年（十年）的比率。

是指皮下淋巴管的組織一旦堵塞，乳房皮膚就會出現紅腫，變成像是橘皮般等症狀。

此外，癌細胞也很容易移轉至淋巴管和血管等部位。乳癌會移轉至淋巴結、骨骼和肺、肝臟等臟器。也有先發現腋下有硬塊（淋巴結轉移），才發現罹患乳癌的例子。

檢診 目前大多以視診或觸診進行乳癌檢查，而且市區鄉鎮衛生單位會定期針對五十歲以上女性提供乳房攝影術（Mammography）（P130）的檢診服務。年過三十歲的女性，最好每年接受一次乳癌篩檢。

乳癌發生部位

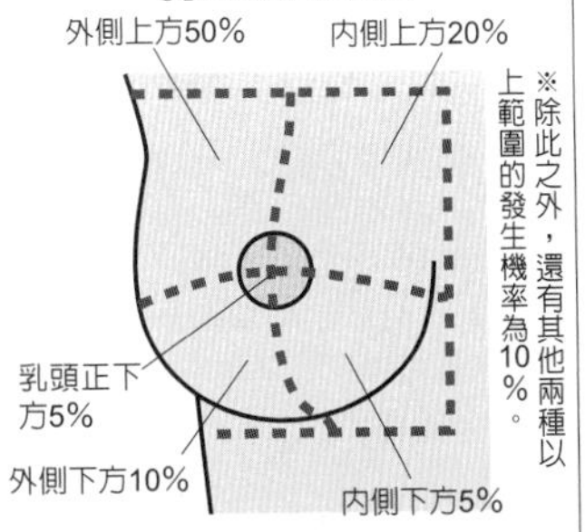

※除此之外，還有其他兩種以上範圍的發生機率為10%。

由於近乳房外側上方的部位和其他部位相比，乳腺分布比較多，因此也相對容易發生乳癌。

●**乳房全部切除術** 雖然是將發生癌那一側的乳房全部切除，但是不會切除腋下淋巴結。
●**擴大乳房切除術** 指含切除鎖骨上方或是胸骨周圍的淋巴結，是標準根除性乳房切除術（P132）。

檢查與診斷

除了問診之外，乳癌還需進行以下檢查予以診斷。

①視診．觸診 首先，脫掉上衣坐著進行視診。醫師會以視診確定是否有乳房僵硬、腫脹、紅腫、潰爛或是乳頭凹陷等症狀。

接下來，可採坐姿或仰躺姿勢進行觸診。手臂呈上舉和下舉狀態，醫師會觸摸乳房各處，仔細檢查有無硬塊。

②乳房攝影術（X光）

「乳房攝影術」（Mammography）是一種乳房專用的X光機。將乳房靠在X光攝影機台，然後用板子固定，從上下與左右斜方攝影。

雖然在拍攝時不會有疼痛感，但是為了方便攝影必須緊壓乳房，好讓乳房變得比較平坦，因此，有些人乳房被夾住的時候，會覺得有點疼痛。

藉由乳房攝影可診斷出硬塊的大小與狀況，連浸潤狀況也能一目瞭

乳癌自我檢查法

乳癌是唯一患部會出現腫瘍症狀，用肉眼就能判斷，自己能夠早期發現的一種癌症。只要能夠早期發現早期治療的話，是種可以治癒的疾病。年過三十的女性，最好每個月都要自我檢查一次乳房是否有不明硬塊。由於當乳腺擴張時比較難檢查，所以檢查最好在月經開始的三~四天後檢查最適合。

洗澡時

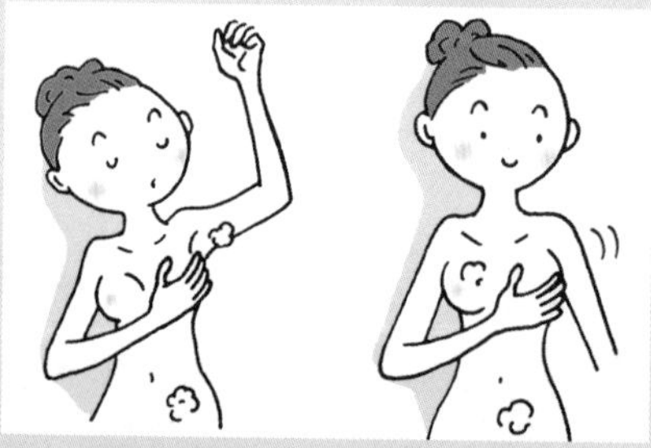

①以手搓揉肥皂起泡，用四根手指的指腹以畫圓方式撫摸整個乳房。

②接著再將手往上舉，同樣以畫圓的方式撫摸乳房。兩邊都要，慢慢做，不要急。

照鏡子

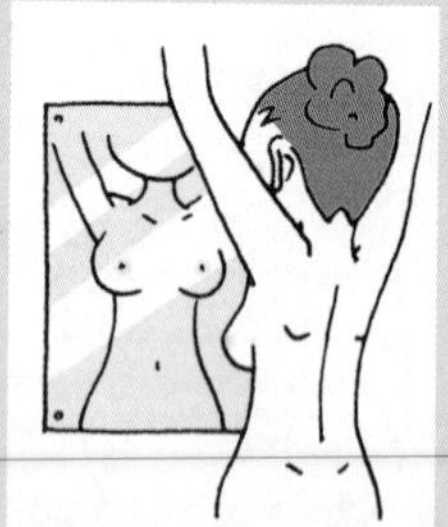

③站在鏡子前，首先雙手下垂，檢查乳房形狀和皮膚顏色的變化是否僵硬，乳頭有無凹陷等。然後再將雙手上舉，重新檢查一次。

試著捏捏乳頭

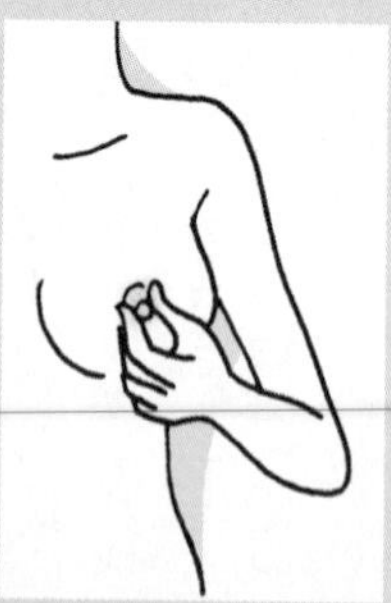

④輕輕地捏捏左右兩邊乳頭，檢查有無分泌物。

錯誤方法

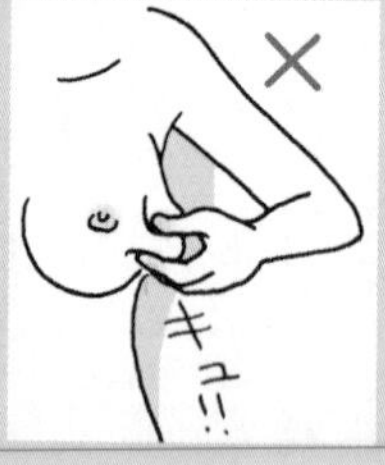

用力抓捏乳房是不正確的方法。

胸部比較大的人

採仰躺姿勢會比較方便檢查。以檢查乳房的另一側手（也就是檢查左乳房就用右手）的四根指腹，觸摸整個乳房和肋骨等部位進行檢查。

然，甚至觸診無法發現的小小病變也能診察得出來。但是因爲年輕女性的乳腺充實，所以照出來的X光片呈現大量白影，有時會因此而難以判斷。

此外，考慮到放射線對身體的影響，大約兩年做一次乳房X光檢查就可以了。如果是懷有身孕的女性，事先一定要告知醫師。

③超音波檢查　使用超音波照射乳房，再將反射回來的反射波（ECHO）予以影像化，這是能看到乳房斷面影像的一種檢查技術。檢查流程爲裸露上半身，在乳房塗抹如果凍般的液體，然後仰躺於超音波機器旁的檢查台上，檢查時可以同步看到影像。

超音波檢查對於硬塊的大小，以及蔓延、浸潤程度等，皆可一目瞭然；就連不太容易察覺的病變也檢查得出來。而且它是一種不像放射線會有曝曬的危險，同時也不會覺得疼痛的檢查。

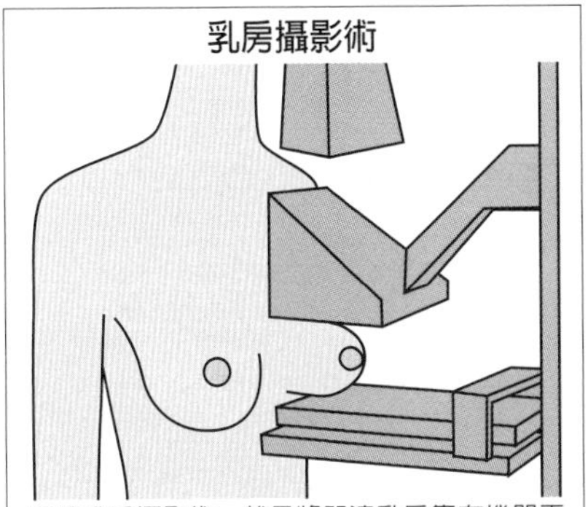

所謂乳房攝影術，就是將單邊乳房靠在機器平台上夾住，壓迫使其呈平坦狀，然後進行X光攝影。有時會因乳房受到壓迫而有疼痛感。

④細針抽吸細胞抹片及粗針切片檢查　以細針頭吸取硬塊的細胞，再用顯微鏡檢查到底是良性還是惡性。這是在進行完一～三項檢查之後，發現有硬塊才進行的程序。

至於檢查的結果會在第五階段確定，如果是第I級的話，可以十分確定爲良性；第II級的話則是沒有發現任何有惡性癥兆的良性；第III級則是雖然有可能是良性，但還不能完全否定不是癌症；第IV級就是強烈懷疑爲癌；最後，第V級就幾乎可確認是癌了。

⑤活組織切片檢查　比細針穿刺細胞抹片，以及粗針切片檢查更確實的檢驗。

在局部麻醉的狀況下，以粗針針頭刺入抽取組織的方法。此外，也有切開皮膚直接切除硬塊的形式。

不管是哪種方法，都要用顯微鏡檢查組織，判斷其爲良性或惡性。最近還有一種「Mammotome」切片檢查，就是以直徑約三公釐左右的針頭抽取組織進行檢測。

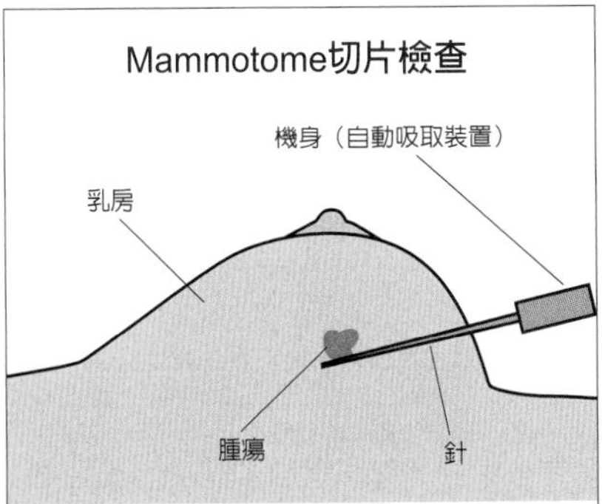

將皮膚切開一小處，然後將針插入硬塊下方，然後由針側面的圓孔吸取組織。

●**細針抽吸細胞抹片及粗針切片檢查**　細針抽吸細胞抹片及粗針切片檢查，是一種驗證是否爲良性細胞還是癌細胞的檢查。雖然很簡單但卻能正確得知硬塊的情況。由於檢查結果也分爲「第I級」、「第II級」等五個階段，很容易和癌症狀況階段搞混，需特別注意。

治療（外科手術）

治療乳癌的方法，最基本的就是施以手術摘除癌細胞。手術後為了預防再度復發，會依個人狀況進行荷爾蒙治療、化學治療和放射線治療等。

手術主要可分為「標準根除性乳房切除術（標準型乳房切除術）」、「改良式根除性乳房切除術（非標準型乳房切除術）」、「部分乳房切除加腋部淋巴切除手術」等三種。

近來依癌細胞大小與擴散狀況，施以乳房放射線療法，將乳房予以保留的病例明顯增加。不妨醫師仔細商談，選擇最適合自己的方式。

▼標準根除性乳房切除術（標準型乳房切除術）

這是將整個乳房與裡面的大胸大肌、小胸大肌和腋下淋巴結等部位予以切除的方法。雖然連癌細胞也一併摘除的方式比較好，但是手術之後肩胛部位與手臂活動情形會變差，同時也會出現腫脹和僵硬等後遺症，必須持續復健。此外，手術後肋骨也會突出。雖然過去大部分都是以這種方法進行治療，但是現在也有癌細胞只會擴及肌肉的情形發生。

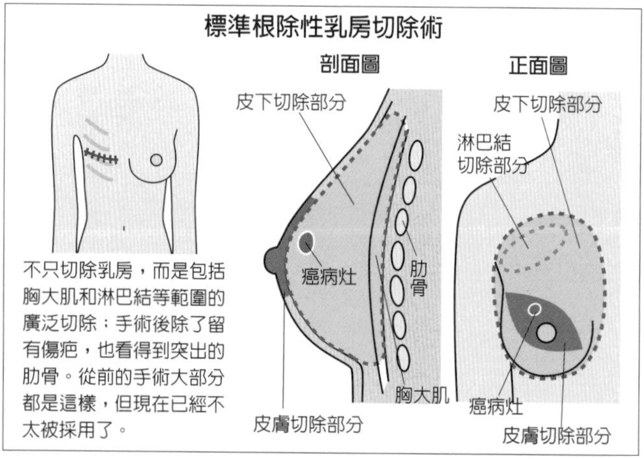

不只切除乳房，而是包括胸大肌和淋巴結等範圍的廣泛切除；手術後除了留有傷疤，也看得到突出的肋骨。從前的手術大部分都是這樣，但現在已經不太被採用了。

為何要施以手術取出淋巴結？

進行乳癌手術切除腋下淋巴結，稱為「淋巴結清除」。雖然這麼做是為了手術後的治療參考，但在取出可能遭癌細胞移轉的淋巴結時，會出現手臂腫脹等後遺症，於是研究出這種能找出最早被癌細胞移轉的淋巴結，只需摘除這部分進行檢查的方法。

期待日後能研究出減少後遺症產生，同時更能符合臨床應用的方法。

▼改良式根除性乳房切除術（非標準型乳房切除術）

這是留下胸大肌，切除整個乳房與腋下淋巴結等部位的方法。目前約有七〇％的乳癌患者接受這種手術。

由於將整個乳房切除的關係，和部分乳房切除加腋部淋巴切除手術比較起來，局部復發的風險較少，

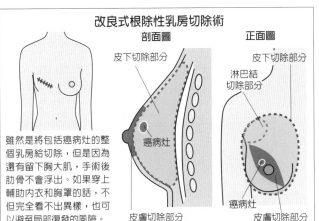

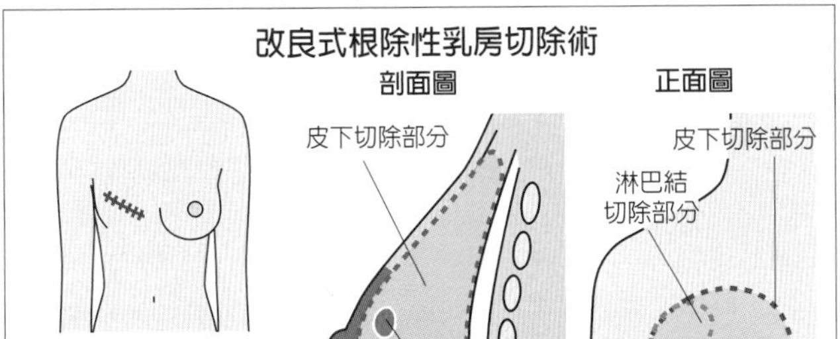

雖然是將包括癌病灶的整個乳房給切除，但是因為還有留下胸大肌，手術後肋骨不會浮出。如果穿上輔助內衣和胸罩的話，不但完全看不出異樣，也可以避免局部復發的風險。

原則上手術後也不需進行放射線治療。

此外，因爲還保留胸大肌，所以肋骨不會浮現出來；如果穿上輔助內衣和胸罩的話，幾乎看不出來乳房已被切除的樣子。但是由於連淋巴腺也切除的關係，因此手臂會出現腫脹或是麻痺等後遺症，有時還會引起某種程度的運動障礙，因此手術後必須進行復健。

▼部分乳房切除加腋部淋巴切除手術

這是切除癌細胞中心的一部分乳房與腋下淋巴結的方法。部分乳房切除加腋部淋巴切除手術，共分爲乳房扇狀部分切除手術、乳房圓狀部分切除手術等方法。

這方法最大的優點就是保留乳房。但是部分乳房切除加腋部淋巴切除手術並不是每種乳癌都適用。選擇部分乳房切除加腋部淋巴切除手術的患者，必須具備「硬塊爲三公分以下」、「沒有向四周擴散的現象」、「癌細胞不會影響乳房其他部分造成多發性癌」等條件。

爲了預防復發，手術後剩下的單側乳房必須照射放射線，視狀況有時必須再動一次手術。

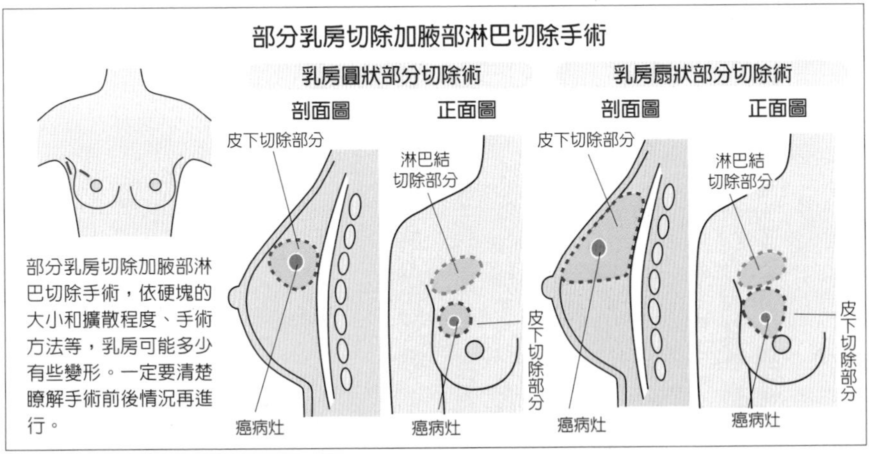

部分乳房切除加腋部淋巴切除手術，依硬塊的大小和擴散程度、手術方法等，乳房可能多少有些變形。一定要清楚瞭解手術前後情況再進行。

・所謂部分乳房切除加腋部淋巴切除手術，是指不切除癌病灶的眞皮。

手術後的復健

施行乳癌手術切除腋下淋巴結，手臂會因此變得不太靈活，還會出現腫脹與痲痺等症狀。而手術後因爲疼痛和肌肉僵直的關係，自然會不想動手臂，但是如果放任不管的話，組織會漸漸變得僵硬，肌力也會慢慢降低，手臂活動也就越來越困難。爲了防止這種情形發生，就要積極進行復健。可於手術翌日開始做比較和緩的復健，然後漸漸地增加次數，動作也跟著加大。

不只住院期間，出院後也要和住院期間一樣，每天復健二～三次，每次以十分鐘爲目標，確實做好每個動作。但若是太用力，或是次數過多，反而會得到反效果。因此切忌逞強或是半途而廢，總之，持之以恆才是最重要的。

雖然依手術方法的不同，每個人的情形也不太一樣，大部分持續一個月左右，手臂就會正常運動，半年後就可以恢復肌力。

手術後的治療

【放射線療法】

顧名思義，「放射線療法」即是以照射放射線來抑制癌細胞增殖與

手術後的復健

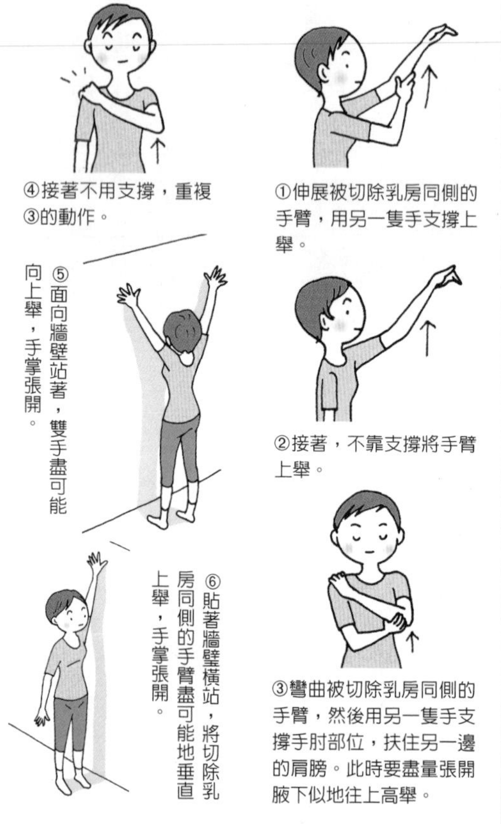
①伸展被切除乳房同側的手臂，用另一隻手支撐上舉。
②接著，不靠支撐將手臂上舉。
③彎曲被切除乳房同側的手臂，然後用另一隻手支撐手肘部位，扶住另一邊的肩膀。此時要盡量張開腋下似地往上高舉。
④接著不用支撐，重複③的動作。
⑤面向牆壁站著，雙手盡可能向上舉，手掌張開。
⑥貼著牆壁橫站，將切除乳房同側的手臂盡可能地垂直上舉，手掌張開。

※這樣的運動最適合手術後7～10天進行。

改善乳癌手術後的淋巴浮腫

一旦施以乳房手術切除腋下淋巴結之後，手臂淋巴液的流通情形就會變得不太順暢，容易因此引起浮腫，稱為「淋巴浮腫」。

藉由復健和按摩，不但可以預防浮腫，同時也有消腫的作用。

晚上睡覺時，可再浮腫的手臂下方加一塊墊子，高度只要能讓手臂位置比心臟稍高即可，就能有效改善浮腫的症狀（P594）。

成長的方法，尤以治療乳癌方面特別有效。

乳房放射線療法是以放射線照射殘存的乳房，將可能殘留的癌細胞殺死。當醫師判定已成功去除癌細胞組織，就不會再進行治療。原則上此療法不適用於乳房完全摘除的患者，但如果發現癌細胞已轉移至腋下淋巴結的話，便會對未施以手術去除的鎖骨上方和胸骨邊的淋巴結等處，進行放射線治療。

標準的乳房放射線療法是從手術之後二～三周開始，每周進行五～六次的頻率，持續治療五～六周。

乳房放射線療法會產生像是皮膚發紅、色素沉澱，紅腫、食慾不振等輕微副作用，有時會出現乳房變硬、肺部起變化等現象。

【賀爾蒙療法】

乳癌發生原因，約六～七成是由於雌激素（卵胞賀爾蒙）持續增殖的緣故。一旦乳癌細胞中有雌激素接受體（Receptor）與雌激素結合，發出癌細胞增殖的危險信號，即可施以抑制雌激素分泌和產生、抑制其運作的藥物，防止癌細胞增殖。

醫師會檢驗手術切除下來的癌組織，當女性賀爾蒙接受體呈陽性反應時，即可進行乳房放射線療法，若是沒有接受體時，就必須施以化學療法（次項）進行治療。

依賀爾蒙療法種類不同，患者會出現月經異常、嘔吐和食慾不振等類似更年期障礙的副作用；然而，和化學療法相比，副作用顯然輕微許多。但是長時間服用，罹患子宮體癌的機率相對也會升高。

【化學療法（抗癌劑）】

這是一種投以化學治療劑來殺死癌細胞的治療方法。主要用於發現癌細胞已移轉至淋巴結，或是施以賀爾蒙療法控制卻不見成效，復發可能性高的時候使用。

化學療法分爲口服藥物和注射藥物等兩種，也有合併使用數種藥物的方法（多劑綜合療法）。

雖然口服藥物的副作用較少，但是注射藥物則依種類不同，會產生嘔吐、食慾不振、白血球減少和脫毛等副作用。但隨著用藥期間結束，症狀也會跟著消失。

【基因重組新藥】

名爲「搓杜滋美」（Trastuzumab）的基因重組新藥，爲近年來倍受矚目的一種治療方式，可提升患者的存活率達四五％。

以化學治療治療乳癌，無法單純鎖定「壞細胞」攻擊，所有細胞不分好壞全數殺死的後果，就是造成身體重大傷害及強大副作用，而搓杜滋美藉由基因工程製成「人化單株抗體」，可單一對付癌細胞，選擇性作用在ＨＥＲ－２上，以抑制因ＨＥＲ－２過度活躍所導致的腫瘤細胞增生。

但是其副作用包括腹痛、無力、胸痛、冷顫、發燒、頭痛等，以及血管擴張、心跳過快、噁心嘔吐、水腫、關節炎、憂鬱焦慮等。

乳房重建手術

就算乳房切除，但只要穿上輔助內衣，外表根本看不出來。若還是覺得多少有些缺憾的話，可以進行「乳房重建手術」。（P484）

乳房重建大致可分爲兩種，一種是使用矽膠袋；另一種則是從身體其他部位抽取皮膚與脂肪，移殖一部分肌肉的「自體組織重建法」。患者需視乳癌手術和殘留的皮膚與肌肉狀況，還有未被切除的乳房大小與形狀等，選擇任一種方法，或是兩種方法併用均可。

有時乳房重建手術會和乳癌手術同時進行，或是手術後先休息一段時間再做。例如乳暈和乳頭重建，最好手術後隔一年再進行比較好。

①矽膠袋義乳植入法

切開乳癌手術傷口的一部分，將已注入含有生理食鹽水的矽膠袋插入皮下（若是大胸大肌有留下，則插入大胸大肌下），使乳房膨起的手術。

不過，通常爲了防止皮膚過於鬆弛，醫師會先在手術部位插入組織擴張器（Expander），以一～二周的時間慢慢注入生理食鹽水，讓皮膚伸展；之後取出組織擴張器，再插入矽膠。

不管程序如何，這都是一種比較簡單的手術。

②自體組織重建法（廣背自體組織重建法、腹直自體組織重建法）

這是適合接受標準根除性乳房切除術（定型乳房切除術），和不能使用矽膠重建乳房的人可以使用的方法。

爲了保持血液流通順暢，會將背部和腹部的皮膚、脂肪、肌肉等移植到胸部位置。而如果希望讓必要組織安全生長，可以考慮重建形狀良好的乳房。

手術後的定期檢查

動完乳癌手術後，就算術後治療結束也要定期接受檢查。一般檢診

插入人工填充物的方法

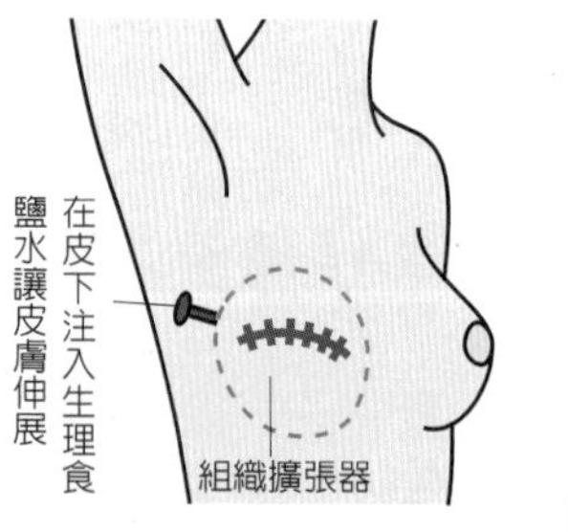

這是在大胸大肌下置入組織擴張器的狀態。若是要讓皮膚能夠充分伸展，可以先取出組織擴張器換上矽膠。

自體組織重建法（廣背自體組織重建法）

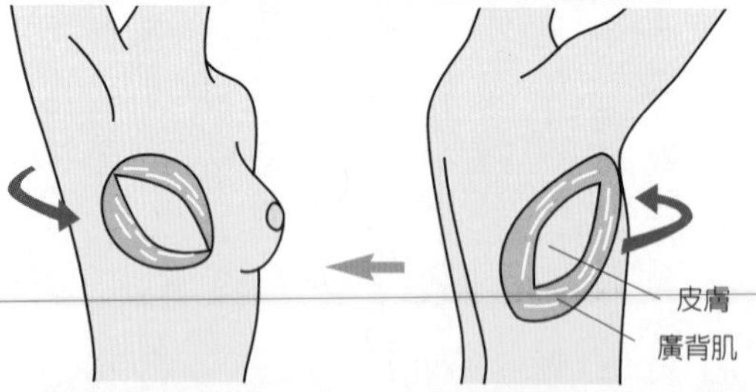

②將拉到前面的皮膚與脂肪、肌肉等移植到乳房位置。由於廣背肌皮組織量比較少，因此要在胸大肌皮下插入矽膠，製造乳房膨起感。

①將切除乳房那側的後背廣背肌與皮膚、脂肪和血管相連接，再移轉到身體前面。

是手術後五年內每三～六月定期檢查一次，之後的十年內，每年要檢查一次，檢查內容爲視診、觸診和驗血等。

還有，爲了檢查癌細胞是否移轉到其他臟器，每隔半年、一年，要進行一次肺部X光和肝臟等超音波（ECHO），此外還有接受移轉至骨骼的骨骼Scintigraphy X光（核子掃描）等各種檢查。

若是單側乳房罹癌的患者，就有可能屬於容易罹患乳癌的體質。因此，每個月務必要自我檢查一次另一側乳房，以及定期接受超音波等檢查，如此才是確保自我健康的不二法門。

手術後，傷口部分的脂肪和周圍組織會一時發炎引起纖維化，會有點硬硬的感覺。不用太擔心，立即就醫。

良心建議　乳癌只要早期切除接受適當治療，是種治癒性極高的疾病。

此外，就算再度復發或是移轉，只要服用抗癌劑和賀爾蒙藥、放射線治療等方法抑制癌細胞，存活的機率越來越多。

雖然手術是最基本的治療方法，但是視病況不同，手術方法和治療方法也不一樣。由於只要是女性都很排斥乳房動刀，因此要仔細聽從醫師說明，讓自己眞的能夠完全接受醫師所提的治療方式。

如果醫師的說明不夠清楚，或是無法選擇自己希望的手術方式，不妨前往另一家醫院諮詢「第二意見」（Second Opinion）（P421）。千萬別因爲只是想保住乳房，而走訪多家醫院求診，若是因此而擔誤病情，那就眞的是因小失大了。總之就是綜合兩位以上醫師的意見，然後再評估自己的狀況。

接受乳房切除手術之後，難免會因爲外表的變化而使得精神受到打擊，加上擔心癌症會不會復發的壓力，心理方面會非常難以調適。

此時千萬別逞強，與其獨自默默承受心理壓力，倒不如和家人一起度過這段生理、心理上的適應期，務必使自己堅強起來，讓時間治癒一切。

現在的乳房重建技術十分進步，可以做出形狀十分自然的乳房。因此千萬不要悲觀，發現疾病一定要勇敢接受治療。

給另一半和家人的建議　對於接受乳房切除手術的婦女而言，手術後耐心接受治療是非常重要的，同時她們也希望精神方面能早日安定下來，因此非常需要另一半與家人的支持與鼓勵。請盡可能以最自然的態度面對，並適時給予病患安慰與鼓勵，雖然如此，但是也不需要太過小心翼翼，這樣反而不自然。

乳房切除手術雖然不致於影響到性生活，但是因爲考慮到懷孕、生產，以及復發的危險性，關於這方面的問題，還是要詳細詢問主治醫師的意見。

子宮癌

子宮頸癌高居癌症排行榜 近來罹患子宮體癌的婦女也有增加趨勢

「子宮癌」是包覆於宛如袋狀臟器的子宮內側上皮細胞病變，所引發的癌症，占女性生殖器癌中比例最高。

依發生部位不同，子宮癌又分爲兩種：發生於子宮入口附近的子宮頸部的「子宮頸癌」，以及發生於子宮裡體部粘膜的「子宮體癌」。

目前，子宮頸癌是女性罹患比例最高的癌症之一，約占子宮癌的八〇%。但是近二十年來，歐美各國罹患子宮體癌的患者居多，我國也有逐年增加的趨勢。

這兩種子宮癌的病因與治療方式完全不同，因此不能混爲一談。

罹癌年齡沒有設限 十到八十歲的女性都要注意

目前各地方醫療機構所進行群體子宮頸癌篩檢的對象爲三十歲以上的女性。此外，子宮體癌的篩檢，一般都是以五十歲以上，或是停經後的女性爲對象。

但子宮頸癌的罹病年齡爲二十歲起，子宮體癌則是從四十歲開始。因此，高齡婦女只要還有子宮，就有發病的可能。所以就算沒有明顯症狀，最好還是一年檢診一次，早期治療早期發現，才是對抗癌症的最好方法。

子宮癌發病的部位

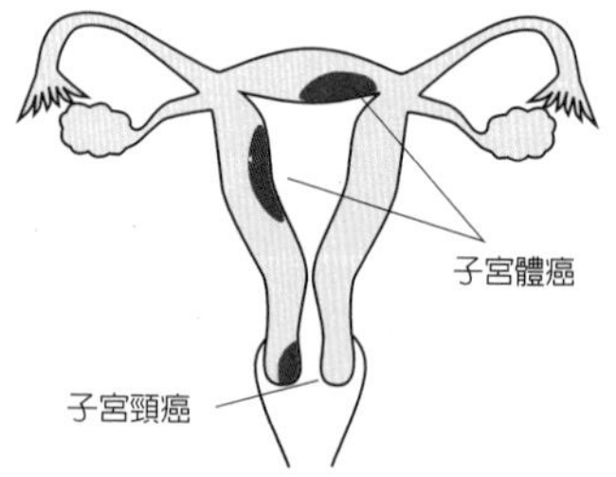

發生於子宮入口附近的子宮頸部的「子宮頸癌」，和發生於子宮裡體部粘膜的「子宮體癌」。

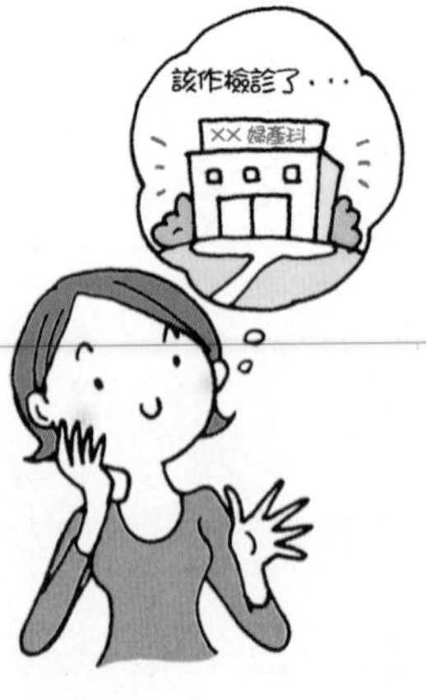

如何預防與早期發現子宮癌

①不管有沒有性經驗，只要有子宮都有可能致癌。
②只要身為女性，就必須弄清楚子宮頸癌與子宮體癌有何不同，並具備充分瞭解其特徵的正確知識。
③子宮癌的罹病年齡沒有高低之分，只要是有子宮的女性，都有可能罹患。
④千萬不要覺得看婦產科是什麼丟臉的事，就算沒有發覺異狀，也務必每年都要安排一次檢診。

子宮頸癌

需注意的年齡層 10歲 20歲 30歲 40歲 50歲 60歲 70歲

是什麼樣的疾病？ 所謂「子宮頸癌」，就是子宮頸部（入口附近）的黏膜發生病變的癌症。

由於團體健康檢查與個人定期健康檢查的觀念日益普及，使得初期發現的病例有顯著增加，約有三○～四○%的患者都是初期階段就被發現。因此，子宮頸癌是所有癌症中，唯一因爲檢診而能夠有效降低死亡率的一種癌症。

此外，由於子宮頸癌的治癒率高，所以若能在形成期的零期（癌細胞還滯留於上皮內的狀態）就發現的話，立即進行治療，就能有百分之百完全治癒的機會。（P141）

容易罹患的人 雖然二十歲的女性罹患比例逐漸增加，但子宮頸癌大多還是好發於四十～五十歲的婦女。此外，子宮頸癌和有沒有性經驗也有很大關係，沒有性經驗的女性，可以說是幾乎不會罹患此疾病。而就算是十幾歲的年輕女孩，一旦有性經驗就有可能罹患。因此最近二十歲的女性朋友罹患子宮頸癌的比例，有越來越增加的趨勢。

至於誘發子宮頸癌的危險病因，列舉如下：

①年輕時（十五歲以前）就已經有性經驗。

②具有多重性伴侶（不僅是女性本身，也包括男性有多位性伴侶的情況）。

③分娩次數多。

④性伴侶還留有包皮（陰莖的龜頭還有一層外皮包覆著）。

⑤性行爲前沒有沐浴或是淋浴等，保持清潔的習慣。

就算不是由於以上幾項原因，只要是還有子宮的女性，都有可能罹患子宮頸癌。

原因 雖然誘發子宮頸癌的原因目前還不是很清楚，但是近年來發現因性行爲而感染Papilloma（乳突）病毒，然後誘發子宮頸癌。這種病毒有很多種類型，其中有幾種被認爲是造成子宮頸癌的相關病因。這些病毒會潛伏於男性的性器官內，藉由性行爲的時候，感染子宮入口附近的細胞，而誘發子宮頸癌。

癌的形成與症狀 依據各階段的情形不同，共分爲從零期到Ⅳ期等階段（P141）。

零期的子宮頸癌幾乎沒有什麼明顯症狀。但是由於子宮頸癌的發作部位是在陰道最裡面，因此在性行爲之後會有出血（接觸性出血）症狀，必須注意。無論如何一定要記住，之所以會有接觸性出血，一定是有什麼原因引起的，只要發現異狀一定要立刻前往婦產科就醫。

還有，若是分泌有混著血液的白帶、茶褐色的白帶，或是發現經期外還有不明出血症狀的話，請盡可能早點前往婦產科接受診療。

治療方式 請參照P141～146。

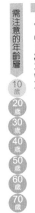

檢診　目前子宮頸癌的檢診方式，有地區醫療機關所舉辦的免費團體健診和企業的定期健診，以及免費醫療諮詢等。免費團體健診多以三十歲以上的女性爲主要對象。

有鑑於越來越多的年輕女性罹患子宮頸癌，如果直到團體健診才發現那就太遲了。因此建議很早就開始有性經驗以及同時擁有多位性伴侶的女性，不論年齡大小，就算是要自己負擔費用，也要安排定期接受檢查。

受診的小秘訣　檢診最重要的就是在接受第一次檢診之後，隔半年就要再檢查一次，這麼做是爲了預防沒有察覺到初期癌症，若是遲了一年才發現就太晚了。就算第一次沒有察覺，只要過了半年再次檢診時發現都還來得及。

之後就是每一兩年檢診一次就可以了。由於必須參考之前的檢診結果，所以請盡可能在同一家醫院接受檢診。

由於停經之後的女性子宮頸會往內縮，因此不太方便抽取細胞做切片檢查，所以往往會有錯失第一時間發現的風險。爲了避免這樣的遺憾發生，找平常固定看診的醫師檢診比較好。

檢診時要避開月事，檢查前三天嚴禁性行爲。

此外，孕婦在產檢時也可以順便進行子宮頸檢診，以確保健康。

檢查與診斷　子宮頸癌的診斷主要是採以下的檢查方式：

①**細胞抹片檢查**　以綿棒或是小刷子採集子宮頸部的細胞，塗在玻璃片上染色。然後用顯微鏡檢查有無癌細胞。這是一種無痛的檢查法。

②**陰道鏡檢查**　利用細胞抹片檢查來發現異常細胞，然後再以陰道鏡（Colposcope）放大五～二十五倍，觀察子宮口粘膜。

③**切片檢查**　利用陰道鏡檢查，若是發現異常，會將那部位的組織切除下來，以顯微鏡進一步檢驗。

④**子宮頸圓錐切除**　若是切片發現罹患早期（零期和I期）癌症時，爲了確認是否眞的罹患早期癌症，會將子宮頸呈圓錐狀切除部分，再以顯微鏡檢查（P146）。

⑤**其他檢查**　爲了檢查癌細胞的形成程度，必要的時候需施以超音波檢查（ECHO）和CT、MRI等畫像診斷。

不可靠的子宮頸癌自我檢查法

早期發現子宮頸癌的方法，有所謂的「自我採取檢體法」。也就是運用健保醫療院所分送檢查用的特殊道具，自己進行細胞抹片檢查（以棉棒等道具採集子宮頸部的細胞）。

由於並非人人都是專業醫護人員，所以一旦採集樣本的部位或是方式不正確，反而沒辦法正確檢驗出是否有癌細胞，因此還是前往醫療機關檢診比較安心。

子宮頸癌的形成與治療法

・關於治療方法的詳細說明，請參照P146～。

	形成階段	主要明顯症狀	治療方法
0期	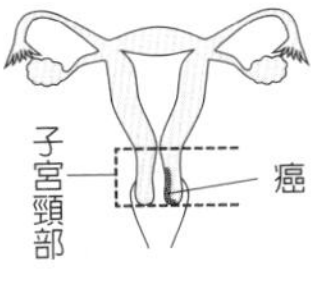 由於是屬於非常初期的癌，因此癌細胞還滯留於上皮。如果為上皮內癌的話，就有移轉的可能。	完全沒有。勉強有的話，就是性行為之後會有點出血症狀。	• 原則上採子宮全部摘除術（單純摘除子宮）。若患者是年輕女性與希望懷孕的女性，可以採用雷射或電燒灼患部的方式，或是將子宮頸部呈圓錐狀切除部分的手術（子宮頸圓錐切除）。 • 五年存活率→施行子宮全摘除術的話，約100%。若以雷射、電燒治療和子宮頸圓錐切除的話，復發機率約5%左右。
I期	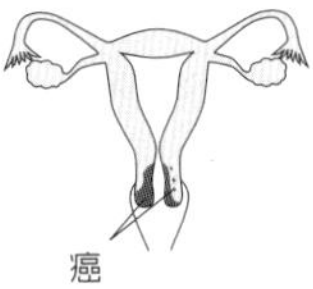 此時癌突破了上皮浸潤到下面的組織（漸漸擴散），不過，還是只滯留在子宮頸內部，並沒有蔓延至周圍的狀態。可分為侵犯較淺（3公釐以內）的Ia期，和比較深的Ib期。 到Ia期為止，還算是早期癌症。	呈粉紅色或是茶褐色的白帶分泌物增加。性行為之後會出血。	• Ia期基本上採子宮全部摘除術（單純摘除子宮，或準廣泛子宮全部摘除）。 • 視Ia期的狀況不同，也會施以子宮頸圓錐切除。 • Ib期則是施以廣泛子宮全摘除術與骨盆淋巴結切除。但不需切除卵巢。 • 也會使用放射性治療，治癒機率高。 • 五年存活率→95%（Ia期則幾乎100%）
II期	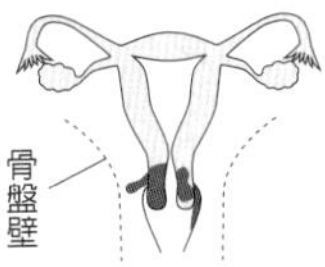 癌細胞由子宮頸部位浸潤至周圍組織的狀態。但是還不到骨盤壁和陰道壁上三分之一的狀態。	與I期同。（呈粉紅色或是茶褐色的白帶分泌物增加。性行為後會出血。）	• 摘除整個子宮，包括周圍組織以及淋巴結、陰道切除（同時進行廣泛子宮全摘除術以及骨盆淋巴結切除）。即便採放射線療法治癒率也和手術一樣。 • 五年存活率→76%。
III期	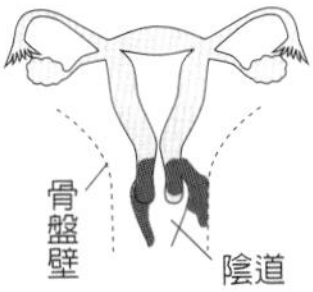 癌細胞擴散至子宮外口，蔓延至骨盤壁。此外，浸潤到陰道壁下三分之一的狀態。	會壓迫到位於骨盤底的神經，因此出現腰痛和腳痛的症狀。 癌細胞一旦浸潤到尿管，就有可能併發尿毒症。	• 無法動手術。只能對患者施以同步放射線治療合併化學治療。 • 五年存活率→50%。
IV期	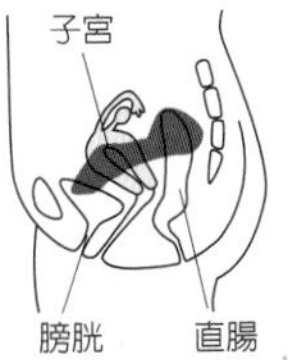 癌細胞浸潤到膀胱和直腸，移轉到肺和肝臟、骨骼等處的狀態。	會排出血尿和血便。同時也有排尿疼痛，以及異常便秘等症狀出現。	• 治癒相當困難，就算治療也只是想辦法拖延時間而已。 • 無法動手術。在以放射線做局部治療的同時，也採用全身性抗癌化學療法。 • 五年存活率→29%。

• 五年存活率＝表示治療癌症後能存活五年的生存機率。

●**尿毒症**　是指腎功能極低，無法從尿液排出的老舊廢物全積存於體內的狀態。

對懷孕・生產的影響　在子宮頸癌初期（到Ia期爲止）的時候，即使動手術還是有可能保留子宮和卵巢，因此在治療期間發生性行爲的話，還是有懷孕的可能，而在治療後也是一樣。因此最好採取避孕措施，等治癒後五～六個月，子宮狀況回復後再懷孕比較好。

當發現癌細胞有增加的趨勢，就必須摘除整個子宮。這時雖然不能再懷孕，但是爲了往後著想，越來越多的女性會考慮保留卵巢。

而在懷孕中的婦女，除了定期接受產檢之外，不妨順便進行子宮頸癌檢查；有越來越多病例都是在這個時期才發現罹患癌症。

由於子宮頸癌會隨著懷孕與胎兒成長而變大，因此爲了達到早期發現早期治療的目的，近年來醫師一般都會在懷孕初期順便進行子宮頸癌篩檢。

良心建議　子宮頸癌主要是受到人類乳突病毒感染，病變和患者的免疫力有相當的關連，然而病患卻常被投以「行爲不檢」的異樣眼光。若是另一半也存有這樣的偏見而無法諒解的話，必須清楚向對方說明：「只要是擁有子宮的女性，都可能感染子宮頸癌」。

至於子宮頸癌的手術，如果是希望將來能夠生育的女性，一定會想保留子宮與卵巢。此外，若是不想再生育以及停經前的婦女，一旦卵巢連同子宮一併摘除之後，更年期障礙就會提早發生（P596）。

不管決定採取哪一種手術，最後還是要以癌的形成狀況來決定手術方式。務必和醫師仔細商量，找尋最適合自己的治療方式。

出院後的生活，會依手術的程度不同而有很大差異。原則上不管是回復日常生活或是回歸職場，都要等到體力完全恢復才行。

出院後的一個月內，最好都能在家靜養。在這段期間千萬不要提重物，或是久站工作，家事方面務必請家人全力協助。職業婦女如果無法向公司請長假的話，至少也要在家休養三周。

至於性生活方面，雖然不會因手術而有所影響，但是在剛做完手術時，仍必須請另一半配合。這是因爲陰道和子宮的傷口需要一～二個月的時間才能完全癒合，所以在這段期間嚴禁性生活。

但就算傷口已經癒合，有些患者擔心性行爲會讓手術傷口綻開，而產生心裡障礙甚至心生畏懼。不妨與另一半溝通，確定情況允許再回復正常性生活。此外，手術後的性生活與癌症復發，兩者其實並無關連，請安心。

從出院當天開始，不妨在沐浴時順便按摩骨盤，讓血液循環順暢。只是要注意別太耗損體力，第一次泡澡的時候千萬不要泡太久，要循序漸進的慢慢延長時間。如果能確實清潔浴缸之後再泡澡的話，就不用擔心傷口感染等問題。

子宮體癌

需注意的年齡層 10歲 20歲 30歲 40歲 50歲 60歲 70歲

是什麼樣的疾病？ 所謂的「子宮體癌」，是指成熟女性的子宮體部內膜會周期性地剝離，並隨著月經排出。而這些內膜就是誘發子宮體癌的病因，稱爲「子宮內膜癌」。

由於飲食習慣越來越西化，油脂攝取過多的結果，使得子宮體癌發生率持續上升，躍居女性癌症第一名，每年約有六百名以上的女性罹患此疾病。肥胖、晚停經和長期使用女性荷爾蒙，以及家族有乳癌病史的女性爲子宮體癌的好發族群，要特別注意。

容易罹患的人 子宮體癌與子宮頸癌的差異在於，沒有月經的話，內膜就無法剝離，因此子宮體癌是停經後的女性最容易罹患的疾病。

子宮體癌的患者平均年齡爲四十五歲到五十多歲的女性，但也有六十歲甚至是更年期後的高齡女性，以及三十多歲的年輕女性罹患的案例。容易罹患的條件與乳癌（P128）頗爲相似。

原因 雖然誘發子宮體癌的真正原因還不是很清楚，但一般認爲它是由於雌激素（卵胞賀爾蒙）持續分泌所引起的。

由卵巢分泌的雌激素會促進隨著經血剝離的子宮內膜再生與增生。此外當排卵發生障礙，而雌激素依舊持續分泌的話，這個持續分泌的動作就會成爲致癌原因。

不過，雖然在閉經後卵巢不會再分泌雌激素，但是這個時候的脂肪細胞會促使卵巢分泌男性賀爾蒙，進而轉化爲雌激素。

而由於過胖者的脂肪細胞比較多，因此由脂肪細胞所製造的雌激素的量，相對的也會比較多，所以，過胖的女性也就比一般女性容易罹患子宮體癌。

癌的形成與症狀 依情形不同，可分爲零期到IV期等階段（P145）。

子宮體癌唯一的明顯症狀就是不正常出血（月經以外出血），與初期子宮頸癌相較，症狀更不明顯是其特徵。

其實約半數以上的初期患者都沒有出血症狀。即使病灶已經成癌，還是有很多病例沒有出血症狀。尤其到了閉經前，會因經期延緩而造成經期紊亂。不正常出血症狀常被誤判爲月經不順，因而造成延誤治療時機的案例相當多。

容易罹患子宮體癌的因素

①閉經前後的女性。
②沒有生育經驗的女性、生產次數少的人（恰與子宮頸癌相反）。
③肥胖、罹患糖尿病、高血壓等疾病的女性。
④月經不順，或是年輕時有排卵障礙和賀爾蒙失調等症狀的女性。
⑤比較晚閉經的女性。
⑥曾患有乳癌的女性。

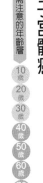

若出現下腹部疼痛、分泌帶有惡臭和混著血與膿的白帶，就表示癌症已經逐漸成形。

治療方式 參照P145～146。

檢診 子宮體癌的檢診多半是以問診方式進行，像是「近半年內有沒有不正常出血」，然而，無出血症狀的人也有罹癌的可能，所以不可掉以輕心。

重要的是，子宮頸癌篩檢是無法替代子宮體癌檢診，因此建議每年應自費檢診一次，尤其是符合「容易罹患子宮體癌的因素」（P143）的女性，更應積極檢診。

最好是在受賀爾蒙影響最少時，也就是月經一結束就進行檢診，檢查前三天嚴禁性行爲。

檢查與診斷 藉由內膜細胞抹片檢查，有九○%的機率可以發現癌細胞。這是採集細胞之後以顯微鏡檢查的方式。

將細管插入子宮採取子宮的內膜細胞，多少會有點疼痛和出血。若是太過疼痛而無法進行檢查的話，可由陰道插入超音波，藉此觀察子宮內部。

醫師在檢查時懷疑罹癌的話，會刮出一些子宮內膜組織（組織診），進行精密檢查。由於檢診時會痛，有時會施以麻醉。

良心建議 首先，就是要注意體重，避免過胖或是體脂肪過高，若是年輕時就有排卵障礙的話，也需留意。一般檢診年齡是從四十五歲開始，若是停經後還有出血症狀的話，要立刻做子宮體癌檢查。

其實，就算摘除子宮也不會男性化，因爲子宮只是裝胎兒的袋子，若不需要的話，摘除也不會有任何影響。

有時爲了防止癌細胞移轉，醫師會建議患者連兩邊卵巢都摘除，因此停經前的婦女會提早出現更年期症狀，只要施以內分泌控制，就能解決。

出院後約一個月內，需要家人協助整理家務。手術後兩個月，一定要得到醫師許可才能開始性生活，這段期間要跟另一半溝通，互相體諒、配合。

有些女性會因爲失去子宮與卵巢而導致身心都受到影響，此時家人的支持就益形重要。

積極面對癌症的挑戰

一旦被診斷出癌症的時候，總會有「要是早點檢查就好了」的悔恨，不過，此時後悔也無濟於事。爲了能夠戰勝病魔，除了瞭解病情之外，也要與醫師討論該接受什麼樣的治療，同時改變不良的生活習慣。

「能微笑以對的人就容易治癒」這是醫師幫助患者對抗病魔的感想。因此，與其充滿負面情緒的自怨自哀，倒不如開朗地面對病情，積極接受治療。此外，病友相互支持、打氣，也能提高治癒率。

子宮體癌的形成狀態與治療法

・關於治療方法的詳細說明，請參照P146～。

	形成階段	主要明顯症狀	治療方法
零期（子宮內膜非典型增生）	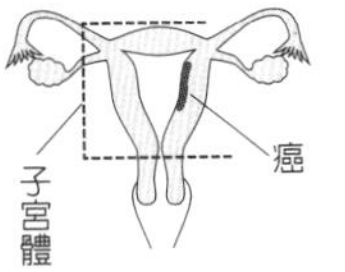 子宮體內膜增生變厚，很難分辨出是否為子宮體癌的異常細胞（呈惡性與良性狀態）活躍的狀態。	不正常出血是唯一的明顯症狀。雖然會有少量出血和分泌茶褐色的白帶，但一般都是無任何症狀。唯有性行為纖後會出血，這點與子宮頸癌不一樣。無故反覆出血、停經為其特徵，但是和停經前後的月經不順有些難以區別。	• 子宮全部摘除術（單純子宮全部摘除術）或是施以賀爾蒙治療。 • 五年存活率→幾乎是百分之百。
I期	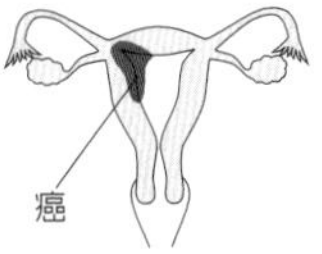 癌還滯留於子宮體部。分為癌還滯留於子宮內膜的Ia期、浸潤到子宮體部肌肉層二分之一的Ib期，還有浸潤子宮體部肌肉層超過二分之一以上的Ic期。	症狀和零期一樣，會有不正常出血或是少量出血，以及分泌茶褐色白帶，但大多數患者都沒有出現任何症狀。莫名其妙地反覆出血、停經是其特徵。這點和停經前後的月經不順，有些難以區別。	• 連同子宮還有容易移轉的兩邊卵巢、輸卵管以及淋巴結等全部摘除。浸潤程度還不是很嚴重時，就不必摘除淋巴結，只需要施以子宮全部摘除術摘除子宮即可。 • 若希望生育的話，視症狀有時也能保留子宮。 • 五年存活率→90～95%。
II期	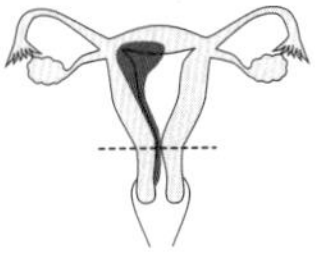 癌已經由子宮體部蔓延至子宮頸的狀態。	症狀與零期相同。但也有部分患者沒有出血症狀。隨著病灶情況惡化會分泌呈粉紅色或是茶褐色，帶有臭味的白帶。	• 摘除子宮與兩邊卵巢、輸卵管的全部摘除術，也會配合淋巴結摘除手術。 • 有時會併用放射線治療和抗癌化學治療。 • 五年存活率→約80%。
III期	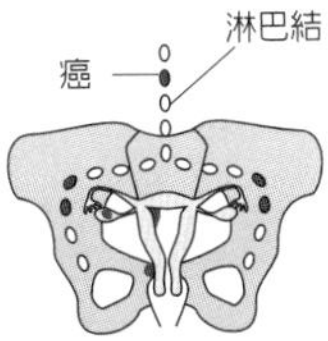 癌已擴散至子宮外，浸潤轉移至骨盤內組織的輸卵管、卵巢、陰道和淋巴結等的狀態。	症狀與II期一樣，帶有惡臭的白帶分泌物會增加。一旦癌蔓延至子宮口，導致子宮內積有血和膿，於是患者就會出現下腹部疼痛、畏寒和發燒等症狀。	• 與治療II期一樣，施以摘除子宮與兩邊卵巢、輸卵管的全摘除手術。有時也會併用放射線治療和抗癌化學治療。 • 五年存活率→50～70%。
IV期	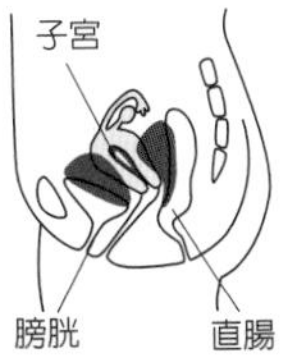 癌已浸潤膀胱與直腸，蔓延至骨盆腔。或蔓延至肺和肝等臟器。	症狀與III期一樣。但隨著病況惡化，體力會急速消耗，變成癌性惡液質（癌的毒素已侵蝕到臟器和神經）的狀態。	• 相當難治癒，醫師會視患者的狀況，併用放射線治療、化學治療，或是手術等方式。 • 五年存活率→20～30%。就算動手術也很難治癒。

• 五年存活率＝表示治療癌症後能存活五年的生存率。

●**子宮內膜非典型增生** 是指子宮內膜細胞異常增生所引起的疾病。為癌症狀況的第零期。

子宮頸癌與子宮體癌的治療法

手術療法

〔針對早期子宮頸癌的患者〕

▼雷射或電燒治療

這是使用雷射或是電燒，燒灼癌組織的手術，適用於零期子宮頸癌的患者。

由於這項療法可以保留子宮，因此，接受治療之後懷孕的機率和正常人一樣，而且不需要擔心會有早產的問題，是很適合年輕女性，以及還沒有生育，或是希望懷孕女性的治療方式。

〔切除一部分的子宮頸〕

▼子宮頸圓錐切除

將子宮頸口含有癌組織的部分，呈圓錐狀切除的手術，適合子宮頸癌零期的治療與診斷。

因為還保有子宮，所以尚有懷孕可能。但是復發的危險性比全部摘除手術高一點。而且因為子宮留有傷口，因此可能導致早產。不過對還想生育的女性而言，採用這個方法比子宮全部摘除手術好。

子宮頸圓錐切除

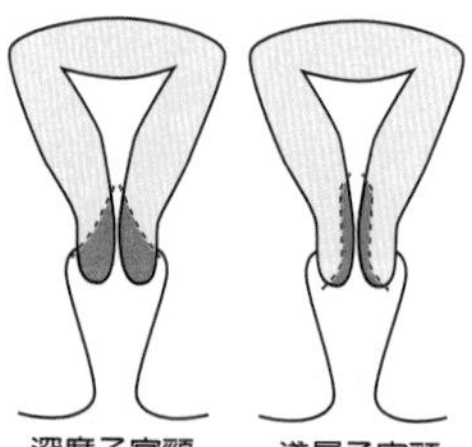

適合子宮頸癌診斷與進行初期治療的患者。依癌浸潤的程度不同，分為深度和淺層兩種切除方式。

〔子宮完全摘除〕

▼單純性子宮切除術

將子宮完全摘除的手術。適合子宮頸癌零期，以及子宮體癌浸潤程度還算淺層的患者。

〔連子宮周圍組織也摘除〕

▼根除性子宮切除術／骨盆淋巴結切除

摘除整個子宮與一部分陰道壁，稱為「根除性子宮切除術」。至於「廣泛子宮全部摘除手術」，則是切除整個子宮和其周圍的韌帶、結合組織與一部分陰道的手術。

就子宮頸癌方面，Ia期是施以根除性子宮切除術，至於Ib期與II期的治療，則是併用廣泛子宮全部摘除手術和骨盆淋巴結切除術兩種。

至於子宮體癌，則可施以根除性子宮切除術、切除兩邊卵巢與輸卵管、淋巴結清除等方式。

手術後遺症　如果是施以單純子宮摘除手術或是根除性子宮切除術，除了沒有月經之外，不需要擔心有後遺症。

廣泛子宮全部摘除手術和骨盆淋巴結切除，則是包括子宮含骨盆腔內予以廣泛切除。

由於骨盆腔內有掌管排尿與排便功能的神經，因此手術之後會有排尿、排便不順，或是便秘等症狀，嚴重的話，甚至會罹患膀胱炎或是腎臟炎。

此外，清除淋巴結會造成淋巴液堆積，導致外陰部和腳浮腫（淋巴水腫）。預防方法是避免久站，還有早上和下午各做一小時的雙腳伸展操。出現淋巴浮腫症狀的時候一定要盡快就醫，遵從醫師的指示，開始做些按摩之類的復建，來幫助消腫。

如果在停經前就摘除兩側卵巢的話，就要詳細詢問醫師關於賀爾蒙補充療法（P608）的相關資訊。治療後若是出現後遺症或是性生活方面有問題，一定要找主治醫師詳談，尋求專業的幫助。

放射線療法

顧名思義，這利用放射線治療來殺死癌細胞的方法。會併用從體外照射下腹部的體外照射法，和從陰道用放射線直接照射癌患部的陰道內照射法。

子宮癌依細胞形狀可分為扁平上皮癌和腺癌，放射線療法適用於占子宮頸癌絕大部分比例的扁平上皮癌，效果比較好。

雖然放射線療法也可用於治療子宮體癌，但是治療效果不如子宮頸癌。

副作用 患者在治療過程中會出現嘔吐、食慾不振、頻尿、血尿、下痢和血便等症狀，此外也容易誘發白血球和血小板減少等骨髓病變。

化學療法

使用抗癌劑治療的方法，適合進行全身治療。

此外，抗癌劑可以縮小癌組織，還能抑制癌細胞轉移，因此除了進行手術治療和放射線治療之外，也會搭配化學治療。

副作用 患者會出現激烈噁心和嘔吐、白血球和血小板減少、貧血和掉髮等症狀。

賀爾蒙療法

給予患者可抑制癌細胞增生的賀爾蒙藥劑，也就是抑制癌症惡化的治療法。

這種治療法雖然對治療子宮體癌有效，但是對治療子宮頸癌卻沒有什麼療效。

可補充黃體賀爾蒙，用它來抑制促使子宮體癌增生的雌激素。

治療後五～六年間必須定期檢查以防復發

子宮頸癌與子宮體癌、惡性腫瘤一樣，就算治癒後也會有復發、轉移的可能。

因此治療後最重要的事，就是定期回診，長期觀察身體的狀況。若是發現復發或是轉移的話，只要早期發現早期治療，就不用擔心。

由於大多是在治療後的五年內復發，所以至少要做到完成療程後的五年內，定期回診接受檢查。

只要耐心地定期檢查，就不必擔心會有復發或是轉移的可能。樂觀地這就面對病情，積極配合回診檢查，是愛護身體的鐵則。

卵巢癌

需注意的年齡層　10歲　20歲　30歲　40歲　50歲　60歲　70歲

是什麼樣的疾病？　「卵巢癌」就是長於卵巢的惡性癌，發生於卵巢的卵巢腫瘤大致分爲良性群、邊緣惡性群和惡性群等三種，惡性群的代表即是「癌」。

卵巢癌分爲原發性（最初就是由卵巢癌發生的）和轉移性（從胃癌和乳癌轉移來的）兩種。

最常發生的是覆蓋在卵巢表面的上皮細胞發生的原發性腺癌，也就是一般所稱的卵巢癌。

近年來，卵巢癌患者已經有逐漸增加的趨勢，雖然人數並沒有子宮癌這麼多，但是因爲卵巢癌是很難早期發現的疾病，因此在婦科癌症中，算是比較難治癒的疾病，所以使得卵巢癌的死亡人數已經超過子宮癌。

容易罹患的人　良性卵巢腫瘤中，有三分之二的患者都是集中於二十～四十歲前半的女性。而惡性腫瘤則多好發於四十～六十歲的女性，但以五十歲的女性居多。但其實不論年紀大小，只要是身爲女性，都有可能罹患卵巢癌。

僅有少於一〇％的卵巢癌是基因突變所誘發的，即「家族性卵巢癌症候群」（Hereditary Ovarian Cancer Syndrome），然而，卻還是有九〇％以上的病患找不出病因。若是有家族病史、不曾懷孕，以及年齡爲五十歲以上的女性就要特別小心，請定期接受檢查。

原因　雖然大多數病例原因不明，但唯一可確定的，就是卵巢癌與排卵的次數有關。

排卵對卵巢上皮細胞的傷害，一直被認爲是卵巢癌的主要原因。這是因爲排卵時卵子飛出會碰傷卵巢而形成傷口，爾後受到賀爾蒙分泌的刺激而誘發癌。

當女性懷孕時，包含授乳期間，至少一年到一年半不會排卵，因此卵巢得以休養。然而，受到女性晚

避孕藥與卵巢癌

據研究顯示，口服避孕藥能有效降低卵巢癌的發生機率，即使停藥之後，效果仍能持續數年之久。卵巢癌是沈默的癌症，能在早期發現的案例並不多，若能善加利用口服避孕藥，就能避免遺憾的發生。同時口服避孕藥對有卵巢癌家族病史的患者來說，也有預防的功效。

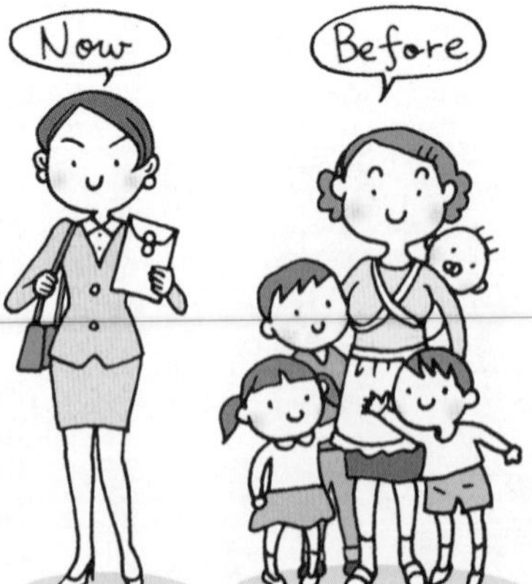

婚和出生率降低等因素影響，現代的女性和從前的女性相比，生產次數減少，排卵次數相對增多。也就是說，在多子多孫的時代，卵巢因為生育的關係得以充分休養，但反觀現代女性並沒有讓卵巢休息，每次排卵就會讓卵巢受傷次數增多，被視為是卵巢癌增加的原因之一。

此外，如果初經來得太早，或是攝取過多的動物性脂肪，也是致癌的原因之一。

癌症的形成與症狀 依據不同的狀況，可大致分為I期到IV期等階段（P150）。

卵巢癌被稱為「Silent Cancer」（沉默的癌症），也就是說它初期幾乎沒有任何症狀。

等到癌開始變大的時候，一摸下腹部會覺得硬硬的，有些腫脹並且會有疼痛感，同時也常跑洗手間等明顯症狀。很多病例都是等到症狀出現才被察覺，這時候其實已經太遲了。也有人會誤以為原因是腹部脹氣，或是過胖的緣故。

也有不少病例是等到癌長大到壓迫組織，引起激烈疼痛感之後，緊急搭救護車送醫急救，這時才發現罹患癌症。

檢診 卵巢癌還小時，其實很難發現。

為了可以早點發現異變，子宮癌檢診的時候，可利用陰道超音波檢查仔細觀查卵巢，卵巢癌檢查是非常重要的健康檢查之一。

一般說來，檢查卵巢癌並不像檢查子宮癌會有地區性的團體免費健診。雖然需要自費，但還是務必定期安排檢查。

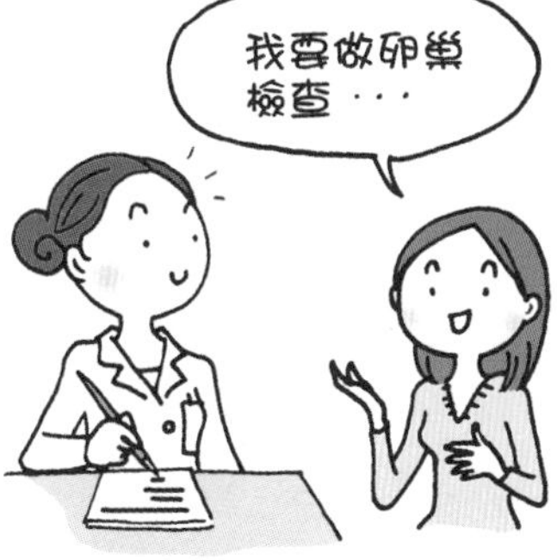

檢查與診斷 關於卵巢癌的診斷，檢查順序如下：

①觸診 醫師會詢問有關月經情況和有無明顯症狀等問題，也會用手指由陰道或是肛門插入來檢查卵巢是否腫脹。

②片子診斷 採觸診方式，如果發現異常的話，就會以陰道超音波、CT斷層掃描、MRI來檢查腫瘤的大小、有無腹水，以及周邊臟器的狀況。

③腫瘤標記 這是一種抽血檢驗。一旦罹患卵巢癌，血液中的特殊蛋白質分泌就會增加，因此藉由驗血方式就可以檢查出來。

④細胞抹片檢查 抽取腹水，檢驗有無癌細胞存在。

⑤確定診斷 經過以上檢查，如果懷疑有卵巢癌的話，必須開刀摘取腫瘤組織，然後以顯微鏡診斷它是良性還是惡性。

卵巢癌的形成與治療

・關於治療方法的詳細說明，請見P151。

	形成階段	主要明顯症狀	治療方法
I期	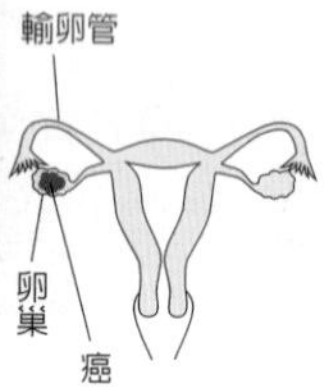 早期卵巢癌。只滯留於單邊卵巢或是雙邊卵巢，沒有轉移到其他地方的狀態。	雖然初期幾乎沒有什麼症狀，但是可以感覺下腹部有些脹脹的（下腹部膨脹）。 要小心別誤以為是因為過胖的關係。	• 針對惡性群施以根治手術（子宮完全摘除手術、摘除兩邊輸卵管、切除大網膜、切除淋巴結）。 • 就算是惡性群，但若希望生育或年輕女性，且為初期的話，有時只需切除罹癌的單側卵巢。 • 若是中間群的話，一般都是只要摘除有腫瘤的單側卵巢。 • 五年存活率→邊緣惡性群幾乎是100％。惡性群則是70～80％。
II期	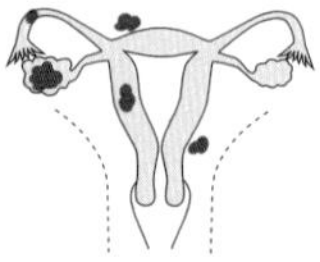 癌細胞已擴散到輸卵管和子宮，同時也有點侵入骨盆腔內。	與I期幾乎一樣，下腹部有點腫脹的感覺。	• 根治手術（子宮完全摘除手術、摘除兩側輸卵管、切除大網膜、切除淋巴結）。 • 五年存活率→約50％。
III期	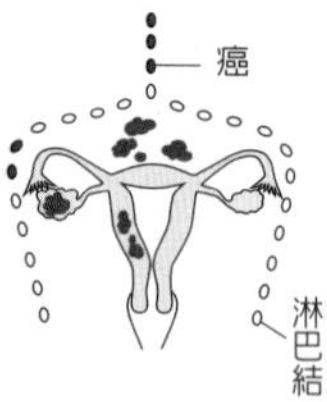 癌細胞已經擴散至骨盆腔外的整個腹腔。	• 下腹部硬硬的，腹部腫脹。 • 堆積腹水使得腹部腫脹。 • 出現全身疲倦、食慾不振、體重減輕、貧血、體力消耗等全身不適症狀。	• 若癌細胞移轉至腹網膜時，只要摘除癌組織，進行化學治療。 • 五年存活率→約10～30％。
IV期	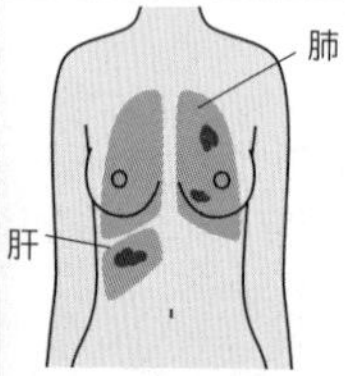 癌細胞已經由腹腔轉移至位置比較遠的肺和肝等臟器。	與III期同。	• 到這階段已經不能進行根治手術（子宮完全摘除手術、摘除兩側輸卵管、切除大網膜、切除淋巴結），所以必須使用抗癌劑。 • 五年存活率→約15％。

• 五年存活率＝表示治療癌症後能存活五年的生存機率。

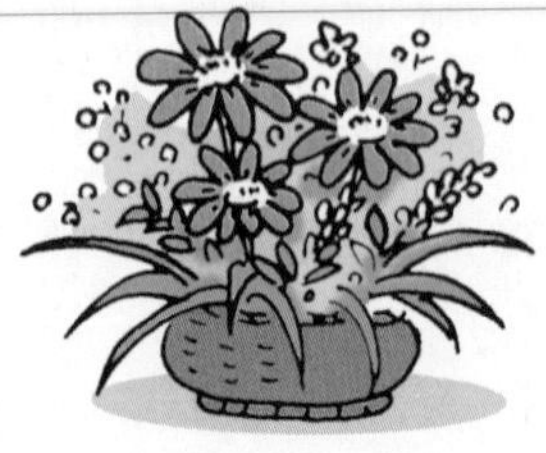

治療　醫師會先為患者進行根治手術（子宮完全摘除手術、摘除兩側的卵巢和輸卵管、切除大網膜、切除淋巴結），然後再施以抗癌劑化學治療，這是最基本的治療方法。

當癌細胞發展到已經不可能進行完全摘除手術（也就是將癌組織整個摘除）的時候，就必須先進行化學治療，有效控制癌細胞擴散，然後再施以完全摘除手術。新式抗癌劑Cisplatin研發出來之後，相對也提升了不少存活率。

抗癌劑所產生的副作用有嘔吐、掉髮、白血球和血小板減少而引起的骨髓病變，以及腎功能衰退等症狀。

而當癌再度復發時，會施以放射線治療。

〔摘除單邊卵巢、輸卵管〕

▼保存手術

一種只需切除腫瘤那側卵巢與輸卵管的手術。就算是邊緣惡性群或是惡性群，只要還在I期的話，也就是癌還停留在單側卵巢，同時癌細胞還未浸潤到卵巢被膜，腹水也沒有發現癌細胞存在的時候，才能施行。

〔摘除兩邊卵巢和其周圍組織〕

▼根除手術

將兩側的卵巢、輸卵管、子宮、大網膜，以及由骨盆腔到側腹部大動脈的淋巴結，一併予以切除的手術，必要時也會切除些許腸部位。

根除手術僅限於I期和II期的局部病灶，需視狀況才能將腫瘤完全摘除；隨著症狀的演變，就算動了手術有時也會留下腫瘤。

切除腫瘤後，要給予抗癌劑。

〔施以化學治療後再進行第二次手術〕

▼Second Look手術

由於第一次的根除手術還留有腫瘤，因此手術之後要給予抗癌劑讓腫瘤變小，然後再動第二次手術將其完全摘除。有時視需要會動個兩三次手術，但也有第二次手術就治癒的病例。

隨著症狀越來越惡化，手術過程也比較困難，因此先給予抗癌劑讓腫瘤變小再進行手術是必要的，手術後也會再持續給予抗癌劑。

治療後的定期檢查　由於卵巢癌的復發機率非常高，就算動手術將腫瘤完全摘除，還是有復發的可能。雖然復發最高機率是在三年以內，但是五年之內都要持續做治療後的定期檢查，以防萬一。

良心建議　出院之後約一個月可以復原，但是性行為則需約兩個月之後才能開始。

一旦摘除兩側卵巢（P600～），就會出現更年期的症狀，同時陰道粘膜也會因缺乏雌激素而無法再起作用，所以會出現性交疼痛。此時可服用女性賀爾蒙，或是使用潤滑劑來解決這樣的困擾。最好找醫師商量，針對個人狀況尋求解決辦法。

若是因為使用抗癌劑而產生掉髮等副作用時，則必須避免燙髮和染髮。

●**大網膜**　屬於由胃部下垂的一部分腹網膜，包覆於橫行結腸與小腸間的一層膜。

輸卵管癌

需注意的年齡層
10歲 20歲 30歲 40歲 50歲 60歲 70歲

是什麼樣的疾病？ 由於癌細胞很少發生於輸卵管，因此輸卵管癌只占女性性器癌的百分之一左右，患者以五十至六十歲婦女居多。

症狀 雖然初期沒有什麼症狀，但是隨著病況越來越嚴重，會分泌水狀白帶和不正常出血，同時也會有下腹部疼痛等症狀。

雖然可用超音波或CT等方式檢查，但因爲診斷有點困難，如果懷疑是卵巢癌而動手術的話，會發現大部分病例其實是罹患輸卵管癌。

治療 基本上治療方法與卵巢癌相同，都是摘除子宮、兩側卵巢和輸卵管，或是將淋巴結完全清除的淋巴結清除術，大網膜（P151解說）切除後，再補充抗癌劑。

存活率大致與卵巢癌相同，約五年左右，而且無任何有效的預防方法。

出現在女性性器的癌・肉瘤

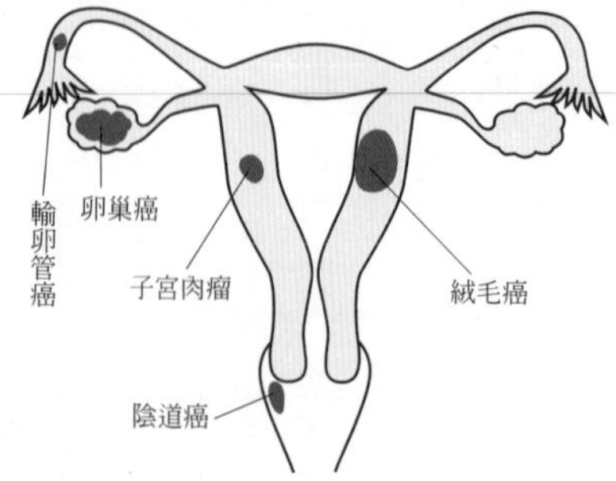

除了上述幾種外，外陰部也會出現外陰癌。應注意平日是否有不正常出血或是分泌物，才能早期發現早期治療。

外陰癌

需注意的年齡層
10歲 20歲 30歲 40歲 50歲 60歲 70歲

是什麼樣的疾病？ 所謂「外陰癌」是指大陰唇、小陰唇、陰蒂（P539「外性器官組織圖」）等外陰部出現的癌症。因爲是臨床病例比較稀少的疾病，好發於六十歲以上的女性是其特徵，目前病因尚不明。

症狀 初期沒什麼明顯症狀，但是會覺得外陰部硬硬的，感覺發癢並有點刺痛感。除了患部潰爛外，還出現白帶分泌異常和不正常出血。

治療 大範圍地切除外陰部，除去周邊淋巴結和鼠蹊部淋巴結。如果是無法進行手術的高齡者，或是癌症狀況較惡化者，則可施以放射線療法，搭配抗癌劑的化學療法。

絨毛癌

需注意的年齡層
10歲 20歲 30歲 40歲 50歲 60歲 70歲

是什麼樣的疾病？ 一旦懷孕，就會形成絨毛連結胎兒與母體，此種細胞異常增生會誘發絨毛癌。癌細胞會隨著血液移轉到各處，是發生於子宮的癌症種類中最嚴重的疾病。

雖然不清楚病發原因，但是大部分都會隨著懷孕而發病。其中最多的病症就是因爲異常懷孕而誘發俗稱葡萄胎的水胞样胎塊（P628解說）

後發病，有時則是於流產和正常分娩後引起的。

症狀　主要症狀為不正常出血。如出現葡萄胎或流產、分娩後持續出血的話，就要懷疑是否罹患絨毛癌。

一旦轉移至肺部，會出現血痰、咳嗽、胸痛等症狀；如果移轉至腦部，就會引起頭痛、嘔吐等情形；如果移轉至陰道和外陰部的話，會出現硬塊。這些就是初期症狀。

治療　主要施以有效抗癌劑（滅殺除癌錠（Methotrexate）、Actinomycin D）治療。之後再看病況，施以子宮全部摘除手術。至於五年存活率，不會轉移的病例約九〇％，會轉移的病例則不到五〇％。

治療後為了能夠早點發現是否復發，至少五年內要定期檢診。尤其是接受葡萄胎治療的患者，一年內復發的比例最高，因此務必遵從醫師指示定期檢診。施以β－hCG測定，可有效判定治療效果，並早日發現是否有復發可能。

陰道癌

需注意的年齡層　10歲　20歲　30歲　40歲　50歲　60歲　70歲

是什麼樣的疾病？　其實，陰道癌較常發生於陰道上三分之一部位的後壁，極少發生在陰道。原因不明，好發於五十～六十歲生產次數較多的女性。由於陰壁薄且周圍淋巴管又多，當狀況迅速惡化時，不只會移轉至子宮、直腸和膀胱，也會藉由血液和淋巴管移轉至肺部。

症狀　主要症狀為不正常出血與白帶異常分泌。隨著病況越來越嚴重，會伴隨腰痛與下腹部疼痛等症狀。由於也有可能是子宮頸癌，因此務必仔細檢查。

治療　當病灶接近子宮時，必須施以廣泛子宮全部摘除手術。而接近外陰時，則除去外陰部與周圍的淋巴結。隨著病況越來越嚴重，需以放射線療法搭配抗癌劑進行治療。

何謂子宮肉瘤？

子宮肉瘤為一種子宮惡性腫瘤，是極為罕見的疾病。就算同樣是惡性腫瘤，子宮頸癌和子宮體癌各別發生於子宮頸部和體表面的上皮細胞，但是子宮肉瘤則是發生於子宮上皮細胞以外（非上皮）的細胞。若是發生於子宮平滑肌（構成子宮大部分的肌肉）的惡性腫瘤，就稱為平滑肌肉瘤。

子宮肉瘤症狀與子宮肌瘤（P60）相似，會出現月經過多、不正常出血、經痛、下腹部有硬塊等。也是婦科腫瘤疾病中最難診斷的一種疾病，常會被誤診為子宮肌瘤，往往在手術時才能判明。

目前病因不明，好發生於四十～六十歲的女性。隨著病況越來越嚴重，癌細胞會隨著血液運送至肝臟和肺部，因此病況多不樂觀。

治療方面大多會選擇進行子宮完全摘除手術。如果以抗生劑和放射線治療，不見得有效果。

●β-hCG測定　一旦罹患絨毛癌，尿中就會排泄大量絨毛性Gonadotropin（hCG），通常測定此量做為診斷與治療的指標。

妳不可不知的各類科疾病

腦・脊髓・神經的疾病

女人的腦部構造與男人不同

人腦的重量約爲一・三～一・五公斤，人體所有的器官，只有肝臟的重量和它差不多。

腦部構造可分爲大腦和小腦，大腦由大腦皮質、大腦邊緣葉（舊皮質）、大腦基底核、延腦、腦幹（請見左頁圖）。

大腦皮質包覆在大腦最外側的部分，呈縱走溝狀，分爲右半球（右腦）、左半球（左腦）。兩半球彼此以胼胝體（神經纖維束）相連結，此外，腦部腹側另藉由前連結纖維聯結兩半球。

女性腦部連結右腦和左腦的部分比男性大，因此對事物的處理比較敏銳，感情也較爲纖細，但同時也比男性容易情緒化。與男性相比，女性的左腦比較發達，所以語言能力比男性來得優秀。不過，對於上述說法，至今仍無法清楚解釋原因或提出證明。

指揮賀爾蒙分泌的下視丘

下視丘（Hypothalamus）位於延腦，除了掌管調節呼吸、體溫等的中樞神經，同時也與女性生理周期有關，負責管理月經、排卵等重要工作。

由下視丘分泌的激素，可促進腦下垂體分泌雌激素等女性賀爾蒙來讓卵巢運作。因此女性和男性的下視丘構造有著微妙地差異。

女性賀爾蒙的雌激素除了影響生殖等女性生理反應之外，還可減低血液中的ＬＤＬ膽固醇值（壞膽固醇），並提升ＨＤＬ膽固醇值（好膽固醇），因此被認爲可有效預防動脈硬化。

至於男性的話，隨著身材越來越走樣，三十～四十歲開始會有動脈硬化的危險。

相較於男性，三十、四十歲的女性即使身材越來越豐腴，也不太會有動脈硬化的危險，這點被認爲和女性賀爾蒙有關。而且女性罹患因動脈硬化引起的疾病，如心肌梗塞等心血管疾病、腦梗塞與腦出血等腦血管障礙等疾病的比例，相對也比男性低。

但女性這優勢過中年之後，產生了大逆轉。由於女性賀爾蒙失衡導致雌激素分泌減少，使得女性在更年期以後變得和男性一樣，不但罹患動脈硬化的比例增高，同時也會誘發腦血管障礙。

腦部的構造

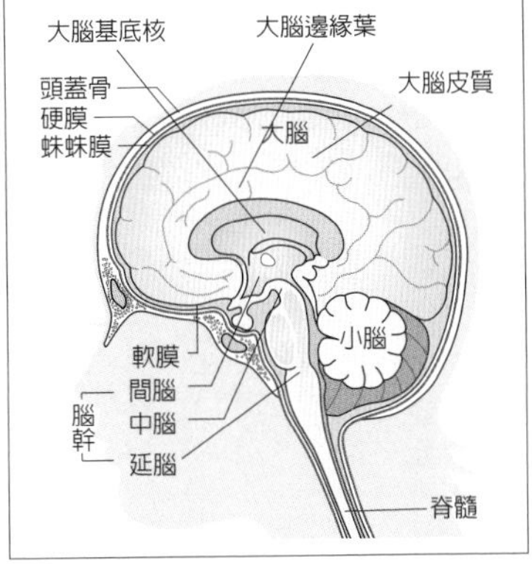

腦部組織與腦部誘發的疾病

腦部集合了約一百四～一百五十億個細胞，構成一個非常複雜的神經網絡。因此，只要某個部位出現異常，便會引發各式各樣的疾病。

以阿茲海默症（P164）爲例，這是由掌管記憶運作，稱爲「海馬」的組織爲中心，引發大腦皮質病變、脫落，造成腦部逐漸萎縮的疾病。

而若是中腦黑質區域的神經傳導物質「多巴胺」不足的話，就會產生手足顫抖、肌肉漸僵硬的動作障礙，即爲帕金森症（P169）。此外，癲癇（P170）就是腦神經細胞瞬間產生異常興奮時，會出現運動、感覺和意識等一時亢進的疾病。

人腦布滿了許多血管，平時便是由這些血管供應氧氣與葡萄糖等營養素給腦細胞運作。因此，如果這些血管有什麼地方堵塞或是出血的話，一部分腦組織就會因此出現障礙，而產生諸如半身麻痺等症狀的疾病，就稱爲腦血管障礙。

腦中風（P160～）則是由於血流突然阻塞，造成腦部缺乏養分與氧氣，並導致腦細胞死亡，依病發方式分爲腦梗塞（P160）、腦出血（P161）、蜘蛛網膜下出血（P162）等。至於腦血管性癡呆（P162）也是因爲腦血管血液流通不良，出現癡呆症狀的疾病。

此外，若是頭部遭到重擊，一～三個月之後血腫（出血後流出的血液堆積成塊）壓迫腦部，會出現頭痛和手足麻痺等症狀的慢性硬膜下血腫（P164）等疾病。

若是因以上這些疾病而出現的頭痛症狀，都是誘發腦血管疾病前兆的「續發性頭痛」，但是絕大多數人的頭痛症狀，都是所謂的「原發性頭痛」。

而不分男女，最常罹患的是緊張性頭痛（P158），女性則多罹患偏頭痛（P158）。因此，必須清楚瞭解頭痛性質，才能正確判斷是否屬於危險性的頭痛，並進一步加以治療。

脊髓組織與疾病

生物的腦與脊髓是由一條條神經所構成的。隨著進化，大腦部分越來越膨脹，形狀也更加曲折複雜。若是包覆腦與脊髓的腦脊髓膜因爲感染細菌等病原微生物而引起發炎，出現發燒、頭痛以及嘔吐等症狀時，稱爲「髓膜炎」（P165）。

脊髓是由一種稱爲「脊椎」（背骨）的硬骨所包圍保護。由脊椎伸出一條條脊椎神經，將腦部所下達的命令傳到手腳肌肉，然後手腳再將感覺傳回腦部。

一旦由脊髓伸出的神經根遭受壓迫，就會罹患「脊椎變形症」（P364）和「椎間板突出」（P368）等疾病，出現手腳疼痛、麻痺等症狀。其他如骨折、脊髓感染、脊髓腫瘤等，也會引起背痛。

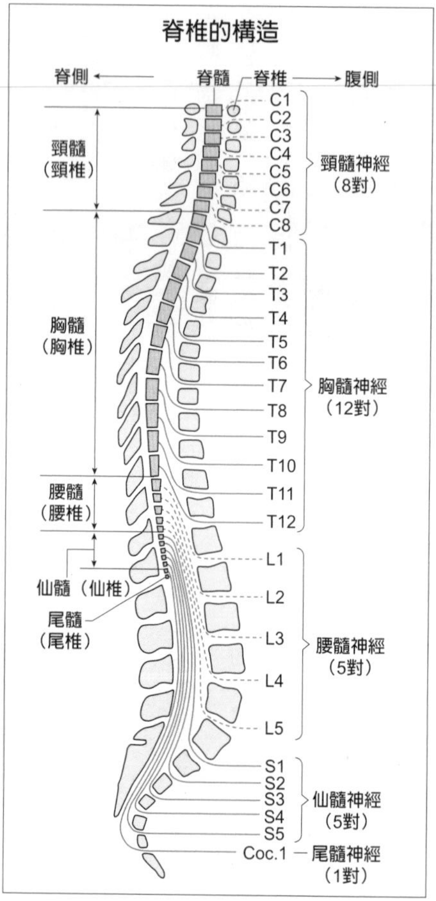

末梢神經容易罹患的疾病

所謂「末梢神經」，是指由腦部和脊髓向外發散，遍布伸張至身體各角落所形成的神經纖維網的總稱。

末梢神經共分爲由腦部散射分布於頭部和臉部的腦神經，還有由脊椎伸出分布於全身的脊髓神經等。

由末梢神經所誘發的最具代表性疾病，就是沿著知覺神經分布產生疼痛感的「坐骨神經痛」（P166）。此外，末梢神經因爲各種原因而產生障礙，會出現手腳麻痺、肌肉無力等知覺異常的末梢神經障礙。

其中，也有由手掌所引起的「腕管症候群」（P168），即正中神經進入手掌後受到壓迫，因而產生食指、中指疼痛、麻木和拇指肌肉無力的症狀，是女性或電腦族比較容易罹患的疾病。

認識自律神經與自律神經失調症

人體有一種與意識無關，自動控制著體溫、脈搏、血壓等，使身體維持反應的功能，這是由「自律神經系統」（ANS）所調控。

自律神經系統屬於周邊神經系統，中樞位於延腦的下視丘，由此通往脊髓分布至各臟器與器官，控制著許多器官和肌肉。由於它是透過非潛意識主控的反射動作進行，因此大多數人都無法察覺自律神經系統的運作。

自律神經包括了「交感神經」和「副交感神經」，這兩種神經相互運作並保持一定平衡，但是功能卻完全不一樣。

譬如，交感神經太過活潑，心跳數便會變快；而若是副交感神經的話，則心跳數會變慢。

當然，這也關係到像是促進（或抑制）呼吸、血壓上升（或下降）、促進（或抑制）排汗，以及促進（或抑制）腦下垂體、甲狀腺、副腎賀爾蒙等的分泌等（以上括弧內皆為副交感神經的功能）。

因此一旦交感神經與副交感神經功能失衡的話，就會產生頭重、頭痛、肩膀痠痛、暈眩和注意力不集中、全身無力、失眠、無食慾等各種症狀。

當患者向醫師陳述上述這些症狀的時候，大部分會被診斷為「自律神經失調症」，但也有可能被診斷為「不定愁訴症候群」，或是因年齡而出現的更年期障礙。此外，若是前往精神科就醫，也常會被診斷為心身症等。

所謂「自律神經失調症」，是因為這些症狀都與身心失衡有關，就算經過仔細診察，也查不出臟器和組織有何病變，換句話說，患者的器官方面無任何疾病出現。

自律神經失調症的症狀種類與出現方式並不一定，有時是同時出現好幾個症狀，有時則恰好相反，而且症狀的強烈程度也不一樣（不定愁訴）。如此一來，患者的性格與心理的不尋常反應，就極有可能是來自於社會等方面的外在壓力所導致。

如果因為無法得到別人諒解而出現的痛苦症狀，就必須找心理治療內科等，專門醫治自律神經失調症的醫師，或許診斷時也能找出其他隱藏性的疾病，建議還是接受治療比較好。

患者可服用能舒緩症狀的藥物，並進行自律訓練法等心理療法。如果同時合併有器官方面的疾病，以及精神病、憂鬱症等症狀時，應立即就醫治療。

此外，像是糖尿病（P306）等疾病也會引起自律神經障礙。例如血壓忽上忽下的「起立性低血壓」，以及初期會出現排汗異常過量、不停流汗等各式各樣的症狀。

各種頭痛症狀

國際頭痛學會（IHS）於一九八八年將各種頭痛原因歸類爲十三種，分別設定診斷基準（請見左頁圖表）。以下簡單列舉各種代表性頭痛種類，有些頭痛屬於比較危險的病症，應立即就醫治療。

如果出現從未有過的頭痛症狀，或是激烈頭痛伴隨著嘔吐、麻痺、痙攣、言語障礙、視野異常等症狀時，應立即前往腦神經外科就醫。

緊張型頭痛（肌肉收縮性頭痛）

是什麼樣的疾病？ 「緊張型頭痛」是因肩頸四周的肌肉緊張，而誘發頭部兩側以及由後頭部到頭頂的頭痛。有時也會伴隨肩頸痠痛、感覺頭重、頭部有壓迫感等。

症狀 疼痛時間較長而且會持續數日以上。雖然疼痛強烈度因人而異，但容易轉變爲慢性病，甚至可能持續數年到十年以上都無法根治，會不定時出現頭痛等症狀。

緊張型頭痛占所有頭痛症的一半以上，尤其好發於面臨家庭與職場雙重壓力的三十～四十歲男女，是最常見的一種頭痛症。

原因 從事精密作業或是用眼過度的人，一旦肌肉緊張，就會使得肌肉內血液循環變得較差，於是蓄積乳酸等疲勞物質而誘發頭痛。不過，也有一說是由於自律神經（P157）失衡引起頭痛，但是詳細原因目前還不是很清楚。

配戴度數不合的眼鏡看東西，或是長時間維持一種固定姿勢，還有生氣、悲傷等精神壓力、季節性變化和天候變化等因素，都會造成影響。

治療 主要施以能夠消除肌肉緊張的肌肉鬆弛劑。當壓力已經讓身心感到極度緊張時，使用精神安定劑和抗憂鬱藥，可能出現胃腸不適等症狀，因此也會併用胃腸藥。

可在肩頸部位敷以藥用濕布，同時以按摩、沐浴等方式放鬆身心，做些比較不激烈的運動或是舒緩頭痛體操等來去除緊張，有效舒緩疼痛等症狀。

良心建議 如果身體感到不適就要休養，眼鏡族最好能定期驗光。配戴適合自己度數的眼鏡。在電腦前工作每一小時就休息十分鐘等，多注意日常生活習慣，別讓頭痛成爲慢性病。而若是過度依賴市售止痛成藥的話，也是導致病症慢性化的原因，必須和醫師仔細商談何種用藥及用法較適合自己的狀況。

此外，像是鎮痛藥和肌肉鬆弛劑等，大多會有嗜睡等副作用，因此開車和操作機械時，應避免服用此類藥物。

偏頭痛

是什麼樣的疾病？ 所謂「偏頭痛」就是單側頭部（也有可能會移轉至

●**群發性頭痛**　由於季節變化等因素所引起的頭痛，稱爲群發性頭痛。主要多發生於夜間，頭部前額和眼睛內側會有強烈疼痛感，是一種患者以中年男性居多、女性患者比較罕見的頭痛症狀。

另一側）出現如脈搏跳動般抽痛的頭痛症狀。同時伴隨著噁心、嘔吐等不舒服的感覺，嚴重時還會出現畏光，以及腦中出現雜音等症狀。罹患偏頭痛的患者約八成爲女性，是女性最常見的頭痛疾病。

症狀 一個月會發作多次頭痛，發病後的十～六十分鐘左右疼痛達到最高峰，而且還會持續數小時，不過症狀因人而異，也有人會連續痛個兩三天。大部分都是一起床就出現頭痛症狀。

事先沒有任何徵兆頭痛症狀就忽然發作，稱爲「普通型偏頭痛」。另一種則是頭痛症狀發作前的五～二十分鐘，眼前會出現閃爍光點（明滅點），就稱爲「典型偏頭痛」。

原因 由於腦內的一種稱爲「血清素」（Serotonin）物質分泌過多，造成腦血管收縮，之後當這些物質開始分解時，就會導致血管擴張和發炎。另一種說法則是三叉神經（P166）分泌出誘發血管發炎的物質，不過，詳細原因目前還不清楚。

如果家族或兄弟姐妹也患有此種疾病的話，罹病的機率就比較高，因此才會有約七○%的偏頭痛患者都是遺傳自母親的說法，大多數患者都是三十歲前發病。

治療 醫師會對患者施以鎮痛劑，還有一種稱爲Ergotamine血管收縮劑，近年來也會使用能有效抑制血清素（Serotonin）作用，稱爲鼻腔噴霧（Sumatriptan）的藥品。

由於Ergotamine血管收縮劑會產生噁心、嘔吐和暈眩等副作用，因此務必仔細遵從醫師指示用藥。懷孕婦女，或是患有高血壓、心臟、腎臟和肝臟方面等疾病的患者，也不能服用此藥物。

良心建議 改善光線和噪音等會誘發偏頭痛原因的環境問題，同時避免壓力過大，並養成每天適度運動，三餐營養攝取均衡且睡眠充足的規律生活習慣。

頭痛的時候可用冰袋冰敷舒緩疼痛，非常有效。同時避免喝咖啡、巧克力或是酒精類飲料，以免誘發頭痛（P171）。

頭痛的原因
（依照國際疼痛學會的分類）

①偏頭痛。
②緊張型頭痛。
③群發性頭痛。
④因寒冷、運動或是攝取冰冷食物所誘發的，還有除了頭蓋內病變以外的其他原因。
⑤頭部受傷或外傷後所引起的。
⑥伴隨蜘蛛膜下出血等腦血管障礙所誘發的。
⑦腦腫瘤和髓膜炎等，腦血管障礙以外的頭蓋內疾病所引起。
⑧攝取藥物、酒精、咖啡因等容易誘發頭痛的物質，或是戒除這些物質後所引發的頭痛。
⑨因細菌和病毒等，頭部以外感染症所誘發的。
⑩高山病或長期處於狹窄室內等因素，所引起的缺氧等代謝障礙。
⑪眼睛疲勞、散光、副鼻竇炎等，眼、耳、鼻和口等疾病引起。
⑫頭部神經痛和中樞神經障礙。
⑬無法分類的頭痛。

各種腦中風症狀

●何謂腦中風？

人腦分布著許多血管，腦部組織便是靠這些血管中的血液來提供氧氣和營養素。因此，一旦血液無法順暢流通，腦組織血液不足的部分就會受到影響，而出現像是麻痺、言語障礙等各種症狀，稱爲「腦血管障礙」，也就是突然發生的「腦中風」。

腦中風可分爲腦血管堵塞、變窄所引發的「腦梗塞」，以及因爲血管破裂所引起的「腦出血」（P161），還有腦動脈瘤破裂出血所造成的「蜘蛛膜下出血」（P162）等。在過去雖然腦出血的死亡率非常高，但是隨著醫療檢查與治療方式的進步，死亡率已逐漸降低，反而是腦梗塞的死亡率變高。

腦中風發作之後，患者會產生手腳麻痺和言語障礙，這時候，擁有良好的復健治療就非常重要。因此最好選擇聘有物理治療師、動作治療師、言語治療師等專業醫療人員的醫院，以便隨時請教關於看護方面等各種問題。

腦梗塞

是什麼樣的疾病？ 所謂「腦梗塞」就是腦內動脈內腔變窄、堵塞，使得血液無法順暢流通至各組織，一旦腦部組織無法吸收從血管輸送來的氧氣和營養素，就會引發障礙，進而造成腦部功能降低的疾病。

症狀 患者會出現手腳麻痺、話說不清楚、暈眩和嘔吐等症狀。

原因 由於膽固醇等滲透至輸送血液到腦部的大動脈內壁，形成像粥狀的堆積物（動脈粥瘤Atheroma）稱爲「粥狀動脈硬化」，若是會產生血栓（血液堆積）堵塞血管內腔，則稱爲「動脈粥瘤血栓性腦梗塞」（腦血栓）。

另外，還可能產生由大動脈分枝出來的細動脈血管因高血壓等原因引起「動脈硬化」，或是因血栓阻塞而引起「小梗塞」，以及由心臟病等所原因引起的血栓，還有阻塞將血液運到腦部血管的「心臟病腦栓塞症」等。

除了高血壓、糖尿病、肥胖、高血脂症等原因，還有睡眠呼吸暫停症候群（P207）等，均爲容易誘發腦梗塞的危險因素。

治療 由於留有嚴重後遺症的比例相當高，治療時間若是有所延誤便會危及生命，因此發病時緊急送醫是非常重要的。

醫師會藉由施以CT和MRI等檢查方式來決定治療對策，依發病原因，以及發病時間長短等因素的不同，治療方法也有所差異。

若是急性的話，爲了早點讓血液暢通，因此會給予患者血栓溶解藥，預防梗塞層擴大的抗凝血藥、抗血小板藥，以及保護腦部的腦保

●**腦動脈瘤** 供應腦部血液的動脈鼓出泡泡，血管壁愈薄就愈容易破。形成時間可長達數十年，突然劇烈頭痛都要懷疑是否爲腦動脈瘤破裂。好發於40～60歲，發病前徵兆不明顯，死亡率高達六成五以上。

護藥等，先穩住病情，以利後續進行治療。

若是屬於慢性的話，則會施以控制高血壓、高血脂症、糖尿病和心臟病等藥物療法，有時會進行手術。由於會留下嚴重後遺症，因此住院後必須開始進行復健。

良心建議　雖然症狀常於二十四小時之內消失，但若是出現腦梗塞前兆（請見下方專欄），就應立即前往腦神經外科檢查。

腦出血（顱內出血／腦溢血）

是什麼樣的疾病？　所謂「腦出血」就是部分腦血管破裂，造成顱內出血的疾病。雖然出血會自然止住，但是溢出的血液會凝固而成爲血瘤（血液堆積物），壓迫腦神經細胞，而引起腦部功能障礙。

症狀　依出血部位而異，通常會在頭痛、暈眩和嘔吐之後，發生意識不清、腦部單側麻痺、痙攣和言語障礙等症狀。嚴重的話，還會呈現昏迷、昏睡狀態，就算恢復意識，出現單側手腳和顏面麻痺、言語障礙等後遺症的比率也很高。

原因　高血壓是主要的原因，當血管遭受強大壓力時，動脈內壁變得十分脆弱，所以便容易破裂。

其他還有因爲腦動脈瘤、腦動靜脈畸形、血管不順暢（P162解說）等疾病，或是經常使用讓血液凝固的抗血小板藥、抗凝固藥所引起的，但是，因此而誘發腦出血的病例比較少。

治療　經由X光檢查出血部位和障礙程度來決定治療的方式。除了施以控制血壓藥，以及抑制腦浮腫藥物爲主要治療方式之外，必要時也會進行清除血瘤的手術，住院或是開刀後都需立刻進行復健。

給病患家屬的建議　病患因爲後遺症的關係，會有不太想跟人接觸的傾向，通常只想成天躺著不動。因此，家屬應盡可能爲病患製造與他人接觸的機會。

腦中風的前兆

造成腦中風的危險因素為高血壓（P181）、糖尿病（P306）和吸菸等。所以，如何學會排除這些危險因素來預防腦中風，是非常重要的。

以下便是妳不可不知，關於腦中風前兆的常識。

腦梗塞方面，會突然出現單側手腳麻痺、雙腳癱軟、視力不清、視野狹窄、話說不清楚，以及吞嚥困難等症狀，二十四小時之內若是血液再度流通，症狀就會消失，也就是會有所謂短暫性腦缺血發作的前兆發生。

因此，就算是一時的症狀，也需立刻前往腦神經外科檢查。尤其是患有高血壓、糖尿病和心臟病等疾病的患者，更應特別注意。

至於腦出血和蜘蛛膜下出血的發病前兆，則是出現漸進式頭痛和嚴重頭痛。所以如果出現和平常不一樣的頭痛時，應盡快就醫診治。

●**腦動靜脈畸形**　與動脈和靜脈直接相通的疾病。因爲動脈血液未經由微血管流入靜脈，因此容易破裂，必須進行手術治療。

蜘蛛膜下出血

是什麼樣的疾病？ 腦從內側開始包覆著軟膜、蜘蛛膜、硬膜等三層膜（腦脊髓膜）（P155圖）。若是位於軟膜與蜘蛛膜之間的細縫（也可稱爲蜘蛛膜下腔，充滿腦脊髓液）出血，則稱爲「蜘蛛膜下出血」。

症狀 患者會出現像是「被球棒打到」般激烈的頭痛，有時還會突然引發嘔吐、痙攣和意識障礙等症狀。更嚴重時，意識會越來越不清而呈昏睡狀態，顱內壓上升，甚至會危及生命。

相較於中高年以上罹患的腦梗塞和腦出血，蜘蛛膜下出血好發於二十～三十歲的年輕人，同時也是中高年猝死與過勞死的最大原因。

原因 大部分原因是由於部分腦動脈長瘤，而之後腦動脈瘤膨脹破裂所引起的。當家族中有人曾罹患蜘蛛膜下出血的話，通常其他家人也容易誘發這種疾病。

治療 當患者發作時，千萬不要搖晃患者身體，必須讓其保持安靜，並盡快送醫急救。醫師通常會先進行控制血壓的治療，然後再透過ＣＴ和腦血管攝影等檢查，把動脈瘤找出來。

爲了預防再度出血，會施以將動脈瘤根部紮緊的顱內動脈瘤夾閉術（Clipping）。必要時也會由腳跟動脈插入螺旋狀管，在受到動脈瘤阻塞的血管內進行手術。

手術前務必向醫師詢問清楚，徹底瞭解手術的危險性與成功機率。如果無法施以手術的話，醫師會開給患者能夠控制血壓，以及降低腦壓的處方。

此外，若是留有後遺症，就必須進行復健。

良心建議 患者在蜘蛛膜下出血發作前的一兩個禮拜會出現頭痛症狀。而且是與平常不太一樣的頭痛感，還會伴隨噁心、嘔吐等症狀，若是有暫時失去意識的情況時，務必立即前往腦神經外科檢查，不可拖延。

人體機制非常奧妙，當腦部機能出現障礙時，會有其他部分的器官代替運作，也多少可以改善病症。但是，爲了不要讓情況一直惡化下去，持續配合醫師進行復健是非常重要的。

腦血管性癡呆

是什麼樣的疾病？ 所謂「腦血管性癡呆」，就是因爲腦血管內流通的血液變得不順暢（血液不通），而誘發各種癡呆症狀的疾病。

症狀 患者識別物體、記憶事情的能力，以及對人、事、物、時間、場所等的辨識力、思考力、組織力、判斷力等，這類行爲變得很低能的疾病。

隨著年歲增長，患者會變得很健忘，或爲一點小事哭泣、生氣、大

●**血管不順暢**　腦底部的動脈產生變細、阻塞和流通不順暢等，形成異常血管網，可說是一種原因不明的疾病。治療方面，會讓患者服用抗痙攣藥和施行手術等方式。

笑等，同時也會出現無法計數等症狀。但是患者會知道自己生病了，這一點和阿茲海默症（P164）的患者不太一樣。有時候腦血管性癡呆會與阿茲海默症同時發作，稱爲「混合性癡呆」。

原因　腦中風（P160）發病後，大多會留有後遺症，而且最常發生的就是沒有什麼症狀出現的小梗塞（請見左欄），也有可能慢慢地越來越癡呆。大部分患者除了上述癡呆症狀之外，還會漸漸出現不良於行、吞嚥困難（難以進食）、尿失禁等，伴隨運動機能麻痺等的症狀。

治療　與阿茲海默症不同的是，大部分醫師會透過ＭＲＩ和ＣＴ等檢查方式，診斷腦血管性癡呆的患者有無麻痺等症狀。

另外，醫師也會針對高血壓、糖尿病、高血脂症、肥胖，以及有無睡眠暫停症候群，還有是否抽菸、喝酒等，種種會促使腦部動脈硬化的危險因素來診察；有可能必須配合以藥物療法、運動療法、飲食療法等，來排除生活上會促使發病的危險因素。

爲了抑制症狀惡化，也會使用腦血管擴張藥、腦代謝賦活藥、抗血小板藥等藥物，來進行治療。

給病患家屬的建議　如果是常會走失的患者，一定要隨身帶標示身分及連絡方式的名牌，也可以使用ＰＨＳ和ＧＰＲＳ（衛星導引系統）等儀器測知其所在位置，或是只要一出家門便可感應的感知儀器等方式監控，以防走失。

藉由腦部檢查可發現的腦血管疾病

藉由腦部檢查可增加發現腦動脈瘤（P160解說）的機率。因為腦動脈瘤是造成蜘蛛膜下出血的原因，所以務必和醫師仔細商談是否需施以手術或其他方式進行治療，以及手術可能的風險。

同時，透過CT和MRI等腦部檢查的方式，也可能發現沒有任何明顯症狀的小梗塞「無症候性腦梗塞」。無症候性腦梗塞多發生於高齡者身上，如果不是因為從運動中樞衍伸的神經纖維所誘發的話，通常就不會出現什麼明顯症狀。

由於無症候性腦梗塞又被稱為「腦梗塞預備軍」，因此，當患者發病的時候，應確定是其否罹患高血壓、糖尿病，或是高血脂症等危險因素，若是同時患有這些症狀的話，就要針對這些病症進行治療。

還有，發生多種梗塞的「多發性腦梗塞」就算患者沒有出現任何症狀，為了讓血液能夠暢通，醫師會給予抗血小板藥治療。因此，如果出現了這樣的病況，一定要和醫師仔細商談關於無症候性腦梗塞的治療方式。

腦部檢查除了問診、驗血、採CT＆MRI進行檢查等步驟之外，同時也會為患者進行智能檢查和心理檢查等，如此一來，就可以早期發現患者是否已經開始罹患癡呆等症狀。

●**腦炎**　指腦部發炎，大多爲感染病毒所引起的。主要分爲泡疹性（Herpes）腦炎和日本腦炎。

阿茲海默症

是什麼樣的疾病？ 這是由於腦神經細胞發生異變，而出現記憶障礙等癡呆症狀的疾病。雖然多好發於六十歲以上的人，但是也有五十幾歲就發病的患者。

阿茲海默症與腦血管性癡呆（P162）的差別在於，高血壓、糖尿病、抽菸等因素並不會造成直接致病的危險；所以大部分病例並沒有痲痺症狀，還能維持運動機能，只有記憶等知性活動方面受到影響。

症狀 患者會有應該記住的事情結果全都不記得的「記憶障礙」；譬如到底吃過飯了沒？今天是星期幾？自己身處何處？甚至連家人都不認識的「認知障礙」；以及不曉得東西的名字和使用方法，例如失去洗臉、更衣等日常生活行爲能力等，同時還有所謂的「失認、失語、失行」，會在夜裡做出像是夢遊等異常行爲；而原本個性溫和的人會變得容易生氣等，行爲和人格都出現劇烈變化。

隨著病況越來越嚴重，在腦部日益萎縮的影響下，也會造成運動能力降低，甚至陷入昏睡等狀況。

原因 以掌管記憶的海馬爲中心，大腦皮質神經細胞變性、脫落、細胞數減少、腦部萎縮等都是原因。

阿茲海默症患者的腦部，也就是神經細胞中的某種蛋白質變質，成爲類似線頭抽絲般的纖維狀「神經原纖維變化」，而且腦血管壁會附著像是老人斑的斑點。爲什麼會出現這種變化呢？眞正原因目前還不是很清楚。

治療 醫師一開始會採問診方式，再進行智能測驗和心理測驗，配合MRI等儀器檢查，診斷腦部是否有萎縮情況。

確認症狀之後，可以使用能夠提高神經傳達物質濃度的藥物等，以防病況繼續惡化，並維持殘存機能的治療方式。

給病患家屬的建議 早期發現早期治療是最重要的。若是擔心病情的話，可定期前往腦神經外科和神經內科就醫。

建議病患家屬可多利用看護服務減輕家人負擔，飲食等一般日常生活行爲請盡量配合患者，讓他們學習自己打理簡單的生活起居，要以鼓勵代替責難，讓他們產生信心，維持殘留機能的運作（如果病患有習慣性走失的情形，也請參照P163「給病患家屬的建議」）。

慢性硬膜下血瘤

是什麼樣的疾病？ 所謂「慢性硬膜下血瘤」，是指包覆於腦部最外側的硬膜與內側的蜘蛛膜之間，因爲血管破裂而出血，造成血液瘀積的疾病。

症狀　一旦血瘤壓迫到腦部，會漸漸地感覺頭部沉重，以及出現劇烈頭痛、手腳麻痺和言語障礙、意識障礙等症狀，有時候也會危及生命。

原因　大部分是由於摔倒撞擊到頭部，或因爲交通事故頭部遭受外傷後，經過一至數月才出現症狀。有時連本人也記不得的輕傷，也可能是誘發此疾病的原因。

治療　在頭蓋骨處開個小洞，進行摘除血瘤的手術。

若是發現得太遲，便會留下後遺症，雖然可能會危及生命，但是如果能早點治療的話，幾乎可以完全治癒。

良心建議　在頭部受傷之後，若是察覺頭痛症狀漸漸變強，同時也出現步行困難、口齒不清等情形的話，千萬不要輕忽，應立刻前往腦神經外科接受檢查。

此外，罹患癡呆症或有酗酒習慣的人，往往會記不得自己頭部是如何受傷的，所以更需注意。

腦膜炎

是什麼樣的疾病？　所謂的「腦膜炎」，是指包覆於腦與脊髓的腦脊髓膜發炎的疾病。

症狀　患者出現發燒和畏寒、劇烈頭痛、噁心和嘔吐等情況，有時也會伴隨意識不清、痙攣等症狀。

原因　大多是因爲腦脊髓膜炎感染細菌和病毒、眞菌（黴菌）等病原微生物所引起的。

罹患腦膜炎之後，容易誘發惡性腫瘤、心臟病、糖尿病、腎臟病等全身疾病，也會造成免疫力降低。

治療　醫療方式以對付感染微生物爲主，但是當有全身性疾病時，同時也需針對這些疾病進行治療。

●細菌性腦膜炎

由於中耳炎、副鼻竇炎、肺炎、心內膜炎和頭部受傷等因素，導致髓膜感染細菌，而細菌又侵入血液誘發了敗血症（P446）等原因所引起的。可利用針刺腰部來採集腦脊髓液的「腰椎穿刺術」，檢驗出細菌種類之後，針對所感染細菌選擇抗生素來進行治療。

●結核性腦膜炎

若因感染結核菌而誘發腦膜炎之後，接著就會感染肺結核。可使用抗結核菌和抗生素進行治療。

●眞菌性腦膜炎

感染隱球菌（Cryptococcosis）、念珠菌、麴菌（Aspergillus）等眞菌（黴菌）所誘發的疾病。患有糖尿病和惡性腫瘤等重症病患，由於免疫力較低，因此容易感染，可使用抗眞菌藥治療。

●病毒性腦膜炎

此類型占無菌性腦膜炎的半數以上，原因來自感染了Coxsackie（沙奇病毒）、Echo，以及流行性腮腺炎（Mumps）等病毒所誘發的腦膜炎。

患者會持續出現類似感冒，或是腦膜炎的症狀。

●脊髓炎　預防接種和感染病毒後，會突然發生雙腳麻痺、痛麻的感覺。還會失去排尿、排便的意識，有時會便秘、漏尿，必須早日進行復建。

神經痛

是什麼樣的疾病？ 所謂的「神經痛」，是指沿著末梢神經分布產生的疼痛「擴散痛」。患者會突然出現如同電流通過般劇烈地刺痛感，持續約數秒至數十秒。當疼痛消失時，一按壓神經行走部位，會再度出現刺痛感是其特徵，稱爲「壓痛點」。

若是由骨頭變形、腫瘤、神經周圍發炎、外傷等原因所引起的，稱爲「症候性神經痛」。而就算檢查也查不出原因時，則稱爲「突發性神經痛」。

雖然一般統稱爲「神經痛」，但若是後者，就會冠上誘發疼痛的神經名稱。代表性的有三叉神經痛、肋間神經痛和坐骨神經痛等。

三叉神經痛

症狀 分布於顏面的三叉神經受到刺激，使得單側臉出現劇烈疼痛的神經痛。好發於四十歲以上的人，其中又以女性居多。

所謂「三叉神經」是指出了腦部立刻分爲三條的神經，第一條是由額間到眉間，第二條位於上顎部，第三條則是分布於下顎部。沿著這些神經分布，會突然出現如針刺般灼熱的疼痛感。

有時候可能是因爲打哈欠、打噴嚏、咬東西等動作而引發疼痛，或冷風、冷水等刺激也會引發疼痛，嚴重時，光是用手指輕輕拂臉就會產生劇烈的疼痛，甚至連化妝沒辦法。

原因 大多是因爲三叉神經出了腦部之後，遭受蛇形動脈壓迫所誘發的疼痛。絕大部分都是突發性三叉神經痛，能夠知道確切引起疼痛的原因。此外像是腫瘤和腦動脈畸形（P161解說）等，也會壓迫神經，但這類情形比較罕見。

此外，高齡或身體虛弱的人，因爲免疫力降低，帶狀疱疹病毒（P408）跟著侵入神經，也會誘發三叉神經痛等後遺症。

治療 主要使用抗痙攣藥，施以局部麻醉，讓神經暫時麻痺的「神經麻醉注射療法」。如果還是無法舒緩疼痛的話，可在耳後施行手術，將壓迫到神經的動脈抽離，稱爲「神經血管減壓術」。

良心建議 如果連飲食、刷牙和說話等動作都會感到疼痛，很明顯地已經妨礙到日常生活的話，千萬不要忍耐，應盡速前往腦神經外科或是麻醉科、神經內科就醫。

雖然抗痙攣藥可有效消除疼痛，但是會出現副作用，而且由於有些人容易藥物上癮，因此需遵從醫師指示用藥。

肋間神經痛

症狀 所謂「肋間神經痛」就是沿著由背部伸出分布腋下、胸部中央的肋間神經，出現像是針刺般劇烈疼

●**神經麻醉注射療法** 一種施以局部麻醉，讓痛覺神經暫時麻痺以消除疼痛的治療法，可前往設有麻醉科的醫療機關接受診療。

痛，而且只要咳嗽或是身體一動就會感覺到痛。當疼痛症狀消失後，一按壓背骨側、腋下和胸骨旁的壓痛點，就會再度引發疼痛。

原因 長時間保持不自然姿勢，或是因為變形性脊椎症等疾病（P364）所引起；雖然肋間神經會因為遭肌肉夾到而引起神經痛，但是大部分都是感染帶狀疱疹病毒（P408）所引起的後遺症。

若是因為感染帶狀疱疹而引發的話，沿著肋間神經會長出水泡，胸部和背部會有疼痛感。當身體衰弱或是感冒等較消耗體力的疾病時，更容易罹患，尤其是六十歲以上的患者，即使治癒後還是會留有神經痛等後遺症。

治療 可施以神經BLOCK療法，或是以高周波破壞神經傳達的「高周波熱凝固療法」來進行治療。若是患者也有脊椎變形症的話，就需同時進行治療。雖然這樣的病例十分罕見，但也有可能是腫瘤壓迫肋間神經所引起，必須進行手術。此外，也應順便檢查是否患有狹心症（P176），和食道等方面的疾病。

給病患家屬的建議 高齡者罹患帶狀疱疹時，不一定會長出水泡。如果高齡患者出現劇烈胸痛等症狀的話，必須前往神經內科等檢查，才是正確的做法。

坐骨神經痛

症狀 疼痛感會沿著單側腰部到臀部、大腿後側、小腿後肌，甚至蔓延至腳踝的神經痛。有時會出現劇烈疼痛，有時則是輕輕一壓就痛，也有可能因為咳嗽、打噴嚏、身體成略彎曲的動作，或天氣寒冷等因素而引起疼痛。

除了疼痛之外，還會伴隨下肢麻痺和知覺遲鈍（就算被人觸碰也沒感覺）、步行困難等症狀。仰躺將腳垂直上舉時，大腿後側會出現激烈疼痛是其特徵。

原因 坐骨神經是由腰部經臀部、大腿後面、小腿後肌肉的神經群，大部分是因為由脊髓衍生的神經根遭受壓迫和刺激而引起的。

多數原因都是因為腰椎的椎間板突出（P368）、變形性腰椎症（P367）等，此外，帶狀疱疹（P408）、糖尿病（P306）等也會誘發此疾病。

治療 可到整形外科或是神經內科等處就醫。

橫躺時，可將疼痛那一側朝上，採取最能減輕疼痛的姿勢並保持安靜，也可施以消炎鎮痛劑和肌肉鬆弛劑、抗痙攣藥等進行治療。為了減輕疼痛部位的症狀，可使用牽引療法和束腹，以及照射紅外線的溫熱療法等。

當發現還有其他疾病也是致病的原因時，必須同時進行治療。

良心建議 患者有時會因為便秘而引發疼痛，因此必須整便通腸，不痛時可做些比較輕鬆的運動。同時要避免抽菸和攝取刺激性食物，也要注意保持腳部與腰部的溫暖。

●給神經痛患者的建議　要多攝取富含維他命的食物。視個人情況，施以針灸療法和溫泉療法也很有效。

腕管症候群

手部引發的神經絞扼症候群

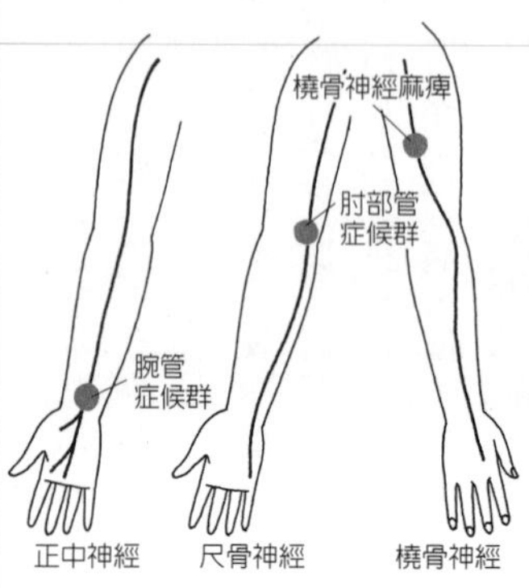

是什麼樣的疾病？ 分布於手腕到指尖的神經，稱爲「正中神經」，而手掌接近手腕的部位（手根部）遭受壓迫，由拇指到無名指會出現麻痺與疼痛等症狀，則稱爲「神經絞扼症候群」（請見下方專欄）。

症狀 疼痛大多在晚上和清晨發作，而當手腕做出前屈動作，疼痛會更劇烈。隨著病況惡化，拇指根部膨起的部分會形成肌肉萎縮，導致拇指與小指無法夾住東西。敲一敲手根部，拇指、食指和中指會出現刺痛感是其特徵。

原因 這部位爲骨頭與韌帶所包圍形成如隧道般的凹處，正中神經就恰巧穿過此處。當韌帶變得肥厚，凹處就會變窄，於是正中神經就會受到壓迫。患者以女性居多，其中又以中年女性占了極高的比例。或許是賀爾蒙分泌異常所引起，也有可能是因爲體重突然增加、甲狀腺機能降低（P299），或關節風濕病（P310）、糖尿病等影響而誘發的，但確實原因還不是很清楚。

此外，罹患腎衰竭（P214）而必須長期洗腎的患者，也會因爲含有礦物質的透析液蓄積於關節和肌腱等處，而誘發此疾病。

治療 一旦出現症狀時，要讓手充分休息。可服用消炎藥和注射劑進行治療，若還是無法改善的話，也可使用內視鏡進行切離壓迫到正中神經韌帶的手術。

發生於手部的神經絞扼症候群

當末梢神經的某處一旦遭受壓迫（絞扼），分布於此的神經就會出現疼痛和麻痺等障礙，稱為「神經絞扼症候群」。

手部的疾病除了「腕管症候群」之外，還有尺骨神經（上圖）受到肘關節部位壓迫，而造成小指和無名指麻痺的「尺骨神經麻痺」（肘部管症候群）；以及因為撓骨神經遭受上臂壓迫，導致指甲發麻的「撓骨神經麻痺」等。大部分患者以消炎藥進行治療即可痊癒，需要進行手術的情況極少。

良心建議 雖然女性在懷孕期也會出現同樣的症狀，但是大多在生產之後就能治癒。

此外，懷抱嬰兒時壓迫到手根部也是造成疼痛的原因之一。可以請家人分擔部分家事與育兒等工作，減少手部使力。

帕金森症

是什麼樣的疾病？ 這是位於中腦（P155圖）的黑質（含有黑色素細胞集中之處）產生神經細胞病變，而出現手腳顫抖、肌肉僵硬、動作遲緩等症狀的疾病；「顫抖、僵硬、遲緩」被稱爲帕金森症三大症狀。患者不分男女，大多於五十～六十歲前後發病。

原因 腦部機能是由各種神經細胞系統所串連而成的，將某條神經的命令傳達給另一條神經的必要物質，就稱爲「神經傳達物質」。

將黑質中的多巴胺（Dopamine）傳送至大腦線條體，與一種名爲乙醯膽鹼（Acetylcholine）的物質取得平衡，就能向手腳等肌肉下達運動指令。一旦黑質異變使得多巴胺減少就會造成失衡，身體也就無法順暢地做出各種動作。

至於黑質產生異變的確實原因，目前還不清楚。

患者發作時，大部分是從左右任一側的手、腳開始出現顫抖症狀，漸漸地擴散至雙手和雙腳。此外，肌肉會變得僵硬，臉部也因此面無表情；從開始想做動作，到眞正做出動作爲止，必須花費一段時間，因此動作也會變得遲緩。

當醫師要求動動手腕之類的簡單動作時，患者會表現出像是齒輪咬合不太順暢的感覺是其特徵（齒輪現象）。

此外，也會伴隨著言語障礙（聽不太清楚說話內容），以及咀嚼或是吞嚥困難（吃東西困難，喝東西也很困難），還有便秘、多汗、起立性低血壓（P168）等自律神經障礙。隨著病況越來越惡化，患者還會出現行動困難，身體如棍棒般僵硬等症狀，最後會演變成得坐輪椅，或是只能躺在床上，無法活動。

治療 基本治療方式，可服用補充多巴胺的抗帕金森藥，藉此改善運動機能、減輕病況。但是，只要藥效降低，症狀就會惡化，可能出現噁心、嘔吐等副作用；長期服用的患者一旦中止用藥，就會引發嚴重副作用，因此需遵從醫師指示用藥。此外，矯正姿勢和步行的復健也很重要，務必配合治療。

隨著病況越來越惡化，患者若是出現行動困難時，就必須進行以電極裝置刺激腦部的手術。

給病患家屬的建議 爲了盡量防止患者跌倒造成骨折，因此家裡必須爲其打造無障礙空間。

若是患者有吞嚥困難的症狀，可食用比較軟的食物，或是將食物切碎再讓患者食用。坊間有販售方便患者使用的專用湯匙等食器，可洽詢醫療用品店或是向醫院詢問，同時也要記得隨時幫患者補充水分。

爲了防止退化更嚴重，因此不可讓患者養成依賴的習慣，盡量從旁協助其動作，小心看護。

●**神經肌疾病患者** 神經障礙所引起的肌肉萎縮（「肌肉萎縮性側索硬化症」的簡稱），與神經以外部位所引起的「裘馨氏肌肉萎縮症」（Myopathy）（「肌肉萎縮症」Dystrophy的簡稱）的總稱。主要症狀爲肌肉機能降低與肌肉萎縮。

癲癇

是什麼樣的疾病？ 所謂「癲癇」，是指腦神經細胞產生異常興奮，會反覆地發生運動、感覺和意識狀態等暫時性發作症狀的疾病。雖然發作狀態因人而異，但是一經腦波測定，就能觀察到因神經細胞異常所引起的變化。

症狀 腦的一部分出現異常興奮就稱爲「部分發作」；身體一部分出現痙攣爲「運動發作」；「感覺發作」會產生麻痺感與幻視、幻聽等症狀；「精神發作」則會充滿恐懼與不安感，進而出現噁心、盜汗等「自律神經發作」症狀；如果能保持意識狀態清楚就稱爲「簡單部分發作」，若是無法保持意識清楚，則稱爲「複雜部分發作」。

當異常興奮會喚起腦部全體神經時，稱爲「全面發作」；若是瞬間喪失意識，凝視某一點並停止動作，稱爲「失神發作」（小發作）；肌肉會抽搐和顫抖的話，稱爲「肌抽躍」（Myoclonic jerk）；而當患者出現失去意識、全身痙攣硬直、口吐白沫、呼吸暫時停止、膚色變得蒼白等症狀時，則稱爲「暫時僵直性發作」。

原因 可分爲就算施以CT和MRI等儀器檢查，也無法清楚得知病因的「原發性癲癇」，與因爲外傷和腦腫瘤等所引起的「症候性癲癇」。

若爲症候性癲癇的話，施以精密儀器檢查，則有可能找出病變的所在。

年輕人大多罹患的是「原發性癲癇」，「症候性癲癇」則是三十歲以上的患者居多。

由上述症狀可知，癲癇共分爲四大類：

①由原發性所引起的部分發作
②由原發性所引起的全面發作
③由症候性所引起的部分發作
④由症候性所引起的全面發作

原發性全面發作的患者以女性居多，尤其是小學階段的女孩最常出現所謂的失神發作。

治療 主要以服用抗癲癇藥治療。依發作狀況和引起發作部位的不同，抗癲癇藥的使用方法也就不一樣。

雖然需要長期治療，但是依藥性的不同，很多人服藥後都沒有再發病過，可是一旦停止服藥就有復發的可能。

因此，醫師會指示患者在一定期間內，絕對不能自行停止服藥。

良心建議 如果能夠有效控制癲癇發作的話，那麼平日的飲食和運動就都不會受到影響；但若是過度勞累或睡眠不足、酗酒等因素，都有可能引起復發，因此必須加以控制。避免從事高危險性工作，或是於高處工作、開車等。

依發作程度和發作類型的差異，需要注意的事項也不太一樣，務必仔細地向醫師詢問。

女性常見的頭痛症狀

不同年齡層的頭痛特徵

女性最常見的就是偏頭痛，而且大多是在十幾歲的時候發病，二十歲之後則是以緊張型頭痛居多；到了三十～五十歲左右，由於忙著兼顧工作與家庭，導致睡眠不足、暴飲暴食，以及身心壓力等因素引發頭痛；從五十歲左右開始，則大多爲更年期障礙、動脈硬化、高血壓等原因引發頭痛。

此外，伴隨月經出現的頭痛症狀也不容忽視。從月經快來臨前到月經期間，因爲女性賀爾蒙雌激素分泌減少，也可能是引發頭痛的原因。大部分的頭痛症狀都是發生於初經開始時，懷孕期間就會減輕不少，而一旦進入停經期之後，症狀就舒緩了。

此外，停止服用口服避孕藥也會引起頭痛，由此可見，果然是與賀爾蒙分泌有關。

久病不癒的頭痛應立即就醫

雖然很多人習慣服用市售成藥止痛，但這都只能幫妳暫時減輕症狀，如果頭痛反覆發作未見改善的話，一定要前往醫院接受診療。尤其是中年以後的頭痛，千萬不能忽視，要仔細檢查是否因什麼潛在疾病所引起。

當疼痛漸漸變強時，或是突然出現劇烈疼痛時，一定要立刻就醫診治。

嬰幼兒的頭痛常會出現吵鬧、沒精神、臉色不好、沒有食慾和發燒等症狀，應立即就醫治療。

緊張型頭痛的預防與保健

- 使用電腦工作時，需適度讓眼睛休息。
- 可做頭痛體操（如下圖）或是輕鬆一點的運動來放鬆肌肉。
- 按摩脖子與肩膀、入浴等也可鬆弛緊張。

偏頭痛的預防與保健

- 避免過勞與壓力，保持正常睡眠時間與適度運動。
- 盡量減少飲用酒精類、咖啡和巧克力等飲品。
- 可用冰毛巾或是保冷劑冰敷頭痛處。

有效舒緩頭痛的體操

（每項動作各作10次）

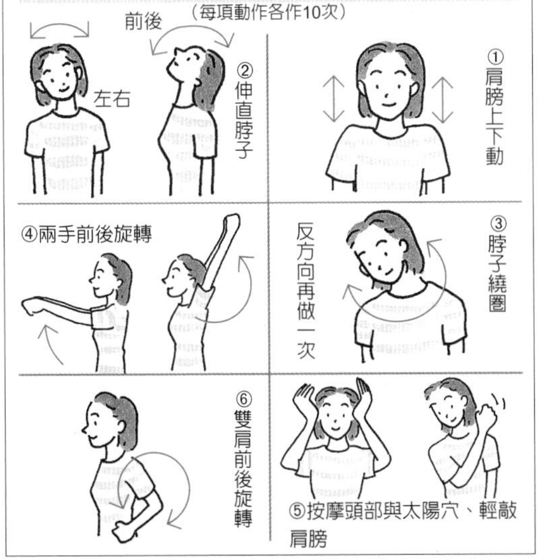

心臟．血壓．血管的疾病

心臟是由心肌所構成

心臟的大小約如拳頭，平均重量爲二〇〇～二五〇公克，位於左胸廓被左右肺夾住的位置。心臟是由稱爲「心肌」的特殊肌肉所構成，會有規則性、節奏性地反覆收縮、舒張（鬆弛），擔任將血液送往全身的重要工作。

心臟分爲左心房、左心室、右心房、右心室等四個空間；心房與心室間以瓣膜相連，兩個心房之間則以「心房中隔」來區隔，而兩個心室之間則是由「心室中隔」來予以區隔。由心臟輸出血液的血管稱爲動脈，把血液輸入心臟的血管則稱爲靜脈。

左右心房爲暫時儲存由靜脈流入血液的空間，左右心室則是經由動脈將血液送出去的空間。

而讓心肌能夠收縮、舒張的幫浦機能位於心室，當左右心室收縮的時候，心房、心室間的瓣膜會緊閉，緊閉是爲了避免心室血液逆流至心房。一旦施壓，左右心室的血液就會由左心室送往全身，經由右心室送至肺部。

心臟的構造

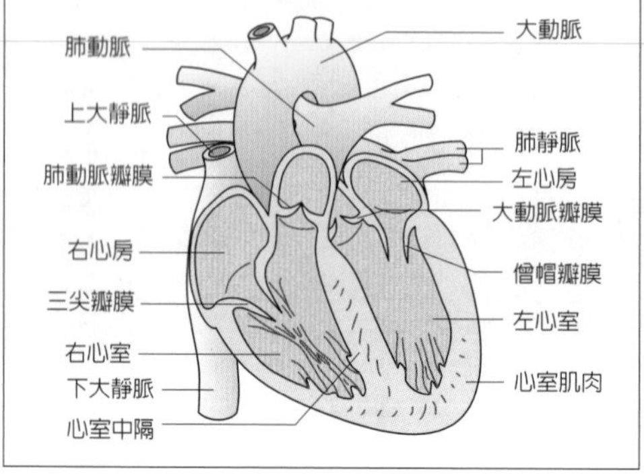

血液循環的構造

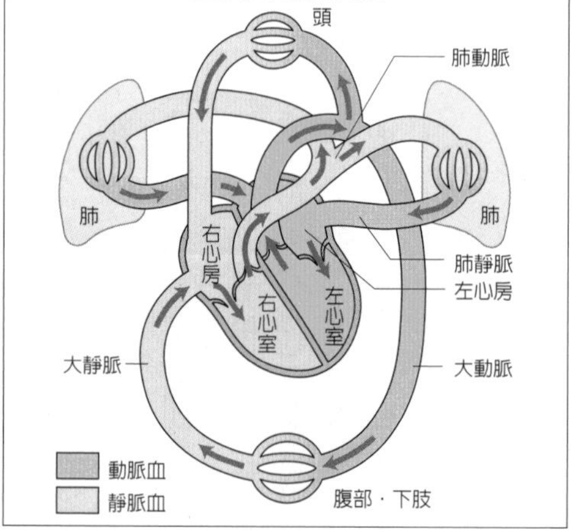

不眠不休將血液送往全身

以下就爲各位簡單介紹血液循環的運轉機制。

循環全身再回到心臟的血液，由右心房經過右心室，再經由肺動脈送往肺部。這樣的血液含有各臟器組織所排出的二氧化碳和老舊廢物；於肺部經過交換之後，再將含有氧氣的血液，經由肺靜脈進入左心房；然後再由左心房經由左心室，藉由大動脈送往全身各處。

像這樣的幫浦機能如果運作順利的話，心肌的收縮與舒張是呈規則且反覆性的，瓣膜也會規律地配合節奏一開一合。

受到刺激就反覆收縮、舒張

「心跳」是心肌的收縮、舒張。心臟是由竇房結的部位以一定的間隔釋放電氣刺激，傳達至心臟組織，讓心房肌肉和心室肌肉產生興奮。

心臟受到自律神經系統（交感神經、副交感神經）所支配，當交感神經興奮就會刺激竇房結，加快心跳數，增強心肌收縮力。相反地，副交感神經則是負責抑制心跳數與肌肉收縮力。

當受到驚嚇或是悲傷等狀況，而使神經呈緊繃狀態的時候，由於交感神經的興奮刺激了竇房結，所以會心跳加快；相反地，休息或睡眠時，藉由副交感神經作用，而讓心跳趨於和緩。

由冠狀動脈支撐著心臟

心臟是維持生命機能最重要的器官，因此必須消耗許多的氧氣與養分。所以輸送氧氣與養分至心肌的血管必須是獨立的，這個血管就是「冠狀動脈」。

冠狀動脈是將血液送往全身的大動脈根部，由大動脈分出左右兩條粗粗的血管所構成的。兩條中的其中一條又立刻分枝，共計三條冠狀動脈由外側進入內側包覆著心肌，供給心肌全體血液。

心臟疾病患者日常生活的注意事項

為了減少心臟負擔，患者應儘量避免從事過度激烈的運動或過度疲勞，要攝取低鹽飲食和保持身心安靜。若是得了感冒等感染症也有可能會誘發合併症，需加以注意；如果罹患了上述病症，早期治療是最重要的。即使是拔牙時，心臟內膜也很容易感染細菌，因此要確實做到預防蛀牙。

關於罹患先天性心臟疾病的幼兒與兒童的運動，在尊重患者的自主性為前提下，也必須遵守醫師所指定的適度範圍。而懷孕、生產也常有引發心臟疾病的例子，因此要慎選設備完善的醫院，遵從內科醫師與婦產科醫師的指導。

冠狀動脈的構造

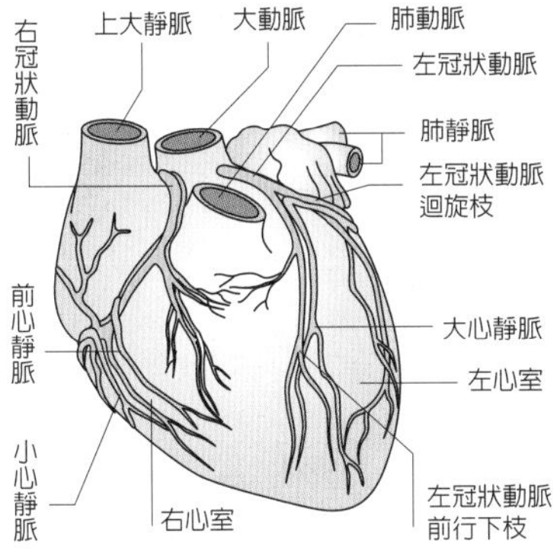

●先天性心臟疾病患者　各公立醫療院所皆有提供免費諮詢服務，可洽詢各地方健保課與醫院。此外，最近有些醫療院所也有設置專門診查先天性心臟疾病成人患者的服務。

心臟的疾病

心臟衰竭

是什麼樣的疾病？　心臟負責輸送血液至全身內臟與組織（包括心臟本身），所以若是心臟衰弱，勢必無法將必要血液量送出去，這種情況就稱爲「心臟衰竭」。

因此，一旦心臟無法充分將血液輸送出去，血液便會滯留（鬱血），稱爲「鬱血性心衰竭」。依症狀出現的方式，可將其分爲「急性心臟衰竭」與「慢性心臟衰竭」兩種。

急性心臟衰竭

血液無法流通，心肌無法運作，就是造成心肌梗塞（P177）等疾病的原因，雖然有些患者還不至於到這種嚴重的地步，但是會出現呼吸困難等心臟衰竭的症狀。必須緊急送醫，進行給予氧氣、利尿劑與強心藥、注射血管擴張點滴等方式的治療。

慢性心臟衰竭

若是瓣膜運作狀況不好，就會造成心臟瓣膜性疾病（P178）與心肌收縮力降低的心肌症（P178）等疾病，導致心臟機能降低，運動的時候出現心悸、喘氣、呼吸困難和足部浮腫等慢性症狀。此時可服用利尿劑和強心藥，或是藉由運動治療（復健工作等）來舒緩。

但是對於症狀輕微、呈現安定狀態的慢性心臟衰竭患者而言，有時也會爲了某種原因而出現像是呼吸困難等症狀，這時和急性心臟衰竭一樣，需立即住院治療。

此外，心臟衰竭是由於左心室或是右心室，任何一邊運作機能降低引起的，分爲左心臟衰竭（左心室運作機能降低）和右心臟衰竭（右心室運作機能降低）。

症狀　可分爲以下三大類別：

認識先天性心臟病

天生心臟有缺陷的先天性心臟病，大多為以下四類：

心室中隔缺損　心室中隔有洞，一部分動脈血液由左心室流入右心室。但也有人到三歲前，洞口會自然癒合。

心房中隔缺損　心房中隔有洞，一部分動脈血液由左心房流入右心房。沒什麼明顯症狀，通常都是在入學時的健康檢查才被發現。除了可施以手術之外，也有人到七～八歲時，洞口自然癒合，如果沒有症狀很容易被忽視。

肺動脈瓣膜狹窄　是指防止由右心室經由肺動脈輸送至肺部的血液逆流的瓣膜變窄，造成血液流通不順。若是症狀輕微的話，並不需要動手術。

法格氏四合症（Tetralogy of Fallot）為一種綜合了心室中隔缺損、肺動脈瓣狹窄、大動脈騎乘、右心室肥大等形態異常的疾病，會出現發紺症是其特徵，需施以手術治療。

●**心臟支架植入術**　將非常小又薄的金屬製管置入狹窄部分，由內側支撐血管，讓血管擴大的方法。

●肺鬱血症狀

由於左心臟衰竭，因此從左心室送出血液的運作就變得不太順暢，造成位於前方的左心房與肺靜脈中的血液停滯（鬱血）。一旦肺鬱血，肺部吸入的氧氣就無法充分溶於血液，於是血液中氧氣濃度降低，而使得患者呼吸困難。

如果晚上就寢時出現呼吸困難症狀，這時與其橫躺，不如採坐姿會比較舒服，稱為「端坐呼吸」。

●下腔靜脈鬱血症狀

由於右心臟衰竭，導致位於右心室前方的右心房和由全身回流至心臟的靜脈（下腔靜脈）產生鬱血。因此會感覺浮腫，腹部有鼓脹感等症狀。

●心跳數降低症狀

心臟將血液送往全身的血液量，就稱為「心跳數」，一旦心臟運作不好，心跳數就會減少。

因此患者會出現手腳冰冷、膚色蒼白、畏寒，以及汗量、尿量明顯減少。這是左心臟衰竭和右心臟衰竭的共通症狀。

原因（請見上表）

檢查　可施以胸部X光、心電圖、超音波等必要的心臟導管檢查，查明罹患心臟衰竭原因，並診斷病況程度。

治療　基本治療原則，就是讓功能日漸降低的心臟回復機能。可對患者施以讓心肌充分收縮、血液能毫不滯留地輸送至全身內臟器官的藥物治療。

良心建議　對於心臟疾病患者而言，像是感冒等感染症也有可能是引發心臟衰竭的原因，因此發現感染的話，早期治療是很重要的。

但是接受心臟衰竭治療的同時，若是也感染其他疾病，進行治療中一定要告知醫師，說明所服用的藥物種類。

心臟衰竭的分類和治療方法

	症狀	原因	治療
急性心臟衰竭	呼吸困難、起坐呼吸、氣喘、粉紅色泡狀痰、畏寒盜汗，更嚴重的話，還會出現發紺症、意識不清、頻脈、血壓降低（呈休克狀態）。	急性心肌梗塞、急性心肌炎、瓣膜性心臟病等。	服用強心劑、血管擴張劑。心肌梗塞可施以Ballon（氣球）治療，或進行植入心臟支架手術等方式，讓血管再度開通。瓣膜性疾病也可施以手術治療。
慢性心臟衰竭	運動或工作時覺得呼吸困難、疲勞感、倦怠感、浮腫、體重增加、尿量減少、頻脈、腹部有膨脹感、積有腹水。	心肌梗塞、心肌症、瓣膜性心臟病、高血壓先天性心臟疾病、先天性心臟疾病、窄縮性心包膜炎、肺高血壓症	瓣膜性心臟病、先天性心臟疾病、窄縮性心包膜炎等，可施以手術治療。肺高血壓症則使用血管擴張劑。

●窄縮性心包膜炎　會使心臟收縮、舒張無力而引起全身組織器官鬱血，將粘連肥厚的心包膜切除就，可治癒。
●肺高血壓症　會造成心臟至肺部動脈長期壓力過高，肺部血管逐漸收縮導致心臟供血困難，並出現慢性心臟衰竭症狀。

狹心症

是什麼樣的疾病？ 「狹心症」是由於動脈硬化，而讓冠狀動脈內腔逐漸變窄，於是運送的血液量也變少，最後造成心臟的心肌氧氣不足而引發胸痛。若是症狀頻繁且會持續一段時間，病況越來越惡化時，稱爲「不安定狹心症」。

症狀 不只心臟部位會出現疼痛，胸部廣泛範圍也會產生鈍痛，或是壓迫感、胸口鬱悶等症狀。

當喉嚨、下顎、牙齒、左上臂、背部等處和心窩附近也出現疼痛感時，有時會與胃、十二指腸、膽囊和胰臟等疾病徵兆弄錯。

疼痛持續時間雖然最多爲五分鐘以內，但如果時間長的話，也可能達到十分鐘以內。

原因 勞動狹心症是因爲冠狀動脈變狹窄的緣故，安靜狹心症則是冠狀動脈一時起了痙攣，或是抽搐而引起的。

治療 可服用讓冠狀動脈內腔擴展的藥劑和抑制脈搏的藥劑等。此外，可施以幫助擴張冠狀動脈狹窄部分的Ballon（氣球）擴張術或植入心臟支架術和Bypass等外科治療方式。

良心建議 患者需常備發作時的特效藥「硝酸甘油（Nitroglycerine）舌下錠」，一旦發作便可立即服用以

狹心症的類別

不安定狹心症

沒有一定發作狀況，無法預測什麼時候會發作。和之前的症狀相比，疼痛程度更強更久，發作次數也有增加。

此外，如果距離初次發作一個月內又再度發作，或是最後發作距第一次發作已經經過六個月以上的話，都屬於不安定狹心症類型。

↓

由於轉變為心肌梗塞的可能性很高，必須住院進行治療。

如果出現這樣的症狀，就要懷疑是否罹患心肌梗塞……

和之前的發作症狀與疼痛不太一樣。疼痛感會持續二十分鐘以上，同時也會伴隨著噁心和嘔吐感；即使服用之前效果很好的硝酸甘油舌下錠，這時候也變得沒有效果。

安定狹心症

有一定的發作次數、強度和發作狀況。

安靜狹心症

多發作於就寢的時候（尤其是清晨），或者是休憩之類的靜態活動時。

日常注意事項：當身體疲倦，或是半夜睡眠中都容易發作，因此千萬不要過度勞累。平常不喝酒的人一旦喝酒過量，發作機率就會增高，因此飲酒千萬要節制。

勞動性狹心症

因爬樓梯或是運動等身體動作而引起的。飯後或是突然到寒冷的地方也會發作。

日常注意事項：外出時心情要保持輕鬆鎮定，千萬別慌張。飯後要好好休息。早上起床時，不要立刻從被窩爬起，最好躺個十分鐘左右，再慢慢地起床。

●**急性冠症候群** 不安定狹心症、急性心肌梗塞，總稱「心臟性猝死」。

控制病情。要運動也需在不會引發胸痛範圍之內（如果安靜時的脈搏每分鐘七十次的話，那麼只能增加個三〇～四〇％，即以每分鐘九十～一百次爲基準，不可超過）。

心肌梗塞

是什麼樣的疾病？ 冠狀動脈內腔阻塞，造成血液無法流通，心肌因爲氧氣不足而壞死，呈現無法運作的狀態，就稱爲「心肌梗塞」。

症狀 因爲不安定狹心症（參照前項）所引發的，或是沒有任何徵兆突然胸痛，發病的情況。

最常見的症狀就是胸部會出現激烈絞痛。由於心肌梗塞比狹心症的疼痛症狀來得更劇烈，持續時間也較長，就算克制住病情，患者還是會出現斷續疼痛，同時也有有復發的可能；會伴隨畏寒和盜汗、噁心和嘔吐等症狀，有時還會呈休克狀態，也會引發嚴重快速不整脈，重則危及生命。

原因 隨著冠狀動脈粥狀硬化（動脈壁沉澱著以膽固醇爲主要成分的脂質）狀況越來越惡化而引起的。

治療 必須及早以救護車送至設有CCU（心臟加護病房）的醫院。如果是初期發病後數小時內，可施以從血管插入稱爲Catheter細管的Ballon（氣球）治療和進行心臟支架植入術，於靜脈注射能夠溶解冠狀動脈內堆積血塊（血栓）的藥劑，讓血液恢復暢通，以防止心肌壞死的治療。

一切順利的話，約二至三周就能出院靜養，也有機會重回職場。

良心建議 由於大部分心肌梗塞復發都會危及生命，因此出院後爲了不讓狹心症和心肌梗塞復發，務必遵循醫師指示。

若是狹心症發作的話

首先，最重要的就是保持安靜。若是將雙腳抬高會增加流回心臟的血液量，反而會增加心臟負擔，而形成反效果；正確的做法是應該採坐姿，讓上身挺起會比較舒服，也可以服用硝酸甘油舌下錠來抑制發作病況。送醫時，要確實告訴醫師發作時間與持續時間；基本上，如果疼痛感持續20分鐘以上，而且出現噁心、嘔吐感時，應立即就醫。

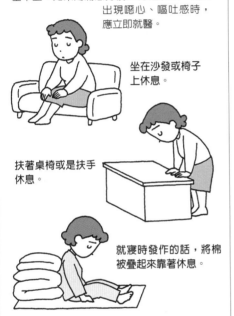

坐在沙發或椅子上休息。

扶著桌椅或是扶手休息。

就寢時發作的話，將棉被疊起來靠著休息。

●CCU　最好去設有專門治療狹心症和心肌梗塞的專門治療室，因爲有心臟專門醫護人員常駐。其他像是心臟衰竭、瓣膜性心臟病、大動脈疾病患者，等都能予以全面性治療。

瓣膜性心臟病

是什麼樣的疾病？　心臟瓣膜分爲四種，即三尖瓣膜、肺動脈瓣膜、僧帽瓣膜、大動脈瓣膜，這些瓣膜可防止血液逆流，幫助血液更有效率地輸送出去。而「瓣膜性心臟病」就是因爲瓣膜變形、運作不順暢所引發的疾病。

這些疾病包括因爲瓣膜並沒有充分打開，造成血液流通困難的「狹窄症」，或是瓣膜關閉方式不佳，造成血液逆流的「閉鎖不全症」。其他還有「僧帽瓣狹窄症」、「僧帽瓣閉鎖不全症」等，多種冠上瓣膜名稱的狹窄或是閉鎖不全的疾病。

而這四種瓣膜都會引發狹窄症或是閉鎖不全症，也就是說，每一種瓣膜都可能引起任何症狀。

症狀　初期輕微到幾乎不會出現什麼明顯症狀，若是因感冒就醫或是健康檢查也幾乎診斷不出來；隨著病況惡化，患者會有心悸、喘氣、倦怠、全身浮腫和呼吸困難等症狀。

原因　除了先天因素之外，也有後天原因所造成的，其中尤以「風濕熱（Rheumatic Fever）後遺症」居多，瓣膜出現異常症狀至少需要十年以上，算是十分罕見。

但近年來預防風濕性瓣膜症成效良好，相反地罹患動脈硬化症（P182）的患者數卻逐年增加。此外像是心內膜炎、扁桃腺炎（P223）、猩紅熱（P454）、梅毒（P124）等也是致病原因。一旦加上這些因素，就會引發瓣膜發炎，而瓣膜變形、癒合等因素也會引發瓣膜症。

治療　「保守治療」是指注意日常生活與施以藥劑治療，可服用能夠減少心臟負擔的血管擴張藥，還有加強心臟收縮的強心藥等。

雖然可進行替換人工瓣膜手術，不過也有只修復損壞部分的「瓣膜整形術」，這是指爲了讓罹患瓣膜狹窄症的患者的瓣膜充分張開，因此所進行的手術。

心肌症

是什麼樣的疾病？　所謂「心肌症」就是構成心臟的心肌異常所引發的疾病，可大致分爲「肥厚型心肌症」與「擴張型心肌症」。

肥厚型心肌症

主要症狀爲心肌變厚。尤其要注意的是，由左心室通往大動脈的血液通路變窄所引起的「肥厚型閉塞性心肌症」。

症狀　患者除了會出現胸痛、呼吸困難、暈眩、失神等各種症狀之外，也有無任何症狀出現的病例。一旦併發快速不整脈（P180），心悸也就會跟著變強。

原因　雖然經研究發現與遺傳基因有關，但大部分還是原因不明。

●**風濕熱**　喉嚨受到溶連菌感染，是一種會反覆發作的疾病，通常是由過敏所誘發。患者以學齡期孩童居多，會出現倦怠感、食慾不振、發燒以及關節痛等症狀。

治療 由於沒什麼明顯症狀，如果肥厚程度還算輕微的話，只要定期檢查就可以了。若是有明顯症狀，肥厚程度就會變得嚴重；而出現快速不整脈症狀時，就需服用可調節心臟過度收縮的藥劑等。

擴張型心肌症

輸送血液的心室內腔擴大所造成的疾病。由於心肌的收縮力降低，造成血液輸送困難，除了頻頻發作「鬱血性心臟衰竭」（P174）之外，也會伴隨快速不整脈和血液堆積於血管內的「塞栓症」等。

症狀 患者會產生心悸、倦怠、呼吸困難、浮腫，而且胸部感到壓迫感和快速不整脈等症狀。

治療 可使用預防心臟衰竭，或快速不整脈和塞栓症等藥劑。若是病況嚴重，就需考慮心臟移植。

良心建議 年輕人也會發病，尤其是行動活潑的中、小學生，很容易因爲運動不當而意外受傷，因此必須限制運動的類型與範圍。

心肌炎

是什麼樣的疾病？ 「心肌炎」是指心臟的心肌發炎所引起的疾病。

症狀 「病毒性心肌炎」會有發燒、咳嗽、噁心、嘔吐、下痢等消化器官症狀，數天後會出現呼吸困難、胸痛、浮腫等心臟病症狀。由於胸痛是併發心膜炎的原因，所以吸氣時會痛得更劇烈，做前彎動作時反而會得到舒緩是其特徵。

症狀劇烈的急性期會引發心臟衰竭（P174）和快速不整脈（P180）；發作太厲害還會有致命的危險，進而併發嚴重的快速不整脈，同時出現心悸、暈眩和失神等症狀。

原因 除了感染細菌、病毒、寄生蟲等病原微生物之外，吸食毒品、膠原病（P310）等也是病因。雖然大部分罹患的是病毒性心肌炎，但因無法確認是何種病毒，因此只好歸類於原因不明的「突發性心肌炎」。

良心建議 雖然絕大多數皆爲暫時性，不過病況也有可能變得很嚴重，因此就算輕微的發病初期也可以考慮住院。

心包膜炎

是什麼樣的疾病？ 包覆心臟心膜外側的心包膜發炎，會引起心肌發炎與快速不整脈，若是誘發「心包膜填塞」（Cardiac Tamponade），就有可能惡化。

症狀 患者出現胸痛、呼吸困難和發燒等症狀；每當吸氣或動一下身體時，就會出現胸痛是其特徵。

原因 除了誘發感冒的病毒、併發心肌梗塞和膠原病等疾病之外，也有原因不明的病例。

治療 爲了不讓症狀惡化，可住院靜養。大部分心包膜炎均爲暫時性。

●**心內膜炎** 包覆著心臟的內部（心內膜）發炎所引發的症狀，稱爲心內膜炎；大多是細菌感染所引起的。
●**心包膜填塞**（Cardiac Tamponade）心臟與心包膜間堆積著液體，使心臟運作受到影響；但此病極爲罕見。

心臟不整脈

是什麼樣的疾病？ 平常規律的脈搏突然變慢、一下子變快，有時還會緩慢跳動，呈現不規則狀態。

症狀 所謂「徐脈」，是指脈搏變慢（一分鐘五十次以下）會不停喘氣；「頻脈」則是脈搏變快（一分鐘一百次以上），出現心悸和呼吸困難，有時伴隨胸痛、暈眩及失神等症狀。

原因 心臟會受到竇房結所釋放的電氣刺激而律動，一旦刺激不再規律或釋放一半就停止，甚至釋放於其他部位，就會引起快速不整脈。雖然先天性心臟病與疾病（瓣膜症、心肌梗塞、高血壓等）等都是罹病的原因，但是絕大部分都是因爲上了年紀的關係。

檢查 可透過心電圖檢查，診斷快速不整脈的種類與嚴重程度。徐脈方面的檢查會有竇房結症候群、房室阻斷（AV Block）、分枝束阻斷（BBB）等項目。頻脈方面則有期外收縮（早期收縮）、心房纖維顫動、心房撲、上室性頻脈，以及WPW症候群、心室頻脈、心室纖維顫動等項目。

治療 大多沒治療的必要，像心房纖維顫動、上室性頻脈、心室頻脈、心室纖維顫動等，都可服藥控制。由於無法判別是哪種類型的快速不整脈，因此需配合醫師治療。此外對於上室性頻脈、WPW症候群、突發性心室頻脈，可施以經導管高頻波心肌燒灼術（Radiofrequency Catheter ablation）的治療法。相信今後也會出現其他更進步治療的方式。

良心建議 向醫師敘述快速不整脈的病情時，有以下幾個重點：

- 是瞬間心跳，還是呈連續又規則地心跳？脈搏有無突然出現不規則跳動？
- 情況大約持續多久？除了呼吸困難、胸痛和暈眩之外，是否還有其他症狀？
- 是什麼情況下、正在做些什麼事而發作的？有無喝酒？
- 如何讓症狀停止？（例如喝水等）
- 是偶爾發作？還是每天發作？

心律調整器

為了讓心臟保持正常律動，當電氣無法流過時，就要以電流通過心臟的裝置——「心律調整器」來取代。

由於心律調整器是非常精密的儀器，因此容易受電磁波干擾。為了不影響心律調整器的正常運作，必須盡量別讓患者靠近電流流經之處，或是容易發出強烈電波的地方。

雖然患者要避免使用手機，但是因為近年來開發出能遮斷外部電磁波的纖維布料，如此一來，當患者穿著這類布料製成的服裝時，就可以安心使用手機。

此外，為了不受到電磁波影響，使用手機時最好距離心律調整器22公分以上。雖然最近製造心律調整器的技術越來越進步，但還是應該要留意盡量別在患者面前使用手機。

血壓的疾病

高血壓

是什麼樣的疾病？ 只要是收縮壓（最高血壓）與舒張壓（最低血壓）兩者同時或其中一項高過正常值，就稱爲「高血壓」（P188）。

症狀 沒什麼明顯症狀，通常都是在健康檢查測量血壓時，才發現血壓出現問題。

血壓開始升高的初期，容易出現譬如頭痛、頭重、暈眩、耳鳴、肩膀僵硬、手腳麻痺等腦神經症狀，還有心悸、脈搏紊亂、胸部有壓迫感等循環器官症狀。這些症狀在某種程度內的持續高血壓狀態下，就會趨於舒緩或消失，但這並不表示高血壓也隨之消失。

一旦輕忽高血壓的嚴重性，就容易併發腦部和心臟、腎臟以及眼睛等，還有血管方面的重大疾病，譬如隨著腦血管障礙惡化，引起腦出血（P161）和腦梗塞（P160）。還有無法將血液順利輸送到全身各處的心衰竭（P174），有時也會引發冠狀動脈方面的動脈硬化症（P182）、狹心症（P176）和心肌梗塞（P177）等。

原因 由於腎臟病和內分泌疾病等原因，促使血壓上升，而分泌過剩的賀爾蒙也會溶入血液中。像這樣清楚知道病因的高血壓，稱爲「續發性（二次性）高血壓」。

相對地，若爲不清楚原因的高血壓，便稱爲「本態性（原發性）高血壓」。這通常與容易罹患高血壓的遺傳因素有關，其他可能的原因像是鹽分攝取過量、壓力和肥胖等，多少也有關係。

當鹽分攝取過量時，爲了保持體內鹽分的正常濃度，血液量就會增加；一旦持續累積壓力，造成血管收縮、脈搏加快，交感神經就會變得過於活躍。而肥胖的人爲了要將血液送出去，心臟不得不施以高壓力，如此一來就會打亂調節血壓的組織，反而讓血壓上升。

治療 試著改變生活習慣，限制鹽分攝取、消除肥胖、減輕壓力、適度運動以及禁菸、不酗酒（P188）等，如果還是無法改善，就必須服用降血壓劑控制血壓。

年輕型高血壓與老年型高血壓

近來罹患高血壓的年輕人有增加趨勢，稱之為「年輕型高血壓」。雖然也有遺傳因素，不過壓力與飲食習慣等原因占大多數。年輕人罹患的高血壓以續發性高血壓居多，因此必須檢查是否罹患腎臟病，或是其他內分泌疾病。

另一方面，隨著年齡增長，一般都會出現動脈硬化等現象，七十歲以上的高齡者約半數罹患高血壓，稱為「老年性高血壓」。通常高齡者的收縮壓上升，舒張壓卻不太會跟著上升，反而會因為壓力，以及日常生活的一些動作而導致血壓上升是其特徵。

收縮壓與舒張壓

所謂「血壓」，是指血液流經血管時施加於血管壁的壓力。心臟收縮送出血液時血壓會升高，稱為「收縮壓」（最高血壓）。收縮後，心臟一擴張時血壓就會降低，則稱為「舒張壓」（最低血壓）。

高血壓定義及分類（WHO／ISH, 1999年）

		收縮壓（mm Hg）		舒張壓（mm Hg）
最適血壓		120以下	且	80以下
正常血壓		130以下	且	85以下
正常高值血壓		130～139	或	85～89
高血壓	瀕臨高血壓	140～149	或	90～94
	第一階段（輕度）	140～159	或	90～99
	第二階段（中度）	160～179	或	100～109
	第三階段（重度）	180以上	或	110以上

※收縮壓與舒張壓列爲不一樣的分類時，以較高的一方作分類基準。
※WHO：世界衛生組織 ，ISH：國際高血壓協會。

血管的疾病

動脈硬化症

是什麼樣的疾病？ 所謂「動脈硬化症」，就是原本極富彈力的動脈壁呈現僵硬狀態。初期沒什麼明顯症狀，但隨著病況越來越惡化，會影響動脈流經的臟器。依動脈壁產生的病變分爲三類：

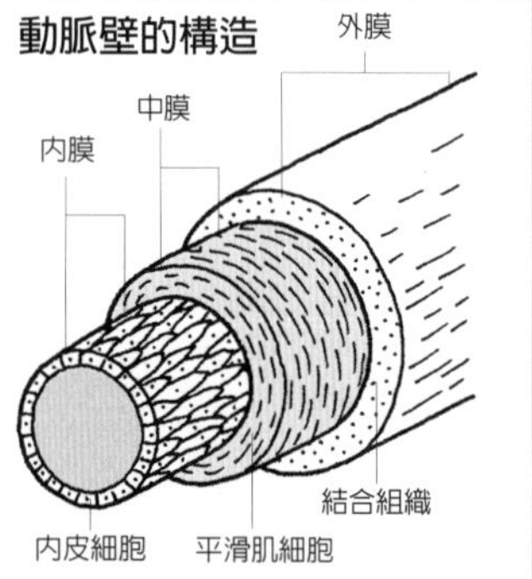

讓血管收縮、舒張，補強動脈壁等作用，各層分別有其功用。

●粥狀硬化（Atheroma動脈粥瘤）

以膽固醇爲主成分的脂肪質沉澱於內膜內，使得內膜變厚，而呈現粥狀硬化，導致血管內腔變窄。

一般說來，較容易發生於比較粗的血管，會引發狹心症（P176）、心肌梗塞（P177）、腦梗塞（P160），以及大動脈瘤（P184）等疾病。

●中膜硬化

由於礦物質沉澱於中膜裡，而且變得像石子般堅硬，引發纖維化及

壞膽固醇與好膽固醇

膽固醇為脂肪的一種，是構成體內肝臟的元素，與構成細胞膜的主要成分，同時也是製造性賀爾蒙和副腎皮脂賀爾蒙的材料。

血液中的膽固醇因為含有易溶於水的低密度脂蛋白（LDL），低密度脂蛋白的膽固醇會促使動脈硬化；相反地，高密度脂蛋白（HDL）的膽固醇則能預防動脈硬化。

因此前者被稱為「壞膽固醇」，後者則是「好膽固醇」。

●腎硬化症 伴隨著不知病由的高血壓，腎臟表面會出現顆粒狀，導致腎臟變硬變小的疾病。隨著病況惡化會引起腎衰竭。

鈣化，大多發生於比較粗的血管。而且一般幾乎不太可能因爲疾病而被誘發。

●細動脈硬化

由於發生於比較小的血管，因此容易引起腦梗塞、腦出血（P161）、腎硬化症等。

症狀 並不會隨著病況惡化而出現什麼症狀，但是依動脈硬化的位置不同，症狀也不一樣。

- **腦動脈硬化症狀** 會出現暈眩、血液逆衝、頭重、耳鳴、手腳麻痺、舌頭乾澀、健忘等，大多是因爲罹患腦出血、腦梗塞的緣故。
- **冠狀動脈硬化症狀** 會出現胸部有壓迫感、胸痛、心悸，以及呼吸困難、浮腫等症狀，容易在罹患狹心症與心肌梗塞時發作。
- **腎動脈硬化症狀** 患者出現高血壓、頻尿，以及夜間排尿次數增加等異常情形，大多於罹患腎硬化症時發作。
- **末梢動脈硬化症狀** 引起動脈硬化的那側手腳冰冷、走路時會產生劇烈疼痛、脈搏變慢等。
- **大動脈硬化症狀** 雖然胸部會出現刺痛感，但有些病例則沒有什麼明顯症狀。

原因 （請參照左上方）

檢查 藉由量血壓、驗血、心電圖等心臟檢查，還有胸部和腹部X光線檢查、眼底檢查來得知動脈硬化狀況，都是相當重要的檢查。

治療 醫師會先嘗試施以運動療法和飲食療法，當動脈硬化的狀況無法改善時，才會施以藥物療法。

基本飲食療法就是不要攝取過量含膽固醇的食物。盡量少攝取動物性脂肪，多攝取植物性或是魚類脂肪，同時適量攝取大豆等富含植物性蛋白質的食物，也要大量攝取食物纖維，不可攝取過多糖分。

良心建議 女性賀爾蒙有抑制血中總膽固醇值的作用，因此女性一直到停經前，都比男性容易保持血管健康。

但是到了更年期以後，由於女性分泌賀爾蒙不足，就容易引起動脈硬化，需積極預防與保健。

動脈硬化危險因素

動脈硬化是由各種誘因而導致發病的。這些誘因就稱為「危險因素」，而擁有越多危險因素的人，就會越早發生動脈硬化。

尤其好發於高血脂、高血壓、糖尿病等患者身上，稱為三大危險因素。盡可能早日發現，改善危險因素，學習自我健康管理。

下列危險因素中的高血脂症、高血壓、糖尿病，以及高尿酸血症，一般皆通稱為「文明病」。

誘發動脈硬化的危險因素

- 高血脂症
- 高血壓症
- 吸菸
- 糖尿病
- 肥胖
- 高尿酸血症
- 運動不足
- 個性比較壓抑
- 有罹患狹心症和心肌梗塞的家族病史

●**高血脂症** 血液中含過多以膽固醇爲主成分的脂質。
●**高尿血症** 血液中含尿酸的濃度高，尿酸就會漸漸沉澱。

大動脈瘤

是什麼樣的疾病？ 所謂「大動脈瘤」是指胸部大動脈到腹部大動脈間最脆弱的部分，遭受強大壓力（血壓）而出現粒狀物。大多是因爲動脈硬化症（前項）所引起的，一旦血管破裂就有致命危險。位於胸部的稱爲「胸部大動脈瘤」，位於腹部的則稱爲「腹部大動脈瘤」。

症狀 初期沒什麼症狀，但是當粒狀物變大成爲胸部大動脈瘤時，在健康檢查照胸部X光就會發現；另外在腹部大動脈瘤中，若有類似脈搏跳動的咚咚聲，就稱爲「拍動性腫瘤」。當胸部大動脈瘤受到食道與肺部等臟器的壓迫，就會出現吞嚥困難、咳嗽等症狀。

治療 動手術切除大動脈瘤是一般常用的治療法，切除的部分會置換人工血管；即使手術後，也要注意均衡飲食攝取，防止再度動脈硬化。

良心建議 高血壓患者最好每月做一次自我檢查腹部是否有異常，如果發現拍動性腫瘤應及早就醫。

急性大動脈剝離症（剝離性大動脈瘤）

是什麼樣的疾病？ 所謂「急性大動脈剝離症」，就是大動脈內膜產生龜裂，血液由此流入中膜，造成原本的血管腔與僞腔呈分離狀態。

症狀 胸部或是背部突然出現劇烈疼痛，當僞腔一旦破裂，就會引起大出血，也可能在短時間內猝死。

原因 除了先天因素之外，外傷、動脈硬化症（P182）也是發病原因，長期罹患高血壓患者最易罹患此疾。

治療 除了針對剝離部位和範圍進行手術之外，也可選擇藥物治療。

良心建議 一旦發病務必緊急送醫，最好一開始就選擇送往有足夠能力處理、治療醫院。

大動脈炎症候群（高安動脈炎）

是什麼樣的疾病？ 所謂「大動脈炎症候群」，就是連接心臟部位的大動脈，與附近較粗的動脈發炎所引起的疾病。大部分是由於動脈變窄或是擴張的關係所引起；就算暫時抑制住發炎狀況，日後也會經常復發。患者多爲二十～三十歲女性。

症狀 會出現發燒、倦怠、暈眩、失神、心雜音和心臟衰竭等症狀。一旦延伸至手腕部的動脈，就會感覺不到手腕部位的脈搏，因此也被稱爲「無脈搏病」。

原因 可能是自我免疫力降低的關係，但明確的病因還不清楚。

治療 爲了抑制炎症，可服用副腎皮質賀爾蒙。若是沒有改善的話，可施以植入人工血管和自己的血管，或是以血管擴張術治療。

良心建議 女性在懷孕和生產時

●**自體免疫** 就是人類與生俱來的機能，可以保護自己，認知和排除自己身體以外異物的防禦機制（P310）。

容易罹患高血壓，因此務必遵從醫師指示，注意自己的健康狀況。

下肢靜脈曲張

是什麼樣的疾病？ 所謂「下肢靜脈曲張」，就是指下肢，尤其是小腿後面肌肉附近的表皮靜脈（接近皮膚表面的靜脈）擴張，呈突起的粒狀物或彎曲狀。

症狀 下肢會出現疲勞與鈍痛感，當症狀惡化的時候，靜脈就會嚴重腫大隆起，由靜脈瘤流出血液也會滲進皮膚，造成色素沉澱。

原因 下肢要輸送血液至心臟的系統故障，而反映在靜脈出現鬱血是原因之一。先天性靜脈瓣膜較弱時，也會發作。造成靜脈曲張惡化的因素有高齡、肥胖、懷孕、外傷和長時間站立工作等。

治療 症狀輕微時，爲了抑制病況惡化，應避免長期站立。若是必須站立工作時，最好穿著彈性絲襪；就寢時要墊高雙腿。症狀嚴重的話，可進行束縛或拔除靜脈曲張部位的手術。

良心建議 孕婦，尤其曾懷孕的女性最常罹患。而若是母親罹患過靜脈曲張，子女罹患的機率也比較高，因此應注意體重不要過重。

急性肺動脈塞栓症

是什麼樣的疾病？ 所謂「急性肺動脈塞栓症」，就是下肢靜脈產生血栓（血塊堆積），堵塞移動至肺動脈的血管，造成血液無法順暢流通。

症狀 患者會出現暈眩、心悸、呼吸困難等症狀，甚至失去意識，嚴重時還有致命危險。

原因 長時間臥床的病人或出國旅行搭長途交通工具（飛機、巴士）而久坐者（旅行者血栓症＝P189）、還有罹患下肢靜脈曲張（前項）、心臟衰竭（P174）的人容易引發血栓，尤其會在身體突然動作的瞬間爆發。

治療 必須保持絕對安靜，服用讓血液不容易凝固的藥劑。

良心建議 服用類固醇或是避孕藥時，血液容易凝固，較易誘發急性肺動脈塞栓症。預防之道就是千萬不能弄錯藥量，還有要注意隨時保持水分（P189專欄）。

心臟神經症與壓力

心臟的疾病，並不一定和疾病本身有關，舉凡心悸、胸痛等，被視為心臟病的症狀，就稱為「心臟神經症」。會出現倦怠、暈眩、手腳麻痺、頭重等症狀，是由於心神過勞和壓力等原因所引起。

治療方面，可以嘗試接受心理諮詢，或服用抗憂鬱藥等進行藥物治療。

更年期的女性會出現像是心臟病般的症狀，有時很難與更年期症狀區別，可前往婦產科檢測賀爾蒙值，必要的話也可施以賀爾蒙補充療法（P608）。

●**孕婦** 懷孕中容易發生靜脈曲張。懷孕時變大的子宮會壓迫到骨盆內的靜脈，導致下肢靜脈會產生鬱血，所以孕婦容易罹患此疾。

低血壓症

出現暈眩和倦怠等症狀

最高血壓低於一百mm/Hg以下，則稱爲「低血壓」。血壓低的人容易感到倦怠、食慾不振、頭重、失眠、注意力不集中等症狀，尤其「早上起不來」、「站立時會暈眩」等，更是低血壓的兩大主要徵兆。當血壓降低的時候，血液輸送到腦部和身體末端的效能就會變差。

一般來說，低血壓大多與個人的體質有關。而且低血壓不像高血壓，幾乎沒有威脅生命的危險性，相反地，還有這樣會比較長壽的說法。

此外，患者突然站起來時，會出現暈眩症狀，稱爲「起立性低血壓」。還有心臟疾病和賀爾蒙異常等因素也會誘發低血壓。若一直都有持續性暈眩、站立暈眩、心悸和呼吸困難等症狀，爲保險起見，還是盡快就醫比較好。

改善生活習慣克服低血壓的不適

舉例來說，經常運動或是養成正常規律的生活，以及改善生活習慣（請見左圖）等，都可以克服低血壓的不舒服症狀。此外，也個說法是，低血壓的人都比較神經質，因此要學會放鬆，凡事不要想太多。

高齡者的低血壓患者產生暈眩症狀時容易跌倒，因此最好在平常行走的地方設置扶手。

低血壓的特徵

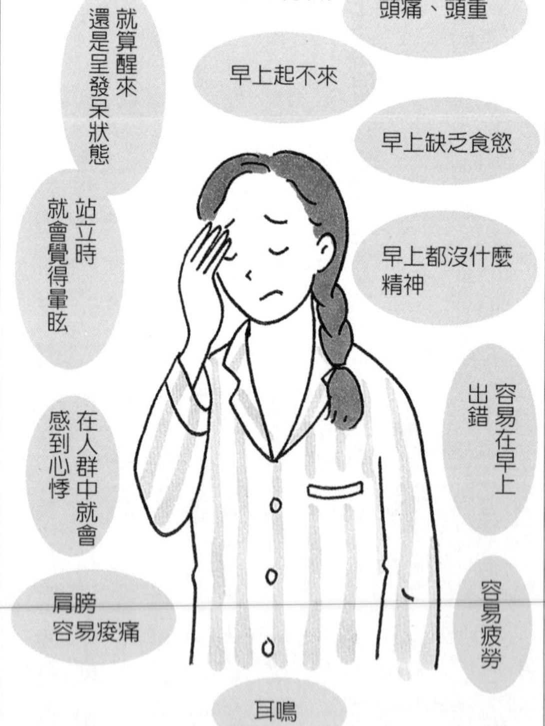
頭痛、頭重
早上起不來
早上缺乏食慾
早上都沒什麼精神
容易在早上出錯
容易疲勞
耳鳴
肩膀容易痠痛
在人群中就會感到心悸
站立時就會覺得暈眩
就算醒來還是呈發呆狀態

※這些症狀除了低血壓外，其他疾病也有可能出現。一旦症狀嚴重時，一定要立即就醫看診。

低血壓對策

養成吃早餐的習慣

雖然早上缺乏食慾是低血壓的特徵之一，但早餐是一天活力的來源，所以一定要養成吃早餐的習慣。如果沒有罹患糖尿病的話，建議低血壓患者應攝取鹽分多一點的食物，同時千萬不要空腹喝牛奶或吃水果。

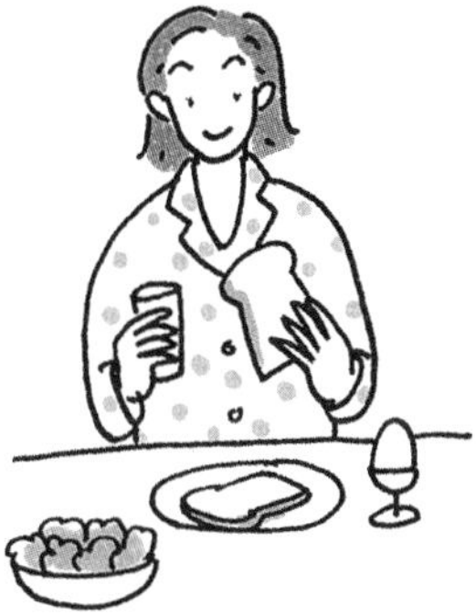

早上按時起床

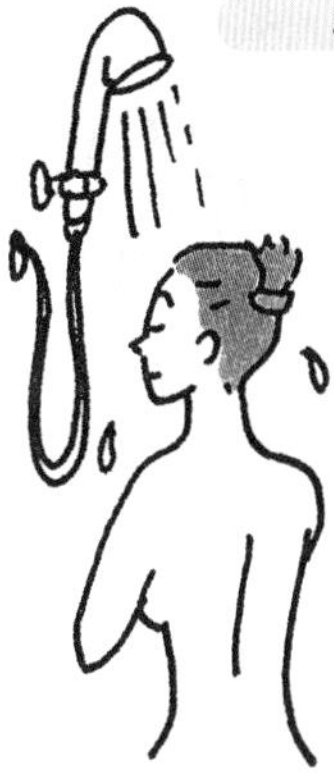

就算再怎麼痛苦，也要養成按時起床的習慣。不妨沖個稍微熱一點的熱水澡來幫助血液暢通，頭腦清醒。此外，也要檢討早上之所以爬不起來，是不是因為晚上太晚睡的緣故，務必養成早睡早起，正常規律的生活。

讓身心完全清醒

首先，早上一起床就要打開窗戶透透氣、曬曬陽光。接著用冷水洗臉，再喝杯咖啡或綠茶提神，讓咖啡因刺激交感神經，讓血壓上升。同時也可以放點愉快輕鬆的音樂，幫助自己舒解壓力。

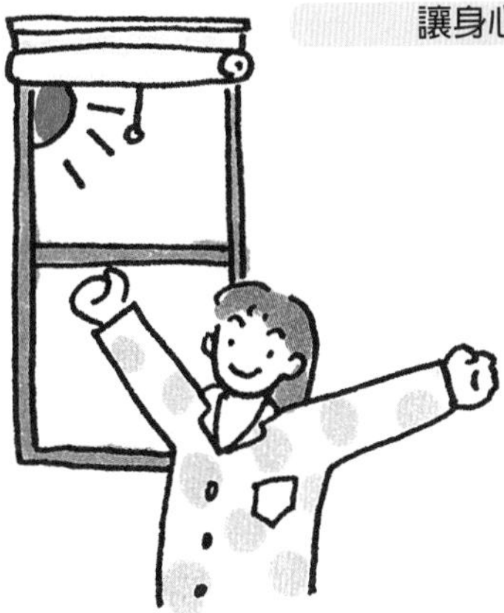

適度運動

低血壓的人尤其要養成適度運動的好習慣，尤其是提升下半身的肌力，可加強血液回送心臟的功能。除了做些簡單的雙腳屈伸運動，或是腹肌運動之外，健走也是一項可以很輕易從事的簡單運動。建議以每天四十分鐘為目標，養成運動的好習慣。

低血壓所需的營養成分

低血壓患者必須均衡攝取蛋白質、維他命，以及礦物質等營養。除了蛋、肉、魚、豆腐和大豆、乳製品等優良蛋白質之外，鰻魚和蘆筍、芋類等富含維他命B1，植物油和堅果類則富含維他命E，海藻類與柴魚乾等則含有豐富的礦物質等，不但能消除疲勞，還能讓全身血液循環更順暢。

飲食務必均衡攝取，不要偏食。

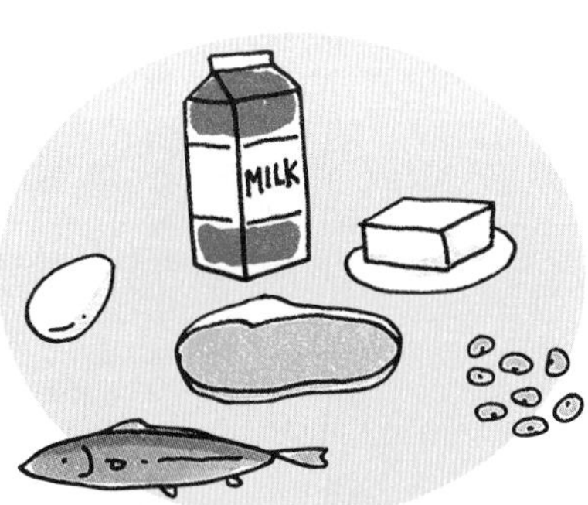

高血壓症

改善高血壓從矯正生活習慣開始

就算血壓再高，因為沒什麼明顯症狀，往往容易忽略。但是，隨著血壓持續上升，會為心臟與血管帶來極大負擔，導致動脈硬化，因此美國稱此疾病為「Silent Killer」（沉默殺手）（P181）。

大部分誘發高血壓的病因都是由於肥胖、攝取過多鹽分，以及酗酒和壓力等因素。如果能夠矯正這些不良的生活習慣，就能控制血壓，讓血壓下降到安全的範圍之內，並維持它。

此外，血壓會隨著時間與環境而有所變動。在白天活動時血壓容易升高，休息和睡眠時則會降低。而運動或是心情興奮之後，也會有暫時升高的情形。

近年來市面上陸續推出可在家簡單測量血壓的血壓計。建議過了四十歲以後的人，就算身體沒有任何異常，也要做到一個月量一次血壓，隨時掌握自己的血壓狀況。如果血壓一直都很高，始終降下不來的話，就要盡快就醫治療。

中藥治療高血壓

不要奢望只服用中藥就能達到降壓效果！但是，中藥的確能夠改善頭痛和失眠症狀，以及讓血壓自然下降；如果是因為壓力所引發的高血壓，建議不妨試試。大柴胡湯、柴胡加龍骨牡蠣湯、黃連解毒湯、八味地黃丸、釣藤散等，都是常用中藥配方。

※服用漢方藥劑之前，務必請教醫師或藥劑師，聽取專業的建議。

改善不良生活習慣

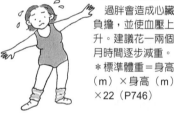

適度運動

每天可花40分鐘左右，做點散步或體操等，會稍微流汗的運動。
同時盡量以步行代替搭車，或是爬樓梯不搭電梯，也是很好的運動習慣。

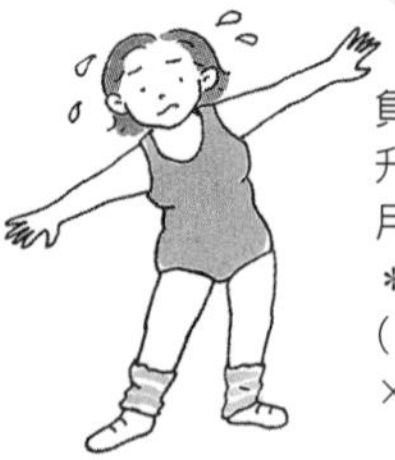

耐心減重

過胖會造成心臟負擔，並使血壓上升。建議花一兩個月時間逐步減重。
＊標準體重＝身高（m）×身高（m）×22（P746）

控制鹽分

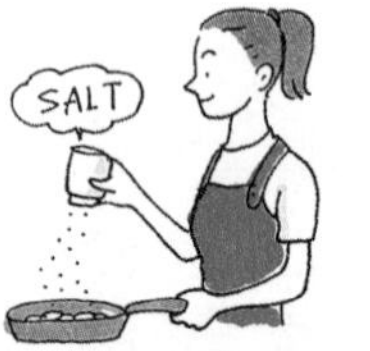

每日鹽分攝取需控制在七公克以下。此外，加工食品和醃漬物等，都需加以限制，以達到減鹽目的。

喝酒小酌就好

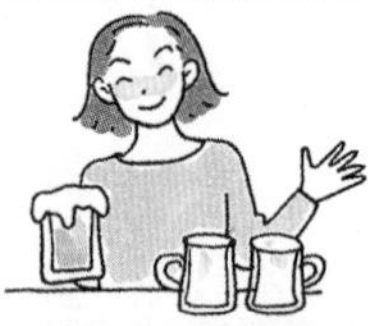

一天最多只能喝啤酒500cc、紅酒三分之一瓶、日本酒一杯、威士忌加水兩杯。

戒菸換健康

抽菸對心臟和血管都會產生不良的影響，罹患心肌梗塞和腦梗塞的比率也會提高。
立刻戒菸確實有點困難，但至少要從從減量做起。

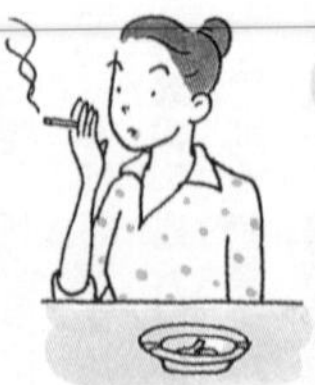

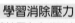

學習消除壓力

精神壓力會導致血壓上升，可藉由散步、看書或是聽音樂等活動，做些喜歡的事來轉換心情。

旅行者血栓症
（經濟艙症候群）

足部靜脈血栓會阻塞肺血管

雙腳長時間沒有活動的話，足部靜脈就會形成血塊（血栓），之後經由血液到達肺部，造成肺血管阻塞。近年來有許多「旅行者血栓症」（P185），或「深部靜脈血栓症」的病例，患者會出現呼吸困難、胸痛或是心悸等症狀，甚至有致命危險。

當飛機著陸後，若在血栓形成的狀態下，突然從座位上站起起來走路時，足部靜脈血液就會大量流動，然後血栓隨著血液達到肺部，阻塞了肺血管。

此外，搭車、開車，甚至打電腦等，只要保持固定姿勢長時間不動，就有發病的危險。

為了預防發病，皮帶不要扣太緊，隨時補充水分，或是腳踝和腳尖上下運動也可達到效果。

容易罹患者

有以下症狀需特別注意，若出現任何異狀應立即就醫：

- 下肢有靜脈曲張的人。
- 腹部和腳最近動過手術，或是腳有外傷或是骨折的人。
- 正在服用避孕藥和類固醇等藥物的人。
- 以前曾發生過血栓的人。
- 過胖的人。
- 五十歲以上的女性。

預防血栓的方法

姿勢放鬆衣服也要放鬆

太過緊身的穿著會造成血液循環變差，要選擇質料有彈性、可伸縮的寬鬆衣物，坐上位置就要稍微鬆開皮帶，最好連鞋子也脫掉。

要注意翹腳會造成血液更加循環不良，應盡可能避免。

記得隨時補充水分

搭乘飛機時，由於機艙十分乾燥，因此每飛行十二小時，人體就會流失一公升水分，最好每兩小時補充200cc的水分。而酒精類飲料和咖啡比較利尿，所以為了避免血液中的水分加速流失和引起脫水症，請盡量避免飲用。

足部運動與按摩

運動足部肌肉，可讓靜脈的血液順暢地流回心臟，也可防止血液阻塞，最好每小時做一次足部運動與按摩。

①②
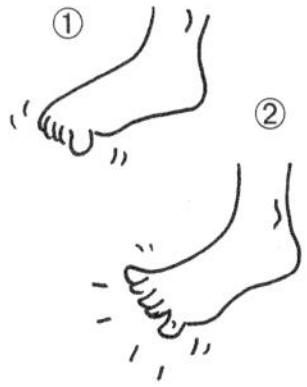

■動動腳趾（①、②）
脫掉襪子，先縮緊腳趾再放鬆張開，重覆幾遍這樣的動作。

③
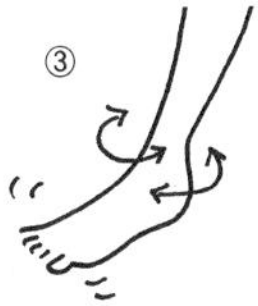

■轉轉腳腕（③）
腳跟提高轉動腳踝，或是以雙手托住膝蓋，雙腳交互進行。

④
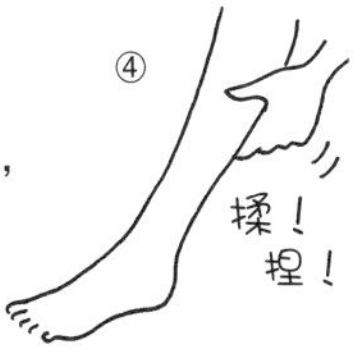

■按摩小腿後肌肉（④）
輕輕按摩小腿後側肌肉，雙腳交互進行。

⑤
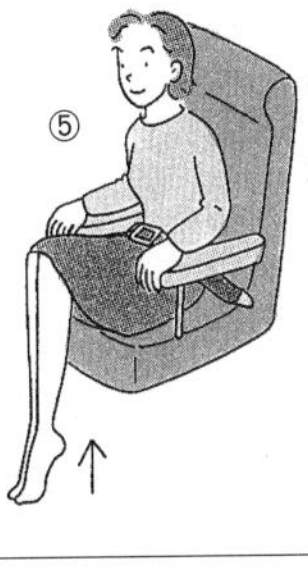

■腳踝、腳尖上下運動（⑤、⑥）
腳踝貼地，腳尖上下運動；可以雙腳一起做，或是單腳先做一遍再換腳做。接著將腳尖貼地，上下運動腳踝。

⑥
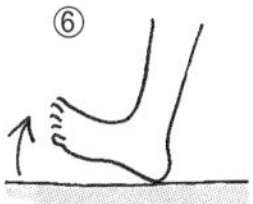

血液・淋巴腺的疾病

血液負責將氧氣與養分輸送至全身細胞

血液在遍布於全身各處的血管中流動，將氧氣與養分輸送到全身細胞，同時回收二氧化碳與老舊淘汰的廢棄物質。

氧氣是在血液流經肺部的時候，與二氧化碳交換，再進入血液中繼續隨著血液運行。雖然養分是在通過胃腸時吸收的，但若是以堆積於肝臟或是皮下脂肪的形態蓄積，必要時會再從血液中被吸取。

含有氧氣和養分的血液，會由心臟輸送至全身，並同時進行細胞的代謝活動，藉此排出二氧化碳和尿素等老舊廢物。

當然收集、運送、汰換等工作，也是屬於血液負責的範圍，例如二氧化碳會從肺部排出，而尿素等物質則是經由腎臟，以尿液的方式排出體外。

血液由血球與血漿所構成

血液是由血球（細胞成分），與血漿（液體成分）所構成的。血球分為紅血球、白血球、血小板等三種（P191圖）。

任何一種血球老化後，就由脾臟負責處理掉，然後由胸骨、脊椎、骨盆骨等所構成的軀幹，在骨骼的中心部（骨髓），會再製造新的血球來補充損耗的部分。

血漿中約占九〇%為水分，剩下的一〇%含有蛋白質和脂質、糖質、礦物質與賀爾蒙等；血漿最主要的工作，就是負責搬運血液中的血球與養分。

血液的組成

血漿（60%）

血球（40%）

血液由約40%的血球和約60%的血漿所構成

運行全身的血液量約占體重的百分之八。若是以體重五十公斤的人來計算的話，體內約有四公升的血液在流動。

使用抗凝血劑讓血液不易凝固，然後施以離心分離器採集血液，就可將底部沉澱的固狀體成分，與其上堆積的液體成分分開。然後將固狀體成分製成血球，液體成分則為血漿，可得知血球約占血液容積的40%，血漿約占60%。

血球的種類

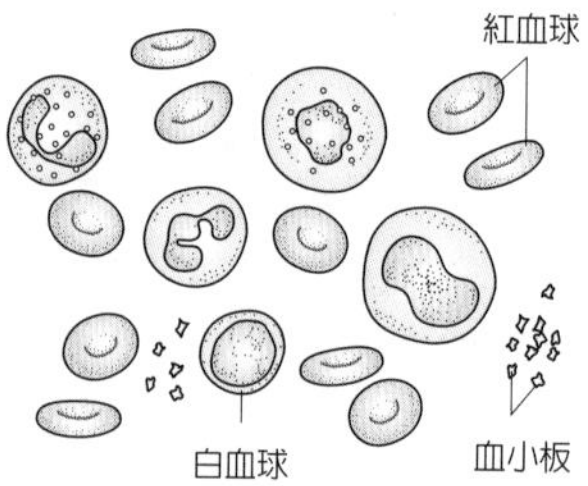

此外，由於血漿中含有能使血液凝固的因子，所以它會與血小板一起負責止血的工作。

淋巴腺可抑制感染擴大

淋巴腺與血管一樣遍布全身，淋巴液則在其中流動。循環全身的淋巴管稱爲「淋巴腺」，與淋巴管合流的部分則稱爲「淋巴結」。

淋巴腺主要功能爲擊退侵入體內的異物。當細菌與病毒入侵體內時，就會由血管與淋巴管集合白血球，採抗體追捕，或侵入細菌與病毒後，再將其消化掉等處理方式。

如果細菌和病毒突破第一階段的防禦機制，而侵入血管和淋巴管的話，就會被在淋巴腺中流動的淋巴結獵捕。

淋巴液中的淋巴球可抑制患部的感染層面擴大，因此當淋巴結遭受細菌和病毒感染時，會引起發炎，一旦發炎淋巴結就會腫起。

此外，淋巴腺也負責去除由腸管中吸收的養分所含的毒素。

被腸管吸收的養分會經由稱爲門脈的靜脈進入肝臟，脂肪等物質則是進入位於腸管附近的淋巴腺；在這裡與養分混合去除毒素，然後再流進門脈。

紅血球　負責搬運氧氣與二氧化碳

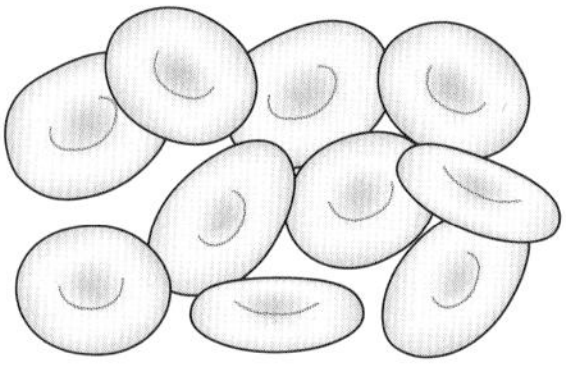

紅血球為中央呈圓盤狀的物質，其主要成分為一種稱為血紅素（Hemoglobin），病富含鐵質的蛋白質。

血紅素會與肺中的氧氣結合，負責將氧氣輸送至全身組織的同時，也會和全身組織產生的二氧化碳結合，並將其運送至肺部排出體外。女性體內1mm³的血液中，約含350～450萬個紅血球。

白血球　負責抵禦病原體以保護身體

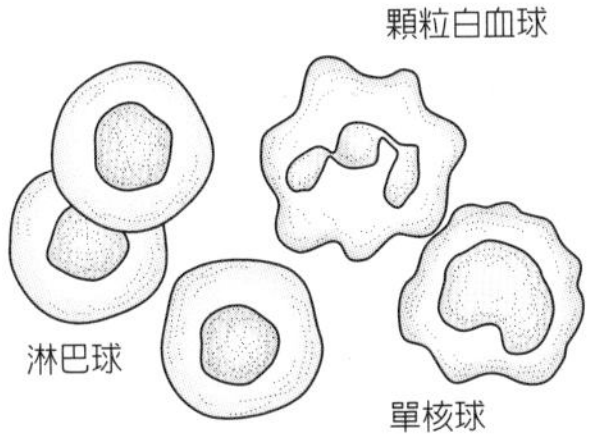

白血球可分為顆粒白血球（包括嗜中性白血球、嗜伊紅性白血球，以及嗜鹼性白血球等三種）、單核球與淋巴球。

嗜中性白血球與單核球負責抵禦侵入體內的細菌和病毒等異物，並將其消滅處理掉。嗜伊紅性白血球則與過敏有關，而嗜鹼性白血球可以蓄積化學物質。淋巴球可產生抗體，並辨識與攻擊異物，擔任發揮免疫力的重要工作。在1mm³的血液中，約含4000～9000個白血球。

血小板　負責修復血管創傷

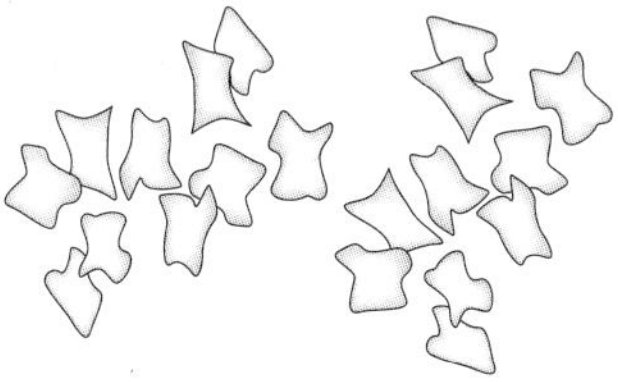

若將血小板置於顯微鏡下觀察，會發現它是長得像是小細胞片的小血球。

一旦血管受傷，血小板便會和血管本身的黏著作用合作，與血漿中的血液凝固因子同心協力，達到自然止血的功能，然後再進行血管的修復工作。在1mm³的血液中，約含20～40萬個血小板。

血液的疾病

缺鐵性貧血

是什麼樣的疾病？ 紅血球中的主要成分「血紅素」（Hemoglobin）是一種含鐵質的構造。「缺鐵性貧血」就是這種血紅素無法順利製造，而引起的疾病（P196）。

症狀 由於負責運送氧氣至全身的血紅素量變少，使得運送氧氣的量也跟著變少，容易出現缺氧症狀。

只要爬樓梯就很容易喘不過氣和心悸、容易疲累，而且比別人更怕冷；常被身邊的人說「臉色難看」，雙腳浮腫、微微發燒等，都是一般常見的情形；有時還會引發舌炎。

雖然貧血也分成很多種，但是共通症狀就稱爲「一般貧血症狀」。嚴重缺鐵的時候，會出現「缺鐵症候群」（Plummer-Vinson症候群）。因爲貧血是種慢性病，所以身體會逐漸習慣貧血狀態，因此很多人就算貧血得很厲害，也不見得有什麼很嚴重的症狀出現。

原因 經期出血、懷孕時胎兒吸收母體養分，以及哺乳期供給母乳，都會造成母體流失鐵質，於是就容易罹患缺鐵性貧血。除了子宮肌瘤等不正常出血或經血過多之外，像是痔瘡和消化性潰瘍等，這種慢性出血也會流失鐵質，容易引發貧血。

體內缺乏鐵質的原因

原因	說明
攝取不足 →	嚴重偏食、純素食主義者。
過度流失 →	包括月經出血、子宮肌瘤出血、消化管出血。
需求增加 →	處於急速成長期、懷孕期、哺乳期，對鐵質的需求都會增加。
吸收不良 →	胃腸手術後，因為胃腸狀況不好而導致吸收不良。

檢查 一般都是在接受建康檢查時，才知道自己罹患貧血。一旦發現貧血，除了內科之外，也要到婦產科檢查是否爲婦科疾病所引起。因此會進行胃腸X光檢查、痔瘡和糞便檢查，以及子宮肌瘤檢查等。

治療 雖然補充鐵質可改善貧血，但是，光靠飲食治療就想改善體質是不太可能的，必須配合服用鐵劑來增強療效。由於鐵劑很傷腸胃，因此不能持續服用，可改爲打點滴的方式來補充鐵質。

良心建議 攝取過多鐵質也會傷害肝臟，因此千萬不要爲了改善貧血就任意服用鐵劑，務必請醫師確認是否缺乏鐵質，並遵照醫師指示補充鐵質。

溶血性貧血

是什麼樣的疾病？ 所謂「溶血性貧血」，就是體內很多紅血球損壞

●**缺鐵症候群（Plummer-Vinson症候群）** 由於體內缺乏鐵質，而造成指甲呈湯匙狀內彎，並引起食道炎，造成吞嚥困難。但是像這般嚴重的症狀極爲罕見。

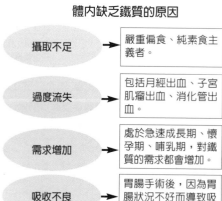

（溶血）所引發的疾病。

症狀　患者會出現一般貧血症狀。紅血球中的血紅素會因代謝不正常而引發黃疸，排出呈茶褐色的尿液，同時還有脾臟腫起、發燒和腹痛等症狀。

原因　分爲先天性與後天性兩種。若是先天性的話，是由天生紅血球異常所引起的。若是後天因素，就不是紅血球的問題，有可能是各種原因，而造成體內紅血球無法產生抗體來對付異物，當抗體攻擊紅血球時，就呈現自體免疫現象等。

治療　若罹患的是先天性「遺傳性球狀紅血球症」，就必須動手術摘除脾臟。若爲後天性的「自體免疫性溶血性貧血」，可使用副腎皮脂賀爾蒙和免疫抑制劑治療。

良心建議　後天性的自體免疫性溶血性貧血容易誘發感冒，或是因藥物引起副作用。如果患者出現貧血症狀或是黃疸症狀時，就要懷疑是否罹患溶血性貧血。

巨母紅血球貧血

是什麼樣的疾病？　所謂「巨母紅血球貧血」，就是一旦缺乏維他命B12或是葉酸時，就會出現比正常大小還大的紅血球。通常這個巨大的紅血球會壞死，結果就會導致正常的紅血球不足，進而引起貧血。

症狀　除了一般貧血症狀之外，因爲缺乏維他命B12，舌頭會覺得乾澀，同時也會造成下肢感覺遲鈍。

原因　接受胃切除手術的患者，會減少幫助吸收維他命B12之內因子的分泌量，除了造成吸收不良之外，也會因某種不明原因，同時產生對抗內因子的抗體。此外，懷孕時維他命B12消耗量增加，也會引起貧血。

治療　注射維他命B12並服用葉酸，約一個月左右就可改善貧血症狀。若是胃切除的患者，則必須持續接受飲食與藥物治療。

因藥物副作用使得白血球減少

白血球增加的疾病稱為「白血球增加症」，減少的話則稱為「白血球減少症」。尤其是顆粒白血球（嗜中性白血球、嗜伊紅性白血球、嗜鹼性白血球）減少，就稱為「顆粒白血球減少症」。服用胃藥和鎮痛劑、解熱劑、抗生素等藥物多會引起副作用，和使用量的多寡並沒有很大關係。

服用藥物後會突然發高燒，並出現喉嚨痛等症狀。此外也會常常感冒，一旦感冒或受傷也很難治癒，且不論是服用醫師開立的處方或市售成藥都會發作。治療的第一步，首先就是停止服用造成病因的藥，不至於需要住院治療，大多在短時間內就可治癒。

良心建議　一旦切除了胃，經過了五～七年，會很容易出現維他命B12攝取障礙。這是因爲維他命B12備量增多，經年累月之後，就會產生缺乏的問題。

再生不良性貧血

是什麼樣的疾病？ 所謂「再生不良性貧血」，就是骨髓功能降低，無法充分製造血球因而引起貧血。由於紅血球減少會誘發缺氧症狀，而造成貧血。還有因白血球減少突然感染，血小板減少造成血液不易凝固，容易出血。經醫師確定符合全民健康保險重大傷病的「嚴重溶血性及再生不良性貧血」資格，醫療費就可由公家負擔。

症狀 除了一般貧血症狀之外，會有發燒、喉嚨痛等類似感冒症狀。受到外力撞擊，皮膚容易出現紫斑，牙齦與肛門等處出血與流鼻血，也容易引起月經過多（P53）等。即使注射藥劑也無法阻止出血現象。

原因 大部分病例的發病原因不明。還會因藥劑、化學物質、放射線和肝炎病毒等因素而引起「續發性再生不良性貧血」。

檢查 除了驗血檢查血球數之外，也要進行骨髓檢查等項目。

治療 患者若是病況輕微就可以慢慢治療，或給予蛋白質同化賀爾蒙治療。若症狀爲中等以上，或是更嚴重時，就得使用免疫抑制藥才會有效。年輕人病況嚴重的話，大多會進行骨髓移植（或末梢血幹細胞），治癒的病例還算多數。

　出現貧血與血小板減少等症狀，必須進行輸血。若是感染的話，則要給予抗生素，或可讓白血球增加的賀爾蒙。由於要抑制出血症狀，女性可施以賀爾蒙劑停止月經。患者注射針劑後，傷口可能會一時難以止血，不過按壓注射處久一點應該還是能夠止住，治療時也不會防礙預防接種。就算是重症患者，視情況也可能邊工作邊接受治療。

良心建議 因爲非常容易出血，也很容易受傷和撞傷，應該盡量避免激烈運動。刷牙時也要防止牙刷刷傷牙齦等，由於只要受點小傷就很容易受到細菌感染，進而引起敗血症（P446）等感染症，所以口腔與肛門四周等容易受傷的粘膜部位，必須注意保持清潔。

原發性血小板減少性紫斑症（ITP）

是什麼樣的疾病？ 因微血管脆弱，加上具有止血作用的血小板減少，所以變得容易出血。由於是皮膚與內粘膜出血，而長出紫斑的疾病，便稱爲「紫斑症」（ITP）。這是一種極具代表性的疾病，因爲身體製造出對付血小板的抗體，使得血小板壽命變短，數量也跟著減少。

症狀 患者的皮膚與黏膜長出紫斑。特徵就是雙腳等處有點狀出血（小小紅色斑點模樣的出血），而除了牙齦出血、流鼻血以及血尿等症狀之外，也會伴隨著性器官出血和月經過多（P53）等症狀。

●**紫斑症** 除了特發性血小板減少性紫斑病外，還有過敏性紫斑病、單純性紫斑病、血栓性血小板減少性紫斑病等。患者以年輕女性居多的單純性紫斑病，其實不需要什麼治療。

「急性ＩＴＰ」是突然引發這些症狀的急性類型，還有慢慢才出現症狀的慢性類型「慢性ＩＴＰ」。

急性型的患者以小孩子居多，大多是感染了像是麻疹等病毒而併發的。因爲能夠自然痊癒，大部分在半年以內都能治癒。但是也有治不好而移轉爲慢性型的病例，一旦病況嚴重，就會引起消化道與顱內出血，甚至危及生命。

慢性型則以青春期後的女性患者居多，因爲症狀是慢慢才會出現，所以發病時期不太能確定。

檢查　可經由末梢血液檢查、血液凝固檢查，以及骨髓檢查等方式進行診斷。

治療　大部分的急性ＩＴＰ，會因血小板自然增加而痊癒；若血小板明顯減少且血流不止時，可施以血小板輸血和副腎皮脂賀爾蒙。

至於慢性ＩＴＰ，則可在一開始就服用副腎皮脂賀爾蒙；如果還是沒有任何效果的話，因爲舊血小板會運到脾臟處理，可施以手術摘除脾臟，藉此延長血小板壽命。

良心建議　分娩時母子都會有風險，因爲抗體會經由臍帶轉移給胎兒，所以胎兒也會出現血小板減少的症狀。因此，生產前務必向主治醫師仔細詢問治療方式。

淋巴腺的疾病

淋巴結炎

是什麼樣的疾病？　所謂的「淋巴結炎」，是因爲細菌等感染而造成淋巴管發炎，然後淋巴結也跟著發炎的疾病。患者的淋巴結會發腫疼痛，同時發腫的部位會變紅灼熱，若是惡化還會化膿。

原因　淋巴結會發腫的原因，除了感染、發炎之外，也會出現腫瘤、癌細胞移轉等各種症狀，而引發感染細菌、結核菌、病毒等。由於其中最常發生的就是細菌感染，化膿菌會由傷口侵入，造成傷口附近淋巴結腫起。但就算是細菌感染，也是因淋巴結本身遭到菌種入侵所致。

治療　使用抗生素等方式治療，也可以直接切開淋巴結取出膿塊。

傳染性單核球症

是什麼樣的疾病？　全身淋巴結發腫，一摸就會產生劇烈疼痛，還會伴隨高燒、喉嚨痛等症狀，也容易併發肝功能障礙，出現黃疸等。

原因　藉由親密接觸的行爲，而感染到一種稱爲「ＥＢ病毒」的「疱疹病毒」（Herpes virus）。年輕人經接吻而感染的病例不少，在歐美稱這種病爲「接吻病」。

治療　患者會連續發燒一～二周，雖然需花時間抑制淋巴結腫脹，不過還是會自然痊癒。若是有引起肝功能障礙的疑慮，爲了讓患者身心能得到休養，還是住院治療比較好。

貧血（缺鐵性貧血）

血液中的血紅素不足

貧血可說是最惱人的婦女病，其中尤以罹患缺鐵性貧血居多，可以說半數成人女性都患有貧血或是傾向貧血。

造成貧血最大原因，就是因為紅血球中的血紅素在作怪，當運送氧氣的血紅素不足時，就會引起諸多不適。一旦貧血就會造成體內就會缺氧，出現頭痛和暈眩、心悸、呼吸困難等症狀。

由於鐵質是製造血紅素的必要成分，藉由飲食和服用鐵劑等方式補充鐵質，可改善貧血狀況。

女性比較容易缺乏鐵質

造成女性容易患貧血的最大原因，就是因為每月一次的月經使得血液大量流失。其他像是只吃蔬菜等自創的減肥方法，完全無視營養均衡的重要性，以及偏食和習慣不吃早餐的習慣，都會造成體內缺乏鐵質。

另外，懷孕和哺乳期也會比平常更需要大量的鐵質，因此通常是女性比較容易缺乏鐵質。

其他如子宮肌瘤（P60）、胃潰瘍（P252）或胃癌（P430）等疾病引發的出血，也會導致貧血，患者應定期到醫院檢查。

「腦貧血」常容易和貧血混淆。這是因為自律神經失調，使得輸往腦部的血液瞬間不足而發作，又稱為「起立性低血壓」。

飲食習慣與缺乏鐵質症狀的關係

● 容易引發貧血的飲食方式（主要習慣）
- ○ 目前正在減肥中，所以限制飲食。
- ○ 沒有吃早餐和午餐的習慣，同時也很少按時食用三餐。
- ○ 常吃速食店和便利商店的便當，或是速食食品。
- ○ 有嚴重偏食習慣。
- ○ 常吃一大堆零食。

● 缺乏鐵質的症狀（主要習慣）
- ○ 早上很難爬起來。
- ○ 結膜變白。
- ○ 皮膚與頭髮失去光澤。
- ○ 臉色難看。
- ○ 有心悸、呼吸困難等症狀。
- ○ 指甲變白變形，呈湯匙狀。
- ○ 起立時會瞬間出現暈眩。
- ○ 缺乏意志力和耐力。

過度減肥造成的貧血

只吃生菜或零食的偏差減肥方式，常是造成高中女生和年輕女性體內缺乏鐵質的重要原因。

十～二十歲左右的女性，每天必需攝取的鐵質為十一～十二毫克，但據調查結果顯示，實際平均攝取量為八毫克以下。由於貧血症狀都是慢慢出現，因此就算血紅素減少，身體也會自動調整來因應此狀況，所以看不出有任何貧血症狀。一旦忽視不管的話，日後恐怕會影響到心臟的機能，因此貧血算是一種相當難纏的疾病。

均衡飲食可改善鐵質缺乏

罹患貧血的人，平日就需注意補充鐵質。但是千萬不要只依賴服用保健食品（Supplement）和鐵劑來補充；除了鐵質之外，造血用的維他命B12與葉酸等維生素，也很重要。最好的方法還是要從改變生活開始做起，均衡的飲食習慣可有效改善缺乏鐵質的情況。

食物所含的鐵質分為「血紅素鐵」和「非血紅素鐵」。肉、魚、貝類等富含血紅素鐵，而海藻、蔬菜和大豆食品則富含非血紅素鐵。任何一種搭配維他命C攝取都很容易吸收；或是搭配花椰菜和青椒等黃綠色蔬菜來食用，也很有效果。為了預防或是防止貧血復發，從飲食中持續攝取鐵質也是很重要的。

若是貧血症狀比較嚴重的話，光靠飲食治療是不夠的，需遵從醫師指示服用鐵劑。

改善貧血的飲食注意事項

富含鐵質的食物

食物中所含的鐵質分為血紅素鐵和非血紅素鐵等兩種。

肉、魚、貝類等富含血紅素鐵，海藻、蔬菜和大豆則富含非血紅素鐵。動物性食物的含鐵量更高，且吸收率也比植物性多出五倍以上。

富含鐵質的食物為肝臟，尤其是豬肝吸收率也比菠菜高出兩倍以上。

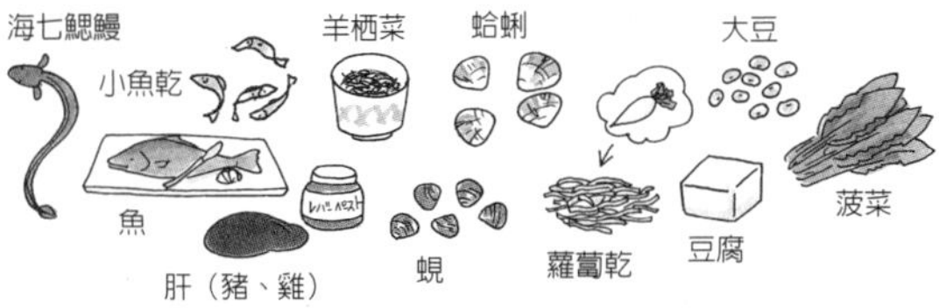
海七鰓鰻
小魚乾
羊栖菜
蛤蜊
大豆
魚
肝（豬、雞）
蜆
蘿蔔乾
豆腐
菠菜

攝取蛋白質與維他命C

為了能夠充分吸收鐵質，也需同時攝取富含蛋白質和維他命C的食物。

蛋白質是構成血紅素的重要營養素，也可以提高非血紅素鐵的吸收率。肉類和魚類、大豆類等食物都是不錯的選擇。

鐵鍋和鐵瓶也能補充鐵質

除了要攝取富含鐵質的食物之外，使用鐵鍋和鐵瓶也是可以輕鬆補充鐵質的方法。由鍋中溶解出來的鐵，可被菜和茶輕鬆吸收，食用效果加倍，若是能以熬煮食材的方式食用更好。

胃酸也能促進鐵質吸收

醋和辛香料可以提高胃酸分泌，促進鐵質吸收，不妨於料理使用這些調味料。但是綠茶和紅茶中的單寧酸，以及咖啡中的咖啡因會阻礙鐵質吸收，建議飯後可改喝煎茶或烏龍茶。

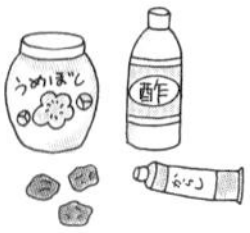

各年齡層的鐵質需要量（一天分）

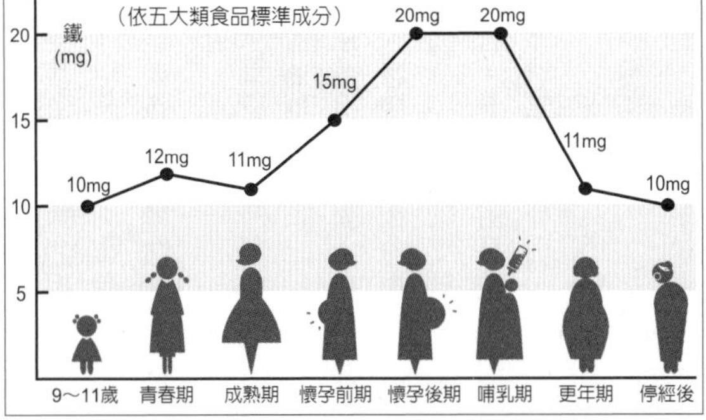

●**保健食品**　富含鐵質的保健食品因為會對胃腸造成負擔，因此胃不好的人需多加注意，可向醫師和藥劑師諮詢。因為鐵質較不易被吸收，因此搭配維他命C一起服用吸收效果比較好。

呼吸器官的疾病

呼吸的同時就在進行氧氣與二氧化碳的交換

和呼吸相關的臟器統稱爲「呼吸器官」，其中擔任最重要工作的就是「肺」。將空氣送往肺的管子就稱爲「氣管」，氣管是由鼻孔開始，依順序：鼻腔→咽頭→喉頭→氣管→支氣管→細支氣管的路線運作，由鼻腔到喉頭稱爲「上呼吸道」，由氣管到細支氣管稱爲「下呼吸道」（請參考左圖）。

人體呼吸器官示意圖

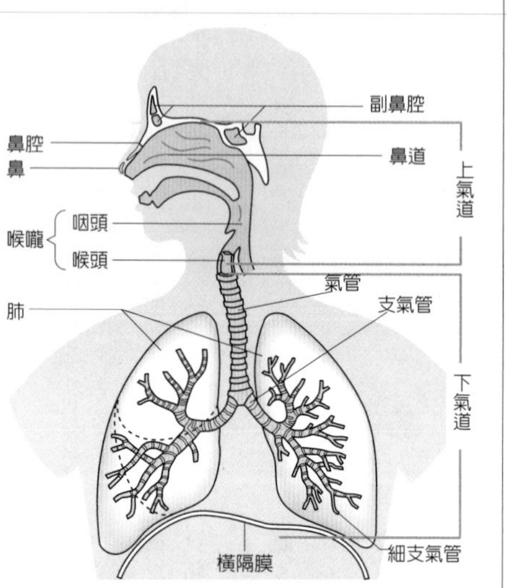

「咽頭」會將由鼻和嘴兩種通道吸入的空氣合而爲一，而「喉頭」的部分則是將食物送往胃的食道，與空氣通過的氣管分開。

氣管是約十公分長的管子，前端爲分岔成兩條，通往左右肺部的支氣管；支氣管又再分成多枝，反覆十數次，以細支氣管與肺相連。

肺有許多稱爲「肺泡」的小泡，數量約爲三億個。細支氣管的前端與其中一個肺泡相連結，看起來很像是葡萄串；肺泡又與肺中像蜘蛛網般遍布的微血管進行氣交換。

呼吸時，氣管會將空氣中的氧氣導入肺泡，並藉由與肺泡接觸的微血管將氧氣輸送至靜脈。在交換氧氣的同時，會接受靜脈血中的二氧化碳，然後依序回到細支氣管、支氣管、氣管，最後經由鼻腔呼出，這樣的運作機制，就稱爲「呼吸作用」。

大部分的氣管，和肺（全部肺泡）一起被肋骨、脊椎、橫隔膜包圍，位於胸廓中。我們平常都是無意識地收縮、擴張胸廓，由肺部吸取空氣，再排出。

像這樣的呼吸運動，通常每次的呼吸量約爲五百cc，一分鐘約十五～二十次。若是血液中氧氣的濃度降低，而二氧化碳濃度變高時，呼吸就會變得很急促。

當肋骨上舉，橫膈收縮而下降的時候，胸腔便會擴大，肺也會隨之脹大，空氣就經由鼻、喉、氣管、支氣管而進入肺。而當肋骨下降、橫膈因舒張而上升時，胸腔便會縮小，肺也隨之縮小，於是就可將肺部內的空氣排出體外。

經由胸腔擴大或縮小而完成吸氣或呼氣的動作，就叫「呼吸運動」，成人每分鐘約十五～十八次左右。

從事劇烈運動的時候，血液中的二氧化碳量會增加，於是就會刺激腦幹，促使呼吸運動加快，藉以排除過多的二氧化碳。

氣管也有保護肺的功能

雖然氣管是在體內，但是因爲它擔任吸氣吐氣的工作，所以是和外界直接接觸的器官，因此也很容易受到空氣中的病毒與細菌等病原微生物、有害物質和粉塵等影響。

一旦病毒入侵上呼吸道，就會誘發感冒等症狀，然後還會侵入裡面的氣管，引發喉頭炎。如果再侵入到更深層的話，症狀就容易惡化。因此，在面對病原微生物等異物侵入的時候，爲了保護支氣管和肺，氣管進行會重整機能。

首先，支氣管粘膜表面密生的纖毛會由下往上搖動，防止異物入侵到最裡面。而當粘腺液的分泌液量會跟著增加，使得纖毛運作變得很不好，如此一來就無法自然處理掉分泌物，於是支氣管內就會開始沉積粘液；粘液一旦沉積，支氣管就會受到刺激而出現咳嗽症狀。

咳嗽其實都是因爲身體機能不正常所引發的。沈積的粘液最後會從口中吐出，也就是「痰」。

呼吸器官的疾病

部位	疾病
上呼吸道（鼻腔、咽喉、喉頭）	感冒症候群 喉頭炎
下呼吸道（氣管、支氣管、肺）	支氣管炎 肺炎

另外，在肺泡中還有一種被稱爲Macrophage的巨噬細胞，這種巨噬細胞會侵入細胞，殺死入侵至肺泡的細菌。

肺泡和支氣管具備有淨化機能，稱爲「肺清淨機能」，但是抽菸會導致這種機能降低。三〇%的支氣管炎，七五%的肺氣腫，以及二五%的心臟病，都是由吸菸所引起的。

雖然肺部有像這樣一道又一道的保衛機能，但是這樣的組織卻也不是一直都能保持正常運作。有時入侵的病原微生物會挑戰這種防禦機制，於是就會引發肺炎等疾病。

空氣中的有毒物質被吸入體內之後，會讓呼吸道中的分泌性ＩＧＡ（免疫球蛋白）明顯減少，如此一來就會使得免疫系統殺死細菌、病毒的能力下降。於是各種細菌與病毒在侵入後，就得以滋生、繁殖。

除了上述功能之外，肺也會製造一種含卵磷脂（Lecithin）的肺泡表面活性物質，可調整血壓並改善血管彈性。而且，當全身血液通過微血管時，也會擔任負責除去血栓、老舊細胞、腫瘤細胞等過濾工作。

感冒症候群

是什麼樣的疾病？　此爲鼻腔、喉嚨和支氣管等處的黏膜，由於感染病毒等因素，導致急性發炎的疾病統稱，一般稱爲「感冒」。

「感冒症候群」的各種病名分別爲：急性鼻炎、咽頭炎、喉頭炎、扁桃腺炎、支氣管炎，以及流行性感冒、一般感冒（感染Influenza以外病毒的感冒）等。例如主要由支氣管炎感染的症狀，就稱爲「急性支氣管炎」。

症狀　具有流鼻水、打噴嚏、喉嚨痛、咳嗽、發燒等共通症狀，除了依劇烈發炎的部位和原因，會出現一定的徵兆之外，依年齡和抵抗力的不同，症狀也會不一樣。

譬如病毒一旦入侵喉頭，就會造成聲音沙啞；而若是入侵支氣管的話，會先咳嗽，接著才會咳痰。

原因　大部分都是因爲感染病毒所引起。雖然只要感染感冒病毒就會產生免疫力，但並不代表這輩子就不會再度受到感染，況且病毒的種類繁多，所以還是會一再感染感冒。

治療　感冒其實沒有什麼特效藥，醫師所開立的處方只能幫助病患舒緩症狀。感冒時睡眠要充足、保持安靜、注意保暖和補充營養等。

在冬天感冒時，因爲病毒在高溫高濕環境下很難生存，所以要讓房間保持溫暖與一定的溼度，不妨使用保濕機，或在房間裡晾衣服等方式來保持濕度。

俗話說「感冒爲諸病根源」，若是感冒發炎的部位感染了細菌，就可能引起細菌性肺炎（P204）、急性中耳炎（P335）以及急性副鼻竇炎（P345）等，這些疾病都是因爲感冒的關係，而變得容易受到感染。

嬰幼兒和老年人一旦病況嚴重，有時還會危及生命；如果出現持續高燒症狀，應立刻送醫。

良心建議　大部分的女性就算感冒，還是會硬撐著病體做家事、育兒和工作，如此一來卻可能導致症狀惡化，所以需格外注意。尤其是已懷孕的女性，千萬不能隨便服用感冒成藥，這點非常重要（P624）。

由於冬季感冒病毒不耐高溫高濕的環境，因此讓房間保持溫暖與適當的濕氣比較好。

最基本的預防感冒之道就是勤洗手，同時避免過勞和睡眠不足，就寢時儘量保持身體溫暖，保持最佳抵抗力，都是避免感冒的方法。

感冒時，除了戴上口罩之外，咳嗽、打噴嚏要摀住口鼻，處理沾有鼻水、痰的面紙之後，必須立刻洗手，盡量避免將感冒傳染別人。

流行性感冒

是什麼樣的疾病？　這是由Influenza病毒而引起的感冒，流行期大多在冬天，也稱為「流行性感冒」。傳染力強是此疾病的特徵，一旦症狀嚴重，就很容易併發其他疾病。

症狀　潛伏期約一至二日。突然畏寒發燒，體溫達三十八～四十℃，同時出現倦怠、頭痛、腰痠、肌肉痠痛、關節痛等全身性症狀。

流行性感冒不太會有流鼻水或喉嚨痛等症狀，通常出現發燒和倦怠感等全身症狀後，就會開始咳嗽；發燒二至三日後會併發支氣管炎，大部分會有咳嗽和咳痰等症狀。

由於Influenza病毒有可能引起病毒性肺炎，與感冒一樣，因為是感染二次細菌，因此容易引發「細菌性肺炎」（P204）。尤其是嬰幼兒與年長者等抵抗力較弱的人，一旦引發細菌性肺炎，有時還會危及生命。患者往往會在開始退燒之後，又再度高燒，咳嗽和呼吸困難等呼吸器官症狀也會變得更嚴重，若是會咳出黃色的痰，就必須注意。

不只是呼吸器官會受到感染，一旦病毒入侵心臟之後，也會引發心肌炎（P179）和心包膜炎（P179）。如果嬰幼兒的腦部遭受病毒入侵，也會引發腦炎和腦症等併發症，不過這算是罕見病例，很少發生。

治療　金剛烷胺（Amantadine）可有效治療InfluenzaA型病毒，不管A型或B型，以任那密威（Zanamivir）、Tamiflu來治療效果都不錯。為了防止病毒滋生，發病後的四十八小時以內要服用，越早服用效果越好。

此外，像是解熱鎮痛劑、止咳藥等，可有效舒緩發燒、關節痛和咳嗽等感冒症狀，不過最重要的還是保持安靜與補充水分。伴隨高燒會流很多汗，除了補充水分之外，更須補給電解質，因此最好讓患者補充含電解質的飲料。

預防流行性感冒的方法，基本上和預防感冒是一樣的。在學校、公司機關等人潮多的地方活動時，最好能戴上口罩。而在流行高峰期一定要勤洗手、注意衛生，進出公共場所的時候更需特別小心。

流行性感冒的預防接種

●流感疫苗接種

流行的是什麼樣的流感病毒，就接種什麼樣的流感疫苗；通常前一年出現過的流感會捲土重來。雖然接種疫苗並不代表百分之百有效，但至少能舒緩症狀。

●誰比較需要接種疫苗？

氣喘病患者、幼兒和年長者等，受到感染病況就會變得很嚴重。

考生最好也要接種疫苗，這樣可以比較安心。

●接種時期

每年十月以後，成人一次、小孩（未滿13歲）約間隔一至四周接種兩次，接種處會出現紅腫。由於牛痘是以雞蛋製成的，因此對雞蛋過敏的人就無法接種，需視個人過敏程度而定。孕婦最好能接受接種，這樣對母體較有保障，但是接種前要先諮詢婦產科醫師。

●流行性腦炎、腦症　遭感染的小孩會出現高燒、痙攣、意識模糊等發病症狀。

支氣管氣喘

是什麼樣的疾病？　支氣管氣喘的患者會出現呼吸困難、劇烈喘氣，呼吸時會發出嘶嘶聲，還伴隨著咳嗽和咳痰等症狀。

發病幾個小時之後，症狀自然就能得到舒緩；雖然發病時很痛苦，但只要病情控制得宜，外表看來與常人無異；但是這樣狀況會一再復發，持續好幾年。

症狀　支氣管變細、支氣管內堆積著痰，與支氣管內腔變窄等因素，導致空氣流通變差而引起呼吸困難。由於支氣管內變窄，所以當空氣進出時，就會發出嘶嘶的聲音。

原因　雖然引起支氣管氣喘的原因眾說紛云，但最具說服力的看法就是「過敏」，因爲受到過敏原（Allergen）的刺激，而誘發氣喘。

罹患支氣管氣喘的人，一旦過敏原進入體內，就會產生IgE抗體。而且，只要是同樣的過敏原再度入侵體內，就會再次產生IgE抗體。支氣管一受刺激就收縮，支氣管黏膜分泌增加。主要過敏原爲塵蟎與灰塵、蝨、花粉、黴菌，以及寵物的毛和頭皮屑等。

過敏的遺傳機率很高，若是父母雙方均患有支氣管氣喘的話，那麼小孩罹患的可能性就很大。

檢查　找出過敏原、檢查呼吸機能和驗血診斷。

治療　氣喘發作就是支氣管呈收縮狀態，而收縮是由支氣管慢性過敏所誘發的。包覆於支氣管黏膜的細胞剝落，神經外露就會引發過敏。當過敏原入侵，受到刺激有所反應就會發作；因此只要服用能消炎、抑制病情的藥物就可控制。

醫師會針對患者的症狀與需要，開立能幫助消炎的類固醇藥（副腎皮質賀爾蒙）、支氣管擴張劑，以及抗過敏藥等。

黴菌所引發的過敏性肺炎

因為反覆吸入小塵埃或灰塵（有機塵）之類的東西，視個人狀況而定，有時會引發過敏反應。結果就是肺間質（相隔肺泡與肺泡之間的牆壁）發生病變，稱為「過敏性肺炎」。

主要症狀為發燒和咳嗽，以及呼吸困難、疲勞和頭痛等；這些症狀會在吸入過敏原的數小時之後出現。每逢梅雨季和盛夏時節，黴菌孢子就會在室內繁殖，這時候空調設備與保濕器等，容易積水的器材就會滋生黴菌，這些都是誘因。以類固醇之類藥物治療，效果很好。

良心建議　過敏不能光靠藥物治療，日常生活也需注意遠離過敏原（P347專欄）。

氣喘之所以會發作，是因爲吸入過敏原與罹患感冒，或受到天候（尤其是寒冷天氣）影響、過度疲勞、運動、服用藥物，以及精神壓力過大等，都是可能的致病因素。

COPD（肺氣腫／慢性支氣管炎）

是什麼樣的疾病？ 所謂「肺氣腫」，就是因爲構成肺的肺泡接二連三被破壞所引起的疾病。患者大多會併發慢性支氣管炎，一旦空氣通過其中，狀況就會變得很差。很多時候都會將此兩種疾病合稱爲ＣＯＰＤ，即「慢性阻塞性肺疾病」。

症狀 患者只要做些例如爬樓梯等小動作就會覺得呼吸困難。

隨著病況日益惡化，患者連吃東西或換衣服等輕微動作也會覺得呼吸困難；這是因爲肺泡的換氣工作進行得不是很順利，導致血液中含氧量變少，於是含二氧化碳過多的血液就在全身循環，還會引起嘴唇和指甲青紫的發紺現象。

原因 長年菸癮是罹患此疾病最主要的原因。呼吸髒污空氣、反覆感染侵入肺部的病原微生物等，都可能造成病況惡化。

治療 目前還沒有徹底根治的方法，治療的原則，就是不讓病況繼續惡化，當然最重要的就是戒菸。

引發支氣管過敏和發炎，而出現呼吸困難症狀時，吸入支氣管擴張藥和副腎皮質賀爾蒙非常有效。

隨著病況越來越嚴重，若發作呼吸衰竭，就必須立即供給氧氣。這項治療也能在家進行，稱爲「居家氧氣療法」，只要設置一個小型氧氣吸取裝置即可。爲了讓患者保持每日固定氧氣的吸取量，建議每天都要記錄體重、體溫、氧氣吸取量。

此外，有些病例醫師會考慮進行手術，切除被破壞的肺氣腫部分。

良心建議 只要吸入冷空氣和灰塵就會導致症狀惡化，或是突然進入冷熱溫差太大，以及滿布塵埃的場所等都容易發作，因此務必讓房間保持恆溫、乾燥、清潔。由於患者罹患感冒症狀就會惡化，因此必須早期發現才能早點治療。

醫學報告顯示，有菸癮的女性比一般人更容易罹患，所以，想要遠離此疾的第一步就是——戒菸，若是感到呼吸困難就必須立即就醫。

肺部受到嚴重破壞就極難治癒，因此務必重視自己的健康。

女性容易罹患類肉瘤病

所謂「類肉瘤病」（Sarcoidosis）是指肺、眼睛和心臟等部位，長出由特異細胞變成的肉芽腫疾病。近年來，女性罹病率明顯升高。

隨著肺門部淋巴節腫脹、惡化，就會出現咳嗽和呼吸困難等症狀。而發作在眼睛的葡萄膜炎，會有漸漸失去視力等症狀。雖然也有自然治癒的病例，但是視病況也會服用類固醇藥。一旦心臟出現症狀，病況就容易惡化，因此定期做心臟檢查是很重要的。女性患者在產後病況容易惡化，尤需注意。

肺炎

※嚴重急性呼吸道症候群（SARS）→P448

是什麼樣的疾病？ 「肺炎」是指感染細菌和病毒等病原微生物，致使肺中的肺泡發炎；一旦病況嚴重就會危及生命。肺炎分爲「社區肺炎」與「院內肺炎」兩種，社區肺炎又可分爲以下幾種：

典型肺炎

主要由感染感冒和流行性感冒所引起，一旦產生細菌感染就會引發肺炎。此外還有食物（或異物）不小心跑進氣管和支氣管，引起細菌感染導致吸入性肺炎等。

典型肺炎可分爲肺炎球菌肺炎、Influenza菌肺炎，以及葡萄球菌肺炎等，依所感染的菌種而命名。

症狀 因氣溫突然變冷而誘發的，患者會出現三十九～四十℃左右的高燒。呼吸道感染還會引發胸痛、上腹部痛、呼吸困難等症狀，也會出現咳嗽、咳痰等。

治療 原則上必須住院進行藥物治療。可服用蛋白質融解酵素、非類固醇抗炎藥、化痰藥等消炎。

非典型肺炎

分爲黴漿菌肺炎、披衣菌肺炎、退伍軍人病菌屬肺炎（Legionella）等，大多是以所感染的病原微生物命名。

披衣菌肺炎中，較特殊的是俗稱「鸚鵡病」的肺炎，這是由黃背綠鸚哥、鸚鵡等鸚鵡科鳥類的含有披衣菌排泄物飛散於空中，人類一旦吸入就會感染，因此得名。

症狀 鸚鵡病的特徵就是會持續劇烈咳嗽，也會出現高燒、頭痛、肌肉痛和關節痛等症狀。

治療 使用抗生素進行治療。視病況而定，有時可能也需住院治療。

良心建議 年長者一旦感染了肺炎，治療起來就比較棘手。由於年長者往往只要得到感冒就很容易併發肺炎，因此較不會出現典型的肺炎症狀，所以病況很容易被疏忽。只要老人家出現沒精神、沒食慾等異狀時，就應立即就醫檢查。

間質性肺炎是什麼？

肺間質組織（肺泡間的牆壁）廣泛發炎，稱為「間質性肺炎」。隨著病況越來越惡化，肺部就會緊縮變硬，無法充分替換氧氣而引發呼吸衰竭。吸入粉塵、藥劑副作用（有時市售感冒藥也會引起）等都是原因。雖然都將原因不明的歸類為「突發性間質性肺炎」，但也有區分為較好治療的類型，與肺纖維症等較難治療的類型，患者要前往耳鼻喉科就醫。

主要症狀為咳嗽、運動時覺得呼吸困難；可使用副腎皮質賀爾蒙和免疫抑制藥等進行治療。就算呼吸衰竭，如果病情穩定，還是可以在家進行居家氧氣療法。

●**院內肺炎** 住院患者因爲抵抗力變差，在醫院內感染肺炎，分爲MRSA（抗Methicillin金黃色葡萄球菌）肺炎、綠膿桿菌肺炎、肺眞菌症、卡氏肺囊蟲肺炎等。

肺結核

是什麼樣的疾病？ 「肺結核」就是受到「結核菌」這種細菌感染所引發的疾病，一開始受感染的部位就是肺。

症狀 隨著病況越來越嚴重，患者會陸續出現咳嗽和咳痰等症狀。一旦喉頭和支氣管感染結核，就會咳得更厲害。

一般肺炎發燒約三十七℃左右，但是肺部若感染「粟粒結核」的結核菌，這種結核菌侵入血液中，就會因為循環全身而引發各種臟器感染，這時就會發高燒。

若是胸膜感染結核菌，就會導致胸積水、胸痛、呼吸困難、倦怠和體重減輕等症狀。

檢查 進行X光檢查時，雖然有發現黑影，但這階段還無法與肺炎（前項）、支氣管擴張症（P206）、肺癌（P429）等疾病區別得很清楚，必須檢驗患者的痰檢體有無結核菌，再做最確實的診斷，同時也需驗血，以便確認病情。

治療 醫師會搭配好幾種抗結核藥進行治療，必定會使用Rifampicin和異煙酸（Isonicotinic acid Hydrazide），再加上其他藥物。至於療程所需時間，視藥效而定，約六個月至醫年可以治癒。

若是經由判斷症狀不很嚴重，而且感染給他人的可能性較低時，原則上不需要住院治療。但如果症狀強烈、痰中含多量結核菌時，就必須住院治療。

結核是因為咳嗽時吸入含有結核菌的飛沫（由口中飛散的水滴），由他人傳染的疾病。不過若是痰裡沒有含多量結核菌，傳染力就不強。開始進行治療之後，菌量也會急遽減少，傳染力就不會那麼強了。

良心建議 就算感染結核，大部分的人也不會一下子就突然發病，結核菌只是在體內默默滋長。直到倦怠、壓力與營養不良等原因，而造成抵抗力降低時，結核菌就會增殖最後導致發病。

由於高齡者大多在年輕時就曾經感染過，因此再度感染時，本身的警覺性會比較高。

結核菌以外的抗酸菌所引發的疾病

在抗酸菌的細菌群中，除了結核菌與癩菌的抗酸菌，其他的就稱為非結核性抗酸菌（或稱為非定型抗酸菌）。因為感染非結核性抗酸菌所引發的疾病，就稱為「非結核性抗酸菌症」。

細菌滋長於土壤和水等自然界中，種類繁多。雖然每一種的發病症狀都不太一樣，若侵入到肺部，隨著病況惡化就會開始咳嗽和咳痰。它和結核菌相比毒性較弱，症狀也較輕微，並不會傳染他人。依菌種不同，原本就已患有肺病的人，比其他疾病患者更容易罹患。

●**肺纖維症** 肺泡壁變厚，整個肺縮小變硬，造成換氧工作無法進行得很順利，引起呼吸困難和青紫症等。

支氣管擴張症

是什麼樣的疾病？ 所謂「支氣管擴張症」，是因爲支氣管一旦擴張就無法回復，因此擴張的部分就會持續發炎，並一再復發。

症狀 咳嗽和咳痰次數變多，若是受細菌感染，就會出現發燒，並咳出大量膿性痰（呈黃色和綠色）等症狀，有時甚至還會咳血痰和咳血。病況嚴重時，就會出現全身衰弱、呼吸困難等症狀。

原因 如果天生就有此症狀的話，可能在嬰幼兒時期就容易引發肺炎、痲疹和百日咳等後遺症。

檢查 出現化膿性痰和血痰，也是肺結核（P205）和肺癌（P429）的症狀之一，最好使用X光和CT攝影做進一步診斷。

治療 一旦擴張的氣管便無法再恢復。若爲成人期後擴張，病況便不會惡化，主要施以內科治療，服藥或是使用機器讓痰每天咳出來；若是還有其他感染的話，就會使用抗生素治療。

爲了讓痰容易咳出來，床面可稍微傾斜，保持腳部抬高的姿勢（姿勢引流）也很有效，一天持續做個數次，一次約二十～六十分鐘。

如果內科治療還是沒效的話，就必須施以外科治療。

良心建議 一經感染就很容易發病，因爲一旦感染病況就容易惡化，因此要小心千萬別感冒；此外多喝水也可以幫助痰順利咳出。

自發性氣胸

是什麼樣的疾病？ 包覆於肺外側，稱爲「臟側胸膜」的膜，保護肺部於其中的胸廓（肋骨）內側也包覆一層膜，稱爲「壁側胸膜」。這些膜就稱爲「胸膜」，膜與膜之間稱爲「胸膜腔」。「自發性氣胸」是由於肺外側的臟側胸膜破裂，造成肺中空氣流入胸膜腔所引發的疾病。

症狀 主要症狀爲胸痛、氣喘、呼吸困難等，有時也會伴隨乾咳和心悸等症狀。

只發作於女性的肺部疾病

只有介於懷孕適齡期的女性會罹患的「肺部淋巴血管肌肉增生症」（英文病名略稱為「LAM」）。是種罕見疾病。原因是長於肺中各處，一種稱為平滑肌的肌肉組織增生的關係，使得支氣管內腔變窄，造成血液和淋巴液流動不順，產生呼吸困難、咳嗽、血痰和自發性氣胸等症狀。

雖然有一說是因為女性賀爾蒙的關係，但確實原因還不是很清楚，只知道懷孕期間或服用口服避孕藥容易導致惡化症狀，若真是如此，就必須進行卵巢摘除和給予黃體賀爾蒙治療。

原因　大部分是由於肺中的囊泡破裂，於是形成空洞而引發的。所謂囊泡，就是肺泡壁被破壞，因爲與旁邊的肺泡結合。

如果是先天性囊泡的話，也會引發細支氣管炎和間質性肺炎（P204專欄）等併發症。

治療　如果空洞不是很大的話，會自然痊癒。但如果空洞比較大的話，就必須在胸口開刀做插管，先抽除胸膜腔的空氣，然後塞入藥劑進行治療。

睡眠呼吸暫停症候群

所謂「睡眠呼吸暫停症候群」，就是睡眠中停止呼吸，即使再開始呼吸也會重覆停止好幾次的疾病。診斷的標準為一天晚上（睡眠時間為七小時）暫時停止呼吸達十秒以上有三十次之多，或是每一小時無呼吸次數達五次以上。

患者會打呼、起床時頭痛、整天疲勞想睡等症狀。大多是因為氣道閉鎖，空氣流通狀況欠佳，或是鼻病患者、肥胖的人等也容易罹患。

肥胖會造成氣道變窄，讓睡眠中喉頭肌肉和舌頭鬆弛，導致更狹窄。

因為這項疾病有可能引發呼吸障礙和睡眠中猝死等狀況，此外，白天打瞌睡也容易發生交通事故、工作中容易出狀況等危險，所以只要發現異狀就應立即就醫。

治療方面，雖然只要改變生活習慣就會有效，不過也可在鼻子裝上連續正壓呼吸機（CPAP），讓睡眠時的呼吸狀況變好。此外，也可進行擴張氣管的手術。

●側睡

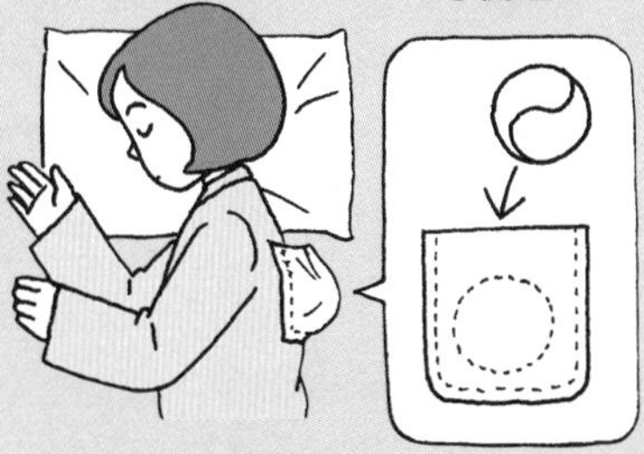

仰躺睡覺呼吸狀況會變差，建議在背部墊上棉被，或是墊個裡頭裝有網球的袋子也可以，就算睡姿怎麼變換，都能夠再回復側睡姿勢。

過度換氣症候群

由於精神壓力等關係，患者會出現大口呼吸的症狀，肺中排出過量血液裡的二氧化碳（碳酸化素），而導致短缺的狀況，稱為「過度換氣」。如果因此引起全身症狀，就稱為「過度換氣症候群」。

發作時會覺得呼吸困難，而當症狀嚴重時，甚至會全身痙攣。這是由於心理因素所誘發的疾病，患者以年輕女性居多。

患者發作時，可以拿塑膠袋或紙袋覆住口鼻自行吹氣，再吸入袋裡的氣。這是利用吐氣時二氧化碳較多，所以吸氣時，血液中的二氧化碳也會增多的原理。若是發作太過頻繁，可以考慮前往身心內科接受診療。

腎臟・尿道的疾病

腎臟和尿道是處理血液中的老舊廢物工廠

腎臟製造尿液，而尿道（包括輸尿管、膀胱、尿道）則是輸送尿液的器官；腎臟與尿道統稱爲「泌尿器官」。腎臟位於腰部上方被腰椎夾著，爲左右各一個呈豆狀的器官。

在此簡單說明尿液的製成過程。首先，由腎臟內的腎絲球體過濾，和從心臟流出的血液合流成爲「原尿」；原尿流向近端曲小管、Henle氏環、遠端曲小管時，會再度回收大部分含有九十八％必要營養素的血液回到體內；然後再將剩下約二％含有老舊廢物的水分變成尿液，再由集尿管濃縮。這個由腎絲球體到集尿管製造尿液的機制，就稱爲「腎元」（Nephron）。

由腎臟製造出來的尿液，經由腎杯、腎盂、輸尿管到流入膀胱這個貯藏槽，膀胱積尿之後就會慢慢膨脹，只要累積到一定量，就會產生尿意，通過尿道排泄出去。

腎臟不僅擔任處理血液中老舊廢物的工作，同時也負責維持體內的水分含量，還會分泌促使血壓上升的賀爾蒙腎素，製造紅血球的生成素，維持血壓調節，以及讓血液中的成分在正常值之內，並保持身體平衡等各種功能。

當腎臟和尿道出現異常，就會出現頻尿或是尿量減少，或水分累積體內造成身體浮腫等症狀。雖然初期大多無任何徵兆，但只要驗尿就會發現有血尿和蛋白尿現象。

早期發現腎臟病的要訣就是每天注意尿液顏色。如果出現淡粉紅、紅色、可樂色的血尿，或是尿泡沫始終消散不了（蛋白尿）時，應立即到醫院接受檢查。

女性尿道較短容易罹患尿道感染症

累積於膀胱的尿液會經由尿道排出體外；男性尿道貫穿於前列腺和陰莖，長約二十公分；女性則僅有四公分。而且在構造上，女性的尿道口與肛門距離較近，因此肛門周圍的大腸菌等雜菌就很容易侵入尿道，由於細菌大多會直接侵入膀胱導致發炎，所以女性罹患膀胱炎的機率遠高於男性。

此外，細菌也可能在侵入膀胱之後，往上蔓延至腎盂，而引發「腎盂腎炎」。

雖然免疫力可以克制發炎，而且細菌侵入尿道後會隨著尿液排出。但若是由於長時間憋尿、過度疲勞與壓力而造成免疫力降低時，細菌在膀胱內繁殖就容易引發疾病。例

泌尿道系統示意圖

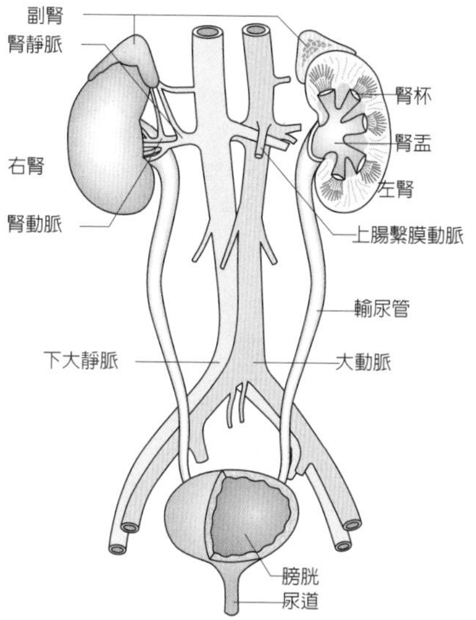

腎元組織

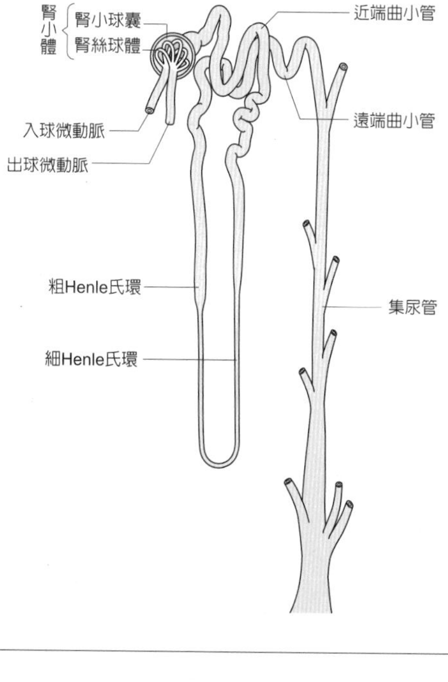

腎臟的結構

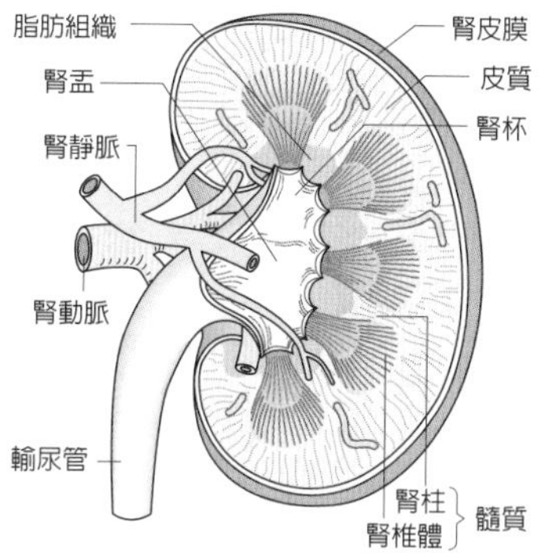

如性行爲和懷孕等，細菌因而侵入尿道，便容易引起膀胱炎。

此外，膀胱炎中還有一種「間質性膀胱炎」，是一種原因不明的慢性進行性炎症疾病，和因爲細菌感染所引起的膀胱炎不太一樣。

女性在產後會因爲支撐膀胱和子宮的骨盆底肌肉鬆弛，而引起「尿失禁」，患者會無意識漏尿，這種疾病同時也是女性到中年之後的特有症狀。因同樣理由造成膀胱下垂的「膀胱膨出」，也是女性特有疾病。

此外，二十~三十歲的女性有時也會因爲精神問題，造成排尿次數極端增加的「心因性頻尿」。身材瘦弱的女性，也比較容易罹患腎臟下垂的「遊離腎」。

全身紅斑性狼瘡（SLE）所引發的「狼瘡性腎炎」，也是一種女性比男性更容易罹患的疾病。

●中藥治療腎臟與尿道的疾病　想嘗試中藥時，一定要向主治醫師諮詢，遵照醫師指示用藥；依症狀不同，使用中藥或是西藥治療的效果也就不同，憑自己的判斷隨便用藥是很危險的。

急性腎炎症候群

是什麼樣的疾病？ 所謂「急性腎炎症候群」，主要是腎臟腎絲球體（爲了製造尿液而過濾血液的地方）發炎，這也是一種會促使腎臟機能降低的疾病。

雖然也會發生在成人身上，但大多數患者爲五～十六歲的小孩。

症狀 浮腫、高血壓和血尿爲其三大症狀。大部分患者在一～三周後會出現感冒和扁桃腺炎（P233）、喉頭炎（P233）等症狀，之後還會有皮膚化膿、中耳炎（P335）以及副鼻竇炎（P345）等疾病，或是突然血尿、腳部浮腫和眼皮浮腫，也會伴隨全身倦怠和腰痠、食慾不振、噁心等。通常都是到醫院接受健康檢查時，才發現罹患高血壓和蛋白尿。

病況嚴重時，腎臟機能就會降低，導致尿量急遽減少，而引發腎衰竭（P214）；不過這樣的病例十分罕見。

原因 主要是感染了稱爲「溶血性鏈球菌」所誘發的疾病。

若是溶血性鏈球菌感染到上呼吸道（鼻腔、咽頭和喉頭），體內就會產生對抗溶血性鏈球菌的抗體。當抗體與細菌搏鬥結合，就會產生免疫複合體，當這個免疫複合體沉澱於腎絲球體時，就會導致發炎。

近年來研發出許多能有效抑制感染，以及預防上呼吸道炎發作的療法，感染病例明顯減少，罹患急性腎炎症候群的患者數也減少許多。

治療 沒有什麼特別的治療方法，主要就是患者需安靜修養和配合飲食療法；如果初期症狀嚴重，就必須住院。飲食療法方面，依病況程度必須限制水分、鹽分和蛋白質等，並施以能抑制細菌感染的抗生素，也可利用降壓藥與利尿劑來控制高血壓和浮腫。

如果能夠妥善治療的話，大部分在發病後的二～三個月症狀就會消失。因爲是比較容易治癒的疾病，小孩的痊癒率爲九〇%、成人痊癒率爲七〇%。其他無法痊癒的患者就會轉爲慢性化，尤其是年紀越大的患者，越容易發生。

良心建議 治癒後最好聽從醫師

狼瘡性腎炎以女性患者居多

五〇～七十五%全身紅斑性狼瘡患者會併發「狼瘡性腎炎」，患者以二十歲左右女性（尤其來自母系遺傳）居多。

因為免疫複合體沉澱於腎臟腎絲球體導致發炎，像是紫外線、食物、化妝品和金屬等環境因子也會影響遺傳基因而誘發疾病。感染風濕熱的患者雖然不會併發狼瘡性腎炎，但是腎功能會變得很差，導致腎病症候群（P212）。由於大多為風濕熱治療藥過敏所引起的，因此正在治療風濕熱的患者，尤需注意。

治療方面，主要是使用副腎皮質賀爾蒙與免疫抑制藥。

指示，再決定是否復學或是重返職場。

一年內應避免劇烈運動，可請家人分擔家事。雖然性生活方面沒什麼特別限制，但是若想懷孕的話，還是要和醫師商談，這點非常重要（P214專欄）。如果併發扁桃炎和咽頭炎時，為了防止復發，還是接受驗尿檢查比較安心。

慢性腎炎症候群

是什麼樣的疾病？ 蛋白尿與血尿症狀持續一年以上之後，就會導致腎臟機能降低的疾病。這是由不同原因所引發的各類型腎炎，近年來不再只是單純地慢性腎炎，因此稱為「慢性腎炎症候群」。

症狀 當患者出現蛋白尿和血尿，病況越來越嚴重時，就會有浮腫和高血壓等各式各樣的疾病。

因為發作輕微時，沒有什麼明顯症狀，只能在感冒和健康檢查，或是產檢（P214專欄）檢驗尿液的時候，才會檢查出蛋白尿。因此病例幾乎都是偶然發現的，不少人都是直到病況惡化之後，才發覺自己罹患慢性腎衰竭（P215）。

原因 急性腎炎若是沒有治癒就會轉為慢性，初期會引起慢性腎絲球體腎炎，大多都是經由驗尿才發現尿液異常。

雖然大部分原因是因為腎臟腎絲球體（是為了製造尿液、負責過濾血液的構造）受損所導致，但幾乎都無法確定正確發病時期。

初期罹患時，會檢驗出有蛋白尿和血尿，但此時還不會出現腎機能障礙或低下。直到腎臟受損超過七〇%，開始出現症狀時才被檢驗出已經成為慢性腎衰竭，這過程至少需要十～三十年的時間，因此很難預測病情發展。

治療 因為沒有任何特效藥可治癒此疾病，所以治療的最大目標就是防止惡化導致慢性腎衰竭。

需遵從醫師指示定期檢查，觀察病情。

雖然依腎障礙的程度不同，治療和生活指導也不一樣，總之，保持安靜、限制蛋白質和鹽分攝取等飲食療法是最基本的。

藥物治療方面，依病況不同，也會使用利尿劑和降壓藥等。若病情惡化必須住院時，可考慮使用副腎皮脂賀爾蒙、免疫抑制藥和抗血小板藥等改善症狀。

至於懷孕方面，最好向主治醫師諮詢之後再做決定（P214專欄）。

良心建議 若是沒有出現明顯症狀的話，就很難進行治療。飲食療法方面，可與醫師商談，攝取針對腎病患者提供的特殊食品（低蛋白質和減鹽食品等）。

可請家人分擔一些家事，不可過於操勞。有時要將腳抬高側躺，增加從腎臟流出的血液量，而最重要的就是保持身體溫暖。

●中藥治療慢性腎炎 一般會服用具有消炎、利尿等作用的中藥「柴苓湯」；若因腎炎而出現血尿症狀時，可服用「豬苓湯」；應向主治醫師諮詢再選擇適合自己症狀的中藥。

糖尿病腎症

是什麼樣的疾病？　這是伴隨糖尿病（P306）而來的嚴重併發症之一。因爲糖尿病沒有完全根治，在經過十～十五年後發病，就會導致腎機能障礙。

其中高血糖就是一項致病原因，爲了製造尿液、負責篩濾血液的腎臟腎絲球體，因爲負荷不了血液中過剩糖分而引發機能障礙。

女性因爲飲食過量造成肥胖，盡而誘發糖尿病，然後再轉變爲糖尿病腎症的病例，近年來已有日益增加趨勢。

症狀　雖然初期幾乎沒有什麼明顯症狀，但是經由驗尿可檢查出血清白蛋白尿（Albumin）（蛋白尿的一種）爲其特徵；有鑾多病例在初期發病時，就已經出現高血壓症狀。

隨著病況越來越嚴重，腎機能就會明顯降低，大量蛋白質跟著尿液排出，引發腎病症候群（次項）並出現浮腫等症狀。一旦到此地步，就會移轉爲末期腎衰竭（P214）。

治療　基本療法就是確實治療導致發病的糖尿病（P308）；初期階段可從限制卡路里，和服用糖尿病處方藥等方法，讓血糖值正常化，如此一來就有消除蛋白尿症狀的可能，也能讓病變的腎臟回復機能；其他便是依病況限制蛋白質攝取量。

許多糖尿病腎症都會伴隨發作高血壓，可用血管張力素（Angiotensin）轉化酶抑制劑等高血壓治療藥。

若是病況惡化就會引發腎衰竭，雖然可施以透析療法（P215專欄），但近年來由糖尿病腎症轉變成腎衰竭的病例遽增，接受新式透析療法的患者約只占四分之一。

良心建議　治療糖尿病腎症最重要也最有效的方法，就是嚴格控制血糖值。不只患者本人，家人也需從旁協助，遵從醫師指示治療。

腎病症候群

是什麼樣的疾病？　罹患腎機能障礙的成年患者，每天會由尿中排出高達三·五公克以上的蛋白尿，因此血液中蛋白質處於極度不足的狀況（低蛋白質血症＝血清蛋白質六·〇g／dl以下），便稱爲「腎病症候群」。

症狀　患者的眼瞼、臉和腳等部位會出現浮腫等明顯症狀，也會有類似感冒的倦怠感和食慾不振等症狀，尿量也會減少，驗尿時也可看到尿蛋白。經由驗血也可發現蛋白質減少，而膽固醇和中性脂肪增加的高血脂症（P309）。

一旦腎臟機能障礙惡化，就會引發嚴重腎衰竭（P214），同時也會危及生命。

原因　腎臟絲球體會讓血液中的老舊廢物隨尿液排泄，然後從血液中吸

●**低蛋白質血症**　症狀嚴重時，體內就會堆積體液，臉、手腳、胸腔、腹腔等處就出現浮腫狀。一旦胸腔累積過多體液就會造成呼吸困難，若是積於腹部就會讓腹部膨脹，引發食慾不振和腹痛等症狀。

收可再利用的養分。若是轉爲腎病症候群的話，因爲腎絲球體發生障礙，所以血液中的蛋白質就會隨著尿液排出。雖然目前還不清楚確實病因，不過患者會出現腎絲球體的毛細血管壁，以及外側細胞異常等症狀。

腎病症候群可分爲兩類，第一個類型爲「急性腎炎症候群」（P210）和「慢性腎炎症候群」（P211），這是因腎絲球體病變引起的「原發性腎病症候群」。

另一類型則是「糖尿病腎症」（前項）和全身紅斑性狼瘡所引起的「狼瘡性腎炎」（P210專欄）等。腎絲球體障礙還會誘發其他疾病，稱爲「繼發性腎病症候群」。

「原發性腎病症候群」是大人和小孩都很容易罹患的疾病，其中也有不明原因所誘發的「微小變化型腎病」，其特徵就是患者以小孩居多，大人較少。約半數大人罹患原發性腎病症候群時，也會併發腎臟炎。

「繼發性腎病症候群」則容易誘發糖尿病腎症。

治療　患者住院後會施以藥物治療、飲食療法。飲食療法的第一步就是限制鹽分攝取。雖然以前宣導患者要食用高蛋白質食物，但這樣一來也會導致腎機能惡化，所以近年來已逐步推廣食用低蛋白食物的營養新觀念。

藥物療法方面，使用副腎皮脂賀爾蒙可治療微小變化型，與免疫異常等原因所引發的疾病。如果施打副腎皮脂賀爾蒙無效的話，就使用免疫抑制藥來抑制病情復發。

利尿劑可舒緩浮腫症狀，並保護腎機能和防止血液凝固，此外，也可將抗血小板藥和抗凝固藥混合使用。若是蛋白尿症狀有改善的話，就可出院或定期回診。但是依腎絲球體和尿細管障礙的程度，就算好不容易治好，之後也有轉爲腎衰竭的可能。

至於微小變化型腎病，若是副腎皮脂賀爾蒙治療有效，雖然治癒率高，但是相對的復發率也會隨之提高，是其缺點。

由於別的原因所引發的繼發性腎病症候群，若是能有效治療病因，腎病症候群的症狀也能獲得改善。

良心建議　出院後要嚴守食用低蛋白質、減鹽，家事請家人分擔，不能太過操勞的原則安心靜養。此外，由於只要受到感染，病況便容易惡化，所以千萬要小心感冒。

通常在復原之後一年左右就有可能復發，因此依醫師指示確實定期檢查是非常重要的。

若是希望懷孕的話，從預防腎衰竭的觀點來看，除了微小變化型以外，其他類型的患者還是盡量避免比較好（P214專欄）。關於性生活的疑問，可向醫師諮詢。

至於出現浮腫的問題，以手指強力壓後小腿，若會留下指印，或是排洩異常起泡的蛋白尿，就是患有腎病症候群的徵兆。

●**微小變化型腎病**　不太看得出腎絲球體病變。特徵爲嚴重浮腫，且多在幼兒期發病；約七成兒童日後還是會復發。

腎衰竭

是什麼樣的疾病？ 引起腎臟發炎，導致腎臟機能處於極度低下狀態。一旦腎臟機能突然降低引發急性腎衰竭，經過長時間後，就會轉變爲腎臟機能降低的慢性腎衰竭。

急性腎衰竭

症狀 突然尿量變少或甚是無尿，血液中堆積的老舊廢物也無法排出，就會出現食慾不振、噁心、嘔吐等症狀。如果水分排泄狀況變差，體內累積水分造成心肺的負擔，就可能出現高血壓和呼吸困難等「尿毒症」症狀；隨著病況越來越嚴重，患者會出現意識模糊、引發痙攣呈昏睡狀態，進而危及生命。如果引發高血鉀症，就可能導致心臟突然停止，因而暴斃。

原因 主要原因有以下三項：

①腎前性急性腎衰竭 因爲大量出血和脫水症狀等引起血壓下降，像是中暑和嚴重外傷等，或是進行心臟和消化器官手術後，由於大量出血而引發出血性休克。

②腎性急性腎衰竭 急性腎炎、急性腎盂腎炎（P216）及藥物中毒等，由於腎臟機能障礙所引發的疾病。

近年來倍受關切的就是因爲感染腸管出血性大腸炎O-157，而引起的重度腎障礙。

③腎後性急性腎衰竭 輸尿管、膀胱和尿道出現結石和腫瘤等，造成尿液通過困難而引起的疾病，會造成無法排尿。

治療 由於是突然發病，只要拖延個數分鐘、數小時或數天都可能導致腎臟機能受損。因此若不盡快進行妥善治療，恐怕會有生命危險。

住院後，最基本的治療方法便是針對造成病因的疾病進行治療。因爲突然引發尿毒症的病例相當多，可經由透析療法（P215專欄）回復腎

腎臟病與懷孕

懷孕時，腎臟負責篩濾血液中老舊廢物的工作就會比平常增加三〇～五〇倍，即使再健康的人也會有浮腫、高血壓、蛋白尿、妊娠毒血症（P630）等症狀。過去罹患過腎臟病的人和現在腎臟有問題的人，都會因為懷孕而導致病情復發惡化，懷孕便成了危險因素，也會影響到胎兒發育。

至少需持續治療一年，腎臟機能才能回復七〇％以上；假如蛋白尿一天能降至一公克以下的安全值範圍，那麼就算懷孕也不會有什麼不好影響。最好向主治醫師仔細諮詢再做決定。

總之慢性腎炎患者一旦懷孕，腎臟機能就會惡化。懷孕前需接受腎機能檢查，判斷身體是否能承受懷孕。嚴重蛋白尿（一天兩公克以上）與高血壓患者，由於懷孕會同時為母子帶來危險，建議還是要避免懷孕。

●尿毒症 因爲慢性腎衰竭和急性腎衰竭，導致腎臟機能降到正常質的十分之一。血液中堆積著無法排出的老舊廢物，就會引發嘔吐、血壓降低、意識不清等症狀，隨著病況越來越惡化，就必須施以透析療法。

機能；必要時也可併用藥物療法。

由於透析療法（俗稱洗腎）普及，死亡率已經大幅降低，因此若是治療過程順利的話，就有完全治癒的可能。

慢性腎衰竭

症狀　若經過長時間腎臟機能會慢慢減弱，就有可能是罹患此疾。一般來說，腎臟機能降低至正常的三分之二以下，就稱爲慢性腎衰竭。

初期幾乎沒有什麼明顯症狀，患者往往是因爲夜晚排尿次數增多，才開始察覺；終至惡化，出現尿量減少、浮腫、全身倦怠、高血壓、嘔吐、食慾不振、呼吸困難和發出難聞的口臭等尿毒症症狀。病況若是嚴重就會出現意識不清、幻覺、痙攣，並進入昏睡狀態等。

原因　大部分因慢性腎炎症候群（P211）、糖尿病腎症（P212）所導致。

此外，女性最容易罹患的慢性腎盂腎炎（P217）和狼瘡性腎炎（P210專欄）等，也是病因之一。

治療　因爲無法讓腎臟機能完全回復，只能控制讓它不再惡化，因此舒緩病況便成了治療目的。以飲食療法和藥物治療爲中心，限制蛋白質量；但要以不會導致營養不良爲原則，此外也需配合控制水分與鹽分的攝取。

藥物治療方面，會使用讓血壓下降的降血壓藥，和增加尿量的利尿劑等。當這些療法都沒有什麼具體效果的話，就必須進行透析療法。

良心建議　香菸所含的尼古丁會讓流往腎臟的血液量減少，導致病情惡化，因此絕對要禁菸。

至於飲食療法，除了和醫師仔細商談，也可食用能調整減鹽和蛋白質等的治療用特殊食品；但是水果和蔬菜含有豐富礦物質，容易引起心跳停止等突發性暴斃。因此，關於食用量和調理方法等，最好向營養師諮詢。

透析療法

讓血液中堆積的老舊廢物和過多水分等經由腎臟排出體外，讓血液變乾淨的治療法就稱為「人工透析」，通常用於治療重度腎衰竭等，治療方法分為血液透析與腹膜透析。

「血液透析法」，就是將患者全身血液從血管抽出，輸入透析裝置。這個裝置裡流有透析液，然後在這裡將通過人工膜的血液中老舊廢物和多餘水分隨透析液釋出。然後再將淨化過的乾淨血液流回患者體內。

另外一種「腹膜透析法」則是將透析液注入患者腹腔，讓腹膜變成透析膜以淨化血液。

近年來出現的「連續可動式腹膜透析術（CAPD）」，是在家也能進行的透析法。雖然在工作和睡眠都能進行，但一不小心就會引發腹膜炎而危及生命。

●**高血鉀症**　因爲腎衰竭等引起腎臟機能降低，血液中的鉀濃度上升，就會造成鉀離子移動異常。對心臟的影響會更大，甚致會導致心跳停止等暴斃情況發生。

尿道感染症

腎臟、輸尿管、膀胱和尿道等總稱爲「泌尿道系統」。一直到尿排出體外爲止，如果任一處感染細菌導致發炎，就稱爲「泌尿道感染」。

腎盂腎炎和膀胱炎（P218）爲女性患者居多的代表性疾病。

腎盂腎炎

是什麼樣的疾病？ 細菌侵入腎盂導致發炎的狀態，過去稱爲「腎盂炎」，其實腎盂發炎是指整個腎臟發炎，因此現在稱爲「腎盂腎炎」，分爲急性與慢性兩種。

急性腎盂腎炎

症狀 患者會出現輕微畏寒、身體顫抖，伴隨出現高燒（三十八℃以上）和劇烈腰痠背痛等症狀，是此疾病的特徵。

發燒的症狀比較特殊，通常都是傍晚過後到晚上體溫會上升，早上又退燒，因此容易誤會「已經康復了」，但是到了第二天傍晚之後，體溫又急速上升。因此常會被錯認爲感冒。

從側腹到背部的腰間部分會出現疼痛感，幾乎每次都是由任一側開始出現疼痛，也會伴隨出現噁心、嘔吐和全身倦怠感等症狀。

若是由膀胱炎所引起的疼痛，則會出現排尿痛，以及頻尿等膀胱炎症狀。

一旦輕忽不管，就會造成腎臟機能降低、細菌侵入血液會引發嚴重感染症敗血症（P446），甚至危及生命。

原因 因爲腸內細菌從尿道經由膀胱、輸尿管逆向侵入腎盂引發感染（逆行性感染），八〇％病因菌爲腸內細菌的大腸菌，大部分是由於引發膀胱炎的細菌往腎臟逆流，因而引發腎盂腎炎。

伴隨膀胱炎而引發的腎盂腎炎以女性患者居多。若是出現膀胱炎所特有的持續高燒症狀，就要懷疑是否罹患了腎盂腎炎。由於過度勞累等原因而造成免疫力降低，也容易引發此疾。

此外，也有細菌隨著血液，滯留在腎盂裡然後就引發感染（血行性感染）的病例。

尿道一旦出現結石和腫瘍，或是變狹窄等，就會造成尿液流通不順暢，細菌就容易繁殖引發感染。

一般來說，膀胱裡積存的尿液是不會逆流回腎臟的。但若是罹患了「膀胱輸尿管逆流症」（尿液從膀胱逆流回腎臟的先天性疾病）的患者，往往會因爲膀胱炎而引發腎盂腎炎。

治療 大部分情形都必須住院一個禮拜左右以進行診察。

爲了消滅細菌，可注射抗生素點滴，或是採輸液方式（以點滴方式將液體輸入血管內）增加尿量，當然，保持身心安靜才是最重要的。

若接受妥善治療的話，約二～三周便能完全治癒。

良心建議 開始治療後，一旦症狀消失，病患就會誤以爲自己「已經痊癒」，而這是非常危險的。

治療腎盂腎炎最重要的原則就是遵從醫師指示，必須持續服用抗生素一直到將腎臟細菌完全消滅爲止；若是任意中途停止治療，隨著長時間發炎，病症就會轉變成慢性化，十～二十年後就會造成腎機能降低。因此治療後，務必需接受驗尿和驗血等檢查，確認是否眞的完全治癒。

有時會出現由膀胱炎轉爲腎盂腎炎的病例，這時就有必要接受所謂「排尿膀胱尿道攝影檢查」，看有無膀胱輸尿管逆流症。

尤其是糖尿病患者（P306）比一般人更容易惡化，尤需注意。

過勞也是復發的原因之一。應盡量避免熬夜、睡眠不足，或是不規律的生活方式，同時也要控制工作量和加班次數，也別逞強做家事。

慢性腎盂腎炎

症狀 慢性腎盂腎炎會出現全身倦怠、背部有鈍痛感、食慾不振等症狀，有時還會持續出現三十七℃左右的微燒。隨著病況加劇，可能會造成腎機能降低而導致腎衰竭。

原因 急性腎盂腎炎如果沒有徹底治癒，就會造成持續發炎，與尿液流通不良導致膀胱輸尿管逆流症，或出現泌尿道結石和尿道變狹窄等，以上症狀也容易轉成慢性化。

治療 需長期服用抗生素，儘量抑制細菌感染的程度，同時也要針對造成慢性化的病因進行治療。

良心建議 這是一種必須長期治療的慢性疾病，務必遵從泌尿科醫師指示定期回診，包括因治療造成慢性化的疾病，都需耐心地接受診治。（其他請參照「急性腎盂腎炎」一項）。

女性應瞭解的正確驗尿方法

為了驗尿而需採集尿液時，女性尤其要注意以下幾點：

經期時採集尿液，理所當然多少會混有經血；但就算平常時採集尿液也會發現尿中混有白帶等雜物，就有可能是被當成「尿液白血球增多」，而誤診為腎盂腎炎或是膀胱炎。

正確診斷為必須採集「中段尿」。也就是說，捨棄剛排泄的前段尿液，存取之後排出的中段尿液。

首先，排尿前要先用衛生紙將陰部擦乾淨，然後先排出一點尿，再用紙杯盛著之後排出的尿，記住千萬別讓手上的細菌碰到殺菌過的紙杯。

此外，前往泌尿科診察時，為了方便驗尿，出門前一定要多喝些水，讓膀胱累積尿液到一定程度。其實，不管哪一科的驗尿檢驗，都要採集中段尿液比較好。

膀胱炎

是什麼樣的疾病？ 所謂「膀胱炎」就是膀胱呈現發炎狀態，可分爲「急性膀胱炎」、「慢性膀胱炎」以及「間質性膀胱炎」等三種，特徵是患者以女性居多。女性在一生當中，約有四分之一的機率會至少感染一次膀胱炎。

急性膀胱炎

症狀 症狀特徵如以下所述：

①**排尿痛** 排尿時和排完尿會出現像是被硬物刺到的刺痛和鈍痛感。排尿後會覺得還沒有完全排乾淨的感覺，也就是有「殘尿感」。

②**頻尿** 患者會覺得排尿次數多，排完尿馬上又想上廁所。

③**尿液混濁** 尿裡混有白血球（膿尿），嚴重的時候還會混有血液。當尿中的細菌一旦增多，就會發出難聞的尿味。

診斷時會進行驗尿，這時要先將陰部擦乾淨再排尿，然後取中段尿液（詳見P217專欄）。

原因 八〇%膀胱炎的原因是大腸菌由尿道侵入膀胱引起發炎。因爲女性的尿道比男性短很多，而且尿道口又比較接近膀胱，因此肛門周圍的大腸菌就容易侵入膀胱內。

此外，女性憋尿的機會較高，這樣會造成尿液積存在膀胱內太久，而且過度憋尿之後，排尿時可能無法完全將尿液排空。

性生活也是原因之一，因爲陰道口接近肛門與尿道口，經由性行爲接觸，細菌也就容易侵入膀胱。而避孕用的殺精劑有時會降低陰道內常在菌（Doderlein桿菌）的數目，使大腸桿菌增加，因而導致膀胱炎。

治療 施以抗生素治療病因菌，正常的話約三天至一周便可治癒。雖然服用抗生素一～二天症狀就能消失，但還是無法完全消滅細菌。

如果不徹底治療，膀胱炎就會一再復發；就算症狀好轉，還是不能中斷治療。需遵從醫師指示，直到完全治癒爲止，這點很重要。

由於體內水分一多，尿量就會增加，這樣就能幫助洗滌膀胱內繁殖的細菌，所以要多喝水，同時也要適度休息與充足睡眠。

良心建議 很多患者都是因爲工作上的關係，必須常常忍尿而引發膀胱炎，便秘的患者也容易罹患此疾，也很容易復發。

此外，因疲勞和壓力造成免疫力降低，也會容易罹患此疾。如果覺得「有點累」的話，就需要給自己時間休息，盡量不要加班，家事可請家人幫忙分擔。而酒精類飲品與刺激性強的辛香料，容易導致炎症惡化、尿道充血，要避免食用。

性行爲引起的膀胱炎，原因是性行爲後沒有立刻排尿，使得膀胱內的細菌增加。近年來年輕女性感染披衣菌（P120）而誘發膀胱炎的病例增加，因此性行爲前要做好保護措施，務必使用保險套與注重衛生。

如何預防急性膀胱炎

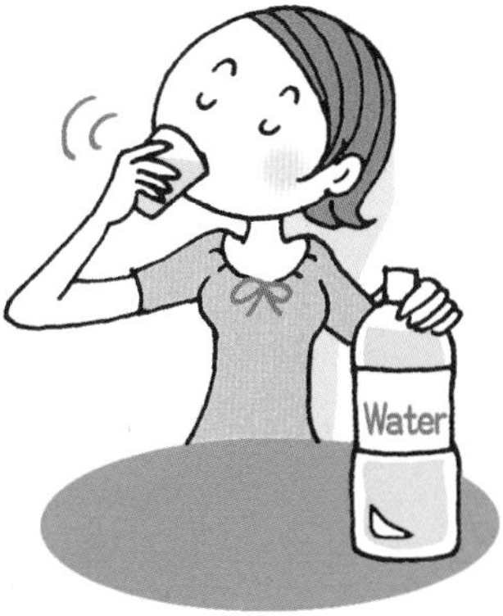

1. 攝取充足水分
平常攝取充足水分，尿量就會增多，因而能沖洗侵入膀胱內的細菌。所以每天最好要喝一公升的開水或茶，但是咖啡對膀胱有刺激作用，最好避免飲用。

2. 多吃蔬菜、水果和優格
如果不喜歡喝太多水的話，那就多補充水分多的食物。

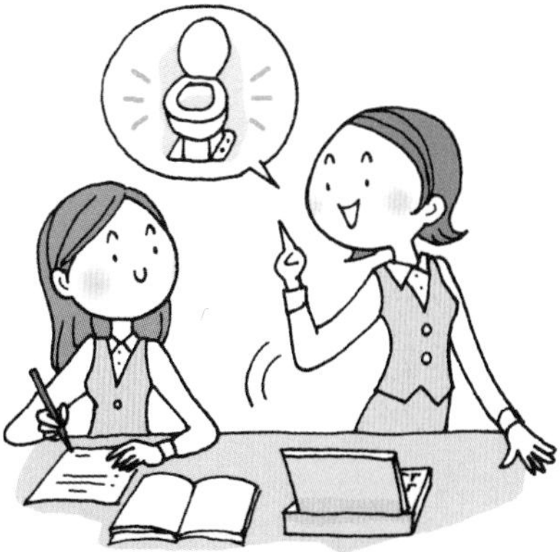

3. 千萬不要憋尿
許多患者出現排尿痛的症狀時，就會控制水分攝取，上洗手間的次數也就相對減少，這樣反而造成反效果。水分攝取多，尿量就會增加，細菌也能隨尿液排出。一旦長時間不排尿，膀胱內細菌就會繁殖，所以最好的預防之道就是千萬不要憋尿。

4. 注重外陰部清潔
排便後要養成「由前往後」擦拭的習慣，這是為了不讓肛門周圍的大腸菌附著於尿道口。此外，生理期要勤換衛生棉，下痢時容易造成外陰部不潔，因此一定要清洗乾淨。性行為前後一定要沐浴，保持外陰部清潔是非常重要的，也可要求另一半配合。

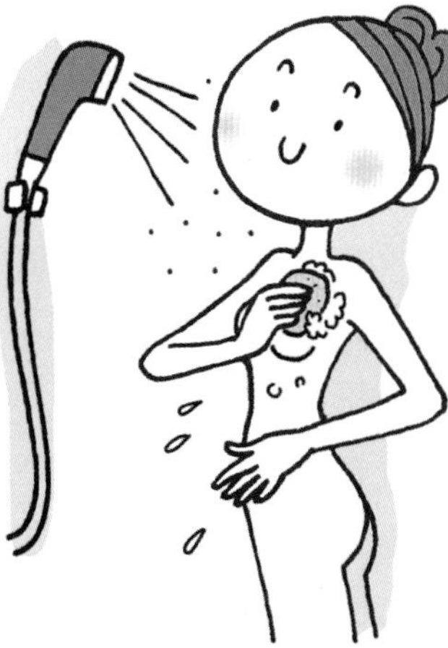

5. 留心生活習慣避免便秘
糞便一旦長時間堆積在腸道，就會繁殖大腸菌並且大量在肛門周圍釋出，然後就容易感染尿道，也是讓膀胱炎一再復發的原因。防止便秘要充足攝取蔬菜和芋類等，富含食物纖維的食物，也要保持適度運動的習慣。

6. 性行為後要立刻上洗手間
由於受到性行為刺激，細菌就容易侵入尿道，因此要養成性行為後，立刻上洗手間排尿的習慣。這樣也可以預防膀胱炎，尤其是性行為後容易引發膀胱炎的人，更需注意。

7. 避免疲勞與壓力
過勞、睡眠不足和精神壓力太大等因素，會使身體對細菌的抵抗力變弱，如此一來就成了疾病的誘因，所以要充分休息、生活規律。

8. 身體保暖很重要
只要下半身一覺得冷，膀胱炎就會惡化。天氣寒冷時，最好穿著毛褲等保暖衣物，或是用攜帶式暖暖包讓腰部保持溫暖，方可舒緩症狀。

●攝取充足水分　平時可以喝蔓越莓汁來預防膀胱炎。如果是因爲特殊疾病所導致，那麼除了慢性尿道感染症患者外，多喝水和茶也可以預防。

慢性膀胱炎

症狀　初期明顯症狀就是覺得下腹部有點不太舒服，隨著發炎情況越來越嚴重，就會和急性膀胱炎一樣，出現頻尿和殘尿感等症狀。

原因　因其他疾病而接受放射線治療時，除了放射線照射膀胱而引發的放射性膀胱炎之外，使用抗過敏藥和抗癌劑也會引發膀胱炎，但這其實並不算很常見的疾病。

此外，「膀胱結核」也叫做「慢性膀胱炎」。但這裡所說的慢性膀胱炎，與急性膀胱炎無法根治而一再復發的慢性膀胱炎是不同的。

治療　如果不徹底治療引發病因的疾病，是無法完全根治的。

隨著病況越來越嚴重，會出現膀胱萎縮、頻尿等症狀，有時也會進行將膀胱擴張的「膀胱擴大手術」。

間質性膀胱炎

症狀　患者會出現下腹部痛（膀胱痛）、頻尿等症狀，和急性膀胱炎的症狀非常相似；最大不同在於，雖然同樣都有排尿痛，但是相對於急性膀胱炎患者排完尿後才感覺的疼痛，大部分的間質性膀胱炎患者則是當尿累積於膀胱內時，就會引發劇烈疼痛（漲尿痛），排完尿後便很舒服。

情況惡化時，就會出現一天至少要解尿二十～三十次的極度頻尿狀態；一旦累積尿液，就算已經入睡也會被痛醒，一個晚上要解尿十次以上；再者，它與急性膀胱炎最大的不同點，就是並沒檢測出尿中含有大腸菌等細菌。

原因　膀胱壁黏膜發炎所引發的急性膀胱炎，因爲發炎狀況更深入黏膜下層的間質性膀胱炎，會造成膀胱萎縮等疾病。

雖然目前原因不明，但有可能是自體免疫系統出了毛病（P310），或是過敏體質所引起的。其實，有很多患有過敏性鼻炎的患者，也容易罹患此疾。

間質性膀胱炎是女性患者居多的疾病，目前在美國患者人數約一百萬以上。

治療　症狀與急性膀胱炎類似，因此目前醫師也很難做出正確判斷。即使透過泌尿科醫師的詳細問診與輔助診斷，也需輔以內視鏡檢查。雖然因爲原因不明所以也沒有確定的治療法，但爲了擴展萎縮的膀胱，可施以腰椎麻醉，或利用水壓擴展膀胱（膀胱灌注療法）等方法，來舒緩症狀。

良心建議　有很多病例被誤診爲急性膀胱炎而施以抗生素處方，但抗生素對此疾病一點都沒有效。很多患者都是直到正確診斷出病因爲間質性膀胱炎爲止，才知道自己的眞實病況，而其間不知已經往返醫院看診過多少回。

因爲是一種很難治療的膀胱炎，就算服用再多種抗生素也無法有效

●**膀胱結核**　主要是結核菌由肺結核病灶隨著血液感染腎臟，然後再隨著尿感染輸尿管、膀胱的疾病。因爲發現尿中有結核菌，因此才診斷出。

改善，因此當出現膀胱痛與頻尿等症狀時，可試著詢問醫師「會不會是間質性膀胱炎？」，如此才能得到泌尿科醫師的妥善治療。

如果想瞭解關於間質性膀胱炎的資訊，可透過網路查詢，不然向醫院服務處詢問也是不錯的方法。

泌尿道結石

是什麼樣的疾病？ 所謂「泌尿道結石」，就是腎杯、腎盂、輸尿管，以及膀胱、尿道任一處長出結石的疾病。好發於三十～五十歲，男性與女性的罹患比率約爲三比一。

因爲尿液成分中的礦物質與尿酸所造成的結石，可分爲：草酸鈣結石、磷酸鈣結石、磷酸胺鎂結石、尿酸結石、胱胺酸結石。

依長出石頭的部位分爲腎結石、輸尿管結石、膀胱結石、泌尿道結石等。

症狀 背部和側腹會出現一陣陣劇痛，但是發生疼痛數日後到數周間並沒有任何疼痛感，以肉眼和顯微鏡可以發現血尿。

原因 產生結石的原因，是尿道流通障礙、尿道感染症、代謝異常和副甲狀腺賀爾蒙異常，以及遺傳等因素。

治療 若是一公分以下的結石，就有隨著尿液自然排出的可能。以鎮痛和促進排石爲目的，醫師會施以能讓輸尿管鬆弛的鎮痙藥和結石溶解藥，有時也會使用利尿劑。若還是沒效的話，可進行「體外震波碎石術（ＥＳＷＬ）」，由體外以衝擊波撞擊結石，讓結石碎裂隨著尿液排出的治療法。

良心建議 應養成每日攝取充足水分（一天兩公升）增加尿量，讓結石能夠順利隨著尿一起排出。此外，像是菠菜、竹筍、蘿蔔等富含草酸的食物不宜過量，同時也需控制動物性脂肪的攝取量。

「無痛性血尿」是什麼？

明明沒有任何明顯症狀，但是肉眼便可以觀察出血尿（紅色、可樂色、酒紅色），就稱為「無痛性血尿」。一旦發現此症狀便會聯想到許多疾病，但是最多的就是罹患尿道疾病的膀胱癌（P439），約九〇%的患者會出現無痛性血尿。

A型免疫球蛋白腎病（IgA）會先出現血尿才會出現蛋白尿。還有處於上腸繫膜動脈與大動脈之間的左腎靜脈遭受壓迫，引發左側腎臟鬱血出現血尿的左腎靜脈壓迫症候群；好發於二十～三十歲且身材纖瘦的人身上。

其他像是腎臟動脈長出顆粒物的腎動脈瘤，因為與腎臟的動脈與靜脈之間有相通，造成短路的腎動靜脈血管畸形，也會出現無痛血尿症狀。

只要發現有無痛血尿，即使沒有明顯症狀，也一定要立刻前往泌尿科就醫，早期發現早期治療才是最重要的。

●**A型免疫球蛋白腎病**（IgA, nephropathy）　腎臟腎絲球體的血管與血管間的某種細胞增殖，與免疫力有關的一種免疫球蛋白（IgA）沉澱於腎絲球體引發障礙的腎炎。

心因性頻尿

是什麼樣的疾病？　明明沒病，但是只要睜開眼就會想解尿，排尿次數異常多時，就有可能罹患了「心因性頻尿」。

只要膀胱累積一〇〇～一五〇cc尿液，一般人就會覺得有點尿意。可是因為膀胱壁會伸縮，就寢時可累積到四〇〇～五〇〇cc的尿量。解尿時，平均一次尿量為二〇〇～三〇〇cc，一天要跑四～八次洗手間，合計正常排尿量為一二〇〇～二〇〇〇cc。

患有心因性頻尿會因為一次排尿量極少量，以致於一天解尿十次以上，便稱為「頻尿」。患者以二十～三十歲的年輕女性患者居多。

症狀　①白天會有種非得解尿不可的強烈尿意（會議中、上課中、考試中、搭乘公共運輸工具時等）；②睡覺時幾乎沒有起來上過洗手間；③早上一起床就排出大量尿液；④假日在家休息時，上洗手間的次數就沒有那麼多等明顯症狀。雖有頻尿症狀，但還不至於出現尿失禁。

原因　身體並沒有任何異常，是由於心理因素出現而頻尿的身體症狀。雖然誘因因人而異，但是因為職場上的人際關係與工作煩惱造成情緒不穩，以及家庭不和等都是因素。

治療　試著詳細記錄每天水分攝取時間與量，還有詳細記錄排尿時間與量等的排尿日誌，再由醫師確認。

由於患者夜晚就寢中一次也沒起床上洗手間，因此早上醒來就會排出大量尿液，務必讓其瞭解這不是膀胱方面的疾病，而且幾乎半數左右病例都可以痊癒。

若還是很在意的話，也可使用精神安定劑和藥效不會太強的抗憂鬱藥來搭配治療。如果必須接受精神方面的治療，建議可至身心內科和精神科就診。

良心建議　前往值得信賴的泌尿科醫師診察，充分聽醫師說明自己的身體並沒有異常，這點對患者很重要。假日可藉由運動轉換一下心情，解決精神壓力，同時也要瞭解關於治療此疾病的方法。

如果泌尿科沒有辦法改善病情的話，前往身心內科和精神科就醫，也是另一種方法。

膀胱膨出

是什麼樣的疾病？　所謂「膀胱膨出」就是膀胱比正常位置還要低，而且有一部分（像是腫瘤的物體）膨出至陰道內；是一種只有女性會罹患的疾病。

症狀　因為膨出造成排尿困難，排尿時尿液無法完全排出，總覺得膀胱中還留有尿液，因此會有頻尿與殘尿感。

此外，一旦膨出且由陰道脫出，

股間就會覺得有種像是夾著什麼的異物感，用手觸摸會發現一個如乒乓球般大小的肉塊露出；入浴後或是側躺時，膨出的腫塊就會縮回體內；但是長時間站立工作和行走之後，或是上蹲式馬桶後又會膨出。

大部分患者會覺得一到傍晚，狀況就比早上差是其特徵。

原因　女性骨盆中有膀胱、輸尿道、卵巢、輸卵管、子宮，以及陰道和直腸臟器等，支撐這些器官的就是骨盤底肌肉；這些肌肉會因緊張或是生產等因素而鬆弛，張力跟著變弱，最後就會引發膀胱膨出。

因子宮下垂所引發的子宮脫垂（P83）、直腸和小腸下垂造成直腸脫出（P274），或是合併小腸脫出的情形也很常見，均是屬於「骨盆臟器脫出」的一種。

多發生於生產次數多的女性，或是分娩時間過長有難產的女性，以及搬運重物的勞動者、年長者等身上。

治療　打開陰道壁，將膨出的膀胱矯正回正常位置，需同時進行陰道縫合縮小手術（陰道前後壁整形），一般說來，必須住院一周左右。

膀胱膨出程度比較輕的話，藉由骨盆底肌肉訓練（P225），就可以抑制病情。

良心建議　雖然動手術也可以完全治癒，但是只要突然身體承受重量就會復發，尤其需注意便秘與肥胖的問題。

買東西、搬重物，或是旅遊時行李比較重時，最好能使用推車，或請家人給予協助。

一般人很難區別膀胱膨出與子宮膨出這兩種疾病。但如果能摸到膨出物，相較於膀胱膨出的滑溜柔軟觸感，子宮脫垂則是感覺硬綁綁，是其特徵。

雖然泌尿科和婦產科都可進行手術，但併發子宮脫垂時，大部分病例都是由婦產科執刀，術後約六周左右才能開始性生活。

身材纖瘦的年輕女性容易罹患遊離腎

腎臟隨著呼吸會上下移動。如果移動狀態有點範圍過大的話，就稱為「遊離腎」。健康的人就算站起來或是側躺時，腎臟會比一般位置下降個四～五公分左右，但是如果成了遊離腎，就會下降個十公分左右。這是由於支撐腎臟的肌肉組織變弱所引起的，患者多為身材纖瘦的年輕女性。

症狀就是久站時會覺得腰部有種下墜沉重的感覺，側躺的時候症狀會稍微減輕。雖然也會出現血尿，但是腎臟機能並沒有變差。

如果症狀還算輕微的話，並沒有治療的必要。每當感覺腰部沉重時，就稍微躺一下休息。同時增加一點體重，以及多運動鍛練肌力，都很有效果。

如果骨盤中的腎臟一直往下墜的話，就必須施以手術固定住腎臟；但是這樣的病例是非常罕見的。

尿失禁

四十歲以上女性約半數有此經驗

當咳嗽、打噴嚏，以及疾走時尿液會有點漏出，屬於非自願性排尿而漏尿的情況，便稱爲「尿失禁」。

大約四十歲以上的女性半數有此經驗，嚴重時甚至會影響到日常生活。

分為應力性與急迫性兩種尿失禁

女性尿失禁約占七成左右，其中又以「應力性尿失禁」占壓倒性地的多數。像是咳嗽、打噴嚏和提重物等，只要因日常一點小動作，對腹部施力就會出現漏尿情形。

由於骨盆內支撐膀胱與子宮等肌肉（骨盤底肌群）變弱而引發，這個肌肉群會隨著年齡增長變弱，因爲懷孕、生產、肥胖和閉經的影響，造成女性賀爾蒙分泌減少，就會出現此疾。

相對於應力性尿失禁，更多的是「急迫性尿失禁」。患者雖然已經感到尿意想上洗手間，但是會因爲忍不住而在到達前排了出來的情況，隨著年紀越大越容易發生。

患者是因爲腦出血和腦梗塞等後遺症所引發，大部分病因都不甚清楚，總之，不管是什麼原因造成的，均統稱爲「膀胱過動」。

關於治療方面，若是症狀輕微的應力性尿失禁的話，可藉由鍛練骨盆底肌力的骨盆底肌肉訓練來改善病況，同時也可服用增強尿道收縮力的藥物。如果還是沒效或是想完全治癒，可施以TVT手術。

關於急迫性尿失禁的治療，就是給予能夠抑制膀胱過度活動的抗膽汁素藥（Choline），和平滑肌鬆弛劑、三環抗憂鬱藥等。

尿失禁的自我檢查

為了判斷到底是應力性還是急迫性的檢查。如果「是」的選項合計超過3個的話，最好儘快前往祕尿科就診。

症狀	應力性	急迫性
①咳嗽、打噴嚏，或是大笑的時候會漏尿。	是	
②手持重物，或突然疾走時，會漏尿。	是	
③明明沒有尿意也會漏尿。	是	
④因為擔心會漏尿，刻意避免運動。	是	是
⑤白天上了十次以上洗手間。		是
⑥就寢中上了兩次以上洗手間。		是
⑦晚上睡覺時會有漏尿情形。		是
⑧如果沒有立刻上廁所，就會有種快來不及的強烈尿意。		是
⑨一旦有強烈尿意時，就會有漏尿情形。		是
⑩動完子宮摘除手術後，就開始出現漏尿症狀。	是	
⑪懷孕後期和產褥期會引發漏尿。	是	
⑫接觸冰冷空氣和以冰水洗手後，就會想上廁所。		是
⑬有兩次以上的分娩經驗（自然分娩）。	是	
⑭已經停經。	是	
⑮最近變胖了。	是	

●TVT（Tension-free Vaginal Tape） 使用特殊膠帶由後面撐住尿道的手術，只要腹部用力時緊閉尿道，就可產生效果。因爲施以局部麻醉，對身體負擔就比較少，只需住院兩天左右。

尿失禁的預防良方

骨盤底肌肉體操

採醉臥姿勢

①採貓臥姿勢，將上肘放在座墊上，手掌拄著下巴。

②放鬆肩膀力量，肛門與陰道收縮十秒鐘（注意，腹部不可出力）。如果途中放鬆的話，就要再次使力。

③放鬆肛門與陰道，保持數十秒後放鬆。

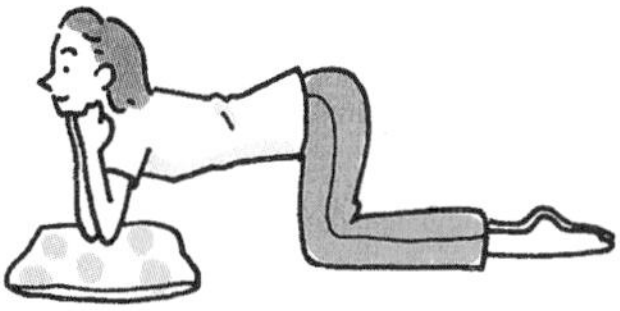

採仰躺姿勢

a.雙腳張開與肩同寬，膝蓋輕輕立起，手放於腹部上。

b.全身放鬆，肛門與陰道緊縮十秒（若是途中放鬆的話要再次使力），一旦肌力變強就可以持續收縮。

c.放鬆肛門與陰道力量放鬆數十秒。

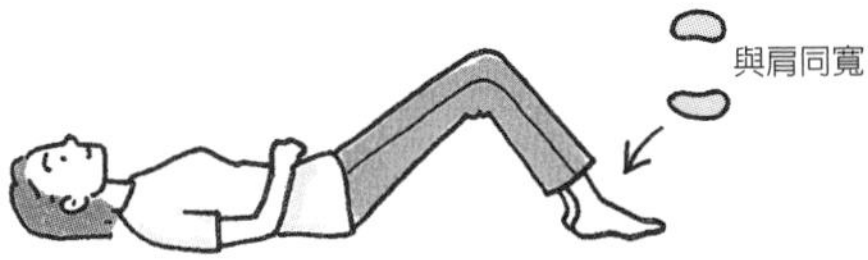

坐在椅子上

①挺直背脊坐在椅子上，雙腳張開與肩同寬。

②放鬆肩膀力量，同時慢慢緊縮肛門與陰道十秒鐘（注意腹部不可以出力）。

③放鬆肛門與陰道數十秒。

※可在公車、捷運，或是看電視時邊做。

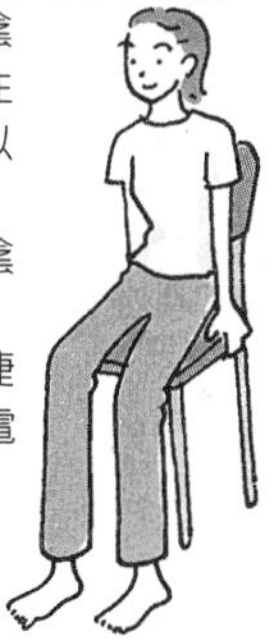

扶著桌子

①雙腳張開與肩同寬，站在桌子前面，雙手也要張開與肩同寬扶著桌子，用手腕撐住全身。

②挺直背脊，盡量放鬆肩膀與腹部的力量，並緊縮肛門與陰道十秒。

③放鬆肛門與陰道的力量數十秒。

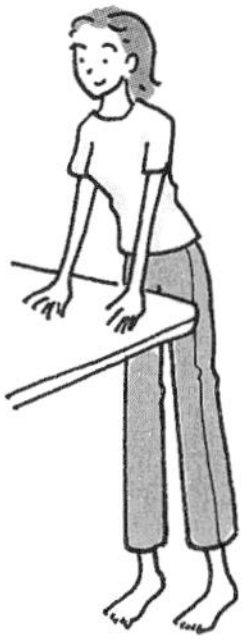

●實踐重點

在方便的時候，選擇最適合的姿勢做這項體操，一天做個三~五次，每項分別作十下。

再加上放鬆運動，以規律快速的速度緊縮、放鬆肛門與陰道，每次做十次，效果非常好。

產後出現漏尿症狀怎麼辦？

由於懷孕和分娩會壓迫到骨盆底，或是過度拉扯而造成傷害的病例也蠻多的，因此，隨著分娩次數越多，出現尿失禁的比例就愈高。

產後三周，為了回復骨盤底肌肉張力，要盡可能地側躺。尤其是生出巨嬰的產婦、難產和過於肥胖的女性，尤需保持身心平靜。產後四~八周，提重物或是鋪床等需要出力的事，最好請家人幫忙。調整型內衣會對骨盆底造成負擔，因此嚴禁穿戴。

★緊縮肛門與陰道的祕訣，其實很接近排尿排到一半卻突然停止的感覺。左手貼著腹部，右手放在肛門旁邊，肚子不要用力，確認肛門確實有緊縮。

★若連續做了三個月還是沒有效的話，一定要前往泌尿科或是婦產科就醫。

★從產後第三周就可以開始運動。

口腔·舌頭·喉嚨的疾病

口腔是身體的入口 也是言語的出口

口腔是由唇（口唇）、舌頭、上顎（上顎骨）、下顎（下顎骨）、牙齒、齒齦等構成，表面覆蓋著黏膜。

口腔中有由上顎骨、下顎骨與齒列等，硬上顎與軟上顎併稱的「天井部分」，還有由軟上顎下垂的懸雍垂、舌頭、舌小帶等所構成。

咽頭斷面示意圖

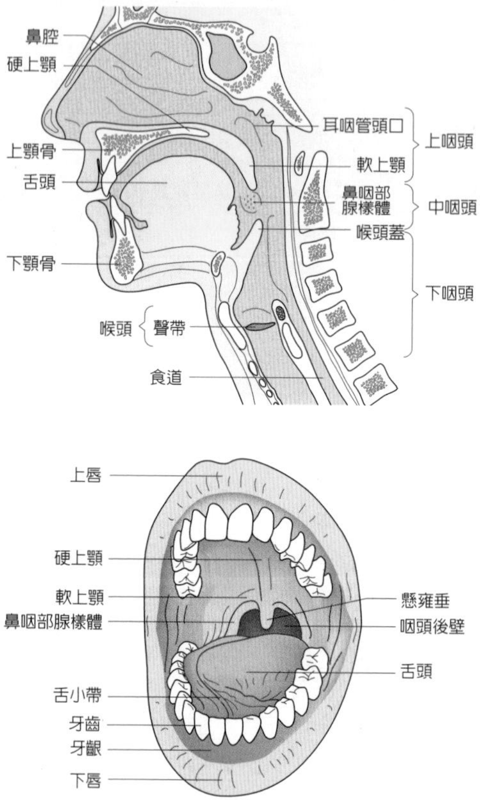

口腔是消化管的入口，以齒咬碎食物，再與唾液混合攪拌，以舌頭嚐味道，送入食道（吞嚥），負責維持生命的重要工作。

唾液中隱藏的力量

口腔內分泌唾液的三大唾液腺分別爲耳下腺（腮腺）、顎下腺與舌下腺。

除此之外，舌頭、唇和上顎等口腔黏膜上還有很多小唾液腺，從那裡分泌出唾液，讓黏膜隨時保持濡溼狀態。唾液不斷地濡濕口腔黏膜，可以牙齒幫助將口腔內的食物嚼碎吞下，幫助消化。

而且不僅如此，還可以洗淨口腔內部，保持清潔，由各種細菌轉化保護身體的抗菌作用。

近年來的研究顯示，唾液和腮腺分泌液中，可找到血液和尿液中含有的許多蛋白質等成份。透過化驗唾液的這些物質，能夠檢測出是否患有包括癌症在內的疾病。

舌頭是味覺的天線

舌頭表面分布著小小地、密密麻的覃狀舌乳頭和絲狀舌乳頭。其中有稱爲「味蕾」的味覺器官。

正常人的舌體表面鋪有一層薄薄呈白色的苔垢。舌頭也是中醫觀察疾病的重要器官，稱爲「舌診」。

此外，舌頭也是說話時不可或缺的工具。舌頭黏膜之下幾乎全由肌肉構成，是個能作出複雜動作的精細構造。

牙齒負責咬碎食物，而舌頭則會感覺味道，藉由臉頰、舌頭和下顎的運動，混合唾液讓食物通過喉嚨吞進去。

喉嚨是由咽頭與喉頭所構成，不光只是讓食物通過，也是擔任讓空氣出入的呼吸道（呼吸器官）工作，和製造聲音的發聲器。振動位於喉頭的聲帶產生的聲音，然後使用口腔、舌頭、唇和齒等將聲音改變的工作，就稱爲構音。

口腔是外界直接接觸的器官

人之所以和其他動物不同，是因爲人不只是用鼻子，也可以用口呼吸。而且還能發出各種聲音，也就是說，口腔擔負著人與人之間在生活上最重要的角色。

不過，以口呼吸會使得口腔藉由空氣與外界直接接觸，於是各種細菌、病毒和灰塵等物質，也就能夠將危險進入口腔，因此扁桃腺便是爲了因應這種狀況的構造。扁桃腺體包括咽扁桃腺、耳咽管扁桃腺、鼻咽部腺樣體、舌扁桃腺等，以環狀的咽環爲中心，圍成一圈。

不少人因爲罹患鼻病的緣故，都是以口呼吸。但是，只要以口呼吸就容易吸入懸浮於空中的病原體和灰塵等，就算扁桃有其防衛機能，但也有一定的限度；所以罹患鼻病一定要耐心配合醫師治療，早日恢復用鼻子呼吸，這也是爲了保衛身體不受各種病原體侵襲，確實負起入口的警衛責任。

喉嚨痛與口內炎也是感染性病的初期症狀

也許大家會覺得「梅毒」和「淋病」好像是很久以前流行的性病，但其實像這樣的性病（P120），在今日卻是不減反增。

由於罹患比較難以治療的慢性咽頭炎，卻在檢查後才赫然發現是淋病之類的性病，而且居然會在高中女生潰爛的口腔內發現梅毒，如此令人難以置信的事實，的確在現今社會發生。

雖然性愛方式多元化也是致病的原因之一，但是性知識的缺乏，也與助長此類事情的發生脫不了關係。像是梅毒、淋病、泡疹、愛滋等性病初期症狀，都可以發現患者出現喉嚨痛和口內炎等症狀。

由於口腔是對外開放的器官，是身體與外界接觸的入口，同時也是防衛性比較弱的器官，需特別注意小心病從口入，為自己的健康帶來威脅。

口內炎

是什麼樣的疾病？ 凡是口腔黏膜發炎均統稱爲「口內炎」，每種口內炎的原因與症狀皆不相同。

黏膜性口內炎

症狀 口腔黏膜紅腫，吃東西不方便，有可能因爲口腔內不乾淨，與假牙、金牙等的刺激，或是受到熱湯和化學藥品的刺激等原因引起。

治療 養成每天用漱口水漱口的好習慣，以保持口腔內清潔。

口瘡性口內炎

症狀 唇和臉頰內側、舌頭、牙齦等處，長出又圓又小的淺層潰瘍（泡疹），輕輕一碰就很痛，稱爲「口瘡性（Aphtha）口內炎」，有時會一次長出好幾個。雖然通常七～十天可以治癒，但若是症狀嚴重就很難治癒。若一再復發就稱爲「復發性口瘡」，因爲有可能爲貝賽特氏症（P315）發病的徵兆，千萬不能輕忽。

發病原因還不是很清楚，有可能是因爲壓力、疲勞、懷孕和月經異常等內分泌異常所導致的。

治療 一般都是採取塗抹含類固醇的軟膏於患部等處的治療方式。

潰瘍性口內炎

症狀 會發高燒、牙齦、舌頭、上顎等口腔各部位長出潰瘍，大多都是長出灰白色瘡痂。

雖然一般認爲是感染Diphtheroid桿菌、Fusospirocheta、病毒等原因，但確實病因目前還不是很清楚。

治療 雖然治療方法與口瘡性口內炎相同，不過情況嚴重時，也會使用抗生素治療。

口腔念珠菌症（鵝口瘡）

症狀 因爲感染一種稱爲念珠菌的黴菌所引發的口內炎，口腔黏膜表面附著從灰白色到乳白色、如點狀、地圖狀的白膜。除了嬰幼兒、高齡者與孕婦之外，罹患糖尿病等全身性疾病的患者，因爲長期使用類固醇藥和抗菌藥，也容易感染此疾。

新生兒與嬰幼兒抵抗力較弱，一旦母親罹患念珠菌陰道炎（P98）等疾病時，就有可能直接感染病因菌；若是奶瓶和乳頭不妥善消毒的話，也有可能引發感染。

高齡者若是假牙裝置不慎，造成假牙下方念珠菌滋生，就會引起此疾。

治療 用碳酸氫鈉漱口水來漱口，再塗上消毒藥。

良心建議 避免食用太過酸、熱、冷和辣等刺激物。

口角炎（口角糜爛）

是什麼樣的疾病？ 口角（嘴巴兩端）出現潰爛、龜裂等症狀。因爲罹患糖尿病、貧血（缺鐵性貧血、巨紅芽球性貧血），以及缺乏維他命B症等疾病，只要因疲倦、壓力等因素導致抵抗力變弱，就容易感染細菌和黴菌（念珠菌）。此外，長期使用抗生素和副腎皮脂賀爾蒙也是致病原因之一。

治療　以顯微鏡檢查採集來的病因菌，進行確認與診斷工作。清潔引發糜爛的部位，雖然只要傷口乾燥就算是治癒了，但是如果情況嚴重時，就必須塗抹抗生素和能夠有效治療念珠菌感染的藥劑。

若爲全身疾病所引發的話，則必須針對此疾病進行治療。

良心建議　很多小孩都是因爲口角沾著口水，或是殘留食物因而感染細菌所造成發炎，因此要注意保持口角清潔。

至於成人的話，則需注意營養攝取均衡，不能光只吃速食與便利商店的便當，或是爲了減肥而忽略攝取均衡飲食而傷害了健康。

舌炎

是什麼樣的疾病？　就是舌頭呈發炎狀態，和口內炎一樣是常見的口腔疾病。

舌黏膜上出現大片紅腫，而且會有劇烈疼痛的症狀，就是黏膜性舌炎。舌尖長出黃白色的小黏膜疹，則稱爲「口瘡性舌炎」；出現潰瘍症狀的，則稱爲「潰瘍性舌炎」。此外，因爲全身疾病也會出現舌炎症狀，像是惡性貧血會伴隨舌乳頭萎縮性舌炎（Hunter舌炎）（請見左邊專欄），缺鐵性貧血的患者也會伴隨著舌炎症狀。

治療　醫師視病況會使用含副腎皮質賀爾蒙的軟膏進行治療，抗藥菌也很有效。

良心建議　舌炎也是造成口臭的原因之一，所以必須配合醫師耐心治療，務必做好個人口腔衛生的維護。

貧血會使舌頭變鮮紅

罹患一般貧血時，牙齦和唇的黏膜會變白，相反地，有時舌頭則會呈現鮮紅色。

由於突起於舌頭表面的絲狀舌乳頭和蕈狀舌乳頭萎縮，使得表面變成又紅又平的紅色舌乳頭，這就是舌炎的症狀；有時也會伴隨著口角炎和口腔乾燥症（P231），但是此種病例並不常見。

由於是屬於全身性疾病出現的症狀之一，如缺鐵性貧血（P192）就是一例。嚴重缺乏鐵質時，就會造成吞嚥困難，稱為Plummer Vinson症候群。

不管是被哪種疾病所誘發，都需服用鐵劑治療。若是因罹患巨紅芽球性貧血（P193）而發作，就稱為「舌乳頭萎縮性舌炎」（Hunter舌炎）。而若是由於缺乏維他命B12所引發的惡性貧血，則可以注射維他命B12來改善病情。

舌苔

是什麼樣的疾病？ 顧名思義「舌苔」就是舌頭表面呈現白黃色，或是褐色的髒污狀態。之所以出現髒污是因舌頭發炎的關係；其他如白血球、淋巴球、已剝離上皮細胞、細菌和黴菌、食物殘留等附著於舌頭表面，也是引發口臭的原因。

原因 和使用抗生素與副腎皮質賀爾蒙劑有關，也有老舊舌黏膜自然剝落、堆積而造成的關係。

治療 如果是因爲藥物的關係，那就必須停止用藥；此外也要保持口腔清潔。

若是細菌感染造成的話，可使用含消毒殺菌作用的漱口水；若是因爲感染黴菌的關係，則可以使用含抗眞菌劑的漱口水。

良心建議 治療時，小心千萬不能傷害到舌頭表面的味蕾（味覺細胞），可使用滅菌棉花棒輕輕地刮除髒污部分。

地圖狀舌

是什麼樣的疾病？ 舌頭中央和舌邊出現呈白色、低窪隆起如地圖般的斑。每天的形狀和位置都不太一樣，平常並沒有疼痛或是味覺障礙等明顯症狀。患者以小孩和年輕女性居多。

治療 雖然目前尚不知確實病因，不過有可能是因爲遺傳因素、心理因素和過敏體質等。

患除了外觀之外，對身體並不會造成任何影響，因此不需要特別治療。

良心建議 雖然這樣的狀況會持續數周、甚至數個月，但不需要特別擔心。

如果出現疼痛或是味覺障礙等症狀的話，可前往耳鼻喉科就診。

舌頭的良性腫瘤

是什麼樣的疾病？ 舌頭也會出現腫瘍，不過是良性的。

乳突瘤

症狀 舌的良性腫瘍中最常見的就是呈乳突狀、疣狀的異物。顏色從鮮紅色到白色都有，大小多爲一公分以下，可能是受到病毒、內分泌等其外在因素影響，或是受到假牙、齒冠等異物的刺激而突起。

治療 可施以手術摘除。若徹底摘除的話，就不會再復發。

纖維瘤

症狀 呈半球狀隆起，形狀像是香菇般硬的腫瘤，表面爲正常黏膜所覆蓋。

治療 可施以手術摘除。若徹底摘除的話，就不會再復發。

血管瘤

症狀　「單純性血管腫」是呈橢圓形、青紫色、觸感軟的腫瘤。這種腫瘤只要切除就沒事了，比較嚴重的是另一種「海綿狀血管瘤」，因為會一直蔓延到舌頭根部，而且逐漸變大，最後侵蝕整個舌頭，而出現所謂的「巨舌症」，就會造成舌頭動作、說話、咀嚼等障礙。

治療　若是部分發病的話，只需切除腫瘤。若一旦惡化至巨舌症時，治療起來就比較棘手，可分為局部切除、雷射治療和電氣凝固等方法。

淋巴管瘤

症狀　舌頭表面長出如泡粒狀的小水泡，稱為「局部性淋巴管瘤」，治療起來十分容易；但若是「海綿狀淋巴管瘤」的話，因為會蔓延至舌頭根部，有時會導致巨舌症。

治療　基本上和海綿狀血管瘤的治療方法一樣，而且一定要進行治療。

良心建議　刷完牙之後，要養成檢查一下舌頭的習慣。

唾石症

是什麼樣的疾病？　所謂「唾石症」就是唾液管或唾液腺中長出結石的疾病，雖然大多是長於顎下腺，不過也有長在耳下腺部位的案例。

症狀　吃飯時唾液分泌一增加，就會出現劇烈疼痛，引發顎下腺腫。疼痛時間約三十分鐘到一小時，下次吃東西時疼痛又會復發。一旦感染還會出現發燒、下顎腫脹、唾液管開口部位流膿等症狀。

治療　若伴隨發炎症狀的話，首先會施以抗菌藥治療。若是「管內唾石」的話，可施以口內法由口腔摘除。若是「腺內唾石」的話，可施以口外法切開顎下部，摘除顎下腺。

良心建議　一旦轉為慢性，疼痛就會消失，唾液腺機能也跟著消失。吃東西時如果唾液分泌變少，就是慢性化的徵兆，應立即就醫。

口腔乾燥症

是什麼樣的疾病？　口中和舌頭表面乾燥，沒有舌苔，舌頭變得滑滑的。不論是吃東西還是喝水都很困難，也會出現吞嚥困難症狀。

原因　唾液腺分泌唾液的機能降低，加上高燒和嚴重下痢導致脫水，也會出現如糖尿病、甲狀腺機能亢進症、尿毒症和缺鐵性貧血等症狀。

此外，休格林氏症候群（Sjogren's Syndrome）（P 314，自體免疫病的一種）也會出現此症狀，精神障礙也是發病因素之一。

治療　要治療造成此疾病的原因，可服用唾液腺賀爾蒙藥、及人工唾液噴霧劑等藥物進行治療。

良心建議　只要常喝水保持口腔濕潤，就可以改善口腔乾燥症狀。

●**巨舌症**　構成舌頭的肌肉纖維肥大化，產生了舌頭無法完全收進嘴裡的感覺。

顳顎關節症

是什麼樣的疾病？ 所謂「顳顎關節症」，就是嘴巴一張一合時會發出聲音，而且嘴巴沒辦法張得很大的疾病。原因就出在顎關節本身的構造，也可能是讓關節能夠活動的肌肉出問題，大略可區分出的原因有好多種。

原因 一般認爲主要原因還是出在齒列或是咬合方面的問題，不過也和壓力因素等有關。

治療 由於會伴隨耳朵疼痛等症狀，因此有些人會到耳鼻喉科診療。但是大部分都是因爲咬合問題而引發顳顎關節症，建議前往齒科檢查齒列咬合情形，然後再針對狀況接受治療比較好（P358）。

良心建議 習慣用力咀嚼、喜歡吃堅硬食物（如花生）或是只用單側牙齒咀嚼，最好改掉這種習慣。

腮腺炎

是什麼樣的疾病？ 所謂「腮腺炎」就是唾液腺中的腮腺發炎。分爲一旦罹患過就能夠免疫的「流行性腮腺炎」，以及會一再復發的「復發性腮腺炎」等。

雖然復發性腮腺炎沒什麼明顯症狀，不過慢性腮腺炎會發炎，有可能因爲疲勞和體力衰弱也會出現症狀；患者大多爲未滿十歲的兒童，成人患者則以女性居多。小孩子若罹患復發性腮腺炎，一般會隨著年紀增長症狀越舒緩。

治療 正逢流行性腮腺炎高峰期時，除了服用解熱鎮痛藥之外，還要靜心休養。若是患了復發性腮腺炎，需盡快服用抗生素治療。

良心建議 女性若是出現腮腺炎症狀，必須就醫確認是否罹患休格林氏症候群（P314）。

舌頭感覺異常

是什麼樣的疾病？ 所謂「舌頭感覺異常」，就是明明口腔內沒有任何發炎或是腫瘍等症狀，卻覺得舌尖和舌緣有刺痛感、乾燥感、麻痺感和異物感等。

原因 可能是因爲壓力和不安等心理因素；以及唾液腺機能降低、血液中鐵質不足、口腔內細菌叢變化等身體因素所引起的，但確切原因目前還不是很清楚。

治療 進行唾液量檢查、驗血、口腔內菌檢查等，如果出現異常就需接受治療。檢查結果若是正常的話，需向患者說明清楚，可以使用輕量的精神安定劑治療。

良心建議 由於患者通常都是極度認眞、非常講求完美主義的人，因此要學著做好心理調適，讓身心都得以放鬆。

咽頭炎

是什麼樣的疾病？ 所謂「咽頭炎」就是因爲咽頭發炎，可分爲急性與慢性兩種。

急性咽頭炎

症狀 患者會出現發燒、喉嚨痛和全身倦怠等感冒症狀，喉嚨根部分也有些紅腫。

治療 使用抗菌藥和非類固醇性抗炎症藥物治療，也可以塗抹Propolis和勤漱口來治療喉嚨發炎症狀。

慢性咽頭炎

症狀 由於急性咽頭炎會轉成慢性化，因此像是吸入塵埃或是刺激性氣體、抽菸成癮等因素，都是誘發咽頭炎的原因。

只要得了扁桃腺炎和副鼻竇炎，就容易罹患咽頭炎。和急性咽頭炎相比，症狀比較輕微，喉嚨有種乾澀感，也會伴隨頭痛等症狀；如果用口呼吸就更容易引發咽頭炎。

治療 只要轉爲慢性咽頭炎，即使用抗菌藥也不一定能夠治好。尤其因爲目前還沒有研發出有效的治療方式，因此只能盡全力治癒造成病因的疾病。

還有，一定要戒菸。

良心建議 一旦睡眠不足或是身體疲勞，抵抗力就會降低，所以要盡量避免過度勞累。

扁桃炎

是什麼樣的疾病？ 過度疲勞、感冒，以及氣候異常等因素，造成扁桃免疫機能降低，引發扁桃炎。

急性扁桃炎

症狀 扁桃黏膜又紅又腫，發炎情況一旦嚴重，有時候表面還會覆著黃白色膿狀物。患者會出現三十九～四十℃高燒、喉嚨痛、全身倦怠、食慾不振等症狀，不但關節會疼痛，連耳朵也會疼痛。

治療 使用抗生素和消炎鎮痛藥進行治療；爲了預防脫水，要充分補給水分。

慢性扁桃炎

症狀 扁桃炎是小孩最容易罹患的疾病之一，只要急性扁桃炎在一年中復發四～五次，就稱爲「慢性扁桃炎」；二十～三十歲的成年人也會罹患慢性扁桃炎。

治療 施以手術將扁桃摘除（扁桃摘除手術）是最好的治療方法，手術後約九成以上的人不會再罹患扁桃炎，就算罹患症狀也比較輕微。

良心建議 雖然過去曾有摘除扁桃後，會使得全身免疫機能降低、更容易生病的說法，但現在已經被新的醫學研究報告否定了。

●扁桃摘除術　手術約需一兩個小時，必須進行全身麻醉，無痛又安全，需住院六至十天左右。

扁桃肥大

是什麼樣的疾病？ 顧名思義，就是扁桃（鼻咽部腺樣體）呈病變肥大狀態。小孩的扁桃會在六～七歲時漸漸肥大，之後逐漸縮小，因此治療對象不限於扁桃大的患者。

如果過度肥大，打鼾就會既大聲又激烈，且容易引發「睡眠呼吸暫停症候群」，當然必須治療。此外還容易出現夜啼和尿床，白天恍神、注意力無法集中等症狀。

隨著呼吸障礙越來越嚴重，會出現「陷落呼吸」（呼吸時胸部會凹陷）和胸廓發育異常等症狀，也會引發心臟衰竭。由於發生攝取障礙，也會出現成長障礙等症狀。

檢查 可診察扁桃肥大程度，並且根據睡眠時的呼吸狀態和動脈血氧飽和度、心電圖等做綜合性的測定，再進行診斷與醫療。

因為喉嚨機能降低造成吞嚥困難

隨著年齡增長，吃東西容易噎住，不小心滑落氣管的情形也會增加。為什麼會這樣呢？這是因為隨著年紀增長，喉嚨的機能也會日益衰退。

人類的喉嚨構造很細緻，當食物與空氣一起進入體內時，空氣會往氣管、食物則經由食道，分別輸往各別器官。

隨著年歲增長，輸送食物的機能越來越降低，整個輸送消化過程也就變得越來越不順暢。

還有像是牙齒狀況不是很好時，因為沒辦法充分咀嚼食物，加上吞嚥食物的知覺衰退，有時候會發生食物阻塞於喉嚨的意外。

喉嚨的機能會隨著腦部血液流通變壞，活力衰退，機能就會慢慢下降。因此高齡者要常常活動身體、促進血液循環，這點非常重要。

此外，老是昏睡的人也會因為誤嚥而引發肺炎等問題，這是因為睡覺時唾液流入肺部，使得口中細菌感染肺部所引起的；因此一定要保持口腔清潔。

幫助消化的飲食方法

●比起切得細碎的食物，還不如吃軟一點的食物

對於口感比較差的人而言，切得細小薄薄形狀的東西反而很難感覺，因此與其將食物切得細碎，還不如吃比較軟一點的食物。

●妥善利用動物膠

食用以動物膠（又稱明膠或魚膠，也就是吉利丁，Gelatine）固定的食物比較能幫助喉嚨蠕動，也可同時強化舌頭的力量，因此要善用動物膠，在烹調方面多下點功夫。

●引出食慾

不只要吃得輕鬆，也要考慮飲食本身所講求的「味道」和「樂趣」，兼具色香味俱全的食物，才能誘發食慾。

治療　如果症狀嚴重時，就必須進行扁桃摘除手術（P233解說），由於通常會伴隨咽扁桃腺（Adenoid）肥大，因此可以一併切除。

良心建議　建議患者向家人確認自己睡眠時的打鼾與呼吸狀況，一旦發現有異常，就應盡速就醫。

咽喉頭感覺異常症

是什麼樣的疾病？　所謂「咽喉頭感覺異常症」就是總覺得喉嚨有種阻塞感和異物感，但是通常前往耳鼻咽喉科看診，卻檢查不出什麼異常的疾病。

原因　因為出現副鼻竇炎及扁桃、咽頭、喉頭等慢性炎症症狀，雖然甲狀腺患者也會出現這樣的症狀，但是大部分的人會誤以為是罹患喉癌而恐懼不已。例如青春期女性容易罹患缺鐵性貧血、壓力太大有憂鬱症傾向的人，以及更年期女性，都容易引發此疾病。

治療　為了確實查出真正的病因，除了服用能治療慢性炎症的藥劑，觀察感覺異常的變化；如果症狀還是未能改善的話，就必須施以食道鏡等方式進行檢查。

良心建議　如果檢查後沒有發現異狀的話，就不需要太在意；最好勤漱口，保持喉嚨濕潤不乾燥。

息肉樣聲帶

是什麼樣的疾病？　所謂「息肉樣聲帶」，就是聲帶腫脹，長期下來造成聲音嘶啞。一旦聲帶極端腫大，就會阻塞空氣通過造成呼吸困難，這時就必須切開氣管。很多人都會有喉嚨緊閉卻發出聲音（嘶啞聲）的症狀，尤其中年以後最常見，大多被認為是因為抽菸過量所導致的。

治療　只要能夠確實戒菸，就能有效改善。治療方面，可施以喉頭顯微手術，抽取或摘除腫脹息肉。

良心建議　若原本是老菸槍的患者，務必戒菸。

胃・食道逆流症病例有增加傾向

一般人認為「胃・食道逆流症」應該屬於消化器官方面的毛病，但其實這是胃的賁門變弱，造成胃酸逆流。

不僅胃和食道，連喉嚨和咽頭也呈荒廢狀態，這就是引發咽喉頭感覺異常症的原因。

再者，逆流的胃酸甚至會流到位於咽頭出入口的耳咽管，引發障礙；隨著症狀越來越嚴重，最後還會引發滲出性中耳炎。

睡前飲食容易引起胃酸逆流，因此就寢前務必盡量避免飲食和喝酒。

此外，嬰兒邊睡邊哺乳也是引發滲出性中耳炎的原因。邊睡邊喝，一旦打嗝就很容易造成牛奶和胃酸的逆流，然後會引發中耳炎，建議最好抱著哺乳。

聲帶息肉

是什麼樣的疾病？ 聲帶位於喉頭中心，左右各一枚覆蓋著黏膜的褶痕。呼吸時會打開，發出聲音時會緊閉，配合著聲帶吐氣發出聲音。

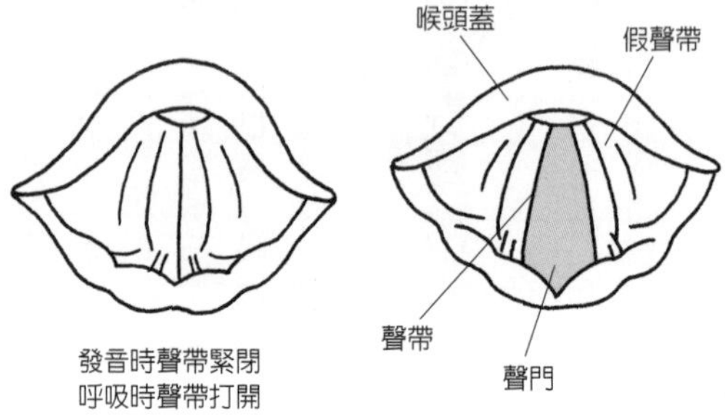

聲帶息肉就是長於聲帶上一個軟軟的，像是顆粒般的腫瘤（息肉），一般症狀大多只出現於單側。

原因 教師、歌手、主播、攤販等，常常要發出聲音說話的人，或是常常扯著喉嚨大聲說話的人，最容易罹患聲帶息肉。

症狀 喉嚨有異物感、聲音沙啞等症狀，發聲、抽菸和飲酒等惡習，會讓症狀更惡化。

可施以喉頭內視鏡等比較簡單的方法進行檢查，不過有時也可能與聲帶癌（P426）混淆，這時必須進行組織切片的病理檢查。

治療 若是早期息肉還小時，可施以沉默（禁聲）療法和吸入消炎藥、或是服用藥物來消除息肉等。

若是息肉經過一段時間逐漸變大的話，就必須施以內視鏡下喉頭顯微手術進行切除。

良心建議 常到KTV唱歌唱得又久又大聲（KTV息肉），以及抽菸都會導致症狀惡化，雖然不會變成癌症，但還是必須注意。

聲音沙啞要注意

關於聲音方面的疾病，最需要早期發現早期治療的就是喉頭癌等惡性腫瘤方面的疾病；如果發現聲音沙啞，就要想想是不是發聲過度或是大吼過度。若是想不出什麼原因，讓聲帶休息也還是回復不了原本的聲音，就應前往耳鼻喉科檢查。

聲音方面的障礙，除了喉嚨方面的疾病，和賀爾蒙分泌也有關。譬如甲狀腺機能降低症（P302）等，也會出現聲音沙啞等症狀。

此外，第二性徵的一種生理現象，也會導致女性變聲。像是罹患再生不良性貧血等，因為進行某種貧血或是骨質疏鬆症等的疾病治療，一旦使用男性賀爾蒙藥和蛋白質同化類固醇藥，就會出現聲音變低沉等聲音男性化的副作用出現。若是擔心副作用的傷害，一定要向主治醫師諮詢。

聲帶結節

是什麼樣的疾病？　所謂「聲帶結節」，就是聲帶兩側長出結節（硬物）的疾病。

聲帶結節的患者以成人女性與學齡期男孩居多，會出現聲音沙啞和音域變少等症狀，大多是因爲發聲過度或是嘶吼過度所造成的。

此外，因爲感冒等疾病造成喉嚨發炎，或是大吼大叫都有可能引發聲帶結節。

治療　施以喉頭內視鏡仔細觀察聲帶振動，或是進行簡單診查。原則上不需要動手術，只需注意不要過度發聲，日常生活需注意不要大吼大叫，還有學習不用喉嚨使力的腹式呼吸法和發聲訓練。

良心建議　可以試試不傷喉嚨的發聲方法，就是不用喉嚨出力，用腹部來發聲的施力法。

語言障礙

是什麼樣的疾病？　分爲發音障礙所引發的「構音障礙」，和因爲語言中樞障礙所引發的「失語症」等。

構音障礙

症狀　因爲唇、舌等發語器官形狀的異常所引發的「器官性構音障礙」，像是上顎裂（P489）、口腔・咽頭癌切除後，發語器官變形等都是原因。

明明沒有任何異常，但說話方面的成長卻很遲緩，就算長大也無法治好的發音錯誤，便稱爲「功能性構音障礙」，是好發於孩童的疾病。

雖然對於語言的內容和理解沒有任何異常，但是卻常會發生說話不順暢的情形，稱爲「運動性構音障礙」，像是腦血管疾病患者和患有腦外傷、腫瘤、帕金森症、重度肌肉無力症等疾病，都會有此症狀。

治療　器官性構音障礙可施以手術和裝備進行治療，功能性構音障礙則必須就發語器官的形態、運動、聽力、語言發達度等進行檢查；若爲運動性構音障礙的話，基本上要針對引發此疾的病因進行治療。不管是哪一種情形，都需要藉由聽語治療師的幫助進行復健。

失語症

症狀　所謂「失語症」，是因爲出血或梗塞所引發的腦血管方面疾病，也可能因爲外傷、腫瘤，造成位於大腦語言中樞，從左腦前頭葉到側頭葉引發障礙，出現無法理解言語、失憶、無法說話等症狀。

治療　前往腦神經外科、神經內科，針對成爲病因的疾病進行診斷和決定治療方針，進行雙向治療，然後盡可能地早點進行復健。

良心建議　藉由專門科醫師和聽語治療師的指導，耐心接受治療，進行復健，慢慢改善症狀。

●**聽語治療師**　於耳鼻咽喉科、腦神經外科、復健科、整形外科等附屬復健機構，替患者進行語言障礙、聽覺障礙、呑嚥障礙等機能回復訓練。

味覺障礙

食不知味的人越來越多

嚐不出吃下肚的食物味道，或是不管吃什麼東西都覺得很苦等狀況，這是一種稱為「味覺障礙」的疾病，近年來有這方面苦惱的人越來越多。

所謂「味覺障礙」，是指分辨不出食物味道的疾病，又分為味覺機能減退，或是完全無味覺感的「無味覺症」；更嚴重的，甚至本來還能感覺到的味道全成了異味的「味覺倒錯症」等。

雖然有各種原因，但是最常見的就是舌頭發炎，或是體內亞鉛（鋅）不足所引發的味覺障礙。

味覺是由舌頭上的味蕾來負責抓住味道，形成味蕾的味細胞約十天左右會周期性地新生替換。一旦體內亞鉛不足，味細胞的新陳代謝就會遲緩，感受味覺的能力就會變得很遲鈍。

各種全身性疾病（糖尿病、腎功能障礙、肝功能障礙）也會出現味覺障礙等部分症狀，而服用高血壓、糖尿病、痛風和高血脂症等藥物，也會出現味覺障礙等副作用。

此外由於頭部外傷和中耳炎、顏面神經麻痺等，也是造成味覺障礙的原因，當無法正常感受到食物味道時，一定要盡速到醫院查明原因並接受治療。

關於味覺障礙的治療方面，若是體內缺乏亞鉛的話，就使用亞鉛劑；通常就算不清楚病因，也可先試著用看看亞鉛劑。

若為了治療疾病用藥而產生副作用時，就必須停止用藥或是減少服用劑量，這時也可以加點亞鉛劑。

若是因為頭部外傷和顏面神經麻痺等原因所又發時，可使用維他命劑和改善新陳代謝方面的藥物。

此外，如果是因為舌頭發炎或是口內炎等原因所引發的味覺障礙，最重要的就是勤漱口，保持口腔清潔。

重新檢討飲食習慣

現代人的飲食習慣多以速食品為主，或是因為過度減肥而造成

容易引發味覺障礙的類型

- 過度減肥之人。
- 老是只吃速食食品的人。
- 常攝取含許多食品添加物飲食的人。
- 全部裝上假牙，可是卻沒有做好清潔工作，不注重口腔衛生的人。
- 服用高血壓和糖尿病等藥物的患者，唾液量減少的人。

營養失調。尤其是亞鉛之類的礦物質成分明顯攝取不足。

此外，常吃加工食品的人也需注意，因爲加工食品中添加許多食品添加物。被當做加工食品保存料的食品添加物中，會將亞鉛排出體外，而且也會導致體內難以吸收亞鉛。

一般食品包裝上都會標記關於所使用的食品添加物，食用前務必要確認（P738）清楚。

另外，還需注意均衡飲食，多吃些像是牡蠣和干貝類等富含亞鉛的食物，可以防止味覺障礙。

舌頭髒污也會引發味覺障礙

尤其是高齡者更要留意保持口腔清潔，因爲隨著年齡增長，唾液分泌會變差，口中唾液的自淨作用也會跟著降低，也就容易繁殖細菌；一旦舌苔發炎破壞了味蕾，就會引發味覺障礙。

尤其是全口都裝上假牙的人，由於假牙容易髒污，所以口中就容易繁殖各種細菌，因此一定要養成飯後勤刷牙、漱口的習慣。

此外，常常會將嗅覺障礙（P349）與味覺障礙混淆，稱爲「味道障礙」，這時候就必須治療鼻子方面的毛病。

確認味覺

檢查味覺是否有障礙的話，可直接將砂糖、鹽、醋，與苦味的東西依序置放於舌頭能夠直接感受到這些味道的部分（插圖上顏色標示比較深的地方）嚐嚐看；若嚐不出味道，就需盡早前往耳鼻喉科檢查並加以治療。

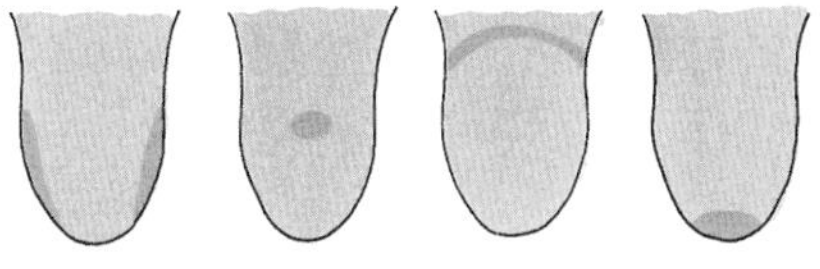

富含亞鉛的食品

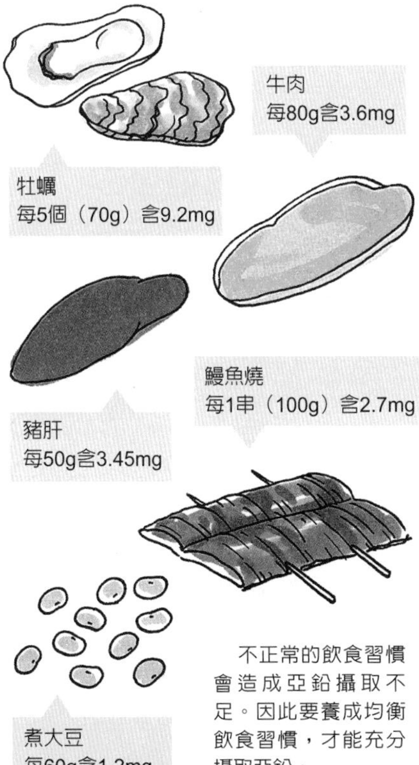

不正常的飲食習慣會造成亞鉛攝取不足。因此要養成均衡飲食習慣，才能充分攝取亞鉛。

口臭

保持口腔清潔就能預防口臭

口臭是一種自己不太容易察覺的疾病，因此只要發現自己有口臭，心裡多少有些不安。

剛起床或是空腹時，還有精神緊張壓力大的時候，因爲唾液的分泌量少，所以唾液自淨作用就會降低，使得口裡的味道就會比較重。由於這是生理上的反應，只要多喝水，經過一段時間，味道自然會消失。

如果一直都有口臭的煩惱，大多是因爲牙齒或是舌頭髒污的緣故。常保口腔清潔才是預防口臭的基本之道。若是因爲疾病所引起的口臭（請見左表），就要配合醫師針對症狀加以治療。

除了勤刷牙之外，也要清除舌頭污垢。市面上有販售清除舌頭污垢的專門器具，也可使用沾濕的滅菌棉花棒清除舌頭表面污垢。

口臭有時候是心理因素

有的人就算眞的沒有口臭，可是心裡還是一直覺得有，而且還因此非常煩惱。

這些人會認爲自己的人際關係與職場關係不好，全都是口臭在作祟的緣故，而且還會深怕因爲口臭而遭人討厭、排擠，因此陷入了「口臭恐慌症」（口臭恐慌症=P358、P468專欄），像這種情形，就必須求助於精神科醫師專業的治療。

產生口臭的原因

生理方面的氣味

健康者吐氣的味道，像是食物、香菸與酒等。

疾病方面的氣味

- **口腔原因**
  堆積齒垢與齒石，或患有蛀牙和牙周病。
- **鼻子方面的疾病**
  患有鼻炎和副鼻竇炎，或鼻和副鼻腔有惡性腫瘤。
- **喉嚨方面的疾病**
  患有扁桃炎和咽頭炎，或扁桃和咽頭有惡性腫瘤。
- **消化器官方面的疾病**
  患有食道狹窄、食道癌、慢性胃炎和胃癌等疾病。肝衰竭、腎衰竭的患者，會出現像是尿般的口臭。
- **呼吸器官方面的疾病**
  患有支氣管擴張症、肺化膿症等。

心理因素的口臭

明明沒有口臭，但是卻老覺得自己有口臭，也就是所謂的「心理因素的口臭」。依檢查結果可分為，能接受醫師說明，並消除心理不安因素的「假性口臭症」，還有必須求助精神科治療，由於心理因素所引起的「口臭恐慌症」。

能夠預防口臭的食物

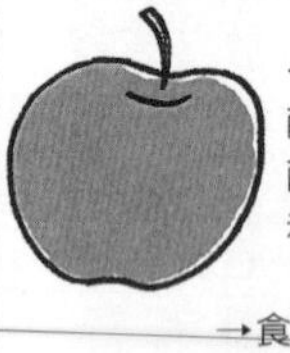

←蘋果中所含的蘋果多酚（Polyphenol）具有酵素機能，可除去大蒜和蔥的味道。

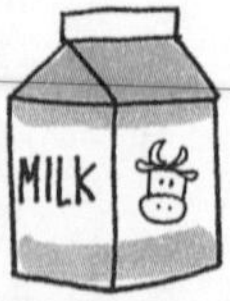

→食物一進入胃中，惡臭的根源蛋白質就會被牛奶的脂肪膜給包住。

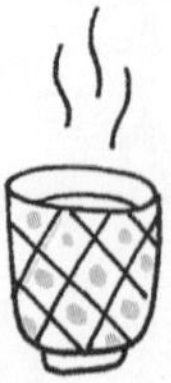

←綠茶中含有的綠茶多酚，具有消臭與殺菌功效。

打鼾

打鼾的原因

由鼻腔到喉頭的空氣流通處，稱為「上呼吸道」，睡眠中上呼吸道會因某些理由變窄，於是就會引起打鼾。但是上呼吸道明明變窄了，可是卻硬要呼吸，此時空氣抵抗力就會增強，使得黏膜和分泌物就會開始振動，發出的聲音就稱為「打鼾」，尤其軟上顎更容易振動。

此外，採仰睡姿勢的時候，因為重力的關係，使得軟上顎與舌根下沉，促使上呼吸道變窄，就容易發出鼾聲。

打鼾程度還算輕微的話，就像下方插圖所示，只需花點功夫就能改善。市售的抑制打鼾藥也很有效。

對於習慣性打鼾的人而言，就有可能是因為上呼吸道過於狹窄的緣故。例如鼻子方面的疾病和扁桃肥大、咽扁桃腺（Adenoid）肥大以及肥胖等都可能是原因。

有這方面煩惱的人，睡眠中有時候呼吸會變淺，幾乎是快停止的樣子，這也就是所謂的「睡眠呼吸暫停症候群」（P207），與單純的打鼾情形不太一樣，若是忽視不管的話，很容易引起心臟病發作，要盡早就醫診治。

肥胖的人若想改善打鼾狀況，首先要將體重減至標準範圍。雖然因為打鼾過於嚴重而致命的病例並不多，但要是擔心的話，還是盡快前往耳鼻喉科就醫。

危險的打鼾

習慣性打鼾聲很大

大聲打鼾是由於呼吸道變窄、呼吸抵抗力變大，對心臟會造成負擔。

往返式打鼾

一般打鼾都在吸氣時，如果是往返式打鼾（呼氣吸氣都打鼾），就要想到是否罹患了什麼疾病。

匆促性打鼾

睡覺時的呼吸次數，若吸氣和吐氣算一回的話，大人平均一分鐘呼吸15次。如果呼吸次數比平均值多時，就要檢查上呼吸道是否出現了什麼障礙。

有時候會呼吸停止的打鼾

停止打鼾時，呼吸也會突然停止，也就是典型的「睡眠呼吸暫停症候群」。

小孩也會打鼾

如果學齡前孩童也會習慣性打鼾的話，有可能是身體哪裡出了毛病，尤需特別注意。

在家也可以做的打鼾治療法

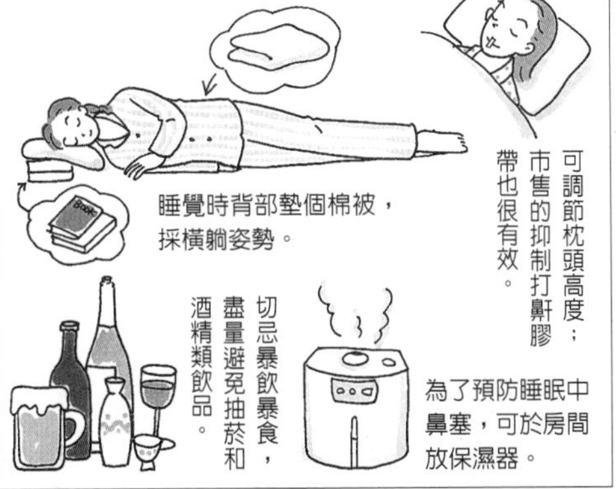
可調節枕頭高度；市售的抑制打鼾膠帶也很有效。
睡覺時背部墊個棉被，採橫躺姿勢。
切忌暴飲暴食，盡量避免抽菸和酒精類飲品。
為了預防睡眠中鼻塞，可於房間放保濕器。

食道・胃的疾病

食道和胃的構造

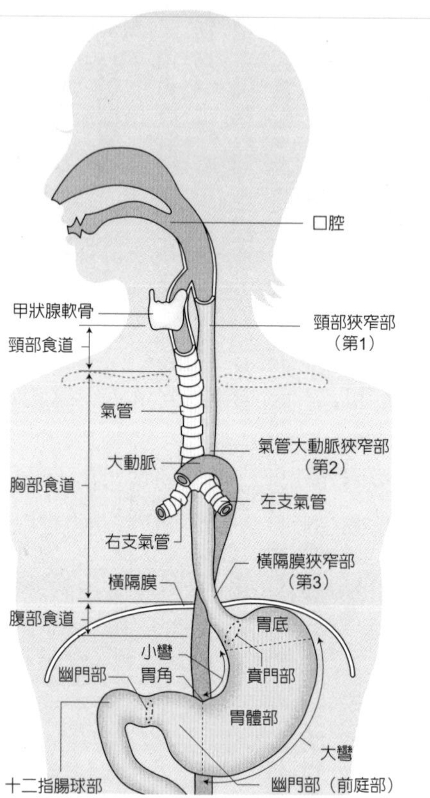

食道會配合食物一開一闔

食道是通過胸部中央，由肌肉所構成的一條管子。周圍與氣管、肺、心臟、大動脈、大靜脈等重要器官相鄰接。

成人的食道長度約二十五～三十公分。整條粗細不一，有一部分會比較窄（如左圖）。

雖然食道平常是緊閉的，但只要食物一進入，直徑就會打開約二～三公分，然後在食物通過後又會緊縮。藉由一開一闔的反覆蠕動，將食物運送至胃部；當食物到達食道尾端時，胃的賁門就會反射性地打開，讓食物進入胃中。

雖然食道內壁表面的黏膜腺會分泌黏液，以便讓食物能夠順暢通過，但是食道本身並不具備分泌消化酵素的機能。

藉由括約肌，讓胃中食物不會逆流，順利地到達小腸

平常胃是呈「J」型，當它撐大時、吃東西和空腹時，形狀都不太一樣。若是以成人女性的平常食量爲準，內側部分（小彎）約十五公分，外側部分（大彎）約三十五～四十五公分。

雖然胃平常是呈收縮狀態，一旦有食物進入就會膨脹。位於胃入口的「賁門括約肌」在食物進入胃部後會自動收縮關閉，讓進入胃的食物不會再逆流回食道。

但是隨著年紀增長，因爲賁門括

約肌鬆弛、胃液逆流造成發炎。

同樣地，胃與十二指腸之間也有一個「幽門括約肌」，這是個將被胃消化的東西分批逐次送進小腸的組織，而且送出去一批就關閉，下一批送出去再關閉，一直重覆這樣的運作。此外，幽門括約肌也有不讓十二指腸內的液體（包括膽汁）反流入胃的作用。

強酸性的胃液會對食物進行殺菌和消化

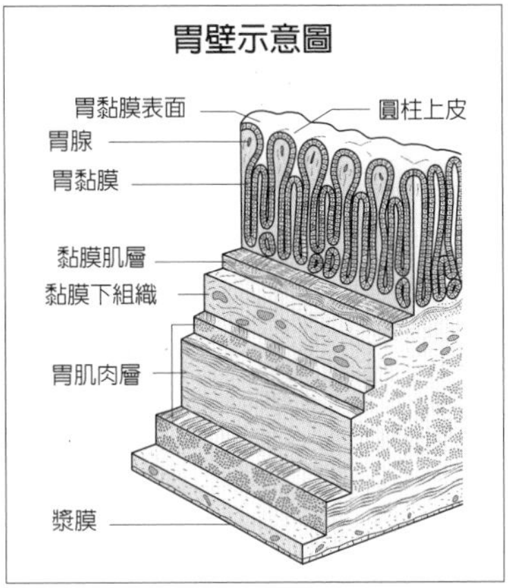

胃內側的黏膜層布滿很多會釋出胃液的小洞穴，當食物順利進入胃之後，就會釋出含有鹽酸（胃酸）、消化酵素胃蛋白脢（Pepsin）、黏液與電解質等的胃液。成人每天所分泌的胃液，平均為一五〇〇～二五〇〇毫升。

胃液屬強酸性，PH值約為一・〇～二・〇左右，可以消滅結核菌（抗酸菌）等特殊菌，因此很多食物中所含的細菌在胃中都會被消滅。但是像Bacteria細菌和其他細菌混入時，胃就會呈滅菌戰鬥狀態，將其趕盡殺絕。

此外，胃酸和胃蛋白脢，甚至能將魚骨溶化，再加上黏膜層的某些肌肉層會進行攪拌運動，將食物搗成黏稠狀，再送進十二指腸。

這時，食物中所含的某些蛋白質會被一定程度地消化掉，脂肪與糖分也會被少許消化；但其實這些消化工作都要到小腸才會眞正進行。

胃液是種能夠將食物溶化的強力分泌物，胃黏膜表層覆著一層薄薄的黏液，胃壁在分泌胃液的同時也在不斷地分泌粘液，用粘液來保護胃壁不受胃液的侵害。

刺激食物若是攝取過量也會導致黏膜發炎

當胃黏膜接觸到像是茶和咖啡等含有咖啡因和酒精等刺激成分時，就會促進胃液分泌；所以飯後喝杯茶或咖啡的確可促進胃液分泌，幫助消化，於是許多人就養成飯後喝茶或咖啡的習慣。

長時間空腹也會促進胃液分泌。而且空腹時血糖值會下降，這樣的刺激也會促進胃液分泌。此外，空腹時喝含咖啡因等刺激物，會使胃液不斷分泌，於是強力的胃酸和胃蛋白脢會傷害胃黏膜。

雖然胃壁本身具有相當程度的自我修復能力，短時間輕微的損傷並不會造成大危害，但若是受黏液保護的黏膜反覆受此胃液攻擊，不但會發炎，甚至還會引發潰瘍。

食道的疾病

食道炎・食道潰瘍

是什麼樣的疾病？ 不管叫做什麼名字，都是屬於食道黏膜潰爛的疾病，雖然發炎原因一樣，但是依程度不同，病名也就有所不同。「食道潰瘍」是食道炎中，發炎症狀最嚴重的一種，食道黏膜會形成紅腫的狀態。

食道發炎的原因，有感染細菌和眞菌（黴菌）、誤飲農藥，或是藥物等各種影響。最常見的就是逆流性食道炎；年長女性也常會因爲食道裂孔疝氣（Hernia）引發食道炎。

逆流性食道炎

是什麼樣的疾病？ 所謂「逆流性食道炎」，就是胃液和十二指腸液由胃部逆流至食道所引起的。因爲胃液爲強酸性，所以滯留於食道過久就會引發黏膜發炎。

症狀 胃部不舒服、食道下方疼痛、吞嚥困難（吃喝東西都很困難）等，爲主要症狀。一旦病況嚴重，就會引發食道狹窄，造成食物無法通過喉嚨；若是食道潰瘍的話，會出現吐血、貧血等症狀。

原因 食道與胃的接合處的賁門，就是爲了防止胃裡食物和胃液逆流的機能。一旦賁門出現障礙，無法充分發揮功能，就會引發此疾病。

動手術切除胃的人、高齡者，以及過於肥胖的年長女性，最容易罹患此疾病。女性的括約肌原比男性的收縮力來得弱，因爲肥胖使得腹壓跟著就會升高而壓迫胃袋，造成胃液和十二指腸液逆流，就容易引發逆流性食道炎。

治療 最重要的就是改善日常生活習慣。像是避免肥胖（腹壓上升）和消解便秘等，都是阻止症狀惡化的方法；也要避免食用會讓胃酸分泌增加的肉類和酒精類飲品。

藥物若是不和水一起服用也會引發急性食道炎

很多人常常吃藥不喝水，就這樣硬生生地吞下去。但是這麼做卻容易引發食道炎，必須注意。

只和著唾液就將藥物吞下去話，容易讓藥物卡在食道中。此時膠囊或是藥錠開始溶解，藥物濃液就會沾附於食道黏膜上，食道炎因此發炎。

所以服藥時一定要配白開水一起喝下去，而且藥物被水稀釋後，也能早點被體內吸收。不過近年來也推出不必配水就能服用的藥物，可以在領藥時先詢問藥劑師。

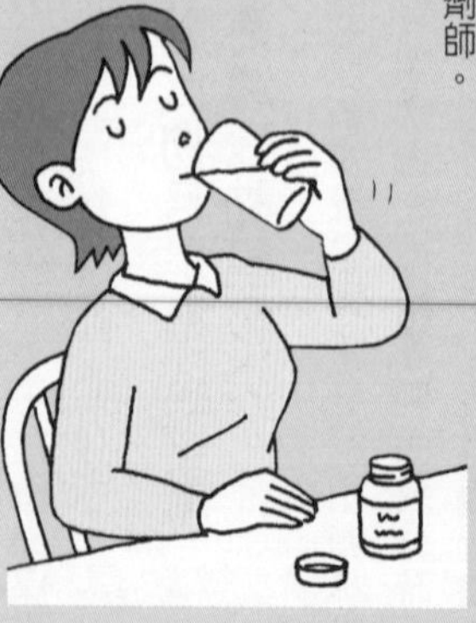

就寢時，上半身要稍微撐高，可試著墊個一、二條薄棉被於身體右下方，因為胃出口位於右側，此舉可防止胃液逆流。

可服用促進胃部運動，或抑制胃液分泌的藥物。若是以此方法還無法治癒的話，有時就必須動手術。

異物卡住食道的處理

魚骨和肉類等硬物不太好消化，因此常有卡在食道的情形發生。此外，高齡者還會有誤吞假牙或是藥品包裝等，經常會造成異物卡在食道的意外。雖然最後大部分都會和糞便一起排出，但若是擔心異物會傷害食道，還是要前往胃腸科和耳鼻喉科治療，必要時會以食道內視鏡取出異物。

若是不慎誤吞其他異物時，在引發穿孔之前，可進行動手術將異物取出。

食道裂孔疝氣所引發的食道炎

是什麼樣的疾病？ 由食道貫通橫隔膜的「食道裂孔」，使得在腹腔的食道及部分的胃跑到胸腔，使得橫隔膜的肌肉無法控制胃內的物質回流至食道，就稱為「食道裂孔疝氣」，也會引發胃裡食物逆流至食道。

症狀・治療 症狀與逆流性食道炎一樣。症狀嚴重時，需動手術讓食道裂孔變窄，以免引發疝氣。

良心建議 身材肥胖的人如果出現便秘症狀，或是覺得食道有灼熱感的話，就有可能是罹患此疾。因為症狀和心臟病有些相同，必須多加注意，千萬別混淆。可服用能抑制胃酸的藥；如果症狀馬上獲得舒緩的話，應該就是罹患食道炎。

食道憩室症

是什麼樣的疾病？ 筒狀食道壁的一部分呈袋狀向外突出的狀態，就稱為「憩室」。食道外壁和食道周圍發炎處雖然癒合了，卻由於外側發炎，加上食道蠕動運動不順暢，造成食道內壓變高，就會形成將食道壁往外推的力量。

食道憩室症較常發生於食道入口（上部）、橫隔膜正上方，以及氣管分歧部（中部）；憩室若是發生於食道入口，則多為先天性因素。

症狀 若為小憩室的話，一般不太會出現什麼明顯症狀，通常都是因為其他疾病或是健康檢查時，照X光才偶然發現的。

隨著憩室越變越大，患者會出現胸痛以及吞嚥困難等症狀。

治療 雖然小憩室沒什麼症狀，因此並不需要什麼特別治療。但是由於它有惡化成癌症（食道癌）的潛在可能，因此最好還是安排定期接受內視鏡檢查。

一旦出現症狀，除了服藥之外，有時也必須動手術將憩室切除。

馬樂利威氏症候群

是什麼樣的疾病？ 所謂「馬樂利威氏症候群」（Mallory-Weiss）是因爲吃喝過量引起嚴重嘔吐，使得食道和胃接合處就會裂開，而引起大量吐血的疾病。最初是嘔吐，但接著吐出的就是鮮血爲其特徵。

如果是胃部出血的話，因爲混雜著胃液，所以顏色會呈茶褐色。若羅患的是馬樂利威氏症候群，由於是食道和胃的接合處出血，因此血液是呈鮮紅色。不過，因爲有部分是流到胃裡再吐出來，因此血液會先呈鮮紅色再呈茶褐色，有時候還會吐出黑血。

檢查 嘔吐後出血的症狀，除了此疾病外，其他如食道靜脈瘤和潰瘍、食道癌等，都有可能出現此這種情形，因此必須進行食道、胃內視鏡檢查，才能確定眞正的病因。

治療 由於大量出血造成血壓降低而引發休克症狀時，必須進行輸血急救，同時邊觀察病情。也可使用內視鏡塗上止血藥，或是施以開腹手術縫合裂開的部分，不過這種情形比較罕見。

良心建議 飲酒過量造成胃黏膜充血時，就容易誘發馬樂利威式症候群。近年來女性患者明顯增加。

食道的良性腫瘤

是什麼樣的疾病？ 食道裡長出平滑肌腫瘤、息肉、纖維腫瘤、血管瘤等良性腫瘤，其中又以平滑肌腫瘤最爲常見。

症狀 大部分都沒有什麼明顯症狀。但是只要腫瘤變大，喉嚨深處就會有種像是被什麼東西堵住的感覺，進食的時候，也會出現有點難以吞嚥的情形。

治療 若是無症狀的小腫瘤，可以先觀察再說。但若是開始變大，表面出現潰爛、潰瘍或是出血的話，可施以內視鏡進行切除。若是懷疑爲惡性的話，就必須動手術。

就算是良性也可能會有一些不適的狀況，有時也需動手術來治療。

食道靜脈瘤

是什麼樣的疾病？ 所謂「食道靜脈瘤」，就是食道表面浮出靜脈血管，長出顆粒狀突起物的疾病，被視爲是損害肝臟的殺手。

症狀 一般並不沒有很明顯的症狀；隨著病況越來越嚴重，一旦靜脈瘤壁破裂，患者就會出現吐血和便血等情形。有時因大量出血或急性出血，還會導致休克，常常會危及生命，死亡率高達七〇～八〇％。

原因 由慢性肝炎轉化成肝硬化，血液就無法順暢通過肝臟。這是因爲本來就不是很粗的食道靜脈，突然湧入大量血液，造成腫起而形成顆粒狀。

治療　利用胃鏡將靜脈瘤結紮，使靜脈瘤栓塞、變小，甚至消失。這種治療方法是最常見的一種方式。

食道擴張症

是什麼樣的疾病？　「食道擴張症」是由於賁門括約肌運作不良所產生的疾病。一般來說，食物只要進入食道，賁門括約肌就會讓食道張開，將食物順利運送至胃部。但是由於心理因素，或括約肌本身的問題，造成支配括約肌的神經異常，導致賁門無法正常運作，使得食物無法順利運送至胃部，而堆積於食道內，食道便會擴張變粗。

症狀　因爲食物無法從食道進入胃，所以吃進去的食物又會吐出來。導致身體攝取不到必要的養分，體重就會明顯減輕。

治療　施以氣球擴張術將賁門強制擴張，讓食物能夠順利通過的治療法最爲常用。此外，飲食前先服用能緩和賁門緊張的藥物也很有效。

良心建議　雖是極爲罕見的疾病，但若懷疑罹患此疾的話，一定要盡快前往胃腸科診治。

食道弛緩不能症

是什麼樣的疾病？　這是由於心理因素而引發部分食道痙攣，造成食物很難通過的疾病。雖然會有種「喉嚨深處有異物的感覺」，但就算檢查也不容易查出任何異狀。

症狀　除了食慾不振、噁心、胸口灼熱和嘔吐等情形之外，也會伴隨下痢等症狀出現。

檢查　進行X光、食道鏡檢查，確認是否因潰瘍、癌或是食道狹窄等疾病所誘發。只要能確定不是癌症，完全治癒的可能性就相對提高。

吐血的顏色依出血部位而異

即使同樣是吐血，但還是可以依血色來區別是從哪裡吐出來的血。

若為食道出血的話，因為大部分是立即吐出，所以呈鮮紅色。

相對地，若是由胃或十二指腸出血的話，血液中的血紅素就會與胃液中的鹽酸結合，變成所謂的「血黑質」（Hematin），於是呈現如咖啡般的茶褐色。

此外，雖然由肺部吐出的血也是鮮紅色，但是因為會伴隨著咳嗽或是咳痰等症狀，所以還是能夠清楚區分。

治療　若是處於精神極度不安的狀態時，可前往身心內科和精神科等專門科別求診。

良心建議　爲了讓食物能夠順暢食道通過，吃東西之前可喝點水，或是養成細嚼慢嚥的習慣，都能有效改善。

胃的疾病

急性胃炎

是什麼樣的疾病？「急性胃炎」就是胃黏膜受到各種刺激，而引起急性發炎的狀況。

近年來也將急性胃炎、急性胃潰瘍，統稱爲急性胃黏膜病變、急性胃病變等。

症狀 由於每個人體質不同，狀況也不同，會在數小時到一天以上才發病。患者出現上腹部不適感、嘔吐等症狀，有時候還會有上腹部劇烈疼痛、嘔吐和吐血等，比較嚴重的症狀。

原因 可分爲以下幾種類型：

●飲食性胃炎

太熱或過於冰冷的飲品、酒精類飲料、咖啡、抽菸，暴飲暴食、吃飯速度過快，或是空腹時吃刺激物等，只要食物或是食用方法讓胃黏膜受到刺激，就會引發急性胃炎。

飲酒過量時，覆蓋於胃黏膜表面的黏液，會受到酒精和胃酸浸透而發炎；咖啡的咖啡因會促進胃液分泌，也會刺激胃黏膜。生食魚貝類若是吃到「線蟲」（Anisakis），也會引發胃炎（P450）。

●中毒性胃炎

因爲藥劑、病原菌和化學物質等中毒所引發的。

某些藥劑會與胃黏膜表面的黏液起作用，進而損壞胃壁導致發炎，其中又以阿斯匹靈、抗生素、解熱鎮痛劑（Indomethacin）、副腎皮脂賀爾蒙等，最爲常見。

食用遭受腸炎Biblio菌、沙門桿菌（Salmonella）、病原性大腸菌等污染的食物和水時，也是會引發急性胃炎。

化學物質方面，譬如像是誤飲消毒藥水、農藥等，也會引發伴隨胃黏膜腫脹、浮腫和出血等的劇烈發炎症狀。

> **與急性胃炎症狀類似的疾病**
>
> 急性胃炎的症狀與胃潰瘍、十二指腸潰瘍（P252）、胃癌（P430）、肝炎（P282）、膽結石（P294）、胰臟炎（P296）等疾病的症狀很難區別。此外，急性胃炎也和高齡者與孩童容易罹患的盲腸炎（P264）的症狀也很類似；其中又以與胃癌的症狀最酷似。
>
> 若是症狀輕微、病因清楚當然是最好不過了；如果病因不明，症狀又持續加劇的話，就應立即送醫。尤其胃癌首重早期治療早期發現，必須盡早安排進一步的精密檢查。

治療 阻止殘留於胃中的藥劑繼續被胃吸收，必要時需給予胃和全身中和劑與解毒劑。

●過敏性胃炎

對於特定食物產生過敏反應，胃黏膜紅腫，進而引發潰爛的疾病。

治療 調查造成發病原因的食物（過

敏性食物），瞭解自己的體質，避免食用會誘發過敏的食物，是最基本的治療方法。

良心建議 不少忙碌的現代女性因爲壓力過大，於是養成了暴飲暴食和抽菸等傷害健康的生活習慣。

雖然喝點酒可以幫助消解壓力，但是抽菸、喝酒和咖啡等習慣，還是要適量控制較好。

慢性胃炎

是什麼樣的疾病？ 藉由內視鏡觀察胃內部，會發現胃黏膜有慢性發炎和胃腺（分泌胃液的腺）萎縮等狀態，分爲以下三類：

●表淺性胃炎

可發現胃黏膜表面有帶狀、斑狀的紅腫發炎症狀。

●萎縮性胃炎

因爲胃黏膜萎縮，使得黏膜組織漸漸遭到破壞，是慢性胃炎中，最常見的一種。

由於胃液分泌變差，因此消化食物，以及針對食物所含細菌的淨化作用也無法充分運作。

●肥厚性胃炎

由於胃黏膜肌肉緊張，因此會變得既厚又硬，而胃液的分泌也就會跟著增加；症狀與胃酸過多症（P251）很類似。

原因 雖說是因爲暴飲暴食和酒精飲品等慢性刺激，以及隨著年歲增長胃黏膜變化等原因導致的，但是確實原因還不是很清楚。

症狀 大多數患者沒有什麼明顯症狀，但是也有些人會因爲上腹部疼痛、不適感、腹部腫脹，以及胸部灼熱感、脹氣和嘔吐等症狀，而感到煩惱不已。

治療 若是症狀遲遲無法改善的話，可考慮服用鎮痛劑等來舒緩。

良心建議 避免累積壓力、養成規律生活習慣。必須定期接受內視鏡檢查，以預防發展爲癌症。

胃部疾病與胃幽門螺旋桿菌（Helicobacter Pylori）

胃裡面有稱為「幽門螺旋桿菌」的細菌（以下簡稱「螺旋桿菌」），醫學已經證明它是引發胃炎、胃以及十二指腸潰瘍等胃部疾病的主要原因。螺旋桿菌不會直接和胃液中的鹽酸接觸，而是附著在覆蓋於胃黏膜下的黏液，只要受過感染，終其一生胃裡都存在著這種細菌。但即使如此，還是不清楚其感染途徑。

感染螺旋桿菌之後，一般輕度壓力不致於會引發潰瘍；但若是暴飲暴食，則會出現潰爛、出血等大面積的潰瘍。此外，因為螺旋桿菌會慢慢破壞胃黏膜，因此也有誘發癌症的危險。事實上，感染螺旋桿菌患者數多的日本人，多半都有胃癌；感染螺旋桿菌患者數比較少的美國人，患有胃癌比率則相對較低。

可搭配質子幫浦抑制劑（PPI）與抗生素進行治療。詳細情形可向醫師諮詢。

神經性胃炎

是什麼樣的疾病？ 「神經性胃炎」也稱爲「胃神經症」。明明出現胃下垂、不適感、脹氣、胃痛等胃疾的症狀，但怎麼檢查就是找不出病因，就稱爲「神經性胃炎」；也有可能是因爲精神不安或是感到痛苦所引起的。患有胃下垂（P253）、自律神經失調症（P476）的人，多會出現此症狀。

治療 有些人經由醫師說明根本沒有病之後，症狀就會自然消失。可藉由適度運動轉換一下心情，或是讓生活規律正常，也很有效。

當然，也有人會懷疑診斷結果，但是如果能夠仔細聽醫師說明，就應該可以安心；因此，信任醫師的診斷也是很重要的。若是有些許懷疑或是不安，就會胃部不適，而且表現出來的症狀會越來越劇烈。視個人狀況，有時還必須接受身心內科診治。

良心建議 胃的運作機能是由副交感神經（迷走神經）與交感神經所調節的，因此會受到腦部運作機能影響，例如因爲遭受交通事故、考試、感情等問題，造成心理不安與痛苦，也常會引起神經性胃炎。

胃脹氣

是什麼樣的疾病？ 飲食時多少都免不了會吸入空氣，這些空氣在體內累積到一定程度之後，就會無意識地隨著脹氣吐出來，於是就會出現腸蠕動、腹脹、放屁等反應。

有些人除了飲食之外，還會額外吞入空氣，這些空氣堆積在胃與腸之中，就稱爲「胃脹氣」；像是吃東西很快、習慣用口呼吸的人，或是習慣一再吞嚥唾液的人，都容易罹患此疾。

症狀 主要症狀爲腹脹、壓迫感、左腹部疼痛和打嗝等，最常見的就是會覺得脹氣。因爲堆積於胃和腸的

如何向醫師描述胃痛的症狀？

雖然可能只是瞬間發生的胃痛和腹痛，但疼痛部位、疼痛程度、疼痛方式、持續時間等，都各不相同。醫師會根據以下每一項做為判斷依據，或推測是哪裡出了問題，以及病況的程度等；因此，受診時一定要很有要領地向醫師敘述疼痛症狀。

- 到底是哪裡痛呢？
  分為肚臍中心或肚臍上方、右上腹部或左上腹部、右下腹部或左下腹部等五處，確實告訴醫師哪裡痛。
- 何時開始出現疼痛症狀？
- 吃了什麼食物？
- 是空腹痛，還是飯後疼痛？
- 會噁心和嘔吐嗎？
- 感覺腰痠背痛嗎？
- 排便狀況是否正常？
- 一天的排便次數是多少？

空氣遭受左橫隔膜壓迫，有時還會併發心悸、呼吸困難等症狀，容易和心臟病發生混淆。

治療　經過診斷後，仔細聽取醫師說明原因，若是能消除心中的不安與緊張，以及改變不良習慣，病況也能獲得改善。

胃痙攣

是什麼樣的疾病？　上腹部突然出現劇烈疼痛，一般稱爲「胃痙攣」。如果要嚴格區分的話，胃痙攣不是病名而是症狀名，是因爲胃部強烈收縮而引發痙攣的。

例如急性胃炎（P248）、消化性潰瘍（P252）、膽結石症（P294）、胰臟炎（P296）、心肌梗塞（P177）、急性腸炎（P260）、輸尿管結石（P221）等疾病也會引起腹痛的症狀，統稱爲胃痙攣；如果經由檢查診斷確定的話，就會各別加上其病名。

症狀　會出現劇烈疼痛（類似疝痛發作）的症狀，疼痛感會持續數分鐘到一～二小時。

原因　除了由疾病症狀所誘發之外，也會因爲過度緊張和神經疾病等影響，不過這情形比較罕見。

治療　雖然爲了抑制疼痛，可以服用市售鎮痛劑改善。但是，最好盡快安排到醫院檢查以確定病因；只要能夠找出病因，就可以對症下藥進行治療。

良心建議　因膽結石而引發胃痙攣的病例相當多，此外像是潰瘍穿孔、闌尾炎（P264）等疾病的初期也會出現此症狀，由於症狀會逐漸惡化，必須盡早就醫診治。

胃酸過多症

是什麼樣的疾病？　「胃酸過多症」是指胃液中的鹽酸量過多，酸性度異常提高的狀態。相反地，若是鹽酸量少、酸性度異常降低的話，依程度來區分，就稱爲「少酸症」或「無酸症」。

症狀　出現胸部灼熱、脹氣，或是逆酸（酸性液體由胃部湧上來）等以酸症爲主要症狀。

原因　慢性胃炎（P249）、十二指腸潰瘍（P252）、食道癌（P428）、胃癌（P430）等疾病會有此症狀；必須先檢查確定病因，才能進一步治療。

治療　如果檢查結果並沒有發現令人擔心的疾病，可服用市售舒緩胃酸症狀的胃藥來進行治療。

日常生活也應避免食用香辛料、咖啡、碳酸飲料、醃漬物，以及酒精類飲品和香菸等，這類會促進胃液分泌的東西。

良心建議　千萬不能因爲只出現胃酸症狀，就不到醫院接受診療。若是自行判斷爲胃酸過多，而輕率購買市售胃藥服用的話，反而可能引發早期胃癌危及生命，因此絕對不容輕忽。

消化性潰瘍（胃潰瘍．十二指腸潰瘍）

是什麼樣的疾病？ 所謂「消化性潰瘍」，是指胃與十二指腸的黏膜和肌肉發生部分被剮去的現象，也就是黏膜和肌肉呈空洞狀態。依發生部位不同，分爲胃潰瘍和十二指腸潰瘍，兩者併稱爲消化性潰瘍。

症狀 主要症狀爲腹痛，此外還會伴隨胸部灼熱感、脹氣、吐血和便血等症狀。疼痛特徵如下：

●**疼痛部位** 主要是上腹部疼痛。若是疼痛部位在左邊，即爲胃潰瘍，十二指腸潰瘍則是在右邊；只要用手指一壓就有疼痛感，有時連背部也會感覺疼痛。

●**疼痛方式** 大多是像灼燒、被刺穿般的抽痛感；有時與其說是疼痛，倒不如說是一種沉重感與壓迫感。

●**疼痛時間與飲食的關係** 若爲十二指腸潰瘍的話，因爲是胃液分泌的關係，空腹和夜晚比較容易發作，只要吃些東西症狀就會舒緩許多。若是胃潰瘍的話，雖然沒有特定發作時間，不過還是在空腹時比較容易發作。

原因 健康的胃，由於胃液消化作用，多少會對胃壁造成影響，而且胃黏膜表層覆蓋著一層薄薄的黏液。胃液的消化作用被稱爲攻擊因子，胃壁黏液則稱爲防禦因子；這兩種因子如果失衡的話，一旦攻擊因子的力量變強，而防禦因子的力量變弱的話，胃液就會連胃壁都消化，進而引發潰瘍。

再者，若是胃中感染「幽門桿菌」（Helicobacter Pylori）（P249專欄），就更容易引發潰瘍。而生活習慣和環境等，也是引起消化性潰瘍發作的因素（請見下表），其他像是感冒時服用消炎鎮痛劑、抗生素、類固醇等，也容易造成潰瘍。

治療 主要治療方法是服用能讓攻擊因子力量變弱的藥劑、抑制酸分泌劑以及強化防禦因子藥劑等藥物。飲食方面，要多吃能幫助消化的高營養價值食物，同時還必須戒菸、戒酒。從事自己感興趣的活動和運動，消除身心壓力也是很重要的生活療法。

如果潰瘍引發的出血非常嚴重，

導致消化性潰瘍發生的誘因

■**心理壓力**
學齡期……學習、考試、競爭、被欺負、教養
思春期……考試、戀愛、不安
成熟期……勞動、激烈任務、値班、過勞、通勤、人際關係、調職、單身赴任、破產、失業、貸款、生兒育女、婆媳關係、更年期情緒不安定
老年期……退休、失業、孤獨感

■**營養攝取失衡** 暴飮暴食、抽菸、酒精類飮料、咖啡

■**性格** 認真、勤勞、刻苦

■**生理壓力** 外傷、燙傷、手術、傳染病、中樞神經疾病

■**環境** 氣候（高溫、多濕、寒冷）

甚至出現吐血、便血等情況時，就必須住院，可使用內視鏡進行止血手術。

當潰瘍變深，病灶出現空洞呈穿孔狀態時，患者會出現劇烈疼痛，甚至危及生命。這時引發急性腹膜炎（P268）的機率就非常大，因此必須施以緊急手術。

胃下垂·胃弛緩症

是什麼樣的疾病？ 所謂「胃下垂」是指胃部比正常位置還要低的狀態。就像每個人的長相不同，胃的形狀也因人而異，胃袋細長的人比較容易罹患胃下垂。

胃下垂會影響胃腸的功能，而產生缺乏食慾、易飽、腹脹，以及打隔等症狀。但是，即使診斷爲胃下垂，若沒有出現不適症狀，嚴格來說，並不能將胃下垂列入疾病。

「胃弛緩症」則是胃的肌力變弱，胃部活動功能降低的狀態。通常胃下垂常會伴隨胃弛緩症，這時就會引發各種症狀。

症狀 不管是胃下垂還是胃弛緩症，因爲食物停留在胃裡的時間過久，所以進食之後胃會下垂，容易放屁或打嗝。

如果胃下垂再加上胃弛緩症，就會造成腹部更容易緊張，不僅食道會產生堵塞感，同時也會出現食慾不振、便秘等症狀。

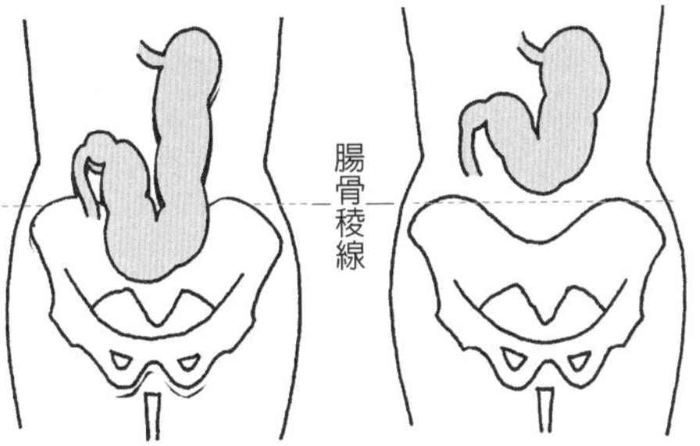

●**胃下垂** 位置比腸骨稜線來的低。

●**正常胃** 位於骨盆上方連著的那條線（腸骨稜線）上方。

原因 身材纖細，或是腹肌比較弱的人，容易胃下垂，這是因爲身材纖細的人，胃通常長得比較細長、下垂。此外，由於生產時也會使腹肌變弱，因此有生產經驗、身材又纖細的女性，出現胃下垂的機率比較高。

治療 盡量促進胃部運動來改善胃下垂的毛病，雖然也能服用幫助消化的藥物，但是光靠藥物無法根治胃下垂的毛病。

改善方法是，多攝取易於消化的食物，同時必須細嚼慢嚥。體力會隨著年齡增長而日漸衰退，所以體脂肪會將腹腔中的胃往上拉抬，恰好可以治療胃下垂的毛病。

良心建議 如果一次沒辦法吃那麼多東西的話，一天分四、五次進食也是個不錯的方法。多走路和簡單體操讓身體活動，也能夠有效提高食慾。

胃的良性腫瘤

良性腫瘤中，分為黏膜上皮組織變化的胃息肉，還有黏膜下組織變化的胃黏膜下腫瘤等。

胃息肉

是什麼樣的疾病？ 所謂「胃息肉」就是胃黏膜出現病變，往內腔隆起的腫瘤（呈疣狀物）。形狀大小不一，平均為五～二十公分左右，若是長到二十公分以上的話，良性與惡性的機率便各占一半。

症狀 幾乎不會出現什麼明顯症狀，大部分都是經由X光或是內視鏡檢查才被發現。但通常會伴隨胃炎，也會覺得不舒服，或是胃鬆弛、脹氣等身體不適症狀。

治療 切除息肉進行組織切片檢查，判斷有無轉變成癌的可能。只要確定為良性，如果不是很大的話，就不需要治療。不過一般遇到這種情形的時候，由於息肉也會產生各種變化，因此最好一年安排一兩次定期檢查，也可以使用內視鏡切除大息肉。

胃息肉

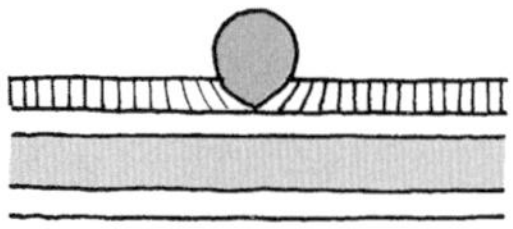

黏膜上往內腔隆起的腫瘤，長越大併發癌症的機率就越高。

胃黏膜下腫瘤

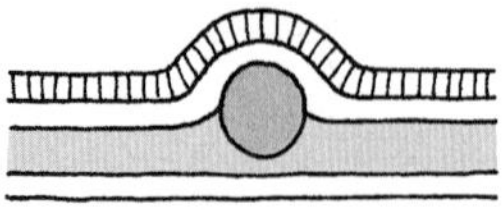

黏膜下的腫瘤，幾乎都屬於良性，定期觀察即可。

胃黏膜下腫瘤

是什麼樣的疾病？ 所謂「胃黏膜下腫瘤」，是指長於胃黏膜下的腫瘤（硬塊），與息肉所不同的是，胃黏膜下腫瘤是被正常胃黏膜所覆蓋的內腔，突然隆起的狀態。

症狀 沒有什麼明顯症狀，只是腫瘤變大；當表面出現潰瘍時，也會引發腹痛和消化道出血等症狀。

治療 需要定期檢查。

除了當黏膜下腫瘤還小時，可以使用內視鏡來治療；若是腫瘤變大或伴隨潰瘍症狀出現時，就必須動手術摘除腫瘤。

治療胃疾的中藥處方

以中藥治療胃的疾病時，不單只是針對消化器官的毛病，而是連全身性不舒服的症狀也會納入治療範圍。

①**補中益氣湯** 這帖處方專門治療全身無力而且容易疲勞的人，或是食慾不振、只要一吃東西就覺得腹脹、吃完飯就想睡覺的人。

②**六君子湯** 針對患有胃弛緩症、食慾不振，容易疲勞和畏寒等症狀的人；一般大多是罹患胃下垂。

③**半夏瀉心湯** 這帖處方針對體格還算結實，但是容易緊張，常會覺得胃弛緩症等不適感的人。

④**柴胡桂枝湯** 這是針對常常鬧胃痛之人的處方。

●**中藥** 雖然到藥局就能簡單調配到中藥，但體質不合就會引起副作用。如果病情還不是很明朗，切勿自行判斷，一定要向醫師或藥劑師諮詢後開立處方，再調配藥方服用。

減少胃負擔的五大生活習慣

引起胃疾的問題絕大部分是暴飲暴食、酗酒、抽菸過量等，經年累月累積不正常的生活習慣，身體就會出現毛病。此外，由於胃是受腦部所控制，所以精神壓力、心情鬱悶等，也是引發胃疾的因素。

總而言之，養成規律的生活習慣、學習適當的釋放壓力，才是有效減少胃負擔的基本方法。

①養成三餐規律好習慣

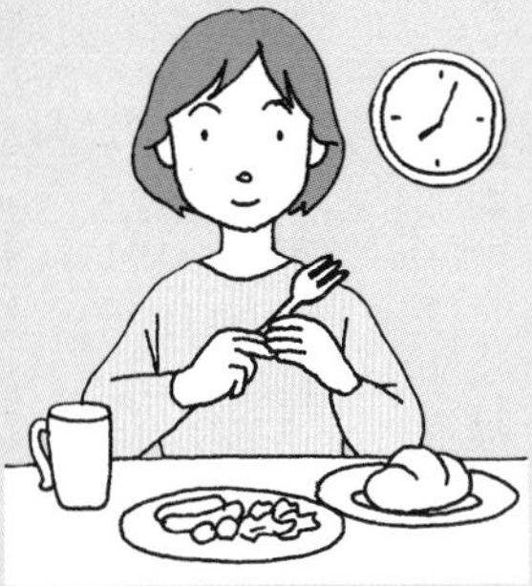

持續空腹會促進胃液（酸性）分泌，胃酸對胃壁就會造成傷害，因此要養成每天三餐定時定量的好習慣。

②細嚼慢嚥幫助消化

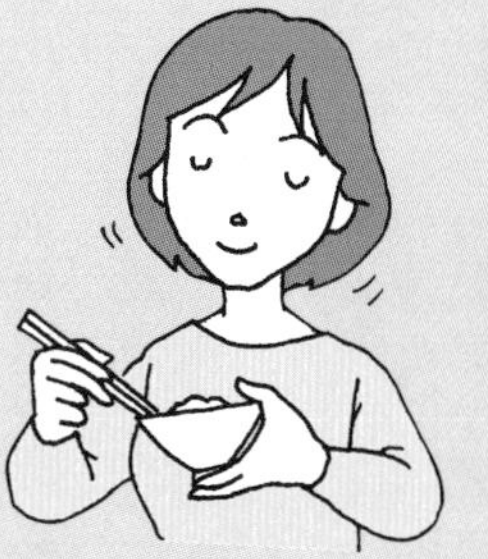

養成細嚼慢嚥的好習慣，才能幫助消化；食物如果沒有充分咀嚼，會對胃造成負擔。

③輕鬆用餐之後充分休息

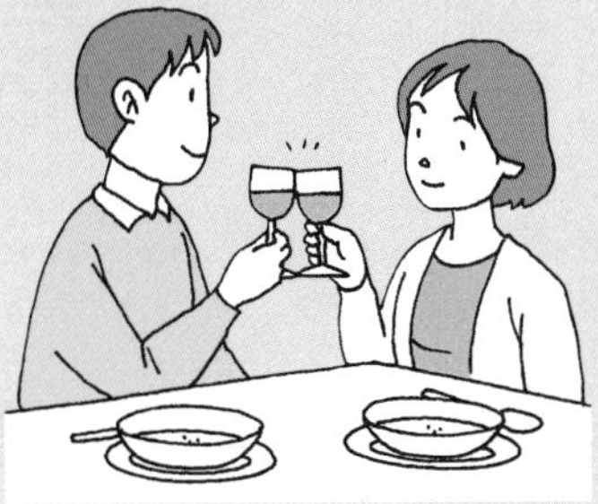

舒適地用餐能促進胃液分泌和胃黏膜血液循環，幫助消化。但如果飯後立刻活動，就會使消化所需的血液產生不足，所以飯後必須充分休息。

④切忌酗酒與抽菸過量

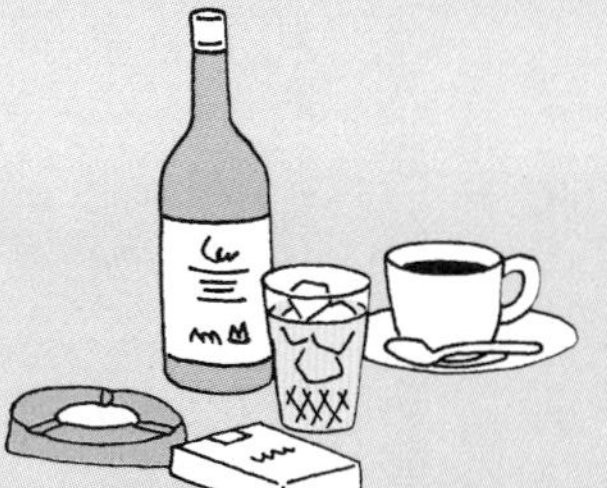

空腹時喝酒或是咖啡，若是過量飲用就會損害胃壁。而抽菸過量不只會損害舌頭、食道與傷胃，也會損害其他臟器。

⑤學習消除壓力

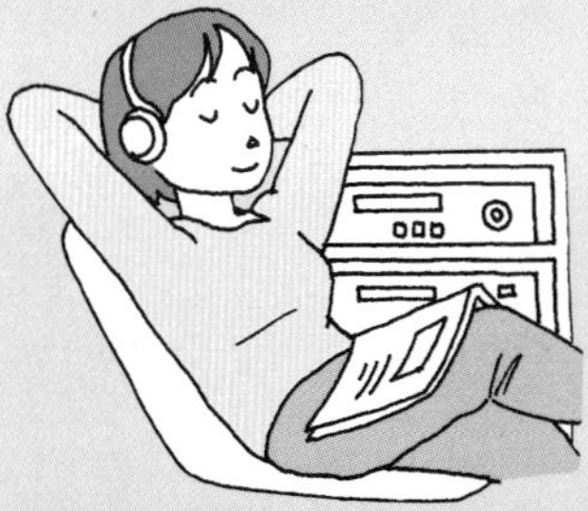

聽聽音樂或是與朋友聊天，還是藉由運動讓活動筋骨。找尋能讓自己轉換心情，以及舒解壓力的方法。同時，保持良好睡眠品質也很重要。

腸·腹膜的疾病

人體消化吸收的工作幾乎都由小腸負責

腸子由肌肉所構成，內側覆蓋著黏膜，外側則被漿膜包覆著。腸全長約六．五～七．五公尺。前端五～六公尺為「小腸」，其餘約一．五公尺分支出去，稱為「大腸」，將大腸扣除直腸之後的部分，則是「結腸」。

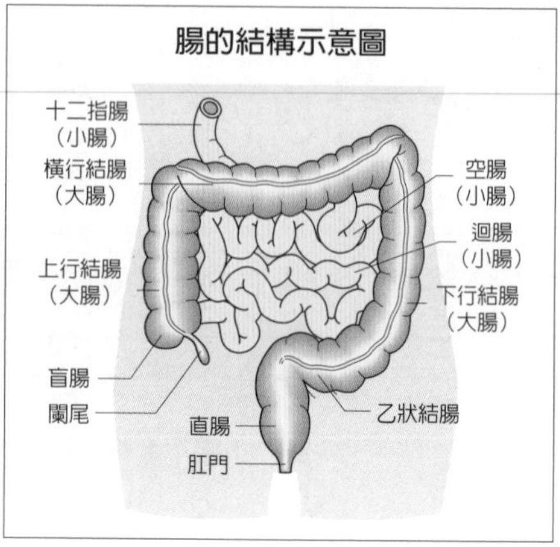

腸的結構示意圖

●小腸的構造與功能

小腸為腸的先端部分，分別稱為十二指腸、空腸和迴腸，但是腸與腸之間並沒有什麼特定的界線。

小腸內側黏膜長著許多環狀的皺褶，以及稱為絨毛的無數小突起，然後由此分泌含消化酵素的腸液（請見左上圖）。

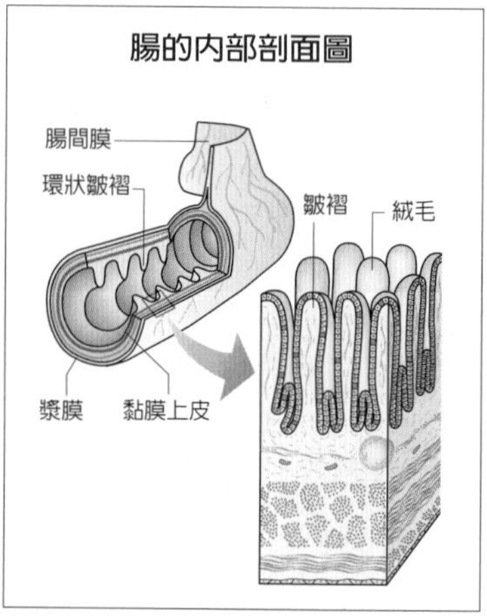

腸的內部剖面圖

除了腸液之外，還有由肝臟和胰臟所製造的膽汁混著胰液，消化吸收從胃運送過來呈粥狀的食物。然後將其中的蛋白質轉換為胺基酸，糖類則轉換為葡萄糖等單糖類，同時也進行分解脂質和脂肪酸等，讓人體容易吸收。

僅靠著蠕動運動傳送食物，約需耗費三～四小時通過小腸。這時會進行消化吸收作用，體內會吸取糖質、蛋白質、脂質、維他命等營養素，其他還有大量水分等物質。

大腸負責吸收水分和貯藏排泄物

●大腸的構造與功能

大腸分為上行結腸、橫行結腸、下行結腸、乙狀結腸和直腸等五個部分。由迴腸（小腸）往上行結腸（大腸）移動的部分，就是盲腸，前端還附著闌尾；移動的部分則有稱爲「迴盲瓣」的瓣膜，防止大腸內的細菌逆流。

小腸吸收體內的必須物質之後，呈黏糊狀態的食物渣滓就會送進大腸。大腸比小腸粗，藉由厚厚的腸壁管，一邊慢慢地吸收水分一邊蠕動著搬運東西。其間也會吸收在小腸內沒被吸收到的營養素，然後其餘的東西會變成糞便般的塊狀物到達直腸，再經由肛門排出。

小腸下部有大腸菌，而大腸裡也有各種細菌寄居。這些腸內細菌對人體有益無害，有幫助腸道消化、促進維他命合成，及對抗外來菌的防禦功用等。

但若是服用抗生素，將會造成一部分細菌異常繁殖，也可能會有致病的危機。

胃和腸等臟器有一層薄膜守護著

腹部內側有一層薄膜覆蓋著，稱之爲「壁腹膜」。其他像是胃腸、肝臟、膽囊，以及胰臟等腹部臟器，也都有一層薄膜覆蓋著，稱之爲「內臟腹膜」。名稱雖然各有不同，但個個都是以一張膜構成獨特的複雜形狀；腹膜的表面積總和可達到一・七～二・○公尺，和身體的表面積相等。

膜的表面光滑，存在著數公釐的液體，幫助包覆在腹膜面下的各臟器運作。由於這些液體有著潤滑油般的功用，因此除了可促使胃腸蠕動之外，和肝臟、膽囊、胰臟等臟器之間，彼此也不會摩擦到。

此外，若是發炎而引發胃和腸穿孔時，腹膜也會擔負起阻止胃腸內的東西往外漏的功能。腹膜的吸收作用很強，除了吸收水分和電解質外，也會吸收毒素等有害物質，有時會因此受到細菌感染甚至引起腹膜炎；腹膜之所以發炎，多數是因爲舊疾所誘發的緣故，因此腹部有宿疾的人，需格外注意。

便秘與下痢都是腸健康的指標

雖然嚴格來說，便秘並不能算是一種疾病，但是由於疾病會引起通便障礙，因此便秘就成了疾病的一種指標症狀，例如腸閉塞、大腸癌和大腸息肉等。排便正常的人突然便秘，或是便泌症狀突然變得嚴重時，可能就不是普通便秘，最好盡快就醫。

所謂下痢，一般都認為是感冒、過敏，或是食物中毒等原因所引發的症狀。但是如果下痢持續了二～三周以上的話，就會轉變為慢性。這時大多是屬於過敏性腸症候群，但也有可能是罹患了潰瘍性大腸炎、大腸癌、克隆氏症（Crohn's disease），以及胰臟或肝臟方面的疾病。

便秘也是一樣，若是原因不明持續便秘的話，千萬不能隨便服用市售成藥，一定要盡快就醫，確定是否罹患什麼疾病。

腸的疾病

過敏性腸症候群

是什麼樣的疾病？　所謂「過敏性腸症候群」，是由於精神壓力的影響，起先會使腸蠕動和腸液分泌狀況變差，接著便出現下痢與便秘、腹痛等各種症狀，逐漸成爲慢性疾病，是一種就算檢查也不會發現癌或是潰瘍等，令人擔心的疾病。

以前稱爲「過敏性大腸炎」，或是「過敏性大腸症候群」，但其實不只大腸，也可能會引起消化系統全體功能障礙，因此現在改稱爲「過敏性腸症候群」。

有腸道方面問題的患者，約占看診人數一半以上，是種常見疾病。通常大略分爲便秘型、下痢型，或是下痢與便秘重複循環的交互型；其中，便秘型尤以女性患者居多。

症狀　出現下痢、便秘，或是下痢與便秘交互發生的交互型排便異常，主要症狀爲腹痛，而且腹痛的位置不一。排便時會有點輕微腹痛，飯後症狀會惡化，而且症狀通常發生於早上，到了周末又改善許多，是此疾病的一大特徵。

此外，還有排便後會覺得排不乾淨的殘便感，老是覺得肚子脹脹的腹脹感，或是食慾不振等症狀。

原因　好發於容易累積壓力的人，其他像是暴飲暴食等不良飲食習慣也是誘因之一，但是大部分都是因爲承受職場、學校和家庭過多精神壓力的緣故。

檢查　可請消化科醫師診治，檢查是否罹患癌、息肉、潰瘍或是腸炎等疾病，並施以腸X光檢查、造影檢查和內視鏡檢查，以及瞭解糞便中有無混雜血液的內出血檢查。

檢查結果如果證實沒有罹患其他

過敏性腸症候群檢查表

以下項目中如圈選超過五個以上的話，罹患過敏性腸症候群的機率偏高：

- □小時候常會喊肚子疼。
- □曾經因為腹部激烈疼痛而緊急就醫過。
- □從以前就常常覺得有肚子痛的感覺。
- □一熱敷肚子，疼痛感就會比較緩和。
- □排便後腹痛明顯減輕。
- □腹痛還會伴隨下痢。
- □下痢與便秘交互發生。
- □長時間因下痢或是便秘的症狀所苦。
- □有時候會拉出像是兔子糞便般又小又硬的糞便。
- □糞便中出現黏液。

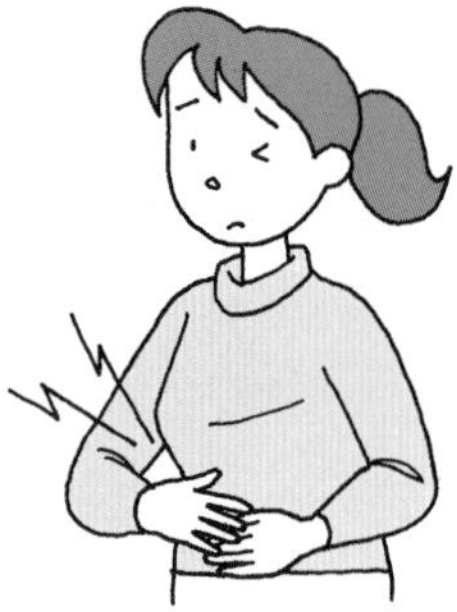

疾病的話，就可能是罹患了「過敏性腸症候群」。

治療　確認診斷爲過敏性腸症候群之後，最重要的就是保持精神安定；治本的方式是釐清壓力來源，如果能排除當然最好，但大部分情形都是不知原因爲何，或是就算知道也無力改善。這時可服用抗焦躁和調節腸蠕動的藥物藥，如果還是沒效的話，前往精神科接受治療，也是一種方法。

良心建議　避免暴飲暴食、養成規律生活與排便習慣是很重要的。有便秘煩惱的人，要多攝取食物纖維，有下痢習慣的人，則該避免喝牛奶和冰冷食物，同時也要均衡攝取食物纖維。

避免過度操勞，也要適度運動、充足睡眠與休息，保持身心放鬆才是最重要的。譬如，請家人和另一半共同分擔家事，減輕負擔；也可以多做些運動或是休閒活動，對消除壓力也很有效。

腹痛（急性腹部疾病）不一定就是胃腸方面的疾病

急性腹痛是胃和腸等消化器官疾病症狀中，出現頻率最高的症狀。可是出現腹痛症狀，並不一定就是消化器官方面的疾病，也有可能是其他臟器出問題，例如婦科方面的疾病。

尤其下腹部疼痛（肚臍下疼痛），有可能是骨盆腹膜炎（P93）、卵巢囊腫的扭轉（P90專欄）、子宮外孕（P628）等婦科方面的疾病。肚臍周圍和上腹部疼痛要到內科診療；若是下腹部疼痛的話，也可以到婦產科接受檢查。

反覆性腹痛

是什麼樣的疾病？　所謂「反覆性腹痛」就是指從幼兒期到小學低年級左右的兒童，常會出現反覆腹痛症狀。明明沒生病卻突然肚子痛，可是過幾個小時又自然好了，此疾病的特徵就是一再肚子痛，所以稱爲反覆性腹痛。此外，若果是肚臍周邊疼痛的話，也稱爲「反覆性臍疝氣痛」。

症狀　疼痛程度、持續時間因人而異，而且似乎與飲食、排便等毫不相干的樣子，但是會伴隨著頭痛、噁心等症狀。

原因　由於自律神經失調和精神因素所誘發，主要症狀爲「起立性調節障礙」（P511）。若是明明症狀相同，卻出現「腹性癲癇」，這時就必須求助於神經小兒科醫師。

治療　並沒有什麼特別的治療方法，只能設法消除壓力與不安，緩和生活步調。

給家長的建議　此疾病患者常見於個性比較神經質的孩子，例如母親對小孩的教養過於嚴格等，都可能誘發，請試著重新檢討對孩子的管教方式。

過敏性腸炎（非感染性腸炎）

是什麼樣的疾病？　所謂「過敏性腸炎」，是對特定食物過敏，而引起腸內過敏反應的疾病，舉凡雞蛋、牛奶、穀物等，都可能是誘發過敏的Allergen（過敏原因物質）。

症狀　除了下痢、嘔吐和腹痛之外，還會誘發蕁痲疹、氣喘以及血壓降低等症狀。一般都在食後二～三分鐘到一小時發作，但也有人是數小時到兩三天才發作。

治療　避免食用會誘發過敏的特定食物，依症狀可服用類固醇、抗組織胺劑（Histamine）等藥物進行治療。

急性腸炎（感染性腸炎）

是什麼樣的疾病？　所謂「急性腸炎」（感染性腸炎），就是伴隨腹痛而會引起下痢的疾病。雖是急性腸炎，不過也常會併發胃炎。

症狀　突然劇烈腹痛（尤其肚臍周圍和下腹部）、下痢、噁心、嘔吐等，有時還會出現發燒、血便等症狀。除了受到細菌感染的因素外，大部分只要兩三天症狀便能舒緩下來。但若是食物中毒（細菌性腸炎P262）的話，症狀會比較劇烈。如果延誤治療，或症狀持續時間過久，會讓患者感覺非常痛苦。

原因　大多由於細菌感染，還有其他如病毒（因爲夏季感冒所引起）、黴菌、原蟲和寄生蟲感染等因素，必須採檢體才能診斷。

治療　若是症狀還算輕微的話，在家做些適當的醫護處理即可；如果症狀十分嚴重，而且始終未見好轉，甚至出現發燒症狀時，就必須立即到醫院接受診療。

良心建議　暫時一兩餐不要進食，讓症狀稍微舒緩而且有點空腹感之後，再開始吃些像是粥類等比較好消化的食物，並持續到恢復一般飲食爲止。

嬰幼兒和高齡者，一旦嘔吐和下痢，便容易失去水分和電解質而呈脫水狀態，需注意水分的補充。避免飲用牛乳、果汁和碳酸飲料，慢慢地喝些像是清湯、運動飲料等，可補充電解質的飲料。

如果身體缺乏水分，嘴唇和皮膚會變得很乾燥，而且舌頭也會不夠濕滑，這些都可能是脫水的徵兆，應盡速送醫治療。

缺血性腸炎

是什麼樣的疾病？　所謂「缺血性腸炎」，就是流經小腸與大腸血管堵塞（並非完全閉塞），而引發痙攣造成腸黏膜病變的疾病。此症狀大多發生於乙狀結腸與下形結腸處，隨著年歲漸長，就會出現動脈硬化，造成血液流通不良。

●**非感染性腸炎**　除了過敏性、缺血性等因素之外，暴飲暴食、睡眠時受涼、服用抗生素等，也會引發腸炎。
●**腸炎**　相較於急性，也有慢性腸炎；另外還有潰瘍性大腸炎、肉芽腫性腸炎、腸結核等。

症狀　突然出現下腹部疼痛，而且會誘發混有血的下痢和排便困難（明明有便意，卻只排出一點點糞便）。

治療　必須住院並暫時停止進食，以營養劑點滴等方式補充養分，一般約兩三天症狀就能舒緩。若腸道過於狹窄，就需進行手術切除病灶。

良心建議　必須和大腸癌清楚區別免得耽誤病情。中高年以上的患者，可住院檢查是否罹患大腸癌。

腸阻塞

是什麼樣的疾病？　「腸阻塞」，是指腸內東西停止流動的疾病。如果不及早治療的話，這些東西就會被吐出來，身體呈脫水狀態，細菌會在這些東西裡繁殖而引起中毒，而且腸道也會因爲閉塞而造成組織壞死，有可能危及生命。

症狀　會出現劇烈腹痛、噁心、嘔吐、腹鳴（肚子咕嚕咕嚕作響）等症狀，也會造成無法排便與放屁，導致腹部腫脹。由於身體呈脫水狀態，會出現皮膚乾燥、發燒、頻脈和意識不清等，全身急遽衰弱。

原因　可分爲腸子因爲痲痺而停止蠕動所引起的「功能性腸阻塞」，還有因爲腸內腔阻塞而引起的「機械性腸阻塞」，大部分是在腹部手術後，因爲腸子沾粘所造成的，所以術後幾年最容易發作。

一般在手術之後，多少會出現沾粘（腸沾粘）情形，大部分情況都不需要太擔心，因爲並不是傷口沾粘，就一定會引起腸阻塞。

治療　依原因和症狀不同，治療方法也不一樣，主要是以注射點滴改善脫水狀況，由鼻子插管，經由胃和腸將堆積在裡頭的東西抽出。視患者狀況而定，有時也必須施以手術進行治療。

良心建議　避免疲勞、暴飲暴食、肥胖等容易發作的導火線，維持排便通暢也很重要，不可忽視。

腸憩室（大腸憩室）

是什麼樣的疾病？　所謂「腸憩室」（大腸憩室），就是大腸內側黏膜貫穿大腸壁外露，其中呈袋狀的東西就稱爲憩室。這種情形在腸組織各處均可見，最常發生於乙狀結腸。

症狀　因爲沒什麼明顯症狀，大部分都是大腸X光檢查時偶然發現的。

憩室發炎會引起腹痛、畏寒、發燒等症狀。只要一按壓痛處，就會出現僵硬疼痛感，當患者出現高燒（超過三十七．五℃）症狀時，就應立即送醫治療，免得症狀嚴重到引起腹膜炎，若是造成膀胱與陰道瘻管，或腸穿孔時，就需進行手術。

原因　長期缺乏食物纖維，而引起大腸內壓力增加，因此造成憩室。

治療　如果是輕微的症狀，可利用飲食及藥物來治療腹痛、絞痛，以及排便習慣的改變。

●**血管阻塞**　上腸繫膜動脈內腔阻塞，造成流往腸內的血液阻塞，稱爲「腸繫膜動脈閉塞症」，會引起劇烈腹痛，如果不早點動手術讓血液流通，恐怕會危及生命；最常發生在心臟病和高齡患者身上。

平時要攝取纖維含量高的食物，讓排便保持暢通。如果是急性發作的話，就必須停止進食，施打抗生素點滴治療。

食物中毒（細菌性腸炎）

是什麼樣的疾病？　食物中毒（細菌性腸炎）為急性腸炎的一種。

分為食物中繁殖的細菌進入體內擴張繁殖後，直接影響胃腸的類型「感染沙門氏桿菌等感染型」；以及食物中繁殖的細菌產生毒素，影響胃腸的類型「金色葡萄球菌等毒素型」。由於大量吃進繁殖的細菌和毒素，引發食物中毒（細菌性腸炎）。

雖然人與人之間不會直接傳染，但若是屬於病原大腸菌（感染型）的「出血性大腸菌」（O157）即使菌量極少，也還是具有傳染力。

症狀　感染型的潛伏期從十二小時到兩三天，主要症狀為三十八℃以上高燒、腹痛、嘔吐和下痢（有時還會出現血便）等。

毒素型的潛伏期則為數小時到一天，發病時間較短，主要症狀大致與感染型相同，但不會發燒。

治療　雖然只要在家簡單護理就會自然痊癒，但若是症狀一下子就發作的毒素型，只要病況轉趨嚴重就需立刻送醫。然而，就算是感染型，當出現下痢等比較嚴重的症狀時，也需盡快就醫，因為會併發強烈倦怠感、血便等症狀的腸道出血性大腸炎，而且會危及生命，必須緊急送醫治療。醫師會進行補充水分，預防患者脫水，還有使用抗生素藥劑等治療工作。

良心建議　最重要的就是保持身心安靜，而且隨時要補充水分以預防脫水。雖然必須盡速將毒素排出體外，但是千萬不能隨便自行判斷去服用止瀉藥或是止吐藥，以免加重病情。

食物中毒的類別及治療方法

病原體	感染源・誘因食品等	主要症狀	治療之道
沙門氏桿菌Salmonella（感染型）	雞蛋、鵪鶉蛋、肉類，以及狗和貓等寵物。	潛伏期：十二～七十二小時 症狀：噁心、嘔吐、下痢、發燒（以高燒情形為多）	經過妥善治療，症狀就會緩和下來，若引發敗血症（P446）伴隨血便等嚴重症狀，需緊急送醫。
腸炎Biblio菌（感染型）	生食魚、貝、海鮮類。	潛伏期：十～二十四小時 症狀：噁心、嘔吐、腹痛、下痢（稀稀的血便）、發燒（38℃前後）	以舒緩嘔吐、下痢等症狀為基本治療方法。

●**病毒性食物中毒**　除了細菌性外，還有小型球型病毒，由於生食牡蠣、蚌類的海鮮食物而引起食物中毒；通常發病後約三天症狀就會舒緩，多發生於冬季。

彎曲桿菌（感染型）	雞肉、牛肉、豬肉、狗和貓等寵物。	潛伏期：二～三天 症狀：頭痛、不舒服感、發燒、嘔吐腹痛、下痢（血便居多）	以舒緩嘔吐、下痢等症狀為基本治療方法。
病原性大腸菌（感染型）	依大腸菌種類不同，特徵也不同（例如熱帶地區的水污染、肉類、地下水和便當等）。	潛伏期：五～十二天 症狀：噁心、嘔吐、下痢（會拉出黏血便）、腹痛、發燒	就算一開始症狀輕微，但若是出血性大腸菌，就容易併發溶血性尿毒症症候群，若是病況惡化應盡速送醫。
金色葡萄球菌（毒素型）	廚師手上有傷口，滋生很多金色葡萄球菌，當其碰觸到食物（飯糰、壽司和沙拉等），再送入他人口中的傳染方式。毒素本身就算遇熱也不會死。	潛伏期：兩小時後 症狀：噁心、嘔吐腹痛、下痢、暫時性發燒	以舒緩嘔吐、下痢等症狀為基本治療方法。因為金色葡萄球菌存於口中，因此調理食物時，要注意別讓唾液飛散到食物上。此外金色葡萄球菌毒素耐熱，就算烹煮過也不見得安全。因此食物最好早點吃完，不要放太久。
肉毒桿菌Botulinum（毒素型）	火腿、香腸等加工品（呈密封狀態的食物）、蜂蜜。	潛伏期：二～四小時 症狀：嘔吐、暈眩、頭痛、視力減弱、舌頭乾燥、呼吸困難、肌肉麻痺	一旦染病也會有致命危險。因此發作就需盡快送醫。由於蜂蜜中的肉毒桿菌容易在腸內繁殖，因此不要餵食一歲以下嬰幼兒蜂蜜。
Welchii菌（混合型）	魚貝類和其加工品，以及肉類加工品等，調理後放置一段時間（例如便當或自助餐等），食物中容易滋長此菌。	潛伏期：八～二十小時 症狀：腹痛、下痢（也會發生血便）	以舒緩下痢症狀為基本治療方法。約一～二天就可自然痊癒。因為Welchii菌十分抗熱，食物就算經過加熱調理，也要放入冰箱保存。
仙人掌桿菌Cereus（毒素型）	調理之後，放置一段時間的米飯、焗飯、麵類、肉類以及湯品。	潛伏期：嘔吐型一～五小時、下痢型八～十六小時 症狀：嘔吐或是下痢	以舒緩下痢症狀為基本治療方法。約一～二天就可自然痊癒。因為仙人掌桿菌Cereus十分抗熱，食物就算經過加熱調理，也要放入冰箱保存。

●溶血性尿毒症症候群　主要是由於產生細菌的Vero毒素會破壞血液中的紅血球，引起溶血性貧血和血小板減少，甚至腎功能障礙等；也有可能出現排尿困難、浮腫、痙攣、意識不清等症狀。

闌尾炎（盲腸炎）

是什麼樣的疾病？ 盲腸位於右下腹部，前端有個數公分呈繩狀下垂的「闌尾」，闌尾若受到細菌感染便會化膿，即「闌尾炎」。

症狀 初期會出現心窩刺痛，以及噁心、嘔吐等症狀，接著是下腹部，尤其還會轉移到右下腹部，並持續有刺痛感，一般還會引起排便困難和高燒等症狀。

依症狀出現快慢，分爲兒童闌尾炎、妊娠中闌尾炎，以及沒有腹痛和發燒等明顯症狀，因此常被忽略的老年人闌尾炎（需特別注意）。

原因 通常在暴飲暴食後，最容易引發闌尾炎。但至於爲什麼會發炎，目前則還不是很清楚。

檢查 只要按壓腹部，就大概可判斷出來，但爲了精確得知發炎狀況，還需檢查血液中的白血球值。

治療 原則上必須切除闌尾。一旦延遲治療導致發炎組織潰爛，就會造成闌尾破裂，容易引起急性腹膜炎（P268），嚴重時可能會危及生命。

良心建議 手術約一兩小時便可結束，約一周就可出院。

女性多少都會擔心開刀疤痕會影響美觀的問題，近年來有許多針對傷口美容的醫學研究，對美化術後傷口有很大的效果。

闌尾炎症狀與婦科疾病難以區別的地方

闌尾炎的初期症狀爲心窩痛，還會伴隨噁心與嘔吐等症狀，因此與胃及十二指腸的疾病症狀極爲相似，不易區分，疼痛點會漸漸移至下腹部。

但是女性出現下腹部疼痛的話，也有可能是子宮外孕所引起的輸卵管破裂或是卵巢腫瘤等婦科方面的疾病。因此，如果懷疑是闌尾炎的話，首先要判定是看內科還是外科；若實在很難判斷的話，那麼看婦產科也行。

自然毒素導致的食物中毒

由於自然毒素中毒比較容易惡化，因此要注意分辨食材，若是發現症狀要及早送醫治療：

●**毒菇中毒** 最短十五～六十分鐘，長則約半天到數天後，會出現劇烈下痢嘔吐和腹痛等症狀。

●**毒草中毒** 例如誤將水仙當成蒜頭，或是將烏頭當做二輪草食用等。誤食水仙會出現嘔吐症狀，而烏頭所含的烏頭鹼（Aconitine）則會出現嘔吐、運動障礙和呼吸麻痺等症狀。

●**馬鈴薯中毒** 馬鈴薯發芽部分有毒，會出現腹痛和暈眩等症狀。除去發芽部分再煮熟的話，就可安心食用。

●**河豚中毒** 河豚的卵巢與肝臟含有劇毒，誤食後約三十分鐘至數小時，唇和舌頭、指尖就會麻痺，身體也會出現麻痺症狀。

●**貝中毒** 扇貝等貝類吃了有毒的浮游生物之後，也會含有毒素，會引起類似河豚毒一樣的神經麻痺毒症狀。

●**懷孕時的闌尾炎** 懷孕時若是患了闌尾炎，也有進行手術的可能。但是如果延遲診斷，手術進行就會相當困難，初期還會導致流產。一旦出現劇烈腹痛和噁心等症狀時，千萬不要忍耐，應盡速前往婦產科檢查。

肉芽腫性腸炎

是什麼樣的疾病？ 食道、胃、腸壁黏膜等引發慢性發炎、潰瘍等疾病，尤其從迴腸（小腸末端）到結腸部分最容易發生，一直到黏膜外側的漿膜，覆蓋著整個腸壁。發炎和潰瘍部分開了管狀的洞，和周圍臟器相連。

會波及病灶之外的其他部位，是肉芽腫性腸炎的特徵，必須盡快接受治療。

症狀 一天四～五次持續性下痢、腹痛、發燒和貧血等症狀，還會出現體重減輕等全身營養障礙。也會排出血便、引起痔瘻（P278）和直腸潰瘍，也會有排便痛等症狀。

治療 發作之後要盡量攝取容易消化的食物，並以副腎皮脂賀爾蒙等藥物治療。症狀惡化時就必須住院，並暫時停止進食，以注射點滴方式補給營養。如果內科也無法治療腸管破洞的話，就必須動手術切除病灶部分的腸。近年來使用抗Cytokine療法有顯著的成效。

良心建議 肉芽腫性腸炎就算治癒，再復發的可能性還是很大，因此必須耐心接受治療並定期檢查。

大腸息肉

是什麼樣的疾病？ 大腸內腔黏膜長出突起物，黏膜細胞一旦增殖就會變成腫瘤型腺瘤，當然也會長出其他種類的突起物。部分腺瘤型會惡化成癌，長出無數息肉，尤其家族有「家族性息肉症」的話，有極高機率會轉變成癌症。

症狀 雖然會有肛門出血的情形，但大部分沒有什麼明顯症狀，都是經由健康檢查才偶然發現。

檢查 進行大腸X光檢查、內視鏡檢查，若是懷疑已經腺瘤化的話，可以用內視鏡採取組織，進行組織病理切片檢查。

治療 雖然也有未進行任何治療自然痊癒的例子，但若爲腺瘤的話，因爲有可能惡化成癌，可採內視鏡予以切除。就算發現息肉癌化，只要將其摘除，療程便結束了。但是治療後也需定期接受大腸檢查，若爲家族性息肉症的話，則要考慮切除部分大腸。

各種血便狀態

糞便表面有血跡，或是糞便中混有血就稱為「血便」，大多為直腸或是肛門出血。

而當整條糞便混著血時，就要懷疑是小腸還是大腸出血。因為消化液和大腸菌的關係，糞便會呈暗紅色。

除了血便之外，還有糞便呈黑色的「黑便」（瀝青便），大多是胃和十二指腸出血的徵兆。

●抗細胞激素（Cytokine）療法 炎症和潰瘍都是免疫反應所引起的，也就是爲了抑制「細胞激素」，而抑制全體免疫反應的一種治療方法。

潰瘍性大腸炎

是什麼樣的疾病？　所謂「潰瘍性大腸炎」，就是大腸黏膜引起慢性發炎，黏膜出現潰爛、潰瘍的疾病。

一般是直腸先發炎，然後蔓延至結腸，有時也會擴散至整個大腸。患者以年輕人居多，也有與免疫異常有關的說法，不過正確原因並不清楚。

症狀　會排出混著黏液與血液的糞便，也會出現下痢和便秘（明明頗有便意，但卻只排出一點點糞便）、腹痛等明顯症狀。

隨著症狀發展越來越嚴重，患者會一天數次排出黏血便，還會引發微熱、頻脈、食慾不振與全身倦怠等症狀，有時也會發作口內炎、關節炎和慢性皮膚炎等。

就算症狀一度好轉，但常常隨即又惡化起來，甚至一再復發，始終無法根治，也有因爲精神壓力導致症狀惡化的例子。由於是相當難治癒的疾病，應耐心配合消化科醫師治療。

檢查　除了內視鏡檢查之外，還會採檢體已確認是否罹患赤痢、腸結核（次項）等，或是其他疾病。

治療　症狀發作時，可吃些粥、湯、魚等，口感比較軟的食物；不過症狀嚴重時就必須住院，注射靜脈點滴補充營養。

進行飲食療法的同時，也要施以藥物療法。症狀嚴重時可進行切除全結腸或是全大腸手術。但時至今日大多是服用抑制免疫藥、類固醇等藥物療法，以及消除白血球療法進行治療，因此手術的病例已逐漸減少，不過人工肛門（腸造口）的手術倒是常見的治療方式。

良心建議　也有因爲懷孕和生產而導致病況惡化的例子，因此懷孕和生產時，一定要向主治醫師仔細諮詢。

腸結核

是什麼樣的疾病？　分爲併發肺結核（P205）的「繼發性腸結核」，與不會併發肺結核的「原發性腸結核」等兩種。

症狀　病況還算輕微時，可能不會出現任何症狀，或出現腹痛、下痢、全身倦怠等情形，有時還會有既排不出便也放不出屁，腹部有膨脹感等狀況。

治療　可使用抗結核藥。

良心建議　只要營養失衡就容易發病，尤其是罹患結核病的患者，更需留心飲食方面的問題。

兒童容易罹患的腸道疾病

●腸套疊

患者多為出生後六個月到兩歲左右的嬰幼兒。由於部分腸子陷入腸中，所以

鼠蹊部疝氣（脫腸）

是什麼樣的疾病？　所謂「鼠蹊部疝氣」（脫腸），就是腸等腹腔臟器部分侵入鼠蹊部的疾病。大多爲先天因素，高齡者也容易罹患。

症狀　若是嬰幼兒常常莫名其妙的哭叫，可能是想讓母親發現腹股溝處長出軟軟的突起物。一般來說，只要腸不露出的話，幾乎不會有什麼症狀，一旦露出就會出現局部不適感與鈍痛感。

治療　幾乎無法自然痊癒，只能動手術進行治療。

給病患與家屬的建議　雖然症狀輕微時可用手將腸子塞回腹部，但若是塞不回去或沒塞好，會引起腸閉塞（P261）而危及生命，稱爲「崁閉型疝氣」。患有疝氣的孩子會突然像著火似地邊哭邊吐，如果懷疑孩子罹患此疾，應立即到醫院檢查。

腹壁疝氣

是什麼樣的疾病？　剖腹手術時，要先縫合肌肉再縫合皮膚，一旦肌肉沒有充分運動，肌力和組織就會變弱，產生腹壓導致皮下脫腸，此種狀況就稱爲「腹壁疝氣」。

症狀　剖腹手術後的傷口會膨脹，用手一壓腸子就會縮回腹腔內，腫脹也會跟著消失；雖然有時會覺得腹痛，但一般並沒有什麼明顯症狀。

如果腸子沒辦法縮回去的話，就會引發崁閉型疝氣，伴隨劇烈疼痛等症狀，一旦輕忽不管就有可能引起腸組織壞死，危及生命。

治療　無法自行痊癒，需手術治療。

良心建議　腹壁疝氣好發於肥胖女性，因此務必控制體重。

如果進行剖腹和闌尾炎手術後的傷口有異狀，或是下腹部傷口腫起時，必須盡快就醫檢查。

延誤治療就會破壞腸道組織，危及生命。發作時會引起劇烈疼痛，因此還不會說話的嬰兒會突然又哭又叫，隨著疼痛舒緩又安靜下來，反覆出現類似的徵兆是其特徵，有時還會排出血便。

●嬰幼兒嘔吐下痢症（白色下痢便）

感染病毒所引起的急性腸胃炎。患者會突然變得沒精神，並伴隨嘔吐與下痢等症狀，或是拉稀便，糞便呈白色或是灰色，必須多補充水分以防脫水。如果攝取充分的水和牛奶，就毋需擔心；若覺得嬰幼兒精神不濟，應前往小兒科診察，注射點滴補充養分。

●周期性嘔吐症（丙酮血性嘔吐症）

患者多為兩歲到十歲左右的幼兒，與心理因素有關，是一種會反覆出現嘔吐症狀的疾病，特徵為會吐出像腐爛蘋果般的嘔吐物。

●乳糖不耐症下痢

由於缺乏能夠分解牛奶等，含有乳糖食物的消化酵素，因此無法吸收乳製品，甚至引起下痢、嘔吐等症狀，可以飲食療法幫助改善。

腹膜的疾病

急性腹膜炎

是什麼樣的疾病？ 所謂「急性腹膜炎」，就是包覆胃、腸、肝臟等腹部臟器的腹膜發炎所引發的疾病。當發炎狀況擴及整個腹腔時，就有可能危及生命。例如急性闌尾炎（P264）等，若因原本就已罹患的疾病出現發炎症狀，而且擴及腹膜的話，就會引起消化性潰瘍（P252）等；若是因爲原本就已罹患的疾病嚴重到出現穿孔（有空洞的狀態），而導致消化管內東西外露至腹腔等情形，也可能引起急性腹膜炎。

腹膜的組織（腹腔的斷層圖）

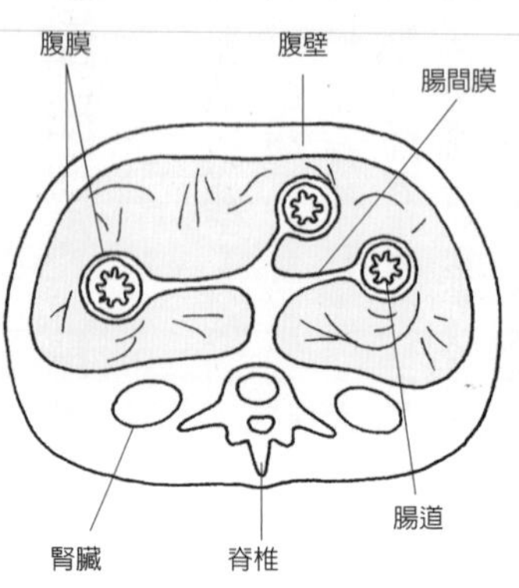

症狀 因爲舊疾所引發的腹膜炎，漸漸出現症狀。只要引起穿孔，短短一天內就會出現劇烈腹痛、口渴、渾身顫抖、高燒等症狀，高齡者或是體質比較弱的人，還可能出現輕微發燒，有時也會有噁心、嘔吐和皮膚乾燥等症狀。

原因 原本就已罹患的疾病出現發炎情形而擴及至腹膜的情形，像是急性闌尾炎（P264）、急性膽囊炎（P295）、急性胰臟炎（P296）等，也會因爲腸阻塞（P261）而引發腸壞死的情況。女性則會因爲子宮附屬器炎（P91）和子宮內膜炎（P80），或流產等原因而發作。

若因原本就已罹患的疾病而引發穿孔的話，除了消化性潰瘍和消化道癌（尤其是大腸癌）等疾病，或是因爲外傷而導致消化道和臟器破裂，如果動完消化道手術後，縫合狀況不是很好的話，便容易引起腹膜炎，而像是人工流產等手術也是誘發原因之一。一旦消化道穿孔，寄生在裡面的細菌就會感染腹膜，最後導致發炎。

檢查 雖然可經由症狀和腹部觸診來判斷，但最重要的，還是要針對引發病因的疾病進行診斷與檢查。

累積腹水就會成了「青蛙肚」

積在腹腔內的體液稱為「腹水」。除了肚子會膨脹之外，還會出現體重增加、食慾不振、噁心、呼吸困難等症狀，是由肝疾病、腹膜疾病、婦科疾病等各種疾病所引起的。很多人會因為腹部腫脹而求診，如果覺得身體狀況有異，就應該盡快就醫。一旦累積腹水，由於腹水會移動的關係，站立時會覺得下腹部腫脹；仰躺時，則會誤以為是自己變胖的關係，連帶地肚臍窩也變淺，這種情形就是俗稱的「青蛙肚」。

治療　患者必須保持絕對安靜，同時暫時停止進食，可以注射點滴（水分、營養劑等點滴）與抗生素進行治療。

雖然這種療法也有治癒的可能，但多數狀況都很緊急，必須立即進行剖腹手術切除造成病因的臟器，修補空洞的時候，也要將堆積在腹腔內的膿塊清除乾淨。

回復狀況視原本舊疾與腹膜炎擴散程度而定，每位患者都不一樣。通常消化性潰瘍穿孔的術後情形比較好，而大腸穿孔則會因爲過多細菌漏出，術後狀況並不理想。

良心建議　因爲腹部疾病惡化容易引起腹膜炎，有此舊疾的人一定要遵從醫師指示，耐心接受治療。

坐骨直腸窩膿瘍

是什麼樣的疾病？　女性的直腸與子宮間的凹處，男性的直腸與膀胱間的凹處，位於腹腔最下面位置，稱爲「坐骨直腸窩」。因爲此處堆積膿液而引起的疾病即爲「坐骨直腸窩膿瘍」，有時甚至會併發腹膜炎。

症狀　會出現明明有便意卻總是排不出便（便秘），有尿意卻解不出尿（排尿困難），以及排尿痛等症狀。女性則會出現白帶異常增加、性器官不正常出血等症狀。

治療　必須進行切開直腸，以便清除膿瘍的手術。

良心建議　人工流產和流產後也會引發坐骨直腸窩膿瘍。如果出現類似症狀，或是身體出現異變，就應立即就醫。

其他腹膜方面的疾病

●腹膜間皮瘤

所謂「腹膜間皮瘤」，就是包覆於腹膜中腹壁的一層膜（壁腹膜）所引發的一種良性腫瘤。

初期大多沒什麼明顯症狀，就算有，也只是覺得肚子脹脹的，感覺有點沉重與不適而已，因此有不少患者都是等到開始累積腹水，才驚覺不太對勁前往就醫。

事實上，施以手術直接取出腫瘤的方法十分困難，一般都是採取清除腹腔內的腹水讓腹壓降低，舒緩肚子腫脹的感覺與痛苦等方式，來爲病患治療。

●腹膜假性黏液瘤

「腹膜假性黏液瘤」是腹膜長出如黏液般黏稠腫瘤的疾病，這種物質會慢慢地在腹腔內累積，最後甚至充滿整個腹腔。

初期並沒有什麼明顯症狀，但是隨著腫瘤越來越大，就會逐漸出現肚子腫脹、全身倦怠和食慾不振等情形，大部分患者都是直到發現累積腹水才就醫。

雖然動手術剖腹取出腫瘤是最根本的治療方法，但是由於手術難度高，所以很少醫師會採用此方法。不過因爲是良性腫瘤，因此不用擔心會危及生命。

便秘

不規律的飲食習慣和缺乏運動都是引發便秘的原因

除了以肉類爲主的西式飲食習慣之外，缺乏運動、累積壓力等妨礙健康的不良習性，都是引起便秘的原因。

女性尤其容易發生經常忍著不上廁所，還有不吃早餐、不當減肥而變得過度偏食（或節食），以及月經影響賀爾蒙分泌等因素，使得生活失去規律而導致便秘。

基本上，超過三天以上沒有排便，或是排便量很少，而且覺得肚子裡還有殘便感，出現上述情形就是患了便秘。不過，若是第三天就順利排便的話，就不算是便秘。

依性質可將便秘分爲幾種類型（請見下表），大部分的便秘其實與疾病無關，可藉由改善飲食和運動等方式，就能得到解消。

連續便秘就會出現失眠、焦躁、痔瘡、皮膚乾燥、肩膀痠痛和頭痛等各種惱人症狀。除了改善飲食習慣和規律運動之外，還要養成想上廁所的時候立刻就去，不要強忍下來，以及避免累積壓力等，多注意起居作息，養成規律的生活習慣，才能有效改善便秘。

便秘的類型

急性便秘	暫時/功能性便秘		由於飲食習慣和生活改變等因素所引起，只要改善原因就能治癒。
急性便秘	器質性便秘		腸捻轉、腸閉塞、大腸癌、大腸息肉等，由於腸疾病等原因所引起。
慢性便秘	器質性便秘		由於大腸息肉等原因，造成糞便無法順利通過排出。不只是大腸，其他如胰臟、肝臟，以及子宮等疾病，也是引起便秘的病因。
慢性便秘	功能性便秘（由於腸功能降低所引起，大部分為便秘所苦的人，都是屬於這一類型。）	直腸性便秘	就算糞便已經下到直腸，但還是無法順利排便，也稱為「習慣性便秘」。以年輕患者居多。
慢性便秘	功能性便秘	痙攣性便秘	由於精神壓力的原因，腸的蠕動運動過快所引起的。另外，若是反覆便秘與下痢，也會引起「過敏性腸症候群」。
慢性便秘	功能性便秘	鬆弛性便秘	由於緊張使得結腸過於鬆弛，腸的蠕動運動於是變得十分微弱，導致無法充分排便。以高齡患者居多。

消除便秘的方法

有便意就要去上廁所

明明很想上廁所，卻一直忍耐著，這樣會造成腸功能運作變差，以致於感覺不到任何便意。最常發生在早上太匆忙來不及上洗手間的人身上。

若是有便意就要去上廁所，千萬不要忍耐，一定要養成排便的習慣。

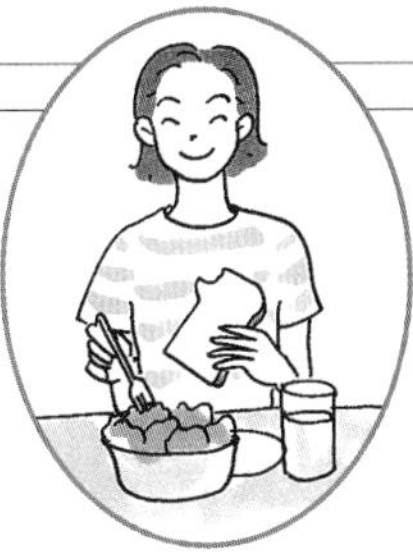

規律的飲食生活

由於早餐會刺激胃與大腸，引發腸的蠕動運動，讓堆積在腸內的東西能順利排泄出來。因此養成吃早餐的習慣，也是消除便秘的好方法。

習慣不吃早餐是引起便秘的元凶！如果真的沒什麼胃口，吃些水果和湯品也可以。

攝取充足水分及適量的油質

攝取充足水分，可以保持排便通暢。尤其是早上起床後先喝一杯水，可刺激腸道幫助排便。

至於油的作用，則是成為腸道的潤滑劑，幫助排便順利。尤以橄欖油最有效，不妨在料裡中加點適量的油。

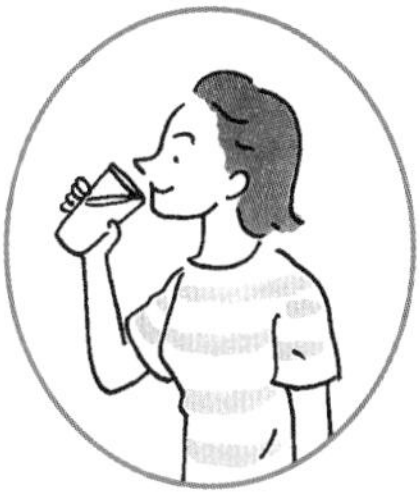

多吃富含纖維質的食物

纖維質可以幫助攝取水分軟化糞便，增加排便量並刺激腸胃有助排便。蔬菜、菇茸類、水果、芋類、豆類和海藻類等均富含食物纖維。

此外，還可食用優酪乳、優格等富含乳酸菌的食物，來改善排便，避免便秘。

養成以輕食為主的飲食習慣

幾乎所有的超商便當和速食等外食，都嚴重缺乏食物纖維。因此養成以輕食為主的飲食習慣比較好。

此外，由於減肥等因素導致食量減少，放屁量也相對減少，導致腸蠕動運動無法充分發揮，因此一定要攝取足夠飲食量。

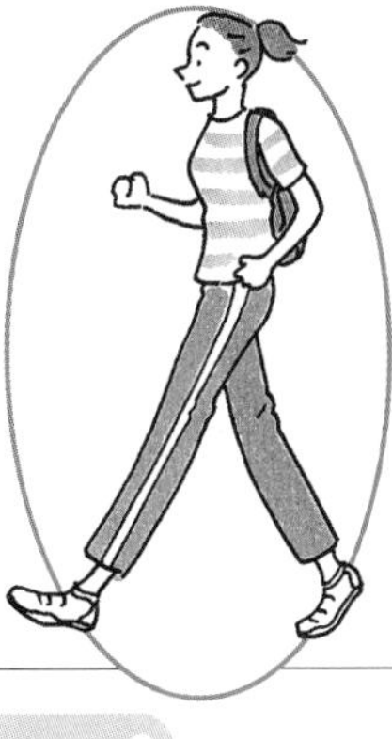

適度運動與按摩

腹肌運動能促進腹部血液循環，提升胃腸功能並有助排便順利。此外，也可從事健走和游泳等全身運動，外出和通勤時，腳步走快一點也很不錯。

以肚臍為中心，用手掌在肚皮上畫圓按摩等方式，也很有效。

要從改善飲食與生活習慣著手 不可經常使用瀉藥

市售各種瀉藥的強度、習慣性與副作用各有不同，使用時一定要向醫師或是藥劑師諮詢。

注意，用藥成癮會使腸功能降低，最後甚至造成不吃藥就無法自行排便，因此一定要養成謹慎用藥的觀念；其實，改善飲食與生活習慣，才是最好的方法。

便秘引起的疾病

若是因為便秘所導致的頭痛等種種不適症狀，也會隨著便秘消除而痊癒。

但若是過敏性腸症候群（P258），明明腸道沒有什麼異常，卻引發便秘和下痢等，持續排便異常的狀況。這類痙攣性便秘的患者以年輕女性居多，占便秘類型九成以上。

其他像是大腸癌、大腸息肉、子宮肌瘤等疾病的患者，也會出現便秘症狀。

直腸・肛門的疾病

直腸與肛門隔著齒狀線相連著

直腸是由嘴部開始的消化系統最尾端的部分，一直延伸到糞便出口的肛門。

原本直腸與肛門在胎兒時期，是由嘴部延伸出來的腸道與臀部皮膚的凹處結合在一起所形成的，而接合處就稱爲「齒狀線」，齒狀線上方爲直腸，下方則爲肛門。

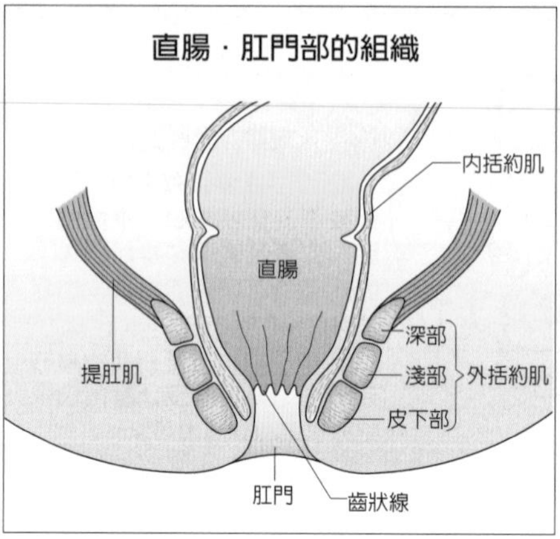

由於直腸和腸一樣都是受自律神經所支配，因此就算直腸發炎，也不會有任何疼痛感。

但是肛門與皮膚爲同一種組織所構成，因此若受傷的話，就會產生劇痛等症狀。

直腸與肛門被兩層括約肌給包圍著，內括約肌是不受自我意識支配的不隨意肌，經常以一定的力量緊縮直腸與肛門；因此晚上睡覺時，雖然會無意識地活動，但肛門還是緊閉著，就是靠此肌肉防止糞便外漏。外括約肌則爲隨意肌，可自主性地緊縮、鬆弛肛門。

直腸末端與肛門有交錯複雜的動脈與靜脈通過，尤其是靜脈的微血管像網子般張開散布著，如果微血管裡的血液循環不良，就會形成鬱血（積血狀態），引發肛門常見疾病——痔瘡。

藉由外括約肌才能忍住便意

食物一進入胃中，大腸（結腸）就會開始反射性地重覆收縮，於是將堆積在結腸的糞便送至直腸，產生便意。

糞便一進入直腸，藉由內括約肌（不隨意肌）作用，尾部的括約肌會自動鬆弛。而相反的，藉由外括約肌（隨意肌）作用，就能忍住便意。

糞便是由食物消化後所排出的渣滓，包括脂肪、無機物、蛋白質，以及死菌細胞壁、膽汁色素、脫落的上皮細胞，還有水分等物質綜合而成。

通常糞便中約含七〇～八〇％的水分，以幫助糞便順利地從肛門排出，因此一旦忍住便意，直腸就會持續吸取糞便的水分，導致糞便變硬，造成排便困難。正常的糞便狀態最好像是牙膏般的軟硬程度，才是不會造成肛門負擔的「優質便」。

到醫院檢查要注意什麼？

若是直腸和肛門出現問題，就要前往大腸直腸肛門科接受診療。

不過，似乎有不少人擔心「到底是採什麼樣的姿勢，讓醫師診察自己的臀部？」，其實只要橫躺，內褲下拉露出臀部的程度而已，不需要下半身脫個精光（請見下圖）。

好不容易鼓起勇氣決定看醫師，但是卻遇到月事來潮，也許會擔心「這樣應該沒辦法診察吧？」

其實不管是月事來、便秘中，或是妊娠中，可以事先告知醫師，看診時就沒有什麼問題了。當然最重要的就是，既然已經下定決心就醫，就不要給自己任何藉口拖延。

肛門疾病看診流程

一開始會先採問診方式，接著再進行診察。醫師首先會用肉眼觀察病患肛門的顏色和形狀等，然後再進行觸診。觸診是將手指塞進肛門內，觸碰患部診察狀況，確認是否有出血等症狀，或是其他疾病（息肉和癌）。由於手指會塗上麻醉藥，所以檢查時幾乎不會有什麼疼痛感；反而是患者過於緊張造成肛門緊閉，這時醫師就得用手指將肛門壁扳開檢查，所以才會覺得痛。

觸診後，會使用肛門鏡的儀器進行檢查。在儀器上塗上麻醉藥，然後再插入肛門，直通到直腸下部來進行診察。

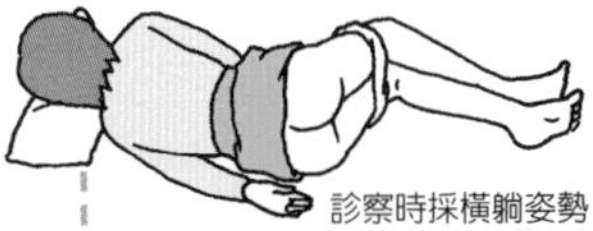

診察時採橫躺姿勢

醫師會詢問的問題

診察時應盡量正確地向醫師表達自己的狀況，以下就是一些症狀的整理，同時還要事先記錄每個症狀是什麼時候開始出現，以提供醫師參考。

【出血程度】

□只是沾到紙的程度　□血滴狀

□大量出血　□鮮豔紅色　□暗紅色

【疼痛程度】

□有點痛　□非常痛

□排便時會痛　□一直都很痛

【形態程度（長出痔瘡時）】

□會自然地縮進去　□用手壓會縮進去

□就一直膨脹著

【發癢程度】

□有點癢　□非常癢

【排便狀況】

- □天□次的程度
- 每次排便約花費□分鐘

【糞便狀況】

□普通　□很軟　□很細

□像兔子大便般一顆一顆的

□像水一般稀　□反覆便秘與下痢

直腸的疾病

直腸炎

是什麼樣的疾病？　所謂的「直腸炎」，就是直腸黏膜發炎的疾病。病況還算輕微時，會出現黏膜浮腫和發紅；一旦病況嚴重，黏膜就會出血，有時還會出現潰瘍、白苔等症狀。

症狀　出現黏液上混著血的黏血便和下痢便，而且頻頻有便意。

原因　大多原因不明，因此也有可能是使用抗生素，或受到細菌感染等所引起的。

檢查　抽取糞便中的細菌，以及部分黏膜進行診察，也可以使用腸內視鏡來診察發炎狀況。

治療　雖然醫師會依不同的原因進行各種治療法，但一般都是以藥物治療爲主，不需要動手術。其中也有自然痊癒的病例。

良心建議　由於過度疲勞和壓力容易導致病況惡化，所以只要察覺發炎，就要讓身心得到充分休息，才是最重要的保健之道。

直腸息肉

是什麼樣的疾病？　直腸壁黏膜的一部分長出像香菇般的東西，稱爲「直腸息肉」。雖然大多屬於良性且不會致癌的息肉，但是也會有將來可能轉變成癌的息肉，或是一部分轉化成癌的息肉等（P437）。

症狀　如果息肉還小的話，其實沒有什麼明顯症狀。一旦息肉變大，就會出現血便和便秘，還有息肉由肛門脫出等症狀。

治療　雖然原則上要切除息肉，不過若爲良性小息肉，就不需要急著切除；如果眞要切除，可利用大腸內視鏡進行切除手術，簡單又無痛。治療時視情況而定，並不一定非得住院，不過就算住院，也只需住個一兩天即可。

良心建議　若是發現直腸部位長出息肉的話，建議每年至少要去醫院做一次定期檢查。

直腸脫出

是什麼樣的疾病？　因爲排便時過於用力等原因，形成腹壓壓迫到肛門，造成直腸脫出肛門的疾病。

原則上分爲腸壁完全脫出的「完全直腸脫出」，以及只是一部分表面脫出的「不完全直腸脫出」。而一般所說的直腸脫出，是指完全直腸脫出。

症狀　排便的時候直腸脫出，用手壓也縮不回去，而且，就算能壓回去也是一下子又脫出。由直腸黏膜流出黏液和血液，有時還會出現大便失禁等症狀。

原因　孩童和年輕人也會罹患此疾，

但患者還是以排便時習慣腹壓使力的高齡者居多。此外，由於骨盆支撐著肛門括約肌和直腸，所以組織老化等因素也會造成鬆弛。

治療　大部分的孩童會隨著成長不藥而癒，除了訓練避免便秘，排便時不要太用力之外，並不需要接受特別治療。高齡者方面，有可能是因爲肛門括約肌鬆弛，引發括約肌閉鎖不全症，必須施以手術治療。

直腸與肛門症狀十分相似

直腸與肛門以齒狀線為界相臨，兩條均為糞便必經之處。因此直腸方面疾病與肛門方面疾病（痔瘡）的症狀十分相似，千萬別弄錯。

例如肛門出血、大便表面以及便後用衛生紙一擦會有血等，都是痔瘡的典型症狀，但是，這些症狀在直腸癌與直腸息肉等疾病也都會出現。

所以如果以為出血就是痔瘡的話，往往隔一段時間檢查，才發現是更嚴重的疾病，因此平常若是出現異狀，就應盡快安排檢查以確認原因。

直腸膨出

是什麼樣的疾病？　「直腸膨出」也稱爲「直腸陰道壁鬆弛症」。由於直腸近肛門的腸壁鬆弛，排便時只要一用力就會向陰道側突出。患者以女性居多，致病原因不明，尤以五十多歲的女性最容易罹患此疾。

症狀　明明有便意卻老是排不出便，此外，由於向陰道側突出的直腸裡堆積著糞便，因此有「殘便感」是主要症狀。

檢查　以手指伸入直腸進行觸診，或經由X光檢查，確認直腸前端是否有突出等異狀。

治療　可使用整腸藥、舒緩藥等整腸通便方式治療。如果還是無法改善的話，就必須進行手術。

直腸陰道瘻

是什麼樣的疾病？　「直腸陰道瘻」是直腸與陰道間有空洞（瘻管），也就是直腸與陰道之間的連結處出了問題。瘻管靠近陰道入口稱爲「低位直腸陰道瘻管」，位於陰道深處的話，則稱爲「高位直腸陰道瘻管」。

症狀　雖然依瘻管大小不同，症狀也不一樣，不過主要會出現由陰道排便和放屁等不正常現象。

原因　通常是因爲生產時切開會陰和伴隨外傷之後，而引發低位直腸陰道瘻管；高位直腸陰道瘻管則多爲生產當時的損傷所致，或是使用鉗子分娩術也會引發此疾。

治療　必須進行手術治療。

良心建議　除了手術之外沒有其他治療方法。因爲下痢便可輕易穿過瘻管，將導致症狀更惡化，所以預防下痢也是很重要的。

肛門的疾病

裂肛（裂痔）

是什麼樣的疾病？　所謂「裂肛」（裂痔），就是肛門黏膜呈裂開狀，患者以年輕女性居多，會因為裂肛而導致便秘。其三大主要症狀為疼痛、出血、便秘和肛門周圍搔癢。

肛門皮膚之所以會受損破裂，往往是因為糞便乾硬所造成。起初傷口淺而小，因為肛門的皮膚癒合力強，所以大多可自行癒合。但若是經常糞便乾硬，一再反覆發作和感染之下，終致形成潰瘍，而成為慢性肛裂。

此外，因為患者年輕，所以緊縮肛門的臀部肌肉、肛門括約肌的肌力較強，因此肛門黏膜也會比較緊縮，當硬便通過時，就容易裂開。

症狀　由於形成裂肛的部分具有痛感神經，因此排便時，會感到劇烈疼痛。疼痛發作之後，內括約肌就會反射性地引發痙攣，然後痙攣作用會不斷刺激裂開部位，因此排便後還是會隱隱作痛。

患者會有出血情形，用衛生紙擦拭臀部時，會發現紙上沾著血，糞便還混有血絲等。

原因　便秘的硬便通過會傷害肛門。糞便中的香辛料等未消化物，也會傷害肛門，而劇烈下痢也會對肛門造成一定程度的負擔與損傷。

治療　若症狀輕微，則可自然痊癒。市售止痛、止血的栓劑和軟膏等痔瘡藥也可有效抑制症狀。前往醫院就醫的話，也是開立栓劑和軟膏等處方塗抹患部，還會搭配服用能消除便秘的藥劑。總之，注意均衡飲食預防便秘才是根本之道。

良心建議　試著改善飲食習慣消除便秘，若是服用市售成藥一兩周還是沒效的話，就應盡快就醫。也可能是裂肛惡化、其他肛門疾病或是腸方面出了問題也說不一定。

裂痔的後遺症

裂痔若是置之不理，就會導致慢性化而引發潰瘍、肛門變窄，變成只有細便才能通過（肛門狹窄），這時就必需施以手術擴張肛門。此外，肛門也會長出一些皮膚異物，如肛門口附近長出「大顆疣」，肛門深處也會長出「肛門息肉」；雖不致於有什麼傷害，但是隨著異物變大，身體就會感覺不適，就必須以手術切除。

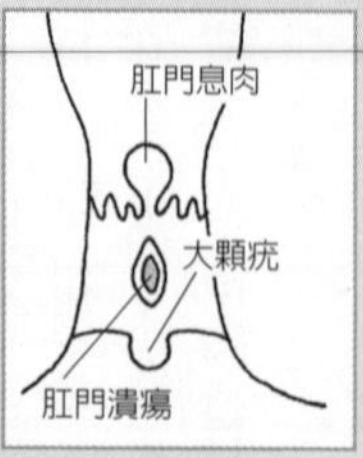

痔核（疣痔）

是什麼樣的疾病？　肛門周圍散布著呈網狀的細靜脈（靜脈叢），這個靜脈叢和肛門周圍黏膜、結合組織等，一起膨脹變大。

長在齒狀線內側、直腸側的稱爲「內痔核」，長在齒狀線外側的稱爲「外痔核」。

症狀 所謂「內痔核」，就是疣一旦變大，排便時糞便就會和疣摩擦引發出血，慢慢地疣會漸漸向肛門外脫出，並不會疼痛，排完便又會自然縮回。

隨著症狀越來越嚴重，就算用手指壓也縮不回去；而且就算只是提重物，疣也會脫出。漸漸地，疣就會一直露出肛門外，黏液還會沾髒內褲，引發搔癢等症狀。

若是出現由血栓（積血硬塊）所形成的「崁閉型痔核」（請見左圖）就會出現疼痛感。

此外，如果是外痔核的話，一般很少是由於疾病所引起的。例如血栓性外痔核（請見左圖），會出現紅腫和劇烈疼痛感，有時排便過於用力，或是飲酒過量等，都會突然引發此疾。

原因 便秘時，因爲強迫要將硬便排出而用力過猛，此舉會對肛門造成極大負擔，於是集中在肛門附近的靜脈鬱血症狀就變得更嚴重，若是這樣的情形一再重覆發生，疣就會越長越大。

女性在懷孕時，子宮因爲受到壓迫所以容易引起便秘，也容易形成肛門鬱血，長出痔核。

還有生產時拚命使力，有時也會因此形成痔核。

治療 使用栓劑和軟膏等藥物可抑制症狀，同時也要改善飲食習慣。若脫出的疣無法自然縮回體內，就需施以手術摘除。因血栓性外痔核而引發劇烈疼痛時，就必須開刀清除血栓。

良心建議 可利用沐浴和懷爐溫暖臀部，只要血液循環變好就能舒緩疼痛，早日治癒，而通常泡澡會比淋浴來得更有效果。

由於酒精類飲品和香辛料等會刺激肛門，引發出血與劇烈疼痛，最好忌口。

各種疣痔類型

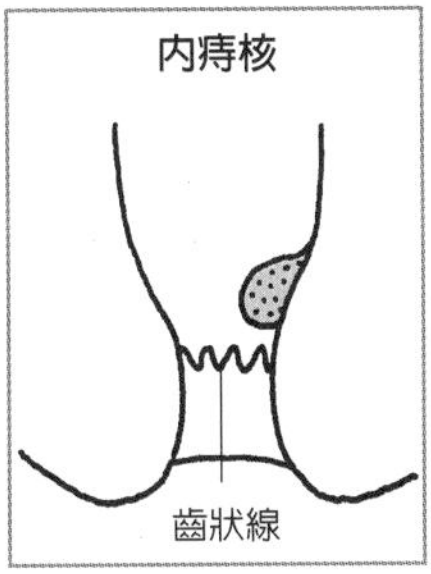

長於齒狀線上方的直腸側。疣一旦變大後，就會造成排便不順，有時還會突然大量出血，而且嚴重的時候，疣還會脫出肛門外。

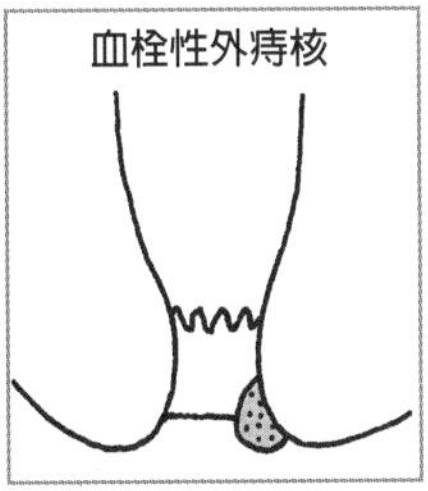

長於齒狀線下方外痔核的一種。由血栓（血塊堆積）所引發的血栓性外痔核會出現紅腫、強烈疼痛感，一旦血栓破裂就會出血。

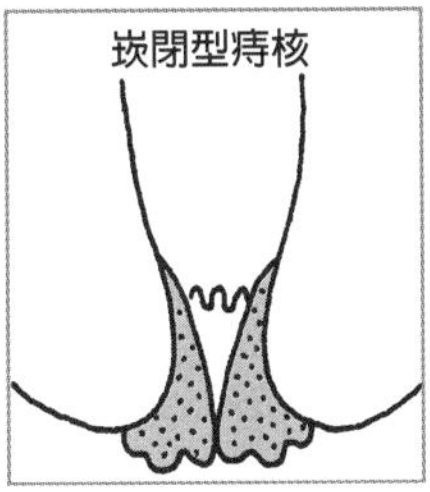

脫出肛門外又縮回的內痔核惡化，造成血栓嚴重堆積而紅腫，形成想縮又縮不回的情況，同時還會引發劇烈疼痛。

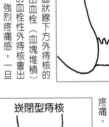

痔瘻（肛門瘻管）

是什麼樣的疾病？「痔瘻」（肛門瘻管）的形成是因爲糞便中的細菌侵入位於直腸與肛門交界處，也就是齒狀線凹洞處，造成肛門周圍發炎而引發的疾病。

隨著發炎面積擴散，患部化膿後就會堆積膿塊，稱爲「肛門周圍膿瘤」，這就是形成痔瘻的前期。

痔瘻形成過程

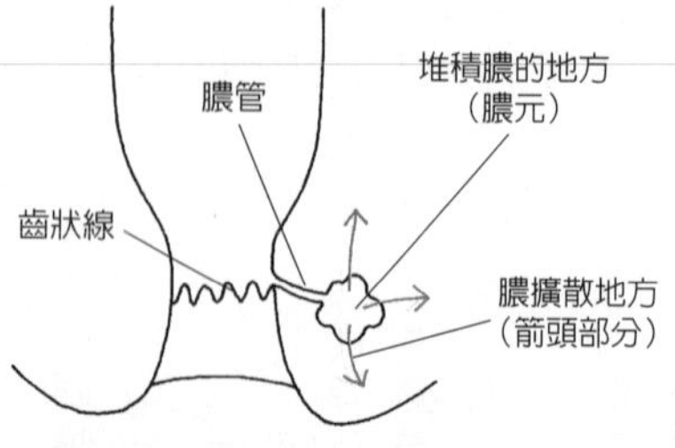

由於細菌感染造成發炎部位擴散，使肛門周圍蓄膿。堆積的膿貫穿了肌肉排至肛門皮膚和直腸內後便形成膿管，也就會形成痔瘻，分為淺而短，或是深而彎曲等各種形態。

接著，堆積的膿塊會穿過臀部肌肉，從近肛門的皮膚和直腸黏膜等處破出。然後形成膿管，此狀況就稱爲痔瘻。一旦長成管狀又會再度細菌感染，形成反覆化膿的情況。

症狀 只要形成肛門周圍膿瘤，就會造成肛門周圍紅腫，就算不排便也會覺得肛門周圍出現刺痛感，而且出現高燒等症狀。若是化膿就會感到劇烈疼痛，如此一再反覆發作之後，於是就形成了痔瘻。

痔瘻發作比肛門周圍膿瘤來得更痛，而且摸起來還會覺得硬硬的。膿液會沾染內褲，肛門周圍也會黏黏的，即是此疾病的特徵。

原因 最大原因就是下痢。拉稀便的時候，細菌就容易侵入齒狀線的凹洞，進而引發感染。

此外，太過於注重衛生的人在排便後會用衛生紙反覆擦拭，久而久之就造成肛門內的腺窩受傷。

治療 如果病況發作到肛門周圍膿瘍這階段的話，必須切開一點肛門周

痔瘡手術

大腸直腸肛門科的治療，通常會使用能夠抑制症狀的藥物，改善便秘和下痢並預防產生痔瘡。

若是嚴重發作，就必須進行手術治療。有經驗的醫師可將術後疼痛，以及復發率降到最低，更不需擔心會出現大便失禁的後遺症。

關於手術方法，依痔瘡種類和症狀不同，方法各異。有局部麻醉、硬膜外麻醉、腰椎麻醉等麻醉法，讓病患在手術過程中完全不覺得痛。手術後疼痛，依手術方式也有所差異，不過一般都會開立止痛藥水、栓劑和軟膏等舒緩疼痛。

手術（包含麻醉時間），最長也只需四十分鐘左右，最短約五~十分鐘就結束。術後必須保持絕對安靜，很多例子是不需住院也能痊癒的。

有些症狀施以藥物就可改善，因此也是有不必動手術就能痊癒的例子。

圍皮膚，或是肛門內黏膜取出膿。

痔瘻是不動手術就無法治癒的疾病。原則上要切開膿管，從膿入口到膿出口徹底清除。

良心建議 避免暴飲暴食引發下痢造成感染，排便後也不要過度擦拭。同時也需控制酒精類飲料。

肛門搔癢症

是什麼樣的疾病？ 肛門周圍發癢的情形，就稱爲「肛門搔癢症」。

原因 並沒有什麼明確的原因，大多都是感覺發癢就用手指搔抓，導致患部惡化，往往就算治好也會一再復發。罹患痔瘡時，分泌物會刺激肛門周圍造成搔癢。此外皮膚念珠菌症（P412）、過敏和糖尿病（P306）、肝臟的疾病也會引起搔癢。

治療 避免搔抓患部、刺激患部，排便後避免用力擦拭，入浴時不要用肥皂拚命搓洗患部，這麼做會傷害皮膚，引起發炎，也會導致發癢症狀更嚴重。除了細心護理之外，如果使用市售止癢藥，但症狀還是無法舒緩的話，就要懷疑是否罹患了肛門周圍疣等疾病，應盡速就醫。

肛門濕疣

是什麼樣的疾病？ 「肛門濕疣」是經由性行爲而感染的性病（P122）。

原因・症狀 由於感染病毒而引起肛門周圍、外陰部、會陰部、陰道和子宮頸等部位出現許多小疣，若是置之不理就會越來越擴散，當無數個小疣聚集，就會形成腫瘤。

經過一到數個月潛伏期後，會開始出現發癢等明顯症狀。

治療 可進行切除疣，或是以雷射燒灼等方式進行治療。

良心建議 由於肛門濕疣會擴散開來造成大麻煩，因此必須盡速就醫。可前往直腸肛門科、泌尿科、婦產科或是皮膚科接受診療。

預防痔瘡的四大要訣

①**預防便秘** 便秘會引發裂肛。因為一時用力想排出硬便，造成肛門周邊血液循環變差，形成痔核。

②**預防下痢** 下痢會引發痔瘻，還會刺激肛門導致發炎，甚至引起裂肛和痔核。

③**有便意再上洗手間** 採坐姿用力排便的話，很容易造成肛門負擔，導致血液循環變差，因而形成鬱血。如果沒有便意卻長時間坐著等排便的話，很容易罹患痔瘡。此外，強忍便意不上廁所的話，也會造成便秘並誘發痔瘡。

④**別對肛門造成負擔** 長時間維持同樣的姿勢，會使得下半身血液循環變差，於是肛門就會產生負擔。因此每隔一段時間就要變換姿勢動動身體，冬天可使用懷爐，夏天窩在冷氣房時可蓋膝毯，最重要的是，要讓腰部和下半身保持溫暖。

肝臟・膽道・胰臟的疾病

肝臟是具有合成、解毒以及貯藏功能的化學工廠

肝臟是具有再生能力，而且防禦功能也很強的器官。因此很少會爲了一點傷或是障礙就影響到肝臟的運作。而且就算是肝臟出了毛病，也不會立刻出現明顯症狀，因此有「沉默臟器」之稱。也就是說，當症狀出現的時候，就表示狀況已經有些嚴重了。

肝臟主要有三種功能：

①合成功能　人類從食物攝取到的養分，無法直接吸收和利用。必須由肝臟將吸收的蛋白質和糖分、脂肪等養分，經由分解與合成的步驟，讓身體得以吸收。

例如肉和魚富含的蛋白質，最初由小腸吸收成氨基酸，然後肝臟再將其合成爲蛋白質，輸送至全身各處臟器，成爲可供利用的養分。糖分則是由小腸吸收成葡萄糖，然後經由肝臟分解、合成爲供給活力來源的肝糖。此外，運送至肝臟的脂肪也會變成肝糖、膽固醇、中性脂肪等，成爲供給身體所需的養分。

肝臟也會製造膽汁，幫助脂肪消化吸收。當人體食用脂肪時，膽囊會收縮並釋放膽汁進入消化道來乳化脂肪，讓脂肪容易吸收。

②解毒功能　肝臟具有解毒功能，會將各種包括食物、新陳代謝淘汰的老舊細胞、外在因素產生的有毒物質，以肝臟酵素加以分解後排出體外；例如將腸內細菌製造的阿摩尼亞變成尿素排出體外；而酒精類飲料、藥物，以及體內製造的賀爾蒙等物質，進行分解後排出體外。

③貯藏功能　將小腸吸收的葡萄糖變成肝糖貯藏起來，其他臟器有需要時，再轉化爲葡萄糖輸送出去。

膽道為運送膽汁至十二指腸的重要管道

肝臟每天約製造半公升到一公升的膽汁儲藏在膽囊裡，一旦食物進入十二指腸，尤其是脂肪多的食物時，膽囊就會擠出膽汁，送進十二指腸，幫助消化吸收脂肪。

由細細的膽管和呈茄子狀的膽囊所構成的「膽道」，是運送膽汁至十二指腸的重要管道。

來自肝臟左葉的「左肝管」與來自右葉的「右肝管」合流爲「總肝管」（Common Hepatic Duct）。總肝管再與來自膽囊的膽囊管合流，連結十二指腸。

胰臟是分泌許多消化酵素的重要臟器

胰臟是個長條形的消化道器官，

位於胃的內側。換句話說，由於胰臟在最裡面，所以是個從外面無法觸摸到的器官。

胰臟中有胰臟管（Pancreatic Duct）通過，負責將胰臟所分泌的胰臟液（消化液）送至十二指腸。

胰臟管在進入十二指腸之前，會與總膽管（Common Bile Duct）合流，由肝臟分泌的膽汁和胰臟液混合，再流入十二指腸內。

胰臟所擔任的重要任務之一，就是外分泌腺功能，也就是分泌消化酵素的功能，分泌負責分解蛋白質的胰蛋白酵素（Trypsin），和負責分解糖分的澱粉酵素（Amylase）、分解脂肪的解脂酵素（Lipase）等二十種以上的消化酵素，然後這些消化酵素變成胰臟液送往十二指腸，幫助消化吸收食物。

胰臟的第二項任務，即爲控制內分泌功能的血糖值。

胰臟中的朗格罕氏島（Langerhans）細胞會分泌胰島素（Insulin），胰島素具有可降低血糖值，以及讓血糖值上升的胰高血糖素（Glucagon）等賀爾蒙，所以和引起糖尿病的病因非常密切。

而胰臟就是負責調節這兩種賀爾蒙分泌，具有安定血糖值的功能；雖然形體小，但卻是扛起內、外分泌的重責大任，所以是相當重要的臟器。

關於胰臟方面的疾病，其中就屬胰臟癌（P435）最爲棘手，是癌症十大死因之一，主要原因就是很難早期發現。這是因爲胰臟癌早期沒有什麼明顯症狀，而且胰臟又位於胃的內側，除非經由超音波檢查，否則很難察覺。

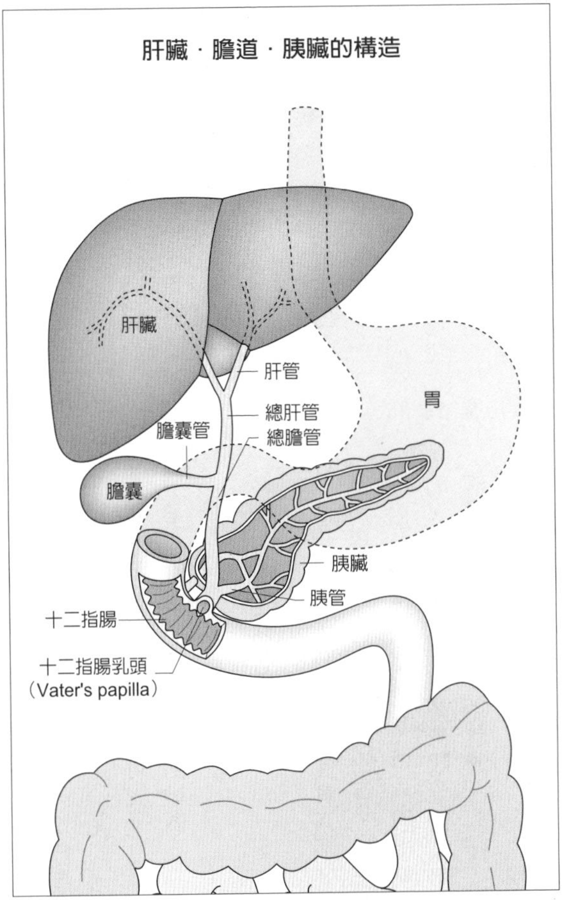

急性肝炎

是什麼樣的疾病？　肝臟細胞被大幅破壞的疾病就稱爲「肝炎」。其中六個月之內能治癒的稱爲「急性肝炎」，最具代表性的爲A型、B型和C型肝炎。

症狀　A型、B型和C型肝炎的症狀都相同。患者會出現全身倦怠、食慾不振、嘔吐等症狀，若是A型還常會出現三十八℃左右的高燒，同時會伴隨著下痢和腹痛，以及皮膚起疹子等症狀。不少肝炎患者都是等到出現黃疸症狀時，才發現自己的肝臟出了毛病，當然也有沒任何症狀也完全不會出現黃疸的病例。

原因　大多是因感染病毒所引發的，分爲A型、B型、C型、D型和E型等，近年來日本有E型感染的報告出爐，但感染途徑還不清楚。

在台灣，A型肝炎常因食用不乾淨的食物或飲水而感染，近年已幾乎絕跡；另約有十五～二〇%的國人帶有B型肝炎病毒，可說是全世界B型肝炎帶原率最高的地區；E型肝炎至今尚未出現。

A型急性肝炎

感染者排出的糞便中含有A型肝炎病毒，污染了水和食物等，然後經由此途徑傳染給其他人所引發的。因此多發生於衛生狀況比較差的開發中國家。早年台灣A型肝炎病毒感染相當普遍，但隨著衛生環境的改善，但近年已相當少見。而日本境內的感染途徑多由生食吸收含有病毒的牡蠣而來。

大多數曾經生活在衛生環境極差的高齡者，體內都帶有抗體，因此就算感染了病毒也不會發病；相反地，生長在衛生環境比較好的年輕一代，體內缺乏對抗病毒的抗體，因此比較容易受道感染。

A型急性肝炎如果能治癒的話，就能排除體內病毒不致慢性化，但是也可能導致病情嚴重的（猛爆性肝炎⇒P285），不過極爲罕見。

B型急性肝炎

B型急性肝炎是經由B型肝炎帶原者的血液和體液所感染的。日本境內B型肝炎帶原者約占一%，相較之下，台灣十五～二〇%的比率實在過於偏高。很多的B型急性肝炎患者都是因爲與B型肝炎帶原者發生性行爲而感染的；由於捐血的篩檢過程把關十分嚴格，因此現在幾乎沒有經由輸血而感染的例子。

B型肝炎患者不僅會把肝炎傳染給別人，而且病毒潛伏在帶原者肝炎細胞內，也有可能會引起慢性肝炎。若是成人感染B型急性肝炎的話，基本上不會轉爲慢性化。

C型急性肝炎

病原體爲C型肝炎病毒。雖然主

●**黃疸**　血液中Bilirubin（膽紅素）增加蓄積於組織的結果，導致皮膚和黏膜變黃的狀態。當眼白與全身變黃時，尿液也變成茶褐色時，即爲表示罹患肝臟與膽道等疾病的症狀。

要是經由輸血感染，但是與B型急性肝炎一樣，現今幾乎沒有經由輸血而感染的例子。

相較於A型與B型急性肝炎，C型急性肝炎的症狀較輕微，約八○%既無症狀也不會出現黃疸，所以就算感染也不會察覺。因此C型肝炎是第二號肝炎殺手，台灣地區約有二～四%的人感染。假如沒有好好控制，就可能轉成肝硬化，最後變成肝癌，而肝癌高居女性癌症死因的第二位，男性癌症死因的第一位；因此，肝病可以說是台灣地區最常見的本土病。

C型急性肝炎與其他急性肝炎的最大差異，就是其慢性化的比例很高。約有七○%的患者會轉成慢性肝炎，將來還有移轉為肝硬化（P288）、肝癌（P432）的可能。

治療 若是經由診斷為急性肝炎，至少得住院治療一個月。治療時不需要使用任何對付A型、B型和C型急性肝炎的藥物，而是以安靜與補充營養為治療原則。適當休息非常重要，因為身體橫躺時，流入肝臟的血液量便增多，可將大量氧氣與養分送入肝臟，促進肝細胞再生與修復。

飲食療法方面，熱量與蛋白質的攝取是很重要的，基本需求量一天總卡路里為二○○○大卡，蛋白質八○公克。若是食慾不振，可吃些好消化、口味清淡的食物；熱量不足的話，可注射加了維他命的葡萄糖點滴。一旦恢復食慾，就可替換成高蛋白質、高熱量的食物；蛋白質攝取方面，以含脂肪及膽固醇較少的植物性食材為主，同時也要均衡攝取蔬菜和水果。

妥善治療的話，約兩三個月便可治癒。出院之後需在家休養一段時間，大約三個月後就能重返職場。

良心建議 恢復階段以保持身心安靜與攝取高蛋白質、高熱量食物為治療要點，若是營養過剩導致肥胖，就可能會引發脂肪肝（P292），如此一來，就得延長治療時間。因此，注意體重與控制卡路里攝取是非常重要的。

常有出國旅行吃了被病毒污染的食物，返國之後引發A型肝炎的病例。應避免食用開發中國家的生水與生食，生菜與冰也需注意。如果必須長期待在衛生環境比較差的地區時，最好先接種疫苗。

此外，與不特定對象發生性行為而感染B型肝炎的機率也很高，因此一定要使用保險套。B型肝炎帶原者以東南亞諸國、非洲和南美等地居多，因此旅行時的性行為要更謹慎。由於當地衛生環境很差，所以要避免針灸、刺青、穿耳洞、刮鬍子和與人共用牙刷等。如果結婚對象為B型肝炎帶原者的話，自己一定要接種疫苗，避免婚後感染；若是後來才發現對方是E型肝炎帶原者的話，也是要立刻接種疫苗，讓身體產生抗體。

還有，若是察覺自己染病時，一

●**B形肝炎帶原者** 雖然沒有立即出現肝炎症狀，但是體內帶有B型肝炎病毒和C型肝炎病毒，還是有可能傳染給他人，就叫做帶原著。

A．B．C型肝炎病毒的特徵

特徵＼病毒	A型	B型	C型
感染途徑	飛沫傳染（飲水和食物，尤其是生水和生食）	血液感染、性交 輸血（現在極為少見） 母子感染 針灸治療、刺青 注射毒品 （針頭和注射器遭污染）	血液感染 輸血（現在極為少見） 不潔的針灸治療和穿耳洞、刺青 注射毒品 （針頭和注射器遭污染）
潛伏期	2～6周	4～24周	1～16周
常發年齡	20～30歲（初春到初夏為流行期，患者以年輕人居多。有逐漸高齡化的傾向）	20～30歲	各年齡層
母子感染	不會	很多	不多
慢性化	不會	只限母子感染	會（70%）
預防接種	免疫血清球蛋白（Globulin） A型肝炎疫苗（Vaccine）	HB免疫血清球蛋白（Globulin） B型肝炎疫苗（Vaccine）	沒有

其他肝炎病毒

●D型肝炎病毒　經由血液感染，而且只有B型肝炎帶原者才會被感染。於地中海沿岸發現，日本幾乎未曾發生；台灣則以患者及嫖妓的人，得到D型肝炎的危險性較一般人高出許多。

●E型肝炎病毒　與A型肝炎病毒一樣，經由飲料食物等飛沫感染；孕婦一旦發病，死亡率極高。常發生於印度、尼泊爾、緬甸等國，台灣截至今日，並未發現其蹤跡。

※D、E型都一樣，前往發生地區旅行或是長期居留的話，一定要避免危險的性行為（例如嫖妓、不戴保險套）、喝生水以及生食。

為了預防發生母子感染 孕婦最好驗血檢查

身為病毒帶原者的母親生下來的孩子也會成為帶原者，這種感染途徑稱為「母子感染」。以B型肝炎病毒為代表，胎兒通過產道接觸到母親的血液而感染。雖然可能幾十年都不會出現症狀，但有很多病例在長大成人後，就會轉為慢性肝炎（P 286）。

為了防止母子感染，產檢時要做施行孕婦B型肝炎驗血檢查，若是檢查結果呈陽性反應，那麼胎兒出生後成為帶原者的機率就非常高。

預防方法就是分娩之後，立即為新生兒接種HB免疫血清球蛋白和B型肝炎疫苗。

雖然感染途徑還不是很清楚，但是嬰幼兒期二～三歲左右，還是有感染B型肝炎的可能性，因為此時體內免疫機制還不是很健全，於是便成了帶原者。

父親若為帶原者的話，雖然不會直接傳染給小孩，但還是要避免讓小孩接觸到父親的血液。

定要誠實告訴另一半，請另一半也一起接受檢查。若是感染C型肝炎的話，因為感染力較弱，不會影響平常夫妻生活。不過應盡量避免生理期性行為，直接接觸到血液。

此外像是生產或是受傷時，動手術須接受輸血的人，只要接受過C型肝炎驗血，就可放心。

猛爆性肝炎

是什麼樣的疾病？「猛暴性肝炎」就是急性肝炎惡化。急性肝炎發病八周以內，肝細胞會突然壞死（組織腐爛呈壞死狀態），陷入意識不清和昏睡狀態。死亡率約七〇%，算是相當的高，就算復原也會轉變成肝硬化（P288）。

症狀 由於症狀與急性肝炎相同，會持續出現全身倦怠、食慾不振、噁心等症狀，黃疸症狀也會越來越強。睡眠步調驟變，患者會出現異常的舉止，或是認知錯亂等精神異常。隨著病況越來越嚴重，會陷入昏迷，意識完全消失（肝昏迷）。

原因 雖然幾乎都是因感染肝炎病毒的關係，但也有可能為藥劑感染。

除了C型肝炎外，一般急性肝炎不會轉成慢性化，是可以完全治癒的疾病。但急性肝炎則不同，約一～二%患者會轉變成猛爆性肝炎。成為病因的病毒，A型肝炎病毒約有一成、B型肝炎病毒約有四成、C型肝炎病毒約為三成。

治療 由於肝炎是一旦發病就很嚴重的疾病，因此若出現症狀，要盡快前往設有專門設施的醫療機構進行治療。

會給予讓肝細胞再生的類固醇和注射胰高血糖素（Glucagon）、胰島素（Insulin）點滴，然後再進行血漿交換與血液過濾透析等方式治療。

良心建議 復原後要養成規律正常的生活習慣、注意睡眠品質、避免過度勞累等。肝硬化與慢性肝炎（P286）患者也必須注意這幾點。

早期發現肝炎的重點

肝炎不只是由於體質和過勞等因素所引發的，一定有其病因。仔細思考自己是否符合以下幾個項目，接受檢查前宜先有心理準備：

- 雙親、兄弟姐妹等家族親人中，有沒有人因肝病死亡或是正在治療的人？
- 是否曾經居住在國內或是國外肝病患者多的地區？
- 最近半年內是否曾出國旅行？
- 曾經在衛生環境差的地方刺青和穿耳洞？或是注射過毒品？發生性行為？
- 曾有因為手術或是受傷、生產等緣故而進行輸血的經驗？
- 曾有服用藥物（感冒藥、鎮痛藥和抗生素等），出現起疹和發癢的過敏症狀？
- 有酗酒習慣？
- 肥胖或是最近體重突然急遽增加？
- 接受健康檢查時，曾經診斷出肝功能異常？或有糖尿病傾向？

●**肝昏迷** 肝硬化（P288）與猛爆性肝炎病況越來越嚴重時，會引發肝衰竭（P288欄外），患者會出現意識不清等精神症狀。會從輕微的焦躁症狀，演變成呈昏睡狀態的肝昏迷。

慢性肝炎

是什麼樣的疾病？　急性肝炎經過六個月以上還無法治癒，肝臟功能開始出現異常且持續發炎，就稱爲「慢性肝炎」。

以B型慢性肝炎與C型慢性肝炎爲代表。

A型急性肝炎不會轉爲慢性化。

症狀　慢性肝炎的一般症狀不會像急性肝炎那般明顯，頂多出現容易疲勞和食慾不振的程度。大部分患者都是在急性肝炎時期沒有察覺，之後又以爲是感冒，經由健康檢查的肝功能檢查，才因此發現的例子相當多。

慢性肝炎可怕的地方，就是一旦輕忽不管，就會有轉變爲肝硬化（P288）的危險性。

原因　肝炎病毒的感染，是經過長時間才會發作的。

治療　不論是B型或是C型，基本治療方法就是排除形成病因的肝炎病毒。可經由肝臟組織檢查（肝生檢）確定診斷結果。

這是必須長期治療的疾病，因爲慢性肝炎的症狀輕微，所以可在不影響日常生活和工作前提下，持續進行治療。

B型慢性肝炎

由於B型肝炎病毒持續感染而引發的。發病者幾乎都是因爲母子感染和二～三歲嬰幼兒期感染之後，而成爲B型肝炎帶原者的人；大部分患者都是在無明顯症狀情況下生活了數十年，成人後因爲慢性肝炎發作才發現的。

至於何時發病，雖然時期因人而異，但是一般慢性肝炎發病的高峰期約在二十～三十歲左右。但並不是所有的B肝帶原者都會轉變成B型慢性肝炎，約一〇％的帶原者會發病，剩下的九〇％帶原者則在體內有病毒的情況下，繼續健康正常地生活。

此外，成人後才感染B型肝炎病毒的話，因爲體內會產生排除病毒的免疫抗體，通常肝炎情況好轉之後，約二至三個月可痊癒；就算免疫力降低，也不會轉變成慢性化。

治療　可注射抑制病毒增加的抗病毒藥干擾素（Interferon）和服用拉美芙定（Lamivudine）等，效果十分顯著。

也可以使用安定肝功能症狀的保肝劑（P287專欄）等。原則上需禁酒，而且要注意均衡飲食攝取，以及適度休息不要過勞。

C型慢性肝炎

由於持續感染C型肝炎病毒而誘發的，過去常有因爲輸血而感染的例子。一旦成爲慢性化，並不會立即自然地排除病毒。

慢慢惡化的機率比B型慢性肝炎還高，約四〇％的患者感染之後，經過二十～三十年才會轉變爲肝硬化，其中有七○～八○%患者的病況會更惡化，大約五年之後就會導致肝癌。

男女患者數一樣，患者數大約是B型肝炎的二至三倍。

治療　主要施以干擾素（Interferon）進行治療。因爲這項治療有時會產生副作用，因此要考慮肝炎狀況，愼重進行治療。

當血液中C型肝炎病毒量多時，可搭配服用抗病毒藥Ribavirin。新開發的人工複合干擾素（Consensus Interferon）和之前的藥物相比，藥效更強數倍。

雖然C型慢性肝炎經過妥善治療就有機會治癒，但是如果血液中病毒量過多，治療起來便越困難。近年來證實，控制飲食中鐵分的攝取也是很重要的。

良心建議　慢性肝炎會由輕微轉變成重病。因此需愼選可信賴的醫師，並耐心接受治療。

由於慢性肝炎不會出現什麼明顯症狀，也不會妨礙日常生活和工作，所以患者常會自行中斷治療。這是很危險且不智的行爲，一旦輕忽不管，就容易轉爲肝硬化。

此外，避免身材肥胖也是很重要的原則。一旦變成脂肪肝（P292），就會阻礙肝臟的血液流通，也會降低治療效果。

因此，養成規律生活習慣以及充足的睡眠是很重要的；千萬不能過度勞累，盡量避免加班和不規律的作息。同時也別勉強自己事必躬親的操持家事，不要累積精神壓力。避免從事馬拉松，或是長時間慢跑等過於激烈的運動。

至於曾經輸血、刺青或是注射毒品的人，建議接受C型肝炎病毒的血液篩檢。

B型慢性肝炎的主要感染途徑爲母子感染，因此若是母親和兄弟姐妹中有人罹患肝疾的話，建議驗血檢查會比較安心。

懷孕的女性可經由產檢的B型肝炎檢查發現，如果沒有接受過檢查或是沒有生產經驗的人，建議安排接受檢查。

保肝療法

治療B、C型慢性肝炎的保肝藥，有屬於中藥的小柴胡湯、還有由中藥甘草抽取的強力甘草精劑（SNMC）。此藥是針對使用抗病毒藥Interferon無效，或是會產生副作用患者的用藥。具有抗發炎作用和保護肝細胞作用的小柴胡湯，由於被指出具有產生間質性肺炎（P204）的副作用，使用頻率因此減少了很多，目前多用於製造膽汁酸製劑。

另一方面，注射藥物強力甘草精劑（SNMC），是以安定肝功能為目的，比小柴胡湯和膽汁酸製劑更有效，短期服用效果好。雖然還是會出現高血壓等副作用，但是機率不高。

●**干擾素的副作用**　最常出現發燒、畏寒、全身倦怠、頭痛等，和感冒極爲相似的病態；接著出現食慾不振等消化器官方面的症狀，還會有蛋白尿、血小板和白血球減少等情形發生。

肝硬化

是什麼樣的疾病？　「肝硬化」就是肝細胞遭到破壞，導致肝臟變硬的疾病。由於流向肝臟的血液流通不順，因此無法供給足夠的氧氣與養分，導致肝功能降低。

症狀　初期症狀與慢性肝炎一樣，會出現全身倦怠和食慾不振等情形，但這還算不上是什麼明顯症狀。慢慢地會出現月經異常，以及手掌變紅的「手掌紅斑」，脖子和胸部、肩膀、胳臂等處，還會出現稱爲「蜘蛛狀血管瘤」的紅色斑點。

隨著病況越來越嚴重，就會發作眼白變黃的黃疸，以及身體浮腫、腹腔因爲累積腹水而膨脹，還有手會像鳥兒振翅般顫抖的「撲顫」等症狀。若是病況更趨惡化的話，食道靜脈會變粗，進而引起食道靜脈瘤破裂時，就可能會危及生命。

原因　日本以感染C型肝炎病毒而轉變成肝硬化的病例最多，約七〇%左右。因爲感染B型肝炎病毒而轉變成肝硬化的病例，約占一〇%左右。近年來，由於酒精中毒而引發肝硬化的病例也明顯增多，大約占一〇%左右。

台灣是B型肝炎與肝硬化高發生率地區，而造成肝硬化最主要的原因正是B型肝炎感染。此外C型肝炎、酒精性肝炎、肝毒性等也是造成肝硬化的原因。

其他還有因爲免疫異常所引發的自體免疫性肝炎（P289），和原發性膽汁肝硬化，或是先天性代謝異常等，也都會引發肝硬化。

治療　由於肝臟是再生能力極強的臟器，如果初期能排除病因的病毒，就能順利治癒。若隨著病況越來越嚴重而導致肝硬化的話，治癒的希望就很渺茫了。

在沒有出現什麼明顯症狀時，還是可以保持日常作息；不過只要出現黃疸和腹水等症狀時，就必須住院。依症狀不同，治療的方法也不一樣，一般會給予安定肝功能的藥物和抑制肝發炎的藥物；爲了改善腹水情況，則會給予利尿劑和蛋白質製劑等。

肝硬化的三大原因爲肝癌、肝衰竭及併發食道與胃靜脈瘤等消化器官的出血，早期發現早期治療是最重要的。定期接受超音波和內視鏡檢查，才能早期發現這些併發症。

良心建議　尚未出現明顯症狀時，要注意攝取均衡飲食，以及避免過度勞累。

可請家人幫忙分擔家事，操作家事應該要懂得適度休息，千萬不可太過勉強。職業婦女則要盡量避免加班和經常性的出差。

養成午睡和飯後小憩三十分鐘左右的習慣，讓肝臟得到適度休息。運動方面以不會讓身心感到疲累的運動爲主。當出現腹水和浮腫的症狀時，要保持身心安靜，並控制鹽

●**肝衰竭**　肝細胞在短時間內大量壞死。原因包括病毒、藥物、酒精等，只要是傷害肝細胞，使其在短時間內大量壞死，就可能引起肝衰竭。依症狀可分爲急性肝衰竭與慢性肝衰竭兩種。

分的攝取。

避免激烈運動，做伸展操活動筋骨即可。同時還必須預防便秘，因爲便秘會使得蛋白質在腸內待得過久，產生阿摩尼亞引發肝昏迷（P285欄外），也是致病的原因之一。進益多攝取富含纖維質的食物，可以幫助消化與排便，預防便秘。

蛋白質方面，要攝取比動物性脂肪少的膽固醇及植物性蛋白質。禁酒是基本原則，若是男女酒量相同的話，女性轉變爲肝硬化的機率，比男性還高。

自體免疫性肝炎（AIH）

是什麼樣的疾病？ 所謂「自體免疫性肝炎」（AIH）是因爲自體免疫功能異常，導致肝細胞被破壞而造成肝功能障礙。體內一旦有病毒和細菌等異物入侵時，爲了排除異物，人體的自我保護機制就會自動運作，稱爲「免疫反應」。一旦免疫功能失常，就會將構成身體的細胞（在這裡是指肝細胞）誤認爲異物，而進行攻擊與破壞，這就是所謂的「免疫功能失常」。

日本每年約有一四〇〇人罹患自體免疫性肝炎，雖然不算很多，但以三十歲之後的女性患者居多。台灣的患者則年紀偏高，且有較多膽汁鬱積的病例。

症狀 自體免疫性肝炎患者會出現全身倦怠和食慾不振、嘔吐等，與病毒性急性肝炎（P282）相似的症狀，其他還會出現發燒、起疹、關節痛和黃疸等。隨著病況越來越嚴重，就會轉變爲肝硬化（P288）。

約有三〇%患者會併發慢性甲狀腺炎（P302）、風濕性關節炎（P310）以及休格林氏症候群（P314）等自體免疫性疾病，爲其特徵。然而，也有完全沒有出現任何症狀，經由健康檢查和驗血才偶然發現的例子。

原因 雖然是由於自體免疫異常所引發的疾病，但是眞正原因還不是很清楚，咸認可能與遺傳方面的因素有關。

治療 可服用具有抑制免疫作用的副腎皮脂賀爾蒙，非常有效。

治療時，醫師會一邊觀察是否會產生副作用，一邊控制藥量，才能確認症狀是否被控制，且已經趨於安定，總之，耐心接受治療比什麼都重要。此外，關於懷孕和生產的問題，需向主治醫師仔細諮詢。

若是能早期發現接受妥善治療的話，就可以預防變成肝硬化。與病毒性肝炎不同的是，自體免疫性肝炎轉爲肝癌的機率比較低。

良心建議 就算經由驗血等檢查發現肝功能異常，但如果醫師沒有準確診斷，往往會被誤判爲病毒性肝炎而進行治療，一旦延誤妥善治療的時機，就容易導致肝硬化。

女性只要發現肝功能異常，就要懷疑是否罹患此疾，應盡速前往醫院接受診療，切勿延誤治療時機。

原發性膽汁性肝硬化（PBC）

是什麼樣的疾病？　所謂「原發性膽汁性肝硬化」（Primary Biliary Cirrhosis, PBC）是由於自體免疫異常所引起的慢性肝病。是因肝臟內膽管細胞被破壞，導致膽汁堆積於肝臟所引發的疾病，患者壓倒性的以女性居多，約爲一比九。

症狀　發病之初會開始起疹，然後伴隨全身發癢，同時感覺全身倦怠、無力感。隨著病況越來越嚴重，於是出現黃疸和腹水等症狀，然後逐漸轉變爲肝硬化。

罹患原發性膽汁性肝硬化的患者約半數都沒有任何明顯症狀，大多是健康檢查或驗血才偶然發現的。此種類型就是「無症候性ＰＢＣ」，不過也有很多人會維持在一定的狀況，不會轉變爲肝硬化。

二〇～三〇%的患者會併發慢性甲狀腺炎（P302）、風濕性關節炎（P310）、休格林氏症候群（P314）等自體免疫性疾病。

原因　雖然原因不明，不過認爲與遺傳方面因素有關。

治療　爲了改善症狀與修復膽管細胞，醫師會給予Ursodeoxycholic Acid酸（熊膽膽汁酸）的膽汁酸，十分有效。

當肝炎轉爲肝硬化時，視情況必須考慮進行肝臟移植，若是症狀惡化進入末期，就必須住院治療。

酒精性肝障礙

是什麼樣的疾病？　因長期酗酒所引發的肝功能障礙，即爲「酒精性肝障礙」。肝臟分解酒精時會產生「乙醛」（Acetaldehyde）這種強力毒素，導致肝細胞壞死，並引起發炎症狀，同時讓肝細胞纖維增生導致肝臟變硬（纖維化）。

就算再健康的肝臟，只要每天喝兩杯以上的日本酒（換算酒精成分約四〇～五〇公克的量），連續喝個五年以上就會發病。再加上喜好杯中物的人，通常食慾都不太好，導致蛋白質的攝取量非常缺乏，這也是造成肝臟病變的原因之一。

以下將酒精所引發的肝功能障礙分爲四種，患者幾乎都是會先罹患「酒精性脂肪肝」，然後轉變爲「酒精性肝纖維症」，最後終於導致「酒精性肝硬化」發生。

酒精性脂肪肝

由於酒精在肝臟代謝產生的乙醛（Acetaldehyde）這種強力毒素，造成肝細胞堆積脂肪的狀態。

由於沒有什麼明顯症狀，大多都是健康檢查才發現的，嚴重時患者會出現全身倦怠、右上腹部鈍痛、食慾不振和噁心等症狀。

酒精性脂肪肝並沒有特效藥，只要滴酒不沾，就能治癒。

●**日本酒**　以米釀造而成，可分爲日本酒、清酒、燒酒。日本酒的酒精含量較低，清酒爲15%左右，燒酒一般在25%左右。也就是每一杯的酒精含量，約等於啤酒一大瓶，或是葡萄酒一杯半。

酒精性肝纖維化

酒精代謝產生乙醛（Acetaldehyde）的關係，造成肝臟纖維成分增加的狀態。酒精性肝纖維化和酒精性脂肪肝一樣，並不會出現明顯症狀，大多都是經由健康檢查等方式才發現的；如果持續酗酒的話，就會轉變為肝硬化。

雖然禁酒可以改善，但也要搭配攝取高蛋白質、高維他命的飲食療法，同時也要服用保肝藥。

酒精性肝炎

因為肝細胞急遽變化與壞死，演變成病況嚴重的肝障礙。持續每天喝三瓶酒以上的人，某天飲酒時卻突然發病，這是極有可能發生的。

患者會出現全身倦怠、食慾不振和噁心等症狀，還會伴隨著黃疸、腹水、腹痛和下痢，進而轉變為猛爆性肝炎（P285）導致死亡的比率約占三〇%。必須住院並給予副腎皮質賀爾蒙治療，效果十分卓著。

酒精性肝硬化

由酗酒所引發的酒精性肝硬化，可說是肝炎裡最糟的一種。因肝細胞壞死引起的纖維化，會使得整個肝臟變硬，導致肝功能極度降低。

每天喝五瓶日本酒（換算酒精成分約一〇〇～一二五公克的量），連續喝個十年以上，就容易發病。

和病毒性肝炎一樣，沒有什麼明顯症狀。酒精性肝硬化約占肝硬化整體的一〇%，和病毒性肝炎不一樣，比較不會轉變為肝細胞癌。

治療方式和其他種類的肝硬化一樣，若能配合醫師治療，並嚴格禁酒，病況就有好轉的可能。

良心建議 近年來，由於工作關係經常喝酒的女性，以及為了排遣工作和育兒壓力而飲酒的女性日益增加。一般認為女性比男性更容易酒精中毒，也容易引發肝障礙，因此需盡量節制飲酒與注意飲食。

保護肝臟飲酒要適量

①每日飲酒量的限制
- 日本酒最多兩杯。
- 摻水威士忌最多兩杯。
- 大杯啤酒兩瓶。
- 酒的話最多約80 ml的酒杯三～五杯。
- 雖然燒酒的酒精濃度很多種，但最多約一杯（約一八〇cc）至一杯半。

②濃度高的酒先稀釋再喝。
例如高粱、伏特加和白蘭地等，酒精濃度較高的烈酒，不只會傷害肝臟，還會導致胃黏膜損傷，因而引起下痢。此外也會讓食道黏膜乾澀，使得香菸等致癌物質容易滲透。

③嚴禁會引起急性酒精中毒的一口氣乾杯行為，應該以淺嘗方式慢慢喝。

④可以攝取肉和蔬菜等，富含蛋白質和維他命的食物。

⑤養成一周兩天為「肝休日」的習慣，完全不喝含酒精的飲料。

●消除育兒壓力　有些人會藉酒逃避育兒和家事的繁重壓力，稱為Kitchen-drinker的酒精依賴症（P473），千萬不要養成藉酒消除壓力的習慣。

脂肪肝

是什麼樣的疾病？「脂肪肝」，就是肝臟有三〇%以上爲堆積中性脂肪的肝細胞。

肥胖、酗酒、糖尿病，是造成脂肪肝的三大原因。在台灣則以肥胖（營養過剩）、高血脂、糖尿病、C型肝炎，或是飲酒、藥物等，均可引起脂肪肝。病因中最多的就是營養過剩，也就是「肥胖」。

不過，就算外表看起來纖瘦，也可能罹患脂肪肝，所以千萬不能大意。其他引發脂肪肝的原因包括，因爲副腎皮質賀爾蒙所引起的藥劑性、副腎皮脂機能亢進症（P305），以及營養不良等。

所謂「特殊脂肪肝」，女性的話，是指懷孕後期發作重症化的「急性妊娠性脂肪肝」；如果患者是孩童的話，則是肝臟中某種會產生熱量的細胞粒線體（Mitochondria）被病毒侵害所引發的「雷氏（Reye）症候群」。此兩者同樣都是死亡率極高的疾病。

症狀　幾乎沒什麼明顯症狀，大多都是經由健康檢查發現。只靠驗血檢查難免有點疏漏，最有效的方法還是併用腹部超音波檢查進行診斷。

注意！女性罹患酒精性肝障礙很容易惡化

酒量好，不等於肝功能強

肝臟會將喝進體內的酒分解出一種稱為「乙醛」的毒素，最後變成二氧化碳（吐氣）與水分（尿）排出體外。

所謂酒量好不好，要看體內含有處理乙醛的酵素（乙醛脫水酵素）之多寡而定，和肝功能強弱無關。而酵素持有量則是由遺傳因素來決定的。

如果沒有妥善處理的話，乙醛會在體內堆積，引起宿醉、臉紅、頭痛，以及噁心、嘔吐等症狀。

若是體內完全沒有乙醛脫水酵素的人，酒量就很差，因此就不會喝太多酒，而造成肝臟負擔。

相反地，嗜好杯中物的人，會因為肝臟分解過多乙醛而引起過勞。欠缺乙醛脫水酵素的人，或是部分欠缺的人，雖然越喝酒量會越好，但是飲酒量並不會太過增加。

女性酗酒的話，會比男性更早重症化

以往酒精性肝障礙，多發生於有酗酒習慣的男性身上，但近年來女性患者卻有增加的趨勢。

女性罹患酒精性肝障礙的可怕之處，在於女性會比男性更早惡化。甚至在禁酒和治療之後，也會比男性的死亡率更高。

如果患者是女性的話，由於酒精影響到肝細胞的免疫組織很難回復，就算禁酒也無法改善。雖然原因至今仍不是很清楚，不過一般認為，這可能與女性賀爾蒙的影響有關。

治療　消除病因是最基本也是最有效的治療方法。若是因肥胖所引起的話，就要注意營養均衡和限制熱量的攝取，以及配合運動療法等來減輕體重。

如果是因爲酒精的緣故，就必須徹底戒酒才行。繼續喝下去的話，就很有可能轉變爲肝硬化（P288），尤其女性惡化的速度比男性快，需多加注意。

若因糖尿病所引發的話，就需控制血糖；如果是使用藥劑的關係，就必須中止用藥。

除非是羅患急性妊娠性脂肪肝與雷氏（Reye）症候群，否則病況很少會變得很嚴重；而除了酒精性之外，也很少會轉變成肝硬化。

良心建議　懷孕所引發的「急性妊娠性脂肪肝」，最容易於懷孕的第三十～四十周發作，死亡率母親約三〇～四〇％，胎兒則約爲四〇～七〇％。若診斷確實病況危急，就必需進行剖腹手術。

藥物性肝障礙

是什麼樣的疾病？　所謂「藥物性肝障礙」，是因爲服用藥物而引起肝功能障礙的疾病。可將其分爲兩種類型，其一爲藥本身含有毒性，導致肝功能障礙的「中毒型」。這是服用抗生素和解熱鎮痛藥、安眠藥和抗癌劑、賀爾蒙製劑等藥物所誘發的，因此，服用藥物一定要遵照處方指示用量，不然會造成肝臟解毒功能負荷過重，引發肝功能障礙。

另一種則是「酒精型」。藥物和身體相剋而引發過敏反應，導致肝功能障礙，這也是有過敏體質的人最容易引發的類型。藥物性肝功能障礙幾乎都是這種類型，在這種情況下，服用任何藥物都有可能引發，其中機率最高的爲抗生素、解熱鎮痛劑、麻醉藥以及心臟用藥等。

症狀　雖然大多會出現全身倦怠、食慾不振、噁心和黃疸等，與急性肝炎相同的症狀，但是也有不少病例是完全沒有任何明顯症狀，偶然經由驗血才發現。若是過敏所導致的話，主要會出現發燒、起疹、皮膚癢和黃疸等症狀。

治療　停止服用造成病因的藥物，大多三個月以內就能改善。但是也有極少數病例是因麻醉藥所含的氟烷（Halothane）和感冒藥所含的乙醯基氨基苯（Acetaminophen）成分，而引起嚴重的肝功能障礙（猛爆性肝炎＝P285），這時就必須給予副腎皮質賀爾蒙進行治療。

良心建議　由於過敏等原因導致藥物性肝障礙的人，若再次服用相同的藥，就會對肝臟造成更嚴重的傷害。因此就醫時一定要向醫師詳述自己的體質和過去的用藥經驗。此外，不管是哪種藥物都會對肝臟造成負擔，覺得身體有異就應盡速就醫，尤其是孕婦，千萬不可隨便服用市售成藥。

膽道（膽囊・膽管）的疾病

膽石症

是什麼樣的疾病？「膽石症」是因爲肝臟中分泌膽汁的通道，也就是膽管、膽囊和總膽管發生結石的疾病。女性發病機率約爲男性的兩倍，患者以身材發福的四十~五十歲女性居多。

膽石症容易疼痛的部位

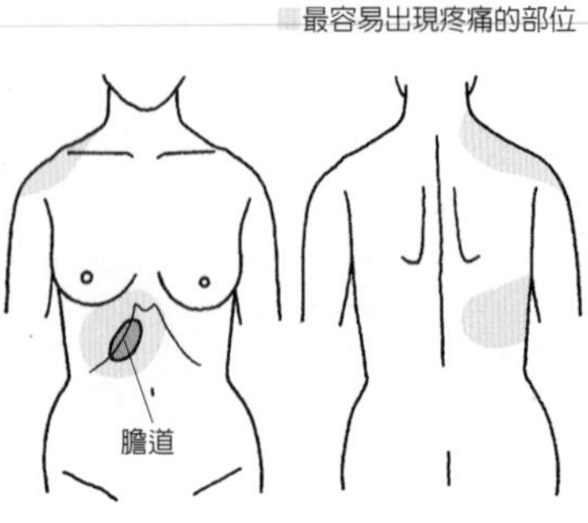

先是出現刺痛，再來是持續隱隱作痛的感覺。

依膽石長出的部位不同，名稱也不一樣，最常見的爲「膽囊結石」，再來是「總膽管結石」，而比較少見的則爲「肝內結石」；以超音波進行診斷比較有效。

症狀　典型症狀是稱爲「膽石發作」的劇烈腹痛（心窩、右邊肋骨下方，有時右肩和背部也會痛），之所以會產生疼痛感，是因爲膽道將結石送往十二指腸，反覆引起膽囊肌肉痙攣所致，患者會出現刺痛和持續隱隱作痛的感覺。

其他還有出現黃疸、發燒、灰白色糞便等症狀。

膽石如果乖乖待在膽囊中沒有作怪的話，稱爲「無症狀膽石」（Silent Stone），由於它不會出現症狀，因此毋需治療。

原因　膽石是由膽汁結晶而成，依膽石主要成分可大略分爲「膽固醇膽石」（Cholesterol Stones）以及「膽紅素（Bilirubin）膽石」兩種。

膽固醇膽石是膽汁中過剩的膽固醇堆積而成的。飲食西化的結果，使得大量攝取高卡路里、高膽固醇和高脂肪食物的患者年年增多。尤其是女性，女性賀爾蒙對肝臟產生作用，促進膽汁排泄膽固醇，就容易形成膽石。

膽紅素膽石是由膽汁主成分的膽紅素與礦物質結合而成的產物，然後因爲某種原因，膽道引發細菌感染，導致膽結石。

治療　就算發現膽石，如果沒有出現症狀的話，只需先觀察，或是持續服用膽石溶解劑。

當膽石反覆發作時，就需動手術取出膽囊中的膽石，因爲算是比較簡單的手術，若沒有引起什麼併發症的話，約十天左右便可出院。

不過，由於必須施以剖腹手術，所以會留下約十公分的傷疤，絕大多數女性因爲考慮道美觀問題，都不希望身上留疤。其他包括無法長期住院治療的人，因此也有施以腹腔鏡插入腹腔進行的手術，可邊看螢幕邊取出膽囊。

腹腔鏡的手術時間約需花費兩小時，最快約三天左右就可以出院，僅會留下兩三條長約一公分左右的傷疤。

若是兩公分以下大小的膽固醇膽石，可採由體外以衝擊波將膽石擊碎的方法（體外震波碎石法），也很有效果。

良心建議 有膽石的人食用過多像是油炸食物、中華料理、豬排飯等高脂肪的食物，還有使用蛋黃做成的料理，例如加入蛋黃醬（美乃滋）食物，容易造成膽囊強烈收縮而引發膽石發作，需特別注意。

養成規律正常的飲食習慣，千萬不要暴飲暴食，同時積極改善肥胖和高血脂症（P309）。此外，過度疲勞和壓力過大也是發病的誘因，必須注意。

罹患膽石症的患者以中年女性居多，尤其高齡女性患者常會併發膽囊癌（P434）。爲了預防癌症，定期接受超音波檢查是很重要的。

膽囊炎・膽管炎（膽道炎）

是什麼樣的疾病？ 所謂「膽囊炎」、「膽管炎」，就是膽囊和膽管因爲細菌感染而發炎的疾病。

由於膽囊炎和膽管炎常會一起發作，因此也將此兩種疾病併稱爲「膽道炎」，分爲急性與慢性兩種。患有膽石的女性患者較容易發作，這是因爲膽石堵塞，一旦膽管內的膽汁流通困難，大腸菌等腸內細菌就會逆流感染膽囊和膽管。此外，若是變成膽管癌，膽汁流通阻塞就會引發細菌感染。

症狀 急性的話，症狀與膽石症幾乎一樣，會出現心窩、右邊肋骨下，有時甚至右肩和背部會有疼痛、發燒、黃疸等症狀。當病況嚴重細菌侵入全身就會引發敗血症（P446），膽囊化膿破裂，引發腹膜炎就會危及生命。若是慢性的話，有時上腹部會疼痛，還有發燒等症狀。

治療 保持絕對安靜病暫時停止進食，可施打點滴、抗生素等來舒緩痛楚，或是給予鎮痙攣、鎮痛藥等讓膽汁流通順暢，通常過幾天症狀就會改善許多。

如果病況非但沒有舒緩，反而變得更加嚴重時，爲了排除阻塞於膽管內的膽汁，會進行插管處理。就是將針插入腹部，使用內視鏡吸引膽汁的治療法。如果這樣還是沒效的話，就必須施以剖腹手術。

因爲此疾病常會併發膽囊癌，若是慢性的話，可以考慮摘除膽囊。

良心建議 爲了舒緩症狀，並防止復發，宜避免攝取過多高脂肪的食物，像是油、蛋黃和肉類等，尤其應該盡量避免攝取過多速食；此外，像是蛋黃醬（美乃滋）等脂肪性調味醬也要控制。

養成規律正常飲食生活，避免暴飲暴食、過勞、精神壓力的累積等，都是恢復健康的不二法門。

膽囊息肉

是什麼樣的疾病？ 所謂「膽囊息肉」，就是膽囊壁長出帶有黃色線狀細莖的息肉。

「類固醇息肉」是脂肪中一種稱為貪食細胞所聚積而成的腫瘤，平均約為十公分以下，有時還會一次長出好幾個，約占膽囊息肉的九〇%以上。其他還有膽囊腺體肌肉增生、腺瘤，以及膽囊癌等。

症狀 一般幾乎都沒有什麼明顯症狀，大部分都是經由健康檢查，或是全身健檢的超音波檢查才偶然發現的，近年來病例遽增。

一般認為和肥胖，或是攝取過多高脂肪食物等因素有關。

雖然息肉本身屬於良性腫瘤，但是依其大小和形狀，也有成為惡性的可能。

治療 由於是息肉，因此並沒有必須立即動手術的必要。不過，膽囊若有長得類似胃和腸的息肉，這樣就可能無法採取組織和使用內視鏡檢查，因此，一旦息肉長至一．五～二公分以上，可能轉為膽囊癌時，就得施以動手術。若是息肉還小的話，也必須定期前往醫院檢查，以防萬一。

胰臟的疾病

急性胰臟炎

是什麼樣的疾病？ 所謂「急性胰臟炎」，就是胰臟急性發炎所引起的疾病。

由胰臟所製造的蛋白質分解酵素和脂肪分解酵素，因為某種原因過度活躍，將胰臟本身給消化掉。若是病況嚴重引起胰臟細胞壞死，就可能危及生命，是一種相當可怕的疾病。

症狀 大多是因為上腹部出現劇烈疼痛才發現的。急性胰臟炎的疼痛症狀是持續性的，和膽石症不一樣，左胸和背部也會感覺疼痛。為了減輕疼痛感，患者會自然呈駝背、膝蓋彎曲的姿勢，是此疾病的特徵。

出現腹痛的同時，大多都會伴隨噁心和嘔吐等症狀，也可能出現發燒、黃疸、腹部膨脹感等症狀。一旦病況嚴重，血壓就會下降引發休克，也可能併發腸閉塞（P261）。

原因 發病原因多是因為酗酒所起的，約占全體病因四〇%，而且以男性患者居多；若是因膽石所引發的，約占全體病因二〇%，以女性患者居多。

其他還有血中含脂量異常多的高血脂症（P309）也是病因之一，原因不明的特發性胰臟炎也是，同時也有併發流行性腮腺炎（P453）的可能性。

治療 為了讓胰臟休息調養，首先就是要暫時停止進食，這期間以點滴補給水分與營養素。為了抑制活性化酵素的運作，會給予胰酵素阻凝劑，以及舒緩劇痛的鎮痛藥等進行治療。而爲了預防再次感染，通常也會給予抗生素進行治療。

如果內科治療卻一直未見改善的話，就必須進行外科手術。例如，若是因爲膽石引發胰臟炎，就必須開刀取出膽石。

初期發作時若能獲得妥善治療的話，大多數都能順利痊癒，病況雖然還是有可能惡化，但機率很低。

良心建議　飲酒之後會出現腹痛或是持續腹痛，必須曲膝才能稍微舒緩疼痛時，就可能是胰臟發炎。

女性患者多因膽石引發此疾，只要妥善接受膽石治療，避免喝過多的酒精性飲料，少吃含高脂肪的食物等，就能預防復發。

還有，像是綠茶、咖啡、紅茶等，含咖啡因的飲料與香辛料也應盡量少吃。此外，家務和工作帶來的操勞與精神壓力等，也是常見的病因。

慢性胰臟炎

是什麼樣的疾病？　所謂「慢性胰臟炎」，是因爲胰臟持續發炎，使胰臟細胞破壞引起纖維化，最後導致整個胰臟變硬，且胰臟功能隨之降低的疾病。大半都是因爲酗酒所引發的，其次才是原因不明的特發性慢性胰臟炎、膽石症等。

女性患者多是因爲特發性慢性胰臟炎和膽石症所引發的，並不是酗酒的關係，是此疾病的特徵。

胰臟炎引發疼痛的部位

尤其容易出現疼痛的部位

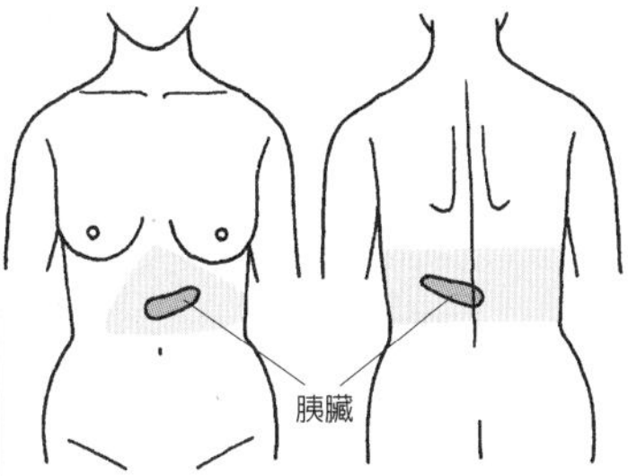

若是急性的話，會持續出現強烈疼痛。慢性的話，也會斷續出現疼痛。

症狀　上腹部持續疼痛，暫停一下後又開始疼痛。其他還會出現背痛、噁心、食慾不振、腹部膨脹感、下痢和體重減輕等症狀。隨著病況越來越嚴重，有時還會引發胰臟內結石（胰石）和糖尿病等疾病。

治療　爲了不刺激胰臟須暫時停止飲食（狀況發炎變嚴重時），並限制脂肪攝取的飲食療法等。會持續給予抑制發炎的胰酵素阻凝藥和消化酵素藥，若爲糖尿病患者，還會注射幫助降低血糖藥物和胰島素。若還是無法改善的話，胰臟液流通就會受阻，這時就必須進行外科手術。

良心建議　避免飲酒過量、油炸食物、豬排和培根等高脂肪食物，能量來源改爲以碳水化合物爲主。三餐不正常，或是暴飲暴食等不規律飲食習慣，都可能是病因。

此外，也需避免過度勞累和累積壓力，請家人分擔家事，或是到戶外活動轉換心情，都很有助益。

内分泌（賀爾蒙）・代謝異常

賀爾蒙是維持生命的物質

賀爾蒙肩負保持體溫和血液等，維持體內恆常環境的責任，此外也具有維持活動能量、身體成長、成熟和生殖等功能。茲將分泌器官與賀爾蒙的主要功能，分述如下：

下視丘 位於大腦的正中底部，位於大腦的正中底部，製造影響腦下垂體分泌生長激素、甲狀腺刺激素，以及性腺刺激素等促進賀爾蒙或抑制賀爾蒙。

腦下垂體 位於下視丘的器官，除了分泌生長激素外，還必須接受下視丘指令，促使各賀爾蒙分泌源頭分泌賀爾蒙。

甲狀腺 分泌和成長與能量代謝有關的賀爾蒙。

副甲狀腺 分泌保持血中礦物質與磷一定濃度的賀爾蒙。

副腎皮脂 保持血中一定電解質和水分，分泌因應壓力的賀爾蒙與男性賀爾蒙。

副腎髓質 分泌腎上腺素（Adrenalin）和副腎上腺素（Noradrenalin）。

性腺（卵巢） 分泌女性賀爾蒙。

胰臟 分泌可促進體內葡萄糖吸收的胰島素，以及可以血糖上升的胰高血糖素等賀爾蒙。

主要内分泌器官與賀爾蒙

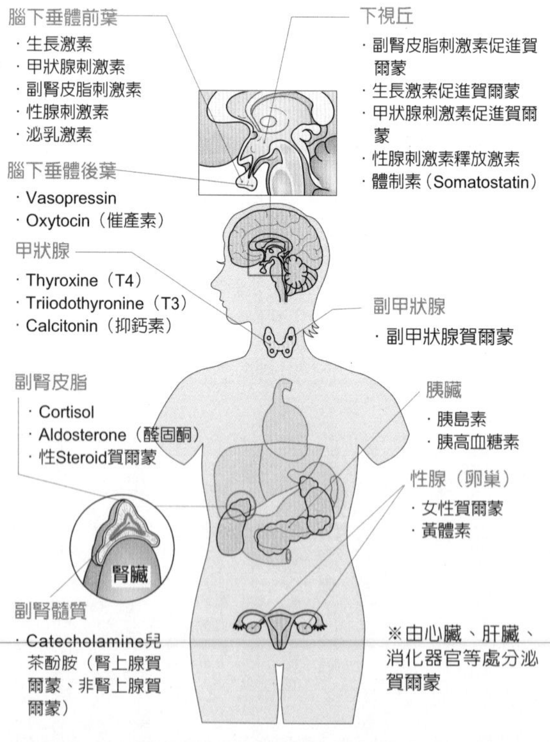

賀爾蒙的成分包括：①→由蛋白質形成的Peptide賀爾蒙；②→由膽固醇形成的Steroid賀爾蒙；③→由稱為Amine的簡單分子構造的化學物質所形成的Amine賀爾蒙等三種。

女性較常罹患的甲狀腺疾病

甲狀腺位於喉結下方，會分泌促進代謝作用的甲狀腺賀爾蒙。罹患甲狀腺方面的疾病以女性居多，原因目前還不是很清楚。

若是甲狀腺賀爾蒙分泌過剩，稱爲「甲狀腺機能亢進症」。代表性疾病爲「突發性甲狀腺腫」（P300）；相反地，血液中甲狀腺賀爾蒙分泌減少，稱爲「甲狀腺機能低下症」。

兩者幾乎都是慢性甲狀腺炎（橋本氏甲狀腺炎＝P302）所引起的。甲狀腺方面的疾病，出現甲狀腺腫的機率很高，爲此項疾病的特徵。

副腎皮質賀爾蒙分泌異常，會引發副腎皮脂機能亢進症（P305），以及因腦下垂體賀爾蒙分泌異常的腦下垂體腫瘤（P304）與腦下垂體前葉機能降低症（P304）等。

賀爾蒙分泌和代謝系統有著很深關係。例如糖尿病（P306）是因爲由胰臟分泌的胰島素功能降低，造成糖的代謝異常所引發的疾病。

賀爾蒙方面的疾病（請見左表）會出現各種症狀，但是這些症狀除了賀爾蒙方面的疾病之外，其他疾病也很常見。若是症狀未見改善的話，務必前往醫院診治。

甲狀腺部位

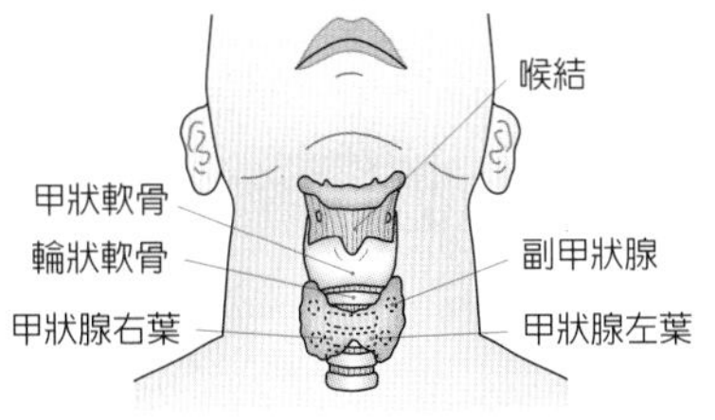

甲狀腺的左葉、右葉分別長約4～5公分、寬2～3公分、厚1公分、重約10～20公克，是人體最大的內分泌器官。

由症狀發現異常的內分泌器官

【↑＝賀爾蒙分泌過剩　↓＝不足】

症狀	內分泌器官
明明有吃卻變瘦	甲狀腺↑
異常肥胖	副腎皮脂↑ 腦下垂體前葉↑ 下視丘↑
高血壓	副腎皮脂↑ 副腎髓質↑ 腦下垂體前葉↑ 甲狀腺↑
低血壓	腦下垂體前葉↓ 副腎↓
糖尿病	副腎髓質↑ 副腎皮脂↑ 腦下垂體前葉↑ 甲狀腺↑ 胰臟（胰島素）↓
低血糖	胰臟（胰島素）↑ 副腎皮脂↓ 腦下垂體前葉↓
尿量異常增加	腦下垂體後葉↓ 胰臟（胰島素）↓ 副甲狀腺↑
異常出汗	甲狀腺↑ 副腎髓質↑ 腦下垂體前葉↑
無月經 月經異常	腦下垂體前葉↓ 性腺（卵巢）↓
皮膚變黑	副腎皮脂↓
停止長高	腦下垂體前葉↓ 甲狀腺↓
脈搏變快・心悸	甲狀腺↑ 副腎髓質↑
脈搏變慢	甲狀腺↓
常下痢・持續軟便	甲狀腺↑
便秘	甲狀腺↓ 副腎髓質↑
引發尿路結石	副甲狀腺↑
臉部浮腫	甲狀腺↓

內分泌（賀爾蒙）的疾病

突發性甲狀腺腫（甲狀腺機能亢進症）

是什麼樣的疾病？　「突發性甲狀腺腫」（甲狀腺機能亢進症），是因爲甲狀腺賀爾蒙分泌過剩所引發的疾病。雖然罹患之後全身各處都會出現症狀，但由於症狀是慢慢發生的，因此患者本身非常不易察覺，是一種不知何時會發病的疾病。

女性患者約爲男性患者的三至五倍，尤以二十～三十歲的人最容易發病。

原因　突發性甲狀腺腫是擔任免疫反應重要工作的淋巴球，不認識身爲友方的甲狀腺，因而製造出抗體的自體免疫疾病（P310）。

這是因爲自體抗體與由腦下垂體所分泌的甲狀腺刺激素一起運作，造成甲狀腺賀爾蒙分泌過剩。一般咸認與家族體質的遺傳因素有關。

症狀　患者會有「眼球突出」、「甲狀腺腫大，脖子變粗」、「頻脈」等三大特徵（請見上圖）。

突發性甲狀腺腫（甲狀腺機能亢進症）症狀

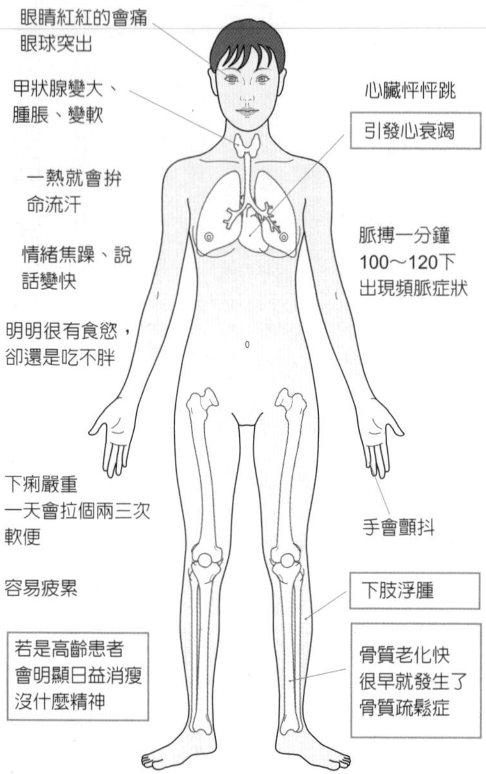
眼睛紅紅的會痛
眼球突出
甲狀腺變大、腫脹、變軟
一熱就會拚命流汗
情緒焦躁、說話變快
明明很有食慾，卻還是吃不胖
下痢嚴重 一天會拉個兩三次軟便
容易疲累
若是高齡患者 會明顯日益消瘦 沒什麼精神
心臟怦怦跳
引發心衰竭
脈搏一分鐘 100～120下 出現頻脈症狀
手會顫抖
下肢浮腫
骨質老化快 很早就發生了 骨質疏鬆症

症狀會慢慢出現。紅框內是隨著病況越來越嚴重會陸續出現的症狀，甚至會演變成「甲狀腺風暴」。

如何與糖尿病區分？

突發性甲狀腺腫，除了和糖尿病都會出現的「明明吃很多卻胖不起來」等相似症狀容易搞混之外，也常因為同樣會有高血糖而弄錯。

但是，和慢性高血糖的糖尿病不同的是，突發性甲狀腺腫飯後的血糖值會暫時升高，不過兩三個小時後又會回復正常值，是其特徵。

此外，如果突發性甲狀腺腫能治好，引起突發性甲狀腺腫的病因——高血糖就會恢復正常值。但因為突發性甲狀腺腫常會併發糖尿病，必須注意。

●**甲狀腺風暴**　若是輕忽甲狀腺功能亢進症，一旦動手術時受到感染，或是原來就罹患糖尿病的話，容易引起心衰竭和意識不清，甚至還可能會危及生命，但若妥善接受治療就不用擔心。

檢查 需要進行以下檢查：

• 問診時會詢問症狀，例如毛髮和皮膚狀況、手會不會顫抖等。
• 觸診甲狀腺，可檢查甲狀腺的大小、硬度、活動、結節（喉結）以及周遭的淋巴節是否腫脹等。
• 經由驗血檢測甲狀腺賀爾蒙和抗體等。
• 透過甲狀腺ＥＣＨＯ（超音波）檢查甲狀腺的實際大小、喉結、發炎等。

有時依據檢查結果，還必須追加其他檢查項目。

治療 治療方法有：①服用抗甲狀腺藥的內科療法；②進行將甲狀腺大半摘除手術的外科療法；③服用放射性碘等三種療法（請見下表）。

與醫師仔細商談後，選擇最適合自己的療法，一般都是採用服藥的內科療法。

用於內科療法的抗甲狀腺藥物分爲兩種，不管使用哪一種，通常都必須服用一年半以上。如果外科療法進行順利的話，就可不需再服用藥物，恢復正常生活。

女性患者會比較在意脖子上留有傷疤，其實只是像條皺紋的痕跡，並不會很明顯。

若是施以放射性藥物治療的話，必須服用一次大量的放射性碘來減少賀爾蒙分泌量。這種藥物會集中於甲狀腺，而且只會破壞甲狀腺細胞。

但是有不少患者在施以放射性藥物治療之後，過了十至二十年反而會罹患甲狀腺機能降低症（P299），這時候就要反過來補充甲狀腺賀爾蒙。

良心建議 若是服用過多的甲狀腺賀爾蒙原料，也就是礦物質成分——碘的話，就會減低抗甲狀腺藥物的效能，因此治療中的患者不可實用太多含大量碘的海帶等食物。

此外，大量服用藥物的患者以及接受放射性藥物治療的患者，若是想懷孕的話，務必得到醫師許可，否則就應該要避孕。

直到甲狀腺恢復正常功能爲止，患者會出現容易疲累以及情緒焦躁不安等症狀。事先要向親友解釋並獲得體諒，感覺疲累時，一定要請家人幫忙分擔家事。

突發性甲狀腺腫治療法

	內科療法	外科療法	放射性療法
方法	服用藥物（抗甲狀腺藥）	將大半甲狀腺摘除的手術	服用一次^{131}I
適合對象	適合任何初期患者的治療方式	服藥無效的人／甲狀腺長有腫瘤的人	吃藥有副作用的人／不能動手術的人
不適合對象	會出現嚴重蕁麻疹、關節痛等副作用的人	不能施以麻醉及手術後會復發的人	孕婦或是哺乳中的女性
優點	因為不用住院，非常省事	可以確實改善功能，早日正常化	只服一次就明顯好轉，不需住院治療
缺點	需要花時間改善／藥物會有副作用	必須住院／脖子會留下傷疤	治療後容易引發甲狀腺功能低下症

● ^{131}I　因爲海藻類含有「碘」，與擁有同性質的化學物質「放射性碘」一樣。服用這種膠囊，放射線就會只集中於甲狀腺，破壞甲狀腺。

慢性甲狀腺炎
（橋本氏甲狀腺炎）

是什麼樣的疾病？　所謂「慢性甲狀腺炎」，就是甲狀腺慢性發炎的疾病，九〇%的患者為女性。大部分都是甲狀腺機能還算正常，可是有些人卻患有甲狀腺機能衰退症。從青春期後到停經婦女的患者都有，羅病年齡層十分廣泛，六〇%以上的患者為三十～五十歲的婦女，因此常會誤以為是更年期障礙。

症狀　甲狀腺變硬變腫，一摸會有種凹凸不平的感覺，同時還會有體溫降低、皮膚乾燥、脈搏數降低等症狀。當甲狀腺賀爾蒙分泌減少，就會出現畏寒、便秘，以及聲音沙啞，說話速度變慢等，有可能會誤以為是罹患憂鬱症。

隨著甲狀腺機能越來越衰退，還會出現臉部浮腫、月經異常（月經不順、無月經、月經過多）等症狀。隨著類固醇值上升，連帶地肝臟酵素值也會上升，很容易誤以為是肝炎。

由於上述這些症狀大概需要一至十年才會慢慢出現，患者往往容易忽略。若不早點治療的話，症狀會越來越嚴重，因此一旦出現疑似症狀就應立即就醫。

原因　白血球中的淋巴球在免疫反應中擔任重要角色，卻會自己製造抗體破壞甲狀腺，引發自體免疫疾病（P310），也稱為「自體免疫性甲狀腺炎」。雖然目前發病原因還不是很清楚，不過有可能是因為遺傳體質的關係。

治療　如果甲狀腺賀爾蒙分泌沒減少的話，就沒必要治療，不會影響日常生活。一旦症狀出現，就應服藥補充甲狀腺賀爾蒙，改善症狀。

良心建議　生產之後，有可能出現暫時性甲狀腺機能異常（衰退或是亢進）。如果懷有身孕的話，可以找專門治療甲狀腺的醫師商談。

罹患慢性甲狀腺炎的人不能食用太多海帶

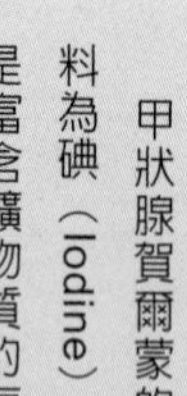

甲狀腺賀爾蒙的原料為碘（Iodine），像是富含礦物質的海藻中就含有大量碘，一旦慢性甲狀腺炎患者攝取大量碘，就會造成甲狀腺賀爾蒙合成和分泌運作惡化。

健康的人每天所需的碘量為一～〇．二毫克，算是相當少量。一公克海帶中含有二～四毫克，雖然健康的人吃很多海帶也沒關係，但是罹患慢性甲狀腺炎的患者就得稍微控制一下。海帶高湯也含有很多碘，必須注意。其他還有海帶芽、海苔、洋菜、魚卵和咳嗽藥等，雖然也含有碘，但量沒有海帶那麼多。雖然不需過度小心，但如果擔心的話，還是要跟醫師仔細商談。

此外，一公克海苔或洋菜約含〇．一～〇．二毫克、一公克羊西菜中，約含〇．二～〇．四毫克的碘。

結節性甲狀腺腫

是什麼樣的疾病？　所謂「結節性甲狀腺腫」，就是部分甲狀腺變成結節（顆粒狀），長出許多大小不一，呈顆粒狀瘤的疾病。

症狀　平常並沒有什麼明顯症狀。不過一旦結節變大就會開始覺得脖子有點怪怪的、肩膀痠痛，女性會覺得脖子明顯變粗。

有時結節還會出血，也會感覺疼痛。有時會引發甲狀腺機能亢進、還會併發甲狀腺癌（P427），不過此例比較罕見就是了。

治療　由於會併發甲狀腺癌，因此若懷疑長出結節的話，就要盡快就醫診治。雖然沒出現什麼不舒服的症狀，還是建議每年最好做一次甲狀腺超音波檢查，並不需要服藥。當結節變大造成身體不舒服時，就必須施以手術治療。

甲狀腺腺瘤

是什麼樣的疾病？　「甲狀腺腺瘤」和結節性甲狀腺腫（前項）一樣，都屬於良性腫瘤。原因是部分甲狀腺增生，長出一個直徑約二～五公分左右的結節（顆粒）。

一摸喉嚨，會覺得結節軟軟的，或是相反的有點硬硬的感覺。

症狀　雖然有時結節會出血，也會感覺疼痛，但平常幾乎沒有什麼明顯症狀。只是甲狀腺賀爾蒙分泌增加，甚至還會引發甲狀腺機能亢進，不過此種例子比較罕見。

治療　若是腫瘤直徑小於三公分的話，就不需要服藥，只須持續觀察即可。若是直徑大於三公分以上的話，就有可能併發甲狀腺癌，必須立刻進行手術。手術是將長出腫瘤的單邊甲狀腺（譬如甲狀腺右葉長出腫瘤的話，就切除右葉）摘除。

肉芽腫性甲狀腺炎

是什麼樣的疾病？　由於症狀很類似引發甲狀腺發炎的「甲狀腺感冒」之類疾病，因此被認爲是感染病毒所引起的。患者以中年女性居多，其他年齡層感染率低，毋需擔心。

症狀　患者會出現全身無力、發燒等症狀。因爲甲狀腺疼痛造成肩膀僵硬，只要稍微左右移動就會覺得很痛，而且疼痛程度不一。

甲狀腺賀爾蒙分泌會暫時變多，因而出現心悸、呼吸困難和多汗等甲狀腺機能亢進症狀。

治療　症狀輕微的患者可先進行觀察。如果感覺疼痛，可服用消炎藥（依症狀強度不同，給予非類固醇藥或是類固醇藥）等。暫時性甲狀腺機能亢進症會持續一兩個月，之後機能自然會慢慢恢復正常，數個月後症狀就會舒緩許多。

●**其他甲狀腺疾病：單純性甲狀腺腫**　雖然也有原因不明的甲狀腺腫，不過甲狀腺機能不會起任何變化。患者以十至三十歲的女性居多，隨著年齡增長罹病機率就越低，大多數會自然消失。

泌乳素瘤

是什麼樣的疾病？　所謂的「泌乳素瘤」，是指腦下垂體前葉長出良性腫瘤，導致分泌過多的泌乳素。女性的發病率約為男性的八倍之多，因此九〇％以上的患者皆為二十～三十歲的女性。

症狀　血液中泌乳素量增加，引起高泌乳素血症。泌乳素是由腦下垂體前葉所分泌的賀爾蒙，也就是所謂的「乳汁分泌賀爾蒙」，可促使乳汁分泌。

一旦引發高泌乳素血症，就會出現明明沒有生產卻分泌乳汁，甚至無月經症狀等。由於罹患此病身體會出現異常，比較能在早期發現並加以治療。

女性患者長出的腫瘤多為一公分以下。若是腫瘤大於一公分以上的話，就會壓迫視神經，造成視力減退，或是只看得到前方卻看不到兩側等視野異常症狀。同時也是導致不孕症的原因之一。

治療　可服用藥物抑制泌乳素的分泌，也能使腫瘤變小。

由於只要懷孕或是生產，腫瘤就會變小，而減少開刀的必要性，因此近年來多是以藥物治療為主。

腦下垂體前葉機能降低症

是什麼樣的疾病？　由腦下垂體分泌的賀爾蒙量（P298），影響腦下垂體前葉、還有下視丘而引發障礙，造成機能降低的疾病。

不管是一種還是兩種以上賀爾蒙分泌減少，都算是降低。不過全部降低的情形極為罕見的。

症狀　依賀爾蒙種類與賀爾蒙分泌降低數值的不同，症狀也不一樣。主要症狀如下：

●**性腺賀爾蒙降低**　會造成無月經、無性慾狀態。

●**副腎皮脂賀爾蒙降低**　會出現全身無力、食慾不振、下痢、嘔吐、空腹時想睡覺等症狀。

●**甲狀腺賀爾蒙降低**　會出現身體浮腫、畏寒、皮膚乾燥、掉髮、老是想睡覺、動作遲緩以及無情緒等症狀。

原因　很有可能是腦下垂體長出腫瘤，而使得功能受損。

此外，因為分娩導致大出血而引發休克的人，在恢復之後暫時還是有可能復發，稱為「希漢氏症候群」（Sheehan症候群），但是近年來已經十分罕見。

其他還有腦下垂體產生自體免疫抗體，引發腦下垂體發炎的自體免疫性腦下垂體炎（淋巴球性腦下垂體炎）等。

懷孕或是生產後的女性最容易罹患此疾，務必小心。

治療　若是發現長出腫瘤的話，必須立即動手術予以摘除，同時也要

●**乳汁**　明明不是懷孕期和授乳期，卻分泌乳汁的疾病，例如Argonz-del Castillo Syndrome症候群、Chiari-Frommel Syndrome症候群等，會造成無月經。此外，服用藥物也是原因之一。

進行放射線治療。若是由於其他原因所造成的話，則必須服藥來補充賀爾蒙的不足。

良心建議　如果遵照醫師處方持續按時服用賀爾蒙藥物的話，不會影響到正常生活。

若是伴隨副腎皮質賀爾蒙降低，就容易引發感染，由於只要有壓力就會導致症狀惡化，因此務必遵從醫師指示調整藥量。同時需注意避免感冒，以及過度累積壓力等。

副腎皮脂機能亢進症

是什麼樣的疾病？　所謂「副腎皮脂機能亢進症」，是由副腎皮脂分泌一種稱爲副腎上腺素（Cortisol）的賀爾蒙（消化吸收糖分，抑制發炎）分泌過剩所引發的疾病。

副腎皮脂機能亢進症的患者以三十至四十歲的女性居多，女性罹病機率約爲男性的三倍。

症狀　患者發病會變成圓圓的滿月臉，而且臉會泛紅，同時長出很多面皰。還會出現所謂「軀幹性肥胖症狀」，就是胸部和腰部堆積許多脂肪，但是手腳卻很纖瘦。

女性患者會出現無月經症狀。同時也很容易誘發其他疾病，例如糖尿病和高血壓，以及血管變得非常脆弱、皮膚變得很乾燥等。

若是經過五～十年都置之不理的話，罹患骨質疏鬆症的可能性便相對提高。

原因　副腎皮脂機能亢進症被視爲是引發副腎皮質以及腦下垂體長出腫瘤的主要原因。此外，使用大量類固醇賀爾蒙藥物治療時，也會出現類似症狀。

治療　動手術摘除副腎皮脂良性腫瘤。手術之後一直到副腎機能回復爲止，必須服用補充副腎上腺素的賀爾蒙藥。

若是泌乳素瘤所引發的話，也必須施以手術摘除腫瘤。

原發性醛固酮症

是什麼樣的疾病？　所謂「原發性醛固酮症」，就是由副腎皮脂分泌出一種稱爲「醛固酮」（Aldosterone）（保持體內一定的水分和電解質）的賀爾蒙分泌過剩，血中電解質成分就會失衡。患者以三十～四十歲的女性居多，罹病率約爲男性兩倍。

症狀　由於血中鈉（Sodium）的量增加而引起高血壓。還有因爲血中鉀（Potassium）減少，而造成肌力衰退、手腳麻痺等症狀。

原因　由於副腎皮脂長出了良性腫瘤，副腎細胞異常增生（過度形成）而引發的。

治療　施以手術取出良性腫瘤。手術後不需服用補充賀爾蒙的藥物。若是因爲過度形成而發病時，必須服用醛固酮來抑制。治療過程並不會影響日常生活。

●**希漢氏症候群**　因爲分娩時大量出血的關係，影響連接下視丘和腦下垂體，稱爲「門脈」的血管緊閉，造成腦下垂體組織壞死而引起的疾病。

代謝的異常

糖尿病

是什麼樣的疾病？ 人類只要進食，血液中所含的糖（葡萄糖）就會增加，健康的人會從胰臟分泌大量的胰島素，能將血液中的糖進行代謝作用，飯後約兩小時左右，血糖值就會回復。

不過若是胰島素不足，或是無法正常運作的話，就會引起糖代謝異常而出現慢性高血糖症狀，這就是所謂的「糖尿病」。

糖尿病分爲治療時必須注射胰島素的「I型」，還有不需要注射胰島素的「II型」，此外還有因爲特殊遺傳因子和肝臟等疾病、藥物副作用等所引發的「其他類型糖尿病」、「妊娠糖尿病」（P640）等，約九○%的糖尿病患者屬於II型。

原因 I型是因爲擔任免疫重要角色的白血球中的淋巴球製造自體免疫抗體，而破壞了胰臟β細胞，造成自體免疫異常（P310）等原因所引起的，胰島素呈現幾乎不分泌的狀態。從幼兒到十五歲以下的孩童期，比較容易突然引發激烈症狀。

II型則是有糖尿病遺傳因子的人（家族或親戚中有糖尿病患者），由於攝取過量卡路里、運動不足、肥胖和壓力等生活習慣因素，以及年長等因素所引發的。在過胖兒日益增加的現代社會，大多數孩童患者都屬於II型。

糖尿病患者之所以日益增加的原因，一般咸認是由於生活習慣的改變所致。譬如經常外食、食用脂肪過多的食物、吃過多零食等營養不均衡的飲食生活，以及卡路里攝取量增高所造成的。

引發II型糖尿病的原因

生活習慣因素

■ 攝取過量卡路里
因為胰島素分泌不足
變成高血糖

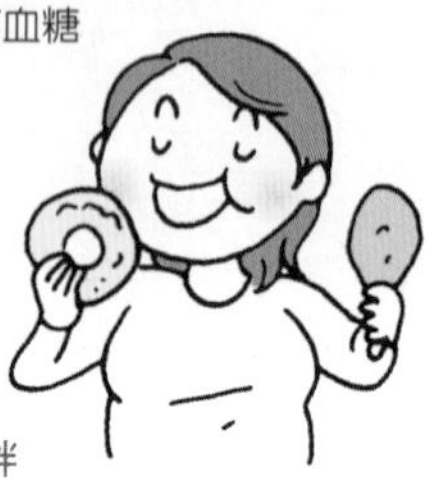

■ 肥胖
由脂肪細胞分泌的物質
影響胰島素分泌

■ 運動不足
胰島素分泌機能降低

■ 壓力
由副腎皮脂分泌讓血糖值上升的賀爾蒙

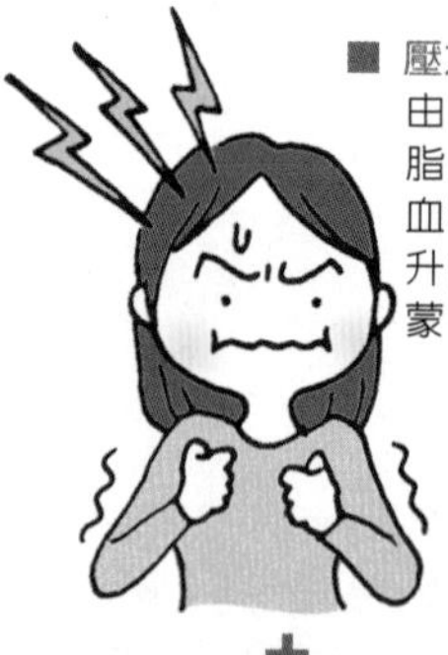

＋

年長

＋

遺傳因素
家族和親戚中有糖尿病患者

↓

胰島素抵抗性
（胰島素無法發揮正常功能）

胰島素分泌不足引起

↓

慢性高血糖

此外，由於車輛等交通工具的普及，也會導致運動不足。再者，現代社會男性、女性，不論老少都有壓力過大的問題，也是原因之一。

對主婦而言，家電用品發達也可能是糖尿病患者增加的原因，例如吸塵器和全自動洗衣機等電器產品替主婦分擔了大半家事，造成日常活動機會減少，容易導致運動不足和肥胖等問題。

類似以上的生活習慣，被視爲糖尿病患者之所以增加的因素之一。

症狀　尤以II型糖尿病，初期幾乎沒有任何明顯症狀。

若是出現身體容易疲倦、口乾舌燥、排尿量與次數增加，以及怎麼吃也吃不胖等症狀時，就已經引起併發症了。

糖尿病最可怕的地方，就是引起併發症的部分。併發症又分爲急性與慢性兩種，其中慢性併發症有眼病變、腎病變、神經病變等，稱爲「糖尿病三大併發症」（請參考下方專欄）。

由於神經病變大概出現在糖尿病發作後幾年，眼病變約五年，而腎病變約十~十五年後才會發病，因此察覺時，病況已經持續惡化了。

因此最重要的是進行控制血糖的治療與生活，以徹底預防併發症。尤其是無法享有公司定期健康檢查的家庭主婦和從事自由業的人，必須積極利用健診制度，做好自我健康管理的工作。

過了四十歲以後，至少每年都要做一次健康檢查。

糖尿病的檢查方法

■尿糖檢查

檢查尿液是否含有葡萄糖。若是尿裡血糖值160mg/dl以上的話，就要懷疑罹患糖尿病。一般健康檢查都要求早上空腹接受檢查，也有方便在家自行檢查的儀器。

■血糖檢查

檢查血液是否含有葡萄糖。分為空腹時抽取血液進行檢查的「空腹血糖」和任何時間隨機抽取的「隨機血糖」。若是懷疑罹患糖尿病，可在早上喝葡萄糖液，做觀察血糖值變化的口服葡萄糖負荷試驗，或測定血液的胰島素值等方法。

■依負荷試驗判斷

	空腹時血糖值		二小時後血糖值
糖尿病型	126mg/dl以上	或	200mg/dl以上
正常型	不到110mg/dl	或	不到140mg/dl
瀕臨型	介於糖尿病型與正常型中間		

必須提高警覺的三大併發症

●**眼病變**　視網膜微血管變弱，有失明的危險。是後天失明的絕大部分因素。

●**腎病變**　會引起腎機能障礙、腎衰竭，以及肺水腫惡化、心衰竭、尿毒昏睡症等，也可能危及生命。

●**神經病變**　這是三種併發症中，最容易發作的。由於末梢神經機能和自律神經機能降低的關係，患者會出現手腳麻痺和排汗異常等各種症狀。

治療‧預防　糖尿病是種會跟隨患者一生的難纏疾病。但是配合飲食改善、運動治療和藥物治療等方式，如果能夠有效控制血糖的話，就能過著和正常人一樣的生活。

關於運動治療方面，提高對胰島素的敏感度、避免肥胖、消除壓力等方法都很有效。

尤其是因爲生活習慣因素所引發的II型患者而言，飲食療法和運動療法更重要，也可收預防之效。

【飲食治療】約半數的糖尿病患者，如果施以飲食治療的話，也許可以有效控制血糖。

以下情形就不能施以運動療法

- 血糖值極高，無法控制血糖
- 引發嚴重併發症
- 有心臟病、不能作激烈運動的患者
- 膝和關節不好，不能運動的患者
- 患有嚴重的肝疾患者
- 身體狀況欠佳之人

對於糖尿病患者的飲食，並非嚴格限制，而是要攝取營養均衡的健康飲食。若能遵守以下原則，就能吃得健康又快樂。

- 攝取以蔬菜和燉煮食物爲主的健康飲食。一天的卡路里爲標準體重乘以二十五～三十卡來計算。
- 要養成吃早餐的習慣，還有三餐按時規律的好習慣。

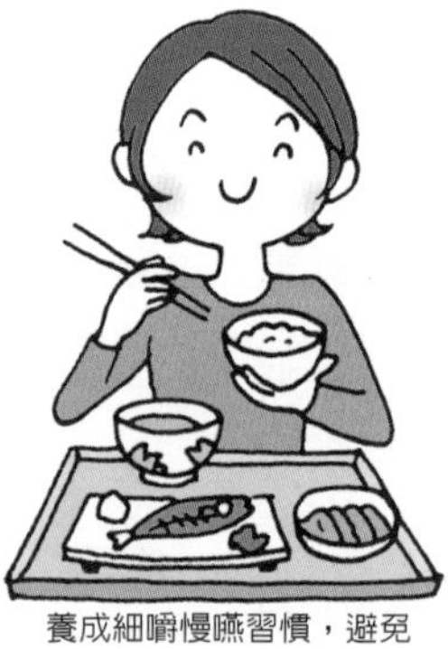
養成細嚼慢嚥習慣，避免吃太快、吃太多。

- 因爲水果富含果糖，因此要當飯後甜點吃，千萬不能取代正餐。
- 要注意營養均衡，充分攝取蛋白質、礦物質和維他命等營養素。
- 像是零食和美乃滋等食品，因爲脂肪、鹽分含量高，務必控制食用。

【運動治療】雖然運動治療可以有效降低血糖值，但如果方法錯誤，反而可能促使症狀惡化。因此要仔細詢問醫師有關運動治療方面的問題，確實遵從以下幾點。

- 正在進行藥物治療的患者，避免空腹運動，以防導致低血糖。
- 要遵守醫療原則，依照醫師所說的運動量和方法進行運動治療。
- 爲了提高胰島素運作機能，可作些健走或是體操等有氧運動。
- 開始運動十分鐘左右，血糖值就會開始下降。運動至少要持續二十～三十分鐘。
- 如果運動量太少其實沒什麼效果，可是運動過度也不好。若要力行健走的話，一天以七千至一萬步步爲基準。

【藥物治療】藥物治療分爲口服降血糖藥、和胰島素皮下注射等兩種治療方法。

口服藥主要是給光靠飲食治療和運動治療還是無法控制血糖的II型

●標準體重（kg）=身高（m）×身高（m）×22（P746）

患者。至於胰島素皮下注射則是針對I型患者和患有糖尿病的孕婦、以及服用口服藥沒效的II型患者。

口服藥有很多種，會產生低血糖和腹部膨脹等各種副作用，因此事先一定要確認。胰島素注射一天二～四次，可自行施打（小孩子的話則由父母幫忙施打）。

良心建議 因爲腳傷容易引發感染，因此要時常注意足部狀況，隨時保持清潔。尤其是女性更要注意，服用藥物，以及更年期補充賀爾蒙等原因，是容易引發糖代謝異常的時期。此外一旦懷孕，由胎盤會分泌一種機能與胰島素完全相反的賀爾蒙，常會引發糖代謝異常，因此一定要注意（P640專欄=妊娠糖尿病）。

高血脂症

是什麼樣的疾病？ 高血脂症就是血液中的膽固醇和中性脂肪（Triglyceride三酸甘油脂）等脂質，呈現異常多量的狀態。膽固醇二二○mg／dl以上的話就稱爲高膽固醇血症，中性脂肪一五○mg／dl以上的話，就稱爲高膽固醇血症。女性就算是適當體重，但如果內臟蓄積過多脂肪，就屬於隱性肥胖（內臟脂肪型肥胖），容易罹患高血脂症。

若是輕乎不管的話，會導致動脈硬化（P182），容易引發狹心症和心肌梗塞、腦血栓和腦梗塞等疾病。

症狀 沒有什麼明顯症狀，幾乎都是因爲作健康檢查才發現的。

原因・治療 吃東西過量、喜好吃蛋糕和零食、甜水果等，這些女性最喜歡的東西攝取過量，還有缺乏運動等都是導致發病的原因。此外，體質遺傳也是一項因素，像是「家族性高膽固醇血症」就是先天性高血脂症的一種。還有如果是腎臟病、糖尿病、肥胖症等疾病所引起的話，就要先徹底治療這些疾病。可以參考糖尿病的飲食療法、運動療法，和正在治療糖尿病的患者一樣，要多注意生活習慣。

治療糖尿病過程中要注意低血糖

●何謂低血糖？

血糖值六○mg／dl以下就稱為低血糖。主要是空腹時，會出現手腳發顫、異常饑餓、流冷汗、全身無力、心悸、頭痛等症狀。一旦輕忽不管，就會引發痙攣、昏迷狀態等，甚至會有生命危險。

●原因為何？

大多發生於因為使用胰島素和口服降血糖藥來治療糖尿病的患者身上。譬如飲食量比平常少，服用的胰島素量比較多等都容易引發。

●引發低血糖時該怎麼處理？

含一兩顆方糖，或是喝罐果汁（兩百CC左右）等來補充糖分。因為低血糖症狀因人而異，因此要提高警覺，空腹時吃些餅乾或是隨身帶幾顆方糖，以防萬一。

●痛風 因爲尿酸沉澱，腳的大拇趾根部會出現像針似地刺痛感，又紅又腫。雖然九○%以上爲男性，但是因爲飲食習慣的改變等，近年來女性患者明顯增加。

免疫的異常

「免疫」是排除外來侵入的異物，保護身體的一種機轉，不過有時也會莫名其妙地將自己的細胞和蛋白質等視爲異物，而產生自體攻擊反應，此種狀態便稱爲「自體免疫異常」，而引發的疾病就是「自體免疫疾病」。引發自體免疫異常的原因，直到目前都還不是很清楚。

罹患自體免疫疾病的患者，不但出現異常狀況的特定臟器會發病，連帶地全身好幾個臟器也會發病。

因特定臟器併發的自體免疫疾病有以下幾種：突發性甲狀腺腫（甲狀腺機能亢進症＝P300）、慢性甲狀腺炎（橋本氏甲狀腺炎＝P302）、I型糖尿病（P306）、自體免疫性溶血性貧血（P192）、原發性血小板減少性紫斑症（P194），以及葡萄膜炎（P325）、潰瘍性大腸炎（P266）等。

引起全身自體免疫疾病的代表，就是風濕性關節炎和膠原病。膠原病的患者以女性居多，包括紅斑性狼瘡（P312）、硬皮症（P313）、休格林氏症候群（P314），以及多發性肌肉炎．皮膚肌炎（P314）、血管炎症候群（P315）等幾種疾病。這些都是一輩子無法根治的難纏疾病。

雖然這些疾病與膠原病早期症狀蠻相似，但由於治療方法不一樣，因此一旦發現身體出現異狀時，必須盡快就醫，請免疫疾病方面的醫師診斷。

此外如支氣管氣喘（P202）、蕁麻疹（P393）、過敏性皮膚炎（P388）等過敏體質的患者，也會在異物（抗原）侵入體時，製造一種叫做IgE的抗體，因而引起免疫功能異常的反應。

類風濕性關節炎

是什麼樣的疾病？ 所謂「類風濕性關節炎」，就是關節發炎，出現又腫又痛的症狀。隨著病況越來越嚴重，關節就會變形，甚至影響行動力。它的特徵就是左右兩側會同時出現症狀，甚至會影響全身關節。

女性患者約爲男性的三～四倍，尤以三十～五十歲的女性最容易罹患；產後和更年期前後也有發病的可能。

症狀 患者會出現「早上手部僵硬」的症狀，也就是早上一起來，手部僵硬而且手指很難彎曲。這是初期常見的症狀。

最典型的情況就是起初爲手指小關節和手腕、腳趾根部出現疼痛，慢慢地還會發腫。甚至連手肘與膝蓋的大關節處也開始病變，開始出現輕微發燒和全身無力、體重減輕

●**風濕性關節炎** 以前稱爲「慢性風濕性關節炎」，現在則改稱爲「風濕性關節炎」。

等全身症狀。之後肺和心臟、腎臟、肝臟、神經、眼睛、皮膚等關節以外的部位，也會陸陸續續出現症狀。

尤其間質性肺炎（P204專欄）和肺纖維症算是非常嚴重的疾病，若是出現乾咳和呼吸困難等症狀時，就必須特別注意。

皮膚方面，會發作類風濕性關節炎特有的併發症——皮下結節。

原因 雖然原因不明，但是除了遺傳因素之外，也有可能是受到病毒感染，以及女性賀爾蒙分泌不正常等因素。

治療 以藥物治療爲主，有時也會施以手術。藥物治療方面，使用非類固醇系消炎藥、抗風濕性藥、類固醇藥物等。抗風濕性藥的效果因人而異，一直到發揮藥效爲止有可能需耗時二至三個月。

由於服用這些藥物也會產生副作用，所以爲了要診察症狀程度和藥效、是否出現副作用等，約兩週至一個月就必須驗血和驗尿。

手術方面，由於關節遭到破壞，因此會有強烈的疼痛感，也會出現運動傷害等症狀。

依關節炎的部位和狀態，可分爲以下幾種：①滑膜切除術（切除增殖的滑膜）；②腱鞘膜切除術（將斷裂的腱鞘膜縫合移植的手術）；③關節成型術（作人工關節、固定關節）等。不管醫師決定採用哪種方式治療，最重要的是不要錯過最佳手術時機。

良心建議 日常生活中應注意下列幾點：

①發炎狀況嚴重的關節盡量不要活動；②擴大關節可活動的範圍，保持肌力，遵從醫師指示進行復健；③保持飲食均衡，維持適當體重；④勤洗手、常漱口、留意身體保暖，預防感冒等。

爲了預防手和腳變形，有時也會使用專門道具與專用鞋。此外若是頸椎狀況不是很好時，外出要佩戴固定頸椎套比較好。

若是因爲關節變形造成身體活動不太自由的話，可多利用市面上販售的槓桿式水龍頭、和長柄牙刷等各種保健用品。

不過，若是太早藉助保健用品的話，反而會造成提早促使關節機能衰退的效果，因此使用上必須多加考量。

風溼性關節炎的演變

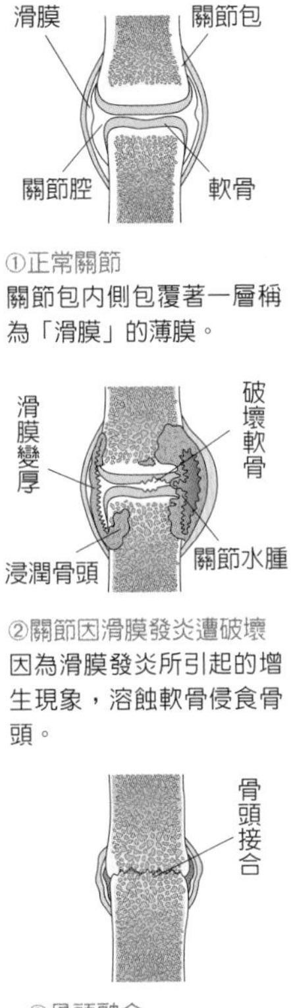

①正常關節
關節包內側包覆著一層稱為「滑膜」的薄膜。

②關節因滑膜發炎遭破壞
因為滑膜發炎所引起的增生現象，溶蝕軟骨侵食骨頭。

③骨頭融合
關節變形，骨頭接合。

●肺纖維症 肺泡壁變厚變硬，會引發缺氧血症等呼吸障礙等疾病。
●皮下結節 皮下長出顆粒狀的瘤，受壓迫的部位容易長出，一摸就痛。

全身性紅斑狼瘡（SLE）

是什麼樣的疾病？　所謂「全身性紅斑狼瘡」，就是發病時會導致全身皮膚、關節，以及腎臟和神經等各種臟器慢性發炎的疾病。

九〇％的患者為女性，其中又以二十～三十歲的居多。診斷十年後的存活率為九〇％。

症狀　全身各部位臟器會出現各種症狀（請參照下方插圖）。

症狀會反覆性地時好時壞（舒緩與惡化）漸漸轉變成慢性化，還會出現腎機能障礙、中樞神經症等，若是併發感染就會危及生命。

原因　雖然原因不明，但是一般咸為帶有此遺傳基因的人，容易因為受到病毒等的感染，以及賀爾蒙、紫外線和藥物等環境因素，引發免疫功能異常。

治療　基本上以藥物治療為主。依症狀程度不同，醫師開立處方藥的種類與劑量也就不一樣。如果是症狀輕微的關節炎，可使用非類固醇系的消炎藥治療。

一旦出現中樞神經障礙、腎臟障礙、血液障礙時，就必須住院給予類固醇和抑制免疫藥等進行治療。依症狀不同，也有可能必須住院兩周至三個月觀察。

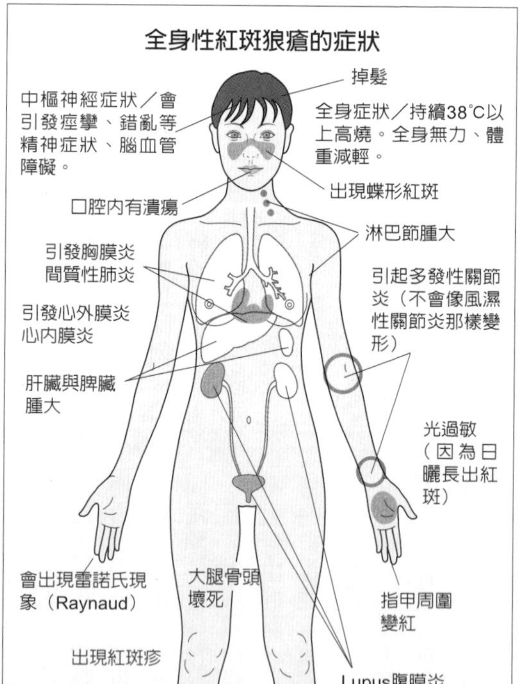

雖然類固醇藥能夠有效抑制嚴重發炎，但是會出現肥胖、高血壓、高脂血症、糖尿病、骨質疏鬆症、也容易併發感染、白內障等。

良心建議　以下幾點必須注意：

- 因為是慢性疾病的關係，飲食攝取要均衡，維持一定體力。
- 由於抵抗力變差，要勤洗手常漱口，避免感染。

●紅斑疹　全身會出現呈塊狀紅斑疹，還會伴隨表皮剝離的紅皮疹，尤其是兩頰和手腳部位特別明顯。

●對光過敏的人，外出記得戴帽子與穿長袖衣服，盡量避免日曬。

●由於懷孕和生產可能會導致病情惡化，希望懷孕的話，要和醫師仔細商談。

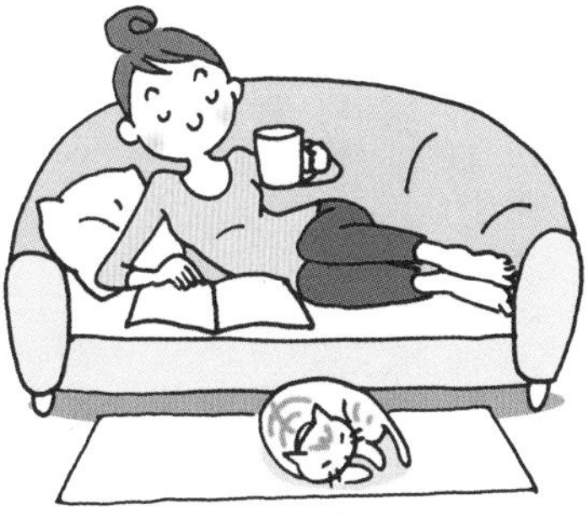

避免過勞與累積壓力，靜心休養很重要。

硬皮症

是什麼樣的疾病？ 「硬皮症」是皮膚變硬的一種膠原病。患者以四十～五十歲的女性居多，女性患者約為男性患者的五～六倍，一經診斷為硬皮症，十年後存活率約為七〇～八〇%。

症狀 以下症狀是此疾病的特徵：

●**雷諾氏現象（Raynaud）** 因為血液循環不良，緊張時容易手腳冰冷，以及指尖變白，接著由紫色變成紅色。九〇%以上患者會出現此症狀。

●**皮膚硬化** 皮膚病變分為浮腫→變硬→萎縮等三個階段，同時還會出現嚼食困難，以及嘴巴張開困難等症狀。

通常是由手的末端開始出現皮膚硬化，分別以身體為中心、左右對稱，分為擴及臉部的「全身型」與只到手腕部分的「侷限型」。

●**關節症狀** 患者會出現手部僵硬、肘部、膝和手等部位關節疼痛，關節活動範圍也會變窄。

●**內臟病變** 消化道和肺、心臟、腎臟等臟器細胞纖維化，無法充分發揮機能而引發纖維症。

患者會出現胸口灼熱感、反覆下痢和便秘、引發間質性肺炎（P204專欄）和肺纖維症（P311解說）等疾病，還會出現乾咳、呼吸困難、不整脈、高血壓等，影響日常生活。

若是引發心衰竭和腎衰竭的話，就會危及生命。

原因 雖然原因不明，不過一般認為不太可能是和遺傳因素有關。

治療 硬皮症本身並沒有任何基本的治療方式，而是以「對症治療」為主。

例如，針對血液循環不良，可服用血管擴張劑；關節痛的話，可服用非類固醇系消炎藥；而如果是胸口灼熱，則服用制酸劑等，總之，就是依據各種症狀對症治療。

若是皮膚突然浮腫、變硬時，就要施以類固醇配合抑制免疫藥等進行治療。

良心建議 冬天外出時要穿戴厚手套和厚襪，洗東西時要戴塑膠手套保護。入浴時活動一下手指，還有，一定得戒菸。

休格林氏症候群

是什麼樣的疾病？ 所謂的「休格林氏症候群」，就是淚腺和唾液腺發炎，導致分泌不太出淚以及唾液的疾病。

患者以四十～六十歲女性居多。經常會併發風濕性關節炎與硬皮症等膠原病。

症狀 一般會出現以下症狀：

●眼睛乾燥、有異物感。還會出現眼睛疼痛、刺痛等症狀。

●因爲唾液分泌極少，會出現口渴、吞嚥困難等症狀。舌頭乾燥發紅、蛀牙變多。腮腺和顎下腺紅腫，有時還會發燒。

●女性陰道分泌也會變少，因爲陰道變得很乾燥，所以性行爲時會有不舒服感。

其他還有引發關節痛、間質性肺炎（P204專欄）和腎臟發炎等疾病，會出現各種神經系統障礙與輕度憂鬱症，有時會併發淋巴瘤。

原因 雖然原因不明，但是一般咸認與遺傳因素、免疫異常、病毒感染等環境因素有關。

治療 若是覺得眼睛乾澀，可點幾滴人工淚液改善，口渴時，可以噴幾下人工唾液噴霧劑，近年來還推出能促進唾液分液的藥物。

若是引發間質性肺炎和腎臟炎等分泌腺以外的症狀時，就要施以類固醇治療。

良心建議 當陰道分泌液減少的時候，有可能和更年期障礙有關，應前往婦產科檢查。看看有沒有合併其他膠原病，這點非常重要。以下幾點必須注意：

①眼睛和嘴巴容易乾燥，因此要注意空氣的溼度；
②勤刷牙以預防蛀牙；
③預防感冒，請洗手多漱口；
④若是性行爲時會疼痛，最好誠實告知另一半，並請其配合。

其他自體免疫疾病

多發性肌炎．皮膚肌炎

是什麼樣的疾病？ 主要爲貼近軀幹的肌肉發炎引發疼痛，例如脖子、肩膀、上臂、腰和大腿等部位，並出現肌力衰退等症狀。約半數患者會伴隨某些屬於皮膚炎的特殊皮膚病變。雖然患者以四十～六十歲居多，但是五～十四歲的孩子也有可能罹患。

症狀 主要會出現肌力衰退，全身無力、虛脫，以及頭髮很難梳開、無力從椅子上站起來、很難從床上爬起來等症狀。

若是一旦引發喉嚨肌肉障礙，還會出現吞嚥困難等症狀。

由於併發肺癌、消化器官癌、乳癌和子宮癌等疾病的比率相當高，因此一定要進行癌症檢查。

治療 施以大量類固醇，視症狀程度，有時也會併用抑制免疫藥等。

●**皮膚肌炎** 眼瞼長出紫紅色疹（天芥菜疹Heliotropium Peruvianum），關節活動那側的皮膚角質層，出現大小角質片剝落等皮膚發炎症狀。

血管炎症候群

是什麼樣的疾病？ 所謂「血管炎症候群」，就是血管壁遭到破壞、發炎，血管阻塞造成血液循環障礙等疾病的統稱。

依發生障礙的血管粗細來分，罹患大動脈炎症候群（高安動脈炎＝P184）以女性患者居多。九成爲女性患者，尤以十五～三十五歲的女性居多。

其他還有顳動脈炎、結節性多發動脈炎、顯微鏡多發血管炎、韋格納氏肉芽腫等疾病。

症狀 初期會出現發燒、全身無力、關節痛和體重減輕等症狀。大動脈炎症候群還會因爲血液循環障礙而引發站立時眩暈等症狀。

如果血管變細，還會出現摸不到脈搏的「無脈搏症」。其他依各種疾病會出現各種症狀，若是影響到腦和心臟血管，病情就會惡化。

治療 以類固醇藥和抑制免疫藥爲主，因應症狀必要時還會施以內科藥物治療。引起血管阻塞和動脈瘤時，還必須施以外科手術。

貝賽特氏症

是什麼樣的疾病？ 所謂「貝賽特氏症」，就是口腔和外陰部會出現反覆性潰瘍（P111），首先是由皮膚和眼睛開始，然後引發各種臟器發炎的疾病。

症狀 患者幾乎百分之百都會引發口內炎，臉和手也會長出像面皰般的濕疹，還會出現「結節性紅斑」，有時會伴隨發燒症狀。

女性則是大陰唇和小陰唇、陰道黏膜會紅腫疼痛。眼睛起初會發作葡萄膜炎（P325），接著就會出現視力減退、惡化，甚至失明等症狀。除此之外，還會引發關節炎，侵害血管、腸道和神經等處。

原因 雖然原因不明，但是一般咸認與遺傳因素有關。

治療 服用消炎藥（非類固醇系與類固醇藥物），症狀嚴重時還會搭配使用抑制免疫藥。

幼年型類風濕性關節炎

是什麼樣的疾病？ 「幼年型類風濕性關節炎」爲一種發炎性疾病，好發於二～十六歲以下孩童。

依症狀不同，分爲：

①病情與大人風濕性關節炎一樣的多關節型；②出現發炎狀況的關節數量不多，但是會導致眼部發炎的少關節型；③除了出現發燒、肝臟和脾臟、淋巴節腫大等症狀，有時候還會引起心臟發炎等。還有症狀出現於關節以外的全身型（慢性病）等三種。

治療 依類型不同，治療方法也不一樣。如果症狀輕微，會使用非類固醇系消炎藥。症狀嚴重時，則會使用類固醇，或視情形施予抑制免疫藥。由於是成長期小孩易罹患的疾病，需和教師及醫師仔細溝通，讓小孩到比較沒壓力的學校就讀。

●**結節性紅斑** 皮膚有些泛紅，伴隨發熱與疼痛等症狀的皮膚病。

眼睛的疾病

眼睛是由眼球、外眼肌肉和附屬器官等構成

眼球的前八分之一爲「角膜」，後八分之七爲被「鞏膜」所覆蓋的球體，後面連接著由腦部傳送出來的「視神經」（P317上圖）。

由正面可看到中央黑黑的瞳孔處就是角膜，外側的眼白部分就是鞏膜，鞏膜上面覆著一層透明的「結膜」（P327圖）。

眼球中央前方部分有房水、虹彩、毛樣體、水晶體等，中央爲玻璃體。後方稱爲「眼底」的部位有脈絡網、視網膜、視神經等。

其中脈絡膜、毛樣體和虹彩三者，合稱爲「葡萄膜」。

脈絡膜內側的視網膜，分布著很多視神經細胞，由此將腦中情報傳達至視神經。

眼球周圍有負責讓眼球轉動的外眼肌肉（P317下圖）。還有爲了保護眼球的眼瞼和淚器（淚腺與淚液流通路）。眼瞼和淚器就稱爲「附屬器官」。

眼睛的構造就像相機讓我們看得見東西

映入眼睛的光線首先會在角膜屈折，通過瞳孔。

仔細端詳黑眼珠部分，可以看到中央有個黑色瞳孔，周圍有些看起來像茶色的虹彩。

虹彩就相當於相機的光圈，會因應映入眼睛裡的光量，來調整瞳孔大小。

通過瞳孔的光會送至水晶體。扮演著鏡頭角色的水晶體厚度，會隨著毛樣體與睫狀小帶組織的伸縮而變化，外頭映入眼中的光線，投射於視網膜上，呈現出清楚的圖像。

視網膜的功能就像底片，分布著許多能感應明亮、色彩、形狀等的視細胞，然後將識別出的情報藉由視神經傳達到腦部，於是我們就可以看見東西。

常見的眼睛疾病

常見的眼睛疾病主要分爲：

①引起視力、視野障礙的疾病；

②眼睛功能異常；

③眼睛附屬器異常等。

①引起視力、視野障礙的疾病

角膜、水晶體、葡萄膜、視網膜和視神經等部位發生異常，會引發「視力障礙」和「視野障礙」。

角膜因爲位於眼球表面與外界接觸的部位，所以一旦淚液分泌量降低而乾燥時，異物就容易入侵而引起感染。此外，當角膜內的氧氣減少的時候，就會產生混濁，光線無

法透到視網膜上，於是就會引起視力障礙。角膜引發的主要疾病有角膜炎、角膜潰瘍，以及角膜疱疹（P323）等。

水晶體位於虹彩和瞳孔的後方，呈透明凸鏡狀，因爲老化等因素造成水晶體混濁，視力減退，就是俗稱的「白內障」（P323）。

由網膜將視神經集中成一大束，突出去的部分稱爲「視神經乳頭」。眼壓一旦變高，就會壓迫視神經乳頭而阻礙視力，此種疾病便稱爲「綠內障」（青光眼）（P324）。

視網膜剝離的疾病稱爲「視網膜剝離」（P324），視網膜上的黃斑部因爲老化產生異變，則稱爲「老年黃斑病變症」（P326）。

這些視網膜疾病，會造成視力減退、視野變窄。

虹彩、毛様體和脈絡膜合稱爲葡萄膜，這些地方發炎就稱爲「葡萄膜炎」（P325），於是就會引起「飛蚊症」（P325）和視力減退的症狀。

視神經也會出現異常。視神經發炎會造成視力減退，以及看東西不太能聚焦的視神經炎，還有因爲供給視神經氧氣與養分的血管阻塞，導致視力急遽減退的「缺血性視神經症」（P326）等。

此外，全身性疾病也會反應在眼睛上。例如罹患高血壓（P181）、糖尿病（P306）、動脈硬化症（P182）等疾病的患者，眼底會出血。

②眼睛功能異常

眼睛功能異常代表的有近視（P319）、遠視（P320）和亂視（散光）等屈光異常。

其他還有看東西會變成兩個的複視和斜視（P321），這是因爲眼球外側讓眼球轉動的外眼肌肉異常（請見上圖）所引起的。

眼球的構造

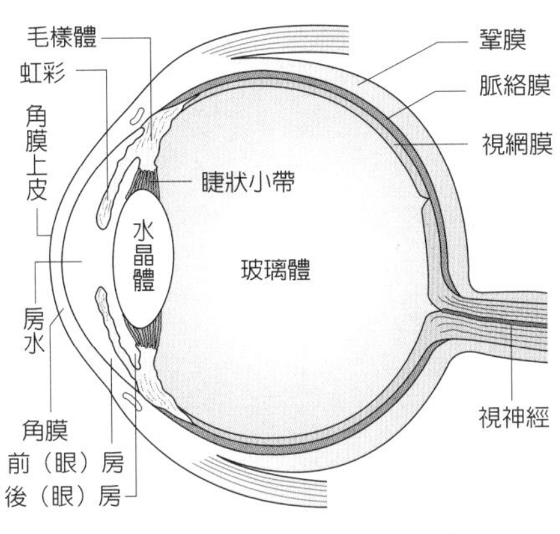

外眼肌肉的構造

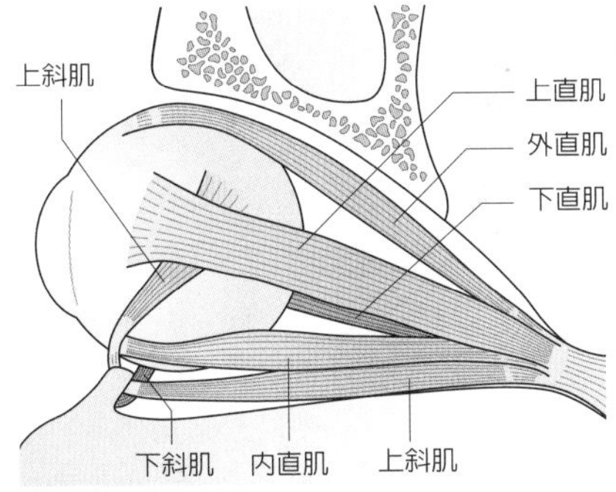

●**瘀血乳頭・乳頭浮腫**　腦壓亢進時，經由眼睛檢查會發現視神經乳頭呈現嚴重鬱血和浮腫狀態。此時需檢查有無腦腫瘤和腦出血等病變，並設法降低腦壓。

眼球中還有可以調節水晶體屈折率的肌肉。當這個肌肉功能降低的話，看近的東西時會感覺很吃力，也就是俗稱的「老花眼」（P321）。

③眼睛附屬器官異常

眼白充血，並流出分泌物的疾病，稱爲「結膜炎」。這是由於感染病毒和細菌等病原微生物，或是過敏等原因所引發的疾病（P327～）。

眼瞼方面的疾病，有因爲感染造成眼瞼浮腫的「麥粒腫」（P328），以及由於眼瞼陷堵塞而長出小顆粒，稱爲「霰粒腫」（P328）。

此外，還有會引起眼瞼下垂，使得眼睛張不開的「眼瞼下垂」（P329）等。

眼淚是由位於上眼瞼外側的「淚腺」所分泌的，濕潤眼睛表面後，一部分會蒸發，剩下的就會由位於眼睛內側的「淚點」收入「淚囊」，經由「鼻淚管」流向鼻腔。而眼淚流經的通道就稱爲「淚管」，淚腺和淚囊、鼻淚管等稱爲「淚線帶」。淚線帶引起的疾病有淚囊炎（P330），以及鼻淚管狹窄、堵塞（P330）等。

④罹患乾眼症的人越來越多

近年來，由於辦公使用電腦設備越來越普及，上班族必須長時間盯著電腦螢幕看，導致眼球表面乾燥而引發「乾眼症」（P331）的病例越來越多。此外，若是眼睛疲勞（P331）也會引發乾眼症。

眼睛為身體之窗

會使視網膜出現異常的全身性疾病，主要有糖尿病（P306）、高血壓（P181）和腎臟病（P208～）等。其中又以糖尿病的併發症之一——引發眼底出血的「糖尿病網膜症」（P307）爲造成失明的一大原因。

其他還有因高血壓、動脈硬化、腎臟等疾病，而引起的視網膜和玻璃體出血。

風濕性關節炎（P310）併發的「休格林氏症候群」（P314），患者以中年女性居多，因爲淚腺障礙而導致淚液分泌量降低，角膜和結膜乾燥，因而引起眼睛有異物感和眼睛刺痛等症狀。

膠原病方面，除了「全身性紅斑狼瘡」（P312）會引發視網膜病變之外，還有因全身神經系統障礙而引發的「多發性硬化症」（P327解說），以詞「視神經」炎等。

此外，「貝賽特氏症」（P315），以及皮膚會長出肉芽瘤的「類肉瘤病」（Sarcoidosis）（P325解說）等疾病，也會併發葡萄膜炎（P325）。

還有，隨著眼窩（眼睛內側凹處）和副鼻腔發炎狀況越來越嚴重，就會造成視神經障礙。

由此可見，眼睛不但是「靈魂之窗」，同時也是「身體之窗」。

近視

是什麼樣的疾病？ 眼睛的調節功能罷工，平常看東西時，近的東西

●**眼底出血**　視網膜、脈絡網和玻璃體等處出血，就稱爲「眼底出血」。會引起飛蚊症（P325）和視野缺陷等症狀，視網膜黃斑部出現症狀就會導致視力減退。糖尿病和動脈硬化等疾病也是主要病因之一。

還看得清楚，可是看遠的就一片模糊、看不清楚，便稱爲「近視」。

原因·症狀　由角膜到眼底的距離稱爲「眼軸」。眼軸一旦拉長，看遠處的東西時，眼前的影像會在視網膜前結合（軸性近視），以拍照來譬喻的話，就是呈現「失焦狀態」（左圖）。

若是以相機來說的話，由於負責擔任鏡頭的水晶體強烈屈折，前方影像就會在視網膜前方結合，稱爲「屈折性近視」。

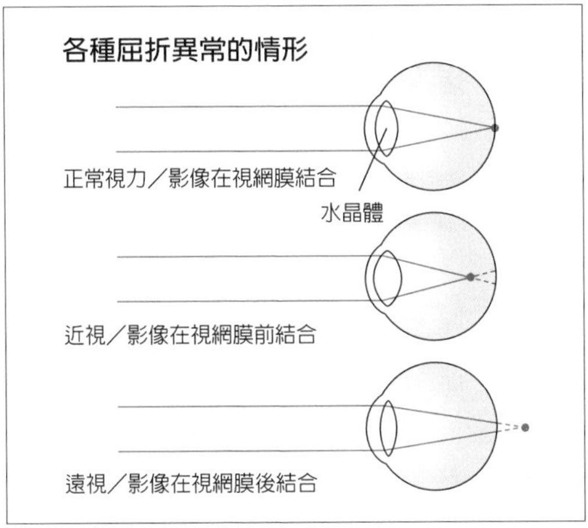

若是近視突然惡化的話，由於有可能是糖尿病等疾病所引起的，因此必須注意，最好盡快到眼科接受檢查。

治療　藉由配戴眼鏡（凹鏡）或是隱形眼鏡，可以讓影像清楚地在網膜上結合並進行矯正。

此外，由於視力模糊有時候是因爲調節水晶體的肌肉緊張，或是疲勞的緣故，不妨點幾滴能舒緩緊張的眼藥改善。

良心建議　如果發現孩子看不清楚黑板上的字時，就要替孩子配戴合適的眼鏡。

持續近看一段時間之後，有時也要看看遠方好讓眼睛得到休息。看書要保持眼睛距書本三十公分，看電視時也務必要保持適當距離。

配戴眼鏡時要審慎挑選，切記能改善視力遠比花俏流行來得重要。

近視矯正手術是什麼？

由於配戴眼鏡或隱形眼鏡有時會造成不便，因此近年來很流行以雷射方式施行的「近視矯正手術」，接受的人也越來越多。

手術分為以下兩種方式：

●PRK法（雷射屈光性角膜切割術）就是以雷射切除角膜表面，手術後約兩天左右會疼痛，視力要趨於穩定約需一周左右。

●LASIK法（雷射角膜成塑術）則是將角膜表面層狀剝離，以雷射削除內層後再蓋回去的方法，比較不會痛而且視力穩定期也比較短。

二十歲以下，或是患有眼疾和全身性疾病的患者，以及高度近視的人，可能不太適合進行手術。不但術後恢復期很長，也無法充分確認矯正成果，同時還有老花眼提早報到的可能。

務必充分聽取、理解和接受醫師的意見與說明，選擇適合自己的方式。

●孩童佩戴的隱型眼鏡　雖然隱形眼鏡沒有所謂的年齡限制，但孩童還是應該先從戴眼鏡開始，之後長大一些再慢慢與隱形眼鏡搭配使用，務必以保護眼睛爲前題，並向眼科醫師求診與諮詢。

遠視

是什麼樣的疾病？ 所謂「遠視」，就是在視力無調節的狀態下看東西時，不管是看近看遠都有困難的情形。

原因 由角膜到眼底的距離（眼軸）若是變短，看近的東西時，就會在視網膜的後面結成影像，而呈現失焦狀態（P319圖）。

此外，若是水晶體屈折度較強，也會引起所謂的「屈折性遠視」。

症狀 小孩子的眼軸比較短，大部分屬於輕度遠視。之後隨著成長眼軸變長就會回復正常狀態，如果六歲以下遠視還是很嚴重，不早點配戴眼鏡矯正的話，就會導致「弱視」和「內斜視」。

成人罹患遠視，是因爲調節水晶體的肌肉屈折力強，用眼過度的關係。若是置之不理的話，不少人都會出現頭痛和肩膀痠痛等眼睛疲勞的症狀（P331）。

遠視的人會比一般近視的人，大約提早在四十歲前後就必須開始戴老花眼鏡。

治療 輕度遠視不會有眼睛疲勞、斜視或弱視的話，就不需要戴眼鏡。若是眼睛疲勞、斜視或弱視，就必須配戴凸鏡和隱形眼鏡矯正。

良心建議 年輕時視力爲一．五～二．○，四十歲後若是出現眼睛疲勞症狀的話，就有可能是遠視。最好前往眼科檢查一下比較好。

亂視（散光）

是什麼樣的疾病？ 正常的角膜不管是橫方向還是縱方向都是一樣的弧線，但是亂視的人角膜和水晶體表面歪斜，使得各個方向的光線聚焦點雜亂地落在不同的地方，無法集中成清晰的影像（可能落在視網膜之前或之後），稱爲「亂視」。

原因．症狀 除了角膜與水晶體的弧線程度不一樣時的「規則散光」，還有因爲角膜損傷引起發炎、角膜潰瘍（P322）等，造成角膜表面凹凸不平、光線屈折不規則，就叫「不規則散光」。

眼鏡是輔助視力的重要工具

有時會聽到帶著孩童來看診的長輩這麼說：「那麼小就戴眼鏡，感覺蠻可憐的」。

六歲之前進行視力矯正是非常重要的一環。這個時期若是出現嚴重的遠視、斜視和不同視（左右眼有嚴重視差），之後就無法朝正常視力發展，同時也會導致弱視。

因此只要發現孩童的視力有異狀，比如說老是瞇著眼，或是常常撞到東西、摔跤等，一定要前往眼科檢查，配戴眼鏡以確實矯正視力。

治療　規則散光必須配戴圓柱型鏡片眼鏡矯正。

若是近視伴隨遠視的情形時，就必須配戴由凹鏡片和凸鏡片組合的眼鏡。

不規則散光是由於角膜凹凸的關係，因此要配戴矯正用隱形眼鏡。

老花眼

是什麼樣的疾病？　隨著年歲的增長，會出現近的東西越來越看不清楚的狀況，即稱之為「老花眼」。

原因・症狀　看近的時候，為了要對焦而膨脹的水晶體，因為老化而失去彈力，使得調節力衰退而造成老花眼。尤其在昏暗地方，看近更是看不清楚。

雖然老花眼通常發生於四十歲後半到六十歲左右，但是有遠視的人老花眼時期會提早到來，而近視的人則因為水晶體沒有那麼厚，近的東西還看得見，所以老花眼時期會來得比較晚。

治療　配戴老花眼鏡和遠近兩用眼鏡進行繳正。隨著老花眼越來越惡化，要隨時更換適合度數的眼鏡。

良心建議　四十歲後半的女性，由於心理因素的緣故，在老花眼初期都不太想戴眼鏡。

因為辦公設備電腦化而用眼過度的人，容易眼睛疲勞（P331），務必前往眼科配一副適合的眼鏡配戴。

如果不習慣戴遠近兩用（雙光眼鏡和漸進眼鏡）眼鏡的人，如果只戴看近專用的老花眼鏡（單焦點）會比較習慣。

此外，近年來也有越來越多的人使用遠近兩用的隱形眼鏡。

斜視

是什麼樣的疾病？　看正前方時，一邊眼睛的視線會往內側移，稱為「內斜視」，若是向外側移的話，就稱為「外斜視」。

原因・症狀　除了先天因素之外，還有神經和眼肌異常，或是疾病所造成的視力障礙、屈折異常和外傷等原因。幼兒時期如果沒有妥善治療，就會影響正常視力發展。

治療　幼兒時期除了必須矯正屈折異常和治療弱視之外，有時還必須動手術矯正眼睛位置。

長大後考慮動手術的情況，主要都是美容方面的問題。如果手術後會出現一個東西看成兩個的複視症狀，就必須再動一次手術，可以找值得信賴的醫師商談。

良心建議　通常母親都是在三個月的新生兒健康檢查時，察覺孩子患有先天性內斜視，矯正手術越早越效果越好。

不過幼兒鼻樑尚未發育完成，雙眼距離比較寬，因此會覺得看起來很像內斜視，如果有疑問的話，還是請眼科醫師診察比較好。

色覺異常（色盲）

是什麼樣的疾病？　所謂的「色覺異常」，就是指對顏色的判斷和正常人不一樣之狀況。

雖然眼睛疾病和外傷也是造成色覺異常的原因，但大部分都是由於性聯遺傳的關係而引發天生視網膜視神經運作障礙。

男性罹患色盲比率爲五％，女性則爲○．二％。大部分都是難以區別灰色與綠色、灰色與紅色的紅綠色覺異常，至於顏色的辨識程度則因人而異。

良心建議　瞭解自己的確有色覺異常方面的問題，除了需要辨別顏色的專門職業，以及靠判斷顏色與人命相關的工作之外，其他工作類別都不太會因此受到妨礙。

然而，雖然色覺異常不太會對婚姻產生任何影響，但若是生活上出現問題的話，建議可前往醫院相關諮詢單位商談。在商談之前，最好自己也要有正確的認知比較好。

角膜潰瘍

是什麼樣的疾病？　所謂「角膜潰瘍」，是因爲角膜刮傷、角膜遭細菌感染等原因，造成角膜表面被削去的疾病，會因此造成視力減退。除了細菌感染之外，像是自體免疫異常、過敏和三叉神經麻痺等疾病也會引發角膜潰瘍。

治療　若是細菌感染的話，就必須點抗菌藥，或配戴治療用隱形眼鏡。

隱形眼鏡的基本知識

自從1972年隱形眼鏡通過製造販售許可至今，已經有三十多年的歷史。和現今的年輕人流行配戴各式各樣隱形眼鏡相反，最初配戴隱形眼鏡的人，大都為開始出現老花眼的族群，而近年來也有越來越多人使用遠近兩用的隱形眼鏡。

遠近兩用隱形眼鏡有將鏡片以同心圓狀來區分，中心部分為遠用，外側部分為近用的類型；以及鏡片上半部為遠用，下半部為近用的類型等。由於每個人需求不同，老是覺得戴眼鏡看不太清楚的人或是覺得自己不適合戴眼鏡的人等，這樣的人就會想配戴隱形眼鏡。

還有，雖然看起來隱形眼鏡是直接貼在角膜上，但其實中間還有具潤滑液作用的眼淚做為介面。不過只要戴上隱形眼鏡，眼淚的交換率就減少，因此多少會對角膜造成負擔。不過角膜的知覺很敏銳，所以很迅速地就能習慣，就算感受變化也不會出現症狀，相對的，若是因配戴不當而引起發炎等異狀，也不會立刻知道。硬性隱形眼鏡舒適性比較低，因此很容易刮傷角膜。

還有不少人配戴拋棄式隱形眼鏡卻沒有在指定期間內摘下來丟棄，這樣也很容易引發感染。眼睛是非常珍貴的器官，配戴隱形眼鏡時，一定要嚴格遵守時間等規定，並定期前往眼科檢查。

●**性聯遺傳**　X染色體上遺傳因子的一種遺傳樣式。因爲男性各有一條X與Y的染色體，因此只要遺傳到疾病遺傳因子就會發病。女性方面有兩條X染色體，只有同時遺傳到兩條時才會發病。

角膜泡疹

是什麼樣的疾病？「角膜疱疹」就是角膜感染到單純疱疹病毒，因此出現的獨特樹枝狀潰瘍。

症狀　患者眼睛出現異物感、淚流不止、眼睛畏光、刺痛等症狀。此疾病容易復發，若角膜中央出現混濁的圓板狀角膜炎和角膜潰瘍（前項），就會導致視力衰退，甚至失明。

原因　單純角膜疱疹病毒一般潛伏於神經內，由於身體抵抗力降低，或是曝曬於紫外線等原因，都會造成復發，但傳染力不強。

治療　可使用環孢子素（Acyclovir）抗病毒劑和口服藥等進行治療。若是造成視力減退的話，就必須考慮進行角膜移植。

帶狀疱疹角膜炎是什麼？

潛伏於神經內的水痘、帶狀疱疹病毒活性化，沿著三叉神經第一支（眼神經）出現症狀的疾病。

患者從額頭、眼瞼到鼻樑，單側出現水泡（眼部帶狀疱疹），也會覺得眼睛刺痛和發癢等症狀。治療方式與角膜疱疹一樣，也可以使用類固醇藥進行治療。

白內障

是什麼樣的疾病？所謂「白內障」就是水晶體出現混濁，造成視力減退的疾病。

症狀　初期會有刺痛、視線模糊，在明亮的地方看東西卻無法看清等症狀，視力也會跟著減退。

原因　除了先天因素之外，例如葡萄膜炎等眼睛疾病、糖尿病等全身疾病和受傷等，也是發病原因。

大部分病例都是因爲年歲漸大，水晶體出現混濁而引起的。

治療　爲了抑制病況惡化，可點些像是抗酸化劑的眼藥進行治療。

若是病況越來越難以控制，可以將混濁部分的水晶體外側袋切開少許，再吸引出裡頭的物質，然後疊合起來，此即「眼內植入人工水晶體的手術」。

良心建議　許多高齡者即使白內障的狀況越來越嚴重，而且越來越看不清楚東西也不願就醫，結果導致失明。如果影響到工作和家務，或是必須更換駕照等，造成生活種種不便時，就該考慮動手術。

若是病況越來越惡化，或是糖尿病所引發的白內障，以及接受綠內障手術時，有時醫師也會建議一起進行白內障手術。

由於人工水晶體沒辦法像正常的水晶體那樣具有調焦功能，因此手術後視狀況必須佩戴眼鏡矯正。

術後要切實遵守生活上該注意的事項，以及眼藥的使用方法，如果發現有視力減退等症狀時，應立即就醫檢查。

●**白內障手術時間**　若是沒有其他疾病的話，局部麻醉約十～三十分鐘左右。近年來也增加了許多可當日返家的手術服務。手術後會出現眼睛充血、眼屎等症狀，約一兩周症狀就會消失。

綠內障（青光眼）

是什麼樣的疾病？ 「綠內障」（青光眼）是由於眼球內壓壓迫到視神經，造成視野變窄、視力減退等症狀，分爲急性與慢性兩種，同時它也是世界第二大導致失明的原因。

症狀 據調查，四十歲以上每十七人就有一人罹患慢性青光眼。由於視野慢慢變窄，因此發病症狀常會被輕忽。罹患急性青光眼會有頭痛、眼睛痛以及視力減退、嘔吐等突發症狀，如果不立刻動手術治療，兩三天內就有失明的危險。

原因 可大致分爲原發性、次發性和先天性等因素。

最常見的是與老化有關的「慢性隅角開放性青光眼」，由於讓眼球內壓（眼壓）保持穩定的房水流動受到阻礙，導致眼壓變高，壓迫視神經而引發的疾病。

「次發性隅角開放性青光眼」則是由於葡萄膜炎（P325）等眼睛疾病，造成房水流動不良所引起。

「先天性青光眼」則是隅角與房水排出管道，先天形態異常。

「急性隅角閉鎖性青光眼」則是由於隅角阻塞，導致妨礙房水流動等原因所引起的。

近年來，明明眼壓正常，視神經卻有障礙的「正常眼壓青光眼」的病例越來越多。家族中有人罹患青光眼，或是有高血壓、糖尿病的患者等，都屬於高危險群。

治療 慢性青光眼初期，可先施以抑制房水產生的眼藥，或是促進房水排出的眼藥來進行治療。

急性青光眼患者如果用藥沒有效果的話，爲了改善房水排出，可進行迂迴管道、降低眼壓的手術，或是以雷射治療。

良心建議 青光眼患者以高齡女性居多，不少患者直到失明都沒察覺自己罹患的是青光眼，延誤就醫使得視神經、視力障礙和視野都出現無法挽救的後果，因此四十歲以上女性應該定期眼睛檢查。

青光眼患者常因精神壓力、長時間伏案作業、大量攝取水分等原因造成眼壓上升。所以要注意別太過神經質，放鬆身心生活。

大多數青光眼患者術後還是要點眼藥控制眼壓，同時需定期回診。此外，若是因其他疾病就醫時，要向醫師說明自己患有青光眼。

視網膜剝離

是什麼樣的疾病？ 視網膜內含多層神經細胞，位於眼球壁最內層，而「視網膜剝離」則是感覺網膜層（Sensory Retina）與網膜色素外皮層（Retinal Pigment Epithelium）分離的一種疾病。分爲原發性、糖尿病牽引性、外傷性及滲出性等，嚴重時會導致失明。

●**原田病** 因爲全身色素細胞和神經細胞遭受侵犯，引發葡萄膜炎、耳鳴、重聽等內耳障礙症狀，還會出現眉毛和頭髮變白的特徵，必須長期服用類固醇藥物治療。

症狀　前兆就是眼前出現線狀浮游物的「飛蚊症」（請見下方專欄），或是閉上眼睛會看到光影閃爍和閃光的「光視症」，以及影響到部分視野的「視力缺損」。

原因　由於眼球傷害和網膜異變等因素，形成一個空洞（網膜裂孔），網膜下堆積液體造成視網膜剝離。

罹患高度近視與眼睛外傷這兩個因素，都是發生視網膜剝離的危險因子。台灣地區每年大約有一千五百個病例罹患視網膜剝離，居遠東地區之冠，原因與台灣地區近視人口比率太高有關。

治療　只要確定為視網膜剝離，就必須盡快動手術除去堆積於網膜下的液體，並修補剝離的網膜。手術治療可分為視網膜雷射手術、氣體網膜固定術、鞏膜扣壓植入術、玻璃體切除術等。

良心建議　我國古書稱視網膜剝離為「暴盲」，也就是突然失明的意思，由此可見得它是很危險的眼睛急症。手術後九〇%以上可回復正常生活。若能早期發現早期治療，就能減少失明風險。復發的話，另一側眼睛也會出現同樣症狀，因此必須定期接受檢查。

葡萄膜炎

是什麼樣的疾病？　葡萄膜是虹彩、毛樣體和脈絡膜的總稱，虹彩與毛樣體發炎稱為「虹彩（毛樣體）炎」（前部葡萄膜炎），若為脈絡膜炎發炎引起的，就稱為「脈絡膜炎」（後部葡萄膜炎）。

症狀　視網膜和玻璃體產生混濁現象，會出現視力模糊和飛蚊症等症狀，光線周圍會出現彩虹，黑眼珠周圍變紅、眼睛痛。

原因　由外傷、藥物中毒、感染病毒和細菌、黴菌等引起的感染症，此外，雖然很多疾病都會引起葡萄膜炎，例如糖尿病等全身疾病、風濕性關節炎等自體免疫疾病、貝賽特氏症、原田病、類肉瘤病等，但半數以上還是原因不明。

治療　如果罹患造成病因的疾病，就要徹底治療此病因，若是伴隨虹彩炎時，就要使用散瞳藥和類固醇藥物進行治療。

此外，壓力過大和抵抗力衰弱等原因，也都可能造成再度復發。

飛蚊症是什麼？

凝視白色牆壁、白色床單或是藍天的時候，眼前會出現像是線狀或蚊子般的黑色浮游物飛來飛去，就稱為飛蚊症。

雖然大部分的飛蚊症不需要太擔心，但若是罹患網膜裂孔和視網膜剝離、玻璃體出血和葡萄膜炎等疾病的話，這些浮游物就會突然增多。

因此當浮游物突然增多且形體突然改變時，應盡快前往眼科就醫。若是網膜出現裂孔的話，就必須施以雷射將裂孔周圍固定，還必須服用消炎藥物治療。

●**類肉瘤病**（Sarcoidosis）　這是一種原因不明的疾病，肺、胸部淋巴節、眼睛、皮膚、心臟、肝臟、腎臟等，各部位臟器會長出肉芽（細胞硬塊）。眼睛方面，則會引發葡萄膜炎。

老年黃斑病變症

是什麼樣的疾病？ 所謂「老年黃斑病變症」，就是位於網膜稱爲黃斑的部位因爲年老引起病變和出血，造成視力減退，如果置之不理就會導致失明的疾病。

雖然好發於三十五歲以上的人，不過患者以五十歲以上的銀髮族居多，六十歲左右是巔峰。

原因・症狀 位於網膜中央的黃斑是管理視覺最重要的部位，若在黃斑中心窩的部分，因爲老化而導致萎縮（萎縮型），以及脈絡膜產生異常血管（新生血管型）朝網膜延伸出去，或是因爲黃斑內血液外滲而引起的（滲出型）。

不論哪種類型都會出現東西看不清、影像扭曲等症狀。隨著病況惡化甚至會反覆出血，看不清楚的範圍也會擴大，視力日益衰退。

治療 雖然萎縮型目前並沒有確切的治療方式，不過惡化速度會比較慢，經過一段時間才會變成高度視力障礙。滲出型則是只要惡化，就會導致視力障礙更嚴重。

可施以雷射治療新生血管的「光凝固療法」來取出新生血管。此外還有將黃斑中心窩移動至正常網膜的「黃斑移動手術」。

良心建議 患者以中高年女性居多，而且很多病例都是太晚發現，以致延誤治療時機，因此最好定期做眼睛檢查。

視神經炎

是什麼樣的疾病？ 所謂「視神經炎」，就是視神經發炎而造成視力減退的疾病。起初的症狀爲眼窩深處疼痛，看東西不清楚。一般都是單側眼睛先發生，數個月後另一側眼睛也會出現同樣症狀。

原因 由於眼窩和副鼻腔發炎、農藥中毒，以及多發性硬化症等原因而引發視神經炎，但是半數以上的病例，罹病原因都不清楚。

如果知道原因的話，就要針對病因對症下藥治療。若是原因不明的話，就只能施以類固醇藥和打維他命劑點滴等方式給予全身治療。

缺血性視神經症

是什麼樣的疾病？ 供給氧氣與營養到視神經的血管阻塞，引發視力急遽衰退的疾病。

原因・症狀 大部分都是從視野上方或是下方開始看不見東西。以罹患動脈硬化、高血壓、糖尿病等疾病的患者居多，此外還有顳動脈發炎也會引發此疾病。

治療 施以防止血液凝固的抗凝血劑、類固醇藥和血管擴張劑等進行治療，不過別太期待視力會回復。

●**視神經衰弱** 因爲視神經發炎、青光眼、視網膜病變等因素，導致視神經萎縮、視力減退的疾病。雖然會針對病因疾病進行治療，一旦症狀惡化，視力就很難回復。

感染性結膜炎

是什麼樣的疾病？ 所謂「感染性結膜炎」，就是位於眼白（眼球結膜）和眼瞼內側（眼瞼結膜）的結膜（請見左圖）發炎所造成的疾病。

症狀 會出現結膜充血、眼屎、流淚、發癢、濕潤有異物感、畏光刺痛等症狀。

若是因為感染病毒而引起的話，就會出現喉嚨痛和流鼻水等，類似感冒的症狀。

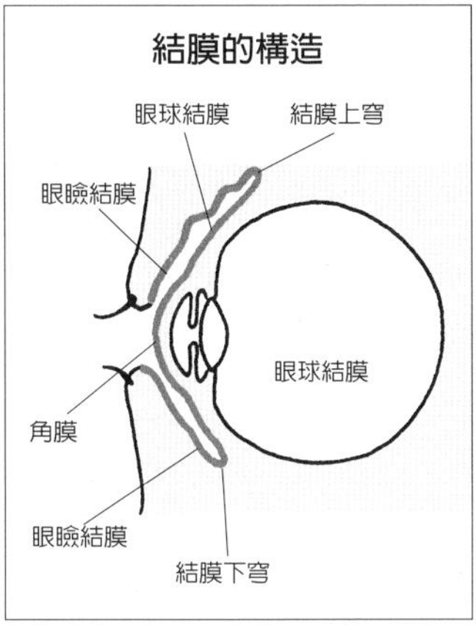

原因 依感染微生物種類的不同，分為以下幾種。

病毒性結膜炎

因為感染腺病毒（Adenovirus），以及腸病毒（Enteroviruses）而造成的疾病，稱為「病毒性結膜炎」。依病毒種類不同，症狀也就不一樣。（疱疹病毒的感染請見P323專欄）

若是感染腺病毒四型、八型、十九型和三十七型，稱為「流行性角膜炎」（流行性眼疾），感染之後約一兩周會出現眼睛不適、耳前方淋巴節腫大、發燒等症狀。同樣為腺病毒的三型和七型大多在公眾游泳池等處感染，五～七天後會出現結膜症狀和咽頭發炎，也就是「咽頭結膜炎」（泳池炎＝P454）。

此外，若因感染腺病毒而引發的結膜炎，則為「急性出血性結膜炎」（阿波羅病）。感染後一兩天會出現眼白出血（結膜下出血）、眼睛有異物感，以及畏光刺痛等症狀。

細菌性結膜炎

因為感染葡萄球菌、肺炎球菌、流行性感冒病毒、連鎖球菌、淋菌和綠膿菌等細菌所引起的。

披衣菌結膜炎（砂眼）

這是感染砂眼披衣菌（Chlamydia Trachomatis）而引發的疾病。由於感染屬於性病的披衣菌感染（P120）病例漸增，連帶使得感染結膜炎的病例亦相對增加。患者會出現眼睛充血、眼屎，以及眼睛痛、眼睛有異物感等症狀，也會轉為慢性病。

治療 可施以能有效抵抗病原體的抗生素和消炎藥治療。

給病患與家屬的建議 感染腺病毒在抑制發炎狀況時，瞳孔表面會出現小小的點狀污濁，也會造成視力減退。

家人和患者要養成勤洗手的好習慣，不要共用毛巾和洗臉用品等，患者使用過的東西要煮沸消毒。

●**多發性硬化症** 會引發腦、脊髓、末梢神經等各種神經組織病變的脫髓鞘疾病（圍著神經髓鞘遭受破壞的疾病）。一旦侵害到視神經，就會造成視力減退、複視和眼球震顫等症狀。

過敏性結膜炎

是什麼樣的疾病？　當異物入侵時，身體產生必要的防禦反應就稱爲過敏反應。「過敏性結膜炎」便是因爲過敏反應所引起的結膜炎。可分爲季節性過敏性結膜炎、常年性過敏性結膜炎、異位性角膜結膜炎、春季型角膜結膜炎、巨乳突結膜炎，其中以季節性過敏性結膜炎和常年性過敏性結膜炎最爲常見。

症狀　除了眼白充血、眼睛發癢、流淚、眼屎、眼瞼發腫、異物感等症狀外，還會頭痛、打噴嚏和流鼻水等症狀的「過敏性鼻炎」（P346）。

原因　引發過敏的物質稱爲「過敏原」（Allergen）。例如杉、豬籠草的花粉以及蝨和塵蟎、寵物的毛都是過敏原，若過敏原是花粉的話就稱爲「花粉症」（P350，季節性過敏性結膜炎），蝨和塵蟎等爲過敏原因的就稱爲「常年性過敏性結膜炎」。有時也會因爲配戴隱形眼鏡和藥劑使用不當而引起過敏性結膜炎，而且很容易造成淚液減少。

治療　使用消炎藥、抗過敏藥、類固醇藥的眼藥等進行治療。此外，找出並克服過敏原是對付過敏的訣竅。有時候引起過敏的原因不只一個，但也可能病沒有特定原因。

良心建議　如果是配戴隱形眼鏡和使用眼藥過程出現不適症狀的話，應先暫時停止使用，或是縮短配戴時間。

過敏體質的人，居家衛生必須比一般人更小心，例如打掃要戴口罩，勤於更換冷氣或空調的濾網，臥室裡不要擺太多絨毛玩具。

霰粒腫

是什麼樣的疾病？　「霰粒腫」是眼瞼長出顆粒狀硬物的疾病。若是引發感染，整個眼瞼就會腫起來。

原因　眼瞼內側分泌脂肪的眼瞼腺出口堵塞，造成分泌物堆積而引發此疾病。

治療　當硬物還小時，有時會自然消去，若是硬物變大的話，就必須動手術摘除。

良心建議　醫師可以不留傷疤地摘除顆粒硬物，因此要盡快前往眼科就醫。

麥粒腫（針眼）

是什麼樣的疾病？　「麥粒腫」是位於睫毛根部的皮脂腺和毛囊腺感染細菌，進而引發化膿的疾病。

症狀　部分眼瞼紅腫，會有疼痛與灼熱感。

治療　施以抗生素眼藥與口服藥進行治療。若是非常疼痛的話，就必須切開患部取出膿，再施以抗生素口服藥與眼藥、軟膏等進行治療。

若是沒有妥善治療的話，當膿腫消失之後，會在眼皮內形成很難消除的肉芽組織，輕者影響美觀，重者則形成散光，甚至影響視力。

良心建議　罹患糖尿病等會導致免疫力降低疾病的人很容易受到感染而出現麥粒腫。經常感染的話，最好做全身健康檢查比較好。

睫毛倒長

是什麼樣的疾病？　「睫毛倒長」顧名思義就是睫毛反向生長，造成睫毛生長方向分岐的狀態，好發於嬰幼兒或是單眼皮的人。

症狀　往內翻的睫毛會磨擦到眼球表面，若是角膜因此受傷的話，除眼睛疼痛之外，角膜上皮也會剝離且容易感染細菌，必須進行治療。

治療　拔除有問題的睫毛，然後以電氣燒灼毛根讓其無法長出。也可以施以讓睫毛向外生長的手術。

如果治療不徹底又長出來的話，就會影響到附近的睫毛而再度復發。

眼瞼下垂

是什麼樣的疾病？　所謂「眼瞼下垂」就是上眼瞼下垂，形成眼睛張不開的狀況。

原因　撐起上眼瞼的肌肉先天性無力，稱爲「先天性眼瞼下垂」。還有因爲老化肌力降低，例如動眼神經麻痺、重肌無力症、免疫異常（P310）和外傷等原因所引起。

治療　如果是先天性的話，下垂到遮住瞳孔時，就會導致弱視。由於年紀太小動手術會留下傷疤，因此若有導致弱視的可能性，要等到長大一點再施以手術將眼瞼撐開。此外，因外傷或肌肉神經異常，以及老化性眼瞼下垂等原因而妨礙視力時，也必須施以手術治療。手術會切除部分眼瞼皮膚，或是切除部分肌肉，讓眼睛比較容易張開。

由於重症肌無力症大多會造成雙眼眼瞼下垂，所以必須針對病因疾病進行治療。

良心建議　因爲手術的關係，往往容易造成肌肉伸縮無力、眼睛無法完全閉合，或是乾眼症、角膜感染等，可事先向醫師諮詢自己的眼瞼到底能撐開到何種程度。

由於女性比較顧及外貌問題，若本人沒有意願的話，就不必勉強動刀，設法以化妝技巧掩飾就好。

避免過度使用眼藥

市面上有許多人工淚液和保護角膜的眼藥，不管是醫師開立的處方藥，或是市售成藥，應盡量挑選不含防腐劑（例如：汞），可以用完即丟的眼藥，而且必要時才點。

如果長期非必要時也點眼藥的話，容易造成淚點腫起、淚液排泄廢物的功能變差，同時也會誘發過敏等症狀。

●**重症肌無力症**　末梢神經與肌肉接合部分出現障礙所引起的，會有複視、眼瞼下垂、肌力減退，容易疲勞等症狀。早上症狀比較輕微，到了傍晚又變得嚴重，如此這般每天一再重覆發生。

鼻淚管狹窄・阻塞

是什麼樣的疾病？　眼淚是由位於上眼瞼外側的淚腺所分泌的，濕潤眼睛表面後，一部分蒸發，剩下的就從位於眼睛內側的淚點經由鼻淚管流向鼻腔（如左圖）。

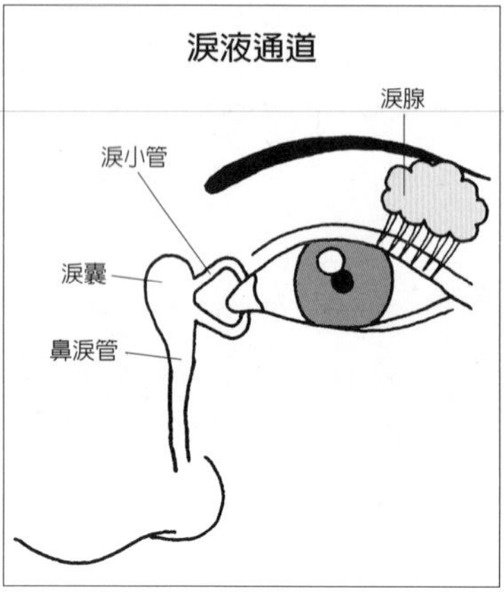

症狀・原因　所謂鼻淚管狹窄・阻塞便是因爲鼻淚管變窄、阻塞，導致眼淚無法流向鼻腔的狀態。分爲因爲先天性鼻淚管閉塞而引發的的先天性鼻淚管阻塞，還有因爲後天因素，像是罹患嚴重結膜炎和施行鼻手術後等，因爲鼻黏膜異常也會引發此疾病。

治療　若爲先天性鼻淚管阻塞的話，出生後就會出現經常流眼淚和眼屎等症狀，必須施以抗生素眼藥、和按摩等治療。若還是未見改善的話，就要使用稱爲淚道管的細針狀醫療器具，從鼻腔進行鼻淚管開通的手術。

若爲後天因素的話，則可於阻塞部位放置珪素（Silicon矽膠）的針管，改善淚液流動情況的手術。此外還有一種稱爲淚囊鼻腔結合術，是將鼻骨削去一部分開個小洞，讓鼻黏膜與淚囊結合的手術。

良心建議　眨眼時會分泌淚液，濕潤眼睛表面，但是如果讀書太過專注，或是長時間電腦作業的話，就會減少眨眼次數，淚液分泌量也會減少。

有時候下意識地眨眼睛，是爲了保護眼睛，避免細菌感染和異物入侵。因爲眼淚具有負責輸送氧氣與養分至角膜的功能，還有保護角膜之責。

淚囊炎

是什麼樣的疾病？　所謂淚囊炎就是淚囊（儲存淚液的袋子）遭受細菌感染而發炎的疾病。如果持續發炎而轉爲慢性化，就會引起周圍組織發炎轉變爲急性。

症狀　會出現鼻子和眼睛之間（鼻根部）紅腫、分泌眼屎、淚流不止等症狀出現。急性淚囊炎會引發臉頰肌肉發炎，稱爲蜂窩性組織炎（蜂巢炎），伴隨強烈疼痛感。

治療　施以抗生素眼藥、洗淨淚囊等治療方式。若爲急性淚囊炎的話，必須給予全身性抗菌藥。如果淚囊發炎狀況持續未見好轉，就必須動手術治療。

●**蜂窩性組織炎（蜂巢炎）**　會擴及感染至皮膚深處，出現灼熱與疼痛感。需保持身心安靜，服用抗生素和注射等方式進行治療，嚴重時得切開患部，清除膿塊。

乾眼症與眼睛疲勞

電腦是引發眼疾的原因

眼睛會分泌淚液保護眼睛表面黏膜。一旦淚量減少，眼球表面受外氣侵襲，結膜就會乾燥充血，角膜也比較容易受傷。

近年來現代人因爲長時間電腦作業的緣故，眨眼次數減少，而且因爲冷氣機普及，室內環境變得十分乾燥，罹患乾眼症的人越來越多。

乾眼症也是造成眼睛疲勞的原因之一。這種眼睛疲勞和單純眼睛疲勞不一樣，稍微休息一下，睡一晚之後，疲勞感還是不會消失。

除了乾眼症外，像是配戴度數不恰當的眼鏡和隱型眼鏡、明明有老花眼卻不戴眼鏡等都容易引發。

像是休格林氏症和淚腺方面的疾病、結膜炎等也會引發乾眼症。若出現如上表症狀的話，應立即前往眼科就醫。

若常用的話，最好使用拋棄式眼藥水

使用人工淚液和角膜保護劑等眼藥水舒緩眼睛不適。若經常使用的話，建議最好使用不含防腐劑，拋棄式的眼藥水比較好。此外也有將Plug（栓）插入淚點，讓淚液不要流向鼻腔，濕潤眼睛的治療方式。

乾眼症的症狀

- 眼睛容易疲勞
- 眼睛乾燥
- 眼睛疼痛
- 分泌眼屎
- 眼睛迷濛／眼睛有異物感
- 眼睛紅／發癢
- 眼皮沉重／不適感
- 畏光刺痛
- 看東西有些模糊……等

如果符合上述五個症狀以上的話，請立即前往眼科就醫。

預防乾眼症與眼睛疲勞

- 電腦作業中，有時候要下意識地眨眨眼睛，工作一小時就要休息十分鐘。
- 電腦鍵盤和螢幕最好比眼睛位置稍微低一點，以俯視的角度看螢幕可防止眼睛乾澀。
- 配戴度數合適的眼鏡。
- 使用加溼氣等保持室內溫度。
- 於眼鏡上加裝乾眼症專用的貼布（可向眼科醫師諮詢）

消除眼睛疲勞的按摩操

用手指像畫圈似的，輕輕地按摩個十分鐘左右。

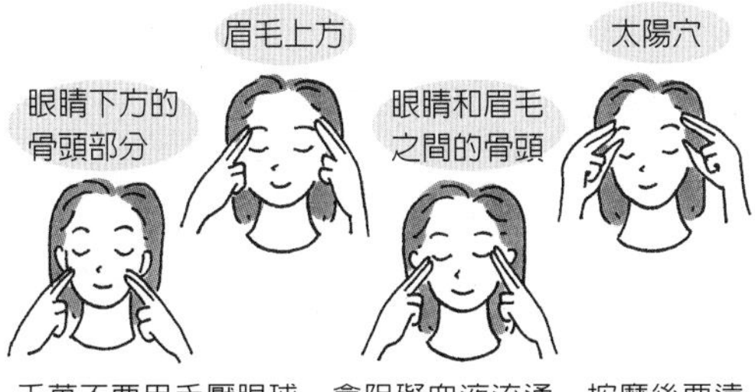
眉毛上方
太陽穴
眼睛下方的骨頭部分
眼睛和眉毛之間的骨頭

千萬不要用手壓眼球，會阻礙血液流通。按摩後要遠近交互看反覆五次左右。

耳朵的疾病

中耳靠耳管與鼻子連結

耳朵由外耳、中耳、內耳等三部分所構成。

外耳由耳殼（耳垂）往外耳道延伸，盡頭處爲鼓膜，鼓膜的深處即爲中耳。

中耳是由鼓膜、耳小骨以及中耳腔等所構成，扮演著傳達聲音的重要角色。中耳靠著稱爲「耳管」的細管與鼻腔深處相連。

耳管平常呈關閉狀，喝東西時才會打開，調整中耳腔內的壓力。

當列車進入隧道，或是搭乘飛機、爬山或是高速電梯時，相信大家都有過耳朵被塞住的感覺。這是因爲中耳腔的壓力無法跟上外在氣壓的變化所引發的現象。這時只要吞口水，讓耳管張開空氣能夠流通，就能夠使中耳腔的氣壓與外氣壓力相等。

中耳疾病中，最多人罹患的就是與鼻咽腔相連的耳管因感染細菌和病毒，而引起發炎的疾病。

內耳最重要的兩種作用

耳朵最重要的作用就是「聽」。聲音由外進入耳中，通過外耳道由空氣振動鼓膜傳達。

鼓膜靠近外耳道側爲皮膚，靠近裏側中耳腔側則是被黏膜覆蓋的半透明膜，中間夾著一層纖維以固定周圍。

正因爲有此精細構造，鼓膜才能有效率地捕捉聲音的振動頻率。然後藉由鼓膜將聲音振動頻率，由耳小骨傳達到內耳。

內耳位於中耳腔深處，蜷縮於稱爲「太陽穴骨」的硬骨內部，無法由外面看見。內耳由耳蝸、前庭和三半規管所組成，耳蝸負責將聲音傳達至腦部，而控制聽覺的也是內耳的耳蝸。

耳朵的構造

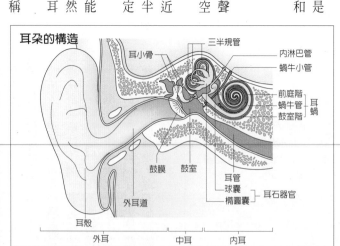

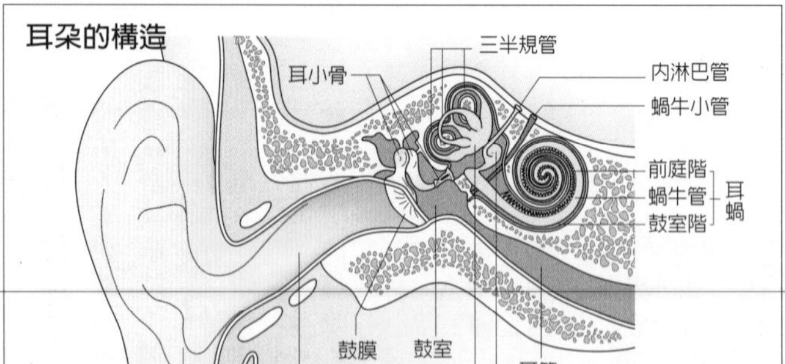

耳朵的另一項重要作用就是「平衡機能」，控制平衡機能的是內耳的前庭與三半規管。

半規管是由三條各呈直角交錯的半圓形管所構成的，這三條半規管中有淋巴液流動，且朝著同一個方向旋轉。

此外，前庭有兩個耳石器，橢圓囊呈水平狀，球囊則呈垂直位置。內部還有個爲炭酸礦物質結晶體的耳石，當頭和身體活動時，一摩擦耳石，就可藉以感覺身體位置和直線運動的速度感。

像這樣由半規管和耳石器官發號施令，就能瞬間讓身體保持直立姿勢，也可以調整身體的活動速度。

難纏的內耳疾病

內耳的耳蝸主掌聽覺，前庭與三半規管則是負責平衡機能，所以內耳擔負著耳朵機能最重要的部分。

因此，當內耳引起任何疾病的時候，都會造成聽覺與平衡感雙雙出現障礙。

浮潛時要小心耳朵的疾病

現代社會壓力過大，渴望藉由大自然力量來消除壓力的人，也就越來越多。各種活動中又以浮潛最受大家歡迎，但是在享受大自然樂趣的同時，有些事還是必須注意。

每年都會有很多玩浮潛的人，因為罹患鼓膜穿孔、急性中耳炎以及滲出性中耳炎等耳疾而就醫。如果只是這般程度的話還不要緊，因為氣壓急遽變化和掏耳朵時不小心等因素，都可能會弄傷內耳。但最怕的就是出現異常卻置之不理，導致症狀惡化甚至失聰。

此外，由於內耳是掌管聽覺與平衡感覺的器官。因此往往會發生在潛水時，由於平衡機能障礙而引起事故的例子。因此取得浮潛證照的人，最好安排定期前往耳鼻喉科檢診或是參加耳朵適性調查的課程。

主要症狀爲重聽與眩暈，其他還有耳鳴，或耳朵有阻塞感等。

由於內耳沒有任何痛感神經，因此不會產生疼痛的感覺，但是會出現噁心、嘔吐，以及胃部不適等自律神經失調的症狀。

此外，若是出現耳鳴和眩暈等症狀，有可能是來自全身性疾病（高血壓、低血壓等）和精神方面疾病所引發的，因此，耳朵本身的疾病非常難以察覺。

尤其是更年期前後的女性，更容易與更年期障礙搞混，常會發生自行判斷而延誤治療的情形。

外耳道炎

是什麼樣的疾病？ 由耳穴入口到鼓膜的管狀空間稱爲「外耳道」。由於外耳道內側的構造與一般皮膚相同，所以也會因爲感染細菌等原因而導致發炎。

急性局部外耳道炎

症狀　由於海水浴、泡湯或是洗頭洗澡等原因，不小心讓髒水跑進耳朵裡，然後爲了清理耳朵（指甲、耳掏、棉花棒）而造成傷口，使得位於外耳道入口附近的毛囊與耳垢腺遭受感染，發炎之後，只要一搖耳朵或是抓一抓就會疼痛。

病況嚴重時，耳朵裡就會堆積膿塊而引發急性局部外耳道炎，這狀況最常發生於夏季。此外，不少糖尿病患者也容易感染此疾。

治療　服用抗生素和消炎鎮痛藥、塗抹抗生素軟膏。只要將膿塊清理出來，疼痛症狀就能得到舒緩。

外耳道濕疹

症狀　外耳道皮膚引起濕疹的原因包括清理耳朵不小心弄傷，以及染髮劑、化妝品的刺激。發作之後就會開始疼痛、耳朵流膿，並出現大量耳垢。臉和頭部也會出現濕疹。

兒童常見的耳疾

孩童最容易罹患的耳朵疾病就是中耳炎，由於耳朵疾病比較沒有什麼疼痛症狀，因此家長也很難察覺。

可以用聲音來測試孩子的耳朵有沒有問題，如果不管電視聲音再怎麼大，孩子對聲音的反應還是很遲鈍的話，就要懷疑孩子耳朵是不是有問題，應即刻前往耳鼻喉科就醫。常常會有嬰幼兒因為重聽而說話能力遲緩的病例。

若是嬰幼兒躺著授乳的話，牛奶會從上咽頭通過耳管滲入中耳，造成滲出性中耳炎，因此一定要抱著授乳。

清理耳朵時也要小心！因為弄傷外耳就容易引起外耳道炎。所以最好能兩三周清理一次耳朵，而且要使用棉花棒清理以避免受傷。此外，外耳道炎發作時很癢，如果因此就用手指不停掏耳朵會導致發炎狀況更惡化，這時候要把小孩的指甲剪短，或是幫他戴上手套，避免弄傷耳朵。

治療　塗抹副腎皮脂賀爾蒙軟膏。若是發癢症狀十分嚴重的話，就必須服用抗組織胺藥物。

黴菌外耳道炎（外耳道真菌症）

症狀　爲感染麴菌屬（Aspergillus）和念珠菌等黴菌而引發的疾病。

此外，外耳道潮濕、清理耳朵不慎受傷等，都是引發此疾的原因。發作時會覺得耳朵好像是被異物塞住，而且容易長耳垢。

治療　藉由耳鏡檢查來確定黴菌種類。消毒之後讓其乾燥，再塗上抗黴菌藥。

良心建議　游泳後一定要用棉花棒小心地清除耳中積留的水。

急性中耳炎（急性化膿性中耳炎）

是什麼樣的疾病？　伴隨著輕度感冒等原因，使得細菌經由耳管侵入中耳引起發炎的疾病。此外，也會因爲受到氣壓變化的刺激，而引起發炎（航空性中耳炎）。

雖然有很多人是外耳道浸水而引發中耳炎，但若是鼓膜正常的話，就算水浸入也不太會引發中耳炎。

症狀　感冒或是感冒症狀暫時舒緩下來之後，有時耳朵會疼痛，或是出現發燒等症狀。

若是嬰幼兒的話，如果在這時期身體好像一直不是很舒服的樣子，就要懷疑有罹患中耳炎的可能。

即使是成年人，罹患急性鼻炎的時候，若是強力擤鼻涕的話，也很容易引發中耳炎。

當發炎狀況惡化時，耳朵深處會出現像是被抽打般的刺痛感，以及痛到無法入睡等狀況。

治療　若是鼻炎、副鼻腔炎或是咽頭炎等原因引起的話，就必須針對病因妥善治療。

若是鼓膜變紅並嚴重腫起，或是耳朵感到特別疼痛時，就會引起顏面神經麻痺和重聽等併發症，此時必須動手術切開鼓膜取出膿塊，同時投以抗菌藥治療。

如果是因爲氣壓變化而引發急性中耳炎時，其實就算不治療也會自然痊癒。

良心建議　不確實根治的話，就會引起滲出性中耳炎（次項）。鼻炎患者尤須特別注意。

滲出性中耳炎

是什麼樣的疾病？　所謂「滲出性中耳炎」，就是耳中積滿分泌液的疾病。發炎時不會出現耳朵疼痛或是發燒等症狀，只是感覺耳朵好像被異物塞住，呈輕度重聽。

患者以四～八歲的孩童與高齡者居多，罹患急性中耳炎的孩童，約三分之一也會罹患滲出性中耳炎。

原因　罹患急性中耳炎後，如果無法有效舒緩耳管的發炎症狀，黏膜還是會腫起，於是滲出液堆積在耳中就會引發此疾。

咽頭扁桃變大阻塞耳管，或是副鼻腔炎的鼻液阻塞耳管時，也會引發滲出性中耳炎，會感覺耳朵有異物堵塞，以及聲音太小就聽不到的輕度重聽等症狀。

治療　服用抗菌藥、消炎鎮痛藥等進行治療。此外還有讓耳管暢通的治療，以及針對病因的鼻腔和咽頭方面的疾病進行治療。

若還是無法有效改善的話，就必須動手術切開鼓膜，從鼓膜切開口插入小細管到中耳腔，施行約三～六個月的插管留置術，或進行咽頭扁桃切除。

良心建議　就算不會感覺疼痛，但如果發現電視轉得比平常大聲也聽不太清楚的話，一定要立刻前往耳鼻喉科就醫。

耳管狹窄症

是什麼樣的疾病？　耳管是負責中

耳腔進行換氣，讓中耳若與外界壓力相同。還有幫助排泄分泌液等機能，一旦這些機能運作狀況不良，就會導致耳管內腔變窄。

因為鼓膜內側凹陷而造成了振動狀況變差，這時候耳朵就會有被異物堵塞的感覺，如此一來不但會引發輕度重聽，同時還可清楚聽到自己說話的回音。

原因　由於鼻炎、副鼻腔炎，以及咽頭炎等原因，引發耳管內側黏膜腫起，使得耳管內腔變窄。咽頭扁桃和上咽頭發炎也會引發此疾病。

治療　針對病因徹底治療，或是讓耳管內空氣流通。

良心建議　患有鼻塞卻非得搭乘飛機時，建議出發之前可點些能讓鼻黏膜收縮的鼻藥。

耳管開放症

是什麼樣的疾病？　平常緊閉的耳管，如果常常呈開放狀態的話，就會讓外界與鼓室（位於鼓膜深處的一個小小空間）之間的空氣不斷來來去去。

如此一來，就會出現可以清晰的聽到自己說話的回音，以及產生耳朵像被東西塞住的異物感，甚至引發重聽等症狀。

原因　成年人發作的原因，大多是由於罹患癌症而使得了體重急遽減輕，或是耳管周圍脂肪細胞減少，以及耳管緊閉而造成軟骨彈力降低等因素所造成。

此外，當然也會有病因不清楚的病例。

治療　耳管黏膜腫起、耳管內腔變窄等，可使用硼酸與水楊酸的混合粉末噴進耳管內，然後於耳管咽頭口部注入「Atelocollagen」（一種膠原蛋白）進行治療。

良心建議　由於症狀和耳管狹窄症（前項）症狀類似，務必請醫師診斷，不可自行使用成藥。

鼓膜裂傷

是什麼樣的疾病？　由於外力造成鼓膜破裂。也可能因為耳掏、棉花棒等物品，或是甩耳光和潛水等劇烈氣壓變化而引發鼓膜裂傷。

症狀　受傷之後會出現耳朵疼痛、耳朵內有異物堵塞感，以及重聽等症狀。經由耳內視鏡檢查，可發現鼓膜穿孔。

治療　依鼓膜穿孔大小的不同，痊癒的時間也不一樣，如果孔很小的話，約一周就能癒合，大部分情況都不需要治療。引發感染時，使用抗菌藥治療就好。

入浴時要避免耳朵浸水，也不要用力擤鼻涕等。

良心建議　雖然鼓膜就算破裂也能自然痊癒，但如果是因為家庭暴力（甩耳光）所造成的話，應向醫師與有關單位請求協助。

內耳炎

是什麼樣的疾病？「內耳炎」就是內耳感染細菌或是病毒而引起發炎的疾病，患者會出現重聽、耳鳴和眩暈等症狀。

重聽有突然聽不見，或是慢慢聽不見的分別。而重聽程度分爲還不至於影響到日常生活，或是完全聽不到聲音等各種狀況。

眩暈也可分爲旋轉性和非旋轉性（請見左下專欄）、持續性和發作性等各種情況。但是因爲眩暈是暫時性的症狀，大多會自然回復。

原因　很多情形都是因爲中耳炎（P335）直接感染內耳，還有慢性中耳炎和急性中耳炎等因素，都有可能是發病原因。

此外，像是流行性腮腺炎、流行性感冒、痲疹、風疹（德國痲疹）和梅毒等病毒也會引發內耳炎。

治療　施以抗菌藥舒緩發炎狀況，爲了回復內耳機能，也會給予改善血液流通和維他命劑、副腎皮脂賀爾蒙等藥物進行治療。

因急性疾病而引發的內耳炎重聽症通常都能夠復原，不過若爲慢性疾病或是感染而引發的內耳炎，造成失聰的危險性就相當高。

此外，還有因爲痲疹而引發的內耳炎重聽，通常兩側耳朵會同時發生，而且重聽的程度相當嚴重，大部分都很難回復正常。

若是因其他感染所引起的話，幾乎都是只有單側耳朵會發作。

良心建議　由於很多病例都是由中耳炎導致內耳炎，因此必須多加注意。如果確定是罹患了慢性中耳炎，務必配合醫師治療。

此外，懷孕四個月的母體一旦罹患風疹（德國痲疹），就會導致小孩罹患重聽、白內障，或是心臟等先天性異常疾病。因此懷孕之前一定要接種風疹（德國痲疹）疫苗，免得事後造成遺憾。

旋轉性眩暈和非旋轉性眩暈

人體的平衡是由三半規管等耳朵構造，加上視力、深層知覺（肌肉和關節）等三種要素互相協調來維持的。因此這些器官任何一處出現了障礙的話，就會失去空間感，也就是無法正確感覺自己所處的位置，於是出現眩暈症狀。

眩暈又可分為旋轉性和非旋轉性兩種。旋轉性眩暈就是覺得自己或是周遭不停地在旋轉的感覺。發作時大多會伴隨著噁心和嘔吐等症狀，還有眼皮跳、眼睛變小、顫動等，明顯到旁人一看就知道的程度。非旋轉性眩暈則是感覺身體輕飄飄，像是飄浮於宇宙間的感覺。

如果擔心為何會出現眩暈的話，可前往耳鼻喉科，或是設有「眩暈門診」專門科別的醫院診療。

此外，眩暈症患者切記不可太過勞累，同時也要避免吃辣，以及喝酒或咖啡等刺激性食物與飲料。

美尼爾氏症（眩暈）

是什麼樣的疾病？ 「美尼爾氏症」（Meniere's Syndrome）屬於文明病的一種，過勞也是導火線之一。

患者會突然出現激烈地旋轉性眩暈（感覺整個人和周遭都在旋轉）、耳鳴、重聽，以及耳朵像是有異物堵塞的感覺等，算是十分難纏的疾病。不過，美尼爾氏症並不會造成生命危險。

發作時間從三十分鐘到數小時不等，而且呈反覆性發作。大多會出現噁心、嘔吐、盜汗、臉色蒼白和頻脈等症狀。隨著症狀反覆發作，重聽狀況便越來越嚴重。

但是，有時出現像是失去意識、顏面神經麻痺和手腳麻痺等類似症狀，並非一定就是美尼爾氏症，也有可能是腦神經方面的疾病。

原因 因爲內淋巴水腫（內耳呈水腫狀態）所引起的。造成內淋巴水腫的原因，至今還不是很清楚。

治療 一旦出現眩暈症狀時，可使用精神安定劑來安定自律神經。出現噁心症狀時，則可以服用止吐藥舒緩。

利尿藥可以治療內淋巴水腫，此外，爲了回復內耳機能正常運作，可使用維他命製劑和改善末梢血管流通藥等進行治療。

良心建議 避免過度勞累、適度運動，並保持充足睡眠，便可預防此疾。不要一個人背負壓力或是家事和育兒方面等問題，可以請家人協助分擔。

耳鳴原因至今仍然不明

耳鳴就是聽到只有自己才能聽到的聲音，若是在產生耳鳴的那側耳朵插入橡膠管，其他人也可以聽到聲音。

引發耳鳴的原因，最常見的就是內耳方面的疾病。大部分都會出現「感音性重聽」（內耳、聽覺神經、腦部等所引起的重聽），例如高音的「嘰…」，自己聽到的卻是「嗶…」。其他還有不會伴隨重聽症狀的「無重聽性耳鳴」。

如果是由其他疾病而導致重聽，就要妥善治療引起病因的疾病，不過，大部分耳鳴都屬於原因不明的類型，因此也沒辦法正確治療。

由於感受到耳鳴的是大腦，因此大腦運作機能扮演著非常重要的角色。例如身體、精神方面的壓力，以及疲勞、睡眠不足原因都會引發耳鳴，可以服用維他命和精神安定劑來舒緩症狀，但保持身心安適才是最有效的。

陣發性頭位眩暈症

是什麼樣的疾病？ 頭從枕頭撐起來時，或是睡覺時翻個身，只要頭一動，頭部某個特定位置就會產生不適感，進而引發眩暈症狀。

眩暈持續時間短爲數秒，長約數

會引發眩暈和耳鳴的疾病（依症狀分類）
○有　△有時候有　＿＿完全沒有、幾乎沒有

	旋轉性眩暈	非旋轉性眩暈	耳鳴	重聽	頭痛	噁心
美尼爾氏病	○	—	○	○	—	○
前庭神經炎	○	—	—	—	—	○
良性陣發性頭位眩暈	○	—	—	—	—	○
內耳炎	○	—	○	○	—	○
突發性重聽	○	—	○	○	—	—
腦幹部血管障礙	○	—	—	△	○	○
聽神經腫瘤	—	△	○	○	—	—
高血壓·低血壓（症）	—	○	△	—	—	—
自律神經失調	—	○	△	—	○	○
老人性重聽	—	—	○	○	—	—
心因性重聽	—	—	○	○	—	—
小腦腫瘤	—	○	—	—	—	○
更年期障礙	—	○	△	△	△	△
憂鬱症	—	—	○	—	—	—

十秒，同時會伴隨噁心和嘔吐等自律神經症狀，然而，就算是眩暈症狀消失，這些自律神經症狀還是會持續。

原因　有種說法是指內耳中的耳石器和三半規管發生障礙，或是寄生於半規管內的細菌移動所引起，但是大部分病例原因都不明。

檢查　使用特殊眼鏡和紅外線CCD掃描儀器進行眼振圖檢查，或是進行頭位變換眼振圖檢查。

治療　大部分眩暈症狀都只是暫時性的，約數天後症狀就能舒緩。可服用精神安定劑和促進神經機能亢進的精神賦活劑、維他命製劑等舒緩症狀。

此外，如果是細菌寄生於內耳，可施以改變頭部位置誘出細菌，不再產生眩暈症的物理療法。

良心建議　出現眩暈症狀時，與其保持安靜，還不如做頭肩頭的緩和運動，擺動引發眩暈症狀的頭部位置，有時很快就能回復正常。

前庭神經炎

是什麼樣的疾病？　「前庭神經炎」是一種突然就會引發激烈眩暈的疾病。可能因爲數日到數週前罹患鼻炎、副鼻腔炎、咽頭炎和扁桃腺炎等疾病所造成的，也有可能是由於感染病毒所引起。

症狀　雖然激烈的旋轉性眩暈時，會出現噁心和嘔吐等症狀，但是並不會伴隨耳鳴和重聽。

預防暈車小常識

暈車和眩暈一樣，都是無法掌握自己在空間所處的狀態。預防之道便是乘車前避免空腹，以及睡眠不足、過勞、酗酒，最好坐在視野較好的前座，或是比較不會晃的中間位子。

聊天分散注意力也很有幫助，也可以服用市售暈車藥。

連續好幾天不管是就寢或是起床都會出現噁心症狀，然後身體一天比一天虛弱，約二至三周之後症狀才會完全消失。

治療　眩暈發作時，若是自律神經症狀比較強的話，可服用止吐藥和精神安定劑等舒緩症狀，也可使用維他命製劑和抗眩暈藥等。

良心建議　出現眩暈症狀時，應讓身體充分休息，若還能站起來或是走路的話，活動一下身體反而能比較快恢復。

重聽

是什麼樣的疾病？　大致分爲由外耳、中耳所引起，造成聽覺障礙的「傳音性重聽」；以及內耳和聽覺神經、腦部等部位所引發的「感音性重聽」。

傳音性重聽的話，就是耳管狹窄症、鼓膜裂傷等疾病。感音性重聽的話，就是老人性重聽、突發性重聽等。混合兩種原因的，就是「混合性重聽」。

老人性重聽

症狀　這是由於身體老化現象而引起的一種漸進式聽覺障礙，其特徵爲聽不到聲音，或是聽不太清楚別人在說什麼。因此會出現聽錯，或是一再反問等聽力障礙。

治療　沒有什麼一定的治療方式。若是察覺自己有重聽時，應盡可能早點就醫，並考慮配戴助聽器。

突發性重聽

症狀　沒有任何原因卻突然出現聽力障礙。大部分都是單側耳朵先發作，會出現耳鳴和耳朵有異物阻塞感等症狀，約四十％患者還會出現頭暈目眩的旋轉性眩暈症。

雖然可能是因爲內耳循環障礙，或是感染病毒等原因所造成，不過確實原因還不是很清楚。

治療　目前並沒有什麼標準的治療方法，可以施以副腎皮脂賀爾蒙藥，以及改善血液循環藥、維他命製劑等進行治療。

若是發病之後沒有即刻得到治療的話，聽力便很難回復，因此務必盡速就醫治療。

心因性重聽

症狀　其實明明聽得到聲音，可是卻有重聽症狀的疾病，還會伴隨眩暈和耳鳴等症狀。患者以八～十歲的小朋友居多，而且好發於女孩。

助聽器也可以很時髦

女性通常因為考慮美觀問題，對助聽器敬而遠之。但若是聽力受損又不戴助聽器出門的話，很容易發生危險。近年來助聽器越來越小型化，也有可以完全塞進耳孔，外表完全看不出來的特殊款式。此外還有彩色助聽器，造型頗具時尚感。

有時是兩側耳朵，有時則是單側耳朵出現此情況。

治療　若是確定耳朵沒有發生異常的話，就要細心判別是否精神方面出了問題，解決引發此情況的原因才是最重要的。必要時也可以前往精神科就醫。

噪音性重聽

症狀　例如參加演唱會時，因爲聲音過大而瞬間引發耳鳴和重聽等症狀，而且成了無法治癒的疾病。

長時間處於噪音過大的環境工作的人，最容易罹患此疾。近年來還有因爲長時間戴耳機，而引發重聽的醫學報告（隨身耳機性重聽）。

治療　造成重聽之後可立即服用維他命製劑和改善循環藥舒緩症狀，但是要回復正常聽力相當困難，因此預防工作非常重要。

良心建議　在噪音過大的環境下工作，應配戴耳塞，並且定期檢查聽力。用耳機時，音量調適度就可以，同時也要讓耳朵適時休息。

聽神經腫瘤

是什麼樣的疾病？　內耳道和小腦的橋角部（頭蓋內後下方）長出良性腫瘤，患者多爲三十～五十歲女性。初期會出現耳鳴、眩暈、重聽等症狀，若是腫瘤變大，還會出現顏面神經麻痺、三叉神經麻痺。以及疼痛等症狀。

原因　雖然原因還不是很清楚，不過一般咸認與遺傳因素有關。

治療　因影像診斷儀器技術發達，早期發現早期治療病例大幅增加。

基本上是施以手術摘除腫瘤，依腫瘤大小和症狀，可使用以特殊放射性集中照射於患部的方式（伽瑪刀Gamma Knife）進行治療。若是腫瘤還小或考慮患者年齡，可暫且觀察，不需立即手術。

●副腎皮脂賀爾蒙藥與妊娠　雖然還不清楚副腎皮脂賀爾蒙藥對懷孕的影響，不過若是平常服用量，或是沒有發現懷孕而服用的話，並不需要太過擔心。可向主治醫師和婦產科醫師諮詢。

鼻子的疾病

由各式各樣的空洞所構成

提起鼻子，一般人就會想起它突出於臉前方的模樣，但其實這只是鼻子構造的一部分。這部分在醫學上稱為「外鼻」，鼻子的其餘部分，是由占顏面三分之一的各種空洞所構成。鼻子的構造包含三大部分，外鼻、鼻腔、副鼻腔（鼻竇）。

外鼻孔為鼻腔的入口，左右分開幾乎呈左右對稱展開的空洞，就是「鼻腔」。鼻腔中央由「鼻中隔」的骨頭與軟骨所構成的隔牆，分為左右。圍著鼻腔，各種大小和形狀的空洞即為「副鼻腔」。

「小鼻」鼻翼深處的鼻腔壁，是由「鼻甲」的三個棚狀骨所構成，像是窗帘般地垂掛著，讓通往肺部的空氣與鼻黏膜接觸面積擴大。

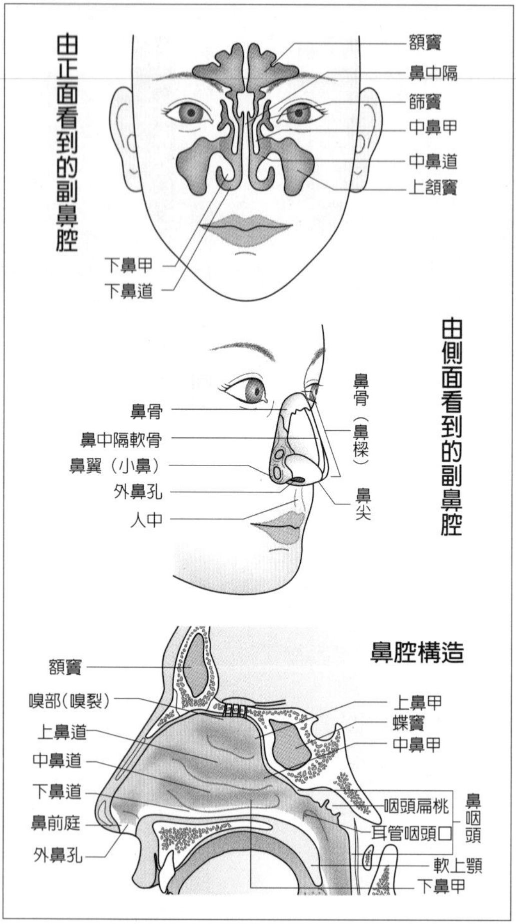

鼻子能夠調節溫度與濕度

鼻子負責吸入空氣並排除灰塵和細菌，加濕加溫以守護氣道和肺。

由鼻子進入的空氣，會由鼻毛過濾大粒灰塵。然後位於深處的黏膜長有細細的線毛，由鼻腺不斷地分泌黏液。髒東西、灰塵，還有細菌等微生物，會藉由附著黏液的線毛運動將其運往鼻腔深處，然後在喉嚨與痰一起排出，或是通過食道運往胃部。

此外，當鼻子受到外界強烈刺激或是異物侵入時，會出現打噴嚏的反射動作，藉此排除異物。

進入鼻腔的空氣，除了像這樣去除灰塵和細菌之外，在通過三個鼻甲時，藉著由鼻腺分泌的黏液給予濕氣，然後適度以流經黏膜的血液加溫並送往肺部。

鼻黏膜若是乾燥，不只會出現不適症狀，鼻子的重要防禦作用也無法十足發揮。因此像鼻黏膜常保濕潤，由鼻腺分泌的黏液一天約分泌一公升。

鼻子方面的疾病最常見的症狀就是鼻塞。這是因爲鼻中隔彎曲、鼻甲腫起，以及鼻中長出不明物體等緣故所造成的。

若因鼻塞持續以口呼吸的話，鼻子就無法發揮重要功用，也就無法去除細菌等雜物，於是就這樣直接進入體內。因此就保護身體的意義上，用鼻子呼吸是很重要的。

感覺味道與聲音共鳴的作用

感覺味道也是鼻子的一項機能。隨著文明日趨發達，人類嗅覺也慢慢退化。

不過，就算生活再怎麼改變，鼻子依然是最重要的嗅覺器官，此嗅覺功能，由位在鼻中膈上方兩側的嗅覺感受器負責。

若是失去嗅覺聞不出味道的話，那麼「吃東西」這件事，就會變得一點意思都沒有。而沒有嗅覺，也不會發現瓦斯外漏或是東西燒焦，如此一來，就很容易發生意外。

同時，鼻子也是聲音的共鳴器。雖然捏著鼻子說話也可以讓別人聽得懂，但是這樣說起話來卻很不清楚，聽的人也會有些吃力。

就像樂器需要共鳴器是爲了表達美好音色，人類一旦失去鼻腔這個共鳴器，說起話來當然也就不清不楚，因此占鼻腔大部分的空洞，就是擔任聲音共鳴器的角色。

鼻水何處來？

罹患感冒時，常常會被不斷流出的鼻水所苦，那麼，鼻水究竟是從何而來的呢？

正常狀態下，鼻黏膜因為不斷分泌黏液的關係，經常保持濕潤狀態，卻幾乎不會讓人意識到鼻水分泌。但是，只要鼻子發炎，鼻水量就會增加並堆積於鼻腔內，然後流出鼻外。

罹患急性鼻炎和過敏性鼻炎會出現呈水狀鼻水，隨著症狀越來越嚴重，還會出現黏答答的黏液性東西。

至於慢性鼻炎和慢性副鼻腔炎，這些黏液狀東西，就會慢慢轉變為黃色和黃綠色的膿狀物。這是因為鼻黏膜遭受二次細菌感染所引發的，細菌和白血球奮戰後的殘骸，混著鼻水一起流出就會呈現顏色。

流鼻水的時候，要檢查身體是否出現其他症狀，還是只有鼻子方面的症狀，若是只有鼻子症狀的話，就要前往耳鼻喉科接受檢查與醫療。

鼻　炎

是什麼樣的疾病？　鼻腔黏膜發炎就稱爲「鼻炎」，有因感染而發炎，或是過敏引起的發炎（P346），還有鼻子形態異常也會引發此疾病，分爲急性與慢性兩種。

急性鼻炎

症狀　大部分都是因爲輕度感冒，感染病毒或二次細菌感染而引發急性鼻炎。發作之後會開始打噴嚏、流出水狀的鼻涕，以及喉嚨痛、發燒、不斷咳嗽等症狀。鼻水像膿般黏黏的，大約數日到十天左右，症狀就會痊癒。

由於小孩感冒容易併發急性中耳炎（P335），務必多加注意。因爲鼻汁像膿般有黏液性，若是症狀持續兩週以上的話，就要懷疑可能是罹患了急性副鼻腔炎（次頁）。

治療　保持身心安靜，隨時補充水分，服用抗組織胺藥和綜合感冒藥等舒緩症狀。

若是懷疑受到二次細菌感染的話，就必須依菌種投以抗菌藥。

慢性鼻炎

症狀　不分季節鼻子黏膜總是腫起，空氣通道變窄、鼻塞、鼻水會流至喉嚨、還會出現頭痛等症狀。越來越無法用鼻子呼吸，也聞不出味道。一般認爲與鼻中隔彎曲（P348）還有鼻甲形態不好有所關係。

如果長期發炎，就會導致鼻黏膜變厚，成爲「肥厚性鼻炎」。

治療　若是症狀還算輕微的話，可以使用裝有抗生素與副腎皮脂賀爾蒙等的鼻吸入器（吸入）等方法進行治療。

肥厚性鼻炎的話，可用雷射燒灼鼻膜，或施以切除鼻甲手術治療。

良心建議　罹患鼻炎時，酗酒和抽菸會導致病況更惡化，一定要多加注意。

吸鼻涕是造成耳疾的原因

許多人會因為在別人面前擤鼻涕不太雅觀，所以往往會習慣性地吸鼻涕。深為鼻炎煩惱的人當中，絕大部分都有吸鼻涕的習慣。但是吸鼻涕對身體實在不好，因為只要一吸鼻涕，就有損傷耳朵可能。

耳管在鼻腔的深處（咽頭）有個出口，大部分時候都是緊閉著的，只有吞口水的時候才會打開。但是，只要做出吸鼻涕這個動作，耳管出口就會沾上髒污分泌液，進而堵塞耳管。而且因為中耳腔無法換氣的關係，中耳深觸的壓力就會下降，於是就容易導致耳管狹窄和滲出性中耳炎。

感覺有鼻涕時，千萬不要猛吸，而且要養成一次擤一邊的習慣。如果兩邊同時擤的話，為了排除空氣，喉嚨壓力就會上升，鼻水就會通過耳管到達中耳，很可能會引發中耳炎。

副鼻腔炎

是什麼樣的疾病？　由急性鼻炎和過敏所引起的，也就是副鼻腔黏膜發炎的疾病，鼻腔內會堆積像是膿般的鼻水。

急性副鼻腔炎

症狀　出現鼻塞、流出像膿般的鼻水、發燒、頭痛和喉嚨痛等症狀。此外，蛀牙菌也會引發感染。

治療　使用抗菌藥和消炎鎮痛藥進行治療，或是使用讓鼻腔內血管收縮的藥物，取出黏膜腫起部分，讓分泌物順利排出。症狀嚴重的話，爲了洗淨被分泌物塞住的鼻腔，必須施以副鼻腔洗淨（自然口洗淨療法、上頷竇穿刺洗淨法）。

慢性副鼻腔炎（鼻蓄膿症）

症狀　副鼻腔發炎的症狀沒有完全治癒，轉變爲慢性積膿狀態。

患者常因爲鼻塞而不得不用口呼吸，或是鼻水倒流通過喉嚨，而引發支氣管炎。一般來說，症狀會因人而異，有時還會伴隨著頭昏腦脹，以及失去嗅覺而聞不到味道等症狀。

雖然慢性副鼻腔炎在過去曾經是非常多人罹患的疾病，但是在豐衣足食的現代，因爲抗生素發達的關係，罹患病例已經減少許多。

治療　在鼻腔內噴入血管收縮藥，吸引出鼻水之後，再進行抗生素治療和副腎皮脂賀爾蒙等噴霧治療。或是使用鼻洗淨、副鼻腔洗淨等方法治療也可以。

若是症狀惡化到非得進行手術的話，就要考慮施以內視鏡鼻內副鼻腔手術，以減輕患者負擔。

有時會伴隨鼻息肉（鼻茸＝P348）和鼻中隔彎曲症（P348），必須施以手術方式治療。

良心建議　近年來因過敏而引發的副鼻腔炎病例增加不少，如果是急性的話，務必要立即治療。

點鼻藥會導致鼻炎惡化嗎？

鼻塞時會使用讓鼻子暢通、十分方便的點鼻藥。一般市售的多為血管收縮藥，作用在於讓鼻黏膜上的血管收縮，抑制腫脹症狀讓鼻子暢通。

但是如果長時間頻繁地使用點鼻藥的話，反而會讓鼻黏膜比在點藥之前腫得更厲害。於是大部分的人就會更加頻繁使用，如此一來就造成惡性循環，反而讓鼻炎的狀況更加惡化。因此，亂用點鼻藥也會引發鼻炎。

然而其實問題不是出在點鼻藥，而是使用方法。使用次數最好控制在每天三次以內，時間不超過三～四天。要遵從醫師指示使用點鼻藥，其中以過敏性鼻炎所使用的副腎皮脂賀爾蒙點鼻藥，最不需要擔心副作用，能夠又效舒緩令人苦惱的鼻病。

●**孩童的副鼻腔炎**　時常聽人說：「小孩罹患鼻蓄膿症，會造成注意力無法集中，學習效果減退」，但是這種說法其實並沒有確切根據，而且最重要的是要帶孩子去醫院接受妥善治療，而不是以課業爲唯一目的。

鼻過敏症

是什麼樣的疾病？ 過敏是爲了保護異物侵入身體的防禦機制，有時會以噴嚏、鼻水、鼻塞等症狀出現。

但若是防衛過度的話，就稱爲「鼻過敏症」，分爲「過敏性鼻炎」和「血管運動性鼻炎」。

過敏性鼻炎

症狀 過敏性鼻炎與過敏性皮膚炎和氣喘，並稱爲最具代表性的三大過敏性疾病。

包括因塵蟎或蝨子等過敏原（引發過敏的物質）所引發的「常年性過敏性鼻炎」，和以花粉爲過敏原的「季節性過敏性鼻炎」等兩種。

爲了不讓病毒等異物（抗原）由外部入侵人體，於是體內就會製造對應的抗體，也就是防禦身體的機制，稱爲「免疫機制」。

人體中原本就有促進此免疫功能的遺傳因子，與抑制此免疫功能的遺傳因子。若是先天性抑制遺傳因子力量較弱的話，就會成爲過敏性體質。因此在面對花粉和蝨子等過敏原時，就會產生過度反應，並且製造出抗體，當抗原與抗體結合，就會引發抗原抗體反應。

如此一來，就會引發像是組織胺（Histamine）等化學傳達物質的過敏反應，引起像是打噴嚏、流鼻水、鼻塞等，此外還有眼睛癢和充血、喉嚨痛等症狀。

想確定是否罹患過敏性鼻炎，有幾項檢查方法（請見右方專欄）。

治療 使用副腎皮脂賀爾蒙噴霧，或是可有效舒緩眼睛發癢等抗組織胺藥。而且副腎皮脂賀爾蒙噴霧劑不會殘留體內，可以安心使用。

同時也要設法消除，或是盡量避開引起過敏症狀的過敏原。

若是罹患花粉症的話，可於花粉期的前兩周開始使用抗過敏藥。另

> **過敏性鼻炎的檢查**
>
> 必須經過檢查才能確定是否罹患過敏性鼻炎。首先要調查從何時開始出現打噴嚏、流鼻水、鼻塞等症狀，然後再進行以下檢查。
>
> ①**鼻水檢查** 調查鼻水中一種嗜伊紅白血球是否增加。一旦引發過敏反應，好酸球就會增加。
>
> ②**特殊IgE抗體檢查** 測定血液中的抗原抗體反應所引起的抗體（IgE抗體）含量。
>
> ③**皮膚測驗** 在皮膚注射有可能為病因的過敏原，然後調查皮膚上的傷口反應，十五分鐘後依皮膚的紅腫程度來判定。
>
> ④**鼻黏膜誘發測驗** 將可能為病因的抗原濃縮液滴在小紙片，貼在鼻黏膜上觀察其反應。然後依打噴嚏、流鼻水、鼻塞等程度來判定。

●**副腎皮脂賀爾蒙噴霧劑** 雖然一般認爲噴霧劑比口服藥的副作用來得少，比較不用擔心，但是在懷孕期間使用時，還是要謹慎點才行。必須先向主治醫師和婦產科醫師諮詢再使用。

外一種方法則是讓身體習慣抗原的順勢療法。

血管運動性鼻炎

症狀　雖然血管運動性鼻炎的症狀和過敏性鼻炎一樣，但是無法證明是否和過敏性反應有關。過敏原不明顯是其特徵，患者會對溫度變化、濕度變化、氣候驟變，以及特殊氣味等非特異性刺激而產生症狀。一般認爲是交感及副交感神經對鼻黏膜血管控制失衡所引起。

　患者以成人居多，因爲外在氣溫急遽變化、累積過多壓力和酗酒過度等因素所引發，一旦自律神經失調就容易發作。

治療　可使用含有抗組織胺藥，或是抗膽鹼（Choline）的鼻內噴霧劑也很有效。

良心建議　鼻過敏症和壓力與自律神經運作有關。因此，養成規律的生活習慣和攝取均衡飲食，就能有效預防過敏。

定期清除房間裡的過敏原

　現代人大多居住在鋼筋水泥建築，再加上冷暖氣設備一應俱全，一年四季都能讓人住得很舒服。

　對蝨子、塵蟎等過敏原而言，這也是最舒服的環境。因此每隔一段時間，最好能花點工夫徹底清理，讓房間裡引起過敏性鼻炎的病因——塵蟎和蝨子，能夠減少到最低的程度。

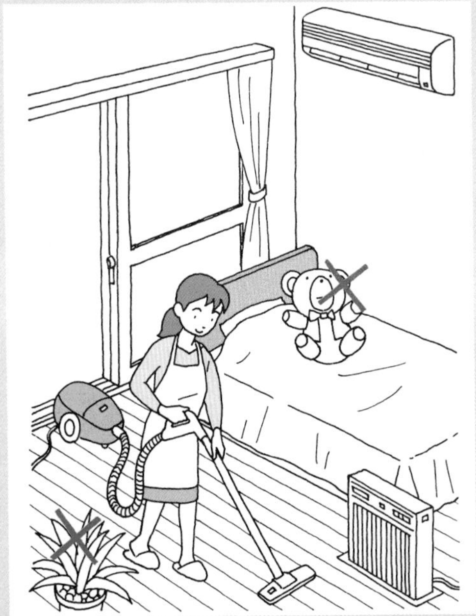

- 打掃時要將冷氣的排氣口設定為排往戶外，避免室內灰塵飛揚。
- 堆積在家具上的灰塵，要用抹布擦拭，不可用雞毛撣子拍打。
- 保持空氣流通，就算是在冷氣房也要定時打開窗戶換氣，不要密閉。
- 真皮或合成皮的沙發比較好清理，布沙發容易蓄積灰塵。
- 不要直接在地板鋪床睡覺，床單寢具最好選用有防塵蟎效果的。
- 冷氣機濾網一個禮拜要清理一次。
- 避免在室內飼養寵物，若是非養不可，要定期洗澡梳毛維持乾淨，而且最好不要和寵物一起睡。
- 觀葉植物的葉子容易積灰塵、繁殖黴菌，最好放在室外。
- 絨毛玩偶或布製掛飾容易積灰塵，要定期清洗。如果能不擺最好。
- 不要裝窗帘，若是一定要裝，也要選擇方便清洗的材質。
- 二十四小時都要開著空氣清淨機，以維持空氣品質。

鼻中隔彎曲症

是什麼樣的疾病？　鼻中隔擔任將鼻腔分爲左右區域的重要角色。鼻中隔若是彎曲，會造成鼻腔內的氣流混亂，導致鼻塞或是頭痛等惱人症狀，就稱爲「鼻中隔彎曲症」。

檢查　可施以前鼻鏡檢查、X光檢查和內視鏡等立體性的檢查評估。

治療　雖然每個人的鼻中隔多少都會彎曲，但並不是只針對彎曲的問題進行治療。鼻中隔彎曲除了會造成鼻塞、呼吸不順暢、鼻水倒流等症狀，鼻內黏膜還會因此受到刺激而產生病理變化，甚至誘發副鼻腔炎和過敏性鼻炎等難纏疾病，症狀嚴重的話，就要進行「鼻中隔矯正手術」將彎曲的鼻中隔軟骨和骨頭弄平、矯正。

若是同時合併有肥厚性鼻炎，可以將下鼻甲部分切除。

良心建議　常因流鼻水和鼻塞所苦的人，最好就醫檢查是否爲鼻中隔出了毛病。

妳的鼻中隔彎曲了嗎？

也許外表上很難看得出來，不過，每個人的鼻中隔多少都有些彎曲，況且鼻中隔彎曲可說是人類獨有的情況。

這是因為人類的前頭葉發達，同時既寬又平坦，所以鼻柱為了支撐，多少會因為承受負擔而變得有些彎曲。

當鼻中隔過度彎曲時，就容易引發副鼻腔炎和過敏性鼻炎。如此一來，也會影響到耳管方面的運作，造成耳朵方面的疾病，必須多加注意。

此外，罹患鼻中隔彎曲症很容易發作航空性中耳炎（P335），所以飛行員或空服人員，最好能就醫檢查。就算患有鼻中隔彎曲症，只要接受矯正手術就不會有問題。

鼻息肉（鼻茸）

是什麼樣的疾病？　「鼻息肉」爲副鼻腔和鼻腔黏膜部位長出腫瘤的統稱，因爲看起來很像是茸，因此又稱爲「鼻茸」。

大多是急性鼻竇炎沒有痊癒，使得鼻竇黏膜長期發炎而逐漸形成病灶，通常鼻腔兩側都會發生。其中以慢性副鼻腔炎（P345）所引發的情況爲多，成人型氣喘、阿斯匹靈氣喘（服用阿斯匹靈造成氣喘）也會引發此疾。

症狀　患者會出現鼻塞、頭痛和嗅覺障礙、口臭等症狀。

治療　慢性副鼻腔炎可使用抗菌藥治療，若是阿斯匹靈氣喘的話，可服用副腎皮脂賀爾蒙。

良心建議　孩提時就常發作鼻病、鼻炎的人，以及成人後嗅覺變差的人，最好就醫檢查。

鼻出血

是什麼樣的疾病？　可能是挖鼻子造成的傷口流血，或是因為循環器官疾病（高血壓等）、血液方面的疾病（血友病．白血病等），還有肝臟等疾病而引發鼻出血。大部分都是在有許多血管集中的鼻中隔前下方部位出血。

治療　若是鼻中隔前下方部位出血的話，可使用含有血管收縮藥的鼻綿或是消毒紗布止血。

此外，還可採取以手術將紗布塊由口塞入鼻子後方，防止血液流向喉嚨的方法，或是結紮流向鼻子的動脈血管等手術治療。

良心建議　鼻出血也可能是「代償性月經」（倒經）所造成的，也就是月經沒來，反而流鼻血。雖然這不能算是病，但是情況嚴重的話，最好還是前往婦產科就醫。

嗅覺障礙

是什麼樣的疾病？　所謂「嗅覺障礙」，就是無法正確分辨味道的狀態，可分為嗅覺衰退，或是完全喪失嗅覺。

嗅覺黏膜就介於鼻中隔與中鼻甲之間，稱為「嗅裂」的部位。鼻黏膜具有嗅覺細胞可以感覺味道，然後藉由嗅覺神經傳達到腦部。如果這個機制發生異常的話，就會引發嗅覺障礙。

症狀　嗅味道的能力變弱（嗅覺衰退），一直到完全嗅不到味道（嗅覺喪失），雖然狀況程度不一，不過都統稱為嗅覺障礙。

除此之外，還有對味道敏感（嗅覺過敏）、不管任何味道都覺得很臭（嗅覺倒錯），或是明明沒味道，卻感覺有味道（嗅覺幻覺）等，也都包括在嗅覺障礙的範圍。

原因　大部分都是因為副鼻腔炎和過敏性鼻炎、鼻中隔彎曲症等慢性疾病所引起的。

其他因素包括鼻腫瘤和感冒等病毒感染、吸入有毒瓦斯（或有毒氣體）、放射線療法後遺症、神經症、統合失調症、藥物中毒等，也都可能會造成嗅覺障礙。

此外，頭部外傷和腦腫瘤等，也會引發中樞神經性嗅覺障礙。而女性在懷孕時也會出現嗅覺過敏。

治療　針對造成嗅覺障礙的病因，像是鼻炎、副鼻腔炎、過敏鼻炎等可服用口服藥，或是使用副腎皮脂賀爾蒙點鼻藥進行治療。如果還是無法改善症狀，就需進行手術。

若是由中樞神經疾病引起的，目前還沒有什麼有效的治療方式，有時必須求助於精神科等心理諮詢。

良心建議　如果連臭豆腐、榴槤等味道較重的食物都聞不到，甚至燒焦味也聞不出來的話，就必須前往耳鼻喉科接受診察。

花粉症

過度防禦反應是過敏的成因

花粉症（乾草熱）又稱爲「季節性過敏性鼻炎」，是因植物的花粉爲過敏原，所引發的季節性過敏症狀。

當人體的防禦機制一旦將花粉認知爲「非我族類」，就會開始製造抗體。而當花粉再度侵入體內時，抗原抗體就會起反應，這些反應遭受刺激就會釋放出組織胺等的化學物質。結果就會出現打噴嚏、流鼻水、鼻塞，以及眼睛紅腫發癢等過敏症狀。有時甚至會演變成鼻竇炎、耳部感染，以及哮喘。

雖然有過敏體質的人最容易罹患花粉症，但這並不是絕對的，有些人就是不會對花粉起反應。

就算現在沒有什麼症狀 將來也一定會發作

有些人明明過去沒有出現什麼症狀，可是今年卻突然得了花粉症。有些人覺得自己不是過敏體質，根本不可能會得到花粉症，但是這都不是絕對的。

就像杯子必須裝滿水才會溢出的道理一樣，要等到身體製造出一定量以上的抗體之後，才會出現過敏症狀。

因此，就算是從來沒有得過花粉症的人，也可能哪天會突然發作也說不一定，千萬不能輕忽。

第一次得到花粉症的那一年，只能使用抗組織胺藥等對症下藥治療，但是下年度開始，可以在花粉季開始前兩周服用抗過敏藥，以紓緩症狀。或是盡量減低抗體的過敏性，讓身體不要產生過敏反應的順勢療法。

如何預防孩童罹患花粉症

首先就是要養成營養均衡和充足睡眠的習慣，避免過敏性疾病發作。此外，花粉季節到來時，和大人一樣，不要讓孩童有機會靠近花粉（請見次頁）。

花粉症的發作過程

原因物質

植物的花粉。

吸入花粉

二月到四月，大量的花粉飛舞，然後經由鼻子吸入。

製造抗體

人體防禦機制將花粉視爲異物（抗原）而起了免疫反應，因此產生抗體（抗原抗體反應）。

刺激血管和神經

抗原抗體反應刺激血管和神經，然後由黏膜上的肥胖細胞釋放出組織胺等刺激物質，於是就會引發眼睛發癢和流鼻水等過敏症狀。

花粉症的因應對策

●不要靠近花粉源

為了預防出現花粉症的惱人症狀，最重要的就是不要靠近花粉源。

此外，若是自律神經紊亂也會發作花粉症，嚴重時甚至會導致症狀惡化。因此養成規律生活習慣是很重要的，平時要保持充足睡眠，心情放鬆，以及適時發洩壓力等。

花粉飛舞的季節

1 月	幾乎沒有什麼花粉
2 月	杉科、樺木科
3 月	杉科、檜木科、樺木科、稻科
4 月	杉科、檜木科、樺木科、山毛櫸科、松木科、稻科
5 月	檜木科、樺木科、山毛櫸科、松木科、稻科、蕁麻科
6 月	山毛櫸科、松木科、稻科、蕁麻科
7 月	稻科
8 月	稻科
9 月	稻科、蓬艾科、豬草科、葎草科
10 月	稻科、蓬艾科、豬草科、葎草科
11 月	幾乎沒有什麼花粉
12 月	幾乎沒有什麼花粉

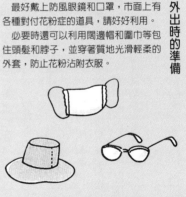

外出時的準備

最好戴上防風眼鏡和口罩，市面上有各種對付花粉症的道具，請好好利用。

必要時還可以利用闊邊帽和圍巾等包住頭髮和脖子，並穿著質地光滑輕柔的外套，防止花粉沾附衣服。

返家時

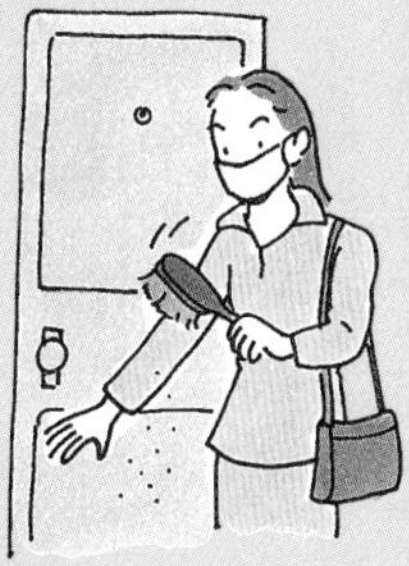

在門外要先用刷子除去身上的花粉，然後脫掉外套再抖落一次花粉才進屋，然後趕快洗臉、擤鼻涕。必須全家同心協力才能做到。

維護室內環境

讓房間保持空氣流通，晚上將窗戶打開一點點，同時要使用空氣清淨機。

仔細地打掃房間，衣服和棉被用烘衣機烘乾。衣物如果拿到外頭晾的話，一定要確實抖落花粉再拿進來。

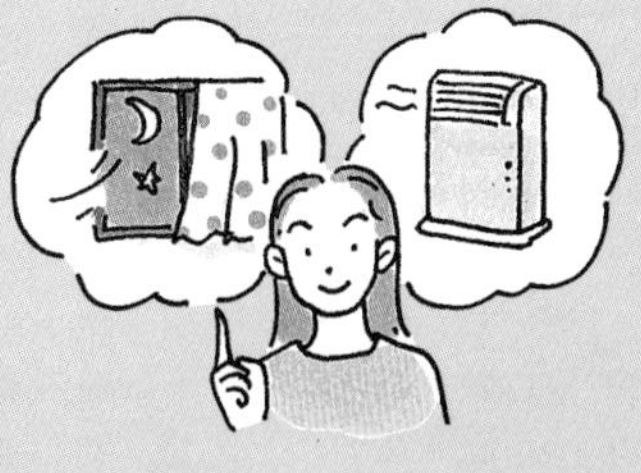

●如何以藥物對抗花粉症

若是被診斷得了花粉症的話，那麼最遲要在花粉期來臨前兩周開始服用抗過敏藥。花粉開始飛舞時，可以請耳鼻喉科醫師開立副腎皮脂賀爾蒙噴霧劑與抗組織胺藥物的處方，以及安眠藥。

若是這樣還未見改善的話，就必須暫時在這段期間服用類固醇藥物控制。由於注射類固醇藥物很難控制劑量，因此不建議使用。

牙齒的疾病

牙髓可以感覺牙齒疼痛與灼熱感

上下牙齒合計乳齒共二十顆，永久齒的話，因為有人會長出智齒（第三大臼齒）有人不會長，約二十八～三十顆。

牙齒表面包覆著一層琺瑯質，守護著牙齒的琺瑯質是非常堅硬的組織；內側則為象牙質。

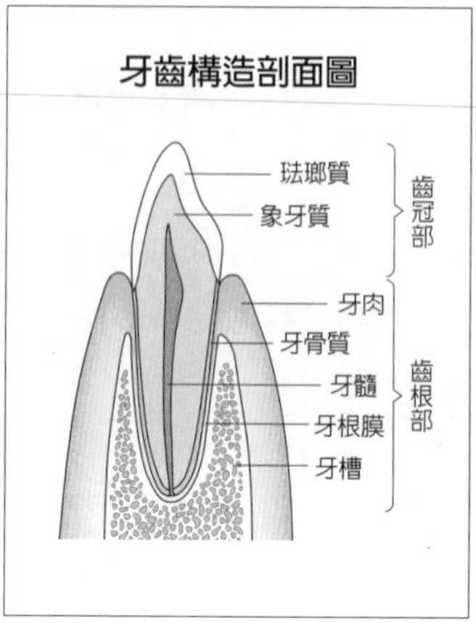

被牙肉包覆著的牙根部，表面不是琺瑯質而是牙骨質。最裡面還有牙髓，牙髓內有神經和血管通過，因此才會有疼痛和冷熱的感覺。

牙骨質不像琺瑯質那麼堅硬，由牙齒根部的牙肉保護著。牙肉則由一種稱為牙根膜的纖維組織固定於牙槽骨上。此外，牙肉還扮演著防禦細菌和毒素入侵，堅實支撐著牙齒的重要角色。健康的牙肉是緊實富有彈性，而且呈現粉紅色。

細嚼慢嚥有益建康

牙齒最重要功能就是咀嚼食物，將食物切碎研磨成比較容易消化的形體。咀嚼食物的時候，牙肉與構成牙齒地基的顎骨會強力運作，並促進唾液分泌。

唾液裡含有重碳酸，它可以和細菌所產生的酸中和，扮演著預防牙齒被溶化（脫鈣）的角色。同時唾液中也富含礦物質與燐酸，因此具有讓被酸溶蝕的牙齒再次回復的機能（再鈣化）。

此外，唾液還有清洗牙齒表面的洗淨作用，以及能抑制各種細菌生長的抗菌作用等。但是，唯有細嚼慢嚥才能分泌充足的唾液，所以充分咀嚼食物不只為了牙齒健康，也有助於全身健康。

總被視為最無關緊要的牙齒

與其他內臟疾病不一樣，牙齒的疾病總是被視為「只不過是蛀牙而已」。其實擁有健康的牙齒才有健康的身心，這是最基本的道理。

牙齒的功能不只擔任咀嚼食物的工作，若是牙齒的狀況不好，就無法正確發音，也會影響說話時的表情和容貌。而且蛀牙或是齒列不整等問題，會讓人羞於開口，也會間接影響到人際關係。

再者，牙齒鬆脫搖晃也會導致注

意力減退、無法集中。而且因爲牙齒無法用力咬食東西，也會造成嘴部運動力減退。

尤其懷孕期間的女性更要注意牙齒健康。俗諺說：「生一個孩子，壞一顆牙齒」，是指在懷孕期間不注重口腔衛生，以致發生蛀牙及牙周病的情形。

懷孕期的生理變化會加速牙齒與牙周病變，造成「懷孕期牙齦炎」，嚴重時甚至會形成牙齦瘤。

人類唯有攝取食物才能讓身體得到養分，因此維護牙齒健康非常重要。再說，牙齒疾病如果不加以治療是不可能自然痊癒的，所以有狀況一定要就醫診療。

此外，更要養成每天刷牙的好習慣，定期檢查牙齒，才能不管活到幾歲都能用自己的眞牙咀嚼食物，進而保持身體健康。

有關牙齒的最新知識

預防蛀牙最重要就是養成勤於清潔牙齒的好習慣，有各種輔助方法。

電動牙刷和超音波牙刷，比動手刷牙更能有效清除污垢。

目前市售的各種無糖口香糖，雖然清潔牙齒的功效衆說紛紜，但是基本上的確有促進再鈣化的效果。

此外牙科診所也致力於開發預防蛀牙的方法，像是稱為PMTC（Professional Medical Toothsurface Cleaning）的無痛洗牙，就能夠達到徹底洗淨的作用，而且經由唾液檢查，就能得知哪顆牙日後有可能成為蛀牙的危險。

這項檢查是根據唾液中含有多少量的蛀牙原因菌，同時，也能調查唾液量與其機能。

近年來日本牙醫界開發了更先進的方法，也就是能有效去除蛀牙菌的3D牙雕（Dental Drug Delivery System），這股風潮也在台灣發酵，有很多牙科診所都引進這種能有效去除蛀牙菌的設備。

懷孕前先檢查牙齒

據一九九六年美國牙周病學會研究報告指出，若是孕婦患有嚴重的牙周病的話，發生流產或是新生兒體重過輕的機率，為一般口腔健康孕婦的七倍，所以為了寶寶的健康，懷孕前該做個徹底的牙科檢查。

由於害喜會導致飲食不規律，因此蛀牙菌與牙周病菌會比平常增加，容易引發蛀牙和牙周病。因此懷孕前一定要好好治療蛀牙，養成正確的刷牙方法與習慣。還有因為懷孕時不能拔牙，所以像那種要長不長的智齒，最好在懷孕前拔掉。

此外，嬰兒口中並沒有蛀牙菌，可是當母親餵食孩子時，有些母親會將食物先放入口中嚼一嚼再餵食孩子，於是就讓孩子感染了蛀牙菌。因此為了避免孩子蛀牙，母親必須維持自身的口腔清潔。

齲齒（蛀牙）

是什麼樣的疾病？　「齲齒」俗稱蛀牙，是因爲蛀牙菌所製造出來的酸性物質侵蝕牙齒而造成的。

口腔內滋生的蛀牙菌（主要爲齲齒連鎖球菌），分解砂糖和食物後，製造出富黏著性的物質，包覆於牙齒表面；然後各種菌就會沾附在牙齒上，形成牙垢。由於唾液具有能夠稀釋、中和酸性物質的作用（緩衝作用），與促進再鈣化（還原）作用，因此唾液分泌可以避免立即變成蛀牙。所以進食的時候，必須多咀嚼以促進唾液分泌。

當攝取過多醣類食物（碳水化合物）的時候，唾液的緩衝機能就會窮於應付，於是蛀牙菌會在牙垢內開始繁殖，並與糖結何製造出酸性物質，這酸就會溶化牙齒（脫鈣），因而導致蛀牙。

若蛀牙程度已經到達牙髓的話，就會引發「牙髓炎」；如果病況更加惡化的話，引發牙根膜發炎，就稱爲「牙根膜炎」。

牙髓炎

症狀　脫鈣作用遇到外層的琺瑯質就會停住，並不會削去牙齒本體。藉由正確的刷牙和促進唾液分泌，養成細嚼慢嚥的好習慣，來維護牙齒健康。但是隨著牙垢持續堆積，與脫鈣作用一直進行的狀況下，就會引發牙髓疼痛甚至發炎。因爲是牙髓發炎，所以稱爲「牙髓炎」，必須就醫治療。

治療　除去牙髓的一部分或全部，然後在牙髓部分塞入人工填充物。之後再視牙齒缺損狀況，施以金屬或樹脂（Resin）做爲基台，再補上金屬或陶瓷，做好補綴的功夫。

若是治療後經過數年又再度疼痛的話，很有可能是填充的金屬物下方，或是周圍因爲蛀牙而引發二度

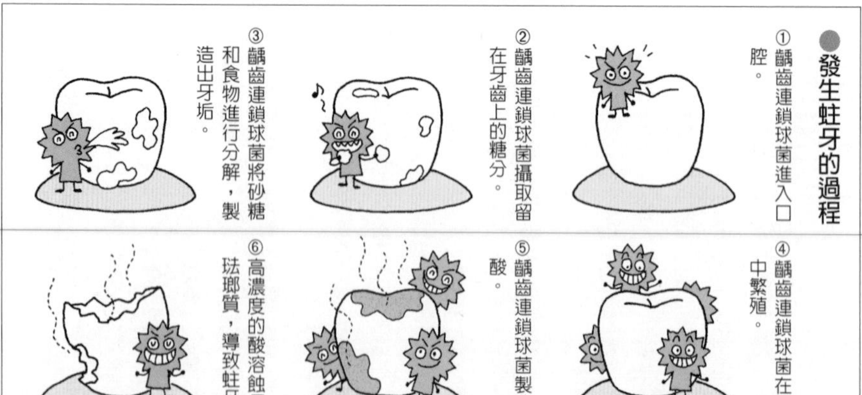
●發生蛀牙的過程
②齲齒連鎖球菌攝取留在牙齒上的糖分。
③齲齒連鎖球菌將砂糖和食物進行分解，製造出牙垢。
④齲齒連鎖球菌在牙垢中繁殖。
⑤齲齒連鎖球菌製造出酸。
⑥高濃度的酸溶蝕牙齒琺瑯質，導致蛀牙。

●**Resin** 是一種當做牙齒填充物的合成樹脂，與金屬不同，和牙齒顏色比較相近，而且刺激較低。

溶蝕，導致牙齒與填充物之間產生縫隙，就會造成蛀牙。

牙根膜炎

症狀 牙齒藉由一層叫做「牙根膜」的薄膜與顎骨相連。當牙髓炎發作的時候，發炎狀況就會由齒根前端（根尖）蔓延至牙根膜，接著就會造成「牙根膜炎」。此外，咬合過於頻繁也是原因之一，會出現只要按壓牙肉就疼痛，牙齒浮起有點鬆動，每當咬合時就會疼痛等症狀。

治療 徹底消毒牙根，進行填充與補綴。雖然症狀比牙髓炎輕微，但若是輕忽不管，骨頭就會遭到破壞而長出膿包，然後細菌就由此侵入，引發心臟瓣膜症等疾病；就算沒有疼痛感，也會覺得牙齒有點浮起鬆動。若是覺得有些異狀的話，就要趕緊前往牙科治療。

良心建議 近年來大多不使用金屬來補牙，而是使用顏色看起來比較不會突兀的樹脂來進行填充治療。

牙齒特別需要注意的部位

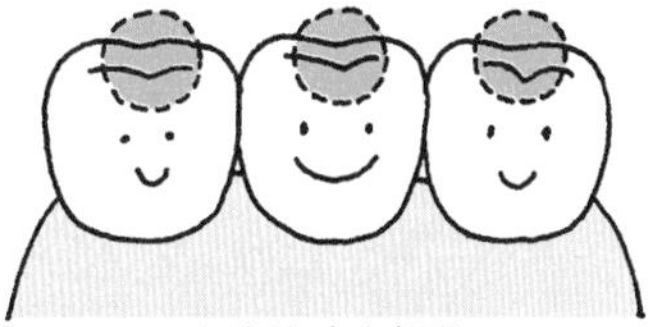

臼齒的咬合部分

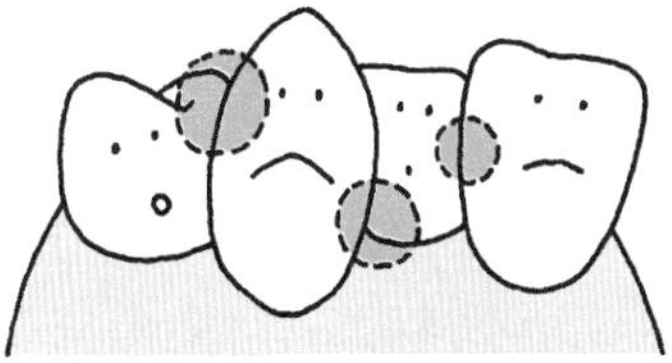

是否有齒列不整，或是牙齒重疊

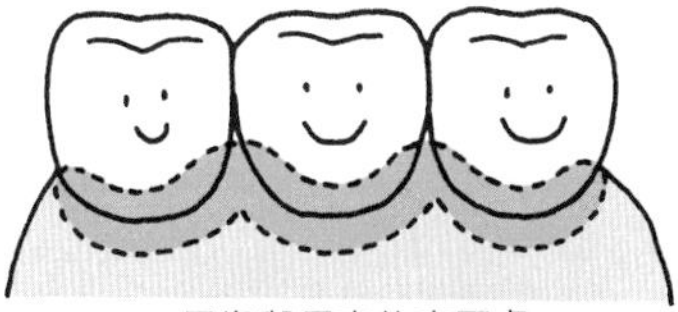

牙齒與牙肉的交界處

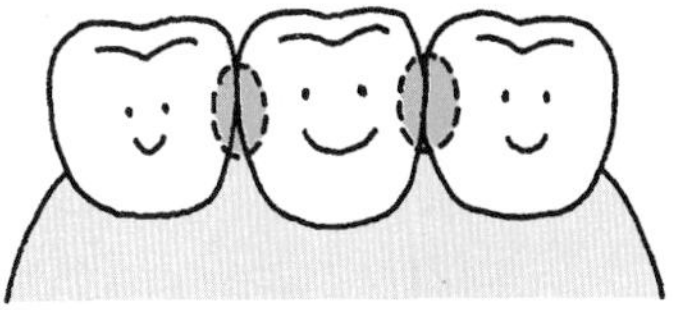

牙齒與牙齒間隙

如何預防蛀牙

至少花20分鐘刷牙

如果方便的話，最好是每次用餐後就刷牙。若是一天刷一次的話，就必須花點時間好好刷去牙垢。最好養成晚上就寢前刷牙的好習慣。

盡量少吃甜食

甜食和飲料是造成蛀牙的原因。若是沒有糖分就不會產生牙垢，也就能抑制蛀牙菌繁殖。

培養均衡飲食習慣

營養失衡會造成身體抵抗力衰弱，於是就容易引起蛀牙。

細嚼慢嚥讓唾液充分分泌

唾液具有抗菌作用和促使牙齒再鈣化的功用，也有緩和口中酸性的功能（緩衝作用），以及除去活性酸素的機能，可幫助預防蛀牙。

定期前往牙科檢查

養成每半年檢查一次牙齒的習慣，看看是否有蛀牙，並請牙醫確實除去牙垢與牙結石，也就是所謂的「洗牙」。

使用加氟牙膏

氟素（氟化物）可有效幫助牙齒抵抗酸性，促使再鈣化作用。最好選擇含氟化物的牙膏，建議選購含MFP酸鈉和氟化鈉等成分的牙膏。購買之前，記得確認包裝上的成分標示。

牙周病

是什麼樣的疾病？　「牙周病」與「蛀牙」並稱兩大牙齒疾病，在台灣地區，成年人牙周病罹患率高達九○％，同時也是三十五歲以上成年人牙齒脫落的主要原因；而三十五歲以上的日本人，每十人中僅有一位是沒有罹患牙周病的健康牙肉。可見這是一種多麼常見的疾病。

所謂「牙周病」，是指支撐牙齒的牙周組織遭到破壞的疾病。當引發牙肉發炎，便稱為「牙肉炎」；若是發炎狀況蔓延至牙槽骨的話，就稱為「牙周炎」。此外，如果牙肉流膿的話，則稱為「齒槽膿漏」。

牙周病的發病過程

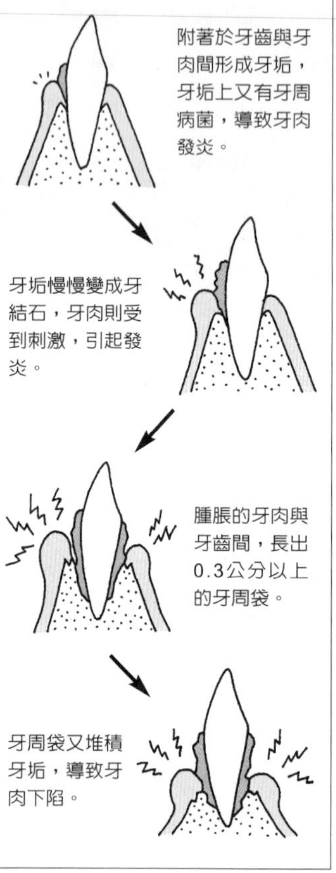
附著於牙齒與牙肉間形成牙垢，牙垢上又有牙周病菌，導致牙肉發炎。
牙垢慢慢變成牙結石，牙肉則受到刺激，引起發炎。
腫脹的牙肉與牙齒間，長出0.3公分以上的牙周袋。
牙周袋又堆積牙垢，導致牙肉下陷。

牙肉炎

症狀　因細菌在藏於牙齒與牙肉間的牙垢中繁殖而發炎。由於只限於牙肉部分發炎，所以稱為「牙肉炎」。

幾乎大部分的牙肉炎都是在感覺不到任何疼痛的情況下逐步惡化，因此大多都是等到牙肉紅腫、開始出血才察覺到。

治療　自己用牙刷或是請牙醫徹底清除牙垢，可以預防牙周發炎狀況繼續惡化。

牙周炎

症狀　牙肉出現發炎症狀一直蔓延到牙槽骨，即「牙周炎」（牙周病）。

牙肉開始發炎時，牙齒與牙肉間就會出現稱為「牙周袋」的縫隙，然後牙垢會堆積其中，造成牙肉下陷與牙根外露。當形成上述情況之後，牙齒就會開始鬆動，由牙周袋流出膿並引發口臭。當牙槽骨都受到破壞時，牙齒就會鬆脫掉落。

幾乎所有的牙周炎都屬於「成人牙周炎」，其他還有「青春期牙周炎」和「急性牙周炎」。

治療　去除附著於牙齒上的牙垢、結石（牙垢石灰化的東西）；進行將牙周袋內的病變組織取出的治療方式。如果還是沒辦法徹底清除乾淨的話，就得切開牙肉清理牙根面，再縫合起來。

也可以將發炎的牙槽骨摘除，再

用自己的骨頭，或是氫氧磷灰石（Hydroxyapatite），讓骨頭再生的外科治療方式。

預防牙周病

貝氏刷牙法

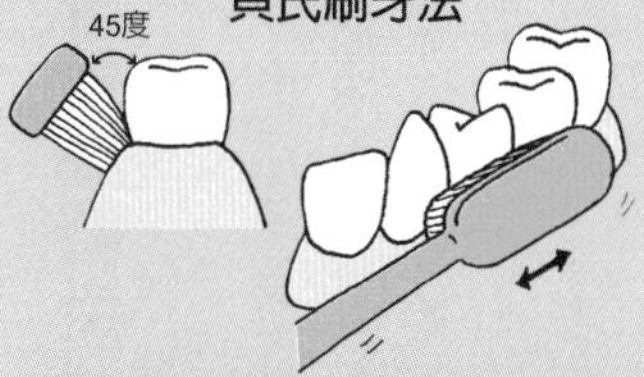

用牙刷清除齒間、牙齒與牙肉的交界處的齒垢。牙刷與牙齒呈45度，刷毛伸入牙齒與牙齒、牙齒與齒肉間。
像握筆一樣握著牙刷，邊輕壓，邊仔細地刷。

使用牙線

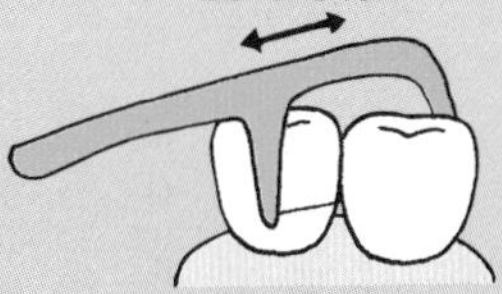

牙線沿著牙面深入齒間，避免傷到牙肉。

齒間刷

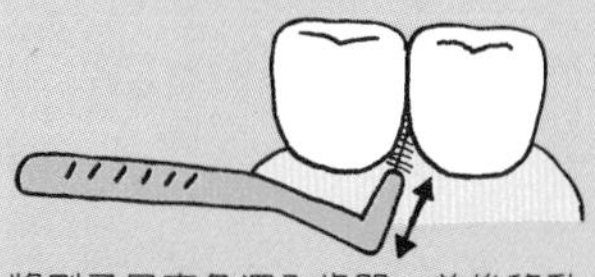

將刷子呈直角深入齒間，前後移動，避免傷到牙肉。

養成正確刷牙方式

「貝式刷牙法」最能有效預防以及治療牙周病。也可以使用牙線和牙縫刷，徹底清除牙齒與齒肉交界的污垢和齒間牙垢。

觀察自己的牙肉
確認是否患有口臭

平常就要留意自己的牙肉，以及是否有口臭等問題，如此一來就可以早點發現是否患有初期牙周病。

定期清除牙垢和牙結石

定期前往牙科，請醫師檢查牙肉狀態，並清除牙垢與牙結石。大約每半年做一次。

多吃富含纖維質的食物

多吃富含纖維質的蔬菜等食物，少吃甜食，這樣不但能幫助牙肉血液循環，也能有效去除牙垢。細嚼慢嚥能讓唾液充分分泌，並防止蛀牙。

戒掉抽菸習慣

只要一抽菸，尼古丁就會造成末梢神經收縮，牙肉血液循環也會跟著變差，就算想治療牙周病，也不見得有效。

●青春期牙周炎

症狀 所謂「青春期牙周炎」，就是十一～十九歲青春期的時候所引發的牙周炎，以女性患者居多。

明明牙肉狀態正常，可是牙周袋卻越來越深使得牙齒搖搖晃晃，而且牙槽骨遭受破壞。家族中如果有人有同樣症狀，就一定要注意，有人認為是與白血球功能異常有關。

治療 若是能夠早期發現早期治療的話，就有完全治癒的可能。至於治療的方式，與一般治療牙周炎的方法相同。

●急性牙周炎

症狀 牙周嚴重遭到破壞，而且是突然發炎，範圍又廣。一般常發生於二十～三十五歲之間，有人認為它與白血球功能異常有關。

治療 治療方法與一般牙周炎的治療方法相同，進行牙周袋清除病理組織的治療方式。

良心建議 吃完東西後一定要刷牙。因為電動牙刷的刷牙方式比較困難，最好選擇牙刷頭較小，刷毛為尼龍製的軟毛牙刷；最好請醫師指導正確使用方法。

牙冠周圍炎

症狀 由於智齒長在最裡面，所以成長空間不足，容易斜長，或是與隔鄰的牙齒形成摩擦，導致無法完整長出。

有時一部分牙齒凸出，會與隔鄰牙齒產生縫隙，導致污垢堆積在縫隙裡，遭受感染並出現紅腫疼痛。

治療 醫師會開立抗生素處方。由於智齒的功用不大，可和醫師商討要不要拔除智齒。

口臭

是什麼樣的疾病？ 分爲眞口臭、假口臭與口臭恐慌症等三種。

●眞口臭

分爲因爲食物、喝酒和抽菸等所產生的「生理性口臭」，或是因爲疾病而引發的「病理性口臭」。病理性口臭有可能是因爲牙周病或是蛀牙所引發的；此外，像是耳鼻咽喉、消化器官和呼吸器官等全身性疾病，也會引發口臭。

●假口臭

明明沒有口臭卻總是覺得自己口中有異味，必須經過檢查證實，才能完全消除患者心中的疑慮。

●口臭恐慌症

顧名思義，也就是「懷疑自己有口臭」的意思（P240、P468專欄），就算醫師再怎麼說明，病患也無法接受，必須求診精神科醫師治療。

治療 若是因爲疾病所引發的話，就必須針對病因進行治療。除了前往牙科請醫師清理牙齒之外，最好請醫師指導正確的刷牙方式，確實消除口臭。

良心建議 保持口腔健康，養成勤刷牙的好習慣。要是連舌苔也能清理乾淨的話，就不會引發口臭；但是也不需要太過神經質。

顳顎關節症

是什麼樣的疾病？ 嘴巴開闔、吃東西時，因爲耳前方的顳顎關節會疼痛，造成嘴巴無法張開，而且還會出現「卡卡」或「沙啦沙啦」的聲音。可能是因爲關節活動肌肉異常，或是顳顎關節內的圓板和關節包損傷，伴隨關節圓板轉位的顳顎關節發生障礙等，可分爲好幾種類型。由於有時耳朵也會跟著疼痛，因此也有可能會引發耳朵方面的疾病（P232）。

原因 雖然發病原因還不是很清楚，但是一般認爲是由於咬合不正、喜歡吃太硬的食物，以及姿勢不良、壓力過大等因素所導致的。

治療 可給予消炎鎮痛藥和肌肉鬆弛劑，搭配冷敷濕布、按摩等方式來消除疼痛。

配製適合自己的咬合板（牙齒保

護器＝P363插圖）治療，同時要學會放鬆身心。

良心建議 很多情形都是因爲過度累積壓力，不知不覺間就造成了咬合困難。可以照鏡子確認自己臉型是否異常，但是最重要的就是放鬆心情。

牙齒磨耗症

是什麼樣的疾病？ 因爲咬合以外的外力磨擦而造成牙齒磨損狀態；或是牙刷使用方法錯誤，也可能是原因。

症狀 牙齒與齒肉交界處呈楔子狀，琺瑯質被嚴重削去，露出象牙質。由於接近牙髓的關係，所以很敏感，一旦碰到冷水或是溫水，就會引發強烈刺痛感。

治療 牙齒被削減的部分，可使用合成樹脂等填充物填補；但是，即使填補好了，建議還是要接受牙醫指導，學習正確使用牙刷刷牙。

良心建議 握好牙刷，千萬不要過度用力刷牙齒，只要像拿筆那般輕輕握住就可以了。

咬合不正

是什麼樣的疾病？ 由於無法正常咬合，因此會出現齒列不整、戽斗（反向咬合）、暴牙（上顎前突）、上下咬合無法對稱（交叉咬合），以及後面牙齒咬合時，前牙卻張開的狀態（開咬）等狀況。

齒列不整的人，刷牙時就無法刷得乾淨，因此容易引發蛀牙和牙周病。此外，咬合不正也會引發顳顎關節症（P358），而且因爲無法充分咀嚼，也會造成消化器官的負擔，同時也會影響發音和外貌，相對地心理方面也會產生不好影響。

原因 咬合不正有可能是因爲下巴和顏面大小、牙齒大小和形狀等各種遺傳因素，或是異常的飲食方式、吐舌、吸吮手指等習慣也是原因。此外，若是患有鼻子方面的疾病，因爲一直用口呼吸的關係，也有可能造成咬合不正。

治療 不僅孩童時期可以矯正，成年之後也是一樣可以進行矯正。

孩童時期必須配合下顎長成進行矯正，例如交叉咬合就一定要在孩童時期矯正不可；其他的部分，可以等升上小學三年級時，再和醫師商量該如何進行治療。

就算是成年人也可以進行矯正。近年來發明有戴起來不會很明顯的塑膠或陶瓷製成的矯正器，以及可裝在牙齒內側的矯正器。

雖然治療期間會因每個人的狀況而不同，不過只要戴上矯正器，平均約需耗時二～四年。

良心建議 有些人會因爲追求外貌美觀而求助美容矯正，但畢竟還是要以顧全牙齒功能爲主，因此最好還是前往牙科接受治療。

擁有一口潔白美齒的祕訣

笑容甜美的人，絕對能贏得衆人好感。想擁有甜美笑容，一口潔白美齒是不可或缺的。

例如，不管再怎麼整型，微笑時如果看到有點髒髒的牙齒，齒列極度不整齊、或是露出亮晃晃金牙，好印象瞬時便會破壞殆盡。

齒科美容是什麼？

屬於牙科的分類裡面，也有以讓牙齒美觀為目的的美容齒科。但是這裡所謂的美容和整形美並不一樣，它不是單純地讓牙齒變白而已。

舉凡治療蛀牙、補牙、治療牙周病、齒列矯正等，不論是從牙齒構造或是機能等各方面，牙醫界不斷追求創造更健康、更美麗的齒科美容。

那麼，齒科美容究竟有些什麼樣的治療呢？

讓牙齒變白

牙齒美白

使用牙齒專用的漂白劑，將由牙齒表面到沉澱附著於內部的色素褪去，可以分為「診間美白」（Office Whitening）和「居家美白」（Home Whitening）。

「診間美白」是在牙科診所裡進行診療，用漂白劑（目前主要是使用過酸化尿素）塗在一顆顆牙齒上，然後照光。治療一回約四十五分鐘左右；一周約需做三次左右。

「居家美白」則是在自家進行，可選擇適合自己牙齒的牙托，然後注入漂白用冷膠劑，一天約進行兩三小時。

此外，也有診間美白和居家美白搭配進行的方式，以及塗上漂白劑，再進行雷射的方法。

其他還有包括「陶瓷鑲面」（Ceramic Laminate Veneer）與「全瓷牙冠」（Full Ceramic Crown）。

所謂「陶瓷鑲面」，就是將牙齒表面薄薄地削去約指甲左右的厚度，然後用強力接著劑將陶瓷薄板（Ceramics）貼在牙齒上。

這種方法最適合就算塗上漂白劑的美白方法，也無法達到美白效果，或是因為服用抗生素等造成牙齒變色時，還有填充金屬物時，或是希望不需要花太多時間就達到美白牙齒目的等情形。

至於裡面的牙齒，可以使用「全瓷牙冠」整個覆在牙齒上的方法美白。若是想讓齒列變得整齊的話，也可以使用這個方法。

美化齒列

齒列矯正

沒有蛀牙，牙齒形狀也正常，只是有

選擇最適合自己牙齒的保護方法，
讓你擁有一口令人羨慕的美齒！

想要一口白牙

- 因香菸和咖啡、紅茶而讓牙齒不夠白 → **洗牙**
- 想讓牙齒更白
- 牙齒琺瑯質內部有色素沉澱
  → **美白**
- 因為抗生素等副作用造成先天性嚴重變色
- 治療蛀牙（小）後不想讓治療的部位太明顯
  → **陶瓷鑲面**
- 治療蛀牙（大）後不想讓治療的部位太明顯 → **全瓷牙冠**

想要一口整齊牙齒

- 咬合不正
- 齒列不整
  → **齒列矯正**

想要一口整齊又潔白的牙齒

- 齒列不整、牙齒變色或是留有治療痕跡
- 牙齒比較小、牙齒顆數不足，就算矯正也還有縫隙
  → **陶瓷鑲面**／**全瓷牙冠**／**併用齒列矯正**

想要齒肉美麗

- 齒肉部分變紅，或是變紫發腫 → **牙肉炎、牙周炎治療**
- 齒肉顏色完全變黑 → **去除黑色素**
- 前齒齒肉線條凹凸不平
- 有幾顆比較大的牙齒和有毛病的牙齒
  → **齒肉整形**
- 笑的時候看得到齒肉 → **齒肉整形、齒列矯正**

橡皮重新調整齒列，也就是進行所謂的「齒列矯正」。

齒列矯正和陶瓷鑲面、全瓷牙冠等方法，都是可以互相搭配使用的。

美化齒肉

去除黑色素法

當齒肉變紅或是變紫發腫，很有可能罹患了牙肉炎與牙周病，必須馬上進行治療。此外，當齒肉變黑的時候，可以使用一種稱為酚（Phenol）的藥劑去除沉澱於上皮的黑色素（Melanin）。以雷射治療也行，請諮詢醫師的意見。

齒肉整型

若是齒肉線條變得上上下下，就會給人牙齒很大又不整齊的感覺。這時可以考慮切除多餘齒肉，或是補填齒肉，讓齒肉線條看起來整齊又美觀。

由於齒科美容不適用於健保範圍，必須自費，而且又沒有統一價格，因此前往治療之前，可先聽聽別人意見，多收集一些資料，並充分聽取醫師說明。

假牙與牙齒補綴是什麼？

因為蛀牙或是牙周病而拔牙時，如果不配合製作假牙的話，不只會出現發音困難，也會造成咬合不正、無法充分咀嚼食物的困擾，還會為周圍的牙齒帶來負擔。等到剩餘的牙齒開始鬆動時，也就是要失去這些牙齒的時候了。為了預防這樣的結果，可裝假牙或是以牙橋補牙的方式進行治療，稱為「補綴」。

通常失去一顆牙齒時，會將這顆牙齒兩旁的健康牙齒（支台齒）薄薄地削去一層來當做牙橋，以便架上金屬橋，然後在缺牙的部位植入假牙。同時失去很多顆牙齒時，就要在健康的牙齒上裝置金屬彈簧，以便植入假牙。若是失去了全部牙齒的話，就必須戴全口假牙。

牙橋

所謂「牙橋」，就是在缺牙部分鑲上牙橋，而且為了牢牢固定住，必須將兩旁的健康牙齒薄薄地削掉一層。

若是裝配一整付假牙（全口假牙）的話，由於是只靠著與牙肉的黏著力支撐，容易搖晃不穩，也會造成味覺受損。因此有些人在裝了假牙之後，每當要嚼食硬物或黏稠物時，都會顯得很困難，總是會覺得口中有異物感。

人工牙根

基於以上的不便之處，於是牙醫界又推出人工牙根的治療法。所謂「牙根」是在缺失牙齒部位的顎骨（牙槽骨）部位埋入人工牙根，然後上面再裝假牙的方法。雖然稱為人工牙根，但會盡可能做到與天生的牙齒顏色、構造相近、兼具機能與美觀。

由於將牙根植入顎骨必須施以手術，因此患者必須符合骨頭健康，沒有罹患糖尿病等疾病，而且沒有抽菸習慣等，這幾項條件。

完成之後必須半年檢查一次，確實做好牙齒健康管理；不過人工牙根不適用於健保給付範圍。但是相較於假牙的不自由，牙根治療法是比較好的選擇。當然，如果能保留自己的牙齒，用自己的牙齒吃東西是最好的。

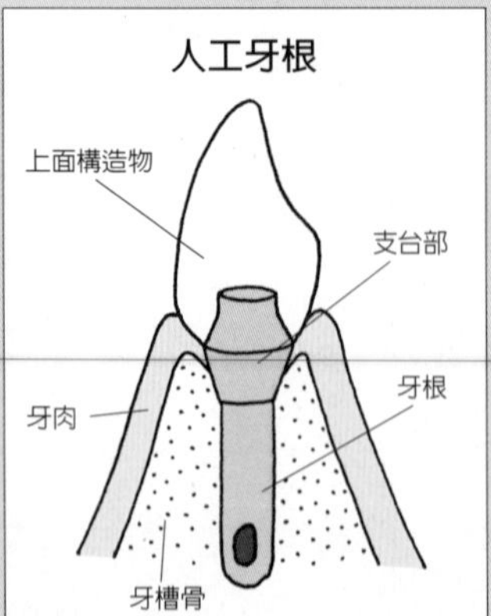

改善惱人的磨牙與咬牙習慣

睡眠磨牙與咬牙，是為了解消壓力？

妳曾有睡覺時發出卡卡、嘰嘰磨牙聲的經驗嗎？或是睡眠時下意識緊咬臉頰內側，結果一早醒來覺得下巴沉重疼痛的經驗嗎？

若是只發生一兩次還無所謂，但是每天晚上都像這樣用力磨牙、咬牙的話，不但會影響睡眠品質，而且會造成牙齒受損而引發牙周病，此外還會導致罹患顳顎關節症（P358）。

有些人心中有煩惱和不安或是日積月累的壓力時，會藉由磨牙和咬牙的行為無意識地消除壓力。

但是磨牙、咬牙畢竟不是發洩壓力的最好方式。不妨試著透過運動和興趣，尋找自己喜歡的事物來釋放壓力，也可以和朋友聊天或是出去散個步，千萬不要一個人胡思亂想。

此外，常常磨牙、咬牙的人，可能有咬合問題，建議最好前往牙科檢查。

咬合板

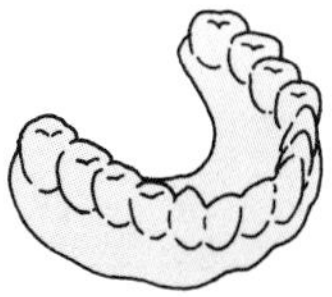

使用治療顳顎關節症的咬合板來治療磨牙問題，也會有很好的效果，不妨考慮向牙醫訂製一副適合自己的咬合板。

磨牙的原因

●心理、壓力因素

憂鬱和不安等潛在性不安全感，會藉由磨牙和咬牙行為，無意識地宣洩壓力。

●習慣因素

從事運動和花費勞力工作的人，使力時常會不自覺的咬緊牙根。但是這麼用力咬牙的結果，就會成為一種習慣，使得連睡眠中也會出現磨牙、咬牙的行為。

●咬合的關係

因為咬合不正、下顎有點往外突出，或鑲配在牙齒上的金屬齒冠不合等，都會引發咬合問題。

顳顎關節症 有以下症狀的人要注意

- 咀嚼食物的時候，會聽到下顳顎關節作響。
- 只要一張開嘴，下顎就會疼痛。
- 無法打個大呵欠或是張大口咬蘋果。
- 無法將三根手指垂直並排插入口中。
- 常會感覺到肩膀痠痛、腰痛等。
- 臉部有點歪斜。
- 下巴有些突出。
- 齒列不整。
- 非常習慣以單側牙齒咀嚼食物。
- 過去曾經出現嘴巴張不開的情形。

請仔細回想一下，如果有兩個以上症狀的話，建議前往牙科檢查。

骨・關節・肌肉・肌腱・韌帶的疾病

骨頭是支撐、保護身體，貯藏礦物質的地方

全身共有二〇六根骨頭，除了支撐身體之外，還具有保護內臟、貯藏礦物質等重要機能。此外，骨髓中還含有製造血液的細胞。

以長管骨（手臂和腳等部位的骨頭）爲例，表面除了關節面以外，還包覆著一層骨膜，其內側有又硬又緻密的皮質骨，然後更裡側還有像是海綿構造般的海綿骨。

手臂和腳骨多是皮質骨，屬於比較堅實的構造；但像是脊椎和腹股溝等處，就多是由比較柔軟的海綿骨所構成。

骨量依吸收骨質的破骨細胞與製造骨頭的骨芽細胞的平衡度，會保持定量；女性只要進入更年期後，因爲賀爾蒙分泌失衡的緣故，使得礦物質容易流失、骨量減少等，於是骨頭就會開始變脆，也就是所謂的「骨質疏鬆症」（P378）。

脊椎是支撐身體的支柱

脊椎是支撐身體的骨骼大支柱，由稱爲「椎體」的骨頭，連著椎體與椎體間扮演緩衝角色的「椎間板」所構成的（P368）。

位於脊椎後方的椎管中，藏有由腦發出，支配身體各部運動和知覺的脊髓，再和神經纖維相連，然後再由到脊椎伸出神經根與手腳末梢神經相連。

由於老化的關係，使得脊椎變形而造成「變形性脊椎症」，主要發生於頸椎與腰椎處（P366）。而且還會產生骨頭異常增生，若是壓迫脊髓與神經根，脖子和腰、手腳等處就會出現麻痹與疼痛等症狀。

此外，一旦椎間板出現變異，突出的一部分椎間板就會刺激到脊髓與神經，而引發腰痛、手腳麻痹與疼痛等症狀，這就是所謂的「椎間板突出」（P368）。

軟骨扮演讓關節活動的重要角色

關節是否能夠順利活動，大大影響了我們的生活作息。構成活動關節的各個骨端（關節面）表面，包覆著軟骨。關節軟骨吸收關節所承受的衝擊，讓關節不會產生摩擦，可以平順地持續活動。

此外，骨頭與骨頭是以叫做「關節包」的膨脹關節所連結，而骨頭與骨頭間的隙縫，也就是稱爲「關節腔」的部位，會分泌「關節液」，幫助關節活動更滑順。

由於年歲增長，關節反覆承受壓力，關節軟骨就會突然減少，這就

是所謂的「變形性關節症」。膝關節與股關節間，最容易引發變形性關節症（P369）。

進入更年期四十～五十歲的女性，很多人都會罹患變形性膝關節症，尤其是發生於指關節的病變，稱爲「手關節變形」（P372專欄），患者以女性居多。

此外，在肩關節方面，也會引發五十肩（肩關節周圍炎、腱板損傷等＝P370）。

肌肉、肌腱、韌帶 讓關節與骨頭能夠活動

肌肉跨過關節，連接骨頭與骨頭，也扮演著幫助關節自由活動的角色。

譬如，要彎曲或是伸直身體一部分時，就會靠著連續彎曲肌肉與伸展肌肉，來保持身體一定的平衡。

當肌肉直接與骨頭相連時，是藉由一種稱爲「肌腱」的纖維體爲媒介，附著於骨頭上。

此外，「韌帶」不需要藉由肌肉來連接骨頭與骨頭，因爲它本身就是一種安定骨頭與關節等的纖維性組織。手腳等小骨頭，則藉由韌帶相連，才能做出各種複雜動作。

女性最常罹患的就是手指部位引發的腱鞘炎（P372）；另外，受到運動傷害（P373）和外傷（P375）等因素，也容易導致肌肉、肌腱和韌帶受傷。

骨頭構造（長管骨）

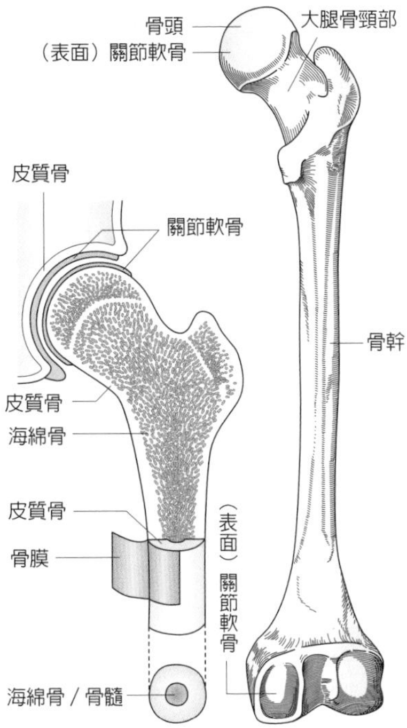

關節構造

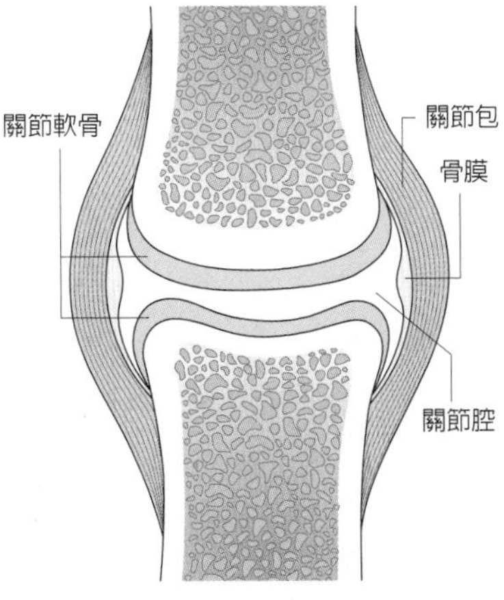

變形性頸椎症

是什麼樣的疾病？　由於頸椎（頸項骨）老化導致變形，患者會出現脖子周圍疼痛、手腳麻痺、步行困難等症狀的疾病。

原因　頸椎之骨（椎體）以及椎體與椎體間的椎間板，還有位於後方連結椎體的椎間關節，由於年老等等因素，缺乏彈力而變形。

還有，為了補強某部位的變形或缺損，會引發骨頭異常增生（形成骨刺）（請見左上圖）。

頸椎後方若是長出骨刺的話，就會壓迫到由脊椎和脊椎間分支出來的神經根，於是便會引發各種不適症狀。

症狀　初期會出現脖子痠痛、肩膀僵硬等不適；隨著病況越來越惡化，只要一動脖子，肩膀就會咯咯作響與疼痛，同時，由單側手臂到指尖也會出現麻痺與疼痛等症狀（神經根症狀）。

脊髓一旦受到壓迫，由受壓部位往下到軀幹、手臂、腳等部位，都會出現運動障礙與知覺障礙，造成無法順利拿筷子、手無法使力、腳部麻痺、步行困難，甚至無法走路等症狀（痙攣性麻痺）。

治療　可藉由問診、視診、觸診以及X光和CT等檢查，來診察患者的知覺、肌力和肌腱反射狀況。此外，依手臂哪個部位出現症狀，也可以推測出受到壓迫的部位。

變形性頸椎症

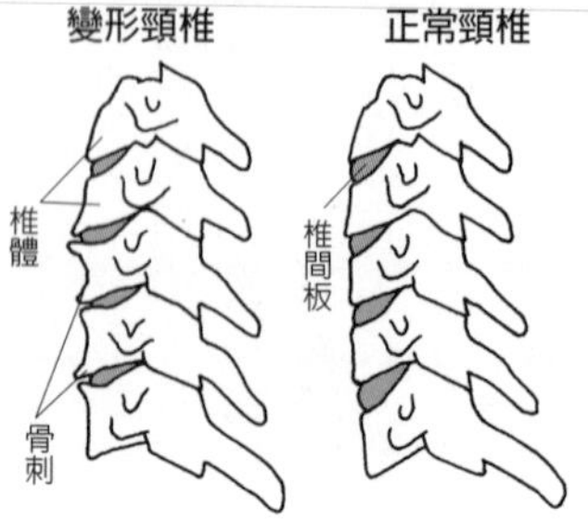

因為頸椎老化造成椎體長出突起物（骨刺），於是出現疼痛感。

> **睡姿不良所引發的肌肉痠痛**
>
> 早上醒來就發現脖子後面和左右兩側痛得沒辦法轉動，稱為「睡姿不良」（落枕）。大多是由於頸部肌肉局部緊張，所引發的急性肌肉痛。
>
> 如果前一天工作過度疲勞，再加上睡姿不良、枕頭過高（或過低）等原因，就會使得乳酸等疲勞物質累積於肌肉之中，引發肌肉痠痛。
>
> 頸部與肩膀最好先不要亂動，好好熱敷疼痛部位，就沒有什麼值得擔心的。如果激烈疼痛持續二～三天以上的話，就必須前往整形外科或是運動復健科接受治療。雖然很多人會服用消炎鎮痛劑和貼上濕布，以及採局部麻醉等方法來改善症狀；不過也要檢查一下，是否罹患變形性頸椎症，或是頸椎椎間板突出等疾病。

若是症狀輕微，除了以消炎鎮痛藥和肌肉鬆弛劑治療外，還可以脖

●**頸肩腕症候群**　長時間使用手臂的工作和姿勢，或是因為壓力而造成脖子、肩膀和手臂等處出現疼痛、麻痺等症狀。可以採用安靜休養、運動、消炎鎮痛藥、熱敷療法等方法進行治療。

子與肩膀的熱敷療法、頸椎牽引或戴上頸椎護具等方式來減輕不適。

斜肩的女性 容易罹患胸廓出口症候群

脖子、肩膀、手臂等處會出現疼痛、麻痺等症狀，稱為「頸肩腕症候群」。雖然這個病名是依患部來命名，但大部分都是因為「變形頸椎症」（P366）和「頸椎椎間板突出」（P368）等疾病所引發的；其中尤以二十～三十歲，原本就有斜肩問題的女性，最容易罹患「胸廓出口症候群」。

胸廓的出口為肋骨、鎖骨、脖子和胸部肌肉等所包圍，還有由頸髓分支出來的神經，以及由心臟通往手臂的血管，由於縫隙狹窄等原因而壓迫到神經與血管，而引發前述症狀。

可施以熱敷療法，或是服用消炎鎮痛劑，以及局部麻醉等方法進行治療。若是沒有效果的話，就必須施以手術。

如果症狀越來越嚴重時，會施以注射麻醉藥的神經Block，有時也必須進行手術治療。

良心建議 從事下棋、烹飪、縫紉和編織等工作時，要盡量避免採取脖子會長時間向前探出的姿勢，每隔一段時間要活動肩膀，做做伸展操（P381）。如果覺得不舒服時，也可以使用熱敷墊、暖暖包、熱水袋或熱毛巾熱敷脖子、腰等部位。

變形性腰椎症

是什麼樣的疾病？ 因爲老化與腰部慢性受壓等原因，損及腰椎椎間板，於椎體與椎體關節前端長出如刺（骨刺）般東西的疾病。會出現腰部無力、腰部有鈍痛感等症狀。

症狀 早上起床時會出現疼痛症狀，由臀部到大腿後側，也會蔓延至小腿後肌等部位。

隨著病況越來越嚴重，椎間關節與韌帶會變得肥厚。隨著椎體長出的骨刺，通過脊髓馬尾神經造成椎管變窄並壓迫到馬尾神經，造成步行一定距離，就會出現雙腳麻痺和疼痛等症狀，如果不休息一下就無法繼續走路（椎管狹窄）。

治療 一旦出現疼痛，除了必須充分休養之外，還可以服用消炎鎮痛藥、肌肉鬆弛劑等進行治療，也可以穿戴束腹，或是施以腰椎牽引等舒緩症狀。如果穿戴束腹、牽引療法和神經Block等方法，還是無法改善的話，就必須住院調養或是進行手術治療。

良心建議 在冷氣房要避免足腰受寒，可以利用熱毛巾和泡澡等方法熱敷一下疼痛部位。症狀嚴重的話，需要腰部使力的家事最好請家人代勞。若是沒有安靜休養，只會加重肌肉負擔，因而導致症狀惡化；如果症狀還算輕微，不妨做一些強化腹肌和背肌的運動。此外，也不要從事太激烈的性行爲。

●**熱敷** 使用熱水袋、熱敷墊、暖暖包，或是毛巾熱敷脖子和肩膀、腰等部位，以鬆弛緊張的肌肉，促進血液循環。使用時，小心不要燙傷。

椎間板突出
（腰椎椎間板突出／頸椎椎間板突出）

是什麼樣的疾病？ 脊椎骨（椎體）與骨頭之間的椎間板受到壓迫而突出，使得脖子、腰部和手腳等處出現疼痛和麻痺等症狀的疾病。

原因・症狀 當背部受到撞擊時，椎間板具有緩衝受力的功能（請見左圖）。隨著年齡漸長會逐漸地失去彈力，反覆受壓再加上姿勢不良，於是造成周遭纖維環龜裂，椎間板裡面的髓核就會被擠壓出來。

椎間板的構造

果凍狀的髓核四周，有纖維輪和有點硬的軟骨，呈年輪狀包圍。

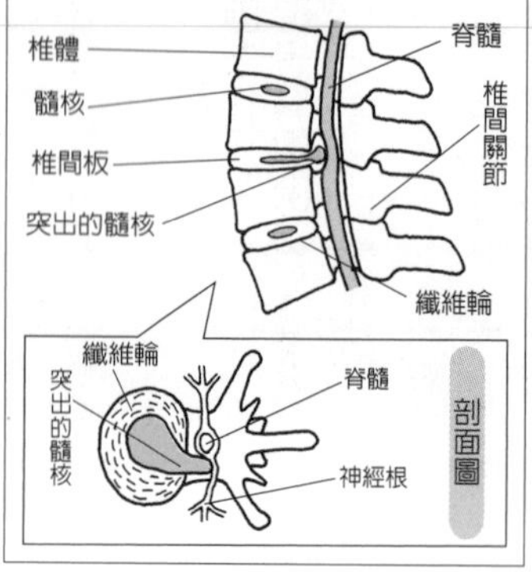

如果只是椎間板突出，並不會出現什麼明顯症狀，但是因爲韌帶變弱，椎間板大多會往抵抗力較少的後方和斜後方突出。

被擠壓出來的髓核一旦壓迫到脊髓和神經根，脖子、腰部和手腳就會出現疼痛、麻痺等症狀。

主要發生於腰椎和頸椎，一開始會出現神經症狀，經診斷爲椎間板突出。

●腰椎椎間板突出

當身體彎曲、提重物時，突然出現劇烈腰痛（急性腰痛），雖然很多例子都是原因不明，但是大部分原因都是因爲椎間板突出所造成的。

如果過了急性期還是持續疼痛的話，就會引發腰部鈍痛和雙腳麻痺（坐骨神經痛），症狀消失後又復發（慢性腰痛）。若是隨著髓核向正後方突出，而失去排尿和排便感的時候，就必須緊急進行手術，不過這樣的病例比較罕見。

此外，椎間板突出之後，不是出現坐骨神經痛，而是只有腰痛的情形，就稱爲腰椎椎間板症。

●頸椎椎間板突出

左右任一側從手臂到手指會出現疼痛和麻痺等症狀，有時甚至還會出現脖子無法轉動的情形。

依手腳、喉嚨等部位所出現的症狀，可大略推測是哪一帶的椎間板壓迫到神經。

治療 急性期必須先靜養身心，服用消炎鎮痛藥等來舒緩症狀；如果轉趨慢性化的話，可施以熱敷療法、牽引療法和運動療法等。

如果還是無法改善的話，可施以神經Block注射，或是住院靜養和持續做牽引療法，必要時也需進行手術治療。

良心建議 可熱敷患部，並做一些鍛練腹肌和背肌以緩和腰痛的體操（P383），以及可消除脖子和肩膀肌肉緊張的體操。

會造成患部負擔的家事，務必要請家人代勞，不可逞強。

●**疝氣**（Hernia）就是臟器由原本位置往外突出的狀態。譬如部分腹膜會由腹股溝呈袋狀地突出，就稱爲「鼠蹊疝氣」。

股關節變形

是什麼樣的疾病？ 當股關節軟骨退化而導致關節變形時，就會影響到肢體活動，只要稍微走久一點，股關節和大腿、膝蓋等處就會出現疼痛等症狀。

原因 由於老化和肥胖，或是長時間從事勞力工作等原因，使得股關節長時間受壓，於是就產生變形，稱爲「原發性股關節變形」。

「再發性股關節變形」，則是幼兒時期曾經罹患先天性股關節脫臼，或是亞脫臼（Subluxation），這些脫臼症狀治癒後，仍留有臼蓋形成不全（骨盤側邊緣部分比較淺）的毛病。因此造成了雙腳很難呈大字形張開，包尿布相當困難。但卻因爲並沒有被發現留有臼蓋形成不全的後遺症，因此遲遲沒有就醫治療。

不過，近年來嬰幼兒健診做得很好，使用尿布墊等育兒知識也十分普及，加上醫療進步，已經鮮少有再發性股關節變形的病例。

罹患臼蓋形成不全時，因爲只靠部分股關節支撐身體，導致受壓關節軟骨逐漸減少，如此一來，便很容易引發變形。

治療 患有臼蓋形成不全的人，建議最好每年到整形外科檢查一兩次。如果出現疼痛等輕微症狀的話，可使用消炎鎮痛濕布和藥膏，或是注射類固醇藥物、熱敷療法、運動療法等進行治療。如果疼痛症狀越來越劇烈時，就必須考慮手術治療。

手術會將部分大腿骨切除，以矯正骨頭位置，然後用自己身體某部分的骨頭做成臼蓋，切開一部分骨盤，做出相近於正常臼蓋的方法。必須事先考量病情、年齡，以及職業類別等因素，才能決定是否需要進行手術。

就手術方面而言，也許將來能進步到不用做人工關節。

關節變形與人工關節

過去多是等到六十歲以後才進行人工關節置換術，不過與其忍痛，不如趁還能活動的年齡，早點動手術以除後患，如此一來，生活也比較舒適方便。

而且現在膝蓋與大腿的人工關節製作技術精良，沒什麼好擔心的。

若爲高齡患者的話，還沒出現疼痛症狀之前，必須持續給予藥物治療。不過一般都會視狀況進行人工關節置換術。

良心建議 由於手術後會留下傷疤，因此目前很多醫院都會選擇傷口比較不明顯的皮膚處切開。視病情而定，也可以等到結婚後或生產後再進行手術。關於這點，可以與醫師仔細商談過後再決定。

患者應避免肥胖，上下樓梯記得緊握扶手，同時也要盡量坐著做家事，因此需要家人多方協助。

變形性膝關節症

是什麼樣的疾病？　由於膝關節老化所引起的「變形性關節症」，同時也是造成高齡者膝蓋疼痛的最大原因，患者以女性居多為其特徵。

原因　雖然也有因為外傷而引起膝韌帶和半月板損傷，進而導致膝蓋疼痛的情形；不過多半還是因為年紀漸長，膝關節軟骨退化，慢慢衰弱的關係。比起膝蓋外側，內側的軟骨比較容易退化，而且還會慢慢變成O型腿（P372專欄）。

站立時承載體重的荷重線（連結股關節與踝骨的一直線），本來是通過膝蓋骨中心，由內側和外側關節軟骨平均分擔，一旦成了O型腿，荷重線就會由中心往內側移動，加重內側衰弱軟骨的負擔，導致情況更加惡化。

治療　如果症狀比較舒緩的話，可於膝蓋外側加裝可承載體重的功能性足底板，或是於鞋中放入鞋墊等方式進行治療。

此外，也可服用消炎鎮痛藥、濕布，還有注射有效修復軟骨的玻尿酸（Hyaluronic acid）。若是這樣還無法改善疼痛症狀，就必須施以將荷重線外移的切骨術，以及置換人工關節等手術（P369專欄）。

良心建議　患者要盡量避免提重物、長時間走路以及上下樓梯（非得爬樓梯的話，記得要緊握扶手）等，會加重膝關節負擔的事。膝蓋四周要注意保暖，可以做些鍛鍊大腿前後肌肉的體操。

此外還要避免過度肥胖，育兒和家事等工作可請家人和親友協助。

五十肩（肩周炎／腱板損傷）

是什麼樣的疾病？　只要肩膀一動就覺得很痛，會出現連梳頭、扣衣服釦子都很困難等症狀。由於患者多為四十～六十歲的人，因此一般稱為「五十肩」。

原因　由於肩關節上下、左右、前後的活動範圍很廣，而且又聚集著肌肉和韌帶、滑液包等，因此能夠做出比較複雜的動作。

這些附著於骨頭上的肌肉群（棘上肌、棘下肌、肩胛下肌、小圓肌）部分，由於是呈板狀覆蓋著，所以

膝蓋出水是無法根治的嗎？

有人擔心膝蓋出水的情形無法根治。會出現積水是關節內發炎所致，由於關節容易感染細菌，因此還是請醫師抽水比較好。若是置之不理，膝蓋可動範圍就會減少，對關節也會造成不良影響。

注射讓變形軟骨回復成正常軟骨的藥水時，也必須抽出關節內的積水。只要發炎狀況改善，同時軟骨也修復了，就不會積水。

稱爲「腱板」。

通過腱板的縫隙變窄，腱板和其他組織摩擦，挾住上腕骨與肩峰（肩胛骨上部）就容易發炎，也就是所謂的五十肩。

雖然五十肩在一年以內便能自然痊癒，但如果是由於腱板損傷或是鈣化性腱板炎所造成的話，就無法自然痊癒。這是因爲腱板損傷會造成腱板退化、斷裂，加上外傷或是提重物、肩膀和手臂扭曲等原因所導致。此種疾病最常發生於手臂和肩膀必須經常使力的人身上。

此外，罹患鈣化性腱板炎以三十～四十歲的女性居多，發炎後礦物質結晶會沉澱，伴隨疼痛症狀，出現肩膀與手臂無法活動的疾病。

治療 可前往整形外科接受檢查，診斷是否引發腱板損傷和鈣化性腱板炎。如果沒有徹底治療的話，就會造成韌帶萎縮與沾黏，或是僵硬無法動彈的狀況（凍結肩）。

可服用消炎鎮痛劑、類固醇藥和注射玻尿酸（Hyaluronic acid）來舒緩疼痛。若是症狀較爲減輕時，可以熱敷肩膀四周，並活動一下肩關節。

如果能夠持續耐心接受治療，便能治癒；還是無法改善的話，就必須考慮進行手術。

良心建議 在冷氣房要注意肩膀的保暖，可藉由泡澡和熱毛巾等方式熱敷肩膀，促進血液循環。

若發現扣上背後的鈕子很困難，或老是覺得肩膀僵硬時，就必須前往骨科檢查。

消除肩關節不舒服（萎縮與癒合）的體操
①肩膀不會痛那側的手扶著椅子，將身體往前屈，讓狀況不好那一側的肩膀和手完全放鬆。
②身體完全放鬆，彎腰到感覺有點疼痛的程度，然後手臂畫個大約40～50公分的圓（做50次）。
③接著，再往反方向畫一次圓（50下）。如果完全能夠負荷的話，身體再更往下彎一點點，但是不可太勉強。
④將兩手於頭後交疊，手肘往前一開一合。
⑤面向牆壁斜站著，狀況不好那側的手指尖貼著牆壁，手肘打直，身體往牆靠近，同時將手慢慢地往上舉高。

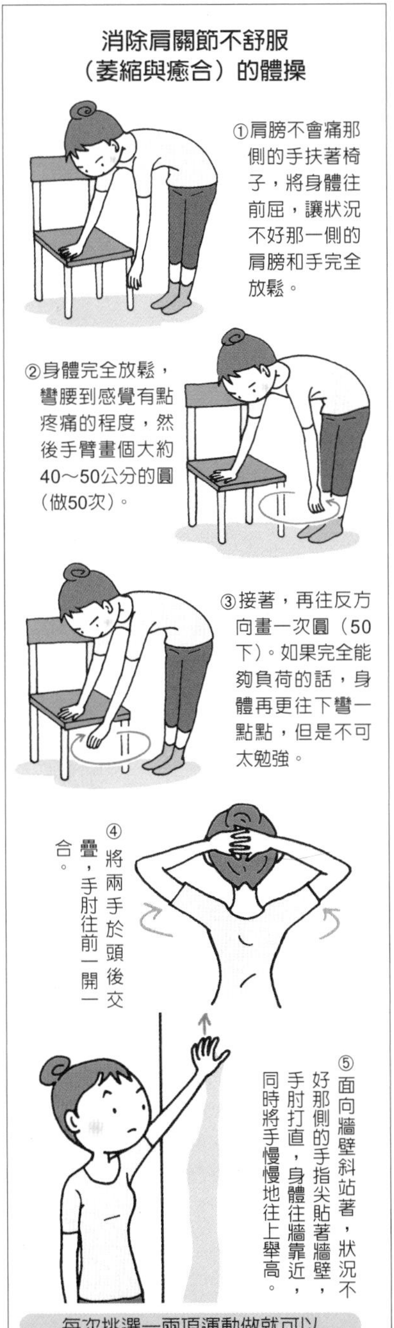
每次挑選一兩項運動做就可以

腱鞘炎

是什麼樣的疾病？ 連結肌肉與骨頭的肌腱，還有包覆著肌腱的隧道狀腱鞘發炎的疾病。腱鞘內腔變窄，只要動動手指或是握東西就會覺得疼痛。患者以中年女性居多，常使用手指做事和運動的人，也比較容易罹患此疾病。

原因 大多是因爲過度使用手而引發的，此外懷孕、生產、閉經，以及賀爾蒙失調也會造成影響。

依發病部位和方式的不同，可分爲以下幾種類型：

●狹窄性腱鞘炎

此爲手臂靠大拇趾側在橈骨莖突處所引發的「腱鞘炎」。由於這個部位還有其他兩種腱也會通過，因此依大拇趾的複雜動作，也會容易磨擦到肌腱與腱鞘。

當彎曲拇趾握拳時，將小指倒著比，會出現激烈疼痛感；或是一壓手臂的大拇趾側，就會疼痛的話，應立即就醫診斷。

●扳機指

大多都是得了腱鞘炎，也就是彎曲伸直手指時，手指會像彈簧般顫動。一旦症狀嚴重，腱鞘與肌腱卡住無法伸展，若是勉強伸展的話，就會出現裂開聲。

治療 必須讓患部靜養（不要做任何會引發疼痛的動作）和固定患部。可使用消炎鎮痛劑、類固醇藥和局部麻醉等方法來舒緩症狀；如果未

過度使用手指所引發的其他疾病

所謂「手關節變形症」，就是引發手指前端關節變形（P365）的疾病。因為很多人工作上經常使用手指，若是過度使用就會引發變形，或是遺傳性體質也有可能是引發此疾病的原因。

出現指尖變粗，長出結節（硬塊）的症狀時，可使用消炎鎮痛劑和固定關節等方式進行治療，一般來說，必須動手術的病例並不多見。

此外，停經前後女性很容易罹患的腕道症候群（P168），這也是過度使用手指所造成的疾病。

O型腿與X型腿（內八與外八）

雙膝的膝蓋骨正面站起腳跟靠攏時，膝蓋間隔很寬的狀態就稱為O型腿。那麼X型腿就是以同樣姿勢站立，雙膝碰觸時，雙腳腳跟卻分離的狀態。

嬰幼兒出現O型腿或X型腿，大都是代謝異常或骨頭疾病造成的，必須請教醫師。大部分在七歲左右就會恢復正常，如果不能夠快步行走的話，千萬不要勉強他；若是想早點治好而勉強做些姿勢，會造成更大的問題。成人如果患有O型腿或是X型腿，則可能是由於變形性膝關節症（P370）和腰痛等原因所導致的。

見改善的話，就必須施以腱鞘切開手術。就算切離一個腱鞘，也不會影響原有功能，由於手術大約需要二十分鐘左右，而且旁邊還有神經通過，因此最好慎選手術精湛、值得信賴的骨科醫師。

良心建議 操持家事與育兒都得使用雙手，因此賀爾蒙失調的懷孕期和生產後以及更年期的女性，非常容易引發屬於腱鞘炎之一的「扳機指」。若是堅持忍痛工作，既不休息也不就醫的話，就很難治癒。家事或育兒等工作可請家人幫忙，務必讓手指休息一下。

運動障礙

所謂「運動障礙」，就是在運動過程產生引起活動障礙的傷害。這是反覆做同樣動作，或是錯誤練習方法等原因所造成，以下列舉幾項代表性運動障礙來說明：

肘部的運動障礙

●網球肘

是什麼樣的疾病？ 因為在肱骨和其外髁的肌腱附著部位（請見左圖）發炎所引起的疾病。其實，不光是網球，任何使用球拍的運動都有可能發作。肱骨外上髁有讓手臂伸直的橈側短肌，一再重覆相同動作，或身體沒有回轉而硬打等原因，造成這部位肌腱附著的周邊發炎。

若是因為重覆打桌球或羽毛球的姿勢，而導致肱骨內上髁也出現了疼痛的話，就稱為「正手拍網球肘」（Forehand Tennis Elbow）。

上臂部外側上髁與內側上髁

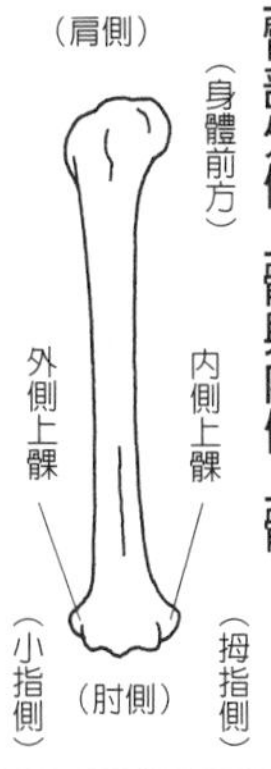

●棒球肘

是什麼樣的疾病？ 由於連續投球的動作，而導致上臂骨內側上髁發炎，患者以打壘球與少年棒球的投手居多。這是由於長時間投球或是投變化球，造成手肘負擔過重所造成的。總之，熱愛運動固然很好，但是造成身體負擔就很不妙。

幼兒突然手臂無法動彈

開始學步到進入幼稚園前後的幼兒，如果突然發生手肘無法動彈的情形，而且情緒狀況很不好，就很可能是手臂受傷；不過大部分都是因為肘內障（P375）的緣故。

因為小孩的骨頭中，稱為橈骨的肘關節附近的骨形還沒長好，所以只要受到一點小刺激，就容易造成韌帶撕裂、突然疼痛或是無法動彈。

譬如，突然手臂無法伸展，翻轉身體時手無法支撐，或是摔倒時不小心扭傷手臂。只要一有上述情況發生，務必要盡快前往骨科就診，早期發現便能治癒。

●高爾夫肘

是什麼樣的疾病？　因爲揮竿時手臂扭到或叩擊草地、地面，以及練習過度等原因，所造成的肘部內側上髁、外側上髁（P373圖）出現發炎、疼痛等症狀。

治療　保持患部靜養。雖然還是可以使用手，但是千萬避免做出會讓手部疼痛的動作。

所謂「外側上髁炎」，是指拿東西的時候，只要手掌上舉就會出現疼痛的症狀。

這時候可以將濕布藥和藥膏敷在出現壓痛（一壓就會痛）的手肘部位。同時做做伸展手臂肌肉和彎曲肌肉的動作，可以預防此疾發作。

雖然也有些人感覺前臂和上臂以及肩膀疼痛時，會在患部以外的部位用藥，但其實並不會有效果。

肩膀的運動障礙

●游泳肩．棒球肩

是什麼樣的疾病？　例如自由式和蝶式等游泳姿勢，或是連續投過肩球而引起的肩膀腱板損傷（P370），造成肩膀前後方會疼痛。

由於肩膀關節活動範圍相當廣，因此看起來窄窄的地方，事實上結集了各種肌肉與肌腱。一旦過度使用關節或是高舉上臂的時候，就會產生肌腱磨擦、上臂的骨動與肩峰（肩胛骨上部）之間的腱板嵌住（碰撞症候群Iepingement）等狀況，於是很容易導致發炎，以及出現疼痛等症狀。

治療　一直到疼痛能夠有效被抑制之前，應避免做出任何可能會引發疼痛的動作。如果讓患部休養的話，大部分都可自然痊癒。不過，若是置之不理逞強繼續活動的話，很容易導致症狀惡化，而且也會有一再復發的可能。

使用消炎鎮痛濕布和軟膏，也可以進行局部麻醉，或是再關節內注射類固醇等治療方式，大部分都能獲得有效改善；也可以採用關節鏡手術來修復受損部位。

只要引發障礙就會出現劇烈的疼痛，可以冰敷肩膀四周減輕症狀，若是過了兩三天症狀緩和下來的話，便可以試著熱敷患部。

膝蓋的運動障礙

●跳躍膝

是什麼樣的疾病？　例如芭蕾和籃球之類，常常需要跳躍的運動所引發的，主要是膝蓋骨下部疼痛。

跳躍、踢腿、跑步時，位於大腿肌肉的大腿四頭肌會拉舉膝蓋骨，然後這股力量再藉由膝蓋骨和下腿骨（膝蓋以下的骨頭），傳達至膝蓋韌帶。

一旦反覆做跳躍動作，附著於這部位的肌肉和韌帶就會發炎，出現疼痛等症狀。

●跑步膝

是什麼樣的疾病？　像是馬拉松跑者等以跑步爲主要動作的運動，多會引發膝蓋四周發炎與疼痛。

由於一再重覆跑步動作，因此大腿四頭肌與膝蓋骨的相接部位，還有由膝蓋骨延伸至膝蓋韌帶的脛骨（膝蓋以下的骨頭）相接部位等，會引發韌帶發炎、疼痛等症狀。

膝蓋引發的運動障礙的治療　讓膝蓋休養，使用消炎鎮痛濕布和軟膏來舒緩症狀，幾乎不會施以注射或是以手術方式進行治療。

出現疼痛症狀後，如果覺得有發炎現象或是灼熱感的話，可先冰敷患部，等到症狀緩和再施以熱敷。

膝內障是什麼？

膝關節內的軟組織某部位受到損傷，於是出現腫脹與疼痛等症狀，這就是膝關節內的綜合性損傷；在還沒經過診斷確認之前，會先以「膝內障」做為診斷名。

清楚知道原因之後，才會依病症冠上「內側副韌帶斷裂」、「前十字韌帶斷裂」、「半月板損傷」等病名。

外傷

受傷時的治療原則爲，當突然腫起和發炎時，基本上必須讓患部休養並施以冰敷、壓迫等方法處理。過了二～三天，若是發炎狀況稍微緩和的話，可利用泡澡和熱毛巾等熱敷患部。

以下是關於各種傷害的特徵、注意事項和治療法的說明：

骨折

是什麼樣的疾病？　骨折類型中，最須注意的是「開放性骨折」。因爲骨折關係，造成周圍皮膚綻開、骨頭外露時，如果骨折後二十四小時以內不進行妥善治療的話，傷口就會感染細菌而發炎，甚至可能引發骨髓炎。一定要盡快進行急救，前往整形外科或是骨科等就醫。

此外，骨折後患部會腫起，當皮膚變成紫色時，會出現麻痺感或是觸摸沒有感覺，這時候務必要盡快就醫診治。

原因　年輕女性最容易骨折的原因，大多爲交通事故、跌倒，或是運動傷害等；年長女性則是由於罹患骨質疏鬆症的關係，容易造成手臂、大腿骨頸部（腹股溝）、肩（上臂骨）骨折、腰椎壓迫骨折等疾病。

治療　首先，要讓骨頭固定在正確位置，可使用繃帶固定，或固定在離骨折部位稍遠一點的部位，讓骨折處不會亂動的「傷口外固定」法。若是伴隨著挫傷和斷裂等比較嚴重的情形，就必須進行手術。

良心建議　如果是高齡者骨折的話，一定要住院治療，痊癒之後要避免讓他們再度跌倒或摔傷。

近年來，許多中高年女性因爲打排球、網球和滑雪等運動，造成足關節、手臂和手指等處骨折的病例

●**膝關節軟組織**　側副韌帶是主要功能是爲了安定韌帶的橫向動作，而十字韌帶則是爲了安定韌帶的前後動作；半月板是生成軟骨的一層膜，負責包覆與支撐膝關節。

增加了不少，所以運動前後一定要記得做暖身操。

脫臼

是什麼樣的疾病？「脫臼」就是關節從原本位置脫離的狀態；女性最常罹患的部位是手指、肩關節，以及膝蓋骨脫臼。一旦發生脫臼的時候，必須將患部固定不動，然後盡速就醫治療。

治療 快速調整回原位並固定住，讓患部休養，並施以鎮痛劑和舒緩紅腫等藥物進行治療。

良心建議 就算請旁人幫忙將脫離的關節調回原位，一時也無法動彈，因此務必立刻送醫治療。如果併發有骨折、關節軟骨和關節包、韌帶等處受傷的話，只要一動就會成為習慣性脫臼，同時也會引發軟部組織血液循環不良等問題。

扭傷

是什麼樣的疾病？ 彎曲程度超過關節原本能運動的範圍，勉強伸直就會造成韌帶和關節包等處損傷。若是出現嚴重腫起、皮下出血等症狀的話，應盡快就醫治療。

受傷之後如果不立即醫治，時間拖得越久就越難治療，甚至無法痊癒，同時還可能造成肌肉萎縮。

治療 醫師會先進行視診和觸診，以觀察損傷程度，然後再安排X光檢查，以判斷扭傷程度。如果韌帶還可以伸展的話，會用繃帶等將患部固定回原來位置，若是完全斷裂的話，就必須立刻進行手術。

阿基里斯腱斷裂

是什麼樣的疾病？ 阿基里斯腱位於腳後跟上方，是跑步、跳躍和用腳尖站立等動作時，就會使用到的肌腱。運動時用力過度，或是突然急速奔跑等，都會造成阿基里斯腱斷裂。

當腳後跟受到強力衝擊之後，會變得無法行走，只能用單腳拖行，或是無法用腳尖站起等狀況。而且斷裂時，還會聽到迸裂聲。

斷烈時不會很痛，就算碰觸也不會很痛。與其說是疼痛，倒不如說是有種無法使力的感覺。

治療 將腳往腳底側彎曲，將斷裂的肌腱接上，然後以繃帶固定。若是斷裂肌腱無法順利接合，就必須施以肌腱縫合手術。總之，只要受傷就應盡快就醫，也可利用超音波邊看邊進行縫合手術。

良心建議 近年來，中高年女性患者明顯增加。許多女性在三十～四十歲之後才開始熱衷芭蕾、網球和滑雪等運動，運動前務必切實做好暖身動作。

肌肉損傷

是什麼樣的疾病？ 肌肉是由細纖維結集而成，四周再覆上肌膜的組織。若是肌肉突然緊張，使得肌肉和肌膜斷裂，就會導致肌肉損傷，而且以肌膜下裂傷情況居多，最常發生的部位為小腿後肌。

一旦引發肌肉損傷，就會突然產生劇烈疼痛；若是斷裂情況嚴重的話，皮膚之下會形成一個凹處，而且還會腫起。經過數日之後，患部周邊的皮下出血會開始擴散，於是就會出現或深或淺的紫色。

治療　讓患部保持安靜並冰敷，兩三天後再開始熱敷。若是肌肉斷裂程度十分嚴重的話，就必須動手術。

良心建議　若是逞強亂動，肌肉撕裂範圍就會越大，這段期間最好避免長時間站著工作和外出等。

當皮膚還沒出現紫色時，可在按壓就會痛的受傷部位敷以濕布。此外，請記住在運動之前，務必先做暖身操或是慢跑等事前準備工作。

小腿痙攣

是什麼樣的疾病？　小腿後肌部位的肌肉（下腿三頭肌）產生疼痛的感覺，大多於睡眠，或是游泳的時候發生。

原因　小腿後肌會受到由腦、脊髓傳來的刺激產生收縮作用。一旦組織發生異常，只有部分特定肌肉持續收到這樣的信號時，就會造成肌肉持續強烈收縮而引發小腿痙攣。

此外，也會因為電解質異常（下痢和嘔吐、多汗等）、服用利尿藥造成脫水和低鈉血症；以及神經、骨頭方面的疾病、內分泌代謝和甲狀腺異常，或是糖尿病引發腎臟和肝臟障礙等疾病，也會誘發小腿痙攣的症狀。

治療　如果常會發生小腿痙攣的話，應前往整形外科和內科檢查是否已經成為經常性疾病。

當小腿發生痙攣時，可先將膝蓋伸直，然後以手用力將腳拇指彎曲扳向自己；再來是膝蓋慢慢彎曲，輕輕地按摩一下，以上是情況不太嚴重時的處理方式。

如果痙攣狀況十分嚴重，一時無法回復時，就應先保持安靜，等症狀稍微舒緩時予以熱敷。

良心建議　雙腳伸直的睡姿、打哈欠或是突然挺起後背時，很容易就會發生。習慣仰睡的人，建議可在膝蓋下方墊個小枕頭或毛毯，讓股關節與膝蓋呈彎曲狀，就不容易引發小腿痙攣。

運動前後一定要記得做暖身操，前一天務必睡眠充足。在天冷外出時，最好先喝杯溫熱水暖和身體；平常就應注意足部保暖，沐浴時也要注意別受涼。

手指挫傷時不能用力拉扯

雖然手指挫傷時，也有只需冰敷患部就能自然痊癒的例子，但若是韌帶損傷、骨折、脫臼等原因所造成，則千萬不能用力拉扯患部。

如果出現嚴重腫起，從外觀一看就知道受傷部位發生變形或是出現紫色血斑的話，務必盡快就醫治療。若是置之不理的話，就會導致嚴重惡化。

●**小腿痙攣**　中藥的芍藥甘草湯對治療小腿痙攣十分有效，同時還有防止痙攣的功效。相關的資訊與用法，可向中醫師諮詢。

骨質疏鬆症

患者以高齡女性居多

骨頭是經由礦物質新陳代謝產生新的骨頭，隨著年齡增長，較之製造骨頭的細胞，破壞骨頭的細胞力更強，於是就會導致骨量減少。

罹患骨質疏鬆症的人因爲骨量減少，骨頭變得很脆弱，也就容易引發骨折。因爲懷孕和生產會導致礦物質減少，即將進入停經期的五十歲前後女性也容易罹患骨質疏鬆症。

維持一定骨量非常重要

骨量是出生後由各種食物中攝取礦物質與維他命D，常去戶外走動、運動也有助於維持骨量。不管喜不喜歡，都必須攝取充分礦物質。

骨質疏鬆症的預防之道與防止惡化對策

為了維持一定骨量，要做到以下各項：

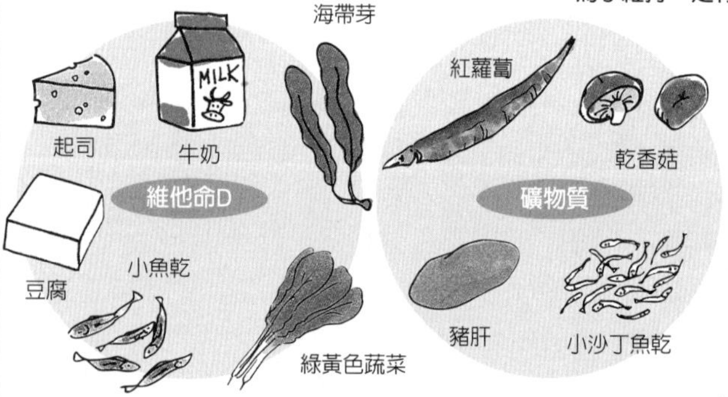

●生活飲食　攝取富含礦物質和維他命D的食物。
比起服用礦物質劑或是維他命劑等，盡可能由食物中攝取比較好。

●運動　多做些能讓身體承受負荷的活動，讓骨頭變強、提高肌力。持續適度運動，是預防骨質疏鬆症的不二法門。
不過，高齡者還是比較適合持續做些散步之類，輕鬆一點的運動。

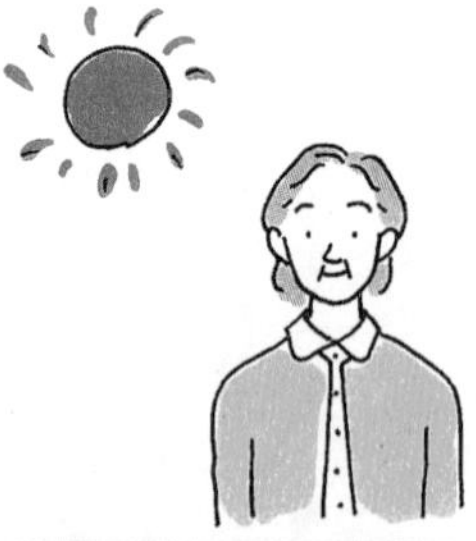

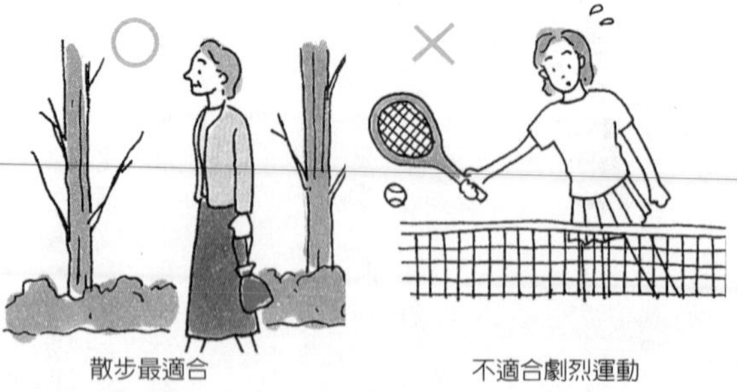

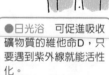

●日光浴　可促進吸收礦物質的維他命D，只要遇到紫外線就能活性化。
臉和手一天曬個15分鐘左右就足夠了。

喜歡在戶外活動的人，原本骨量就比較多，之後就算減少，也比較不會引發骨折。相反地，偏食或討厭運動的人，就算在骨量最多的二十～三十歲和別人相比，骨量都算是比較少的。

近年來市面上推出許多能增強骨骼的藥物。只要是年過四十之後，就要有骨量會開始減少的心理準備，可向醫師諮詢如何維持骨量的方法。

防止摔跤以免留下後遺症

罹患骨質疏鬆症的人，只要跌倒就容易造成骨折；最常骨折的部位為手臂與大腿骨頸部，以及肩（上臂骨）處骨折。

手臂骨折只需當天往返就醫即可，不過像是大腿骨和肩膀部位的骨折，大部分狀況都是需要住院或是只能躺在床上靜養。

也常有只是稍微摔了一跤，卻使得背骨受壓而造成脊椎壓迫骨折的例子，甚至必須終生臥床。所以居家環境最好能像左圖一樣下點工夫防患未然。

高齡者就算出現壓迫性骨折，有時也不會伴隨劇烈疼痛症狀。如果背部有點疼痛和不適感，應立即就醫檢查。

預防跌傷的要點

●服裝　踩到長裙和褲角非常容易跌倒，千萬小心。最好不要穿過長甚至拖地的衣服。

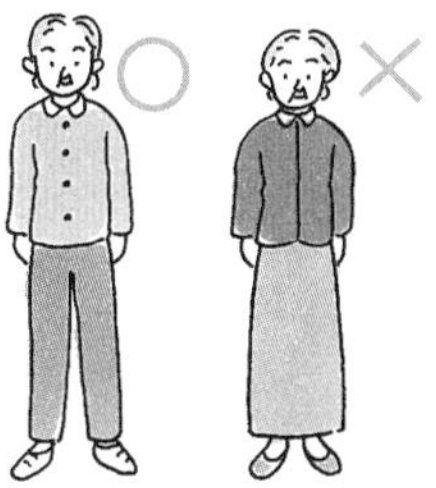

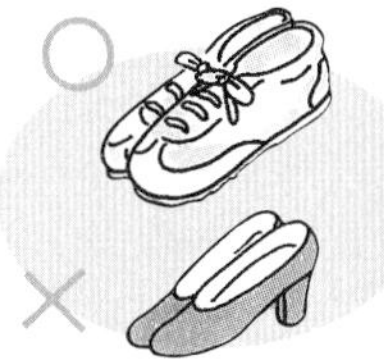

●鞋子　鞋底要有止滑材質，最好穿質地舒適的球鞋或是皮鞋。

●爬樓梯　盡量避免爬樓梯，若是非爬不可，上下樓梯一定要扶著扶手。

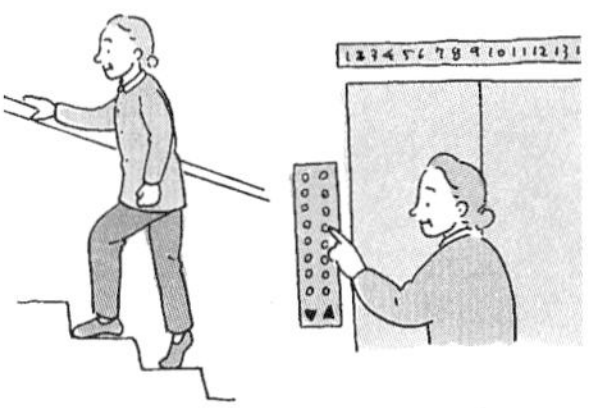

●居家清理　電器或電腦的電源線到處延伸，或是地板上散亂堆放著報紙和雜誌，都是容易絆倒的原因。應隨時保持居家環境整齊清潔。

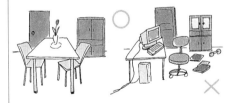

●照明設備　室內照明充足。只要腳邊一暗，視覺不明，就容易發生跌倒受傷的情況。

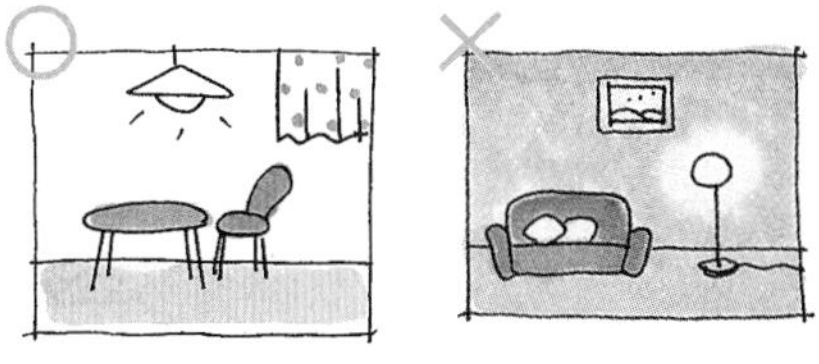

肩膀痠痛

多半為肌肉緊張的緣故

許多上班族在使用電腦時，總是長時間維持同一個姿勢，若是再加上手部施力不當，就很容易造成肩膀僵硬、痠痛的症狀。

肩膀痠痛是由於肩膀周圍的肌肉緊張，如同背負著鉛塊般，於是就會出現疲勞無力、沉重痛苦等症狀。大部分原因都是來自造成脖子和肩膀負擔的姿勢不良，以及眼鏡度數不對與精神壓力等因素所引起的。

由於頭很重，所以除了頸椎之外，脖子和肩膀四周也有很多肌肉和韌帶支撐著。因此長時間做出向前傾的姿勢，由脖子後方到肩膀的僧帽肌等就會持續緊張，造成血液循環不良，累積乳酸等疲勞物質，造成肩膀痠痛。

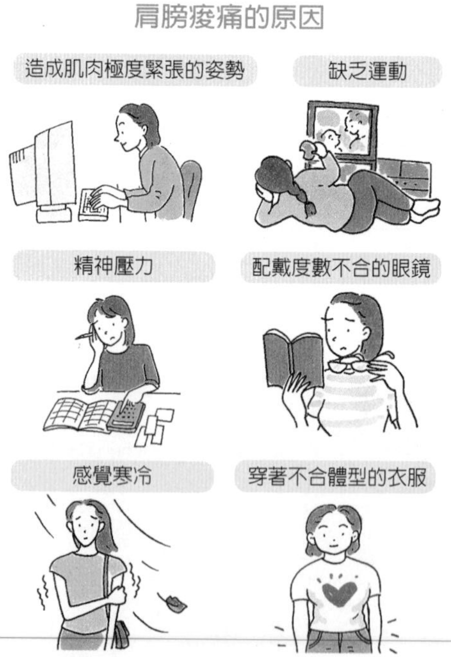
肩膀痠痛的原因
造成肌肉極度緊張的姿勢
缺乏運動
精神壓力
配戴度數不合的眼鏡
感覺寒冷
穿著不合體型的衣服

會引發肩膀酸痛的疾病

除了變形性頸椎症、頸椎椎間板突出、肩關節周炎、鈣化性腱板炎、腱板損傷、頸部外傷等，還有狹心症和心肌梗塞、胃潰瘍、十二指腸潰瘍等疾病，也會出現肩膀酸痛等症狀。

改善血液循環

可用熱毛巾等熱敷肩膀，做些能鬆弛肌肉的運動，就能有效改善血液循環。整形外科方面的治療除了高周波的溫熱療法之外，還有低周波的肌肉鬆弛法，也可服用消炎鎮痛藥、肌肉鬆弛劑、改善末梢血液循環的藥物，以及舒緩精神緊張的藥物等。

此外，變形性頸椎症（P366）、肩關節周炎（P370）、心肌梗塞等疾病也會引發肩膀痠痛等症狀。因此肩膀痠痛情況很嚴重的人，或是常常覺得痠痛的人，爲了預防萬一，還是盡快就醫檢查。

預防肩膀酸痛的對策

溫熱水沖淋肩膀

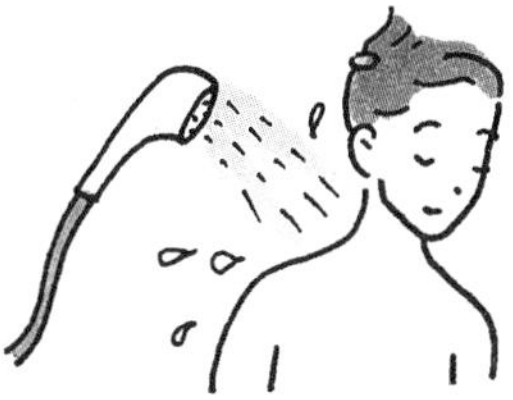

以約40～42℃的水沖淋背部。注意別讓肩膀受涼。

泡澡

泡個水溫約38～40℃的熱水，可幫助肩膀血液循環。

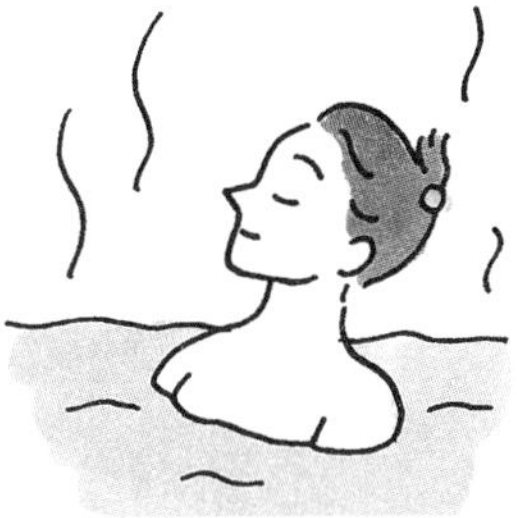

肩膀放鬆操

①脖子前後仰

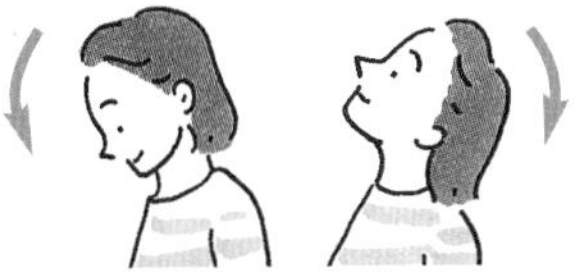

②脖子左右擺動

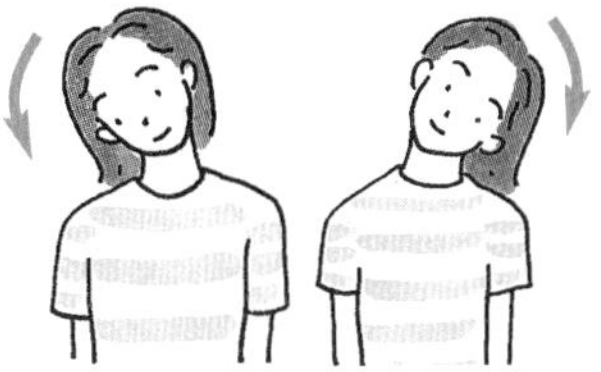

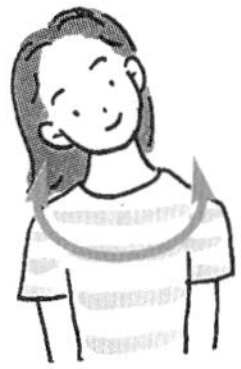

③回轉脖子（反向也要做一次）

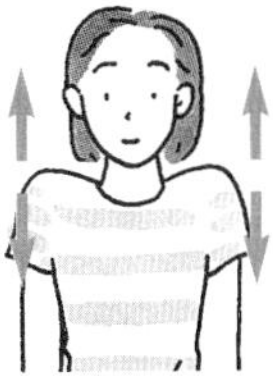

④肩膀上舉接著再放鬆

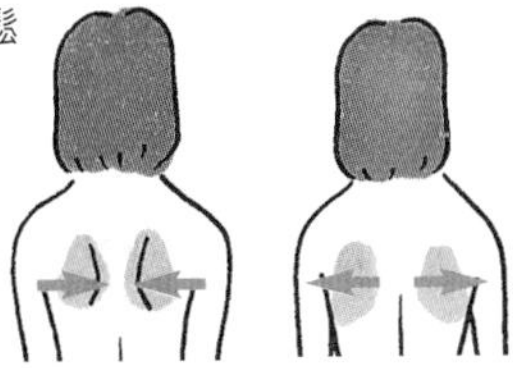

⑤肩胛骨往中央靠攏然後再分開

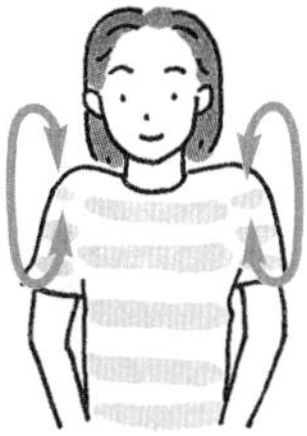

⑥雙肩大回轉（反向也要做一次）

預防肩膀酸痛的飲食

- 養成三餐規律正常習慣。
- 檸檬酸能夠有效抑制乳酸生成。例如柑橘、檸檬、葡萄柚等水果，都富含檸檬酸。
- 補充能幫助老舊廢物代謝的維他命B群。例如胚芽米、全麥麵包、豬肝、牛奶等食物。

富含檸檬酸的食品

柑橘類

醃梅

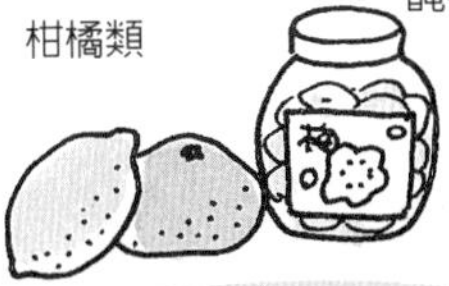

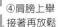

富含維他命B群的食物

牛奶

全麥麵包

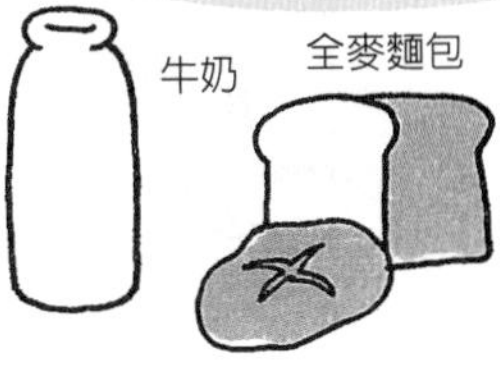

腰痛

慢性腰痛患者以女性居多

雖然任何年齡都會引發腰痛，不過大致上以四十歲後半的患者居多。腰痛有可能是由於腰椎椎間板突出（P368）和變形性腰椎症（P367）、骨質疏鬆症（P378）等壓迫，而出現腰痛等症狀。

以下將爲您說明常見的腰痛，以及針對症狀的預防方法。

腰痛可大略分爲急性腰痛與慢性腰痛。「急性腰痛」俗稱「閃到腰」，由於持續做出前傾姿勢，或是只以腰力拿舉東西時，因爲身體突然扭傷而引發腰部劇烈疼痛；當務之急就是靜養。

就算過了急性期，還是會持續感到疼痛，若是反覆出現腰痛情況的話，就形成了所謂的「慢性腰痛」，患者以女性居多。

腰痛原因與預防方法

下列事項可有效預防急性腰痛，避免慢性腰痛惡化：

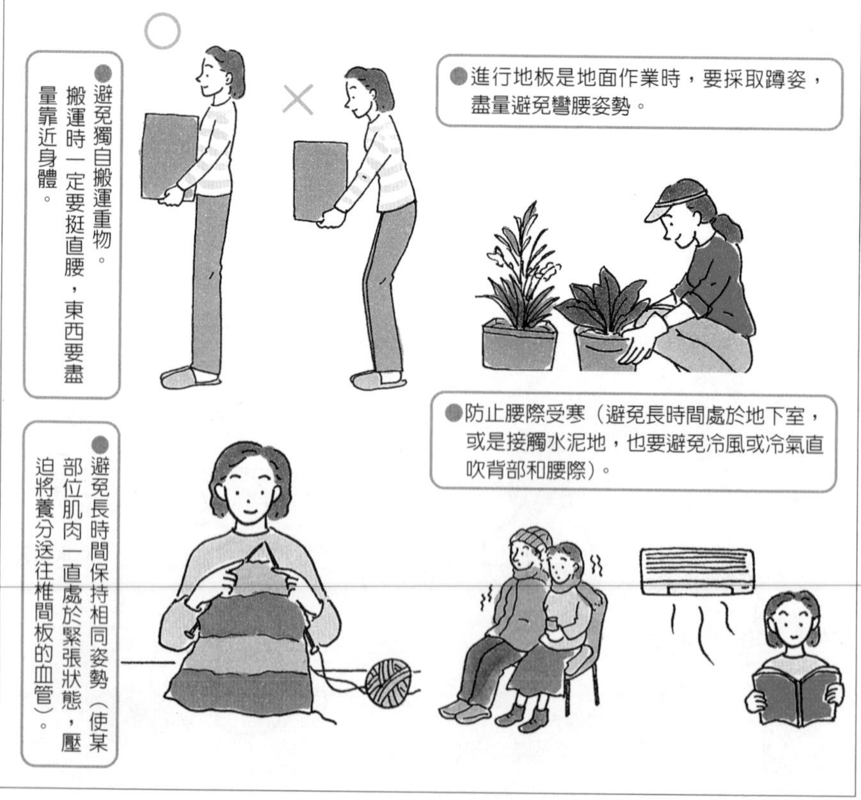
○
×
避免獨自搬運重物。搬運時一定要挺直腰，東西要盡量靠近身體。
進行地板是地面作業時，要採取蹲姿，盡量避免彎腰姿勢。
防止腰際受寒（避免長時間處於地下室，或是接觸水泥地，也要避免冷風或冷氣直吹背部和腰際）。
避免長時間保持相同姿勢（使某部位肌肉一直處於緊張狀態，壓迫將養分送往椎間板的血管）。

懷孕·生產和育兒也會引發腰痛

女性在懷孕和哺乳期間體重都會增加，尤其是背骨受力平衡會突然出現急遽變化。身體面對突來的改變無法立即做出反應，造成支撐背骨和背骨的肌肉、韌帶受傷，因此出現疼痛症狀。

由於這時候不能使用消炎鎮痛藥或是做X光檢查，可是又痛得無法忍耐的話，就只能使用對胎兒比較不會有影響，具有消炎鎮痛效果的濕布藥膏。關於這方面的問題，可向主治醫師諮詢。

爲了避免這樣的情形發生，平常就要鍛練腹肌和背肌，還要經常熱敷腰部讓它保持溫暖；懷孕期間可做孕婦體操，或藉由托腹帶的力量來幫助支撐腹腰，也很有效果。

此外，由於其他疾病也會引發慢性腰痛。若是疼痛期間過長，或越來越惡化，必須盡速就醫。

增強肌力防止腰痛的體操

每個動作以10～20次為準，速度盡量放慢，每次挑兩三種體操做就好，請斟酌自己的狀況量力而為，不要逞強。

簡單又實用的體操

●仰躺於地板上，雙腳伸直，左右交互慢慢上舉下放。

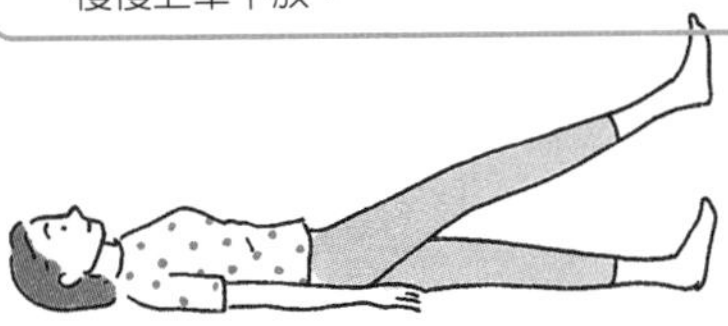

●仰躺於地板上，呈雙膝輕輕彎曲姿勢，雙手抱頭，以手臂之力將身體上舉。

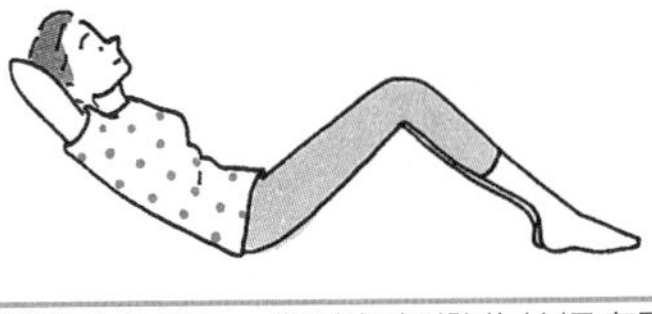

●仰躺於地板上，保持上半身不動，邊將單腳交疊於另一隻腳上，貼住地板（左右交互作）。

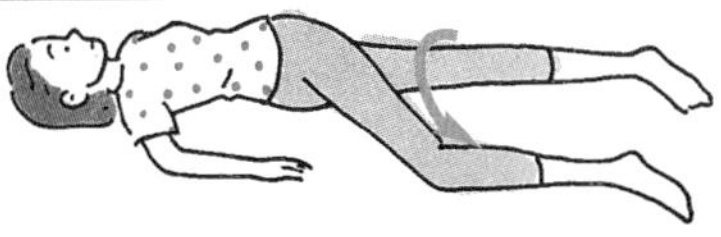

●仰躺於地板上，雙膝輕輕彎曲並提高臀部，保持腰部懸空的姿勢約10秒之後將，腰部緩緩放下。

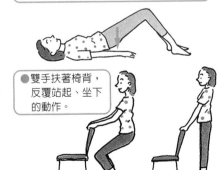

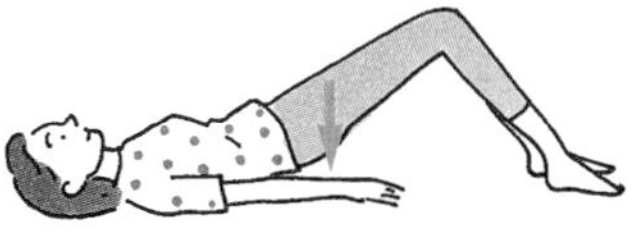

●雙手扶著椅背，反覆站起、坐下的動作。

預防腰痛惡化的食品

攝取能有效抑制發炎症狀的碳五烯酸和礦物質，也可以多攝取富含兩種營養成分的沙丁魚、和富含礦物質的牛奶等。

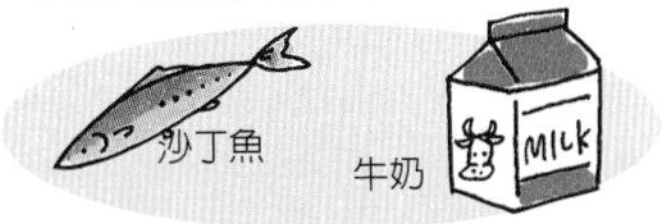

拇趾外翻

腳拇趾變形的疾病

所謂「拇趾外翻」，是指腳拇趾（第一趾）的根部關節部分，拇趾向外變形的疾病，拇趾根呈「く」字狀。

例如腳內側的橫側足弓（P385下方插圖）比較淺的人是屬於容易罹患腳拇趾外翻的人；其他原因還包括腳拇趾比旁邊腳趾長，長年、長時間穿高跟鞋、鞋形比較尖的鞋、不合腳的鞋等，都是造成拇趾外翻的原因。

引發腰痛與膝蓋變形

一旦患有拇趾外翻，雖然並不見得會引發什麼劇烈疼痛，但是只要幫助關節活動比較順的「滑液包」受到鞋子壓迫的話，就會出現紅腫與疼痛等症狀。

若是狀況開始惡化，就會造成腳拇趾和旁邊的第二趾交疊，接著就會在第二趾與第三趾的腳底足根關節處長繭，走路時會因此感到疼痛不已。為了減緩疼痛，於是走路的姿勢就會不正確，而導致肌肉失衡，同時也會引發腰痛和膝蓋變形等症狀。

拇趾外翻的腳形

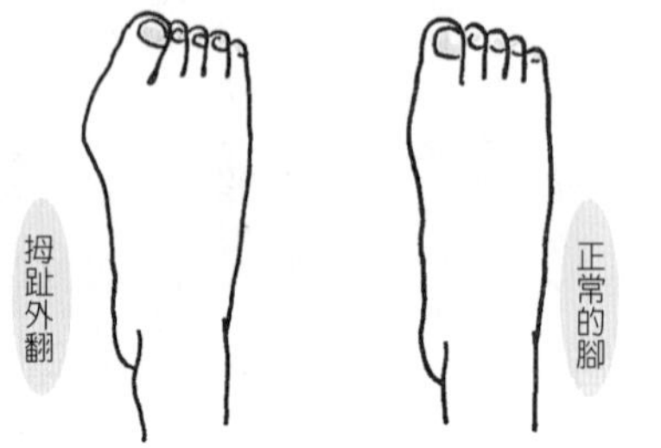

選擇合適的鞋子

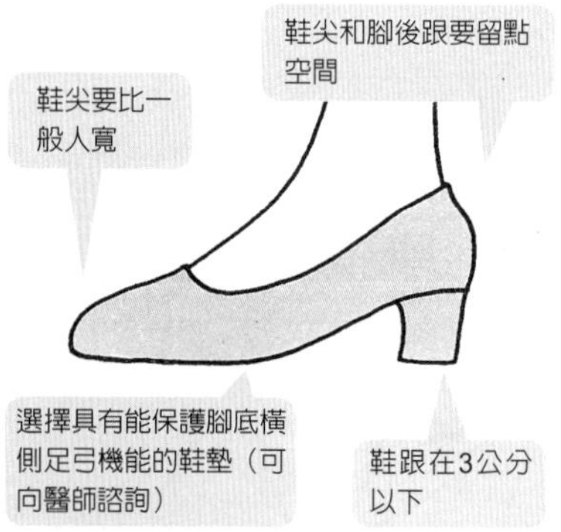

避免選擇穿起來容易搖晃的鞋子，對於保持腳底足弓機能不太好。

預防拇趾外翻變形的矯正用具

雖然整形外科有很多專門用具，其實也可利用不用的絲襪等來代替。平常盡可能穿夾腳涼鞋比較好。

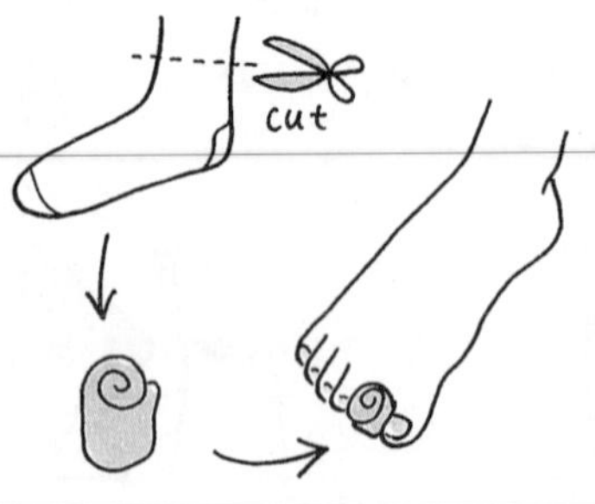

將絲襪前端剪掉捲成圓筒狀，然後用線綁住夾在雙腳的拇趾與第二趾之間。

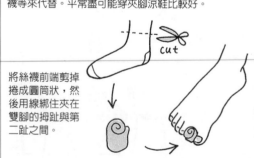

選擇適合鞋子與腳趾的運動

出現疼痛的話，可服用鎮痛藥和使用貼布來舒緩症狀。為了避免症狀繼續惡化，可利用專門製作的手工矯正用具或是置放鞋墊等，也可以做些防止拇趾變形的運動。

一旦嚴重變形，就必須進行手術。高跟鞋會因為體重帶給腳尖極大壓力，也會損傷保持腳底足弓機能。可穿球鞋或是便鞋，並因應場所和目的來替換。

扁平足

引發足弓機能降低

位於腳底的足弓（Foot Arch）是由骨頭和韌帶、肌肉所構成，負責吸收走路或運動時所產生的衝擊力。

足弓不健全，就是所謂腳底整個貼地的「扁平足」。這樣的人若是長時間走路的話，就會出現足部容易疲累等症狀。

雖然也可能是先天性和外傷等因素所造成的，但是大部分都是因為韌帶和肌肉疲弱，使得足弓機能發育不健全所引起的。學齡前孩童若是扁平足，是因為骨頭與肌肉還未完全成長，大部分長大後就能回復正常。

學齡前孩童的扁平足，還有成年人因為肥胖造成肌力降低而引發的扁平足，都可藉由強化支撐足弓肌肉的運動，或是使用能改善足弓機能的鞋墊等方式，針對症狀來進行治療。

改善姆趾外翻與扁平足的運動

●預防拇趾外翻的體操

以下介紹的是預防拇趾外翻，以免腳趾變形的運動。

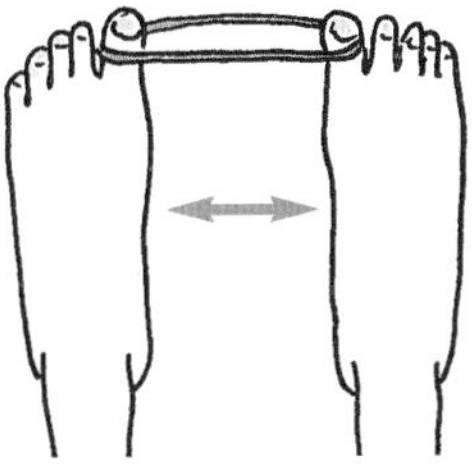

將彈性很好，能撐得很開的橡皮筋套在雙腳拇趾間，反覆地往外拉縮。

●改善腳底足弓機能

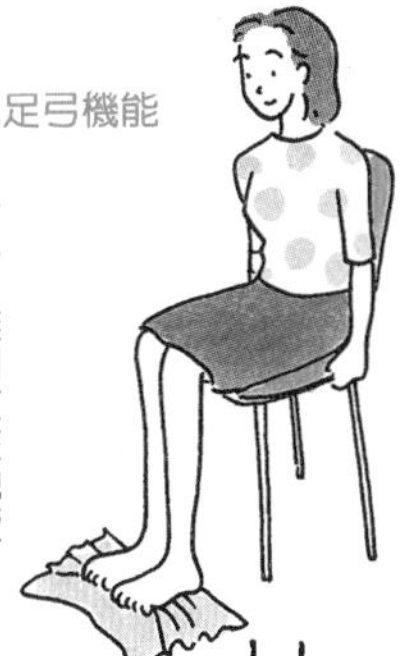

將毛巾攤開放在地板上，然後使用雙腳的腳趾慢慢地將毛巾朝自己拉進。

●足弓機能

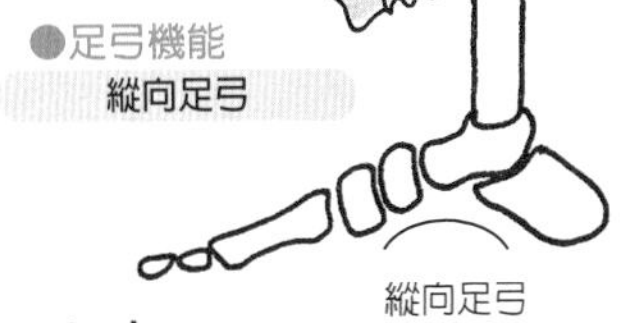

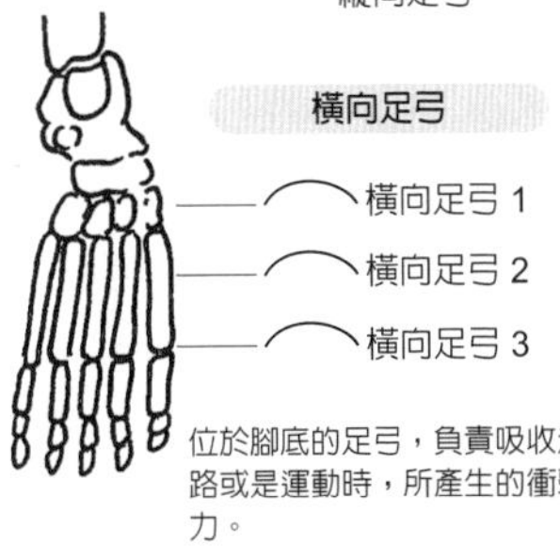

位於腳底的足弓，負責吸收走路或是運動時，所產生的衝擊力。

皮膚的疾病

皮膚具有維持生命的各種必要機能

皮膚是由表皮、眞皮和皮下組織所構成（請見下圖「皮膚組織」）。皮膚包覆著身體表面，除了保護臟器避免受到外界刺激之外，同時，也扮演其他重要角色，譬如藉由排汗來調節體溫的作用。

還有分泌皮脂濕潤皮膚、製造弱酸性膜以抑制細菌繁殖，並藉由排汗來排出老舊廢物等分泌、排泄作用。

此外，也具有將觸覺、痛覺、感溫覺傳達至腦部的知覺做用等主要功能，以及製造免疫抗體等作用。當然也有吸收軟膏等有效成分與有害物質等作用，以及輔助呼吸作用的功能。

女性皮膚深受賀爾蒙影響

位於表皮最外側的角質層（請見左圖「角質組織」），是皮膚進行新陳代謝的部位，譬如交換新細胞、去除老舊細胞等。

新陳代謝的速度會隨著年齡越來越遲緩，年齡越增長，角質就越不容易剝離，角質層就會變厚。

相較於男性皮膚，一般女性皮膚會比較柔軟細緻，是因爲受到女性賀爾蒙影響，使得女性比較容易製造皮下脂肪讓皮膚保有彈力。但是隨著年齡增長，女性賀爾蒙分泌減少，相對地皮下脂肪也跟著減少，反而變得比男性更容易長出斑點。

此外，女性在月經前容易長面皰和斑點。因爲月經來時的前兩周，分泌黃體賀爾蒙（女性賀爾蒙的一種）時，也會分泌男性賀爾蒙，因爲男性賀爾蒙會促進皮脂腺機能更活潑，因此容易長面皰。

懷孕之後這樣的症狀就能得到改善，因爲懷孕時會分泌大量的黃體賀爾蒙與卵胞

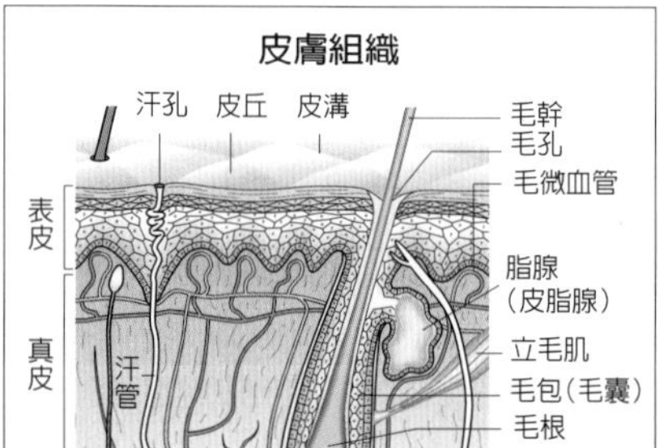

賀爾蒙，卵胞賀爾蒙會抑制皮脂腺機能的關係。

月經前之所以容易長斑點的原因雖然還不是很清楚，但是一般認爲與一種會增加色素，稱爲MSH的賀爾蒙與黃體賀爾蒙有關。

只要開始服用避孕藥，就會正常分泌黃體賀爾蒙，是對付面皰和斑點的方法之一。避孕藥的種類繁多，劑量也不相同，因此由醫師依照個人狀況開立處方，不可自行購買服用。

此外，清潔與保養的步驟也不能疏忽，用肥皂仔細洗臉，去除多餘油脂能有效預防面皰；或是塗抹防曬用品，防止皮膚直接曝曬於紫外線下。

因爲工作方面等壓力導致圓形禿毛症（P404），以及患者壓倒性地以男性居多的足癬（香港腳）（P410），近年來因爲女性投身職場者越來越多，在壓力與環境因素影響之下，使得女性患者急遽增加。

早期發現早期治療

皮膚的疾病千萬不能自行處置。很多情況不但會延遲病情復原，也會導致更加惡化。

發現症狀的時候，應盡快前往皮膚科進行治療，才能不留痕跡地完全治癒。就算是罹患過敏性皮膚炎（P388）和乾癬（P398）等慢性疾病，也不能置之不理。

如果能夠遵照醫師指示，耐心接受治療，病情就不會繼續惡化，同時也能夠有效控制。尤其是皮膚方面的疾病不能光靠藥物，飲食、沐浴、皮膚保養、化妝和衣服等日常生活細節都必須注意，因此靠自己努力才是最重要的。

皮膚疾病中最常見的「起疹」（俗稱「濕疹」，即各種皮膚病變），有以下幾種：

「丘疹」是直徑約五公釐左右的顆粒，如果比這更大的話就稱爲「結節」。「水泡」則是皮膚內突起並積滿透明液體，爲小米般大小到數公分都有的腫泡。水泡化膿後，其中就會累積黃綠色的膿，就稱爲「膿皰」。「膨疹」則是部分皮膚浮腫、泛紅，在發癢一段時間後就會自然消失，蕁麻疹的症狀也差不多。

「斑點」則是皮膚出現異常的紅色和茶色等斑點，但它不會像青春痘那樣一下就冒出一大堆。

起疹的主要種類

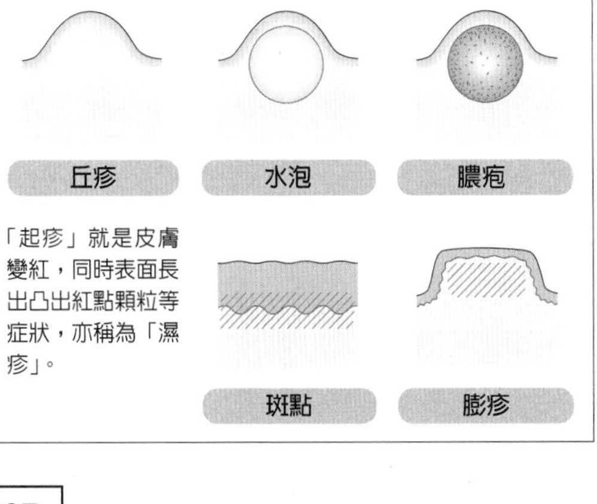

「起疹」就是皮膚變紅，同時表面長出凸出紅點顆粒等症狀，亦稱為「濕疹」。

過敏性皮膚炎

是什麼樣的疾病？ 容易因灰塵、塵蟎、蝨子，以及食物等過敏原而引起過敏反應的體質，稱爲「過敏體質」。

大部分都是因爲自己或是家族帶有過敏體質的基因，引發奇癢無比的「過敏性皮膚炎」。

症狀 依年齡不同，症狀也不一樣，患者會反覆出現時好時壞的症狀。

●嬰幼兒期（嬰兒～二歲左右） 出生之後三～六月開始出現症狀。頭部和臉部（額頭、眼睛周圍、雙頰）泛紅，奇癢無比，還會出現一粒粒又小又紅的顆粒，之後就會滲出膿水，然後結痂；其他部位如胸部、腹部、背部和手腳也會起疹。

●幼兒．學齡期（三歲～小學左右）

額頭和眼睛周圍到全身各處，會變得很乾燥。尤其是肘、膝關節等處。在肢體彎曲部分的內側則會變厚、變粗糙（角質化）爲其特徵，也有不少人耳朵會滲出膿水。

因爲強烈發癢而導致失眠、情緒煩躁，嚴重影響日常生活作息。

●青春期．成人期（中學生～成人）

在這時期的過敏症狀似乎比較舒緩，但是體內依然保有過敏因子。此外，也有在青春期才開始長出濕疹的例子。

隨著全身皮膚越來越乾燥、泛紅和粗硬，臉和脖子與上半身的症狀最嚴重，尤其是膝和肘內側的角質化更是明顯。

還有，眼睛周圍和皮膚也會時常發癢，只要受到壓迫，就會引發眼睛方面的疾病。

原因 一般認爲與體質、遺傳因素等有關，導致過敏發病的重要因素，就是自體免疫機能的運作。

例如塵蟎、蝨子、黴菌和花粉等環境體質，一進入體內就會引發過敏反應，引起皮膚皮脂分泌降低、

藥物的使用注意事項

不管是外用藥還是內服藥，遵照醫師指示使用才是最重要的。

外用藥

①洗完澡之後，為了不讓皮膚乾燥，可以用手掌將外用藥薄薄地塗抹全身，不需要塗太厚。

②出現化膿症狀的時候，可用消毒紗布清潔患部。

內服藥

①擅自改變藥物的服用劑量，可能反而會導致病情惡化。

②如果服用後會出現嗜睡、疲倦、口渴等症狀的話，應告知醫師。

③同時服用其他疾病的藥物時，一定要告訴醫師或藥劑師。有些藥物會產生相剋的副作用而損害健康，即使是服用市售感冒藥也要詢問醫師才行。

④酒精類飲料和咖啡等刺激性食物會影響藥效，應盡量避免。

●眼睛的併發症 可能會併發白內障（P323）和視網膜剝離（P324）。當眼睛周圍發癢的時候，就算沒有什麼明顯症狀，也應定期前往眼科檢查。

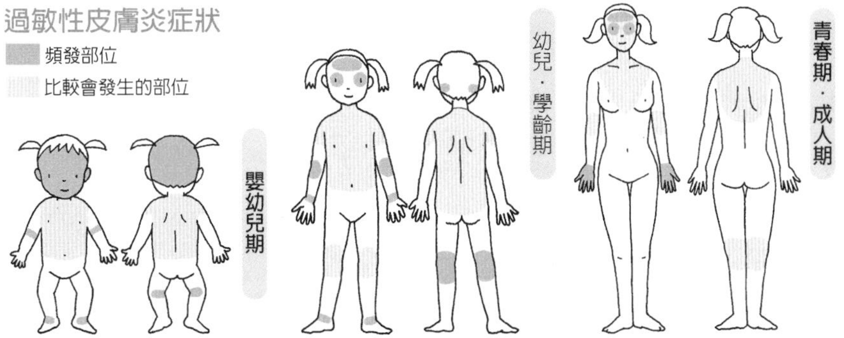

出生後3～6個月會出現症狀，由頭和臉開始發作，然後繼續往下蔓延。

額頭、眼睛周圍、脖子，尤其是手臂和足關節彎曲部分的內側，容易變得很乾燥。

上半身症狀相當嚴重。膝蓋和手肘內側會變得很乾燥，皮膚明顯變厚（角質增生）。

壓力、疾病感染，以及皮膚防護功能降低等症狀。

治療　會施以類固醇外用藥來抑制發炎，治癒後要做好皮膚保養，防止病情復發。

過敏體質的人要時常清理環境，避免灰塵和塵蟎等過敏原有機會侵入體內誘發過敏。

發癢症狀比較嚴重時，可服用抗組織胺和抗過敏藥。如果症狀發作在臉和脖子的話，則不妨考慮比類固醇副作用少的新藥「免疫抑制劑Tacrolimus」治療。不過，雖然它可有效抑制紫外線引發過敏反應，但是因為使用此藥治療的效果還沒有得到十足的評價，大部分皮膚科醫師都尚未使用。

良心建議　雖然飲食方面沒有特別限制，但是如果做得的話，請盡量避免食用魚以外的海鮮，以及會加速血液循環的辛香料（辣椒、胡椒）等刺激性食物，還有咖啡和酒精類飲品，以免引起發癢症狀。

因應症狀
正確使用類固醇藥物

類固醇外用藥的成分一般都含有副腎皮脂賀爾蒙，因此最能有效抑制過敏性皮膚炎的發炎狀況。

一旦皮膚出現強烈發炎症狀，只有類固醇才能一口氣消除發炎。不過它無法根治病灶，只要停止使用就會復發。雖然會擔心用藥的副作用，但是比起它的缺點，能夠有效抑制發炎狀況的優點是無可否認的。其實只要遵照醫師指示，就不用擔心副作用方面的問題。

類固醇外用藥的效力分為「最強」到「最弱」的等級，症狀獲得舒緩之後，藥效就可以弱一些，然後慢慢停止用藥。也可搭配使用像是凡士林、尿素軟膏和亞鉛華軟膏等。

此外，非類固醇外用藥，有可能會引起「起疹」和「光過敏」而導致發炎狀況惡化，所以不能保證一定沒問題。

●**光過敏**　雖然在皮膚塗藥就可以抑制症狀，但是如果塗藥的地方照射到紫外線的話，也可能會出現紅腫與長出水泡等過敏症狀。即使內服藥，只要患部一照到紫外線也會出現症狀。

化妝品方面，可以的話請盡量不用。若是非用不可的話，除了選擇無香料成分的化妝品之外，更要慎選適合自己膚質，以及最好能夠迅速卸除的化妝品。

至於含香料、精油之類的藥皂等保養品，由於會添加一些可能成為過敏原的不必要成分，需特別注意。最好向醫師請教關於護膚與清潔用品的選用原則。

另外，如果只要身體一發熱就會癢的話，沐浴時水溫不能太高。

●當藥效不好時　看是要依指示用藥，還是遵守日常生活需注意的地方即可，再向醫師確認一下。

●當心情煩躁時　壓力是導致過敏症狀惡化最大的因素。保持充足睡眠，避免身心過度疲勞很重要的。忙完工作和家事之後，要充分休息並做好自我健康管理。

此外，也可做些自己喜歡的活動或是運動，轉換一下心情、消除壓力。運動後記得換套乾淨衣服。如有必要，也可請醫師開立能夠舒解壓力的精神安定劑。

●當指甲發亮時　當指甲因為沾上濕疹分泌物或是軟膏而發亮時，就足以證明睡眠中曾因劇烈發癢而搔抓的證據，可戴上手套或是纏上綳帶，避免再度搔抓而導致惡化。

過敏性皮膚炎的治療過程必須和醫師確實配合，是醫師與病患交換意見的共同作戰，要有這種共識。選擇自己能接受的方式，耐心接受治療。千萬不要對「號稱」具有十足療效的民俗療法產生迷思。

孩童罹患過敏性皮膚炎時，保持清潔不讓症狀惡化是最重要的。和大人一樣，孩童的肌膚保養（請見左頁插圖）也是很重要的，尤其冬天肌膚容易乾燥，可能會抓得皮膚屑亂飛，要記得使用保濕乳霜來補充水分與皮脂。

保持居家環境清潔，減少塵蟎、蝨子等過敏原也是很重要的（請見下方專欄）。

日常生活預防過敏的訣竅

如果能夠減少誘發過敏性皮膚炎的過敏原，就能改善症狀。

●打掃　養成每天打掃的習慣。

最好選用附有清除塵蟎、蝨子專門吸盤的吸塵器。由於撣子會讓灰塵四處飛舞，所以最好用抹布擦拭家具的灰塵。打掃時窗戶全開，吸塵器的排氣口向外。冷氣調整為排氣狀態。

冷氣機的濾網和窗簾要定期清掃，窗簾若非必要最好不要掛。

打掃中或是打掃後，因為空氣中的灰塵還混有蝨子和塵蟎的死骸，因此暫時先別進房間。

●保持室內通風　對蝨類而言，最易滋生的環境為溫度二十五℃左右，溼度七十五%左右。尤其是隱密性高的住宅一定要打開窗戶，保持良好通風狀況。壁櫥、浴室和廚房等處也要保持良好通風狀況。冬天雖然冷，但還是要讓室內保持通風良好。

過敏性皮膚炎的肌膚保養

就算發炎狀況復原，體內也還留有過敏因子。因此要隨時保持皮膚清潔，當然清潔之後的保養工作也很重要。

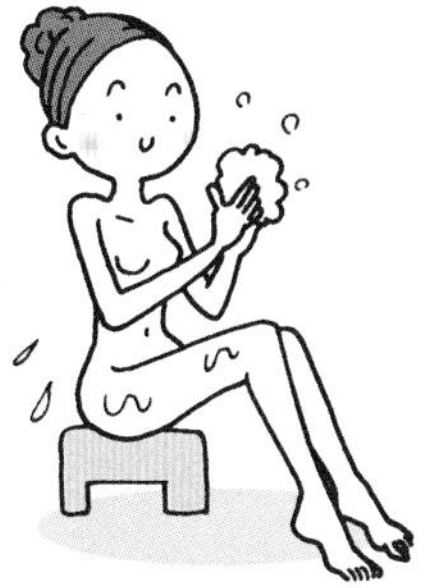

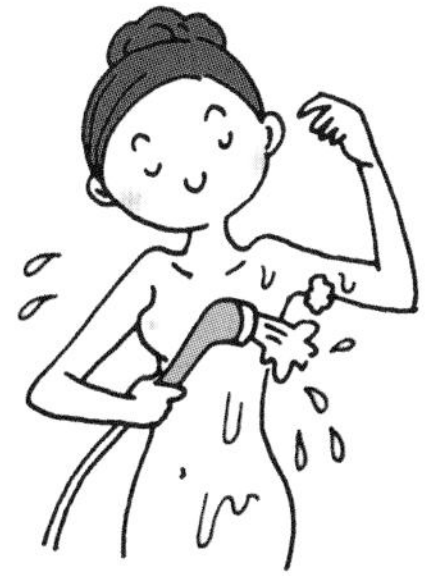

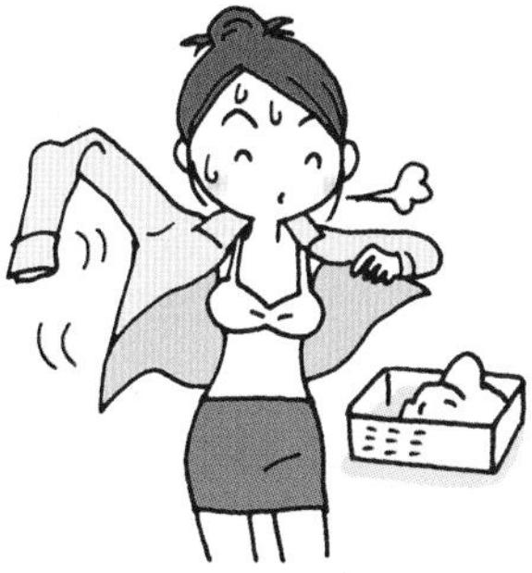

1 用肥皂輕輕搓洗

選擇無香精的肥皂，先用手搓揉出泡泡，然後以手掌輕輕搓洗。用毛巾搓洗會刺激皮膚，也會弄痛角質層，最好避免。

2 務必清洗乾淨

肥皂不可殘留在皮膚上，像脖子、關節、髮際等處都要仔細清洗。頭髮也不要殘留洗髮精和潤絲精，一定要清洗乾淨。

3 保持衣物和身體的乾爽

炎熱天氣外出或是運動後，最好趕快沖澡，或是用濕毛巾擦汗，換上乾淨的內衣和衣服，別讓汗水沾黏在身上太久。

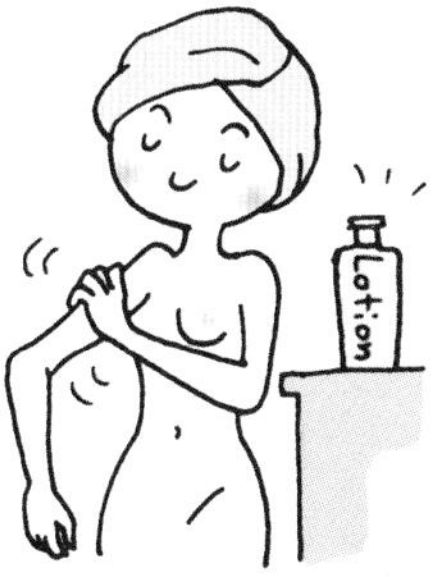

4 別讓皮膚乾燥

沐浴後，趁皮膚還沒乾時塗抹保濕性肌膚保養品，補充水分並滋潤皮脂。

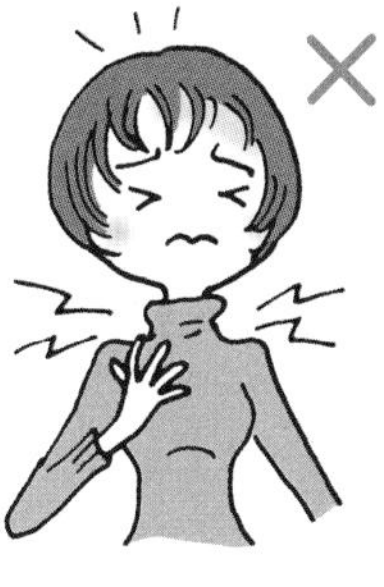

5 避免刺激皮膚

留短髮時，避免讓頭髮貼在臉上。穿高領衣服也容易刺激脖子的皮膚；內衣應選擇質地輕柔的；洗衣服的時候，要避免洗衣劑殘留。

●**家俱和玩具**　布製沙發和絨毛玩具含有大量的塵蟎，盡量不要擺放這些東西。可以考慮家具減量，打掃起來比較方便。室內擺飾也不要太多，因為會累積灰塵。

●**寵物與觀葉植物**　狗、貓和小鳥等寵物身上的毛掉落時，就會變成過敏原，因此最好不要飼養。羊毛、羽毛類的棉被，能不用是最好。觀葉植物是蝨類和黴菌的繁殖溫床，最好避免放置於室內。

●**衣服和寢具**　選擇內衣和衣服時，盡量避免購買不透氣、吸濕性差的衣服，免得汗水會刺激皮膚。衣服選擇質地輕軟和綿製品最好；內衣和衣服的領子、袖口、鞋子也要避免選用橡膠類，因為它也會刺激皮膚。

此外，寢具也是蝨類滋生的溫床，要時常拿到戶外曝曬；使用防塵蟎的棉被和床單比較好。專門清潔棉被用的機器也十分有效。西式彈簧床比塌塌米好。

接觸性皮膚炎

是什麼樣的疾病？　所謂「接觸性皮膚炎」，就是皮膚直接接觸到某種物質而導致發炎的疾病。

症狀　接觸部位會出現發癢、疼痛和紅腫等症狀，然後長出一粒粒紅疹（丘疹）和水泡，之後不但會破掉還會流膿。反覆引發皮膚炎之後，皮膚就會變厚；當皮膚發炎部位變黑（色素沉澱）時就很難治癒了。

若是置之不理或是處置失當，全身就會長出一粒粒會癢的小疹子，和原先起疹狀況不太一樣。這是因爲濕疹患部變異，皮膚蛋白質變成抗原所引發的過敏反應，又稱爲「自體感染性皮膚炎」。

原因　原因之一爲接觸到強烈刺激的一次接觸性皮膚炎，只接觸一次就引發感染；另外一個原因則是有過敏體質的人，只要接觸到特定物質而引起過敏反應。接觸後約兩周左右會出現症狀。這期間若是一再反覆接觸，加上身體狀況不好的話，就容易引發接觸性皮膚炎。

雖然所有的接觸物體都有可能是過敏原，不過女性方面，洗潔劑、化妝品、飾品等，都是引起過敏的主要原因。

治療　一旦找出病因過敏原，就應盡量避開。若是原因物質不明的話，就要前往皮膚科，接受皮膚貼片試驗。

治療方面可使用抗組織胺、類固醇等藥物，視個人症狀而定，有時醫師也會開立內服藥。

主婦濕疹（富貴手）

主婦濕疹正式名稱爲「進行性指掌角皮症」，俗稱「富貴手」。除了主婦之外，廚師、美容師、醫護人員等，也很容易罹患。

這是接觸到洗潔劑或是洗髮精等物品而產生的刺激反應，再加上經常需要洗手，因此造成手部皮脂流失而引發此疾。

主要症狀就是手和手指部位的皮膚變得又乾又硬還會裂開，傷口一碰水就很痛；隨著症狀越來越惡

容易誘發接觸性皮膚炎的日常用品

化妝品類	乳液、化妝水、粉底、口紅、睫毛膏、眼影、香水、染髮劑、燙髮液、除毛劑等。
洗潔劑／肥皂類	洗潔劑（廚房、浴室、洗手間）、防臭劑、殺菌劑、洗面乳、肥皂、洗髮精、潤絲精等。
飾品類	項鍊、耳環、戒指、手錶、眼鏡等金屬製品。
服裝類	衣服袖子和衣領的材質、內衣（胸罩、內褲的鬆緊帶等）。
其他	生理用品、避孕器具、寢具、植物、漆器等。

●**皮膚貼片試驗**（Patch Test）　爲了確定是否爲接觸性皮膚炎或是藥疹等疾病的病因物質，將有可能爲病因的物質貼近背部或是手臂內側皮膚，觀察反應的試驗。若是48小時後皮膚變紅，此物質就爲病因物質。

化，指紋就會消失。還可能會出現劇烈發癢和長出一抓就會破的丘疹等。乾燥的冬天會惡化，夏天症狀就會稍微好一點，但是會一再循環復發。

治療方式與接觸性皮膚炎一樣，盡可能減少碰水時間，平常就要做好手部與手指的保養工作。主婦可以考慮少用盤子的菜單，洗碗等工作也可請家人幫忙。

若工作所需一定得碰水時，可以在綿質手套上外加一層塑膠手套。做完碰水的工作和家事後要塗點護手霜，晚上則塗點尿素軟膏等保濕乳霜和凡士林，也很有效。

化妝品過敏性皮膚炎

使用化妝品後皮膚出現泛紅、發癢和脫皮等症狀，雙頰、額頭和嘴唇等部位最容易發作。化妝品裡所含的香料和色素等物質導致過敏，若是沒有察覺一直使用下去，就會反覆出現斑疹，就算治好皮膚也會變黑，造成色素沉澱。最好馬上更換化妝品。可施以貼布試驗，確定所使用的化妝品爲過敏原，並進行與接觸性皮膚炎一樣的治療方式。

化妝品第一次使用時，可先塗在手臂內側，確認有無出現紅腫和發癢等症狀，再繼續使用；感覺異常的話，要趕快用清水洗淨並停止使用；若是症狀依然未見舒緩，應立即前往皮膚科接受診療。

蕁麻疹

是什麼樣的疾病？ 「蕁麻疹」又名「風疹塊」，病因大致可分爲與食物有關的「飲食性蕁麻疹」，以及「物理性蕁麻疹」等兩大類。

症狀 皮膚突然發癢紅腫（膨疹），還出現血腫抓痕。通常最快一小時最長不過一天症狀就會消失，症狀會反覆出現、消失。膨疹大大小小呈地圖狀，症狀嚴重時，嘴唇和喉嚨的黏膜、胃腸黏膜紅腫，會引發腹痛、下痢和呼吸困難等症狀。

全身會突然起膨疹，但在幾小時或一～二天就痊癒的稱爲「急性蕁麻疹」；持續一個月以上反覆出現則爲「慢性蕁麻疹」。急性蕁麻疹通常與食物有關，以蝦、蟹最常見。

原因 一般認爲蕁麻疹是皮膚的一種血管反應。原因包括藥物、食物、昆蟲咬傷、蛀牙、感染、消化障礙，以及情緒因素、物理因素。

物理性蕁麻疹有因劇烈溫差所引起的寒冷蕁麻疹、照射日光所誘發的日光蕁麻疹等，其他當然也有發病原因不明的情況。

治療 找尋過敏原，然後避免接觸。可施以抗組織胺藥物和抗過敏藥等進行治療。有些抗組織氨會有嗜睡的作用，可事先與醫師討論。

良心建議 喝酒、睡眠不足和精神壓力等，也會導致蕁麻疹惡化。慢性蕁麻疹最重要的就是遵從醫師指示，耐心接受治療。

●**耳環** 不論是自己的或是店頭賣的耳環，由於對金屬過敏以及雜菌的關係，有可能成爲引發化膿、肝炎等感染的病因，這都是皮膚科與整形外科常見的病例。

皮膚搔癢症

是什麼樣的疾病？　所謂「皮膚搔癢症」，是指沒有病因，以皮膚搔癢爲主的一種神經功能障礙性疾病。也就是雖然皮膚沒有起疹，卻還是會發癢的意思，患者以中老年人居多，同時在氣候乾燥的冬季也容易發作，俗稱「冬季搔癢症」。

症狀　雖然大部分只有發癢症狀，但是反覆地搔抓就會造成傷口，而且還會跟濕疹一樣，出現皮膚變粗、出現色素沉澱。

原因　隨著年齡增長，皮膚最外側的角質層水分減少，皮膚就會變得很乾燥。只要一點刺激就會引發過敏反應，全身發癢。從俗稱爲「老人性皮膚搔癢症」（脂漏性濕疹），就能理解患者爲什麼會以五十歲以上長者居多。

冬天因爲比較乾燥，皮膚容易因缺乏水分而比較粗糙，發癢次數增加是此疾病的特徵。

此外，懷孕後期和精神壓力、緊張不安等，也會引發此疾。

治療　服用抗組織胺可有效抑制發癢症狀，乾燥性皮膚則可塗些保溼性高的面霜等保養品。

若經過上述治療還是無法改善發癢症狀的話，就有可能是因爲腎臟病、糖尿病、甲狀腺機能低下症、惡性腫瘤等內臟方面的疾病所引發，必要時可進行精密檢查。

良心建議　身體溫度一升高，發癢症狀就越嚴重。因此要避免吃些會增加血液循環速度的辛香料食物和酒精類飲品；同樣地，洗澡時的水溫也不能太高。

雖然清潔皮膚、去除汗漬和污垢並保持身體乾淨很重要，但是如果使用沾了肥皂的毛巾用力搓洗的話，反而會除去保護皮膚的角質層和皮脂，形成反效果；也會造成發癢症狀更嚴重。

先在手上搓揉出泡泡，再用手掌塗抹全身，是洗澡時的小秘訣。肌膚比較乾燥的人，尤其是冬天，除了臉和外陰部、臀部周圍之外，其他部位兩天用一次肥皂就夠了。

洗完澡後要記得塗上保濕乳液，以防止皮膚乾燥。

光敏感症

是什麼樣的疾病？　所謂「光敏感症」（Photosensitivity），是指對光照產生的過敏反應，尤其是紫外線。原因包括代謝異常、自體免疫性疾病、缺乏維他命，以及因藥物或疾病所導致。

症狀　可分爲光毒性及光過敏性。光毒性會有類似曬傷、灼熱與刺痛的紅斑，光過敏性則是奇癢無比，並可能出現水泡、癢疹等。通常在照射後數小時或數天就會出現症狀。

原因　人體累積的感光物質對光照產

●**紫質症**（Porphyria）　是指一種稱爲紫質的物質代謝異常。皮膚和牙齒、骨頭、肝臟等處，蓄積過多這種物質，而對陽光產生過敏反應的疾病。大部分是遺傳因素所引起的疾病，比較罕見。

生了過敏反應，也是引起「紫質症」等疾病的原因。此外還有含感光物質的植物引起的「植物性日光性皮膚炎」，例如用檸檬敷臉後曬太陽會引起紅腫發炎甚至色素沉積。或是使用磺胺藥類、降壓劑和抗生素等藥劑而引發的副作用。

治療 經由檢查發現原因，就得先去除病因，例如紅斑性狼瘡、異位性皮膚炎、日光性蕁麻疹等，就要針對疾病進行治療。

含有感光物質的植物包括檸檬、柑橘類水果以及芹菜等，因此敷臉後務必徹底洗淨。外出時最好穿著長袖衣服，露出部位要塗上防曬乳，而且避免長期曝曬於陽光下。

藥疹

是什麼樣的疾病？ 所謂「藥疹」，就是注射、服用藥物後，出現皮膚起疹等症狀的疾病。

症狀 起疹的顏色和形狀各異，通常全身會散布紅色小斑點和丘疹；隨著病況越來越嚴重，起疹、泛紅面積擴大還長出水泡，但是大部分都沒有發癢症狀。

原因 服用和體質不合的藥劑，而引發過敏反應；或是服用藥劑過量的藥物相剋作用（P766）而引發的。

雖然導致發病的藥劑大多為鎮痛藥、解熱藥、消炎藥，以及抗生素等，但由於每種藥物都有其藥性，因此任何藥劑都可能會引發藥疹。

治療 首先就是立即停止服用會造成過敏反應的藥物。如果還是未見改善，就應前往皮膚科接受治療。可因應症狀使用抗組織胺、抗過敏藥和類固醇等治療；嚴重時必須施以點滴。病況惡化可能危及生命。

良心建議 預防復發最重要的就是請醫師確認藥劑成分會不會引發過敏，由於市售成藥雖然商品名不同，但可能會含有相同成分。所以就算是成藥，也要先詢問過醫師。

燒燙傷的緊急處理

大部分受傷的原因都是熱水瓶、湯鍋和湯碗的湯潑出來，其次則是熨斗、電熱器和烤爐等。

一旦燙傷必須馬上用水沖洗冷卻，並持續冰敷二十分鐘以上，疼痛症狀就會舒緩許多，防止燙傷患部惡化。

●**臉部燙傷** 因為用水沖洗比較困難，所以要用毛巾包裹冰塊或保冷劑包住。臉、眼睛、嘴巴和外陰部等處燙傷的話，就算燙傷面積不大也要立刻送醫。

●**隔著衣服和鞋子的燒燙傷** 直接穿著衣服淋水加以冷卻。如果硬要脫衣服，恐怕會發生皮膚一起被剝離的狀況。

●**廣泛面積的燒燙傷** 淋浴、注滿熱水的浴盆等引發的大面積燒燙傷。嚴禁使用冰水，因為這樣會使體溫迅速下降導致失溫，應該持續冰敷並緊急送醫。

千萬別自作聰明，於患部塗上油、味噌和蘆薈等沒有幫助的東西。

●**其他種類的皮膚病** 結節性紅斑是從膝蓋到腳踝部分長出各種大小紅斑，皮膚表面呈隆起狀，疹塊形狀則是不規則，患部還有點灼熱感，一按壓就會痛。此症以女性患者居多。

繭

是什麼樣的疾病？ 所謂「繭」，就是皮膚表面的角質，長時間受到壓迫與摩擦之後，所導致的局部性變厚、變硬等症狀。

症狀 主要發生於腳底、腳趾、手掌和手指等處。呈圓形、變厚的角質，並且帶點黃色。

長在腳趾的稱爲「坐繭」，踩跪坐姿勢的女性比較容易會長坐繭。常寫字的人，則是中指前段會長出「筆繭」，還有喜愛吸吮手指的嬰幼兒，也可能會長出「吸吮繭」。

繭通常不會痛，即便是觸摸或是按壓也不會很痛。

原因 當皮膚受到外力反覆刺激與壓迫、摩擦的時候，爲了自衛，於是角質就會變厚。

繭尤其是穿著不合腳的鞋，使得腳的局部常常受到壓迫與刺激，這樣就非常容易長繭。

此外由於穿高跟鞋的時候，身體就會自然往前傾，往往腳尖都需要不斷施力，因此造成腳趾間很容易長繭。所以，穿著楦頭過尖的鞋，或是不合腳的鞋等，都是形成繭的原因。

相反地，如果穿著過大的鞋，因爲腳在鞋裡可以活動，一樣會造成腳趾不必要的施力與摩擦，同樣也是容易長繭。

治療 如果繭不會疼痛的話，其實不需要特別治療。

若是眞的很在意，可先在患部貼上含有磷苯甲酸的絆創膏三～四天以軟化角質，然後以足部護理專用磨刀慢慢地磨削表面，直到繭的部分與周邊皮膚一樣高就可以了。

若是自己沒辦法進行的話，就要請皮膚科醫生幫忙削繭。

如果是長在手和手指、趾甲等部位的話，不要刺激患部，可以戴上手套或是在腳趾纏上綳帶。

選購鞋子的要訣

- 拋掉「流行才是美」的偏見，不要太偏重設計與品牌，不要選購只顧美觀卻不符合人體工學的鞋。
- 建議穿鞋跟比較低的鞋子。千萬不要讓腳尖無法施力，若是因此造成負擔就容易長繭。
- 腳後跟和腳幅最寬的部位，要恰到好處，選擇最適合自己腳型的鞋。趾尖部分若有空隙的話，可加上鞋墊固定。
- 盡量到專賣店選購。請專家幫忙挑選、確認尺寸比較好。

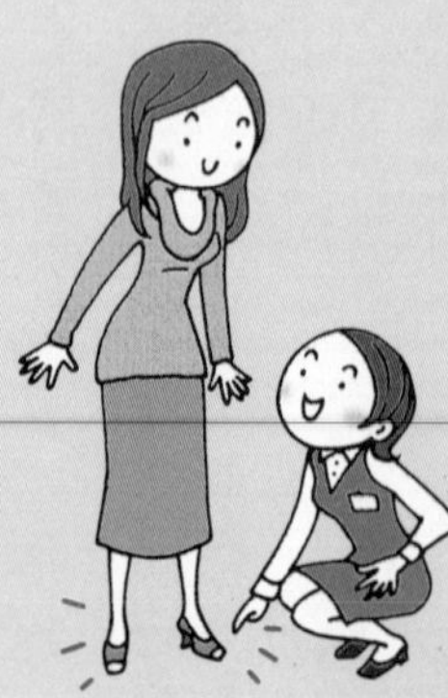

注意，不可用尖銳的工具。若爲糖尿病患者，一定要請醫師幫忙處理，絕對不可自行動手，免得造成難以治癒的傷口，甚至引發感染。

良心建議 就算治癒了，但是之後如果再穿上不合腳的鞋子，還是會再度長出繭來。因此爲了防止復發，最好檢查鞋櫃裡所有的鞋，是否會造成腳的負擔（請見右頁下方說明）。

此外，買鞋子時千萬不要只注重款式流不流行，最好選購腳底受壓力均等，符合人體工學且尺寸適合的鞋。前往功能鞋專賣店選購，比較安心。

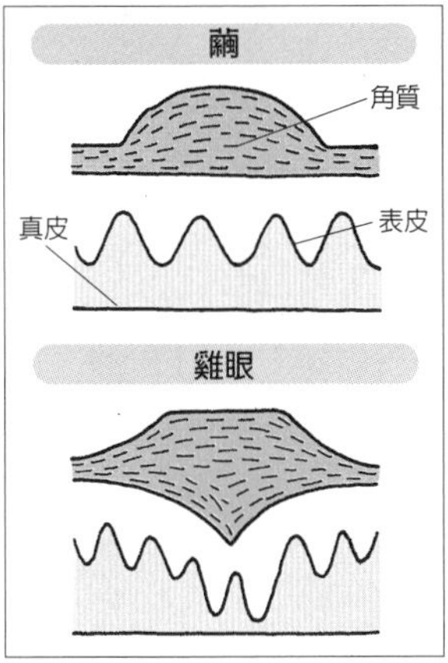

雞眼

是什麼樣的疾病？ 因爲皮膚表面的部分角質變硬，與前項繭算是同一類的疾病。

中央有個眼爲其特徵，因此稱爲「雞眼」，如果是「繭」就不會有。

症狀 雞眼多長於腳底與腳趾間，呈白色圓形狀。繭的話，角質呈平坦狀突起。相反地，雞眼的角質層的內側呈契子狀地往眞皮刺去，因此壓下去會痛；這是雞眼和繭的最大差異。依外觀及部位不同，可分爲「硬型雞眼」（Hard Corns）及「軟型雞眼」（Soft Corns）兩種。

原因 骨頭凸出的部位如果反覆受到摩擦，那裡的皮膚就會受到刺激而出現角質化形成雞眼。腳趾與腳趾間的骨頭凸出處互相摩擦，會形成軟雞眼。經過治療之後，若是繼續受到壓力和摩擦，便會再次復發。

治療 雞眼的處理方法和繭一樣，可於患部貼上含有磷苯甲酸的絆創膏，軟化角質，然後以磨刀薄薄地削去表面。

雞眼如果不去除角質的芯（目），疼痛感就不會消失。可是一旦削太深患部又會出血，而且也有受到感染的潛在危險，因此最好前往皮膚科請醫師治療。

雞眼和繭一樣，會一再復發。必須愼重選鞋才行。

還有個容易和雞眼搞錯的，就是長在腳底的疣（足底贅疣）。仔細看表面有黑褐色的點點。與雞眼不同的是，足底疣還會長在未受外力壓迫、刺激的部位；而且比起用手壓，捏它或是掐它會更痛，這也和雞眼不同。此外貼了絆創膏之後，如果其他皮膚部位感染到疣的病毒，患部面積就會擴大，疣的個數也會增加。

千萬別自行治療，一定要前往皮膚科接受妥善治療。

毛孔性角化症（毛孔苔蘚）

是什麼樣的疾病？　「毛孔性角化症」是顯性遺傳的皮膚問題。就是毛孔一個個變硬，造成皮膚不光滑的疾病。女性患者比男性多，其中尤以青春期的女性居多，年過三十之後，這些症狀就會逐漸減輕。

症狀　有的與膚色相同，或是淡紅色、褐色，有點硬硬粗粗的毛孔非常明顯，皮膚變成類似擦菜板的觸感。尤其是上臂、大腿外側、臀部和耳前等處最容易出現，有時背部也會冒出一大片。雖然平常沒什麼明顯症狀，但是會有些輕微發癢。

原因　皮膚最上面覆蓋著一層稱爲「角質層」的組織。如果角質層異常變厚的話，稱爲「角化症」。這樣的角化異常，是由於毛囊周圍的角質增厚，導致毛孔被堵塞，造成如粉刺般的小凸起。大部分異位性皮膚炎、魚鱗癬的患者，通常也會有毛孔角化症。若是家族有人罹患過，那麼遺傳的機率就很大。

治療　可塗抹軟化角質的角質軟化劑軟膏，一照射強烈日光，顏色就會變得十分明顯。症狀輕微的患者，每天洗好澡之後可塗抹含果酸、水楊酸等成分，可去除角質的身體乳液。症狀較爲嚴重的患者，應前往皮膚科依症狀使用含尿素、A酸，或水楊酸等成分的外用藥膏治療。

乾癬

是什麼樣的疾病？　乾癬是種非常難治癒的疾病。雖然以前多發生於高齡者身上，但是依乾癬種類不同，二十歲前後的年輕人也會罹患此疾，但並不具傳染性。近年來，患者數有明顯增加趨勢。

症狀　交界處明顯暗紅色的表面，附著粗糙的銀白色厚厚的角質，會不停地剝落是此疾特徵。約半數以上患者還會發癢，身體各處都有可能出現症狀，尤其以髮際、肘部、膝蓋和臀部等最明顯。

除此之外，指甲還會呈現點狀塌陷，關節處也會出現疼痛和紅腫等症狀。

原因　可能是遺傳性體質，或是過敏、內分泌、糖尿病等代謝異常，還有物理性刺激所誘發，不過眞正原因目前尚無法確定。

治療　由於病因不明，因此無法根除。依症狀程度可選擇類固醇外用藥、免疫抑制劑內服藥，與照射紫外線等治療方法來抑制症狀。

轉爲慢性化而一再復發的例子相當多，因此耐心地持續接受治療是最重要的。

良心建議　乾癬體質一輩子也無法改變，應避免累積壓力、抽菸、喝酒或是肥胖等導致病情惡化的因素。由於日照療法很有效，因此建議常到戶外走走。

尋常性白斑

是什麼樣的疾病？　「尋常性白斑」（Vtiligo）患者會出現膚色褪色，而且褪色的部位還會呈現白色斑點狀的疾病，各年齡層都有可能罹患。

症狀　一開始會出現兩三個如大拇指般大小的白斑，後來數目越來越多，慢慢地擴散開來。

大若是置之不理的話，白斑就會急速擴散，但是不會出現疼痛和發癢等症狀。

原因　製造皮膚黑色素的細胞機能停止所造成的。雖然原因還不是很明確，不過一般認爲它是自體免疫失調的疾病。

也就是身體對於製造皮膚黑色素的色素細胞引發免疫反應，於是不斷攻擊色素細胞，最後造成皮膚褪色的現象。

治療　雖然可施以紫外線療法、類固醇外用和內服藥等，不過也會擔心引發副作用，治療起來十分棘手。因爲容易復發，必須長期治療。務必遵從醫師指示，耐心接受治療。

老人性白斑

是什麼樣的疾病？　「老人性白斑」（Leukoplakia）是皮膚老化的疾病，極小的白色圓形斑點，散布於身體和手腳各處，並不會出現疼痛和發癢等症狀。

大多在三十歲左右開始發病，五十歲以上的人約有七〇%罹患此疾病；隨著年齡增長，患者人數更多。就算同樣是白斑，但是並不會像尋常性白斑（前項）般患部面積會擴散。

原因　製造黑色素的細胞機能降低所誘發，且皮膚老化也是原因之一，沒有什麼方法能根除，就算不進行治療也無大礙。

礙眼的「黑斑」與「雀斑」

之所以會長出黑斑，是因為面皰和濕疹造成的發炎症狀，導致色素沉澱所引起的褐色色素斑散見於身體各處。

此外黑斑也常被稱為肝斑（Melasma）雖然也可能是因為色素沉澱所引發，但一般認為和女性賀爾蒙分泌有關。好發於兩側顴骨，呈左右對稱出現是一大特徵。目前並沒什麼有效的治療方法，只能盡量避免直接曝曬於紫外線環境。

雀斑也是因為先天性色素沉澱，臉部和手臂等處會出現褐色或是灰褐色的斑點。雀斑大多於孩童時期就會出現，沒什麼有效的方法治療，只能盡量減少紫外線曝曬，並使用防曬保養品來預防。

與其選購防曬系數高達八十的產品，還不如選擇系數約三十左右，可以直接塗抹在臉上的防曬乳，有效隔絕紫外線照射的時間為十小時。

還有，過度使用果酸或水楊酸等酸類保養品會使皮膚變薄，曬到太陽黑色素更容易集中沈澱，導致黑斑惡化。

●**老人性色素斑**　隨著皮膚老化，臉部、手和指甲、手臂外側等處，曝曬於經常陽光下的部位會長出圓狀黑斑。症狀不會惡化，使用電燒治療法、冷凍療法和雷射治療法等方法，可以有效褪色。

黑色素細胞母斑（痣）

是什麼樣的疾病？　主要是因皮膚內痣細胞良性增生，而產生黑色素而造成的。存在皮膚的層面，例如眞皮層，或是眞皮層與表皮層交界處。直徑約一公分左右稱為「痣」，超過一公分則稱為「黑痣」。

可分為先天性與後天性兩種，但兩者都無法自然消失。黑痣會在出生後不久就長出來，而痣則會隨著成長逐漸出現。

症狀　黑痣是一種會由褐色轉變為黑褐色的「黑色素細胞母斑」，散見身體各處，大小形狀各不相同。黑痣表面呈平坦狀突起，有時還會長出毛。

先天性黑痣有衍生為皮膚癌的潛在危險。而後天性黑痣會隨著成長出現，到了青春期會急遽增多。

但若是痣長在沒有色素細胞的手掌和腳底的話，就必須注意，有可能是惡性黑色腫瘤（P440、486），不過比較罕見。

一般來說，大部分的情況其實都不需要太擔心，

不過若是黑痣或痣出現不對稱、邊緣不規則狀、顏色改變，而且突然變大、出血或是潰爛的話，就很有可能是惡性黑色腫瘤，必須盡快前往皮膚科接受檢查。

治療　如果沒有惡性化或是美容上面的問題，其實不治療也沒有關係。

治療方面，必須進行切除與植皮手術等外科處理，近年來雷射治療效果也很不錯（P485）。

扁平性母斑（茶痣）

症狀　有清楚的形狀，不會呈平坦狀突起的茶褐色痣，形狀大小各異。

分為一出生就有的先天性，以及青春期前後出現於前胸部、肩胛部、上腕、腰部和臀部、大腿等處等兩種。如果在青春期才出現，大部分表面都會長毛，稱為「貝克氏母斑」（Becker's Nevus）。以上這兩種斑雖然都不會自然消失，但也不會惡化，因此毋需要擔心。

還有與扁平性母斑很類似的「咖啡牛奶斑」，通常為胎記的一種，不會出現其他的症狀，也不會影響健康，但若是數目增加且逐漸變大的時候，就要留意是否罹患了「Von Recklinghausen氏症」（為一種神經纖維瘤）。因為它與扁平性母斑顏色相近，若是有所懷疑的話，就應前往皮膚科接受治療。

治療　以雷射治療法（P485）最有效。若一旦顏色變淡，或是相反地顏色變深的情形，一定要確實告知醫師，因為復發機率高，務必耐心持續接受治療。

良心建議　當痣還小或是顏色還算淡時，不一定要治療，可以巧妙地利用化妝技巧掩蓋。

●**Von Recklinghausen氏症**　一種稱為神經纖維瘤的皮膚腫瘤疾病。實際上不只皮膚，手腳和脊柱也會變形；有時並非來自遺傳，而是基因突變引發了此種疾病。

太田母斑（青痣）

症狀　「太田母斑」好發於臉部，青色中帶點淡褐色的斑駁狀斑點混於其中，屬於形狀不是很清楚的痣。

大多出現於單側臉頰，或是眼睛四周，有時眼睛和嘴巴也會出現。可分爲出生後出現的原發性以及青春期才出現的後發性兩種，這兩種都不會自然消失。

約八成患者爲女性，但是並轉變爲沒有惡性化的危險。

治療　紅寶石雷射治療法（Q-Switch Ruby Laser）最有效，幾乎可以完全去除色素。

良心建議　由於太田母班也會長在臉上，因此爲了不傷害到皮膚表面，所以會選擇單純去除色素的雷射治療法最合適。

關於這方面的資訊，可向皮膚科醫師或是整形外科醫師諮詢。

兒童身上的母斑（胎記）

嬰幼兒時期就出現的胎記，雖然不進行治療，過段時間也會自然消失，不過有些胎記如果能夠早點治療的話，就可以早點消失。

不能老是說「先觀察一陣子再說」的拖延下去，一旦發現最好盡快前往皮膚科，請專門醫師診斷。

●蒙古斑（青痣）

腰部與臀部可以看到灰青色的胎記，隨著小孩慢慢長大進入學齡期之後，就會自然消失。

如果出現於手腳、肩膀等比較不尋常的部位，也就是所謂的異位性蒙古斑，因為很難消失，若是有所疑慮，最好立即就醫。

●單純性血管瘤（葡萄酒色斑．紅痣）

通常一出生就有，因為血管增加又擴張，所以會出現形狀十分明顯，呈平坦的酒紅色胎記；這種胎記並不會隨著長大而消失。

施以雷射治療最有效，而且越早治療效果越好。尤其是出現在臉部等比較明顯的地方，女孩子會很在意，最好盡快請皮膚科醫師診斷並加以治療。

●鮭魚紅斑（紅痣）

一出生就有像是紅鮭魚身般的淡紅色平坦胎記。顏色會慢慢地越來越淡，到了約三歲左右就會完全消失，不需要太擔心。

●草莓狀血管瘤（紅痣）

皮膚出現像是草莓被切一半似的紅色的胎記，出生後不久出現。之後會慢慢地突起，然後慢慢變小，雖然到五～六歲就會消失，但還是會留下斑點。

●海綿狀血管瘤（紅痣）

一出生就出現呈青紫色、有點突起軟軟的胎記，因為應該一下子就會消失，可以先暫時觀察一下。

如果一直都沒有消失的話，可以試試雷射治療法。

狐臭

是什麼樣的疾病？ 因爲流汗，導致腋下產生難聞氣味的疾病。

症狀 腋下有一個會分泌汗液、稱爲「頂漿腺」（P386圖）的腺體，進入青春期時，此腺體的發汗狀況會變得更爲旺盛。

汗液本身是無臭的，但是一些經常存在於皮膚表面的細菌會分解汗液，並且和汗液裡的脂質混雜之後，釋放出具刺激性的臭味。

尤其是腋下毛髮密集、濕度又高，如果對此置之不理的話，細菌就容易繁殖，導致氣味變得更濃烈。

原因 小孩及老年人不會有狐臭的煩惱。隨著代謝旺盛的青春期來臨，頂漿腺會發達而膨脹，其數量也會增加，開始旺盛地活動。

治療 首要之務便是解決流汗問題。建議不妨剃除腋毛，經常留意腋下的清潔與乾燥狀況。每天洗澡時，可使用肥皀仔細清洗，內衣也要每天更換；最好選擇透氣性佳的衣服。

保持清爽也是一種禮儀，因此切記不可對流汗置之不理，外出時也要經常擦汗，或者噴止汗劑。

如果症狀還是一樣明顯，可至皮膚科或整型外科，進行切除整個頂漿腺的手術，但缺點是會留下手術疤痕。

其他也有以電燒療法來燒掉髮根及其附近的頂漿腺，但這並不太可靠。無論如何，切記要找專業醫師諮詢，謹慎決定手術的進行。

良心建議 也有人明明根本沒有體味，卻認定自己有著與他人不同的異味而因此煩惱不已（請見P468專欄），此時可請家人代爲確認是否有體味。

此外，香料或是酒精都會強化症狀，需多加注意。

多汗症

症狀．原因 流汗量異常多，即是「多汗症」。

若出現全身大量流汗的「全身性多汗症」，大多數都是因爲體質的關係所引起，但有時也會出現在孕婦或肥胖者身上。

此外，有時突然開始大量流汗，是因爲隱藏著突發性甲狀腺腫（P300）或糖尿病（P306）等疾病。

而手心或腳底、額頭、腋下等流汗的「局部性多汗症」，大多是像緊張等精神上的影響所造成，大多出現在個性嚴謹的人身上。

治療 若能找出致病原因，就可以加以治療。除此之外，放鬆心情獲得精神上的安定，比藉由藥物治療來得重要。

若是因爲一點芝麻小事就大量流汗，進而影響日常生活的話，就應立即前往皮膚科接受治療。也可藉由服用精神鎮定劑，以及塗上止汗劑等方式來加以改善。

青春痘（痤瘡）

是什麼樣的疾病？　「青春痘」（痤瘡）是一種進入青春期後常見的毛孔與皮脂腺的問題，通常會出現在臉部、胸部及背部等。大多數人過了二十五歲後，自然就會痊癒。

症狀　皮脂及角質堵塞毛孔，就會產生類似面皰的脂肪塊，當細菌附著在上面就會發炎且出現紅紅、小小的丘疹或膿疱，即爲青春痘。

如果青春痘附著了汗或灰塵而置之不理的話，污垢就會堵塞毛孔而產生黑色痘痘。擠出膿之後，原先長痘的部位會因爲色素沉澱，變得像黑斑一樣黑，或是形成凹陷的疤痕（痘疤）。

原因　到了青春期，女性賀爾蒙及男性賀爾蒙的分泌會變得旺盛，皮脂腺受賀爾蒙的影響及刺激而變得肥大，皮脂分泌就會變得旺盛。

此外，維他命不足、自律神經失調、腸胃不順、賀爾蒙失調等，也是引發青春痘的原因。

治療　保持乾淨才能預防青春痘，最重要的是要勤洗臉、不使毛孔堵塞。症狀嚴重時嚴禁找偏方治療，尤其不可自行使用類固醇軟膏，應立即前往皮膚科就醫。

治療方面，可以使用抗生素來抑制發炎，或是能溶化堵塞皮脂的硫黃乳液等。

成人之所以會長青春痘，有時是因爲錯誤使用化妝品或化妝方法。

良心建議　防治青春痘的要點：

①充分洗臉，去除皮膚表面多餘的脂肪；使用普通肥皂即可，並且仔細沖水。

②油分多的乳液或粉底容易堵塞毛孔，先暫停使用，改用針對痘痘肌膚設計的產品，盡量少化妝。

③便秘會導致痘痘的產生。

④避免食用促進皮脂腺分泌的花生類、巧克力、咖啡和甜食等。

⑤由於生成原因也和賀爾蒙分泌有關，如果有經期不順等情況，應立即前往婦科檢查。

紅臉．酒糟鼻

症狀．原因　溫差過於劇烈會使微血管反覆收縮與擴張，失去彈性而呈現擴張狀態，臉或鼻子的皮膚就會變紅。這情形在皮膚白皙、皮膚薄、油性肌膚的人身上尤其常見。

惡化的話，會出現丘疹或膿疱，酒糟鼻表面會變得凹凸不平；有時也會引起角膜發炎等眼睛症狀。

治療　保護肌膚、避免急驟溫差；其次遠離酒、刺激物、咖啡等會引起血管擴張的誘因。平時應用肥皂充分洗臉，消除皮脂；也可以嘗試口服或注射維他命Ｂ２治療。

乾皮症

症狀　如字面所述，「乾皮症」是指皮膚呈現乾燥狀態，外觀變得好像灑上了一層白粉般；病況一旦惡化，皮膚表面角質會紛紛剝落，產生龜裂，敏感發癢，出現皮膚搔癢症（P394）。此病常見於手腳、腹部、臀縫等部位；最常發生於空氣乾燥的十月至翌年三月，尤其是冬季或寒冷地區。

原因　皮脂腺分泌的皮脂，會透過毛孔與汗液混合，使皮膚保持水嫩狀態；若是失去平衡，就會引起乾皮症。五十歲以上的高齡者罹患此疾的比例明顯增加，隨著年歲增長，汗及皮脂分泌量減少，加上皮膚表面的水分維持機能降低，就容易引發老年乾皮症。

此外，具有過敏體質的人或年輕人，有時會過度使用肥皂，或是洗澡時過度磨擦肌膚等原因，因此引發乾皮症。

治療　可塗抹尿素軟膏等保濕劑，或凡士林；發癢時，也可暫時使用類固醇軟膏稍微舒緩症狀。

良心建議　洗澡時，若用肥皂揉搓過度、泡澡時間過長的話，造成皮膚脂分嚴重流失。

發癢時嚴禁用毛巾等物品用力搓揉皮膚、或是抓癢。洗完澡後要塗上保濕乳液，盡量穿棉質等不會刺激皮膚質材的衣物。

脫毛症

是什麼樣的疾病？　「脫毛症」是由於精神壓力，或是大量頭皮屑等所引起的。

圓形脫毛症

症狀　這是不痛不癢，頭髮無預警地掉落，致頭皮形成圓形禿髮面積的疾病。依嚴重程度不同，掉髮數量與禿髮面積也不一樣，嚴重的話，頭髮會全數掉落，有時連眉毛或睫毛都會脫落。

此疾病的患者多爲男性，近年來女性罹患比例明顯增加，尤其是職業婦女罹患此疾的人數急速增加，是其特徵。

原因　發生原因不明，有可能是壓力導致自律神經紊亂，嚴重影響製造頭髮的毛母細胞而產生此疾。此外，因爲就職、換工作、職場人際關係、結婚、生子等引發此疾的案例亦不少；也有可能是免疫作用異常，誤把生長頭髮時必要的毛母細胞當做異物而排除掉，諸如此類等自我免疫異常也是發病原因。

治療　雖然也有自然治癒的例子，但若經常發生而導致頭髮全數脫落的話，就得花上數年時間才能完全治癒。

治療方面，可使用促進頭皮血液循環的血循改善藥、外用或是口服

●**脂漏性濕疹**　皮脂腺分泌異常而引起的濕疹。最常發生於頭、鼻翼、腋下等皮脂分泌旺盛的部位；皮膚會變紅，表面會出現黃色薄痂痂狀的頭皮屑。

的類固醇藥、口服免疫抑制藥及精神鎮定劑，要有耐心持續接受治療是最重要的。

良心建議　脫落的頭髮和眉毛經過一段時間一定會再長出來，若過於擔心造成壓力，反而影響復原情況；若是在意外觀，不妨使用假髮。輕拉脫毛周遭部位就會掉髮的話，可減少洗髮次數，燙髮及染髮前也必須多加考量。

秕糠性脫毛

症狀．原因　頭皮屑為角質與皮脂從頭皮脫落的生理現象；尤其是在皮脂腺及汗腺發達的青春期，頭皮屑會增加。

頭皮變得粗糙乾燥，引起搔癢，頭皮屑異常增多並引起脫毛，即是所謂的秕糠性脫毛。另外，黏膩的脂性頭皮屑或脂漏性濕疹也會引起脫毛。

治療　頭皮的保養很重要，可使用能抑制皮脂的口服藥或外用藥。

若是頭皮比較乾燥的話，洗髮次數每周約兩三次，且應避免使用洗淨力強的洗髮產品。若因壓力、飲酒過度、食用刺激性強的食物，或任意減肥等而導致營養失調，頭皮屑就會增多。

多毛症

症狀．原因　全身汗毛變粗，或是變得如頭髮般硬的疾病，但是毛髮量不會增加。此症大部分是因為賀爾蒙分泌異常所引起的先天性疾病，若男性賀爾蒙的雄性激素分泌過剩，鬍子、胸口、手腳的毛都會變濃密。

治療　手毛、腳毛或胸毛可使用除毛膏或除毛貼布，鬍子則視毛量程度選擇最適合的除毛方法；若非賀爾蒙異常所引起的話，則使用刮鬍刀即可。此症有時也可使用女性賀爾蒙藥來改善症狀。

頭髮的問題

●掉髮．髮量少

當髮根的毛母細胞營養不足時，就會形成掉髮；其他如不當減肥、壓力、吸煙過度等也要多留意。

另外，像是過度使用吹風機，使用不適合頭皮的造型劑，或是燙髮、染髮不當，也會導致掉髮。

若是因年齡導致頭頂髮量稀少，就需注意頭皮的保養，也應避免強烈日曬或是洗淨力強的洗髮精。

此外，產後因為賀爾蒙變化，也會出現暫時掉髮現象，但日後會恢復原狀。

●白頭髮

位在毛母的色素細胞因為某些原因，造成黑色素停止生成而形成白髮；不過因為年歲增長而出現的白髮，則是自然的老化現象。

少年白的成因比較偏向遺傳，並沒有任何治療方法，若在意的話，可以用染髮劑來遮掩。

●幼兒的脂漏性濕疹　出現於三個月大嬰兒的髮際等部位的皮膚炎，會附著帶著濕氣的黃色頭皮屑或油性瘡痂般的東西，有時會發癢。

無毛症

症狀．原因　「無毛症」是指過了青春期之後，陰毛稀疏或甚至無毛的症狀。也就是一種人體應該要長毛的部位，卻沒有長毛的症狀，屬於先天性疾病的範圍。

廣義來說，只有長一點點毛的「少毛症」，也是屬於無毛症。

常見的無毛症為外陰部無毛症。陰毛受到男性賀爾蒙雄性激素的強烈影響，一般女性都是長成三角形的，一旦缺乏男性賀爾蒙，便完全不會生長，或是少到如胎毛般稀少。

治療　塗上含有雄性激素（男性賀爾蒙）的軟膏，促進陰毛發育。

陰毛有濃有淡且個個不同，只要是經期還算正常倒是不用太過於擔心，若是會在意的話，可以考慮進行植毛手術。

指甲嵌入症

是什麼樣的疾病？　「指甲嵌入症」又稱為「反甲」，常發生於腳指甲部位，因此最容易出現在穿著緊綳鞋子的人身上。

近年來，由於女性上班族人口增加，穿著高跟鞋或有跟包鞋等因素，都可能引起指甲嵌入症，而且年輕女性的比例明顯增多。

症狀　指甲兩邊尖端嵌入肉裡，那個部分變得又紅又腫。

當發炎情況變嚴重，就會更疼痛且有出血狀況，每次行走時都會因疼痛而寸步難行。此症狀大多發生於腳的大姆指，手指甲只有偶爾才會出現。

原因　指甲剪得過短，或是習慣穿鞋跟太高的鞋子等，都會對腳指甲造成壓迫。

至於先天性指甲形狀異常，或是因指甲受傷導致變形、甲溝炎治癒後指甲變形等，也都會引發此症。

治療　若是指甲剪得不是很短，可以將指甲的邊緣修成圓弧狀，再配合塗抹與口服抗生素進行治療。記得要穿合腳、無壓迫感的鞋，方能改善症狀。

指甲嵌入症如果反覆發作的話，就必須進行切除指甲兩端的手術，但不代表就一定能根治，因此其缺點便是復發率高。

手術前必須與皮膚科醫師仔細商討，慎重進行治療。

「石碳酸凝固療法」為近來常用的一種手術方法，據說術後較無疼痛感，治癒率相對也較高。

手術方式是於麻醉後，將指甲邊緣縱向剪到指甲根部，以藥劑（石碳酸）將直達甲床（指甲成長的部分）的部分凝固讓指甲不會生長。指甲切除的部分會蓋上人工指甲來保護。

良心建議　剪指甲時千萬不要

●**甲溝炎**　在手腳的指甲或指甲附近的小傷口，因金黃葡萄球菌等的化膿菌感染而發生的疾病。出現化膿、紅腫和強烈疼痛等症狀，一旦惡化還可能致使指甲脫落。

剪得過短，指甲邊緣不要比指尖短；因爲切除指甲嵌入部分，等於是將指甲剪短，因此即使症狀暫時舒緩，結果還是會惡化。

若自己無法適當修剪的話，也可請皮膚科醫生幫忙。

爲了防止復發，選雙適合自己的鞋子是很重要的，不要拘泥於流行或設計感，最重要的是選擇適合自己腳型的鞋子。

嵌入性指甲的剪法

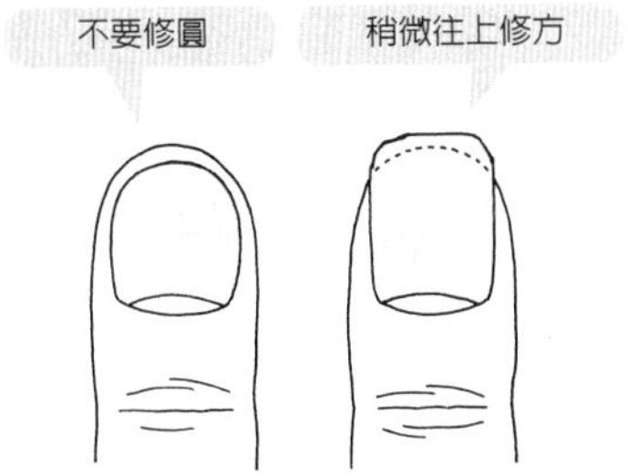

重點在於要將指甲修剪成四方形，以及不要穿著過於緊繃，或是過高的鞋。

指甲健康的檢查重點

顏色及形狀	疾 病 與 治 療
黑色指甲	指甲呈現混濁且變厚的時候，有可能是「爪白癬」（香港腳＝P411），應盡早前往皮膚科檢查。當指甲突然變黑，尤其是大姆指變黑時，有可能是一種皮膚癌──「惡性黑色腫瘤」（P440），必須馬上去看皮膚科。 此外，指甲受壓迫或外傷後甲床（指甲下方）出血，其特徵為紅黑色斑會移動至指尖，並且隨著指甲生長而消失。
黃色指甲	指甲泛黃變厚，有可能是「爪白癬」（香港腳＝P411）或指甲念珠菌炎，會出現在手腳的指甲上。 因為淋巴循環變差，造成手腳所有指甲泛黃，稱為「黃指甲症候群」。
綠色指甲	出現於由綠膿菌造成的「化膿性指甲炎」或「指甲周圍炎」。也有可能是真菌之一的「念珠菌感染」或「爪白癬」（香港腳＝P411）、「指甲乾癬」所引起的。此外，由於綠膿菌也有可能會感染到肺部等各種臟器，必須盡快前往皮膚科就診。
白色指甲	當指甲呈現白色混濁狀或變厚時，有可能是「爪白癬」（香港腳＝P411），應盡快到皮膚科接受治療。也有可能是因為「貧血」所引起的（P192），還會伴隨臉色變差、容易疲倦等症狀。
指甲出現縱條紋	大多數屬於一種老化現象。若出現明顯的縱向條紋有可能是「動脈硬化症」（P182），若是出現黑色條紋的話，則可能是「惡性黑色腫瘤」（P440），必須馬上前往皮膚科就醫。
指甲出現橫條紋	身體衰弱或是罹患急性疾病時就會出現此症狀，有時持續精神壓力也是形成原因。只要病情獲得改善，自然就會消失。

●指甲周圍炎　手腳的指甲周圍因爲感染細菌而引起發炎，會出現疼痛、指甲周圍或指甲生長處會變得紅腫，甚至化膿。

單純疱疹

是什麼樣的疾病？ 皮膚出現許多小水泡，稱爲「疱疹」。這是一種感染感染單純濾過性病毒而引起的疾病，屬於相當罕見的一種感染症，其特徵爲經常性復發，目前並沒有預防疫苗。

由於治癒之後病毒仍會躲在人體內，一旦因感冒、腸胃不適、紫外線、疲勞、壓力等原因造成免疫力降低時，它又會開始活動。

症狀 初次感染時症狀相當明顯，眼睛、嘴角、嘴內側和外陰部等部位會出現大量一～二公釐的水泡，嘴內側各部位會潰爛疼痛，出現發高燒或淋巴腺腫大等症狀。水泡不久就會破裂結痂，約兩周才能痊癒。若是不小心接觸患者出現水泡的患部，也會被傳染。

通常復發時，症狀會比初次感染時輕微，約一周左右能治癒。

當過敏性皮膚炎被病毒感染時，往往會惡化成疱疹性濕疹，因此必須多加注意。

治療 可施以外用及口服抗病毒藥，症狀嚴重的話，甚至需住院打抗病毒藥點滴。爲了預防眼睛周遭分泌物感染角膜，最好也前往眼科檢查。目前並沒有任何能夠確實預防復發的方法。

良心建議 患部發生於臉或嘴角時，嚴禁與他人貼臉或接吻；若患部位於外陰部，有可能藉由性行爲傳染，因此在水泡完全乾掉與疼痛感消失前，要避免進行性行爲。

帶狀疱疹

是什麼樣的疾病？ 「帶狀疱疹」俗稱「皮蛇」，是一種呈帶狀分布，會起小水泡的疹子，它和水痘一樣，都是由水痘帶狀疱疹病毒所引起的。僅出現在小時候曾得過水痘，或是接受過水痘預防接種的人身上，是不具傳染性的疾病。

由於患者過去感染時，侵入體內的病毒潛伏在神經節，因此當老化或疲勞造成抵抗力降低時，病毒便再度開始活動；一般來說，只要曾經發作過一次，就不會再復發。

症狀 初期會出現類似神經痛般的疼痛症狀，之後會延著神經所分佈的皮節，蔓延全身各處長出皮疹及水泡。

由於一條神經只負責掌管半節皮節（或左或右），因此病灶呈單側分布。發疹幾天之後，會由水泡變成膿疱，約兩三周後結痂而痊癒。

出現在臉上，會引起角膜炎；出現於耳朵到頸部，則會造成臉部肌肉僵化，引起顏面神經麻痺；若出現於外陰部，就會引起無法排尿等尿閉症狀。

治療 出現水泡後便施以抗病毒藥點滴、口服及外用藥進行治療；若

●**疱疹性濕疹** 罹患過敏性皮膚炎，或是因皮膚淋巴機能降低的人，一旦感染單純疱疹病毒時，會引發大量小水泡並呈廣範圍擴散。不只是嬰幼兒，近年來成年人罹病的例子也有明顯增加。

覺疼痛時可使用消炎止痛藥舒緩痛感。防止續發性細菌感染及去除神經痛。若疼痛情況嚴重時，則要盡早進行神經阻滯（將麻藥注入神經）的治療方式。

最重要的是，遵照醫師指示進行確實治療，一旦逞強不僅會造成病況惡化，也會拉長治療時間，還會留下神經痛等後遺症。

良心建議 有些家事可請家人代勞，保持安靜，充分攝取營養及睡眠，而且要忍耐到患部結痂爲止才可以洗澡。

此外，若是傳染給從未患過水痘的小孩或大人，發作時就不是帶狀疱疹，而是罹患水痘。

疣（尋常性疣．青年性扁平疣）

是什麼樣的疾病？ 一般稱爲「疣」的大多是屬於「尋常性疣」，常見於嬰幼兒或學童，還有成年人身上。

而「青年性扁平疣」則是多出現於青春期，以女性患者居多。雖然兩者均爲皮膚感染乳頭病毒所引起的疾病，但病毒種類各有不同。

症狀 皮膚上長滿小如米粒，大到豌豆的尋常性疣，呈灰白色，表面堅硬而粗糙。一般不會出現疼痛或搔癢等情形。

雖然全身各處都會出現，但最常見於手腳指甲周圍，尤其長在手指甲周圍的毒疣會連結變大，因此若是患部觸及身體其他部位的皮膚，就會造成感染面積擴大，也容易傳染給他人。

此外，由於這種疣長在腳底時是不會突起的，因此容易被誤認爲雞眼（P397），但不同的是，疣壓下去時不會痛，可藉由此點加以區別。

青年性扁平疣容易出現在額頭、臉頰、手背等處，皮膚會隆起約半顆米粒大小的突起物，表面平坦呈現如同膚色的淡褐色；很容易被誤認爲是青春痘。患部有時會發癢，用手去抓的話，就會感染到其他部位的皮膚，而且疣還會呈現線狀排列。

治療 不管是尋常性疣還是青年性扁平疣，可針對疣的數量及發生部位，以液體氮凍結疣來去除，或是服用從薏仁萃取出的藥劑等。

由於是不太容易治療的疾病，可嘗試在患部注射少量抗癌劑，不必擔心有副作用。

良心建議 爲了避免將病灶誤判爲雞眼，再加上疣很容易擴散感染到其他部位，因此最好盡快前往皮膚科接受治療。

尋常性疣

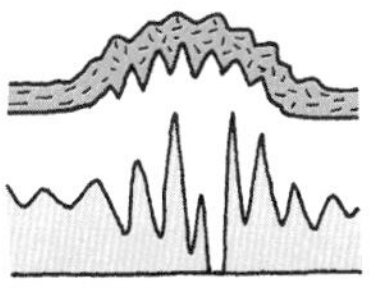

常出現於手腳背面或手指、指甲周圍，是表面粗糙的疣。腳底的疣有時會被誤認為雞眼。

青年性扁平疣

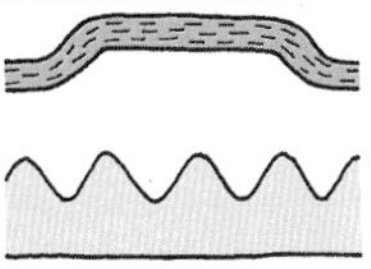

常出現於額頭、臉頰及手背，一種表面平坦的疣，有時會出現輕微搔癢感。

白癬

白癬菌（Trichophyton）是一種寄生在皮膚較淺的部位（角質層）的眞菌（黴菌），若是受到感染而引起皮膚病，即稱爲「白癬」。

足癬（香港腳）

是什麼樣的疾病？　「足癬」（Tinea Pedis）又稱「香港腳」或是「運動員腳」、「腳氣病」，是一種出現在腳底或邊緣以及腳指之間的小水泡或裂痕。

一般來說，足癬好發於青春期之後的成年人，兒童則較爲少見。至於運動員、軍人或是住校生，患病的比率則比一般人高，這都是由於環境的關係所造成的相互傳染。

足癬如果不加以治療的話，除了難以忍受的搔癢、足部不雅觀、出現異味，以及很容易傳染給他人之外，足部滋生的細菌很容易就可以從腳上的傷口侵入皮膚，造成腳或小腿反覆發作蜂窩組織炎、丹毒，甚至罹患淋巴腺炎。

症狀　有三種型態：

- **趾間潰爛型**　腳趾間出現水泡，並有刺痛感；其特徵爲皮膚紅腫潰爛並發癢。
- **小水泡型**　腳邊緣或腳心會出現許多小水泡，還會出現皮膚剝落，強烈搔癢感。
- **角化型**　出現於腳底或腳跟上，皮膚變得又厚又硬且乾躁，造成表面粗糙、龜裂。

由於不會出現搔癢等症狀，因此容易忽視。若是輕忽不處理的話，之後會不斷復發，移轉成角化型。

原因　感染白癬菌而引起的疾病，例如長時間穿鞋容易讓腳被悶住，或是因爲老化而導致新陳代謝變差

預防香港腳的方法

最好兩三雙鞋輪流穿

●皮鞋容易悶腳，最好準備幾雙鞋替換，不要每天穿一樣的鞋；會將腳部勒太緊的高跟鞋等也應盡量避免。鞋墊必須經常更換。

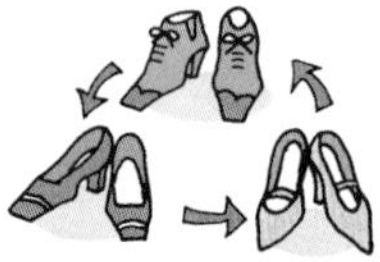

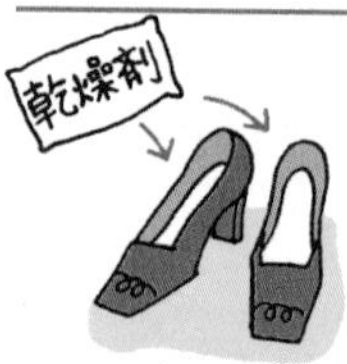

養成使用乾燥劑的習慣

不穿的鞋可使用鞋用乾燥劑去除濕氣。

球鞋等可整雙洗滌的鞋，要經常清洗。鞋櫃也要經常打開保持通風。

注意別傳染給家人

若是腳的水泡疹皮膚剝落了，水疹細菌就會掉在地板上；為了不感染給家人，有水疹的人即使在家裡也要穿上襪子，不可打赤腳。

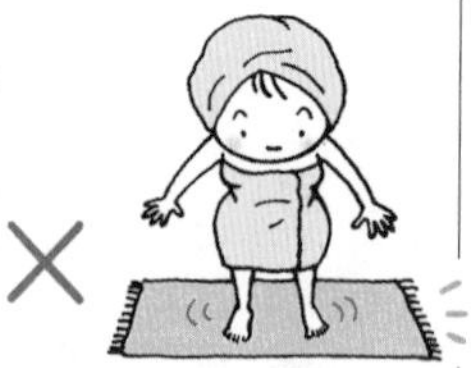

最好在公司準備備用鞋襪

到了公司之後，不妨換上通氣性佳的低跟鞋。尤其水疹症狀強的人，換穿涼鞋比較不容易悶腳。休息時間可脫鞋，讓腳透氣，或洗腳（不方便洗的時候，可用擰乾的濕毛巾來擦）去除汗水與污垢。

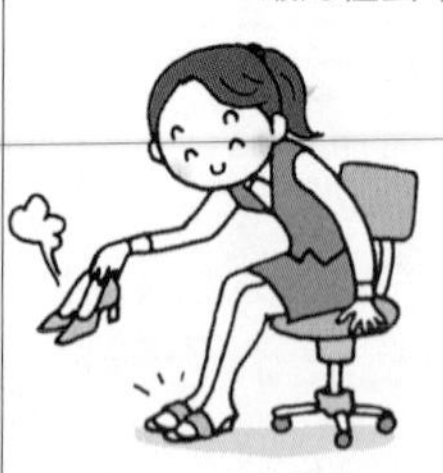

時，就很容易發生。

治療　可於洗完澡之後塗抹抗眞菌藥，因爲此時角質變軟，藥效容易吸收效果更好。當患部範圍較廣、症狀明顯時，若屬於外用藥劑不易滲透的角化型，則可使用口服抗眞菌藥進行治療。

爲了防止復發，要必須持續治療兩三個月，直到完全治癒爲止，可能要花一年以上的時間，最好能夠遵照醫師的指示，耐心地持續配合接受治療。

良心建議　首要動作是讓腳部保持乾燥與清潔，洗澡後最好連手指之間的水氣都確實擦乾比較好。此外，襪子最好選擇透氣性佳的純棉或麻的材質。

避免自行判斷任意使用市售成藥的行爲；如果爲了抑制發癢而塗上類固醇藥，不但不見得能治好，反而會越來越惡化。

爲了不傳染給別人，必須注意浴室踏墊、拖鞋等都不要公用。

手癬

是什麼樣的疾病？　「手癬」（Tinea manus）俗稱「鵝掌風」，和足癬一樣都是因爲感染了白癬菌，導致手上出現許多水泡。雖然大多是由足癬所感染的，但罹患率並不像足癬那麼高。

症狀　初期會出現紅斑、疹子、水泡和脫屑等病變，此時眞菌生長繁殖很快，傳染性較強。大多數會有手掌角質變厚，出現如足癬角化型等症狀，還會長出許多小水泡，伴隨皮膚剝落、發癢等水泡型症狀。

雖然常被誤認爲接觸性皮膚炎（P392）之類的手部濕疹，但若是手部濕疹的話，平常慣用的那隻手，症狀會比較明顯。因此若是另一隻手的濕疹情況也很嚴重時，最好盡快就醫，確認是否罹患感染細菌所引發的手癬。

治療　可塗上抗眞菌藥等，治療方式與足癬一樣。

指甲癬

是什麼樣的疾病？　顧名思義，「指甲癬」是發生在指甲的白癬菌感染，經常出現於腳指甲或手指甲等部位。大部分是由於引起足癬的白癬菌侵入指甲所引起的。

足癬問題若一再拖延不處理，一旦用指甲搔抓腳底已經呈角化型水疹變得又硬又厚的皮膚的話，便容易感染至身體其他部位。

症狀　指甲呈現黃褐色或灰白色，變得白濁厚實且脆弱。

雖然一般不會出現發癢或疼痛等症狀，但若是症狀過於嚴重的話，指甲會嵌入皮膚裡，引起疼痛，甚至無法穿鞋。

治療　當塗抹抗眞菌藥並沒有太大效果時，可口服抗眞菌藥，但請務必遵照醫師指示進行治療。

由於指甲癬非常不容易治癒，故要耐心配合醫師持續治療，直到根治爲止。

體癬

是什麼樣的疾病？　身體各處會出現如硬幣般大小的疹子，又稱爲「小水泡性斑狀白癬」。

症狀　紅色丘疹或小水泡朝外側呈同心圓狀擴散，變成一條條像是有框線的斑紋狀。

因爲患部的中心呈褐色，會讓人有誤以爲治癒的錯覺，而且會伴隨強烈搔癢感。

原因　基本上是種由白癬菌所引起的疾病，有時感染貓狗身上或棲息於土中的白癬菌也會引發此疾。

治療　塗抹抗眞菌藥軟膏較快治癒；但若範圍較廣，則要搭配口服抗眞菌藥。

良心建議　此症常出現於容易流汗的腋下、穿著內衣或束褲等部位，所以要經常擦汗、保持皮膚清潔與乾燥。

若是出現於臉或手臂等沒有被衣服覆蓋的部位，就有可能是經由寵物所傳染，就算貓狗身上沒有皮膚病，也多少帶有細菌，因此盡量不要與寵物有過於親密的肌膚接觸，務必養成摸完寵之後，用肥皂洗手的習慣。若是誤認爲濕疹而塗抹類固醇軟膏，就會導致症狀惡化，必須注意。

另外，股癬也會經由性行爲感染，應當留心注意。

皮膚念珠菌症

是什麼樣的疾病？　因感染屬於眞菌（黴菌）的念珠菌而引起的皮膚病。這種細菌會在健康人體的口中、消化道、陰道等處落腳，一旦抵抗力變差、皮膚濕氣增高時，就會繁殖引起疾病。

代表性的疾病包括指間念珠菌症、鼠蹊部念珠菌感染、指甲周圍炎念珠菌感染等。

症狀　皮膚變紅、脫落，還會出現小水泡和膿疱，以及發癢等症狀。

「指間念珠菌症」大多發生於手指，尤以中指及無名指間發作的頻率最高，患者以家庭主婦、廚師、美容師等，經常接觸水的人居多。此外，像是化妝水或米糠等雜質淤積於指間，也會引發此症。

「鼠蹊部念珠菌感染」除了常見於嬰兒包著尿布的胯下，像是體形比較肥胖的人的乳房下方或是腋下等部位，以及臥病在床的老人等，身體比較潮濕又易磨擦的部位，都容易感染此疾。

至於「指甲周圍念珠菌感染」的患者，多是工作時指尖一直處於潮濕狀態的人；通常指甲周圍有時會紅腫化膿，按壓會有刺痛感。

治療　最重要的就是保持患部清潔、乾燥，還可依症狀程度，使用外用與口服的抗眞菌藥進行治療。此外，嚴禁自行判斷、擅自去藥局購買含有類固醇的藥膏塗抹患部，反而容易導致症狀惡化。

●**股癬**　出現在大腿內側的白癬，女性的話，有時會擴散至下腹部、會陰部、臀部等處。呈圓狀擴散、界線鮮明的發疹狀況，還會伴隨奇癢，就算治癒也容易形成色素沉澱。

汗斑

是什麼樣的疾病？　感染存在於人體皮膚，一種稱為Malassezia的真菌（黴菌）所引起的。

此症常發生於黴菌容易繁殖的梅雨季節到夏季這段期間，容易流汗的人最易罹患此疾。

症狀　胸部及背部長出許多如大豆般的淡紅褐色斑點，有時還會出現一個接一個變大的情形。

斑的表面像灑上了粉似的，只要磨擦就會掉下許多皮屑，幾乎沒有什麼發癢等明顯症狀。

之後患部的皮膚顏色會逐漸褪去形成白斑點，有時就算經過一段長時間也無法恢復；若以顯微鏡來觀察，還看得到黴菌。

治療　可塗抹抗真菌藥進行治療。

由於容易復發，務必耐心持續接受治療，有時即使患部已經痊癒，皮膚顏色也會變得比較深。

良心建議　務必用肥皂仔細清洗身體，保持清潔與乾燥。運動過後會出汗若是不馬上換衣服的話，就容易一再感染，須多加注意。

由昆蟲等引起的皮膚問題及緊急處理方法

人體一旦被蟲叮咬，依蟲的種類不同會出現各種過敏反應，有時還會陷入休克狀態，因此務必記住緊急處理方法。

●遭蜜蜂、虻給螫咬時

當毒液一進入體內，除了會出現劇烈疼痛外，患部還會紅腫，甚至引發休克，這時絕對嚴禁壓迫被螫咬的部位。長腳蜂和雀蜂等兩種蜂類是最危險的。

如果昆蟲的毒針還留在被刺的部位，可用鑷子取出，或是用嘴巴將毒吸出，然後趕緊吐掉。用水沖洗並冰敷患部，再塗上抗組織氨軟膏。

若是一次被咬好幾個地方，而且疼痛劇烈時，就應立即送醫。如果出現休克狀態，就要趕快較救護車。

●遭毒蛾咬到時

當毒蛾的毒針毛刺到皮膚，就會出現大量奇癢無比的小丘疹。

基本上以五~八月是危險期，這個時期毒蛾常出沒於櫻花樹、柿子樹、梅樹、山茶樹等；若是不幸被咬到了，記得要趕快用自來水清洗傷處，塗上抗組織氨軟膏，並立即送醫治療。

●遭疥癬蟲咬到時

由於疥癬蟲是藉由肌膚接觸所感染的，因此以往主要感染途徑為性行為。但是近年來在醫院或是養老中心等群居之處，曾爆發藉由寢具或衣物的集體感染，甚至傳染給看護或醫護人員等情形也很常見。

疥癬蟲是的毒刺若刺到陰部或是胯下、腋下、手指之間，就會出現強烈發癢的紅色丘疹以及幾公釐的灰白色線條，是一大特徵。

可塗上止癢軟膏，持續浸泡硫磺浴等治療方式。其他經由皮膚接觸的感染源，還有體虱（P125）。

●休克狀態　遭受食物、藥劑、昆蟲等原因刺傷，30分鐘以內出現的強烈過敏反應。會出現臉色蒼白、嘴唇發紫、意識薄弱、嘔吐、痙攣、呼吸困難等症狀，攸關性命。

肌膚問題

肌膚新陳代謝的周期為一個月

肌膚新陳代謝的周期約爲一個月，在不斷新陳代謝後，重新轉變爲健康又新生的肌膚。

若是持續過著生活不規律、營養不均衡，以及採用錯誤的方式減肥，就會造成代謝周期紊亂。如此一來，不僅不會長出新生肌膚，反而會留下舊有細胞，成爲粗糙肌膚。因此與其購買昂貴的化妝品，還不如徹底改善生活作息。

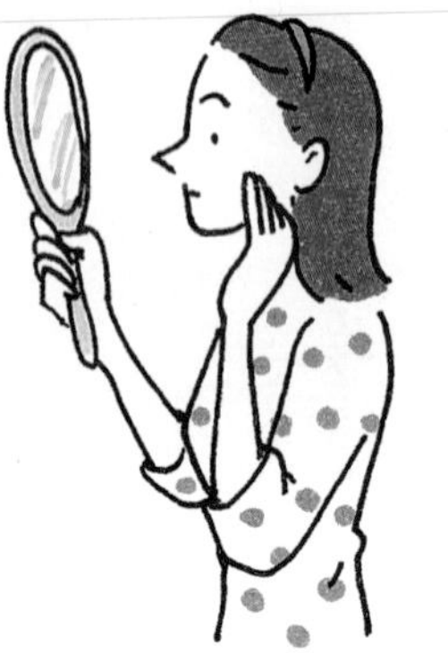

身體的狀況會顯現於肌膚上

皮膚能反應內臟狀況，如果營養狀態不佳、生活步調與生活習慣紊亂、壓力等因素，就會出現血液循環變差、眼睛下方出現像貓熊眼睛般的瘀血等各種肌膚問題。

過了二十歲之後，肌膚會開始老化，除了黑斑、雀斑、皺紋等隨著新陳代謝衰退出現的肌膚問題，在某種程度上，肌膚老化現象是無法避免的。

至於讓肌膚急速老化的速度，則取決於個人的生活習慣。平時應該做到避免紫外線曝曬、每天洗臉保持肌膚清潔、不讓肌膚乾燥等事項，雖然這些感覺上都是理所當然之事，卻是保持健康肌膚的不二法門。

造成問題肌膚的原因

●**用力刷洗**
以身體刷或尼龍巾用力清洗會洗掉保護皮膚角質和具滋潤作用的皮脂膜，使皮膚變得粗糙，出現褐色色素沉澱。其實用手洗就可以了。

●**肥皂與膚質不合**
例如使用粒狀潔膚劑來洗臉，角質就會剝落，引起皮膚炎；對於容易敏感的肌膚，要選擇無刺激與無香料的產品。

●**化妝品造成的過敏反應**
價格並不重要，重要的是必須選購適合自己肌膚的化妝品。當肌膚出現敏感或發癢時，要立刻停用；即使是無香料或低刺激的化妝品，使用之前一定要先試用。

●**化妝卻忘了洗臉**
不卸妝就睡覺，臉上污垢會對肌膚的新陳代謝造成阻礙，這是造成肌膚粗糙及暗沉的原因。

●**吸菸的習慣**
吸菸會流失「美膚之本」的維他命C，肌膚的滋潤度、光澤及彈性也會喪失，而且吸菸也是肌膚粗糙、斑點、皺紋的成因。

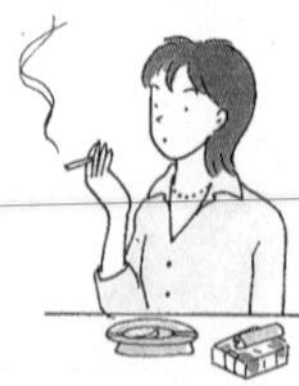

●**紫外線、乾燥**
紫外線照射會造成黑色素沉澱，形成黑斑，或是造成雀斑顏色變濃。乾燥也會讓肌膚水分流失，注意冷氣或暖氣造成環境過於乾燥。

・**維他命B群**　青魚、貝類、納豆、菇類等
・**維他命C**　蘋果、奇異果、綠黃色蔬菜等　・**蛋白質**　肉類、大豆製品等。

聰明的肌膚保養

去除污垢

●**選用專用的清潔用品來洗臉**

雖然清潔肌膚是保養肌膚的基本功夫，但要避免使用沐浴乳或浴用肥皂來洗臉，以免連保護皮膚表面的皮脂成分都洗去，要使用專門洗臉用品洗臉。

●**大量使用卸妝用品**

卸妝時使用的清潔劑，只要適合肌膚，不一定要用昂貴的產品。最好可以大量又不擔心浪費地來使用；而塗抹時的技巧，是將其於臉上細細且均勻地推開。

●**洗臉時要充分起泡**

卸妝後洗臉，要將清潔劑放在手心輕推，充分起泡後，再輕柔地洗臉。然而不管是隔天洗臉，還是為了去除肌膚的老舊物質而洗臉，光用水洗是不夠的，要使用清潔劑並輕柔地清洗。

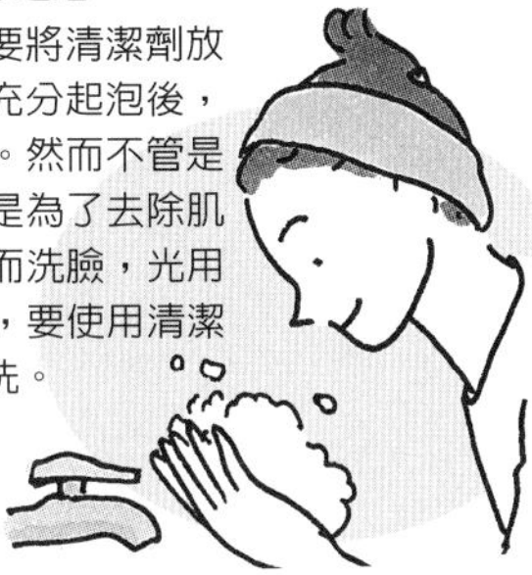

不上妝的對策

●**隔絕紫外線**

因紫外線而產生的黑色素，約一個月後會恢復原狀，但是，隨著年齡增長、新陳代謝變差，色素會未排出而殘留下來形成斑點。外出時除了基礎化妝品外，還要使用防曬乳，再加上遮陽帽與陽傘。

●**泡溫水澡來放鬆**

要提高肌膚的新陳代謝，可慢慢泡個溫水澡。也要選擇適合頭皮的洗髮精和潤絲精，低刺激的有洗淨力較弱的，若為油性肌膚的話，就無法去除油脂。

基礎化妝品

●**大量使用化妝品**

化妝水的目的是要給予肌膚滋潤，所以要大量使用，但是倒在化妝棉上實在不符合經濟效益，、因此要將化妝水直接倒在手心，再用指腹輕輕沾起拍打臉部，當拍打眼睛周圍時，記得動作要放輕柔。

●**一週敷一次面膜**

再怎樣努力洗臉，毛孔還是會殘留化妝品的污垢。每週敷一次臉能去除污垢，蒸臉或將熱毛巾貼在臉上都有效，但是頻繁敷臉會傷害角質，造成肌膚問題，必須注意。

●**以保濕乳來保護肌膚**

洗完澡後，趁水氣還殘留在肌膚時，可塗上乳液或保濕乳，將水分封鎖住。手肘或膝蓋等容易粗糙的部分，若裹上保鮮膜，可以提高保濕力。

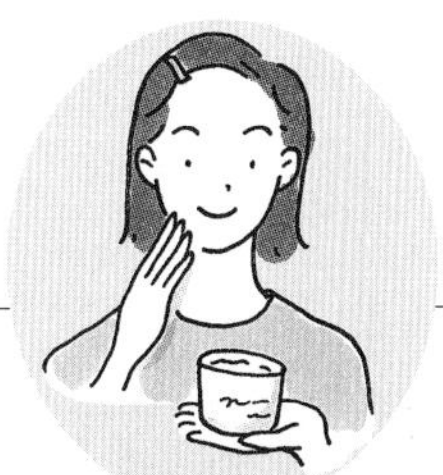

塑造美肌的食物

要塑造及維持健康又美麗的肌膚，維他命與蛋白質是不可欠缺的。

維他命A能防止肌膚乾燥；維他命B群促進血液循環，讓肌膚光滑；維他命C可促進皮膚的新陳代謝，除了能防止黑斑與雀斑的沉澱，還有助於形成能幫助提高皮膚抵抗力的膠原；維他命E可促進血循、抑制血管的老化；而蛋白質對維持身體健康也是很重要的。

以恰當的飲食過生活，從體內開始塑造美麗肌膚吧！

●**維他命與蛋白質**　維他命A／肝臟類、鰻魚、雞蛋、綠黃色蔬菜等；維他命E／花生等堅果類、青魚等；膠原／蝦子、咖哩等。

癌症（惡性腫瘤）

癌症是由於異常的細胞增殖所產生的惡性腫瘤

所謂「癌症」，就是體內一部分的細胞突然產生異變增殖，而形成了惡性組織（腫瘤）。會變成惡性的原因有以下三點：

①癌細胞持續增殖

正常的細胞新陳代謝很旺盛，老舊細胞會死去剝落，經常更換新細胞。可是突然發生異變的癌細胞，則數量會不斷增加。

②癌細胞會擴散至周圍組織

癌細胞的生命力很強，能又深又廣地擴及侵入周圍的正常細胞，並加以破壞。

③癌細胞會轉移

癌細胞會隨著血液或淋巴液的流動，轉移到其他臟器；然後又繼續增殖，進而威脅生命。

癌症是遺傳基因突然產生異變所造成的

我們都知道，癌症的發生和遺傳基因有很密切的關係。體內的正常細胞中，共存著創造出細胞的「癌症基因」（正常的時候，是擔負著控制細胞增殖的任務），以及阻礙它的「癌症抑制基因」。

到發病之前，首先會有一個導致此基因突然異變的導火線（引發劑），再加上促進它的物質（催化劑），讓原本正常的細胞轉變為癌細胞，慢慢地發展為癌症而發病。

香菸與食品是促成癌症發病的兩大主因

在促進癌症發生的引發劑，以及讓癌症成長的催化劑中，有各式各樣的東西，其中以香菸及食物為兩大主因。

●**香菸**　香菸含有環狀碳化氫與DMNA等數十種致癌物質，除了肺以外，還會成為導致咽喉癌及食道癌等的危險因子，甚至會誘發各種器官的癌症發生。

以肺癌來說，若是一天的抽菸數量×抽菸年數＝六〇〇以上（抽菸指數），就被視為罹癌的高危險群；而且抽菸年齡越低（尤其是二十歲以下），危險率就越高。

抽菸之害不僅是只有發生在抽菸者本身，就連二手菸，也會讓家人或是周遭的人全都陷於罹癌的風險中（P742）。

●**食品**　由花生等堅果類，或是玉米的黴菌所產生的「黴毒」黃麴黴毒素，被稱為是最強的致癌物質。

人體內形成的亞硝基化合物也是很強的致癌物，存在於火腿或香腸等的氨或氨基等化合物，有時會根

癌症的發生部位

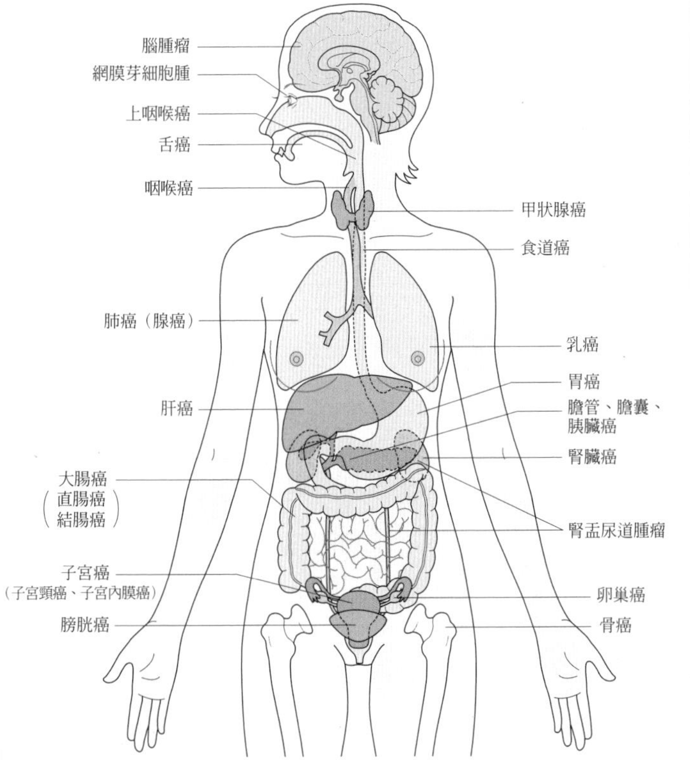

癌之所以形成，是因為組成身體的細胞變成癌細胞，會發生在身體各處。根據發生的部位或者個人狀況不同，其性質、增殖、轉移的方式也會不同。由於並無完善的預防方法，所以早期發現、早期治療就是最根本的做法。

據食品的飲食搭配，在胃中變化為亞硝基化合物，而維他命C具有抑制其致癌的效果。此外，烹調時產生的燒焦物也需注意，尤其肉或魚等動物性蛋白質的燒焦物，其中含有多種致癌物質。

●其他　「放射線」會造成白血病、甲狀腺癌，「紫外線」則會引發皮膚癌；「病毒」會成為肝癌、子宮癌的誘因。

此外，肥胖或攝取過多的動物性脂肪，會形成乳癌、子宮內膜癌、卵巢癌的導火線。

生產和性生活與女性癌症的發生息息相關，未婚或無生產經驗婦女、頭胎生產年齡高的人，都有較易罹患乳癌、子宮內膜癌的傾向。

性行為初體驗年齡低的人、懷孕次數多的人、有許多不同性行為對象的人，子宮頸癌的發生頻率會越高。

子宮內膜癌的發病大多發生在停經後，尤其是五十歲之後。

（※另外關於「女性特有的癌症」，請參照P128）

胃癌有逐年減少的傾向 乳癌會是未來的榜首

在日本，癌症的死亡人數年年增加，一九八一年達到最高峰之後持續位居第一，遠遠超過心臟病與腦中風，目前所有死亡人數中，約有四分之一是和癌症有關。

而在台灣地區，就二〇〇三年的資料顯示，位居首位的肝癌是男女皆排名第一的癌症，以六十五～七十五歲比例最高；第二名的肺癌則女性的死亡率高於男性；排名第三的乳房癌更是女性的大敵，四十～七十歲的罹患率偏高，其中又以四十五～五十五歲爲高峰期。

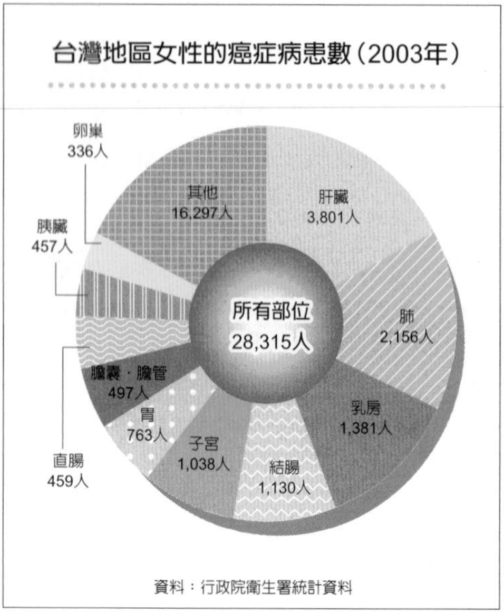

如果將女性癌症患者分類來看的話，人數最多的是胃癌（P430），此爲男女皆名列第一的癌症，第二名是乳癌（P128），第三名是結腸癌（P436），之後是子宮癌（P138）、肺癌（P429）。

目前罹患人數居首位的胃癌，在一九五〇年左右，約占總罹癌人數的一半，即使目前也是最常見的癌症，但發病率已有逐年減少傾向。這是由於飲食生活逐漸改善的緣故，原因在於攝取食品的種類，以及食品保存法從鹽藏轉變爲冷藏及冷凍；此外，其他的原因還包括近年來健康檢查的普及、診斷及治療等醫療技術的進步等因素。

至於名列第二的乳癌，也從三十歲的後半段開始，逐漸增加罹患機率。但和胃癌相反，其罹癌人數反而有急速增加的傾向，被預測將來很有可能成爲女性癌症之冠，原因是來自高脂肪、高蛋白的歐美型飲食生活普及化所造成的肥胖、少子化（生產次數少＝排卵次數多）等，以及女性進出社會或是生活型態的變化等，都會造成很大的影響。

排名第三的結腸（大腸的主要部分包括升結腸、橫結腸、降結腸、乙狀結腸）癌，過去少見於女性，但現在從五十歲前半段起，人數開始增加，尤其最常見的是乙狀結腸癌，預計將來會和乳癌一樣，罹病人數大幅增加，成因可能是攝取過多脂肪含量高的食品、食物纖維攝取量減少等。

在肺癌方面，經常在五十多歲中期時發生，這和女性從年輕時期的吸菸習慣有關，日後罹病人數也有可能增加。此外，從點著火的香菸飄出的二手菸（副流菸），也含有強烈的致癌物質，據說丈夫是菸槍，妻子得到肺癌的危險性，大約是丈夫爲不吸菸者妻子的兩倍。

子宮頸癌有減少
子宮內膜癌有增加的傾向

在乳癌以外的婦產科癌症方面，子宮頸癌的患者人數及死亡人數正在逐年減少之中。

減少原因包括自體檢查的普及，以及早期診斷、早期治療奏效，此外泡澡或沖澡的普及等衛生狀態的提升，也是很重要的因素。

另一方面，子宮頸癌患者有年輕化的現象，這樣的原因有可能是初次性行爲的年齡降低之故。

雖同屬子宮癌，子宮內膜癌卻和子宮頸癌相反，有增加的趨勢。子宮內膜癌的原因是肥胖或生產次數減少等，容易罹患的條件和乳癌很像，與乳癌一樣有增加的傾向。

另一方面，雖然卵巢癌（P148）和子宮癌相較之下，患者人數較少，但是由於女性晚婚或少子化等因素影響，罹患人數有年年增加的趨勢，死亡率甚至比子宮癌還高。

2015年日本女性癌症患者數（預測）

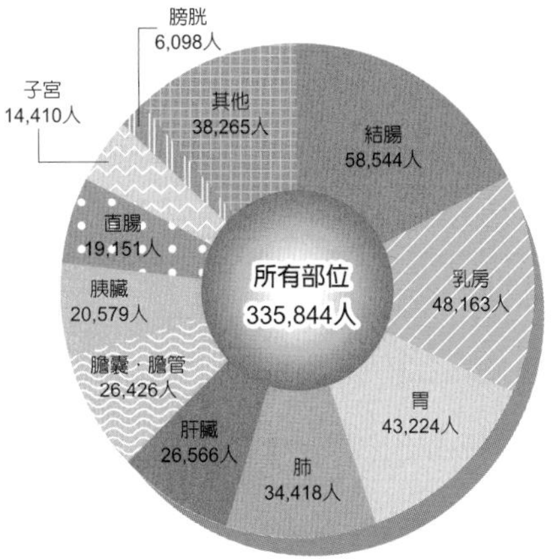

資料：北川貴子、津熊秀明：〈日本癌症患者的未來預測〉。富永祐民等（編）《癌症統計白皮書》，篠原出版，東京，1999。

目前榜首的胃癌已退居第二，由結腸癌取代，不過乳癌仍是女性癌症之冠。罹患子宮頸癌人數雖有減少傾向，但子宮內膜癌則逐年漸增加。

癌症的危險信號

若出現以下症狀，還是要檢查比較放心，癌症是早期治療就能克服的疾病。

癌症	危險信號
胃癌	‧胃的狀況是否不太好，有胃口不好或消化不良的情況？ ‧食物的喜好是否改變了？
食道癌	‧吃東西或喝水的時候，胸口是否有堵塞的感覺？
結腸癌 直腸癌	‧是否不斷便秘與腹瀉？ ‧糞便裡是否混雜著血液或黏液？
肺癌 咽喉癌	‧是否出現久久不癒的咳嗽，同時咳出的痰裡還混雜著血？
舌癌 皮膚癌	‧舌頭或身上是否有不易治好的凸起物和潰爛？
子宮癌	‧分泌物是否增加，且有不正常出血？（子宮頸癌及子宮內膜癌是一樣情形。）
乳癌	‧乳房是否有硬塊？乳頭是否有分泌物，或是否有凹陷或結痂？
腎臟癌 膀胱癌	‧是否尿不太出來，或是尿中含有血液混雜？

要先告知本人罹癌的事實

以癌症來說，要讓醫師與患者之間建立信賴關係，以利進行恰當的治療，首要之務，就是要告知病人罹患的病名，以及幫助患者建立對疾病的概念。

所謂「告知」，就是「誠實地對患者報告病名或症狀」，而告知概念則是基於「醫師對患者詳細說明疾病及病症，以及即將進行的檢查及治療等醫療行爲，讓患者能加以理解、認同且同意」的出發點。

這是基於尊重患者關於知的權利，以及治療之選擇權的想法所制定的，患者藉由接受癌症的說明及告知，才能積極地參與自己的治療。

另一方面，對醫師來說，當必須使用副作用強的抗癌劑的時候，就不需因擔心患者的情緒而撒謊。如果有數種效果差不多的治療方法可選擇時，必須先向患者詳細說明，

癌症的檢查與診斷

檢查名稱	檢　查　內　容	針對的癌症
X光檢查	照射X光透視人體內部並進行攝影的檢查。只以單純X線檢查就能檢測出的癌症很少，但藉由造影劑的給藥（經口及血管等），能檢測出更多的癌症。	肺癌、骨腫瘤、消化器癌
乳房攝影	乳房專用的X光攝影法。使用X光將從上下及側面施加壓力的乳房予以攝影。	乳癌
CT（電腦斷層攝影）	藉由電腦處理X光的資料，由身體病變切片來看斷層圖。	所有癌症
MRI（磁振造影儀攝影法）	使用磁氣與電波來看身體的斷層圖。由於可從橫向、縱向及斜向來攝影體內，故能正確掌握住癌的位置；而且由於不使用X光，不用擔心曝光。	所有癌症
RI 檢查（放射性同位素掃描）	藉由靜脈注射，將放射性同位元素注入體內，檢測出與癌結合的放射性物質的放射能，進行影像診斷。	肝癌、骨軟部腫瘤，癌細胞轉移至骨頭、甲狀腺癌
超音波檢查	將超音波緊貼身體，碰撞體內的組織及內臟來反射所出現的反射波影像化，掌握腫瘤的位置。	乳癌、甲狀腺癌、膽．肝．胰臟癌、腎癌、卵巢癌
內視鏡檢查	將尖端裝有鏡片與燈的細管插入體內，觀察病變。裝上相機之後，就能攝影紀錄，由於可直接看到體內，對早期發現癌症很有用。	消化道癌、肺癌
病理學上的檢查	①細胞診檢查／從病變部位採取細胞以顯微鏡觀察診斷。 ②病理組織檢查／將病變部位切片，以顯微鏡觀察診斷。	所有的癌症
腫瘤標記	腫瘤指標是癌細胞所分泌的特異物質，一旦癌症發生，血液中的腫瘤指標值就會升高，對癌症的診斷有幫助。	大腸癌、卵巢癌、胰臟癌、肝癌、其他多項癌症
PET（正子斷層掃描）	類似X光CT的裝置將病變切片，轉變為縱向斷層畫面來檢查的方法。此法容易確認小型的癌症或是否有轉移。	肺癌、惡性淋巴腫瘤、癌症的轉移等

討論之後再決定要選擇哪一種。

也就是說，要立基於雙方的信賴關係下來進行治療。

至於最重要的告知後之精神照顧方面，家人與醫師、護士要同心協力，保持良好互動，支持病患；不過，在關於剩餘性命的告知方面，醫師之間的意見還是有些分歧。

「第二意見」是什麼？

所謂的「第二意見」，是在診療及治療方面，聆聽主治醫生以外醫師的意見。

即使被診斷為癌症，或者被認定需要進行手術治療時，醫學知識或是資訊不足的患者或家人，也會因為不太能理解而感到迷惑，而猶豫是否需要進行手術。目前治療法的選擇範圍更寬廣，要讓患者接受更令人認同、不令人後悔的治療，也許應該向其他醫師徵詢第二意見才對。

癌症的治療方法

治療法	治療內容	針對的癌症
外科治療	將癌症病灶藉由手術切除，此為治療癌症的主要方法；並視惡化的程度，選擇採用標準手術、擴大手術，或是縮小手術。	所有的癌症
雷射療法	利用雷射來破壞癌細胞，也可在內視鏡的尖端安裝雷射裝置，插入體內來照射。此法不會傷害身體，可限定只有癌症病灶的範圍。	初期的子宮頸癌、頭頸部癌、肺癌
放射線療法	照射放射線來抑制癌細胞增殖，使之消滅的方法；不同種類的癌症，其效果也會不同。	子宮頸癌、頭頸部癌、口腔癌、食道癌
賀爾蒙療法	若特定的賀爾蒙會促進癌細胞發育時，施予和其賀爾蒙對抗（反對的作用）的賀爾蒙藥之治療法，不同種類的癌症，其賀爾蒙藥的效果也會不同。	子宮內膜癌、乳癌
溫熱療法	將癌症病灶加熱到42～43℃，並消滅癌細胞。由於單用此法無法得到充分效果，大多會和放射線或化療法併用。	腦腫瘤、頭頸部癌、胸部・腹腔內、骨盤內癌等
化學療法	使用抗癌劑抑制癌細胞的增殖，進而消滅的治療法；不同種類的癌症，其有效的抗癌劑也會不同。	幾乎包括所有的癌症，尤其是白血病、淋巴腫瘤、卵巢癌
免疫療法	一種發現只有癌細胞特有的特定抗原，然後攻擊它的特異性免疫療法；此法可提高整體免疫力，攻擊癌症的非特異性免疫療法。	所有的癌症

●**頭頸部癌**　頭頸部是指從頭部（除了大腦）到鎖骨的部位，頭頸部癌即是發生在這個範圍內的癌症，包括咽喉癌、口腔癌、喉頭癌、鼻腔癌、副鼻腔癌、甲狀腺癌等，診斷及治療工作主要是由耳鼻喉科負責。

被診斷為癌症時需要向醫師確認的事項

當被告知爲癌症時，要確認以下事項，並與醫師討論，積極投入治療：

①癌症的種類（癌症腫瘤、肉瘤）及類型（Ⅰ期、Ⅱ期、Ⅲ期等）？

②病期（Ⅰ期、Ⅱ期、Ⅲ期等）爲何？是否會轉移？

③目前有哪些治療方法？手術將以何種方式進行？若有數種治療法或式手術方式時，應該選擇哪一種？這些都要和醫師討論到彼此都能認同爲止。

④手術後要確認癌細胞是否都切除了？是否有再次動手術的必要？手術後接受必要療法的說明。

⑤確認復發時會出現於什麼部位？還有會轉移到哪裡？聽取有哪幾種治療法的說明。

⑥先瞭解每一種治療法的副作用，以及可能發生的合併症。

防癌十二要點

（取自日本研究贊助財團「癌症預防12項」）

①攝取營養均衡的飲食（不偏食）

攝取營養均衡的飲食，藉由攝取種類繁多的食物，就能避開集中攝取致癌食物的危險。

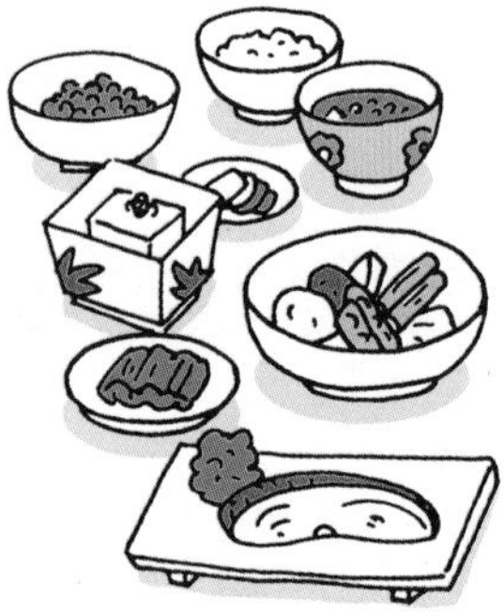

②不重覆攝取同樣食品

為了分散致癌風險，飲食要有變化，務必攝取多種食物。蛋白質來源不只是肉，吃魚或大豆製品等，也一樣可以得到，要儘量從不同食物中攝取。

③吃八分飽，控制脂肪

肥胖與癌症關係密切，脂肪攝取過多，可能是大腸癌、乳癌、卵巢癌、肺癌的形成原因。

④飲酒要適可而止

長期間大量喝酒，是形成肝癌的導火線。尤其是喝酒時不吃小菜，又同時吸菸，更會增加肝癌或大腸癌的危險；而直接喝下強烈的酒精，也有可能發生食道癌。

⑤戒菸

即使是老菸槍，只要戒菸，肺癌的危險性就會確實減少。戒菸期間要訓練不要大口吸菸、不要吸到肺部、吸菸後漱口等，都能多少降低致癌風險。注意，以上只限於戒菸期間實行。

⑥攝取適量的維他命C與纖維質

β胡蘿蔔素（維生素A）、維生素C，以及維生素E都具有抑制致癌物質的效果，每天必須大量攝取富含這些維生素的綠黃色蔬菜及水果。

此外，大量含有食物纖維的豆類、根菜類、海藻類等，可以消除便秘，並有將腸內致癌物排出體外的作用，有效預防大腸癌的發生。

●**大量含有β胡蘿蔔素的食品**　胡蘿蔔、菠菜、小松菜、春菊、肝、鰻魚等。
●**大量含有維他命C的食品**　芹菜、花椰菜、青椒、草莓、奇異果等。

安寧病房是畫上生命句點的地方

所謂「安寧病房」，是為了讓末期的癌症患者及其家人不要有身心上的痛苦，盡量去支援他們的地方。

安寧病房內的照護重點是，提供能消除末期癌症產生的強烈疼痛及呼吸困難、失眠、全身無力等肉體痛苦的治療，以及緩和將面臨死亡的恐懼、不安與孤獨感等精神痛苦，醫師、護士、諮詢師、宗教家等，會組成團體來照顧他們，讓患者在剩下的生命中保有人類的尊嚴，並且支持病患創造有意義的生命句點，這些支援也適用於病患家屬。

安寧病房和以治療為目的的一般病房不同，會在可能的範圍內滿足患者要求，例如放置家屬的陪病床、和寵物一起生活、允許抽菸等，主要以患者的生活品質為優先考量。

⑦少吃辛辣食物，熱食要待涼

鹽分攝取過量是造成胃癌的原因，平常就要少吃鹽，養成口味清淡的習慣。熱呼呼的食物或飲料會傷害食道的黏膜，有罹患食道癌的危險，所以要適度冷卻。

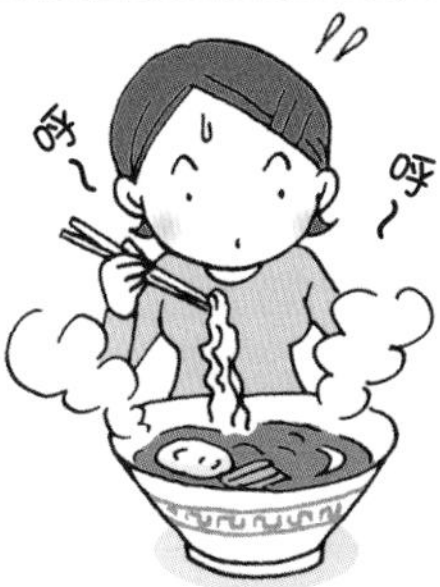

⑧不吃燒焦的食物

食物的燒焦處含有許多致癌物質，尤其是肉或魚等的燒焦處，料理時要小心不要燒焦；至於烤雞肉等稍微烤焦會比較好吃的食物，要搭配大量的蔬菜一起食用。

⑨不吃發霉的東西

花生等堅果類或玉米上的黴菌（黃麴毒素）是很危險的，米、小麥、大麥，以及醬油或味噌的黴菌也要留意，食用前要仔細觀察，不要誤食發霉的東西。

⑩不過度曝曬日光

過度曝曬日光（紫外線）會造成皮膚癌。在外出或做戶外運動時，如果擔心日曬，可塗上防曬乳，戴上有寬邊帽沿的帽子；避免在海邊等處做日光浴，曬得一身黝黑未必健康。

⑪適度運動

精神上的壓力或過勞，會使免疫力降低並促進癌症發生。睡眠要充足，不要累積疲勞，而活動身體可以改變心情，所以要做適度的運動，每天流一次汗。

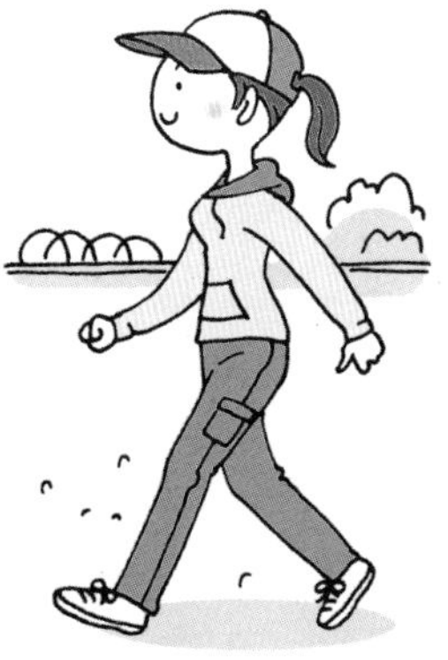

⑫保持身體清潔

每天泡澡或沖澡以保持身體清潔，內衣褲也要勤於更換。

●**大量含有維他命E的食品** 花生、大豆、芝麻油、沙丁魚、蛋等。
●**大量含有食物纖維的食品** 果凍、蠶豆、銀杏、牛蒡、馬鈴薯、海帶等。

〔主要的癌症特徵與治療〕

※關於子宮癌、乳癌等女性特有的癌症，請參照P128～

腦腫瘤

是什麼樣的疾病？ 發生於頭蓋骨內部的腫瘤，分爲惡性與良性。腦腫瘤的發生率，每年的十萬人中，大約有二十人，其中約五〇%爲良性腫瘤。

惡性腫瘤和周邊正常組織的界線並不清楚，且增殖的速度又快；相反地，良性腫瘤和周邊的界線很清楚，增殖速度較爲緩慢。

由腦部細胞組織本身（腦實質）產生的腫瘤大多是惡性腫瘤，若是發生在其他部位，包括大腦的髓膜、腦下垂體，及從大腦直接釋放的末梢神經之髓磷脂等，幾乎都是良性腫瘤。

從頭蓋內產生的腫瘤叫做「原發性腦腫瘤」，發生在其他部位的惡性腫瘤轉移到頭蓋內，則稱爲「轉移性腦腫瘤」；至於原發性腦腫瘤，基本上並不會轉移到腦部以外的地方。

腦腫瘤有許多種類，發生頻率較高的如下所示：

●**神經膠腫** 是從腦實質產生的惡性腫瘤。約占所有腦腫瘤發生率的四分之一，孩童約爲三分之二；成人多發生在大腦，孩童則大多發生在小腦或腦幹。

●**髓膜瘤** 從覆蓋大腦的髓膜產生的良性腫瘤。

●**腦下垂體腺瘤** 發生在和賀爾蒙分泌有關的腦下垂體之良性腫瘤。

●**神經鞘瘤** 發生在包括腦神經末梢的良性腫瘤，由於有九五%是產生於聽神經，因此也稱爲「聽神經腫瘤」。

症狀 依腫瘤產生的部位不同，症狀也就不會一樣，患者會出現手腳麻痺、視覺障礙、語言障礙、痙攣（癲癇）等症狀；若是腦下垂體腺瘤，有時會發生賀爾蒙分泌的異常狀況。

一旦腫瘤變大，患者就會出現頭痛、噁心，或是嘔吐等頭蓋內壓亢進症狀；這時若是做眼底檢查，就會發現視神經乳頭部出現了浮腫的現象。

檢查與診斷 首先要對症狀進行問診或CT檢查（腦部電腦斷層），以MRI（磁振造影）詳細調查，根據必要性來進行眼底檢查、腦血管攝影、腫瘤指標（血液檢查）等，以確定診斷。

治療 若腫瘤小且呈良性，有時只要施以手術便能治療；但若腫瘤既大又屬惡性，不只是手術，還要搭配放射線療法、應用抗癌劑的化療，以及免疫療法等來進行治療。

手術後的過程 爲了維持大腦機能，大多無法進行包括周圍組織等較廣範圍的切除，即使能用肉眼看

●**頭蓋內壓亢進症狀** 由於大腦被堅硬的頭蓋骨所覆蓋，頭蓋內的容積是有限的，因此當大腦出現腫瘤或血腫的話，腦的內壓就會上升，出現頭痛、嘔吐等症狀。

出，但有時也會殘留看不見的腫瘤，而有復發現象。

因此，進行定期檢查是必要的，手術後大多會被建議進行放射線療法及化療，有時根據切除部位來做復健更是無法避免。

最新治療　根據腫瘤數量、大小及發生部位等因素，將周圍正常組織的影響減到最低，要使用能照射放射線來消滅腫瘤的光子刀，以及牽動ＭＲＩ畫面與電腦的導航器的手術等，能進行以上的醫療機構正逐漸增加中。

良心建議　如果長期間頭痛、噁心，或是經常嘔吐，以及有痙攣發作、手腳不靈活、麻痺、感覺變遲鈍、無法說話等症狀出現時，就應該前往腦神經外科就診。

此外，占腦下垂體腺瘤達四〇%的泌乳素腫瘤方面，有時會出現月經不來，或非懷孕或哺乳期卻分泌乳汁等症狀。若出現這些異常症狀時，就應立即前往婦產科就醫。

視網膜母細胞瘤

是什麼樣的疾病？　「視網膜母細胞瘤」（Retinoblastoma）是發生於眼睛內部網膜的惡性腫瘤，大多出現在嬰幼兒，或是不滿五歲的孩童身上。由於惡化的速度很快，因此早期的診斷與治療非常重要。

原因　有部分原因是抑制癌症的遺傳基因發生異常所引起，所以算是一種家族遺傳性疾病，有時只發生在某一眼，有時則雙眼都會發生。

症狀　若是黑眼球看起來是白色的（白色瞳孔），或者在燈光下會呈現黃白色（貓眼）等異常狀態時，就要有警覺性。

有時直到惡化之後，引起斜視或綠內障（眼球看起來變大、角膜混濁）才會被察覺，甚至也有轉移到視神經或大腦的可能。

檢查與診斷　以觀察瞳孔狀態來檢查，或是藉由眼底檢查、頭部ＣＴ檢查、超音波檢查等方式來診斷。當腫瘤還小或是數量很少時，有時光靠一次檢查無法判定，必須再做定期檢查。

治療　當腫瘤還小，就算保存眼球也不會有移轉的危險時，可進行放射線療法，或是光凝固療法等保存性手術治療；但是若腫瘤太大或是已惡化，這時候就必須以手術摘除眼球。

此外，若是腫瘤擴散到周邊組織時，也可進行使用放射療法或抗癌劑的化療。

手術後的生活　若是已經將眼球摘除，就必須裝設義眼。關於義眼的資訊可向醫師詢問，並且接受醫師指示定期檢查。

良心建議　若是發現小孩在陰暗場所拍攝的照片呈現眼球變白的模樣，或者走路時搖搖晃晃，而且經常撞到牆或是家具等物體時，應該立刻前往眼科徹底檢查。

舌癌

是什麼樣的疾病？ 「舌癌」是口腔癌症（口腔癌）中最普遍的一種，主要發生於舌頭側面，像是蛀牙或假牙等所造成的持續性刺激，或是口腔內的不清潔、吸菸、喝酒等都是誘因。

症狀 初期只有飲食時會疼痛，有時會誤以為咬到舌頭。

檢查與診斷 以細胞診或組織診來診斷，甚至會進行CT、MRI或是超音波等檢查項目。

治療 腫瘤還小的時候，可以切除或用雷射來割除，有時也會進行放射線治療；惡化時可施以化療、放射線療法、手術療法，再搭配非特異性免疫療法等。

良心建議 當口瘡性口內炎（P228）不易治癒時，應去看耳鼻喉科或口腔外科。

喉頭癌

是什麼樣的疾病？ 喉頭癌中約有七〇%是聲帶癌，約二五%是聲門上癌，聲門下癌則約占五%。

症狀 聲門癌的初期症狀是破嗓或沙啞聲，聲門上癌及聲門下癌則是有異物感及不舒服感。

檢查與診斷 顯微鏡很容易發現腫瘤，還會進行CT、MRI等的影像診斷、病理組織診斷。

治療 早期癌症是以雷射手術搭配放射線療法來進行。惡化中的癌症，則會進行喉頭部分切除術及喉頭全摘出術。

良心建議 吸菸有可能是致癌原因，而隨著女性吸菸率的上升，女性患者也隨之增加。若聲音持續沙啞的話，就必須注意。

大量攝取蔬菜水果的纖維質，可減少七〇%喉頭癌的發生。

鼻咽癌

是什麼樣的疾病？ 為台灣地區常見的癌症，鼻咽癌病人血清的抗EB病毒（Epstein-Barr Virus）抗體種類與含量均高於一般人，但EB病毒是否為導致鼻咽癌的原因，目前尚未獲得證實。特徵是患者平均年齡比一般癌症患者的年齡還要低。

症狀 鼻塞、耳朵被堵住的感覺，會引起耳鳴等，併發滲出性中耳炎（P335）。

檢查與診斷 以鼻咽腔顯微鏡檢查、組織診來診斷，除了CT、MRI之外，血清學診斷也有效。

治療 由於病灶是靠手術也不易完全切除的地方，因此會併用放射線療法與化療法，以提升治療效果。

良心建議 若出現持續鼻塞、頸部腫起（頸部淋巴結轉移）等症狀時，要去看耳鼻喉科。

●**非特異性免疫療法** 使用被稱為「免疫賦活劑」的免疫療法劑，是提高患者免疫力以攻擊癌症的治療法。

甲狀腺癌

是什麼樣的疾病？　出現於甲狀腺的癌症，且女性患者人數為男性的三～七倍。

「甲狀腺癌」分為緩慢惡化的「分化癌」，以及急速擴散的「分化不良癌」。

分化癌包括「乳頭癌」、「濾泡癌」及「髓質癌」，這些癌症可用從顯微鏡看到的癌細胞組織來做區別；其中以乳頭癌最多，約占整體數的八〇％左右。

分化癌最常出現在四十歲以上的中年人，但是三十多歲與二十多歲的年輕人也有可能罹患；至於分化不良癌，則經常發生於五十歲以上的高齡者。

以乳頭癌來說，有的醫師會觀察直徑一公分以下的微小癌病灶，並不會馬上動手術。乳頭癌被稱為「乖巧的癌」，因為有時它並不會長大，或是長大後也可動手術治癒，所以有不少人終其一生，無視自己罹患乳頭癌的事實。

分化不良癌則是生存率低的惡性癌，極少會發病。

症狀・原因　幾乎沒有疼痛或異物感等明顯症狀，大多數是經一般身體健康檢查，或通常是被人告知頸部腫脹，才去檢查而發現的。

實際發病原因不明。以髓樣癌來說，有時會因為基因異常而引起，若家人或近親有人得了髓質癌，最好做基因檢查（P495）。

治療　根據癌症的種類不同，有以下的治療方式：

●**乳頭癌**　若只有單邊甲狀腺有癌，可保留沒有癌的那邊，切除大半部。手術後，不需要服用甲狀腺賀爾蒙藥。

當癌細胞擴散到兩側的甲狀腺，或者轉移到頸部淋巴節時，必須切除全部甲狀腺。如果是轉移到其他臟器時，則需進行放射性碘I（P301解說）的治療；若將甲狀腺全部摘除，就要一輩子持續服用甲狀腺賀爾蒙藥。總之，算是治療後存活率極高的一種癌症。

●**濾泡癌**　根據其他臟器受侵蝕的程度，可分為只切除有癌細胞的部分甲狀腺，以及全部摘除甲狀腺的情況。

轉移的濾泡癌若對碘產生抗體，可施以^{131}I，終其一生需要持續服用甲狀腺賀爾蒙藥。

●**髓質癌**　這是由於基因異常而引起的癌，甲狀腺必須全部摘除，其他情況和乳頭癌一樣。

●**分化不良癌**　基本上會視情況，搭配摘除全部甲狀腺，施以抗癌劑、放射線療法等方法進行治療，但通常效果都不是很好。

良心建議　事實上，大部分的甲狀腺癌都是可以被治癒的，患者在手術後可過正常的生活，只要定期追蹤即可。

●**血清學診斷**　藉由測定血液中各種抗體的量，調查是否受到可疑病原體感染的方法。

食道癌

是什麼樣的疾病？　覆蓋食道內側的黏膜叫做扁平上皮，和覆蓋皮膚的組織形狀幾乎一樣。

發生於食道的癌，大多屬於「扁平上皮癌」，容易發生於最常受到食物刺激的中央與下部。

食道癌好發於飲食習慣常會刺激食道的人身上，例如經常抽菸、每天喝酒、吃檳榔，或是喜歡吃辛辣刺激的食物，以及喝很燙的湯或茶等，飲食習慣不好的人身上。

最好每年做一～二次的定期檢查，以收早期發現早期治療之效。尤其是有抽菸、喝酒等習慣的高危險群，更應定期接受檢查。

原因　實際原因並不清楚，但菸或酒為致癌因子，這點幾乎是已經很確定的，此症經常發生在一天抽七十～八十支以上香菸的人身上，以及沉迷於伏特加之類強烈酒精的人身上。

若持續有致癌物質的刺激，食道便會發炎，於是組織就會增殖，盡力去治療那個發炎狀況，但致癌物質的刺激又變本加厲，即使治癒仍會不斷發炎，於是便產生壞細胞，然後致癌。

症狀　因為癌症而導致食道內腔變窄為主要症狀。由於食道壁很有彈性，所以若癌細胞沒有從食道壁的四分之三擴及到全部的話，內腔一旦變窄，就不會出現什麼明顯症狀。

食道癌在早期，幾乎半數以上是無法察覺症狀的，因此才會成為國人十大癌症死因之一，但諷刺的是，它其實是只要能早期發現，幾乎可以完全治癒的癌症。

常見的初期症狀，是食道出現刺痛感、異物感、不適感，而不只是吃東西時吞嚥困難的阻塞感。

若是惡化之後，則在吞嚥食物時會感到疼痛，有一種悶塞感覺，而且也會出現食道刺痛或胸口難受的症狀。

至於食物的悶塞感，尤其是在囫圇吞棗，以及不充分咀嚼就吃下去的時候最容易發生，只要慢慢咀嚼，就不會那麼難受；所以有時候會誤以為治癒而延誤病情。

檢查與診斷　進行X光攝影、食道內視鏡檢查等。

治療　手術、放射線治療、化療是主要的治療法，除此之外，還有溫熱療法、免疫療法等，通常會合併數種方法進行治療。

在手術方面，會將食道殘留的部分與胃的上部提起連接，使用結腸來連結食道與胃等，進行創造代用食道的處理。

良心建議　雖然食道癌的治療法逐漸改善中，但不同的醫院、治療法或手術方法也不一樣。總之，務必慎選有專業知識及豐富經驗醫師駐診的醫院。

肺癌

是什麼樣的疾病？ 大多數的肺癌分爲「腺癌」與「扁平上皮癌」，這兩種發生於支氣管黏膜的癌中，腺癌大多發生於肺部深處，尤以女性患者居多。

原因 肺癌和抽菸息息相關，吸菸者得到肺癌的危險性，是不吸菸者的十倍以上。

尤其是扁平上皮癌，容易發生在支氣管的中心（肺部入口的粗支氣管），與抽菸的關係可說是密不可分。一日平均抽菸支數與持續吸菸之年數相乘的數值，稱爲「吸菸指數」，吸菸指數數值超過六百的人，就是高危險群。

另外，吸入鉻與石綿等礦物性粉塵、空氣污染等，也是導致肺癌的一大主因。

症狀 出現在支氣管中心的癌，稱做「中心型肺癌」，早期會出現咳嗽、吐痰、血痰等症狀。

隨著癌的惡化，支氣管會堵塞、引起呼吸困難，淤積痰而引發肺炎時，也會伴隨高燒狀況。而且，由於癌會入侵與聲帶相關的神經，聲音會變得沙啞。

中心型肺癌的初期症狀與感冒類似，容易被忽略。若是感冒，會伴隨著鼻水與喉嚨痛；如果沒有感冒特有症狀，持續出現咳嗽或痰，或出現血痰，就有可能是肺癌。

肺部的上方（靠近肩膀處）會出現癌細胞，侵蝕交感神經與上腕神經，造成眼皮下垂，同一邊臉部還會出現異常發汗，手會痲痺，還會發生疼痛等症狀。

發生在肺深處的癌，稱爲「末梢型肺癌」，不易出現明顯症狀。惡化時除了會和中心型有相同症狀，也由於癌細胞會侵蝕胸壁，會出現胸痛、背部疼痛等情況。

檢查與診斷 爲了早期發現而做的檢查，包括胸部X光檢查與吐痰細胞診檢查，X光檢查對末梢型肺癌、吐痰檢查對中心型肺癌的發現是有效的。

一旦懷疑是肺癌時，可進行X光檢查、吐痰細胞診檢查、支氣管鏡檢查、胸部CT攝影，以及其他的檢查來診斷。

肺癌一般可區分爲從I期到IV期等四階段。

治療 優先考量外科治療，進行肺葉切除的手術。

當癌細胞侵蝕的範圍廣泛，或是轉移到其他臟器時，局部可進行放射線治療，全身可進行運用抗癌劑的化療及免疫療法，其他還有雷射療法、溫熱療法及基因療法等。

良心建議 吸菸者身邊的人也容易受影響，稱爲「被動吸菸」。不吸菸的人可以向家人或身邊的人規勸戒菸或減少抽菸。此外，最好能做到盡量避免靠近吸菸者，做好自我保護的行動。

●**肺葉手術**　隨著支氣管的分支，右肺有三個部分（三片）、左肺有兩個部分（兩片）；這是切除左肺一片、右肺兩片，保留健康部分之肺葉的方法。

胃癌

是什麼樣的疾病？ 只要是從胃的任何一處發生癌變，而長出惡性細胞的腫瘤，都稱為「胃癌」，包含了腺癌、淋巴癌，以及惡性肉瘤等，其中尤以從胃黏膜腺體細胞發展出來的腺癌占絕大多數，約為五〇～九〇%以上。

引發胃癌的原因有兩種；一種是因為「慢性萎縮性胃炎」（P249），大多發生於老年人身上。另一種則和遺傳基因有關，與癌症的病變關係不大，容易發生在年輕的時候。特徵是不易被發現且不易治癒，當確認為癌症時，發現整個胃（內腔側）會變得又硬又腫，這種癌被稱為「革袋狀癌」（Scirrhus）。

●早期癌症 胃癌出現在胃壁最內側（內腔側）的黏膜上，會漸漸侵蝕外側漿膜；若是惡化到黏膜下層，稱為「早期癌症」。

醫師在做判定時，並不是以整個胃被多少癌細胞侵蝕，而是以胃壁被侵蝕到哪一層，作為區別究竟為早期癌症與惡化癌症的標準。

早期癌症會緩慢進行，在此階段若能接受適當的治療，幾乎百分之百能夠治癒。

●進行期癌症 早期癌症會以數年時間慢慢地增殖，但是當其惡化到某個程度，已經擴散到黏膜下層的話，增殖速度會突然急速增加，更會慢慢滲透到外側，稱為「進行期癌症」。

由於黏膜下層有連接許多靜脈、淋巴節的淋巴腺穿過，因此可能會擴散到周圍的組織，或轉移到其他臟器。

症狀 初期沒有什麼明顯的病況，但不是完全沒有症狀，當惡化到某個程度，會開始出現胸口難受、打嗝、肚子脹、上腹部疼痛、食慾不振、便秘，及空腹時的不舒服感以及疼痛感，此時的徵兆與胃潰瘍的症狀差不多

由於這些症狀即使不是癌症也經常出現，但是除此之外也沒有其他的明顯症狀，於是更增加了早期發現的困難度。而且通常都會被當做一般胃痛處理，可能吃個胃藥就算了，不會做更進一部的檢查。

同樣是胃癌，會有明顯症狀為出現在接近食道的賁門部的癌，此時食物會難以下嚥，一吃下去就會想吐。

隨著癌症惡化，那些在剛開始出現的一點點症狀也會變得嚴重，有時還會吐血或肛門出血、體重減輕，開始出現貧血或血便的症狀，觸摸肚子時會感到有硬塊。

原因 頻繁地刺激胃黏膜可說是最大原因。

包括酒精、香菸，以及高鹽份食物（醃漬物、醃漬物或是醬油烹煮的小菜等）、烤魚的燒焦處、燻魚製品、硬質米飯等，都有可能會刺激

胃黏膜。除此之外，胃中帶鞭毛細菌（Helicobacter Pylori，胃幽門螺旋桿菌）的存在，也被視爲和發病息息相關。有很多人感染此種細菌（P249專欄）。

檢查與診斷　通常會進行X光檢查、內視鏡檢查等項目，X光檢查只能看出有凹凸等具褶襞變化，使用內視鏡檢查則要優越的多。

根據檢查來診斷，才能決定治療方法。

治療　若癌細胞早期還很小時，可插入內視鏡，剝取部分黏膜進行病理診斷。也有將內視鏡一部分裝入鐵絲狀機械，照射雷射光線來破壞癌細胞。此外，有時會採用通過微波、高周波電流等，進行固定癌細胞的凝固療法。

相較於此，當癌細胞範圍變廣或是癌症惡化時，基本上就得進行手術了。

癌細胞出現在比胃的位置更下方的胃角或幽門（P242圖）時，會進行保留少許胃的切除手術。若癌細胞是出現在上方，就必須摘除整個胃；不過此時消化吸收會變差，最好多少保留一點胃。

當癌細胞出現在胃角或胃的下方時，就必須進行切除該處下方，再做連接上十二指腸的手術。

定期檢查　盡量每半年做一次定期檢查，以收早期發現早期治療之效。若是每半年做一次，因爲癌細胞還小，沒有辦法判斷是否爲良性，或是萬一有失誤，也可以藉由下一個半年後的檢查來檢視，這樣就能早期發現了。

假設每年一次的檢查卻出現了失誤的時候，下一個檢查機會還要再等上一年，因此實質上就等於是兩年做一次檢查。而且，與其每次到處換醫院進行檢查，還不如在同一家醫院做檢查來得重要。

若在同一家醫院檢查，就能和過去的檢查結果做比較，對於診斷也會有所幫助。

曾爲慢性胃炎、息肉、消化性潰瘍所苦的人，由於這些疾病也有可能變化成癌，絕對不要輕忽定期檢查的重要性。

良心建議　一旦切除胃，腸就會接替胃的工作，但是腸的作用並不完全和胃相同，維他命B12或鐵的吸收會變差。

因此手術後數年，這些營養素的缺乏症會開始出現，漸漸發生容易疲倦、無力等貧血症狀，稱爲「胃切除後貧血」。

雖然這不見得會發生在所有人身上，但開始出現症狀後，就要找醫師諮詢，醫師們應該會將鐵質及維他命B12的藥劑做爲處方，以便改善症狀。

復發的可能性會因癌症惡化程度而改變。復發時，若是極早的時期，也可再次動手術，

此外，運用抗癌劑的化療法或免疫療法也是有效的，術後定期檢查也很重要，不要輕忽了。

肝(細胞)癌

是什麼樣的疾病？　肝癌大致可分成出現在肝臟的「原發性肝癌」，還有從胃、大腸、肺等其他臟器轉移發生的「轉移性肝癌」。

原發性肝癌，是指從肝細胞（負責肝臟作用的細胞）產生的肝細胞癌約占了九五％，一般提到的肝癌是指原發性肝癌。

症狀　肝臟被稱為「沉默的器官」，初期階段幾乎毫無症狀；一旦發現症狀，往往已經惡化到一個程度，無法進行手術。

右上腹部會出現疼痛及壓迫感，全身倦怠、食慾不振、微微發燒，以及黃疸、腹水所造成的腹部膨脹感等症狀。

原因　因感染肝炎病毒所引起的，最多是由C型肝炎（P282）造成的，占肝癌成因約八〇％。有一〇％是B型肝炎（P282）所造成，其他像喝酒過度等也是原因。

B型肝炎或C型肝炎，一般會是：慢性肝炎→肝硬化→肝癌的進展方式。

也就是說，大多數的肝癌，是發生在有慢性肝炎或肝硬化的肝臟中，很少發生在健康的肝臟上。

檢查與診斷　通常會進行驗血，調查肝臟功能的肝機能檢查，以及超音波檢查、CT檢查、MRI等畫面診斷。

尤其是罹患B型肝炎、C型肝炎或肝硬化（P288）的人，每三個月要做一次定期檢查，才能早期發現。

治療　最確實有效的做法是以手術切除癌細胞。

不過肝癌常有許多合併了肝硬化的情況，切除了肝臟，肝臟的作用就會降低，因此大多無法進行切除。

因為惡化成癌症或嚴重肝硬化而無法動手術時，可進行以下治療方式：

●**肝動脈塞栓術（TAE）**　從鼠蹊部將細管（導管）插入肝臟的動脈，以塞栓物質塞住補給癌細胞營養的血管，消滅癌細胞並治療，同時也注入抗癌劑。

●**經皮酒精注射療法（PEIT）**　以超音波檢查一邊觀察，將針刺入癌細胞部分，並注入乙醇，消滅癌細胞並治療。這個方法對於直徑三公分以下的癌細胞來說，在三個月內是很有效的。

●**經皮微波凝固法（PMCT）**　將電極直接插入癌細胞部位，以微波使其產生高熱，燒死癌細胞並治療。

另外，也會進行超音波檢查，或是使用腹腔鏡進行治療的方法。

其他方面，最近興起的射頻瘤滅除術（RFA），效果也受到期待。這個治療是替代PMCT的微波，使用更低周波的無線電高周波，雖然費時，但可應用於更廣泛治療層面。

雖然肝癌的存活率會依癌症或肝硬化的程度不同而不一樣，切除後的生存率為術後三年七〇%、術後五年五〇%。

一般轉移性肝癌的存活率比較低，但若是由大腸癌轉移的癌，可以動手術切除，和從其他部位轉移相較，狀況算是比較好的。

良心建議　手術後、出院後，飲食及日常生活並沒有特別限制，不過不要累積疲勞，家事要取得家人的協助，喝酒也要控制。

為了及早發現是否復發，定期檢查自然不可怠慢，謹慎觀察過程是很重要的。而回到工作崗位上的時間，大約是手術後約兩個月。

膽管癌

是什麼樣的疾病？　運送肝臟製造的膽汁到十二指腸的通道，就是膽管。膽管癌（Cholangiocarcinoma）為較罕見的腫瘤，發生於膽道之肝外膽管的癌症，包括肝門部、上部、中部、下部膽管癌，經常發生在男性身上。同時它也是引起膽管梗阻的原因之一。病因不明，但與膽結石和潰瘍性結腸炎有關。

雖然致癌原因不明，但經常發生於有先天膽胰管合流異常的人身上。胰管與膽管合流成為共通管，連接到十二指腸，共通管的接續部分長度或形狀若有異常，就會引起合流異常，例如，胰液往膽道內逆流。

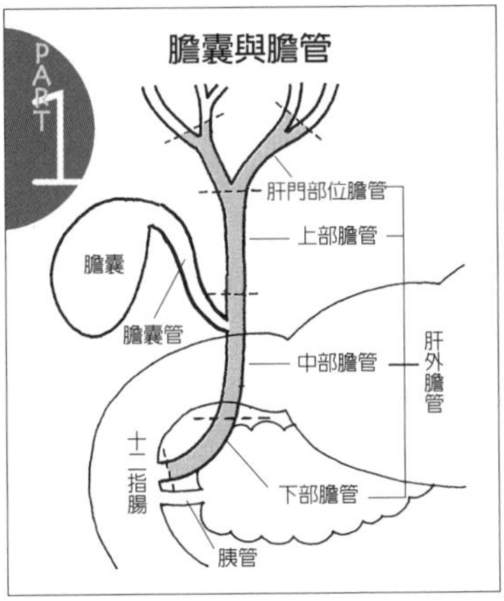

症狀　初期並無明顯症狀，一旦癌細胞惡化、膽管狹窄，就會出現黃疸，大多數人會在此時發現；有時會出現皮膚搔癢、發高燒、右腹側有悶痛或硬塊的症狀。

檢查與診斷　進行藉由血液的肝機能檢查、超音波檢查、MRI檢查。若有黃疸時，可進行將細管插入膽管，將膽汁排出體外的經皮穿肝膽管引流（PTCD）來減輕黃疸，同時以膽汁的細胞診等來做確定診斷。

治療　去除有癌細胞的肝外膽管與淋巴節，當癌細胞擴散到膽管以外或膽管上方時，也須切除肝臟的一部分。至於產生於膽管中、下方癌細胞，也得切除十二指腸與胰臟的一部分。

若是癌症已惡化到無法進行切除時，就會進行將特殊管子置入膽管內的導管留置術，有時還會併用抗癌劑及放射線療法。

●**導管留置術**　在因癌細胞而使膽管狹窄的部分，設置形狀記憶合金（以高溫塑形之後，即使以常溫使之變形，一加熱仍會恢復到原來形狀的合金）的管子，拓寬膽管的內腔，使膽汁流動順暢。

膽囊癌

是什麼樣的疾病？ 發生於暫時儲存肝臟所製造的膽汁（幫助脂肪消化吸收的消化液）的膽囊及膽囊管黏膜細胞所引發的癌症。

大多好發於五十歲以上的女性，尤其是六十歲以後的膽囊癌的發生率，女性患者高出男性三倍，恰與膽管癌（前項）相反。

症狀 初期大多無明顯症狀，但右側腹會有持續性的悶痛，疼痛甚至擴散到背部，有時也會引起像針刺又像灼燒般的強烈疼痛（疝部痛）。

會出現黃疸及伴隨搔癢、體重降低、右側腹部出現硬塊等症狀，這都是由於癌細胞嚴重惡化的關係。

原因 雖然原因不明，不過據說與膽石、女性賀爾蒙、先天性的胰管與膽道接續部分之合流異常（膽胰管合流異常・P433=膽管癌）等原因有關。

尤其是膽囊癌患者中有七○%都患有膽石症（P294），其中有膽邑醇的人，則大多患有癌症。

因此，罹患膽石症的中高年女性要多注意。

檢查與診斷 超音波檢查最有效。若檢查出異狀，就會進行更進一步的CT檢查或內視鏡逆行性膽胰道攝影（ERCP）等，是一種使用內視鏡，將導管插入總膽管的出口，逆向注入造影劑、造影膽管及膽囊的方法。

此外，在內視鏡尖端裝設探觸子進行超音波內視鏡檢查，對於癌症的發現也很有效。

治療 切除爲治療的基本之道，若合併有黃疸，首先得進行經皮穿肝膽管引流（P433=膽管癌）以舒緩黃疸症狀。

若是初期，進行膽囊摘除手術即可。這種情況的治癒率也高，存活率爲五年的機率高達九○%。

但是癌細胞一旦擴散，不只膽囊，連肝臟的一部分或其周邊的淋巴節，也須一併切除。

若情況又更惡化，就必須進行切除肝外膽管、十二指腸及胰臟一部分的大手術；當到了這樣的地步，即使能夠進行手術，術後的情況恐怕也不樂觀。

若屬於無法切除的惡化癌症，可以施行拓寬因癌細胞狹窄之膽管內腔的導管留置術（P433解說），有時也會併用抗癌劑或放射線療法。

良心建議 關於手術及出院後的日常生活，飲食及運動等方面並沒有什麼特別限制。

爲了早期發現癌症，罹患膽石症（P294）或膽囊息肉（P296）的人，每半年就要做一次定期檢查。因膽石症而被醫師建議動手術的人，就必須盡快動手術，才能預防癌症。即使沒患有膽石的女性，過了五十歲之後，也要安排每年做一次定期檢查。

●**嗎啡** 是大麻的主要成分，被使用於抑制疼痛的麻醉劑或鎮痛劑。

胰臟癌

是什麼樣的疾病？　胰臟大約可分爲三個部分：接近十二指腸部分的胰頭部、中間的胰體部，以及接近脾臟的胰尾部。胰臟癌以出現在胰頭部的胰頭部癌最多，約占了六〇%；接下來是胰尾部，胰體部並不多。

雖然原因至今不明，但是抽菸、咖啡、酒精等刺激物，以及罹患糖尿病（P306）、慢性胰炎（P297）等疾病，都是致癌的危險因素。

患者以五十～七十歲左右的老年人居多，尤其以六十多歲這年齡層最常見。胰臟癌在消化器的癌症中，是最難診斷且治療成效較差的一種癌，近年來患者人數有明顯攀升趨勢。

症狀　由於胰臟位在胃的後方，即使有癌細胞出現，早期也不易發生症狀，出現明顯症狀時通常是病狀就已擴大。不過以胰頭部癌症來說，由於會引起膽管的狹窄，出現黃疸症狀比較容易察覺。

在其他症狀方面，包括上腹部的不適感、悶痛、腰或背部的疼痛、體重減輕、食慾不振等，有時會在上腹部觸摸到硬塊。

檢查與診斷　可進行驗血、腫瘤標記（P420），腹部超音波檢查及腹部CT檢查等方式診斷，或是將內視鏡放入十二指腸來觀察胰臟（ERCP＝前項）等，以進行診斷。

治療　藉由手術切除癌細胞的病灶部分，摘除整個胰臟，是最根本的治療之道。

若是患者最多的胰頭部癌症，可切除胰頭部及其周圍的胃、十二指腸的一部分、總膽管及膽囊，連接剩下的胃與十二指腸。

在至於無法施行切除的高齡者或惡化癌症，可進行解決消化管狹窄或黃疸的經皮穿肝膽管引流（P433＝膽管癌）、放射線療法（P421）、化療法等。由於切除胰臟後，糖尿病會發病，其治療是必要的。

良心建議　胰臟癌容易擴散至神經，會出現強烈疼痛等症狀，務必將訊息完整傳達給醫護人員，以獲得確實解決方法。有時也會使用止痛藥、嗎啡或神經阻滯等減輕痛苦。術後爲了早點發現是否復發，以及預防術後併發症（腸閉塞或黃疸等），必須定期回診。

出院後要保持排便順暢、避免食用油脂物，卡路里的控制則視血糖狀況，遵從主治醫師的指示。

胰臟癌沒有什麼預防之道，由於初期沒有什麼明顯症狀，因此早期發現相當困難。

若是上腹部有難受感、悶痛，消瘦且持續腰痛及背痛；或是胃或膽道明明沒病，卻有原因不明的持續腹痛，甚至中年之後突然出現糖尿病等，這都有可能是胰臟癌，請盡快安排進行超音波檢查。

●**神經阻滯**　將局部麻醉劑或神經破壞劑注射到末梢神經或神經皮節等的神經系統，以阻擋神經的傳達並抑制疼痛。

大腸癌（結腸癌 直腸癌）

是什麼樣的疾病？　大腸癌依發生部位，大致分爲結腸癌與直腸癌，其中以直腸癌居多，其次爲乙狀結腸癌。

原因　致病原因與高脂肪、纖維含量不足的飲食有關。

有一個說法是，持續攝取肉類或牛油等脂肪含量多的食物時，膽汁酸或腸內細菌就會在腸內彼此進行各種作用，製造出致癌物質，這些物質在與大腸的黏膜長時間接觸的過程中，就會致癌。

另外，據說有一成左右的大腸息肉之中也有癌細胞存在，即使是沒有癌細胞的息肉，不久也有癌化的可能性。

預防．發現　養成不便秘的規律如廁習慣是很重要的，而且每年要做一次便潛血檢查，尤其家族中若有親人罹患大腸息肉癌，那麼，即使年紀比較輕的家族成員也要接受檢查。

結腸癌

大多發生於乙狀結腸，有很多病例是只發生在特定的範圍內，和其他的消化器癌症相比，以手術治癒的可能性很高。

症狀　會出現血便。包括糞便沾血、糞便與血液混合、只排出紅色血液、排便後擦拭肛門的紙上沾有血液等。

在乙狀結腸方面，症狀是過去的排便習慣會改變，容易引起便秘或腹瀉。

當癌細胞變大、腸管縮小時，會產生腹部腫脹或腹痛，若再更惡化，就會出現貧血或全身衰弱。

雖然是發生在結腸中，靠近腹部右側的癌細胞症狀並不明顯，但有時會因出現貧血或是黑色糞便等症狀而被發現。若是長於右側結腸，由於腸的內容物水分較多，即使出現癌細胞，流通比較不會有什麼障礙，症狀也不明顯。此外，因爲癌細胞而有出血症狀的話，是受到小腸消化酵素及腸內細菌等影響，血

便潛血檢查是什麼？

一旦罹患大腸癌，就會由癌細胞生成部位出血，因為量少，因此混於糞便中排出便不易察覺。

便潛血檢查中是種即使肉眼看不到的微量出血，也能加以確認，因此對於早期發現大腸癌來說，十分有效。

檢查方法有以棒子刮下糞便表面，裝入容器進行化驗；若結果呈陽性，就要接受精密檢查。不過，痔瘡也會呈現陽性反應，因此不需要太擔心。

此外，在便潛血檢查中，有時小小的早期癌細胞也會被忽略，就算檢查結果是陰性的，有機會還是要再進一步檢查。

液會變成暗紫色，因此會出現黑色糞便。

檢查與診斷　進行血液檢查、大便的檢查、灌腸Ｘ光檢查，以及大腸內視鏡檢查、超音波檢查、ＣＴ檢查等。

治療　想要根治就必須動手術，以癌細胞部位爲中心來切除腸。若屬初期，有時候切除癌細胞病灶即可，並不需要剖腹，只須插入腹腔鏡進行手術；有時也會併用抗癌劑或免疫強化藥等藥劑療法，或是單獨進行。

直腸癌

症狀　大部分都是糞便中會混有紅色血液與黏液，並出現便秘，或是便秘與腹瀉交替發生等症狀。另外，有時會便意頻繁，卻只有排出一點點糞便的情況，或是糞便變細。

當癌細胞出現在直腸的話，糞便就不易順暢，容易引起便秘；若硬是要把糞便排出，大腸就會大量分泌水分，有時會引起腹瀉。

檢查與診斷　有將手指插入肛門的指診，大多是手指接觸到腫瘤就能診斷。

除了指診，還會進行血液檢查、灌腸Ｘ光檢查、直腸內視鏡檢查、超音波檢查、ＣＴ檢查等。

治療　想要完全根治，就必須進行手術。若是直腸癌發生於接近肛門的地方，便要切除包括肛門的直腸周圍，然後在左下腹部裝設人工肛門。

若是癌細胞遠離肛門的時候，要將直腸和周圍的組織一起切除，將左側結腸連結到直腸的切斷面，由於肛門得以保留，對排便機能並無影響。

良心建議　和其他醫療一樣，大腸癌的治療到了今日已有長足的進步，即使是轉移到肺或肝臟的案例或高齡者，只要依據病狀搭配手術及化療，都可以控制得很好。

人工肛門是什麼？

將直腸與括約肌一併切除，或是大腸有某些疾病時，醫師會在結腸開孔並裝設器具，以利排便，此即「人工肛門」。

人工肛門周圍的皮膚容易被污染，易潰爛；若是裝設後就置之不理的話，會因汗液或污垢污染導致發炎，因此經常保持皮膚清潔是很重要的。

最近從人工肛門接收糞便的器具已有改善，問題也日漸減少，裝設人工肛門的人也比較容易回歸到正常的家庭生活，或是恢復手術前的工作崗位上，或者享受運動。

日常生活的注意事項，就是不要腹瀉；萬一腹瀉，處理器具就會變得麻煩，而且人工肛門的周圍的皮膚也容易潰爛。

人工肛門有部分變狹窄、突出或是出血情況時，最好再次進行手術。

腎臟癌（腎細胞癌）

是什麼樣的疾病？　「腎臟癌」是發生在製造尿液的腎細胞「近曲小管」（P209圖）的癌。尤以四十歲以上的患者居多，三十多歲甚至二十多歲的年輕族群也會罹患。患者以男性居多，男女比例爲四比一，致癌原因還不是很清楚。

症狀　初期無明顯症狀，腎臟癌的主要症狀爲血尿、側腹疼痛或硬塊，但最近有很多案例（偶發癌）是在症狀出現前，接受健康檢查或因其他疾病做超音波檢查時才偶然發現的。

若在此時發現，因癌細胞還小，治療後的復原狀況也會不錯。若是惡化，則會出現發高燒、體重減少、貧血等症狀。

診斷一般是以細胞診、超音波或CT檢查（P420）等進行確定。

治療　手術是最好的方法，抗癌劑或放射線療法（P421）也漸漸被認爲是有效的。一般來說，會將有癌細胞的腎臟隨著周圍脂肪組織和淋巴節一起切除。

由於腎臟有兩個，只要有一個是正常的，就能發揮足夠的功效。

若轉移到肺、肝臟、淋巴節的時候，使用抗病毒藥的干擾素或間白素製劑的Imunace也很有效。

良心建議　出院後務必遵照醫師指示，定期回醫院接受檢查。

爲了早期發現，一年要接受一次腹部超音波檢查。此外若出現血尿，即使沒有明顯症狀，也要立即就診。

腎盂輸尿管癌

是什麼樣的疾病？　腎臟所製造的尿液，會集中於腎盂，經過輸尿管進入膀胱。腎盂和尿管內側，與膀胱一樣，都是覆蓋著移行上皮的黏膜，這個黏膜所發生的癌（移行上皮癌）就稱爲「腎盂輸尿管癌」。由於黏膜具有同一性質，有時癌細胞不只出現在腎盂或尿管，也會同時出現於膀胱。

患者以六十~七十歲左右的老年人居多，約爲三比一的比例，常見於男性。

症狀　初期最常見的症狀，就是出現沒有疼痛等明顯症狀的突然性血尿。有時血尿不會持續，而是呈數天或數月後就停止的斷續性血尿，因此容易忽略。

惡化後，血尿中的血液會囤積，當癌細胞變大開始堵塞輸尿管，側腹部就會開始疼痛。

檢查與診斷　可施以尿液檢查，或是於靜脈內注入顯影劑進行尿道X光檢查（腎盂造影）、超音波及CT檢查，還有將內視鏡插入尿道來檢查膀胱內的膀胱鏡檢查等。

治療　不只切除出現癌細胞那一側

●**腎芽細胞瘤**　是發生在腎臟的癌，大多是發病在2~3歲左右之前的小孩。腫瘤到變得相當大之前，並沒有什麼症狀，通常都是因爲腹部腫大或膨脹才會察覺；有時則會伴隨著血尿。

的腎臟與輸尿管，連輸尿管出口周邊的膀胱壁也要一起切除。有時手術後，也會和抗癌劑一起併用。術後為了早期發現癌細胞是否在膀胱復發，必須做定期的膀胱鏡檢查。

膀胱癌

是什麼樣的疾病？　「膀胱癌」是發生於膀胱黏膜的癌。也是泌尿器官癌症中發病率最高的癌。

大多在四十歲以後發病，且患者多為五十～六十歲；男性與女性比約為四比一，患者以男性居多，吸菸者的發生率更是非吸菸者的兩倍以上；而從事印刷業或理容師等，必須接觸染料等化學物的人，也經常會發生職業性的膀胱癌。

症狀　初期並無明顯症狀，但不久即會出現血尿，血尿會持續數次後便停止，呈間隔性復發。若癌細胞惡化的話，血尿就會開始持續出現。依據癌細胞的發生部位，有時也會伴隨著排尿痛或頻尿等與膀胱炎（P218）相似的症狀。

檢查與診斷　以驗尿、從尿道插入內視鏡來觀察膀胱內的膀胱鏡檢查，或對靜脈注入造影劑的尿道Ｘ光檢查，以及超音波檢查、ＣＴ檢查等方式，來觀察癌細胞的發生部位及發展。

治療　依據癌細胞的大小、擴散至周圍的程度、滲透入膀胱壁的深度，治療法會有所不同。

針對初期的小癌細胞，可將膀胱鏡從尿道放入，以電氣手術刀來切除，由於膀胱會保留下來，為防止復發，術後會將抗癌劑或弱毒化的結核菌疫苗ＢＣＧ等注入膀胱，進行追加治療。

若癌細胞擴散範圍廣、滲透力深，膀胱和尿道要全部摘除，同時進行尿路變更術，重新製造排尿出口；在膀胱全摘術之後，有時會搭配抗癌劑治療或放射線療法。

骨肉瘤

是什麼樣的疾病？　好發於十～二十歲年紀，大多數出現在膝周邊的骨頭，與靠近上腕骨的肩膀部分。

症狀　剛開始是運動時患部會疼痛；然後在靜止時也會疼痛，伴隨著紅腫與發熱感；當腫瘤擴散後，關節的活動會慢慢受到限制。若疼痛感持續一個月以上，就要前往骨科接受檢查。

檢查與診斷　先進行Ｘ光檢查與血液檢查，之後取下組織，以顯微鏡檢查，確定診斷。此外，為了觀察疾病的擴散情形，會進行ＣＴ或ＭＲＩ、血管造影等檢查。

治療　以手術及抗癌劑的使用為重點。手術切除腫瘤及周邊的骨頭，切除的部分，會移植人工骨、人工關節或其他部分的骨頭，但有時也必須安裝義肢。

●**尤英氏惡性肉瘤**　和骨肉瘤一樣，是常見於小孩的骨頭腫瘤。症狀和骨肉瘤差不多，除了肉腫發生的部分會更感覺到熱度，有時也會出現像發高燒或白血球增加等類似發炎等症狀。

皮膚癌

皮膚外側的表皮細胞、毛囊、脂腺、汗腺、立毛肌等皮膚附屬器的細胞產生惡化，通稱爲「皮膚癌」。

燒傷或外傷疤痕的結痂、痣等，經常會變化而發病，由於出現在皮膚，容易觀察。只要早期發現進行治療，就算是惡性，也能完全治癒。

代表性的皮膚癌爲受「棘細胞」、「基底層細胞」、「黑色素細胞」（P386圖）誘發的癌，程度最嚴重的是出現在黑色素細胞的惡性黑色素瘤，它也會發生於軟腦膜或眼球脈絡膜（位在網膜外側的膜）。

有棘細胞癌

是什麼樣的疾病？ 經常出現於中老年人的臉或手背等處，基本上有下列情形時容易產生，像是燙傷痕跡的結痂、放射線治療後的慢性皮膚炎、紫外線造成的黑斑、脂漏性角化病（老人性疣）等。

症狀 出現暗紅色、整齊的結節或潰爛，有時表面會紅腫並散發出惡臭。當出現不易治癒、漸漸變大的硬塊或潰爛時，要去皮膚科就醫。

治療 只要切除癌細胞的部分就能治癒，若轉移到淋巴結，併用抗癌劑及放射線較有效。

基底層細胞癌

「基底層細胞癌」是皮膚癌中發生頻率最高，最常發生於中老年人身上的一種癌症，約有八〇%的機率出現在臉上，主因是皮膚經年累月受到日光照射。

症狀 會出現黑褐色、有光澤感的小結節，有時外觀會像痣一般平坦，但不久表面就會紅腫潰爛。雖然很少轉移，不會危害性命，但容易復發。

治療 只要早期切除應該能完全治癒，也可以使用放射線、抗癌劑進行治療。

惡性黑色素瘤

「惡性黑色素瘤」爲全身性疾病，且惡化速度快、容易轉移、高危險性的癌。近年來罹患此疾的比例明顯增加，經常發生在長期照射日光的臉部或頸部，外傷、磨破腳、凍傷、燙傷疤痕都是誘因，也會出現在大腦、眼球及口腔黏膜上。

症狀 出現黑色或混雜的黑褐色斑點或結節，大小與形狀不一；但在兩三個月時突然變大，出現紅腫出血的徵兆，指甲會廣泛出現平坦的黑褐色色素沉澱，不久就會潰爛。

若突然在手心或腳底出現黑色斑點，且急速變大，或是過去的小黑斑變成七公釐以上，務必立即前往皮膚科就診。

治療 包括癌的周圍皮膚都要切除，而爲了防止轉移到其他臟器，必須切除淋巴結，也會併用抗癌

●**結節・小結節** 在隆起於皮膚表面的物質中，非發炎病症，大小有直徑5公釐以上的東西，就稱爲「結節」，比結節還要小的東西稱爲「小結節」。

劑、放射線療法等進行治療。

惡性淋巴瘤

是什麼樣的疾病？　「惡性淋巴瘤」是發生於淋巴結的癌。腫瘤細胞是淋巴球，但會在體表的淋巴結或體內淋巴組織（胸腺、扁桃及脾臟等）增殖，所有的淋巴結都會腫大。根據惡性化的細胞種類，可分爲「何杰金氏病」與「非何杰金氏病」，可細分爲三十種以上，危險程度及惡化速度不一。

原因　大多數原因不明，但若是同時出現白血病（P442）及惡性腫瘤的成人T細胞白血病，與病毒感染的關聯就很明朗化了（P442解說）。

症狀　頸部、腋下、胯下等的淋巴結腫起，同時也會出現疙瘩，一般觸摸時不會疼痛。一旦病情惡化，腹部等數處的淋巴結會腫起，連肝臟及脾臟也會腫起來，也會出現疲倦感、發熱、發汗，以及體重減輕等狀況。

治療　進行組合抗癌劑及副腎皮質類固醇的化療法，放射線照射也很有效，單獨或是與化療法併用都有可能。

多發性骨髓腫

是什麼樣的疾病？　「多發性骨髓腫」是侵犯骨髓的一種漿細胞惡性腫瘤。

漿細胞是負責製造抗體的免疫球蛋白，爲淋巴球的一種。所謂「抗體」，就是負責擊退從外部入侵的細菌等異物的一種體內組織。雖然增殖的地方主要在骨髓裡，但也經常發生於脊椎或是肋骨等處。

因爲骨髓腫瘤細胞在骨髓惡性增殖，使正常的造血程序受到抑制，引起貧血症狀或血小板減少等血液等異常狀況。

此外，由於骨髓腫的增大以及從骨髓腫細胞分泌的賀爾蒙之故，骨頭變得脆弱，引發骨質疏鬆症，惡化時甚至會引起脊椎壓迫性骨折。

症狀　大多五十歲以上才會發病，初期幾乎沒有明顯症狀，然後腰部及背部的疼痛漸漸出現且增加；由於腫瘤及脊椎壓迫性骨折，雙下肢有時也會有麻痺的狀況。

即使沒有症狀，但有時在定期檢查中，會因爲血液中的蛋白質上升或產生尿蛋白，進而察覺這個疾病。隨著疾病惡化進而出現貧血症狀，對感染的抵抗力相對降低，就容易罹患肺炎，也容易出血。

治療　以組合抗癌劑或副腎皮質類固醇的化療法爲主，雖然要完全治癒是很困難的，不過至少能將惡化情形抑制到某個程度。

良心建議　當脊椎或肋骨產生劇烈疼痛時，就有可能是罹患此病，可進行抽血或X光檢查是發現此疾的有效方法。

●**皮膚癌手術**　由於整型外科技術的進步，因手術疤痕或切除腫瘤引起的變形等，幾乎都能完全治癒；若有美容上的疑慮，可找主治醫師或是整型外科醫師商量。

血癌

是什麼樣的疾病？　所謂「血癌」（Leukemia），也就是俗稱的「白血病」。這是因爲白血病細胞在製造血球的骨髓中無限增殖，抑制正常血球（P190），而引發出血、感染、貧血等各種症狀。

血癌爲台灣地區十大成人癌症之一，小兒血癌更名列小兒癌病的首位，發病人數有逐年增加的趨勢。

原因　雖然可能是被病毒感染、放射線照射等原因致病，但是大多數罹病原因不明。

依增殖的白血病細胞種類，以及疾病的過程來看，可分爲「急性白血病」和「慢性白血病」。

急性白血病

「急性白血病」又分成應該形成顆粒狀之芽球癌化的「急性骨髓性白血病」，以及淋巴球之芽球癌化的「急性淋巴性白血病」。

骨髓製造出的正常血球，一開始是未成熟的（叫作芽球），然後漸漸地成熟，再分化爲完全的細胞。罹患急性白血病之後，失去成熟及分化能力的未成熟細胞（白血病細胞）會增殖。

若不予以治療，從發病一兩週開始算起，最遲一～二個月就會危及性命；但是只要進行確切的診斷及適當治療，七〇～八〇%的人能完全消失（白血病細胞消失的狀態），不過還是有可能復發。

化療的治癒率爲三〇～五〇%，相較於大人，小孩更容易治癒，不管是消失率或是治癒率都比較高。

症狀　由於嚴重貧血，所以容易感到疲累、沒精神，移動身體時會感到喘不過氣以及心悸。

由於有出血傾向，來自牙肉的出血及瘀青部位容易產生紫斑；又由於免疫力降低，感冒會久久不癒，甚至引起肺炎，併發敗血症，並持續發高燒。

有時患者會出現淋巴節腫大，關節或骨頭疼痛，甚至肝臟或脾臟也都會腫起。

檢查與診斷　進行驗血及骨髓檢查。將針插入骨髓並採取骨髓液來調查，藉由是否發現有多數的白血病細胞爲診斷依據。

治療　治療目的在於消滅白血病細胞，恢復正常的血球造血。因此會將組合抗癌劑、副腎皮質類固醇等，用於口服或注射上。

此外，由於此疾病容易併發其他感染，所以患者須入住無菌病房，或是大量攝取抗生素對抗感染，也會進行輸血及使用止血藥。

若是條件俱全，也可能進行骨髓移植（左欄），或者是末梢血或臍帶血造血幹細胞移植，雖然對有些病例來說這是有效的治療法，不過必須事先瞭解可能帶來哪些併發症等風險評估。

●**病毒感染**　部分地區發病的成人T細胞白血病，稱爲HTLV-1。這種病毒會經哺乳由母親傳染給小孩，或是經由性交傳染給另一半，特徵是同時出現白血病與惡性淋巴瘤。

慢性白血病

因爲是種發病緩慢，且病情會逐漸惡化的白血病，可分爲「慢性骨髓性白血病」以及「慢性淋巴性白血病」。慢性骨髓性白血病的疾病特徵爲染色體異常，而且該異常細胞會成熟並分化到某種程度，然後增殖。

因爲症狀不明顯，往往藉由在健康檢查的驗血才發現。慢性淋巴性白血病是淋巴球細胞成熟並分化到某個程度，並且增殖，是屬於比較罕見的一種疾病。

症狀　慢性骨髓性白血病若引發貧血，患者就會出現容易感到倦怠、臉色變差，脾臟腫起而導致腹部腫大等症狀。

若是病情惡化，患者會出現體重減輕、抑制正常造血，而且會和急性白血病一樣出現發燒、貧血、出血等症狀。

檢查與診斷　和急性白血病一樣，以驗血及骨髓檢查來診斷。

治療　慢性骨髓性白血病在持續治療的過程中，有時骨髓的芽球量會增加，此時病症會變化成與急性白血病難以區別的狀態，稱爲「急性轉化」。

進入安定慢性期中，施以干擾素（Interferon）或口服抗癌劑等進行治療是有效的，由於無法防止急性轉化，因此會施予以治療爲目的的骨髓移植（或是其他幹細胞移植）。

如果患者年齡在五十歲以下，親屬中有人符合ＨＬＡ的話，首先可進行骨髓移植（下方專欄）。

患者年齡在五十歲以上，或是親屬中無適合捐贈者，主要治療方法則是干擾素或口服抗癌劑。根據這些治療效果，也可從骨髓銀行藉由捐贈者來移植。

此外，近年來上市一種能在慢性骨髓性白血病中阻滯基因異常的口服藥（基因治療的一種），已有顯著療效。

骨髓移植是什麼？

治療白血病或再生不良性貧血等疾病，有時會採骨髓移植方式。

骨髓移植是先使用藥劑或放射線，消滅異常的造血幹細胞（血球之母的細胞），再將含有提供者（捐贈者）造血幹細胞的骨髓液，注入患者的血管之中。

為了防止排斥反應，捐贈者與患者的ＨＬＡ（人類白血球抗原、主要組織適合抗原）這種白血球的型態必須一致；若是親屬當中無人符合，也可由骨髓銀行提供。

移植後二～三周，健康的造血幹細胞會固定於骨髓，開始製造血球。

另一方面，因為擔心感染以及出現併發症，譬如捐贈者的淋巴球在患者體內增殖，攻擊臟器的免疫反應（ＧＶＨ反應）等便是其一，但這都可藉由使用免疫抑制劑控制到某種程度。

●**末梢血・臍帶血造血幹細胞移植**　骨髓移植是將造血幹細胞從骨髓採取並移植的方法。相對而言，從末梢血液採取，從末梢血移植、臍帶血採取的就是所謂的臍帶血造血幹細胞移植。

感染症

病原微生物進入體內增殖

現在所說的「感染症」，在從前被稱爲「傳染病」。它是病原微生物（病原體）侵入人體臟器或組織之中開始增殖，在體內引起的反應就稱爲「感染」，感染之後所產生的疾病，就是所謂的「感染症」。此外，有些時候即使受到感染也不見得會發病，即稱爲「隱性感染」。

會造成感染症的病原體，包括病毒、細菌、眞菌（黴菌）、原蟲、寄生蟲等，以及一般細菌、支原體、梨型原蟲、立克次氏體屬微生物、螺旋體屬等細菌。

感染途徑各式各樣

至於病原體侵入人體的途徑，稱之爲「感染途徑」。

感染途徑可分爲：直接接觸帶有病原體的人或者是動物、土壤等，因而受到感染的「直接感染」；或是間接透過空氣、水、食物等物質，感染到人類其他飛禽走獸的疾病，即稱爲「間接感染」。

直接感染又可細分爲以下感染途徑：

●**飛沫感染**　經由咳嗽或打噴嚏等由口中噴出的飛沫，侵入口或鼻而感染，例如流行性感冒（P200、P434）、風疹（德國麻疹）（P453）、百日咳（P455）等，都稱爲飛沫感染。

●**接觸感染**　接觸身爲感染源的人類，或者與動物接觸時被咬破皮，因而受到了感染，例如性病（P120）、炭疽熱（P449解說），以及貓抓熱（P449）等。

●**垂直感染**　由母親的胎盤感染給胎兒，或是出生時經由產道來感染，例如愛滋病（P126）、梅毒（P124）、B型肝炎（P282）等。

間接感染則有以下途徑：

●**空氣感染**　從鼻或口吸入浮游在空氣中的病原微生物小粒子，因而感染，例如肺結核（P205）、麻疹（P453）、水痘（P453）等。

●**媒介物感染**　毛巾、玩具等物品或者水、食物等成爲感染媒介，傳遞菌痢、霍亂，以及隱胞子蟲症（P450）、腸道出血性大腸菌（Ｏ-１５７＝P262）等腸道感染症。

●**媒介動物感染**　被稱爲運送病原體媒介的昆蟲等動物，伺機讓人感染，例如被帶有病原體的蚊子叮到而感染的瘧疾（P450）或日本腦炎、以蝨子爲媒介的傷寒，及屬於壁蝨的恙蟲爲媒介的恙蟲病（P448）等。

原本在體內的細菌也會感染

最近也出現和上述稍微有異的傳染途徑，且已造成重大問題。那就

●**霍亂**　有時會經由在霍亂流行地區飲用生水或食用生食，與含有細菌的進口食品而感染。在攝取這些不潔食物之後約數小時至三天，會引起嘔吐或腹瀉，有時會得重病，可施以抗生素來治療。

法定傳染病

＊（ ）內為本書的刊登頁數

醫師診治病人或醫師、法醫師檢驗屍體，發現傳染病或疑似傳染病時，應視實際情況立即採行必要之感染控制措施，並報告該管主管機關。病人情況有異動時，亦同。

各級主管機關對傳染病病人施行隔離治療時，應於強制或移送之次日起，三日之內做成隔離治療通知書，送達本人或其家屬，並副知隔離治療機構。

前項各款傳染病病人經各級主管機關施行隔離治療者，其費用由中央主管機關編列預算支應之。

1類傳染病 應強制或移送指定隔離治療機構施行隔離治療。並應於24小時內完成通報程序。

霍亂（P444解說）、鼠疫、黃熱病（P448專欄）、狂犬病（P448專欄）、伊波拉病毒出血熱（P449專欄）、炭疽病（P449解說）、嚴重急性呼吸道症候群（SARS）（P448）。

2類傳染病 必要時，得強制或移送指定隔離治療機構施行隔離治療。並應於24小時內完成通報程序。

流行性斑疹傷寒、白喉、流行性腦脊髓膜炎、傷寒、副傷寒、小兒麻痺症、桿菌性痢疾、阿米巴性痢疾、登革熱（P449解說）、瘧疾（P450）、麻疹（P453）、急性病毒性A型肝炎（P282）、腸道出血性大腸桿菌感染症（O-157＝P262）、腸病毒感染併發重症、漢他病毒症候群。

3類傳染病 必要時，得強制或移送指定隔離治療機構施行隔離治療。

應於1周內完成，必要時中央主管機關得調整之。

結核病	猩紅熱	水痘（P453）
日本腦炎（P452解說）	破傷風（P447）	退伍軍人病（P447專欄）
癩病、德國麻疹（P453）	恙蟲病（P448）	侵襲性B型嗜血桿菌感染症
先天性德國麻疹症候群	急性病毒性肝炎（A型除外）	梅毒（P124）、淋病
百日咳（P455）	腮腺炎（P453）	流行性感冒併發重症（P200）

其他

指定傳染病 依中央主管機關公告之期限及規定方式為之。

指前三款以外已知之傳染病或症候群，經中央主管機關認有依本法施行防治之必要而予以公告者。

新傳染症 依中央主管機關公告之期限及規定方式為之。

指未知之新興傳染病或症候群，其症狀或治療結果與已知傳染病明顯不同，且經中央主管機關認定其傳染流行可能對國民健康造成重大影響，有依本法施行防治之必要，而予以公告者。

• 資料來源：摘錄自2004年1月行政院衛生署修訂公布之「傳染病防治法」。

是在醫院等醫療設施內發生的感染症，稱爲「院內感染」，此種狀況有時也會發生在養老院內。

有時從醫師、護士，或是被病原體污染的器具等可能受到感染，稱之爲「交叉感染」；但是感染到自己體內原本存在之細菌的情況亦越來越多，稱之爲「內因性感染」。

人體的口腔、鼻、腸管、皮膚等處，原本就存有許多微生物，稱爲「常在菌」。

這些細菌一般並不會危害人體，但若是罹患惡性腫瘤、糖尿病等慢性疾病，或是免疫力降低以及高齡者等，有時會因爲自己體內的細菌而引發感染，造成常在菌繁殖而罹患感染症，就稱爲「伺機感染」。

新興感染症與再興感染症

從一九七〇年代中期起，過去不爲人所知的感染症越來越多，例如伊波拉出血熱（P449）、馬堡病（P449）以及退伍軍人症（P447）、隱胞

●其他感染症…傳染性單核球症 青春期感染EB病毒，會出現發高燒或淋巴節腫大等症狀。大多數成人於幼年時期都有過隱性感染的經驗。

子蟲症、愛滋病（P126）、腸道出血性大腸菌（O-157等）、劇症型A群鏈球菌感染症、狂牛病（左欄）、嚴重急性呼吸道症候群（SARS＝P448）等，由於這些病症流行於世界各地，因此稱為「新興感染症」。

此外，像結核最近原本有減少趨勢，結果又再度增加的感染症，便稱為「再興感染症」。

除了結核之外，像是瘧疾等寄生蟲病（P450）或是百日咳，都有逐漸興起之勢。

敗血症

是什麼樣的疾病？　「敗血症」是細菌由感染病灶進入血液增殖，產生毒素引起嚴重的中毒症狀，或是細菌隨著血液散布到全身，因而在各種臟器引起障礙的疾病。

原因　罹患惡性腫瘤、糖尿病、肝硬化、腦中風，或是剛動過手術、高齡者、抵抗力低下的人，以及患有皮膚化膿症、褥瘡、中耳炎、副鼻腔炎、肺、肝膽疾病、尿道感染症等，或是拔牙後等情況，有時細菌會進入血液中，引發敗血症。

其他像是使用導管、點滴、抗癌劑、放射線的治療，以及內視鏡等的檢查，有時也讓細菌有機會侵入人體內。

形成此病的細菌，大多為大腸菌、肺炎桿菌、金黃葡萄球菌、綠膿菌，其他如真菌（黴菌）的念珠菌等，也會發生。

症狀　會出現發高燒、惡寒、發汗等，嚴重的話會引起敗血性休克，帶來血壓降低或心臟擠出血液量減少的意識障礙情形出現。

此外，腎臟、肝臟、肺、心臟、腦等作用降低的多重器官衰竭，皮膚或黏膜等處出現血斑的瀰漫性血管內凝血（DIC），血液中氧氣減少所引發的低氧血症等，都可能會造成生命危險。

「狂牛病」是什麼？

牛隻等家畜所出現的「牛海綿狀腦病（BSE），俗稱「狂牛病」，它不是細菌也不是病毒，而是由BSE這種異常的蛋白質感染所引起的。若海綿狀腦症發生於人體，會讓人腦組織變得像海綿一樣，引起人格障礙、痴呆、痙攣、麻痺等的CJD病等。

一九八六年英國首先出現這種疾病，到了一九九六年，英國報告指出人類會經由牛隻感染狂牛病（異常型CJD），之後二〇〇一年九月在日本也出現了染上狂牛病的牛隻，令人擔憂是否會造成大流行。

治療　可施打抗菌藥點滴進行治療，必要時也會進行切除感染病灶的手術。

此外，使用讓血液不易凝固的藥，以及氧氣補充等，都是必要的醫療行為。

良心建議　有些產婦因分娩而造成的傷口，會受到細菌感染而引起「產褥熱」（P650），之後會引起敗血症；所以產婦在產後二十四小時～十天中，若出現發高燒的情形，請務必到婦產科接受檢查。

退伍軍人症的感染與預防

潛藏於土壤或河川等處的退伍軍人症是一種細菌，藉由粉塵等媒介感染飲用水並增殖，尤以高齡者和免疫力低者的呼吸器官最易受到感染。

分為兩種類型，一為四～五天就能回穩的類型，此類型會出現高燒、肌肉痛、頭痛等類似感冒症狀；以及出現高燒、咳嗽、帶膿的痰、意識障礙等症狀，病況漸趨嚴重的類型。

殺菌管理等設施不是很完善的溫泉、三溫暖、除濕器或空調用冷卻塔等，都是感染源。三溫暖要做到每週換水數次，至於浴缸、過濾裝置、配管的消毒和洗淨等工作也要嚴格管理，除濕器要勤洗淨水槽內部以及換水。所有公共浴池或溫泉等衛生管理措施，需遵守規定接受相關單位督導。

破傷風

是什麼樣的疾病？　傷口沾上骯髒的泥土，導致破傷風菌侵入並繁殖，約於四天至數周後產生毒素，出現痙攣等症狀的疾病。

原因　在國外衛生狀況較差的地區，或是於海邊或山邊等地受傷，若傷口不小心沾上泥土，細菌就會侵入體內而引起破傷風。

症狀　初期會出現頸部僵直、咬食困難、全身無力等症狀，幼兒則會喝不下牛奶。

在此時期治療，大半會恢復；一旦病況惡化的話，就會出現無法張口，甚至連喝飲料都不成的吞嚥困難，以及痙攣（身體縮成弓狀）等症狀，導致生命危險。

治療　先讓傷患保持鎮定，再對傷口進行洗淨、消毒、去除損傷部位等處理步驟，並注射中和毒素的抗毒素血清。

另外，還可進行人工呼吸與氣管內插管等方式，防止呼吸困難，也可以使用肌肉鬆弛劑或抗痙攣藥等來治療。

良心建議　一般來說，會在嬰幼兒期進行破傷風預防接種。但成人之後，抗體效果會降低，所以如需前往海外可能引起破傷風的地區，建議行前最好接種類毒素。

若是傷口沾上泥土，可先用自來水仔細洗淨再進行消毒。

●其他感染症…黑死病　野鼠等身上的黑死病菌，以跳蚤為媒介進行傳染，引發高燒、淋巴節炎等症狀。嚴重的話，還會引起肺炎或是敗血症；若惡化成肺炎的話，就會傳染給他人。

嚴重急性呼吸道症候群（SARS）

是什麼樣的疾病？ 自從陸續於香港及越南出現感染者後，短短時間以中國及加拿大為首，擴散至世界各地的指定感染症（P445）。

原因 主要是感染了SARS病毒（新型的冠狀病毒），推測主要是經由打噴嚏等的飛沫及接觸體液而感染，但感染途徑尚未明朗化。

症狀 潛伏期大約是二～七天，患者會突然發高燒至三十八℃以上，出現乾咳以及呼吸困難等症狀，有時還會伴隨頭痛、肌肉痛、倦怠、出疹、腹瀉等。

照射胸部X光，會發現肺部有黑影，因此亦稱為新型肺炎；大多數病患於一周內就能復元，但免疫力低者的病情則容易惡化。

治療 尚無根本治療之道，目前只能因應各別症狀進行治療。各方醫學研究都在進行中，期待未來能確定病毒，研發出新疫苗及治療法。

良心建議 洗手、漱口、戴口罩雖然有一定的預防效果，若非緊急或必要，最好的預防方法就是不要到流行區域。

若從流行區域回國後，出現符合的症狀，必須要到各市區鄉鎮設有感染症防疫設備的醫療機構接受診斷；而為了不擴大感染，在就診前務必要打電話聯絡醫院。

通常在感染後一周內發病，若回國後十天都沒有出現任何症狀的話，就先不用擔心。

輸入感染症是什麼？

出國旅行或是藉由進口食品、動物等方式，所感染的傳染病就稱為「輸入感染症」。

除了本文所列舉之外，還有傷寒、副傷寒、黃熱病（南美、非洲之外）、狂犬病（東南亞、印度之外）、回歸熱病（亞洲、非洲之外）等。

可預期的是今後國際交流將更頻繁，檢疫措施應更加強。

MRSA與院內感染

MRSA（抗Methicillin金黃色葡萄球菌）感染症，是因為抗生物質未能發揮作用（有抗藥性）的金黃色葡萄球菌感染而引起的疾病。

一般來說，健康的人不會發病，但高齡者、住院病患等，抵抗力差的人染後會引起腸炎或肺炎等疾病，藉由MRSA產生的毒素會引起休克症狀等，因此院內感染往往會變得非常棘手。

恙蟲病

是什麼樣的疾病？ 被帶有立克次氏體屬微生物（O. Tsutsugamushi）的恙蟲咬到並被感染的疾病，就稱

●**其他的感染症：劇症型A群鏈球菌感染症** 是由A群溶血性鏈球菌感染，在短期間內引起多臟器衰竭的疾病，感染途徑不明；通常是以大量給與盤尼西林類的抗生物質等來治療。

爲「恙蟲病」。立克次氏體是種比細菌還小、比病毒還大的微生物。

症狀　容易發生的部位爲陰部、大腿內側、腋下、下腹部等部位，被咬的地方會微腫，但不會疼痛。感染約十天左右會出現全身無力、食慾不振、三十九℃度以上高燒的現象，胸、腹、背都會出疹子。

原因　恙蟲群居在多群居於河川周圍或山上，雖然只有極少數恙蟲帶有病原體，但人們常會因農務或採山菜等時被咬到，醫師需視傷口狀況及驗血情形，才能進行診斷。

治療　以四環素類抗生素等進行治療。雖然早期治療能夠儘早治癒，若一直未察覺或置之不理，病況有可能轉趨嚴重。

貓抓熱

是什麼樣的疾病？　被貓抓咬後數天至二～三周，皮膚會長出丘疹、水泡或膿包，還會伴隨著頭痛、發燒、全身無力等症狀，有時傷口附近的淋巴節還會腫起。

原因　近來醫界發現病原爲立克次氏屬微生物的巴東體（Bartonella Henselae），以貓蚤爲媒介。貓蚤吸了貓血會排出含有病原菌的血便，若是人或動物被貓蚤叮咬時抓破了皮，傷口混合了貓蚤的血便，病原就可以順勢進入人體，引發感染。

治療　使用能抑制疼痛或發燒的藥、四環素類的抗生素。

良心建議　被貓抓到之後要消毒傷口，也需定時修剪貓爪及驅除跳蚤。貓蚤並不只存在貓身上，其他如狗、猴等動物，也可能發生。

病毒性出血熱

因感染病毒所引起的出血熱，包括伊波拉出血熱、馬堡病、拉薩熱、克里米亞-剛果出血熱（以上為一類感染症）、腎症候性出血熱等。主要症狀均為發高燒及異常出血（凝固血液的血小板減少，變得容易出血不止）。若是再次感染登隔熱的話，會轉變為登革熱出血熱，出現異常出血等症狀。

大部分致病原因不明，有可能是接觸到受感染者或猴子等帶菌動物的血液或尿液，老鼠、蚊子及壁蝨等都可能是媒介。潛伏期為2～20天，症狀視病情不同而有所差異，死亡率高為其特徵。

治療拉薩熱，可對患者施予利巴林（Ribavirin），除此之外並無其他預防對策。

就分布地區來看，伊波拉出血熱及馬堡病分布在非洲，拉薩熱在西非，克里米亞-剛果出血熱在非洲、東歐、中國西部、俄國南部，腎症候性出血熱在東亞、北歐、東歐，登革熱在東南亞、印度及中南美。

此外，雖不是出血熱，但以蚊子為媒介的西尼羅熱，從1990年代中期就在非洲、歐美及中東等地發病。要前往這些地區時，不妨事先瞭解衛生單位的傳染病防治情報。

●**其他的感染症：炭疽熱**　炭疽菌存在於馬、牛、羊、豬等的糞便或土壤中，人們經由接觸已感染此菌的動物或攝食其肉類，而感染此疾病。可用New quinolone類的抑菌劑、四環素類等的抗生素來治療。

寄生蟲病

是什麼樣的疾病？ 人體感染寄生蟲所引發的疾病，即稱爲「寄生蟲病」。近年來由於出國的人數漸多，加上飼養寵物及品嘗美食蔚爲流行風潮，使得感染管道增加。寄生蟲病種類也變多，包括下列種類：

●原蟲所導致的寄生蟲病

這是單細胞原蟲寄生於體內所引起的疾病。

阿米巴痢疾　在海外等環境衛生差的地區，從飲料食物中吃進痢疾阿米巴的囊子（雖無活動性、但抵抗力強的狀態）而引發感染，會出現腹痛、嘔吐及黏血性腹瀉等症狀。

瘧疾　被棲息於熱帶、亞熱帶的瘧蚊叮咬，感染瘧疾原蟲，出現發高燒或惡寒等症狀。

梨型原蟲症　以飲料食物爲媒介，細菌寄生於十二指腸或空腸（P256「腸子的構造」）上部，引起腹痛及腹瀉等症狀。

弓漿蟲症　寄生於貓等哺乳類動物，或是鳥類的原蟲，經由口進入體內受到感染；若在懷孕期間初次感染，有可能導致流產或早產。

隱胞子蟲症　以水或食品爲媒介，寄生於小腸，會引起劇烈腹瀉、腹痛、嘔吐和發高燒等症狀。

利什曼原蟲症　被吸血蠅等昆蟲咬到或原蟲侵入，會侵害脾臟、肝臟、皮膚或黏膜。

非洲睡眠症　非洲或南美的感染者很多，這是被采采蠅或龜蟲這種昆蟲咬到而感染，會引起發高燒、肝臟或脾臟腫起等症狀。

●線蟲所引發的寄生蟲病

屬於多細胞寄生蟲一種的圓筒狀線蟲，寄生於體內而引發的疾病。

蛔蟲症　附著在蔬菜等的蟲卵，由口進入，引起腹痛或腹瀉等。

貓狗蛔蟲症　存在於不到一個月大貓狗體內的蛔蟲卵，被排泄到糞便中，再經由口進入體內而感染；感染者會出現高燒、肝臟腫大，以及肺炎、視力障礙等症狀。

海獸胃線蟲症　生食青花魚、竹筴魚、鰹魚等近海的魚類，海獸胃線蟲的幼蟲因此侵入了人體的胃及腸壁，引起劇烈腹痛。

鉤蟲症　吃下帶有鉤蟲幼蟲的蔬菜或是幼蟲由皮膚入侵體內，引起貧血、心悸及皮膚炎等症狀。

糞線蟲症　糞線蟲的幼蟲從皮膚侵入，蟲卵透過食物感染，會引起腹瀉、腹痛及貧血等。

鞭蟲症　吃下附著在生蔬菜上的蟲卵而感染，會引起腹瀉等。

蟯蟲症　附著在肛門周圍的蟯蟲卵經口進入感染，會引起腹痛。

心絲蟲　寄生於狗心臟的心絲蟲，透過蚊子寄生於人體，會引起支氣管炎或濕疹等疾病。

●吸蟲所引發的寄生蟲病

感染多細胞像扁皮葉子的吸蟲，而引起的寄生蟲病。

●**其他的感染症：Q熱**　人們會經由氣管而感染家畜身上的立克次氏屬微生物，在12天～1個月的潛伏期之後，會引起發高燒、頭痛、咳嗽或痰、胸痛等症狀。可以用四環素等來治療。

住血吸蟲症　包括分布在日本、中國、東南亞的日本住血吸蟲，分布在非洲及南美的曼森住血吸蟲，以及分布在非洲、西亞等的埃及住血吸蟲等，寄生於河川、湖泊、水田等地的此類寄生蟲，由皮膚侵入人體，引發皮膚炎、腹瀉、黏血便等症狀。

肺吸蟲症　生食河蟹或豬肉，致使幼蟲寄生體內，引起血痰或咯血等。

肝吸蟲症　生食鯉魚科的淡水魚，間接讓肝吸蟲的幼蟲侵入人體，引起肝臟或脾臟的腫大。

橫川吸蟲症　生食淡水魚，使人體感染幼蟲，引起腹瀉或黏血便。

肝蛭症　附著於芹菜的幼蟲經口進入，出現腹痛、腹瀉、黃疸、發高燒等症狀。

●條蟲所導致的寄生蟲病

此爲多細胞，像扁平繩狀的條蟲所引起的寄生蟲病。

包蟲症　寄生於北海道的狐狸或野狗等動物體內的條蟲蟲卵，經由口侵入人體，引起腹痛、嘔吐、咳嗽及痙攣等症狀。

裂頭條蟲症　吃下寄生在鮭魚、淡水魚等的幼蟲，出現腹瀉、腹痛及嘔吐等症狀。

無鉤條蟲症　因生食牛肉而感染幼蟲，引起腹痛及腹瀉等。

有鉤條蟲症　吃下生豬肉而感染幼蟲，引起腹痛及腹瀉等。

曼森孤蟲症　生食蝦、青蛙、鳥等，導致寄生於其中的幼蟲侵入人體，而且幼蟲移動部位會出現硬塊。

治療及預防　由於大部分潛伏期較長，因此當出現症狀就醫時，務必向醫生說明曾經食用過的飲料、食物，以及家中有無飼養寵物、海外旅行的日期及地區等；若患者有家人或同住者，也需一併接受檢查。

只要早期發現，針對每一種寄生蟲使用特效藥治療的話，大多能夠治癒；若延遲治療，病況就有可能趨於嚴重。此外，除蟲藥、抗菌藥需遵照醫師指示使用。

爲了預防寄生蟲，生菜必須事先用自來水等仔細沖洗，淡水魚或鮭魚、豬肉等生鮮魚肉要充分煮熟，同時要避免吃一些太奇特的當地食物。至於洗手、漱口、用熱水消毒餐器或調理器具、打掃房間、讓寢具曬太陽等工作，都要養成習慣。

不要直接接觸寵物糞便，觸摸過寵物或在沙地玩耍之後，要仔細洗手。飼養寵物之前要向獸醫諮詢，並請醫師幫寵物驅除寄生蟲。

海外旅遊時應注意事項　行前要到相關衛生資訊網頁瞭解旅遊當地正流行什麼傳染病，或是詢問旅行社人員，瞭解預防方法等知識。

在海外較不衛生的地區，切忌飲用生水和沒有充分加熱的食品；同時也要避免食用擺放了一段時間的食物，例如路邊攤和自助餐等。

此外，避免在河川或湖泊游泳，或是光腳進入田地裡。爲了預防蚊蟲叮咬，最好使用防蚊液，而且服裝不要過於暴露。

●其他的感染症：飼鳥病　金絲雀或鸚鵡等體內帶有披衣菌，若受感染，會出現發高燒、咳嗽、痰等肺炎症狀。可以用四環素等治療。如果是因爲寵物鳥死亡後而有疾病症狀出現，就診時要先告訴醫師。

兒童的感染症

生病同時也會產生抵抗力

初生嬰兒對各種感染症的抵抗力來自母體，但是不到半年抗體便會消失，之後兒童便會曝露在初次接觸病原體的風險下。

兒童幾乎沒什麼免疫力，身體的防禦機能也尚未完備，因此容易罹患感染症，自然看診次數會增多。所以父母最好替小孩找一位值得信賴小兒科醫師，固定去那裡求診，方能保有完整病歷（P504專欄）。

以另一個觀點來看，兒童在生病的同時也會獲得免疫力，藉以增加身體抵抗力。一些較令人擔心的傳染疾病，都是兒童出入公共場所時傳染到的。幾種疾病可以靠預防接種來預防感染，對於可接受預防接種的病症，應該在流行之初就盡快為兒童完成接種，才能保護孩子。

避免兒童罹患重大疾病最好接受預防接種

早年父母無法確定預防接種是否完全無副作用，而多半感到不安。但近年來觀念正在改變，比起預防接種所產生的副作用，自然感染後會留下後遺症、死亡等危險率要高出許多。因此預防接種不只是保護自身，也是減少傳染他人的風險。

台灣地區的預防接種包括：卡介苗、B型肝炎疫苗、白喉／百日咳／破傷風混合疫苗、小兒麻痺疫苗、麻疹疫苗、水痘疫苗、麻疹／腮腺炎／德國麻疹混合疫苗（MMR）、日本腦炎疫苗等常規預防接種疫苗，以及流感疫苗、白喉／破傷風／非細胞性百日咳混合疫苗、B型嗜血桿菌疫苗、四合一混合疫苗等自費疫苗以及五合一疫苗（即四合一加小兒麻痺疫苗）及最新的六合一（即五合一加B型肝炎疫苗）。

為了讓疫苗接種達到防治傳染病成效，同時加強接種資料記錄，自嬰兒出生於戶口登記後，即由衛生所定期寄發通知單，提醒父母該帶小寶寶進行疫苗接種。

一九八三年起，推行「預防接種紀錄卡」（黃卡）制度，國小新生入學時就同時進行查卡作業，一旦發現有未接種的針劑時，就要求家長帶孩子進行補接種。而今可以IC

疫苗類型與注射的間隔時間

疫苗類型	活性疫苗	非活性疫苗・類毒素
預防接種種類	BCG、脊髓灰質炎（小兒麻痺口服式）、麻疹、風疹（德國麻疹）、水痘、腮腺炎	三合一、日本腦炎、流行性感冒、B型肝炎
間隔時間	接種後若要再接受其他疾病的預防接種時，要隔四周再接種。	接種後，若要接受其他疾病的預防接種時，須隔一周才能接種。

●日本腦炎　三斑家蚊叮咬了帶有日本腦炎病毒的豬的血液後，將病毒運送到人體，侵害人腦的疾病。由於預防接種的普及與環境的改善，三斑家蚊已經減少，患者數也銳減。

卡及兒童健康手冊並用，作爲接種資料登錄之用。

麻疹

症狀 連續二～三天出現發高燒、咳嗽、流鼻水，厚重眼屎等情形，引起食慾不振及頭痛，之後有半天暫時退燒、再回升，此時會開始出疹，口中出現小白斑點，此爲「麻疹黏膜斑」（柯氏斑點）。有時還會併發肺炎或腦炎，甚至死亡；潛伏期爲十～十二天。

治療 目前並無任何特效藥，現今治療方式是以退燒藥或鎮咳藥來避免消耗體力。

保養 爲了避免出現脫水症狀，必須充分攝取果汁、有氧飲料等。

水痘

症狀 出現像被蟲叮咬般的紅疹，小而發癢，會逐漸擴散至全身。出疹後會變成水泡，三～四天就會慢慢結痂，約十天～兩周會全部結痂；潛伏期爲二～三周。有時同樣的病毒也會形成帶狀疱疹（P408），不過此症比較罕見於孩童身上。

治療 患者必須要服用抗病毒劑，若是嬰兒或是國中以上且有皮膚病的小孩受感染時，病況容易惡化，因此務必於發病後兩日內服藥，才能確保藥效。

保養 患者要注意清潔，避免因爲抓水泡而導致細菌感染。

風疹（德國麻疹）

症狀 細小的紅疹擴散到全身，但大約三天就會消失，又稱爲「三日麻疹」。會出現喉嚨紅腫、頸部淋巴腺腫痛等症狀，潛伏期爲二～三周。

治療 尚無特效藥可用，患者如果發高燒，要多攝取水分，安靜休息。

保養 爲了避免出現脫水症狀，必須充分攝取果汁、有氧飲料等。

流行性腮腺炎

症狀 發燒，耳下腺腫起、疼痛，有時僅單邊腫大，也會引起腦膜炎等併發症，但幾乎不會惡化；潛伏期爲十六～十八天。

治療 目前尚無特效藥可用，患者應隨時補充水分，發燒或疼痛時則要使用退燒劑。

保養 對患者來說，張開嘴巴會有些困難，可以飲用湯或果汁等不必咀嚼的食物。

冬季嘔吐腹瀉症

症狀 特徵是糞便呈白色。剛開始的時候會嘔吐，之後只會持續不停的腹瀉；有時一天之內腹瀉可以高達十次，糞便會呈米汁般的顏色，或是奶油色，同時也常伴隨腹痛或高燒的症狀。

治療 若出現明顯症狀，必須盡快就醫接受治療；患者要漸進式的攝取少量水分，以防脫水。

保養 當病患不會感到噁心後，就可以開始食用稀釋的牛奶或是水分多的濃湯。

●**脊髓灰質炎（小兒痲痺）** 由於感染脊髓灰質炎病毒，於手腳部位，尤其是腳部會出現痲痺的情形。有時不會惡化，只出現感冒症狀就痊癒，但身體可能會殘留痲痺感。近來此疾病在自然發生情形，越來越少見。

蘋果病（傳染性紅斑）

症狀 由於患者兩頰會變得如蘋果般紅，因此有此俗稱。患者會發燒超過三十七℃左右，首先臉頰會變紅，一天後手腳和身體等部位也會出疹，疹子之間還會連結成蕾絲狀或網狀；有時會出現關節痛症狀。但大部分除了出疹之外，並無其他明顯症狀，毋需擔心。潛伏期爲七～十六天。

治療 此病尚無特別療法。出疹時，可因應症狀作些適當治療。

保養 維持日常生活作息即可。

疱疹性咽峽炎

症狀 屬於夏季感冒的一種，患者會突然發高燒，喉嚨深處大量出現紅色小水泡。水泡過兩三天便會破掉而潰爛，喉嚨疼痛。潛伏期爲二～四天。

治療 此病尚無特別療法，只能等待自然痊癒。若是病患無法攝取水分時，就必須住院打點滴。

保養 充分攝取水分，還可以多補充豆腐或是果凍等，沒有刺激性的食物。

手足口病

症狀 屬於夏季感冒的一種，主要是手、腳、口等部位會出現水泡。除了口中的水泡破掉會感到疼痛以外，毋需擔心，就算是發燒也不嚴重。潛伏期爲三～六天。

治療 目前尚無特效藥，若口中感覺疼痛時，可塗抹口內發炎用軟膏，舒緩症狀。

保養 補充豆腐或果凍等口味清淡、容易吞嚥的食物。

咽喉結膜熱（游泳池熱）

症狀 由於患者起初會出現全身無力感，往往誤以爲是感冒，但眼睛會流淚、充血，並引起結膜炎，發高燒近四十℃；也會引起關節痛、頭痛、腹痛與腹瀉，高燒等症狀會持續三～四天，一週後漸漸好轉。潛伏期爲五～六天。

治療 發燒時可使用退燒藥，使用眼藥水治療結膜炎。

保養 由於此病的傳染力很強，家人之間要避免共用毛巾等。病患要充分攝取水分，安靜休養。

流行性感冒

症狀 最主要的症狀爲發高燒和畏寒，其他還會出現咳嗽、頭痛、喉嚨痛、疲倦、鼻水、關節痛、腹瀉等症狀，偶爾會併發腦炎或腦病；當身體出現異狀時就應立即就醫。潛伏期爲一～三天。

治療 發高燒時要遵照醫師指示使用退燒藥，也有發病後四十八小時內服用就有效的抗病毒藥。

保養 充分攝取水分並安靜休養。

猩紅熱（溶血性鏈球菌感染症）

症狀 喉嚨腫痛，大多會發高燒，紅而細小的出疹會從頸部、胸部擴

●流行性感冒腦炎・腦病 患了流行性感冒的小孩，會出現發高燒、痙攣、意識障礙等症狀，有報告指出可服用退燒藥二克氯吩鈉等。

散至全身；舌頭會紅腫，舌面變成一粒粒的草莓狀。由於有時會併發風濕熱，造成腎炎或心臟瓣膜症，因此務必盡快就醫治療。潛伏期爲二～七天。

治療　爲避免產生併發症，至少要服用抗生素十天。

由於病原體爲細菌，因此容易一再感染。

保養　服用抗生素後，約三～四天就能恢復正常生活，若狀況良好，生活習慣並沒有什麼很大限制。

百日咳

症狀　病患不會發燒，但咳嗽會逐漸加劇，一到夜晚更是咳到無法入眠。起先是短促的咳嗽聲，之後會出現像是吸氣般特有的聲音。潛伏期爲七～十天。

治療　發病初期服用抗生素有效，之後就需因應病況做適當治療。

注意　即使已接受預防接種，有時還是會出現輕微症狀，就醫時務必告訴醫師是否曾接受預防接種。

突發性發疹

症狀　病患大多爲兩歲以下小孩，會突然出現持續高燒三日的症狀。一旦退燒，疹子會以胸部和腹部等部位爲中心向外擴散。

治療　雖然目前還沒有特效藥，不過，這並不能算是什麼很嚴重的疾病，毋需擔心。

腦膜炎

症狀　頸部僵硬無法彎曲，還會出現頭痛、痙攣、嘔吐等症狀。雖然會有細菌性病原體殘留腦部，引發障礙的顧慮；但是病毒性病原體若是經過適當治療，幾乎都能治癒。不過，也有單純疱疹等病原體導致病況惡化的情形。

治療　細菌性的病原體可使用抗生素。除了屬於病毒性病原體的單純疱疹沒有特效藥之外，多會因應病況來進行治療。

黴漿菌肺炎

症狀　延續原有的感冒症狀，並出現三十八℃以上的高燒、咳嗽、倦怠、頭痛、食慾不振等，若是置之不理，發燒和咳嗽將會久久不癒。

治療　使用抗生素最有效，約十天後症狀會趨於穩定。

女性常見的尿路感染症

所謂「尿路」（泌尿道），是指腎臟、輸尿管、膀胱、尿道等器官，而腎盂腎炎與膀胱炎是女性除了嬰幼兒期之外，最常見的疾病之一。

●**腎盂腎炎**　雖然沒有咳嗽或流鼻水等感冒症狀，但若是出現三十八℃以上高燒，就有罹病的可能，有時也會出現食慾不振，腰或背部無力或疼痛的情況。

●**膀胱炎**　排尿後會感到疼痛，特徵是排尿後仍有殘尿感。以上病症絕大多數為大腸菌等細菌所引發的。必須遵照醫師指示服用抗生素，趕快治癒。

●**其他的感染症：水泡瘡**　是在炎熱時期流行的皮膚病，臉或手腳等全身都會長水泡，患者會感到非常癢；萬一水泡破掉，裡面的液體會散至其他部位的皮膚，擴大感染面積。容易引發痱子或濕疹。

心理的疾病

傾聽內心的聲音

提到心理疾病，大部分的人似乎都有這種「總覺得那是可怕的東西」的偏見，但事實上，心理疾病並非只有是特定人士才會罹患，相反的，現代人的壓力往往比起過去要大上好幾倍，因此而產生的神經症和心身症等壓力病，更是難以計數。

綜合各種發病的原因不難發現，其實這是任何人都有可能罹患的，並沒有什麼「絕對不會」，或是什麼「絕對不可能」的理由；所以，即使有這方面的疾病，也不需要因此覺得自己和別人有什麼不同。

有人認爲心理疾病是自己的心藉由「疾病」發出警訊，也就是妳的「心」正提醒著：「現在的妳，並沒有眞正過著自己想要的生活。」

許多顯於外的情緒症狀，都可以說是心理所傳遞的訊息，甚至呼救，例如「心情沮喪」、「什麼事都不想做」的感覺，往往都是「我眞的很累，讓我稍微休息一下吧！」的訊息。

而心理的訊息，有時也會轉變成以身體的諸多不適症狀來表現，像是頭痛、肩膀痠痛，或是月經不順等。

如果大家都能有「心理疾病是任何人都可能會罹患」的認知，並能以正確的態度理解並面對，是很重要的。當心理傳遞出警訊，或是內心感到不舒服，就像感冒了要去看醫生一樣，心生病了，當然也要去看心的醫生。如此這般，帶著輕鬆心情接受治療就對了。

女性的心理負擔越來越大

在現實中，經常必須壓抑自我，以適應社會化的生活，這是人類選擇群居所必須面對並加以接受的狀況。如果一味地以壓抑的自我來配合周遭的人、事、物，心理的壓力就會逐漸升高，反映在身體就是生理的毛病，反映在心理就是心理的問題，若是置之不理的話，這些累積的壓力，終有一天會造成身心兩方面都難以彌補的傷害。

即使是男女平等的現代，女性雖然有機會進入職場與男性一起爲事業打拼，但是另一方面，「女性應盡到爲人妻母的本分」的傳統觀念依舊緊緊束縛著女性。因此，女性所承受的身心壓力，比起從前更是有過之而無不及。

再者，女性在每個階段都擔負著不同壓力，範圍從結婚、生產、養育子女、丈夫換工作、子女的獨立及老年長輩的照顧等，都需要耗盡心神、體力去面對。這些負擔所帶來的壓力，千萬不要一個人獨自面對，不妨和另一半或是身邊的人多聊聊，把問題說出來，讓彼此有機會互相承擔，這樣的做法才健康。

偶而也不妨停下腳步，問問自己想成爲怎樣的人？自己眞正的需要是什麼？誠實的檢討與自省能幫助妳在釋放壓力之後，適時的調整人生的規劃。

原因或症狀複雜的心理疾病

心理疾病的成因會依患者的背景而有所不同，因此相對的也就顯得複雜。例如同樣是心理遭受打擊，有些人會覺得心靈受傷，但有些人卻不以爲意。這些反應除了和人格特質有關之外，也和當事人所處的環境有著密切不可分的關係。

此外，醫學研究也發現，心理的疾病其實與大腦機能，尤其是神經傳達物質等，有著微妙的關連。因此心理疾病總是複雜地混合著各種因素，反映出來的症狀也就各有不同。可依原因將心理疾病大致分爲三類：

●器官性

可分爲因腦梗塞等腦部疾病，或頭部的外傷，致讓腦直接受損害而產生的「器質性精神障礙」；以及因膠原病或代謝異常等身體疾病，二次侵害腦部而導致發病的「症狀性精神障礙」等兩種。

●心因性

受到強烈地精神打擊，或人際關係等心理因素引起。「神經症」或「身心症」就是此類疾病的代表。

●內因性

由於原因不明，故稱「內因性」，

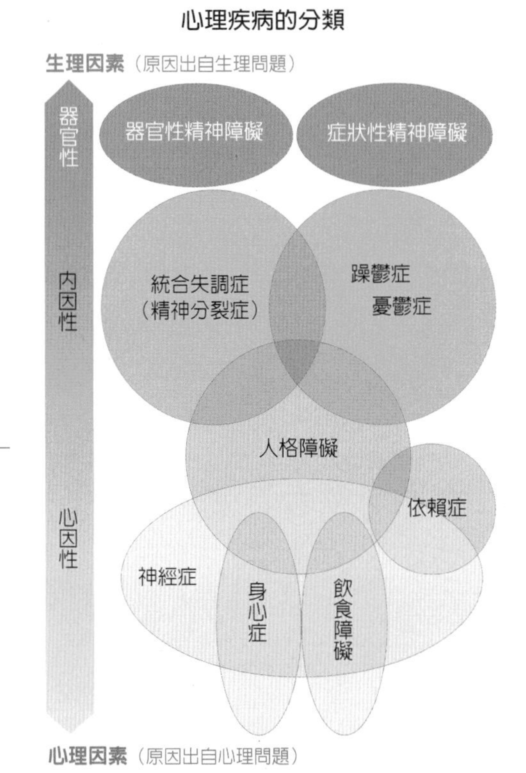

心理疾病的成因相當複雜。心因性疾病中，有時也會出現神經傳達物質不均衡的治病因素，不能單純只視為只由精神方面的原因造成，類似這樣的病例為數不少。

不過目前逐漸釐清「腦內神經傳達物質異常」爲發病原因之一。例如統合失調症（精神分裂症）或是憂鬱症、躁鬱症，即爲此類疾病。

心理研究領域各有不同

將心理疾病的原因，分爲生理和心理兩類（請見左圖）。診療心理疾病的專門科別有「精神科」、「神經科」、「精神神經科」、「身心科」和「心理諮詢室」等。

其中精神科、神經科、精神神經科的診療內容幾乎一樣，囊括所有心理疾病。在這些診療科別中，也可治療嚴重的精神疾病。

「身心科」除了治療由精神問題所引起的身體不適之外，也會進行簡單的精神療法。

「心理診所」爲開業醫師所主持的診療所，通常由精神科醫師或身心科醫師開設，屬於比較貼近地方的診療所。

由臨床心理師進行諮詢的「心理諮詢室」，雖然不是醫療機構，但也可以有效解決心理問題。

至於很容易和心理診療科混淆的「神經內科」則是負責檢查身體「神經系統」的疾病，與心理方面的疾病無關。

心理診療科與研究領域

精神科（神經科・精神神經科）	所有心理疾病
心理診所	較輕的精神症狀
身心科	精神原因所引起的身體症狀
心理諮詢室	由臨床心理師提供諮詢

治療心理疾病的方法

【精神療法】

治療者（醫師或臨床心理師）在談話過程中，慢慢減輕並解決患者心理問題的治療法。以下是精神療法的主要內容：

●**支持性精神療法**　治療者仔細聆聽患者說話，親自感受他們的煩惱與不安；這也是所有精神療法的基本療法。

●**心理諮詢**　患者透過與心理諮詢師（醫師或臨床心理師）的對話，期望自己能主動解決問題（P476）。

●**認知療法**　導正患者的偏差態度或感覺（認知偏差），使其能彈性思考的治療方式。

●**精神分析療法**　提供患者將心中浮現的思緒化爲語言的自由聯想法，讓隱藏在內心深處的壓抑、心理情結能逐漸明朗化。

●**家族療法**　當患者的精神問題與家人息息相關時，要一一與其家人面談，共同漸進地解決問題。

其他方式包括工作療法、行動療法、交流分析療法、森田療法、藝術療法等（P461、468、469解說）。

【藥物療法】

提到心理疾病的藥物，很多人會有類似「藥物可能對人格產生作用使性格改變」，或是「萬一對藥物產生依賴戒不掉怎麼辦」的誤解與不安。

其實，精神科開立的藥物處方並不會對人格造成影響。而且只要確實遵照醫師指示的用量或次數服用，並不會造成「藥物依賴症」。

最重要的是，要考量「爲何需要那種藥」、「會有什麼效果」等，這些都要仔細聆聽醫師的說明，理解之後再服用。

若是因爲出現副作用而感到痛苦時，務必與醫師溝通，醫此時師將會改變藥的種類或分量，開立能有效減輕副作用的藥方。

至於懷孕及哺乳期間所服用的藥物，一定要向醫師諮詢；若是處於懷孕或是哺乳期間的狀態，或是有懷孕可能時，應清楚告知醫師。

精神科常用藥物

抗精神病藥（精神安定劑）

為何種藥物？ 有抑制幻覺或妄想，緩和興奮、攻擊性、不安或焦躁感的作用。主要用於治療統合失調症、躁鬱症或人格障礙等。

副作用呢？ 有時會出現睡意、倦怠感、舌頭不靈活、身體無法順利活動等症狀。可改變藥方，或併用可緩和副作用症狀的藥。

抗焦慮劑（緩和精神安定劑）

為何種藥物？ 可抑制不安或焦躁感，緩和精神與身體的緊張。除了用於憂鬱症、神經症、身心症等方面，也廣泛使用在不安症狀強烈的精神病患身上。

副作用呢？ 有時會出現睡意、頭暈、集中力降低或倦怠感等，這時可嘗試在藥效範圍內減輕劑量。

抗鬱藥

為何種藥物？ 有舒緩沮喪心情、振奮精神的作用，用於治療憂鬱症、躁鬱症，以及不安神經症、強迫神經症、飲食障礙。

副作用呢？ 有時會引起眼睛霧花、口渴、便秘、排尿障礙等症狀；可減少藥量或合併使用能減輕副作用的藥物。

安眠藥

為何種藥物？ 有鎮靜及催眠作用，廣泛用於有睡眠障礙或失眠困擾的精神病患。根據失眠的類型，分別使用效果持續時長不同的藥。

副作用呢？ Benzodiazipines類的安眠藥是目前主流藥物，雖然不易造成藥癮而且安全性也較高，但有時會出現嘴巴苦澀或全身無力等症狀。

忠於自我是心靈健康的基本

爲了讓自我更堅定更健康，平時就要多留意以下的事項：

①不與他人比較，也不受限於他人的看法。

②不要似是而非地接受世俗觀點，重要的是自己的想法及感覺。

③缺點的背後，其實可能隱藏著自己與眾不同的寶藏（資質），要把它給找出來。

④找出能夠安靜面對真實自己的時間，例如寫日記等。

⑤檢視自己的心理狀況，試著剖析內心、瞭解自己真正的想法。

⑥養成順應身體狀況變化，學習自我調適的習慣。

⑦學習暫時將身爲人母、人妻等角色拋開，感受原本的自我。

⑧只要將煩惱視爲讓自我成長的糧食，就能以開朗心情面對。

現代社會與症候群

最近「症候群」、「綜合群」之類的名詞常被引用。就醫學而言，這是指一種疾病出現多種症狀的狀態。

以下所介紹的幾種症候群，雖然未必符合醫學方面的見解，但可視為現代人持續在壓力下，面臨各種問題所產生的共同心理反應。

割腕症候群（P512）

是指用剃刀等利器重覆割腕的自殘行為。患者並不是想要自殺，而是出於不安、絕望、沒自信等心理因素所發展出來的行為，通常為一種逃避手段。好發於年輕女性，其起因據說與幼兒期的親子關係問題、人格偏差等有關。

職業婦女症候群

此症狀常常出現於過度壓抑自己，想努力符合或超越周圍人們期待的「女強人」身上。這些女性不論是工作、家庭或興趣等各方面，都要求臻於完美，往往因此身心俱疲，以至崩潰。

科技壓力症候群

好發於長時間使用電腦工作的人，會出現眼睛疲勞、頭暈、頭痛、嘔吐等生理症狀，以及不安或焦躁等精神症狀。

養育子女困難症候群

對於子女毫不關心，也沒有想養育他們的意願，因此陷入憂鬱狀態，進而對子女施予暴力。

由於女性在生活中必須扮演多種角色，母親不過是其中的一種責任，才會對養育子女所需要的時間與心力、忍耐力等，感受到莫大壓力。

燃燒症候群（P521）

受到激勵課程（或書籍、演講）影響而燃燒起熊熊鬥志投入工作，這些人在不自覺中會遭受心理壓力而身心俱疲，之後又強迫自己再度燃燒的周而復始狀態。好發於業務員、銷售員身上。

除了嚴重的情緒沮喪、感受性降低、失去自信等精神症狀之外，還會出現失眠、頭暈及頭痛等生理症狀。

空巢症候群（P528）

孩子就業或結婚獨立之後，母親會有種瞬間失去一切的空虛感。

由於忙著養育孩子而沒有培養嗜好與經營人際關係，一旦空閒下來就會出現強烈的寂寞與空虛感，覺得自己不再被需要，甚至陷入憂鬱狀態。更年期賀爾蒙分泌變化，與丈夫之間的信賴關係轉為淡薄等因素，也會產生影響。

丈夫在家壓力症候群

丈夫退休之後，妻子卻出現一連串壓力症狀。過去以自己的步調經營家庭生活的妻子，丈夫在家反而打亂了生活節奏，甚至感受到強烈的壓力；於是就出現焦躁或失眠等各種身心失調症狀，夫妻關係因此陷入緊張。

●**統合失調症**　「精神分裂症」是一種疾病名稱，卻常被用來當做罵人的代名詞，經過日本精神障礙家屬聯誼會的奔走請命，日本精神神經醫學會已將精神分裂症更名爲「統合失調症」。台灣目前尚未有此動作。

統合失調症（精神分裂症）

是什麼樣的疾病？ 患者多爲十幾歲後半到三十幾歲的人，由於失去了思考與感情的整合（統合性）能力，因此稱爲「統合失調症」。

大約每一百人當中會有一人罹患此疾，並非罕見疾病。

藉由藥物控制，超過半數的患者能治癒，或至少維持一定的日常生活能力。統合失調症共分爲以下幾種類型：

●**青春型（混亂型或解構型）** 多數發生於青春期後期，剛開始會出現學習意願降低和自閉等症狀。

之後會出現「有人一直盯著我看」等妄想或幻聽等症狀；這時家人才開始察覺可能是生病了。

●**緊張型** 患者會突然激動大叫、情緒不穩定等。或是即使叫他也沒反應，整個人動也不動的一直維持著某種姿勢。

●**妄想型** 發病年齡較高，經常出現在三十歲以後，主要症狀爲妄想和幻聽等。

原因 大腦過度分泌神經傳達物質多巴胺（Dopamine）爲發病原因之一，但詳細成因目前並不清楚。

治療 在症狀嚴重的「急性期」，可服用抗精神病藥並充分休養。若是處於症狀穩定的「恢復期」，可服藥並進行作業療法。

給家人的建議 患者本身並沒有患病自覺，當其開始爲失眠等症狀感到痛苦時，就要立刻接受治療。

躁鬱症

是什麼樣的疾病？ 心情沮喪的抑鬱狀態與異常興奮的躁進狀態，時常交替出現，稱爲「躁鬱症」，正式名稱爲「雙極性情感障礙」（Bipolar Affective Disorders）。

發病年齡多爲十幾歲後半期到三十歲左右，憂鬱與躁進反應呈一定頻率反覆發生。

依每位患者的情況不同，症狀也不一樣，分爲憂鬱狀態長而躁進狀態短，或是剛好相反的類型。

原因 可能是神經傳達物質的正腎上腺素及血清素的量出現異常，但詳細原因目前並不清楚。

症狀 躁進症狀發作時，會一直處於亢奮狀態，不吃不睡造成體重減輕等症狀。此外也會出現易怒、頻頻打電話給朋友、不斷購買昂貴東西（強迫購買症）等異常行爲，而且次數越來越頻繁。

治療 主要施以抗精神病藥（抗躁藥）、抗憂鬱劑等藥物療法。

給家人的建議 由於患者本身並無自覺，因此即使發病了也不會曉得。一旦惡化至產生暴力傾向的嚴重躁進狀態時，就爲時已晚了。如果發現患者睡眠時間嚴重減少、體重減輕等症狀，務必盡快就醫。

●**工作療法** 讓住院中的患者藉由從事園藝、土木、動物飼養等生產性的活動，培養面對現實生活的認眞態度，是回歸社會的復健性療法。

憂鬱症

是什麼樣的疾病？ 遭受精神打擊會覺得沮喪是很正常的反應，隨著時間流逝，大部分的人都可以擺脫低潮，恢復到之前的狀態。但是憂鬱症患者除了會持續沮喪兩周以上，任何事都提不起勁，對於以往感興趣的事，漸漸不再有興趣。

患者不再重視外表變得很邋遢，還會出現對事物失去興趣，以及不安、焦躁、自責等情緒性反應，嚴重的話甚至會自殺（或嘗試自殺）。至於生理方面包括失眠或睡眠過多、食慾不振、頭痛、心悸，女性患者還會出現月經不順、四肢冰冷等症狀。

近年來，由於罹患「輕度憂鬱症」（Dysthymic Disorder）的患者越來越多，因此有了「憂鬱症時代」的說法。加上高齡化社會的關係，中高年憂鬱症患者亦逐年增加。世界衛生組織（WHO）並將憂鬱症與癌症、AIDS並列爲二十一世紀的三大疾病與衛教預防重點工作。

「憂鬱症」（Depression）的起因是大腦化學物質的分泌失去平衡，以及遺傳、生理和心理方面的因素。然而，憂鬱症其實是可以被治癒的。只要接受適當的治療，症狀就會好轉，約有八〇％的憂鬱症患者都可以恢復正常生活。

因此，當心情持續沮喪時，請向醫師求助，並耐心的配合治療。

原因 除了過勞或精神打擊等因素，憂鬱症也與每個人的性格有關（請見左頁）。此外，正腎上腺素和血清素這兩種神經傳導物質缺乏，也被視爲原因之一。

治療 一般以服用抗憂鬱劑，並配合諮詢等方式治療。患者若能充分休養，病況就能獲得顯著改善。

給家人的建議 憂鬱症患者就像是洩了氣的皮球，需要時間休養身心，家人要耐心的給予支持鼓勵；不過，有時鼓勵不當反而會造成負面刺激，因此還是得謹慎小心。

不同原因造成的憂鬱症

●產後憂鬱症

通常產後三個月左右會發病，初次生產的新手媽媽比較容易罹患，由於缺乏經驗而開始懷疑自己「沒有資格當母親」而產生了自責、沮喪、易怒易哭，以及倦怠、失眠、頭痛等身心症狀。

病因包括了產後賀爾蒙分泌不正常，夜間哺乳造成失眠或過度勞累等原因。有些產婦不放心把嬰兒暫時交由親人照顧，結果自己完全沒有時間休息，導致症狀更加惡化。

●更年期憂鬱症

發病原因包括女性賀爾蒙減少所帶來的身體不適，以及孩子獨立或是需要照顧年邁雙親，還有對失去青春而感到不安等各種因素。由於更年期障礙與憂鬱症比較難判斷，

●情緒障礙 情緒（感情）或意志力極端亢進或是降低的病態新總稱。同時出現躁動與抑鬱狀態的躁鬱症稱爲「雙極性情緒障礙」，持續處於抑鬱狀態的憂鬱症叫作「單極性情緒障礙」。

容易罹患憂鬱症的性格類型

以精神病理學的觀點來看，憂鬱症的發病原因，和患者本身的性格息息相關。Tellenbach的憂鬱型性格（Typus Melancholicus）性格、下田光造的「執著性格」等，具體而言，完美主義者（強迫性人格）和不成熟依賴成性者（歇斯底里人格），都是非常容易罹患憂鬱症的類型。

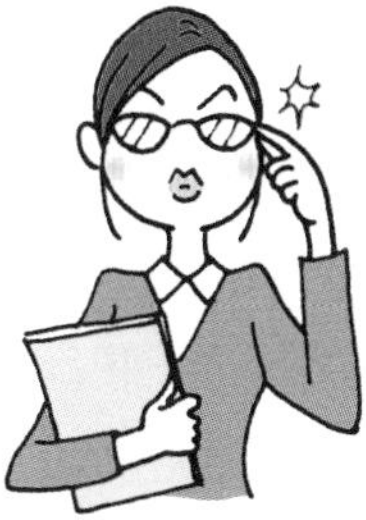

過於認真，責任感及正義感強烈，很重視「秩序」。

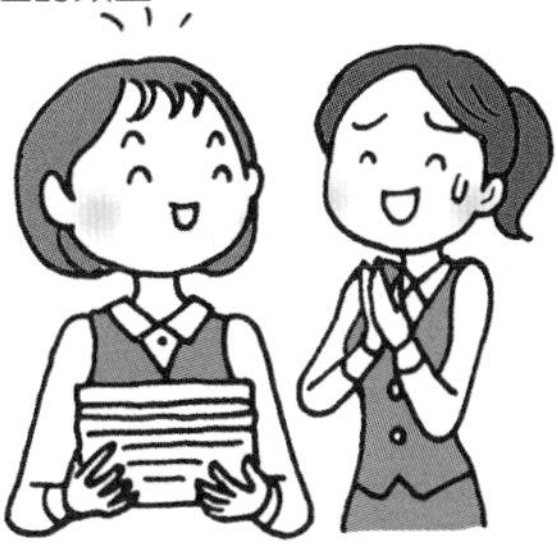

為他人奉獻比為自己奉獻，更能感到生存價值。

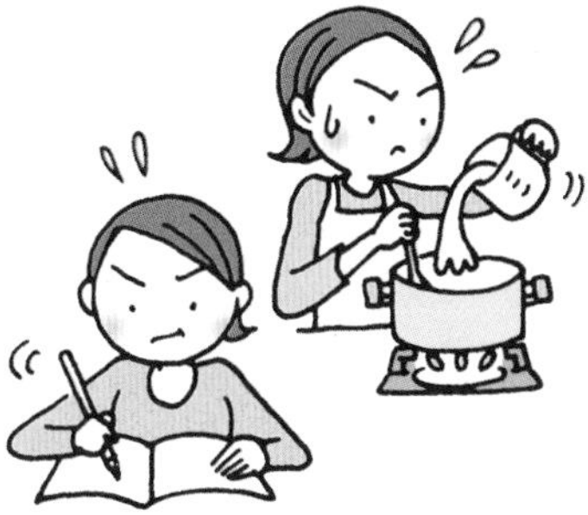

對工作、家庭、學業等各方面都要求嚴格，絕不偷懶或是偷工減料。

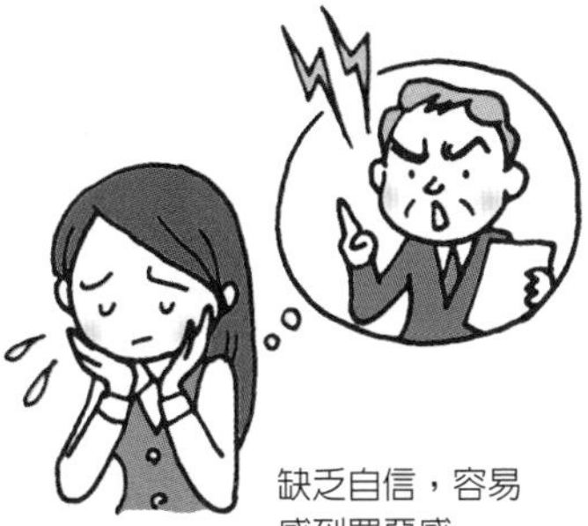

缺乏自信，容易感到罪惡感。

最好尋求專業醫師進行診斷。

●老年憂鬱症

高齡者罹患的精神疾病以憂鬱症居多，老年癡呆症（Dementia）位居第二。體力衰退、經濟不穩定，以及與親人死別等，都可能是致病原因。由於和老年癡呆症很類似，必須盡快接受醫師的診療。

●搬家憂鬱症

患者以主婦最常見。離開熟悉環境、生活習慣改變，以及人際關係的變化等，都是發病因素。

●假性憂鬱症（P528）

患者並不會出現心情沮喪或不安等明顯症狀，但會有頭鈍、食慾不振、肩膀痠痛或便秘等生理症狀。常因不易察覺而延遲治療時機。

●因失去而產生的憂鬱症

面臨親人死別、情人分手或是喪失社會地位、財富等，都可能造成憂鬱症。

此外，失去寵物（或寵物死亡），也是憂鬱症的致病因素之一。

●抗鬱藥　以SSRI（選擇性血清素再吸收抑制劑）或SNRI（選擇性血清素及正腎上腺素再吸回收抑制劑）受到注目。可保持腦內血清素及正腎上腺素的量，來改善症狀。

人格障礙

人格障礙是什麼？

「人格」這兩個字有著許多種意思，在此可解釋爲「此人具有的性格」之意。

平心而論，每個人都有屬於自己特有的性格特徵或偏差，但是如果表現得太過於極端，不僅會給周遭的人帶來困擾，自己也會因此覺得痛苦。

這種因爲性格顯著偏差，致使人際關係，或是日常生活出現障礙等情形，就稱爲「人格障礙」，必須接受專業醫師治療。

人格障礙經常發生於人格形成過程中的青春期至青年期，有著各式各樣的型態。事實上，一個人不可能完全具備某類型人格障礙的特徵；相反地，也有人兼具各種類型人格障礙之要素。

邊緣性人格疾患

是什麼樣的疾病？

「邊緣型人格疾患」（Borderline Personality Disorder）與統合失調症（P461）和神經症（P467）的症狀頗爲類似，因此稱其爲「邊緣性」，不過現在則被視爲一種單獨性疾病。好發於青少年後期與成年早期，若是能夠得到妥善治療，病情大多可在四十歲之前得到控制。

此種疾病首要特徵爲情緒起伏異常激烈，尤其面對人際關係顯得更不安定。不是全然「喜歡」對方，就是完全「否定」對方，對人呈現兩極化反應；這是因爲患者內心非常害怕被他人遺忘，所以努力引起對方注意；一旦不被接受便會深感絕望，出現一再自殺或是割腕等自殘行爲。

此外，患者會有慢性孤獨感或失落感，從來不曾感到滿足，因此會

發生自殘行為的理由

額頭撞牆、利器割腕，以及傷口還沒癒合卻一再扒開傷口等，這些傷害自己身體的行徑就稱為「自殘行為」，特徵是不斷重複傷害自己的行為。其中最常見的是割腕，尤以女性居多

好好一個人為何會不斷反覆自殘呢？原因包括以下的心理狀況：

①沒辦法愛自己，唯有對自己施以處罰才能安心。
②希望人家幫助自己。
③藉由感受疼痛（看到血或傷口），來確認自己的存在（藉由身體的疼痛，彌補快要四分五裂的自己）。
④藉由接近死亡，來喚醒生存意識的某種儀式行為。

周圍的人不宜採「喔，又來了！」這種容易刺激患者的態度。在自殘行為的陰影下，患者大多潛藏著人格障礙等心理疾病，必須盡快前往精神科醫治。

出現依賴藥物或酒精、濫交或偷東西等問題行爲。

原因　確實原因不明，有可能是患者在幼兒期與雙親之間沒有建立良好信賴關係所致。此外，也可能是遺傳，或是大腦機能性異常等生理原因所引起的。

治療　以諮詢等精神療法爲主。在與治療者談話當中，患者能客觀地看待自己，慢慢解決問題。

若是情緒不安定而出現異常行爲時，就必須配合藥物療法，針對症狀開立處方。不過需留意患者可能會有服藥過量的問題，因此最好是由家人保管藥物。

給家人的建議　周圍的人容易被患者要得團團轉，患者也可能會出現企圖自殺或自殘等，讓大家疲於奔命的情形。

患者可能會拒絕前往精神科接受治療，家人必須耐心說明清楚，力勸其早日就醫。

虐待兒童是怎麼發生的？

虐待兒童（Child Abuse）可分為肉體虐待、忽略（怠慢或放棄的教養態度）、心理虐待（言語虐待），以及性虐待等。其中以肉體虐待居多，被害者集中於零歲至學齡前的兒童。

此外，雙親或監護人為了吸引大家的注意，故意將兒童塑造為生病狀態的「代理人症候群」，也是一種虐待。

雙親做出虐待行為的原因包括：

1. 自己曾經受到雙親虐待的經驗；
2. 經濟不穩等諸多生活壓力；
3. 依賴酒精或藥物、出現人格障礙等精神問題。

不少受虐兒童身心嚴重受創，會認為自己是沒有生存價值的人，而對虐待行為毫不反抗，甚至覺得自己罪有應得。

為了根除這些兒童將來為人父母後，也會虐待自己的孩子而導致「連鎖虐待」，因此對於被虐兒童必須進行慎重的心理輔導。

自戀型人格障礙

是什麼樣的疾病？　罹患「自戀型人格障礙」（Narcissistic Personality Disorder）的人，比率有逐年升高的趨勢。患者自視甚高，深信自己比他人優秀很多，同時也極度受到渴望他人稱讚，而且認爲被稱讚是理所當然的。因此只要稍微被批評，自尊心就會嚴重受創。感覺自己被忽略時會怒氣衝天；由於對他人毫不關心，因此常被認爲是「傲慢、言行舉止俗不可耐的人」。

原因　原因不明，可能是遺傳、生長環境或大腦機能異常所致。

治療　以諮詢爲主，若有必要也會針對症狀開立藥物處方。

給家人的建議　自戀型人格障礙的患者會過度表現自己，以至於讓周遭人感到厭煩；但其實患者強烈地否定自己，對自己非常沒自信。務必說服患者接受專業的治療，同時在可能的範圍內也請盡量忍耐。

●**代理性佯病症**（Munchausen Syndrome by Proxy）　患者會裝病或是出現吞食異物等症狀。生活在雙親或監護人強大壓力下的孩子，在無力反抗之餘，也會出現這樣症狀。

其他人格障礙

人格障礙還包括以下類型，都是以諮詢等精神療法爲主，必要時會合併使用藥物療法來改善症狀。

●反社會性人格障礙

因爲過於自私，無視自己會造成他人困擾；無法壓抑情緒，動不動就訴諸暴力；或是無視社會規範、一再犯罪，個性容易衝動等。

●做作性人格障礙

爲了想引起他人注意而採取誇張言行。情緒豐沛、口才很好，乍看很有魅力，但由於過於虛僞，因此無法讓人眞心相待。

情緒容易受到他人影響也是特徵之一，其實患者內心潛在著強烈的依賴性格。

●妄想性人格障礙

個性多疑，經常扭曲他人言詞與行爲。而且老是懷疑自己遭到「竊聽」、「跟蹤」等，讓周遭人感到相當厭煩。由於對他人的責備十分敏感，因此無法與人眞誠以對。

●強迫性人格障礙

事事講求完美的性格，讓自己變得過於極端，太過拘泥於規則形式以致諸事不順。不僅對自我要求嚴格，對待周遭的人亦如此，導致人際關係不佳。

●依賴性人格障礙

諸如吃什麼、穿什麼等日常生活瑣事都無法自行決定，經常依賴別人，同時也會糾纏給與指示的人；爲了怕對方討厭自己，會過度奉承對方，極度害怕獨處。

神經症（神經症性障礙）

●神經症是什麼？

發病原因包括慢性壓力，以及災害或親人死亡等強烈精神打擊，或人際關係糾葛（神經衰弱）等。

雖然主要爲心理問題，但是和個人性格也很有關係，以容易罹患神

現代病：自閉症

關在家裡或是自己的房間，拒絕社會或甚至拒絕與人交往，即稱為「自閉症」，此症在年輕族群越來越常見（P512）。這些年輕人並非完全不與家人交流，他們會將自己的要求記下來交給雙親。當要求不被接受時會以大吼大叫、亂丟東西等行為表達不滿。

這是一種嚴重的發展障礙，通常可在三歲前被發現。主要的障礙為認知發展困難，患者會出現言語發展障礙和社交發展障礙等症狀。

大多數自閉症患者會從青春期發病直到青年期，長達數年以上。發病原因包括受人欺負、人際關係障礙、考試失敗等，有時並沒有明確的理由。

由於自閉症潛藏著統合失調症（P461）或是人格障礙（P464）等心理疾病，最好還是前往精神科就醫，但是要得到當事人配合很困難，建議可先找醫師商談，或許能找到解決辦法。

經症的人格特質而言，例如過於內向、太過認真、對某件事很堅持、非常在意他人評價等，都是此症發作的導火線。

神經症可分為很多種，是大人小孩都可能罹患的疾病。發作程度、症狀不一，有些很輕微不會造成困擾，但也有些會嚴重到影響日常生活等。患者本身會有自覺為其共通點。

如果能藉由專家協助，察覺心理問題，慢慢解決的話，一般都能夠逐漸復原。

恐慌障礙（焦慮症／恐慌症）

是什麼樣的疾病？ 所謂「恐慌症」（Panic Disorder），是一種心情處於極度焦慮緊張的疾病，往往為患者帶來極大的痛苦。

恐慌症從青春期到老年期都可能發生，罹患率三～五％，女性罹患率為男性的三倍。平均發病年齡為二十五～四十五歲的成年人，四十五歲以後的患者極為少見。

患者內心無預警的出現強烈不安或恐懼感，還會伴隨著心悸、呼吸困難、渾身發顫、強烈胃痛等生理症狀，甚至會有「自己是不是快死了」之類接近瀕臨死亡的強烈恐懼感。利用心電圖等儀器檢查，也查不出任何病因。

只要曾經發作過一次，就有極大的機率會再度復發，反覆不斷的出現上述症狀。

原因 每位患者的病因都不同，因此並無特定原因，通常與家族遺傳和人格特質有關，過於認真的人很容易罹患。

治療 醫師在和患者談話的過程當中，會幫助患者分析其內心深處的不安究竟是什麼；如果必須使用藥物，會以緩和不安的抗焦慮藥或抗鬱藥為優先。

良心建議 這是再怎麼嚴重發作也不至於死亡的疾病，症狀從數分鐘到數十分鐘以內即可受到控制並恢復鎮定。患者需勇於面對病情並接受醫師的建議，學習放鬆不要太焦急，漸漸的就能克服此病。

性侵害的心理輔導

性侵害嚴重踐踏了女性的身體與尊嚴，是既卑鄙又惡劣的犯罪行為。遭受性侵害的女性往往因為打擊太大而受創極深，不斷回想起可怕的過往片段，同時出現做惡夢、失眠、自殘、拒食、企圖自殺等激烈的身心症狀。在心理輔導方面，必須請專家為患者進行諮詢，並將體驗語言化，這將是幫助患者尋回自己的轉機。

此外，身邊親友的支持態度也非常重要。尤其需注意受害者是否出現偏執觀念，例如「真的不願意的話，就該抵抗到底」，其實，這是一種非常錯誤的認知，大家務必幫助她走出這個迷思。遭遇不幸的女性是無罪的，旁人應接受她的遭遇，並藉助專家與眾人的力量，幫助受害者重新站起來。

●**兒童的神經症** 由於兒童以言語表達內心狀態的能力還未臻成熟，有時會將心中產生的糾葛或不安，反映於身體症狀或行動上。例如一再重覆同樣動作的強迫行為（P468），便是其中之一。

強迫神經症（強迫性障礙）

是什麼樣的疾病？ 即使自己知道這麼想是無意義的，還是會不斷地鑽牛角尖，無異議的持續重覆著同樣的行為。

譬如患者會有「想從月臺跳下去被車輾過」的想法，即使努力不去想它，卻還是無法打消此念頭，就稱為「強迫性觀念」。

像是老是會懷疑大門是不是有上鎖，或是瓦斯到底關了沒的「確認癖」，以及即使知道很乾淨，還是反覆洗手的「潔癖」等症狀，這些都是屬於常見的「強迫性行為」。若是症狀惡化，患者大半時間都會一直重覆做著這些行為，進而影響到日常生活。

此外，這些症狀有時會出現在統合失調症（P461）或憂鬱症（P462）的初期，應盡早就醫檢查，並接受適當治療。

原因 其實，之所以會出現強迫性觀念或強迫性行為，都是由於患者潛意識隱藏的不安與恐懼。

原因包括出生環境或長期累積壓力，以及大腦神經傳達物質血清素的紊亂等。

治療 可服用抗焦慮藥、抗憂鬱藥等緩和不安及恐懼感。視狀況有時也會搭配諮詢、行動療法或是家族療法等精神療法。

良心建議 當症狀因為接受治療而獲得改善時，患者的心情也會跟著開朗許多，相對地也會變得很輕鬆。現代人都很重視個人清潔，因此不少人都有類似的恐懼症，最好學習以寬容的心面對周遭事物。

懼人症（社交恐懼症）

是什麼樣的疾病？ 當「懼人症」（People Phobia）患者與人同席時，擔心會被人家察覺自己內心有股強烈不安和緊張感。通常會出現臉紅、大量流汗、手或身體顫抖等症狀。

不管是誰在面對他人時，或多或少都會感到緊張、臉紅，說話時語調不自覺高亢，但是患有懼人症的

體臭恐懼症與自卑恐懼症

認定自己身體會散發出口臭、屁味、狐臭等不舒服味道，帶給周遭人不愉快感覺，久而久之就會怕與人群接近，此種症狀稱為「體臭恐懼症。」

有些人會嫌自己的眼睛不夠大、鼻子歪斜、下巴過寬等，覺得自己的臉或樣貌很醜，不想出現於他人，這就稱為「自卑恐懼症」。

一般來說，體臭恐懼症與自卑恐懼症都屬於對人的恐懼症，由於有時會隱藏在「統合失調症」（P461）或「人格障礙」（P464）中，最好儘早去精神科就醫。

有時候治療需要很長的時間，不要焦急，慢慢地持續治療，症狀會漸漸減輕，進而輕鬆面對生活。

●**行動療法**　患者出現的症狀或異常行為，多是由過去生活體驗中所形成的；分析發病原因，才能設法改善其想法與行動所表現出的症狀。

人，上述症狀會極端強烈且持續發生，令其非常苦惱。一般都是因爲「不好意思而臉紅」，但是患有懼人症的人則是抱有「對臉紅一事感到很羞恥」的想法。

一旦症狀惡化，患者在人前會產生結巴、不太敢外出等，對日常生活也會造成影響。

原因 除了個性內向、在意別人眼光等因素，過於重視人際關係也有可能是致病原因。

治療 施以緩和緊張的抗焦慮劑，並配合諮詢和行動療法來治療。

良心建議 必須進行定期心理諮詢，可選擇交通方便的醫療院所就醫。不要一開始就想要完全治癒，最好以不會影響到日常生活爲初期目標，勿操之過急，耐心的持續治療即可。

離人神經症

是什麼樣的疾病？ 會出現覺得自己越來越不像自己，對周遭世界的感受不真實、喜怒哀樂的情緒漸漸消失等心理症狀。

雖然即使是身心健康的人或多或少也會在過度熬夜疲累時，感受到類似的情況，但是離人神經症患者的症狀卻呈持續、反覆的狀態，不會因外在環境改變而有所好轉。

由於此症狀也會出現於憂鬱症（P462）、統合失調症（P461）中，因此要盡快求助精神科醫師。

原因 大多發生於遭受強烈精神打擊後，但是確實原因不明。

治療 爲了消除患者內心不安，醫師會施予抗焦慮藥，也會配合心理諮詢，慢慢治療。

給家人的建議 雖然周遭的人並不見得認爲患者看起來異常，但這其實是患者本人會感到非常痛苦的疾病，旁人要學習理解患者感受，協助其復原。

心氣症

是什麼樣的疾病？ 明明沒有生病卻老是覺得自己有病，態度堅決地向周遭人訴說自己的症狀。

但就算去醫院接受檢查，也查不出任何異狀，因此患者會不斷地更換醫生（逛醫院），以及查閱醫學書籍（P529），到後來會以好像專家一樣的態度評斷著自己的病症，然後對醫師不再產生信任。

心氣症的另一說，是因爲患者有一種想藉由表現身體不適來逃避現實的心理，而在無意識中產生的心理作用。

原因 除了因爲對事物容易固執、自尊心強、杞人憂天等性格所引起的，也有可能是小時候體弱多病的緣故。

治療 除了服用抗焦慮藥，也可以考慮進行精神療法，例如「森田療法」的治療效果很不錯。

給家人的建議 若是患者檢查時明明沒有異狀，卻老是說自己不舒服時，不如以平常心建議他去看精神科。

●**森田療法** 是由日本精神科醫師森田正馬博士所提出的精神療法，此法並不是想要消除症狀，而是讓患者接納「原來的自己」去克服障礙的方法。一般都需住院進行治療。

抑鬱神經症

是什麼樣的疾病？　出現和憂鬱症（P462）類似的症狀，雖然不太容易與輕微憂鬱症有所區別，但是因爲不會在出現當天裡情緒波動劇烈，而是伴隨著其他神經症症狀。主觀性抑鬱感是病狀特徵。

原因　個性過於嚴肅認眞，或是杞人憂天等種種性格，造成精神壓力過大常是導火線。

治療　以進行心理諮詢等方式爲主，搭配抗焦慮藥或是抗憂鬱藥進行治療。

歇斯底里（轉換反應・解離反應）

是什麼樣的疾病？　自古以來就被視爲女性特有的心理疾病，其實是種男女都會罹患的疾病。近年來依症狀出現方式，分爲身體症狀所引起的「轉換反應」與意識障礙所引起的「解離反應」。

歇斯底里性格會出現以自我爲中心、極欲表現自我、情緒不穩等；可能是原本就是這樣的個性，再加上心理壓力，因此而引發出來的心理疾病。

各種類型症狀及特徵如下：

●轉換反應

又稱爲「轉換性歇斯底里」，患者會出現痙攣、步行困難、看不見、發不出聲音等症狀。這是因爲患者想藉由外在症狀來消除心理上的糾葛（轉換），被視爲是一種逃避的方式。可是，患者的確是無意識地出現這些症狀。

●解離反應

又稱爲「解離性歇斯底里」，會出現記憶喪失、意識不清、態度或說話方式變得孩子氣等精神症狀，稱爲「解離性逃遁」。

患者有時還會不知不覺地流浪到別處，這些症狀均被視爲一種逃避現實的行爲。

治療　通常會進行精神療法，查明原因並加以改善症狀。

給家人的建議　應該正確理解疾病，不要被患者耍得團團轉；也要有必須付出許多心力來照顧患者的心理準備。

PTSD
(Post Traumatic Stress Disorder)

為「創傷後壓力症候群」的簡稱，通常發生於體驗過戰爭、災害、事故、性侵害、虐待等殘酷事情後，表現於精神與肉體的症狀。

一般人遭遇痛苦或是受到了精神傷害，通常會隨著時間而淡去。但若為PTSD患者，則會出現長期持續失眠、惡夢、健忘、不安、恐懼等反應。此外也會因為意外的情況，讓患者再度勾起對於殘酷過去的記憶，稱為「回溯現象」。

治療方面，可藉由繪畫等方式抒發心情，頗為有效。

睡眠障礙（附錄P46）

各種睡眠障礙

睡眠障礙可區分為四種類型：

①**失眠症**　入睡困難、中途醒來等。

②**嗜睡症**　陣發性嗜睡症等。

③**晝夜節律性睡眠障礙**　時差失調等。

④**類睡症**　如夜驚症、夢遊等。

最常見的是失眠症，有以下類型：

●**難以入睡**　躺在床上卻難以入睡。精神緊張、腳部發癢症（附錄P47）或憂鬱症等都會出現。

●**中途醒來**　入睡後卻經常睜開雙眼突然清醒來，之後就再也睡不著。這通常會發生在心裡有煩惱時，高齡者的失眠類型也多屬於這一型。

●**一大早就醒來**　天還沒亮的三、四點就醒了過來（清晨覺醒）。一般生活作息紊亂，或是患有躁鬱症時都會出現此現象。

●**完全沒有睡意**　明明睡眠時間足夠卻沒有睡意（熟睡障礙），通常是出現於十分講究睡眠品質的人身上。

「危險性失眠」是什麼？

也就是連續兩三天失眠。大概一般人都可能會經歷過，像是搬家或是時差等環境變化，如果持續失眠一個禮拜勉強還算正常。

但必須注意的是，若連續兩個禮拜以上失眠，又出現食慾減退或是心情沮喪的狀況時，就有可能是罹患統合失調症（P461）或憂鬱症（P462）等精神疾病的徵兆，應盡快就醫。

有哪些治療方法？

若是由於疾病的原因而導致失眠，那麼優先治癒成為病因的疾病，才是根本的解決之道。

此外還可使用安眠藥來治療，安眠藥是以效果持續的時間不同來區分使用，難以入睡時使用超短效型，中途及清晨醒來則使用中效型或長效型。

消除壓力，讓睡眠品質更好！

①白天要做到充分活動。

②在浴缸裡泡個溫水澡，約是三十八~四十度的熱水，最能緩和心理的緊張。

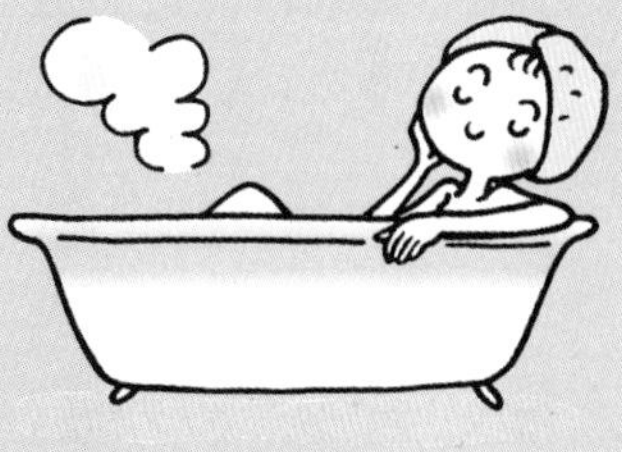

③調整臥房的環境並保持適當的溫度，將燈光調暗避免噪音出現。

④睡前避免飲用咖啡等，含有咖啡因的飲料或酒精。

⑤將喜歡的香精油取一至二滴滴在手帕上，然後放到枕頭底下。建議使用從橙花（Neroli）萃取的橙花油之類，具有安眠作用的香精油（P683）。

⑥利用十分鐘的時間完成當天想做卻沒做的事，之後再上床睡覺（例如寫日記、聽音樂、看書等）。

●**陣發性嗜睡症**　嗜睡症的一種，一整天都覺得睡意很重，會不斷地打盹，甚至開會或考試時也會突然睡著；有時大笑或驚訝時，也會突然無力而昏倒。

飲食障礙

是什麼樣的疾病？　極端限制飲食，或是完全不進食的「神經性厭食症」，以及一次大量攝取的飲食過量的「神經性暴食症」，都稱爲「飲食障礙」。

這些症狀有時會單獨出現，有時則可能會有拒食與暴食同時出現的狀況。也是先暴飲暴食之後，再想盡辦法催吐的症狀。

通常以十歲後半期至二十歲的年輕女性最容易出現飲食障礙，近年來男性與中高年齡女性也開始有飲食障礙的發生。

原因　減肥是引發此症的最大原因，其他像是心理因素或是情感挫折等也是原因之一，可能是因爲患者將心中煩惱轉移到對體重和體型的控制上。

飲食障礙經常發生在具有完美主義性格，或是個性敏感容易受傷的人身上。

症狀　症狀特徵如下：

●厭食症　極端限制飲食的結果，將造成身體異常變瘦，但患者卻深信自己仍肥胖。會出現貧血、無月經、低體溫等症狀，特徵是患者過於活潑。

●暴食症　在吃完大量食物後，因爲產生罪惡感、害怕體重增加，而以手指伸入口中催吐，有時還會大量飲用腹瀉劑。

由於不斷嘔吐，出現消化系統發炎、牙齒溶蝕、低鉀血症等症狀。

治療　尚未有明確的治療方式。一般除了以恢復體力爲主的治療法之外，還會配合進行心理輔導、行動療法與家族療法等。

給家人的建議　一旦出現飲食障礙就必須花上一段時間才能恢復。家人應該試著去瞭解患者的心理狀況，最重要的是耐心投入治療。

此外，由於減肥會危害身心，家屬要讓患者理解減肥的壞處，不要讓患者任意減肥（P746）。

母子分離不安是什麼？

小孩不想離開母親的狀態稱為「母子分離不安」。如果小孩過了三、四歲依然很黏母親，獨自一人會有強烈不安感，嚴重的話還可能會影響心理發展。造成不安的原因包括：

①小孩與母親不合。

②家長在小孩心中並沒有為人父母的樣子。

③因為母親患病，而無法與孩子有親密互動等。

為了恢復親子關係，父母必須學習接受小孩的一切。有時候孩子非常渴望雙親擁抱，因此擁抱也是一種很有效的療法。

只要父母夠沉穩，假以時日便能加強小孩的安全感。

●低鉀血症　血液中的鉀濃度降低，引起身體懶散及無力感。嚴重的話，全身肌肉會麻痺。此外，爲了降低尿液濃度，因此尿量會增加，感到口渴。

依賴症

●依賴症的定義是什麼？

過度依賴酒精或藥物等，無法容許一刻沒有這些東西的狀態，就稱爲「依賴症」。

這些依賴症不光是會形成精神俘虜的「精神依賴」，還會因爲停止攝取而出現身體顫抖等症狀，因此得持續不斷攝取的「身體依賴」。

對於某種東西過份依賴，表示得不到眞正想要的東西，因此想以替代品獲得滿足。因此只要根本問題沒有獲得解決的話，心靈永遠都得不掉滿足，導致依賴症也就無法消除，如果想要戒除依賴，必須借助專家之力。

酒精依賴症

是什麼樣的疾病？ 在不斷攝取酒精的過程中，會一整天不想要任何東西只想要喝酒。

由於酒精不容易被脂肪吸收，因此相對來說，體脂肪比男性多的女性，血液中的酒精濃度自然也就比較高。此外，女性賀爾蒙也會影響酒精代謝。

綜合以上各種因素，所以女性和男性相比，女性比男性更容易在短時間內陷入酒精依賴症。

酒精濫用和酒精依賴，已經成爲台灣地區主要的精神疾病之一，而酒精成癮所造成的傷害不是只有肝臟，而是從中樞神經到全身器官的破壞。

酒精依賴症有以下類型：

●問題飲酒型 就是一般稱爲發酒瘋的類型。一喝酒就極度興奮，會出現大聲吼叫或暴力行爲。

●怠業型 在飲酒時幾乎看不出有問題行爲，但由於宿醉，會不斷上班遲到或請假。被稱爲Kitchen Drinker的主婦酒精依賴症也屬於此類型。

●渴酒型（渴酒症） 在某一定時間內，會像持續飲用大量的酒，之後會暫時控制住，但不久又會不斷大量飲酒。

症狀 會引發酒精性肝炎、肝硬化、動脈硬化等身體症狀。至於精神症狀方面，除了失眠之外，症狀若是惡化，有時會出現幻覺或是被害妄想症等狀況。

一旦身體對於酒精產生依賴，當節酒和禁酒時就會引起手指顫抖、痙攣、幻視（看到一群小動物）、幻觸（感覺有小蟲在身體到處爬）之類的戒斷症狀。

治療 首先必須戒酒並進行戒斷症狀和身體疾病的治療，之後進行包括患者本人，家族也需一起參與的精神療法。在恢復期中，有時也會服用抗酒藥（喝了酒就會不舒服的藥）來幫助擺脫酒癮。

建議不妨考慮參加「AA匿名戒酒會」（Alcoholics Anonymous）的團體活動，也會有所助益。

給家人的建議 通常患者不太願意承認自己罹病的事實，因此會拒絕治療，一開始先帶去看內科或許是個權宜之計，但是酒精依賴症並非靠意志力就能治癒，最後仍需藉助精神科醫師等專家協助。

藥物依賴症（藥物成癮症）

是什麼樣的疾病？ 使用某種藥物之後，會引起想反覆體驗某種快感的慾望，於是沈溺於一再使用該藥物的狀態，稱爲「藥物成癮症」。由於依賴性藥物會對中樞神經產生直接作用，因此容易陷入重度依賴。

現在常被濫用的藥物，以稀釋劑或甲苯等有機溶劑和興奮劑爲主，其特性及症狀如下：

●有機溶劑 有浮遊感及酩酊感。由於會引起幻覺，例如覺得自己受到攻擊等，所以對周圍的狀況產生誤解且會突然使用暴力。身體的協調性出錯，因此出現步履蹣跚、左右搖晃、口齒不清等身體症狀。

●興奮劑 使用後會立刻消除疲勞或不舒服感，並陷入恍惚狀態。在持續使用的過程中，會突然語焉不詳或使用暴力。

若是一次大量使用，會引起呼吸困難或是全身痙攣，甚至可能導致死亡，務必留意。

治療 爲了戒掉使用藥物的習慣，必須住院進行治療。首先進行清除體內藥物（解毒治療）的治療後，再轉移爲精神治療。以「集體（團體）療法」和「家族療法」爲主。

給家人的建議 若是有關於藥物方面的疑惑，可連絡藥物成癮防治協會，其他各種民間團體也很樂意幫助有此方面需求的人士。

其他依賴症

雖沒有正式醫學用語，不過近年來患有以下所列舉依賴症的人越來越多。

●賭博依賴症 沉迷於麻將、天九或賽馬等賭博

家庭暴力

配偶或戀人等親密關係的人之間所發生的暴力，就叫「家庭暴力」（Domestic Violence, DV），一般幾乎都是男性對女性施暴。暴力包括：

①身體暴力；

②精神暴力（責備、忽略）；

③經濟暴力（不給生活費）；

④社會暴力（監視或限制行動）；

⑤性暴力（強迫性行為、不避孕）。

在被害女性當中有人連續遭受到二、三十年的暴力。行使暴力的男性在社會上都是「普通人」，但他們其實都潛藏著將女性視為所有物、支配、嫉妒、容易受傷害等性格傾向。

由內政部成立的「家庭暴力及性侵害防制委員會」，於一九九九年六月二十二日頒布「家庭暴力防治法施行細則」，透過法治觀念的推廣及警力的介入，以保障婦幼人身安全，促進家庭和諧。

被害者不要一個人暗自煩惱，要鼓起勇氣尋求他人幫助。

●集體療法（團體療法） 同樣疾病的患者組成小團體，然後治療者再前往參加。患者可自由說出自己的煩惱等，因而得知感受痛苦的人不是只有自己而已。

遊戲的刺激與快感無法自拔，甚至會荒廢工作導致經濟拮据、生活出現問題。

●購物依賴症

經常發生於女性，即使沒錢還是會不斷購買昂貴的名牌等。在購物當時雖有快感，但之後就會陷入自我厭惡，也就是說，患者藉由購物來彌補自己的空虛感（P520）。

●戀愛依賴症

只要情人不在身邊就感到不安，由於患者並不是眞心喜歡交往的對象，所以每次的戀愛都無法持久，以致於不停地尋覓新對象。

●宗教依賴症

對生存方式感到迷惑、懦弱的時候，只要接觸到宗教（尤其是新興宗教）就會全力投入。由於會將事物的價值觀或判斷寄託於教義上，個人的想法便漸漸消失。

●工作依賴症

工作占據大部分生活，對其他事情毫無興趣。被認爲很「勤勉」，乍看之下似乎沒問題，但是一旦抽離工作就會感到不安、焦急與失落，可說是除了工作啥都不是的人。

身心症

●身心症是什麼？

「身心症」（Somatization）是由精神問題引起身體疾病的總稱。

如果經常持續承受壓力，自律神經系統或是內分泌系統就會開始紊亂，引起各種身體的疾病。（P477）

可是有時當事人並不會意識到壓力，以爲是身體疾病所造成的，於是就根據症狀去接受治療，卻總是治不好，即使治癒又會出現其他症狀，這種情況反覆出現。

若是不去解決造成病因的精神問題，就無法完全治癒身體的疾病。建議可前往整合了內科治療與精神療法的「身心內科」接受進一步的檢查與治療。

過度換氣症候群

是什麼樣的疾病？「過度換氣症候群」（Hyperventilation Syndrome）是經常出現在青春期以後女性的症狀。當精神或肉體的壓力變大時，會出現胸悶、呼吸變得急促、冒汗等症狀。血液中的二氧化碳濃度會變低，於是引起次發性的呼吸性鹼中毒，以及頭痛、頭暈、手腳麻痺、痙攣等生理反應，病況嚴重時還會失去意識而昏倒。

發作時可用紙袋抵住口部，慢慢吸進自己所吐的氣息，調整血中二氧化碳的濃度，即可控制症狀。

治療　發作原因不明，因此無法預防。可使用精神療法（主要是諮詢）讓不安或緊張、心理情結的原因明朗化並慢慢消除。如果感到強烈不安，有時會使用抗焦慮藥。

良心建議　在預防發作方面，最好能以「自律訓練法」等方式來做好自我控制。

●自律訓練法　是依據自我暗示的精神訓練法。在安靜的房間中仰躺，或是輕鬆地坐在椅子上，在內心深處不斷反覆雙手雙腳很沉重、很溫暖這些詞句，於是身心就會慢慢放鬆了。

頭痛（P158、171）

是什麼樣的疾病？　由於身心疲勞或緊張所造成的頭痛，就稱爲「緊張型頭痛」，約九〇%的頭痛都是這種。由於肩頸肌肉過度緊張，引起像是被勒束般的悶痛，通常爲頭、太陽穴或後腦持續性的隱隱作痛。

經常發生於使用電腦工作者、長時間久坐者，以及性格神經質且嚴肅、不懂得放鬆自我的人。

治療　除了使用能緩和肌肉緊張的肌肉鬆弛藥，有時也會施以抗不安藥或是SSRI、SNRI等抗憂鬱藥。此外，必要時也會配合精神療法。

良心建議　忙碌的現代女性經常容易依賴市售止痛藥，但是若過度依賴藥物，對胃部多少有害或是導致藥物依賴。其實可藉由運動或泡澡等方式，讓身心放鬆。

若是突然嚴重頭痛，而且伴隨暈眩或麻木的感覺，就可能是中風的徵兆，要立刻就醫。

自律神經失調症

是什麼樣的疾病？　會持續出現疑似疾病的症狀，卻找不出原因時，就會判定爲「自律神經失調症」，多與焦慮、緊張或憂鬱有關。

自律神經系統分爲交感神經和副交感神經，交感神經負責活動，副交感神經負責放鬆，當這兩個作用不協調時，就會出現異常。

常見症狀包括全身無力、頭暈、心悸、集中力降低等。這些症狀上午較嚴重，下午到晚上有漸漸減輕的傾向。此外自律神經失調同時也是造成大腸激躁症的原因之一，近幾年以來備受重視。

治療　以服用緩和症狀的藥爲主，有時也會進行「交流分析療法」或「認知療法」等精神療法。

良心建議　若是持續出現原因不明的不適狀況時，就應立刻前往心療內科就醫。生活起居規律、作息正常、心情放鬆，都可減緩症狀。

藉由心理諮詢得到幫助

「心理諮詢」又稱為「談話治療」，目的是藉由患者與諮詢師（精神科醫師或臨床心理師）的對話過程中，使患者自己能對事物的看法或想法、行為發生變化，以能解決問題為目標。

諮詢師如同心理的家庭教師一般，會整理問題點或是提出暗示，但對問題提出答案的，終究還是患者本身。

在諮詢中也會出現重新審視自己、再度面對煩惱，感受痛苦的時刻。這時若是以追求所謂「安慰」的想法接受諮詢的話，或許會感到失望。

因為接受諮詢時，最重要的目的為主動解決問題，並建立治療疾病的強烈意志。所以若光是以安慰的方式，無法解決問題，患者必須對此有所自覺。

不僅是接受諮詢方面，對於心理疾病治療層面來說，也是很重要的。

●**交流分析療法**　由美國精神科醫師——柏恩所創造的精神療法。他將精神分析療法的理論改良成簡單易懂，以瞭解自我和人際關係達到改善爲目的的一種療法。

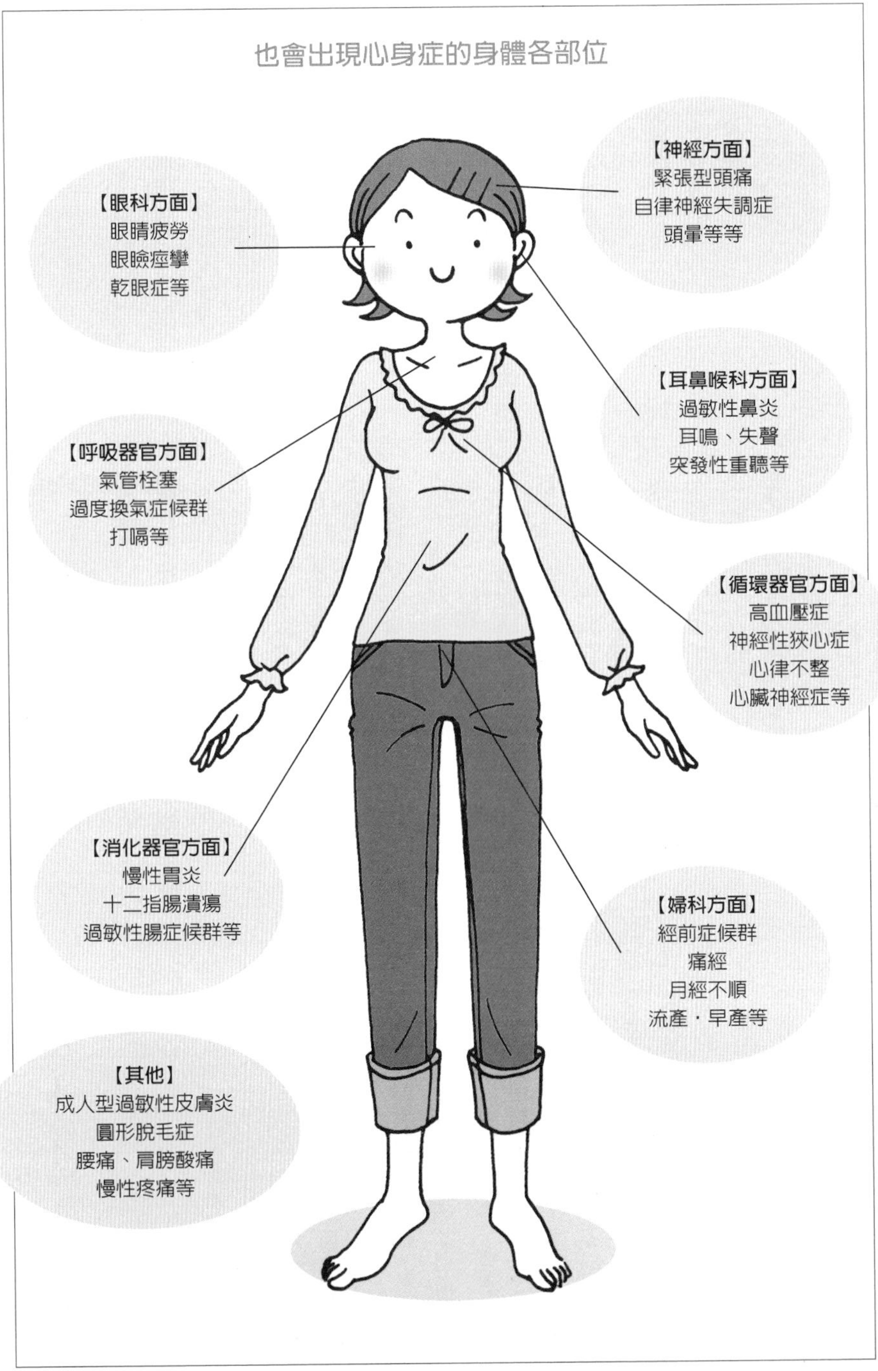

●心臟神經症　姑且不論心臟有沒有出現器官性異常，卻會出現胸痛或心悸等心臟特有症狀的疾病，被視為不安神經症（P467）的一種。

器官性精神障礙

是什麼樣的疾病？　這是因腦血管障礙、腦腫瘤、頭部外傷等腦部損傷而引起的精神障礙。

除了治療原先就患有的疾病、配合進行復健的話，便能達到某種程度的改善。

主要症狀　出現癡呆、情緒低落、人格的變化、幻覺、言語理解能力降低等症狀。

此外，也會出現無法言語，無運動障礙也具有理解力卻無法行動、無法理解觸摸或看到的東西爲何物等症狀。

造成疾病的原因　腦梗塞（P160）、蜘蛛膜下腔出血（P162）等腦血管障礙疾病，以及腦膜炎、日本腦炎等感染症，還有老人癡呆症（P164）、老人性癡呆等退化性腦萎縮。帕金森症（P169）、腦腫瘤（P424）等。

症狀性精神障礙

是什麼樣的疾病？　因爲身體疾病而影響了大腦機能使之產生異狀，因此出現精神症狀。

除了必須找出致病起因加以治療之外，也可藉由抗精神病藥或抗憂鬱藥來改善症狀。

主要症狀　會出現憂鬱、急躁、失眠、意志力低落、集中力降低、智能障礙、幻覺、妄想等。

造成疾病的原因　原因很多，包括：全身性紅斑性狼瘡（P312）等膠原病；流行性感冒、肺炎、肺結核、傷寒等感染症。肝衰竭（P288解說）、糖尿病（P306）等代謝異常；心臟疾病。甲狀腺、副甲狀腺、腦下垂體等內分泌疾病（P300）；一氧化碳、有機水銀、酒精、藥物等所造成的中毒；月經、懷孕、生產、更年期等女性賀爾蒙的變化。

性別認同障礙是什麼？

當性別認知出現不一致的狀態，稱為「性別認同障礙」（Gender Identity Disorder），一般人常以變性、跨性別、變裝或是扮裝來稱呼它，男性罹患率為女性的六倍。此為「性別認知」的問題，和同性戀等性傾向不同。患者能清楚認知現實世界的自己是男是女，但卻確信內心是另一個性別。

嬰幼兒時期與雙親的互動，為造成性別認同障礙的主要原因；目前發現有些是因為「先天性異常」所引起，有一說法為母親服用防止流產之類的類固醇藥物對胎兒腦部造成影響，進而引發身心性別不一致的情況。

孩童時期有性別認同障礙的問題而沒有獲得治療的話，成年之後出現自殺和憂鬱症的機率很高。

由於患者從小就對自己身心性別不一致而感到痛苦不已，周遭親友應給予支持，不應對其投以異樣眼光。

兒童的心理疾病

●**夜驚症．夢遊（類睡症）**

夜驚症的特徵是當兒童進入深層睡眠時，突然會大吼大叫並發狂，而夢遊則是睡眠中起來搖搖晃晃走路。皆被認為可能和大腦的一些未成熟因素有關。

雖然這些症狀會隨著孩童成長而自然漸入佳境，但若是發生在青春期之後，則應該是心理方面的因素。

●**抽搐**

包括眨眼、縮肩等「運動抽搐」，以及咳嗽、發出鼻音等「聲音抽搐」。

起因是由於遺傳因素，與多巴氨等腦內的神經傳達物質產生紊亂也有關。

●**緘默**

明明擁有正常語言能力，卻出現從某個時候開始就不再說話的狀態。這樣的情形包括完全沈默的狀況（完全緘默），以及在家說話，但在學校或外出時就不說話的狀況（選擇性緘默）。詳細的原因並不清楚。

●**注意力缺陷過動症（Attention Deficit/Hyperactivity Disorder簡稱ADHD）**

特徵包括粗心、過動、衝動等三種症狀。兒童無法乖乖不動，愛說話、無法專心唸書也不聽人家說話。原因可能是大腦的機能障礙，有效療法為服用中樞刺激藥、配合行動療法等。

●**學習障礙（Learning Disability簡稱LD）**

在特定領域的學習上感到困難，原因是大腦的機能障礙。而依據大腦障礙出現的部位，兒童會出現無法理解言語的意義，以及無法計算等異常症狀，必須進行個別指導。

●**拒絕上學**

兒童出現不想上學，或是想上學卻無法去的狀態，有些案例甚至會衍生成家庭暴力事件。

原因可能是家長過度要求孩子的學業成績，或是和朋友或老師之間的互動出摁提，以及遭受同儕欺負等，由於學校對兒童而言，成了必須要繃緊神經才能面對的場所，這樣的心理緊張狀態就會成為拒絕上學的原因。

建議家長不要強迫孩子去學校，而是先到兒童諮詢所或是小兒精神科詢問相關處理細節。

●**行為障礙**

兒童的行為極端且具有攻擊性、反抗性，同時會不斷行使暴力或犯罪，也會虐待小動物。起因包括大腦機能障礙、人格障礙、成長環境等複雜要素，治療方面多以藥物療法及精神療法為主。

●**精神發展遲滯**

和同年齡孩子相比，智力發展顯著落後的情況。原因有很多，包括懷孕或生產時的異常、先天性染色體異常或代謝異常、腦神經系統的障礙等。

醫師必須根據每個案例的狀況進行治療，並加以生活指導。

●**自閉症**

屬於發展障礙的一種，會出現對周遭人漠不關心、言語反覆或是異常行為舉止等。起因於大腦機能障礙，和雙親的教養方式等並無關。

一般來說，適當地交談以及運用肢體的遊戲等，都有助於大腦均衡發展。

●**家庭暴力**　一般來說，是指孩子對家人隨意漫罵、行使暴力，或是破壞物品等的行爲。雖然行爲異常，但必須試著去瞭解造成孩子有如此反應的來龍去脈，才是最重要的。

整型外科的領域

主要是以手術來治療身體表面的傷口或異常

整型外科在外科科別理算是是比較新的診療科，整型外科的診療內容就是「藉由手術，將身體表面的異常、機能及形態治療得又美觀又正常」。

身體表面異常的治療範圍不僅是皮膚，還包括皮下組織與骨頭，其囊括領域約可分爲五大項：

整型外科
- ①外傷（包括燙傷）
- ②重建
- ③腫瘤
- ④先天異常
- ⑤美容外科

①**外傷**　治療傷口、燙傷、顏面骨骨折等，以及外科手術後的明顯傷痕或是結痂。

②**重建**　將因爲癌症切除手術等，所失去的組織機能及型態，盡可能地恢復到原來狀態。

③**腫瘤**　切除皮膚表面及皮下腫瘤（凸起物），切除之後會進行受損組織的重建。

④**先天異常**　如口唇裂或唇顎裂、耳朵或手指的變形等，盡量將先天異常的部位恢復到接近正常的狀態。

⑤**美容外科**　將原本外觀和機能都正常的部位變得更美觀。

此外，一般人經常容易將一些診療科與整形外科混淆，例如一般外科；主要的診療內容爲重整關節或肌肉等，與運動機能相關的部位，是個有別於整型外科的診療科。

美容外科為整型外科的分支領域

進行「美容整型手術」的診療科之正式名稱爲「美容外科」。

整型外科著重於如何將傷痕處理得漂亮且不明顯，以及該如何整型等問題，而它的再延伸領域就是美容外科。

也就是說，美容外科手術是建立在整型外科的知識及技術上，成爲美容外科醫師的前提，就是要累積在整型外科方面的訓練經驗。

保險診療為基本醫療以美容為目的屬於自費診療

整型外科的治療和其他疾病一樣大部分適用於健保，不過，若是以美容爲目的的手術，由於並非治療疾病，因此要自費。

例如天生鼻子就過低並有呼吸障礙等機能問題而必須接受墊高鼻子

●**保險診療與自費診療**　治療傷口或燙傷的傷痕，以及治療造成機能障礙的傷疤，皆屬於保險診療；但在解決了機能問題之後，如果想要整治外觀，就屬於自費診療的範圍了。

的手術時，就可使用健保。但若鼻子的機能沒問題，卻希望藉由手術稍微將鼻子變得又高又美，就必須自費。

此外，以前自費診療項目中有很多屬於雷射治療，不過近年來消除太田母斑等先天性痔，也能適用健保的醫療設施越來越多。

不過，若是以美容爲目的，想消除因爲老化而增加的黑斑，就必須自費。

治療領域廣泛 也須配合其他科別進行

整型外科和其他科別最大不同之處在於它並非處理單一的內臟或器官，而是要將範圍擴及全身。

其實不只是整型外科，很多案例都需要和許多科別相輔相成才能夠完成。

因交通事故等造成顏面或頭部的外傷時，大多也會對大腦、眼球、頭部等造成損傷。因此，和腦神經科、眼科、整型外科等共同會診是必要的。

還有例如以切除癌細胞爲主的外科手術，是由外科醫生來進行，但手術再建失去的組織，則是由整型外科醫生來負責。

屬於先天異常的唇顎裂或口蓋裂不只是外觀出現問題，同時也會伴隨聽力、發聲、牙齒咬合等機能障礙。因此要和小兒科、耳鼻喉科、矯正齒科，甚至是和聽語治療師等合作，所以跨領域的治療小組是很重要的。

需要和其他科別配合的範例

顏面或頭部外傷	腦神經外科 眼科 整型外科等
頭頸部的癌細胞	腦神經科　眼科 腫瘤科　耳鼻喉科
皮膚腫瘤	皮膚科
唇顎裂、口蓋裂	小兒科　耳鼻喉科 矯正齒科 聽語治療師等

整型外科的技術 可幫助患者提高生活品質

假設一個人的臉部天生就有大大的胎記，或是因外傷或癌細胞切除手術，而使得臉部產生變形或是損害，這些缺憾雖然不會致命，但是外觀的障礙，常會影響到當事人正常的生活。

如果患者是女性，不論是外觀和心理的痛楚都比男性高出許多。例如爲乳癌所苦的女性，有些人會有這種「切除乳房不如死了算了」的絕望念頭，這時候就需要仰賴整型外科的治療。

整型外科在幫助患者解決這些問題時，同時也大幅提升患者日後的生活品質。不管是生理或是心理，都帶來了很重要的影響。

未來對於醫療的概念，不單只是救助性命，也需考慮患者精神方面的安定，以及提升生活品質上的需求，這也是整型外科的一種責任。

外傷

顏面傷口、骨折

是什麼樣的疾病？　顏面傷口只限於皮膚及皮下組織，以及伴隨顏面骨骨折的情況。萬一臉部遭毆傷，首先要以X光或電腦斷層掃描來確認是否骨折及骨折的程度。

顏面骨包括前頭骨、眼底骨、鼻骨、頰骨、上顎骨、下顎骨等，這些部位骨折時，不但臉部會變形，還會引起嘴張不開、影像重疊、嗅覺失靈，以及皮膚觸感變遲鈍等各種機能障礙。

治療　先對皮膚或皮下組織的傷口進行洗淨及消毒等護理程序，必要時要縫合。顏面骨骨折會依據骨折部位，切開頭皮或口腔等，將移位或折斷的骨頭放回原位，並以薄質的鈦製夾層板來固定。由於不會切開臉部，不必擔心會有傷痕。

隨著時間過去，受傷骨頭會在移位後的狀態癒合，治療會變得困難，最好在兩個禮拜之內接受整型外科手術。

良心建議　萬一臉部留下傷痕或變形，會讓女性產生自卑感，因此盡可能前往有優秀整型外科醫師駐診的醫院接受治療。

燒燙傷

是什麼樣的疾病？　燒燙傷依據其深度，分爲I度到III度，症狀請見下方表格所示。

治療　若是只達I度（只有表皮）、淺II度（最多到眞皮的淺層處）程度的話，可塗抹含抗生素的軟膏。

身體表面三○%以上爲淺II度和身體表面一○%以上爲深II度（最多到眞皮深層處），甚至達到III度（包括整個眞皮層及皮下組織）時，必須盡快進行治療。

爲了避免受損的皮膚流出血漿引發休克，在初期治療中，輸液管理很重要。之後在去除壞死的皮膚，再從本人健康的部位移植皮膚；若傷害面積過大，有時會移植他人皮膚。移植手術過程，勢必得反覆進行好幾次。

良心建議　燒燙傷大多是在急救時進行治療，但一般的急救外科，在處理未來傷痕護理方面，並非專門，因此需請整型美容科醫師一同會診。

尤其是女性日後若不想爲了留有

燙傷程度與症狀

I度	皮膚表面會變紅。二、三天就能治癒。
淺II度	會出現水泡。約一周就能治癒，不會留下疤痕。
深II度	水泡容易破，皮膚泛白。需要三周以上方能治癒，會留下疤痕。
III度	皮下組織受損，皮膚表面看起來呈現白色或泛黑。需進行植皮手術。

●**類固醇膠帶**　爲一種透明膠帶，其接著面含有類固醇，可直接貼於患部，讓類固醇滲透傷口，避免傷痕紅腫或隆起，常使用於治療肥厚性瘢痕或是瘢痕瘤。

傷疤而煩惱，最好和主治醫師充分溝通，也可請他介紹值得信賴的整型外科或皮膚科。

肥厚性瘢痕

是什麼樣的疾病？ 傷口或是手術疤痕，呈現紅腫的狀態。任何人在治療傷口的過程中，傷口都會出現某種程度的紅腫，過一陣子後，泛紅會褪去而變得不明顯。

但以肥厚性瘢痕來說，必須經過半年到數年紅腫才會褪去，之後也會留下面積廣大的傷疤。這種情形通常和體質、遺傳有關，但發生的原因不明。

治療 先切除隆起的傷痕，再仔細縫合。如果到整型外科就診，醫師會以眞皮縫合等技法來處理，幾乎就看不出傷疤了。

除了手術之外，還有貼類固醇膠帶、以矽膠貼壓迫傷口等方法。

瘢痕瘤

是什麼樣的疾病？ 傷痕呈紅腫狀態，但是和肥厚性瘢痕（前項）不同，因爲它會大範圍地慢慢擴散。通常出現於肩部、前胸部、下腹部等各處會出現發癢及疼痛等症狀，像是被蚊子叮咬後的小傷口，也會成爲誘發瘢痕瘤的因素。

發病原因通常與體質、遺傳基因有關，但是詳細原因並不清楚。

治療 除了貼上類固醇膠帶或是以矽膠貼來壓迫傷口之外，局部施打類固醇也有效。但是隨著瘢痕瘤擴大，就需要使用大量類固醇，因此有時會引起生理不順等影響全身的症狀，因此施打類固醇並不能算是良好的治療方式。

另一種方法則是先以手術將瘢痕瘤弄小再注射類固醇；爲了防止再度發生，是需要放射線照射的，不過很少進行。由於目前沒有根本治癒之道，患者最好趁瘢痕瘤還小時進行治療。

良心建議 若有親人帶有瘢痕瘤的體質，可能本人也會有罹患此病的可能性；最好切除尚不致威脅性命的痣或疣，會比較放心。

褥瘡（壓瘡）的治療

臥病在床的人常會長褥瘡，是因為長期對某特定部位持續施加壓力而引起的局部潰爛，容易發生於後頭部、肩胛骨或是薦骨部、踵部等處。如果情況惡化，有時連骨頭都會外露。

可塗抹軟膏再蓋上紗布等保護傷口治療；要選擇含有壞死組織去除劑、感染治療劑、肉芽形成促進劑、表皮形成促進劑等成分的軟膏才有效。

如果壞死部分持續擴大，且出現大洞時，進行皮膚移植會是安全有效的治癒方法（P484專欄）。

●**矽膠貼** 這是一種具有軟膠墊質材的矽膠製貼布，並不含藥劑。如果將貼布貼於患部，進行壓迫患部的作用，就能避免因爲肥厚性瘢痕或瘢痕瘤引起的紅腫狀態。

乳房重建

乳癌患者切除乳房之後的術後重建，大致上可分爲兩種方法。

方法之一是移植。將裝有生理食鹽水的矽膠袋插入皮下，以塑造乳房的膨脹感。此法適用於切除範圍小、尚留皮膚或皮下組織的病患。

另一種方法是使用患者本人的背部或腹部肌肉來製造乳房。首先要從患者的廣背肌、腹直肌採集附著血管的皮膚、脂肪、肌肉硬塊，稱爲皮瓣。皮瓣不能完全切開，一部分要保留於身體上，移動到胸部位置。如此一來，就能維持血液循環功能，成爲身體的一部分，讓乳房完美再生。

乳房重建分爲與癌細胞切除手術同時進行的即時重建，以及術後過一陣子再進行的二次重建。選用哪一種重建方式需視症狀而定，所以要仔細聆聽醫師的說明。此外，乳暈或乳頭的重建，必須在重建之乳房消腫之後的隔年再進行，這樣會比較安全。

良心建議　是否要切除乳房，對女性來說是很爲難的心情，因此周遭親友，尤其是配偶的精神支持更爲重要。

目前醫學相當進步，能重建出形狀及柔軟度幾乎和原來乳房差異不大的乳房，所以患者不要悲觀，務必放寬心接受治療。

其他重建

●頭頸部重建

從肩胛骨或胸骨等採取的「骨皮瓣」會重建爲下巴，從手腕或腹部採取的皮瓣則重建爲舌頭，食道則是切下部分小腸來完成重建。

●皮膚癌切除後的重建

根據受損部分及程度，來進行皮瓣移植。如果須從身體較遠處的部位移植到手術部位時，會進行以顯微鏡手術來連接血管的「遊離皮瓣移植」（請見左欄說明）。

皮瓣移植是什麼？

切取皮膚、皮下脂肪、肌肉、血管等部位一小塊組織，就稱為皮瓣。因接受癌細胞切除等手術，使得組織大大受損時，就會從本人健康部位切取皮瓣移植到受損部位，進行組織重建。

皮瓣若沒有保持血液流動來輸送營養就會壞死，因此皮瓣不可以和原來的切取部位完全分離，要採一部分皮瓣還連在原部位，移植到受損部位，這種猶如有莖附著的狀態，稱為「帶莖皮瓣」。帶莖皮瓣在某種不是很接近受損部位情況下，便無法進行移植。

移植到另一部位時會使用「遊離皮瓣」。這時為確保血液流動，會於顯微鏡下將切開的皮瓣血管與移植部位的血管互相結合，稱為微小血管接合術，是整型外科的代表技術之一。

痣・黑痣

●紅痣（血管瘤）

分為出生時表面呈平坦的單純性血管瘤，以及出生一周後出現表面隆起的草莓狀血管瘤為代表。可使用對於紅色會有反應的色素雷射（鑽石雷射）進行治療。

由於雷射光不易達到深層，因此對於已擴及皮膚深度的紅痣來說，治療效果有限。

●茶痣（扁平母斑）

為表面平坦呈淡褐色的痣，若是不在意，就不需特別治療；若會在意，可使用Q開關紅寶石雷射，或是Q開關紫翠玉雷射（P490解說）進行治療。

此外，由於這算是比較容易復發的痣，因此患者必須耐心地且持續治療才行。

●藍痣（太田母斑）

一種出現於單邊額頭、眼瞼及臉頰的藍色色素斑。有人出生後沒多久就會發病，有人則是到了青春期才出現此病。

可施以紅寶石雷射及紫翠玉雷射等進行效療，每隔三至六個月進行一次雷射治療，幾次就能治癒。

●黑痣（先天性黑色素細胞母斑）

這是黑色素在皮膚異常增殖的結果，顏色會由褐色轉為黑色，表面會呈隆起或是平坦狀。切除手術是最基本的治療方法。

切下的組織可視必要性，檢查其是否為惡性。有時平坦又小的異物也可以雷射來切除，但仍需視醫師的診斷結果再說。

良心建議 由於雷射治療之後會有輕微的燙傷狀態，因此要塗上軟膏。當結痂剝落之後，紫外線照射容易引起色素沉澱，因此務必要做好防曬工作。術後約一個禮拜之後就可以上妝。

獸皮樣黑痣

是什麼樣的疾病？ 又名「巨大色素性母斑」，為天生面積就很大的黑痣，表面會長出剛毛，由於轉變為黑瘤（P486）的可能性極高，建議最好盡快進行切除手術。

治療 切除患部進行植皮。若患部面積很大時，會使用皮瓣擴張法。

首先，將擴張器的矽膠製汽球放入健康的皮膚下，再注入生理食鹽水使汽球膨脹，之後皮膚就會慢慢擴展。

數月後皮膚若充分擴展，即可拿掉汽球，以這個擴展後的皮膚來覆蓋住切除痣的傷害部分。

良心建議 若嬰兒出生之後即發現有此疾病，必須盡快前往整型外科就醫。只要發現得早再加上妥善治療並不會在外觀上造成什麼樣的影響，毋需過度悲觀。

●Q開關紅寶石雷射 紅寶石雷射對於黑色（黑色素）會有選擇性的反應，也會破壞組織。此外，所謂「Q開關」，是指會瞬間發出強大力量的開關驅動器。

皮膚良性腫瘤

●粉瘤

此爲出現於身體各處皮下的袋狀腫瘤，腫瘤內是已經變得十分柔軟的角質，呈白色粥狀、有惡臭。遭受細菌感染，就會紅腫而疼痛。

出現發炎症狀可先服用抗生素然後再進行切開處理，摘除整個袋狀腫瘤的手術是最能根治的方法。

●脂肪瘤

因皮下脂肪組織增生而長出的腫瘤，最常出現頸部、背部、腋下與大腿等處，可分爲生長於皮下與生長於肌膜或肌肉下方等兩種類型。

由於脂肪瘤不會疼痛，因此有時在其體積尚未變得很大之前，不容易察覺。

雖然可以動手術摘除脂肪瘤，但若腫瘤過大，或是位於肌膜或肌肉下的話，就必須住院進行手術。

皮膚惡性腫瘤（皮膚癌）

●惡性黑色瘤（黑瘤）（P440）

在所有皮膚癌中，算是惡性程度相當高的一種，經常發生於腳底或指甲等處。爲輪廓並不很明顯的黑褐色痣，若出現發癢、出血等症狀，就應立即前往皮膚科檢查。

手術爲最主要的治療方式，不只是病變部位，有時連淋巴結都必須切除，針對切除部位還會進行植皮或是皮瓣移植（P484專欄）。

●基底細胞癌（P440）

會出現於全身，尤以老年人臉部最常見。外觀呈黑色丘疹狀，初期很容易被誤認爲是黑痣。

雖然幾乎不會轉移，但若置之不理，任其無限制增生的結果，就可能會侵害肌肉和骨頭，因此早期發現早期治療就對了。只要以手術摘除患部就能完全根治。

●外陰部貝賽特氏症

此爲外陰部頂漿分泌腺的癌症，好發於六十歲以上的女性。會出現濕疹般的症狀，同時伴隨著發癢及灼熱感。

由於有可能轉移，因此除了要大面積地切除外陰部之外，也必須摘除鼠蹊淋巴結，術後需進行植皮或皮瓣移植手術重建組織及機能。

●乳房貝賽特氏症

發生於乳頭或乳暈的一種癌，會出現搔癢症狀，爲一種像是濕疹的疾病。一旦惡化乳頭或乳暈就會變形，甚至整個乳房都會潰爛。

需以手術切除，依症狀不同，切除範圍與是否摘除淋巴結的狀況也不一樣。手術後醫師可依患者期望爲其進行乳房重建（P484）。

良心建議 若病灶爲外陰部或乳房，女性常會因爲害羞而遲遲不肯就醫檢查。建議若出現不易治療的濕疹，必須盡快到婦產科或皮膚科接受治療，不可依賴市售成藥。

先天異常

副乳

是什麼樣的疾病？　有些人天生擁有三個以上的乳房，這些多出正常數目的乳房就稱爲「副乳」（P543），通常出現於連結腋下、乳頭、鼠蹊部等處的乳腺提上。

副乳可分爲只有乳頭的情況，以及伴隨乳腺的情況。含有乳腺的副乳偶爾會在第二次性徵期膨脹。若是沒有出現異常，可置之不理，如果擔心，可動手術切除。

治療　只有乳頭的副乳，採呈圓錐形切除後再縫合的簡單手術即可完成；如果副乳含有乳腺，就必須連乳腺組織一併切除。成人手術時局部麻醉即可，若是小孩則必須全身麻醉並住院。手術後傷口可能爲副乳直徑約三至四倍長度，大概經過半年之後，傷口就不明顯。

乳頭凹陷

是什麼樣的疾病？　指乳頭陷入乳暈的狀態（P722）。

若是程度輕微，刺激一下乳頭就會凸出，要是刺激後還是無效，將來便很難哺乳，必須接受治療。

治療　治療方法有兩種。一種是使用「乳頭凹陷治療器」，它的注射筒尖端呈杯狀，能吸起乳頭。患者經醫師指導之後，可自行購買儀器在家進行治療，通常持續半年以上，就能有效改善。

另一種是動手術。先切開乳管周圍的纖維並拉出乳頭，再用線提起乳頭並固定。至於要採取哪種方法較好，患者需先和醫師進行溝通。

良心建議　青春期的女性很在意乳頭的形狀，但若是在發育期進行治療，有時會有復發的可能，如果要治療，最好等乳房成熟之後。

臍疝氣

是什麼樣的疾病？　也就是所謂的「凸肚臍」。此情形大多在小孩一歲前就會自然痊癒，因此家長要留意觀察。若是兩歲之後仍未見好轉，就必須進行手術。

治療　首先剝離突出的皮膚與皮下組織，接著綁緊疝氣的根部讓臍部的皮膚凹陷，再以軟膏、紗布壓迫並固定。大約兩周可拆下紗布，接著的一個月左右要塞入綿球繼續施以壓迫，並以膠帶固定好。

由於手術對象多爲幼兒，因此會以全身麻醉的方式進行；若是小孩年齡較大，也可進行局部麻醉。

良心建議　有的人擔心嬰兒凸肚臍，於是就貼上硬幣來壓迫，但這個方法不但無效，還會有皮膚潰爛或細菌感染的風險，千萬不要冒然嘗試。

小耳症

是什麼樣的疾病？　半邊小臉症與小耳症爲僅次於唇顎裂的先天性顱顏缺陷，一般泛稱爲「小耳症」，患者耳朵輪廓不明顯或沒耳洞，甚至沒有耳朵，有時會導致外耳道狹窄或閉鎖，同時也會影響聽力。

治療　進行手術切下患者的肋軟骨雕出耳朵軟骨的外型之後，再將它埋入耳後的皮下。六個月之後等軟骨與肌肉生長成熟，再進行第二次手術分離軟骨與耳背，塑出立體外耳形狀。

考慮到必須取出部分肋軟骨的緣故，因此手術最好於十歲前進行。由於小耳症會影響到外觀，越早治療越不會兒童的對心理造成傷害。

良心建議　外耳廓重建是非常高難度的手術，最好求助經驗豐富的整型外科醫師操刀。

副耳

是什麼樣的疾病？　在耳珠（耳朵前半部的軟骨凸起物）到口角的線上，一出生就有個小突起物。可能發生的部位爲皮膚，或者是皮膚含軟骨，並不會影響到耳朵的機能。

治療　發生部位若只在皮膚，患者出生不久之後就可以在無麻醉的狀態下進行切除。若是包括軟骨，則在小孩超過一歲時，施予局部麻醉再切除，算是很簡單的手術。

出現副耳的位置

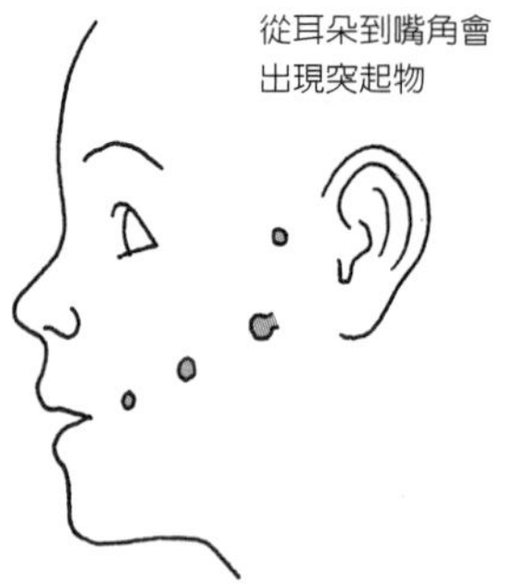

多指（趾）症

是什麼樣的疾病？　這是指天生手指或腳趾過多的異常，通常以大姆指多一隻的情況最爲常見。例如尖端的末節骨呈分開狀，甚至連中手骨（手心最下方的骨頭）都呈分開等情形，症狀因人而異。

治療　可以動手術切除過多的手指（趾），視嚴重程度對骨頭或肌腱的處理也就有所不同。手術時期約在一歲左右，但仍要視案例而定，最重要的是要和醫師仔細討論溝通。

合指（趾）症

是什麼樣的疾病？　是指天生手指（趾）黏在一起的狀態。狀況從皮膚癒合到連骨頭都癒合等，有各種不同狀況。此外，有時會合併出現多指（趾）症的多合指（趾）症。

治療　若是只有皮膚癒合，可切開皮膚使之分離。再從鼠蹊部採取皮膚，移植到手術後缺損的部位。

若是遇到連骨頭都癒合的狀況，則依據每個病例的不同，而使手術內容也有所不同。總之手術前要詳細地檢查，由機能與型態等各層面進行判斷，訂定治療計劃。

唇顎裂・口蓋裂

是什麼樣的疾病？　唇顎裂爲上唇裂開的狀態，口蓋裂則是指口中上層部分的口蓋裂開的狀態，這兩種狀況可能單獨出現，也可能合併出現成爲口唇口蓋裂。

口唇裂和口蓋裂的發生率約爲六百人當中就有一人，其中大多數爲身體外觀先天異常者。這是要長時間耐心進行治療的疾病，依狀況進展必須和小兒科、耳鼻科、矯正齒科，以及聽語治療師等共同會診。

治療　唇顎裂要在出生後三個月左右進行裂縫縫合手術，有的醫師動作更快，在出生後兩、三周就進行此手術了。由於嬰兒組織較小，除了需要高難度的技術外，危險性也會增加。嬰兒體重從六公斤左右到出生後三個月左右，被視爲是最適合動手術的時期。

至於口蓋裂方面，醫師爲了讓嬰兒出生後馬上接受哺乳以及幫助下巴發育，會爲其插入輔助器。防止裂縫的手術則在出生後一歲半左右進行，這樣的順序安排，是爲了病童在開始會說話的這個時期，能先調整好機能的緣故。

在唇顎、口蓋的整型手術後，醫師會依症狀進行咽頭瓣整型術、鼻子變形的手術、齒列矯正、顎矯正手術等，整個療期約耗費十幾年。

良心建議　成年後若是很在意留下的手術疤痕不美觀，可前往整型外科接受進一步治療。

女性常見的下肢靜脈曲張

腳部靜脈負擔很大，有時防止血液逆流的瓣膜無法順利發揮作用，即為「下肢靜脈曲張」。除了出現腳部感覺沉重、疼痛等初期症狀，靜脈也會浮凸、蜿蜒地隆起。女性靜脈瘤的發生率約為男性三倍，尤其懷孕時更容易發病。

下肢靜脈曲張目前尚無完全根除的方法，最好依靜脈曲張的大小、部位與需求選擇手術方式。

①**靜脈切除術**　手術切除患部的靜脈。必須施予全身麻醉或是腰椎麻醉，並住院約一周。

②**硬化療法**　將硬化劑注入病灶靜脈，以人工方式閉塞病灶的靜脈。患者可在門診後自行回家。

③**橡皮筋紮法**　若以硬化療法也無法閉塞靜脈，就要綁住靜脈的根部並注入硬化劑。手術會稍微切開大腿內側根部或是膝蓋的後方，但不需要住院。

●**下肢靜脈瘤的治療**　主要是由血管外科來治療，但由於有很多患者非常在意外觀，因此積極致力於下肢靜脈曲張治療的整型外科醫師人數也增加了。

美容外科

隆鼻・整鼻

此爲將鼻子墊高的隆鼻術，方法包括插入矽膠以及使用患者本人的耳朵軟骨等。目前技術安全性高且可做細部調整，主要以採用矽膠的方式比較多。但到底要採取哪一種方法，還是要根據本人的意願和醫師的見解來決定。

調整鼻子形狀的整鼻術，包括小鼻頭變小、修正鼻翼、讓鼻頭變尖等各種案例。由於每位患者的狀況不同，因此可能還會進行去除脂肪或軟組織、削骨、補足耳朵軟骨等手術。

由於手術技巧比隆鼻術難度更高，因此術後照護更須注意。

除了隆鼻術及整鼻術之外，和執刀的醫師充分討論鼻子的設計及手術方法等也是很重要的。

割雙眼皮

拉提上眼皮的提眼肌腱膜，與皮膚之間的連結若過於薄弱的話，就會變成單眼皮。所謂雙眼皮手術便是以人工方式加強肌腱膜與皮膚的連結。

●**切開法**　以手術刀沿著畫好的雙眼皮線切開。從切開處確認內部，再以手術縫線連結皮膚和眼輪肌、眼瞼板。剩下的線就縫合切開的皮膚。眼皮一旦動了手術，要回復原狀便很困難。

●**埋沒法**　以手術縫線來連結皮膚與眼瞼內側的眼瞼板，之後就將線直接埋在皮下裡。雖然簡單的手術就能恢復原狀，但不適用於眼皮脂肪厚的人、想塑造寬幅雙眼皮的人。

良心建議　最好和能區分這兩種手術法之優缺點的醫師討論。

美容外科的聰明選擇與應用

〈選擇醫院及醫師的重點〉

●美容外科醫師最重要的事，就是要累積整型外科的訓練。馬馬虎虎的技術，在緊急時刻便無法對應了。

●負責治療的醫師本人，確實說明治療內容、風險（傷痕或可能出現的併發症）等是很重要的。

●在外科手術前，需進行血壓測定或血液檢查。避免不做檢查的醫院。

〈接受治療及手術時的心理準備〉

●對於以不腫、不痛、不留疤手術為號召的手術，要多加了解。

●在失戀等暫時情緒動搖的情形下，沒有清楚目的就接受治療，結果是無法得到滿足的。

●雖然你的素材可以創造更多美麗，但並非每個人都能成為絕世美女。

●聆聽醫師的說明，若感到迷惑或不安時，就要暫停一下。

●**Q開關紫翠玉雷射**　會對黑色（黑色素）產生選擇性反應的雷射。依據病變部的深淺度，即使是外觀茶色的（茶痣、斑點）、外觀藍色的（藍痣）也可使用。

消除蒙古褶

「蒙古褶」（內眼角贅皮）專指蒙古利亞人種特有的眼瞼構造，有時會因此讓眼睛看起來很小，雙眼距離也顯得比較開。

消除蒙古褶的手術稱爲「內眼角整型術」，做法是先切開眼頭皮膚和其下方肌肉層與一部分韌帶，並且加以縫合。

殘存的傷痕與紅腫，要兩三個月時間才會消退，術後一年要盡量避免曝曬於紫外線照射下，以防止色素沉澱。

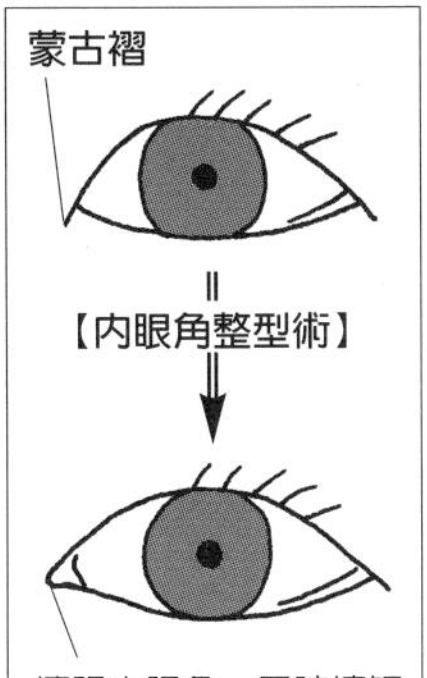

擴張內眼角，同時縮短雙眼間距離，眼睛就會變大。

除斑

大多數被稱爲黑斑的，其實都是「老人性色素斑」。這是由於紫色線照射造成皮膚老化，降低肌膚排出黑色素的能力，使黑色素囤積在皮膚。雖說是「老人性」，但事實上有人從三十歲起就出現這些斑點了。

可採用照射雷射治療黑斑，例如使用對黑色素會有反應的W開關紅寶石雷射（P485解說）或Q開關紫翠玉雷射等，此兩種爲目前最有效的治療方式。

雷射療程最重要的爲事後保養。照射之後，要塗抹抑制發炎的軟膏至三至四天，之後半年要確實做好防曬工作以隔絕紫外線。雷射治療本身很簡單，但消除泛紅等反應，還是需要長期耐心保養。

此外，黑斑之一的「肝斑」是由於女性賀爾蒙的影響而產生，無法以雷射來治療。

可採剝離方式解決問題

這裡所謂的「剝離」，是指剝下老舊角質恢復皮膚機能的治療法。

使用果酸等化學物質的方法稱為「化學剝離」，依據對皮膚的滲透度，可分為四個階段。程度 I 和 II 的淺層，除了可改善粗糙、暗沉、黑斑外，對青春痘的治療特別有效。

化學剝離則是種醫療行為，例如藥劑濃度、酸鹼度，以及塗抹時間、中和的時機，都需具備經驗與技術的專業人士來進行，所以建議大家還是要到值得信賴的整型外科、美容外科、皮膚科等，才能安心接受治療。

①Level Ⅰ　最淺層剝離
②Level Ⅱ　淺層剝離
③Level Ⅲ　中間（深）層剝離
④Level Ⅳ　深層剝離

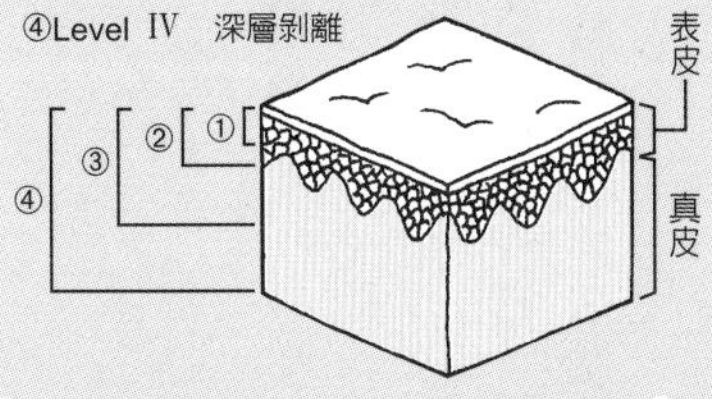

●肝斑　會出現在額頭、顴骨、嘴巴附近的褐色斑點。懷孕或服用避孕藥時，血液中的女性賀爾蒙就會變多，肝斑的顏色也會變深。但是詳細原因至今不明，照射紫外線會讓斑點顏色變得更深。

消除臉部鬆弛與皺紋（整型美容手術）

一般用來消除臉部鬆弛或是明顯皺紋的整型美容手術，可將其分爲「局部整型」與「全方位整型」。

局部整型只需將皮膚往上提，切除並縫合剩下的皮膚即可。全方位整型則是剝下皮膚下方的筋膜並且往上提，手術效果很好，一般提到整型術，基本上都是這種方法。

手術方法是切開耳前部，將皮膚與筋膜剝離，接著剝離筋膜與肌肉。於是這些原本將變成一片膜狀的筋膜，會往更有效地朝消除鬆弛的方向接近。雖然可以進行局部麻醉，但爲了檢視術後出血或紅腫的情況，患者仍需住院一至三天。

在切開部的傷口完全癒合之前，可使用UV乳液、防止因紫外線照射所引起的色素沉澱。

塑造美麗肌膚要從「睡眠」「飲食」「入浴」「防紫外線」做起

要讓肌膚變漂亮的基本秘訣 ，就是讓皮膚的代謝變好，而且不只是臉，也要考量全身的保養。

最簡便的方法是入浴。慢慢浸到38～39℃的溫水裡，全身的代謝就會提高。

需注意攝取均衡飲食，尤其富含維他命或礦物質的蔬菜或海藻類、魚貝類，都要多加攝取。至於塑造美麗肌膚不可欠缺的膠原，現在也能夠直接由食物中攝取。規律的睡眠也很重要，因此在白天充分活動後，最好於晚上十二點之前就要就寢。

此外，紫外線和肌膚老化息息相關，因此不論任何季節都要塗抹防曬乳液以及使用帽子或陽傘等妥善防曬。唯有持續對抗紫外線，才是塑造美麗肌膚的重點。

豐胸

讓乳房變大的豐胸術，一般都是採用將「生理食鹽水袋」或是「液態矽膠袋」。植入體內的方法。它們都是在矽膠製的袋中塡裝液體，而這個液態物就是具有黏性的液狀矽膠。

先在腋下切開約三公分並植入矽膠袋，原本乳房平坦的人，將袋子放在大胸肌下方，對乳房有些膨脹的人來說，則放在大胸肌上方，這樣感覺較自然。

植入袋子之後，周遭的組織會起反應並造膜，有時這個膜會收縮而造成乳房變硬，這副作用就叫做「被膜收縮」。

手術時若是植入表面凹凸不平的「粗糙型」袋子，就不易引起被膜收縮，今後這種類型的矽膠袋可能會被廣泛應用。

●**膠原**　是蛋白質的一種，也是皮膚、骨骼、軟骨等結締組織的主要成分，和肌膚的新陳代謝也息息相關。至於富含膠原的食品，包括：雞翅、豬腳、牛筋、魚翅、木耳等。

抽脂

抽脂手術是將想減少脂肪之部位的皮膚切開很小的部分，插入細套管抽取脂肪。雖然傷口很小，但卻是容易出血或是對組織損傷很大的手術，手術前必須進行X光檢查、驗血。

然而，抽脂雖然能夠消除部分的皮下脂肪，卻無法消除內臟脂肪。此外，患有心臟病和糖尿病，以及嚴重貧血的人，都不能夠接受抽脂手術。

永久脫毛

想要永久脫毛，可以使用電氣針除毛或雷射除毛等方法。它們的原理都是燒掉製造毛的細胞毛乳頭，徹底脫毛。由於雷射可在短時間內做大範圍的脫毛，因此為多數人喜愛採用的手術方式。

脫毛用的雷射包括Q開關紫翠玉雷射（P490解說）或是半導體雷射等方法。由於它只是燒掉毛根或毛乳頭，並不會影響皮膚。

消除狐臭

當腋下的頂漿腺流汗，而且這汗液被皮膚的細菌分解的時候，腋下就會散出氣味，即稱為「狐臭」。由於亞洲人天生較少有體臭，所以即使只有一點氣味，多數人也會非常在意。

要解決狐臭，首先要診斷是否需要施行手術，如果不必手術，有時只以塗抹藥膏或是進行永久脫毛就能消除。

但若是味道很濃，而且本人又相當在意的話，可以考慮進行切除頂漿汗腺的手術。

局部整型是什麼？

不使用手術刀就能調整容貌的美容外科治療，即稱為「局部整型」。由於擁有能在短時間內進行、效果恰到好處、快速恢復原狀等優點，因此廣受大眾喜愛。然而，局部整型若是想持續效果，必須每隔一段期間就要定期接受治療，否則會回復原狀。

其內容包括下列項目：

- **注射玻尿酸**　玻尿酸是存在於人體內的物質，有保持水分的作用。玻尿酸能夠有效消除皺紋、讓鼻子變挺，也能使下巴的肌肉緊實。效果可維持六個月到一年，之後就會被人體自然吸收。
- **施打肉毒桿菌**　肉毒桿菌具有讓表情肌放鬆的作用，能消除額頭或眉間等的表情紋。效果從施打後兩三天開始顯現，可以持續三至六個月。

●**半導體雷射**　由於波長很長，能夠到達皮膚深層，因此可滿足毛根很深患者的需求。皮膚表面並不會出現任何反應，不會傷害肌膚，無太大疼痛感是其特徵。

遺傳性疾病與遺傳諮詢

小孩從雙親各承襲一半遺傳因子

孩子之所以會很像父母，是因為創造特徵的因子，由父母親雙方遺傳給小孩的關係。掌握這項能力的是一種叫做「基因」的東西，而這種將基因傳給下一代的行為便叫做「遺傳」。

人體是由約六十兆個細胞所組成的，每個細胞都各自擁有細胞核，而這些細胞核裡面含有一種叫做「染色體」（Chromosome）的物質。染色體裡面蘊藏著排列規則極為嚴密規律的雙螺旋DNA（去氧核糖核酸），而基因便存在於一部分的DNA裡。

DNA平時散亂分布於細胞核之中，但是當細胞準備分裂時，DNA便會與組織蛋白（Histone）結合然後纏繞而成為染色體。DNA蘊藏的染色體數量是固定的，每人有四十六個，如果將大小與形狀一樣的兩個配成一對，則有二十三條。

但是由精子和卵子所製造的生殖細胞中，這些兩條一組的染色體只能承襲自雙親的任一方。因此精子與卵子各自的染色體數量為二十三條，而受精後的受精卵又會變成具有四十六條（二十三對）染色體。所以孩子擁有源自雙親各一半的染色體，承襲雙方遺傳因子。

存在於染色體的所有遺傳基因，稱為「染色體組」，染色體組織的解讀被視為克服遺傳基因疾病的第一步，製造染色體組的DNA為呈長線狀分子，可以解讀身體哪個部位能夠發揮什麼樣的作用。

關於遺傳性疾病

Q 有哪些遺傳性疾病？

A 染色體或遺傳基因異常造成的各式各樣疾病

由於染色體或遺傳基因異常而導致的疾病中，生殖細胞的染色體或遺傳基因產生異變，承繼此異變所引發的疾病就稱為遺傳性疾病。

由生殖細胞異常所引發的疾病，有時是因為承襲自雙親的體細胞產生異變，可大致分為以下三種：

【因染色體異常所導致】 染色體數量或構造發生異常，其中大多數是因為染色體數的異常所導致，唐氏症症候群就是一例。

雖然大多數原因是突然病變，但近年來也有人認為，有可能是因為化學物質或環境賀爾蒙傷害遺傳基因所引起的。

【因為一個遺傳基因產生病變所導致】 例如，由於負責製造血液凝固

●**唐氏症症候群**　患者會有眼尾往上吊起、雙眼距離較寬等特有長相，以及智能障礙、運動能力遲緩等問題。據說此症容易發生在高齡產婦生產的嬰孩，可以在出生前診斷判定。

因數的必要遺傳基因產生異變等因素，血友病就是一例。

【複數的遺傳基因異變和環境因素也會產生影響】像是導致唇顎裂（P489）、口蓋裂（P489）以及先天性心臟疾病（P174）等這類異常疾病。

此外也與家族遺傳性腫瘤（例如小孩所罹患的網膜芽細胞瘤、大人罹患的大腸癌或乳癌等）、糖尿病、高血壓等生活習慣病，以及肥胖和遺傳方面的因素息息相關。

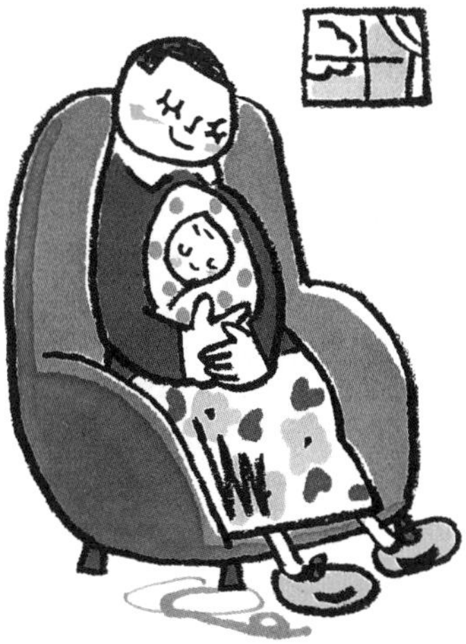

Q 疾病的遺傳基因能夠早期發現嗎？

A 依疾病可檢視有無疾病遺傳基因

即使目前還沒發作任何遺傳性疾病，但帶有疾病遺傳基因的人（未發病者或是帶因者），將來還是有可能會發病，或是將疾病遺傳到下一代。因此若有人爲親屬患有遺傳性疾病所苦，而且也想瞭解自己是否具有疾病遺傳基因，可由接受檢查得知。就算是帶有潛在因子的人，也不用在發病前就得治療不可，不過最好事先就擬好解決對策。

但是，由於並不是所有遺傳性疾病的發生原因都已被醫學證實，因此即使其中有某個原因很清楚，也不見得有明確的檢查方法。

若有任何疑問，不妨多利用各地區衛生單位舉辦的遺傳座談會，或是大學附設醫院舉辦的「遺傳諮詢」（Genetic counseling），都是可妥善運用的資源（P496）。

Q 遺傳性疾病應該採用什麼方式治療呢？

A 沒有根本解決之道，有些還停留在治療遺傳基因的階段

由於目前缺乏根本的解決之道，因此當疾病發作的時候，只能依其疾病特性，因應症狀施以服藥或手術等療法。

有些疾病經過對症療法後，患者能回復平常生活，但還是有不少遺傳性疾病就算施以對症療法，也不見得有效。

此外，部分由一個遺傳基因產生病變而引發的單一遺傳基因疾病，近年來已經可以進行「遺傳基因治療」。治療方法爲保留有缺陷的遺傳基因，使用病毒或化學物質，將正常的遺傳基因運送到細胞裡的染色體。

雖然目前關於遺傳基因治療，尚有許多課題有待解決，但可以期待未來能大幅應用於治療癌症等方面的疾病。

●**血友病**　體內缺乏一部分凝固血液之凝固因數的疾病。當病患受一點傷而出血時，往往一出血就血流不止。一般只會發病在男性身上。

關於遺傳諮詢

Q 該前往何處詢問關於遺傳方面的問題？

A 可利用大學附設醫院或是地方自治團體的遺傳諮詢服務

除了各市區鄉鎮衛生所均設有遺傳諮詢服務，目前也實施以大學附設醫院爲中心的「遺傳諮詢」新制度。在遺傳諮詢中，會對患有遺傳疾病的本人或家族，提供充分的醫學資訊，並針對遺傳性疾病或是先天性異常的不安與疑問提出建議。

所謂的醫學資訊，包括關於疾病的基本資訊，以及關於遺傳基因檢查、診療法、罹患同樣疾病的團體資訊等，對於打算結婚、生小孩的人以及患者家族來說，可以藉此得到幫助，減輕精神負擔。

由於大學附設醫院或是兒童醫院會提供遺傳諮詢，建議患者不妨試著直接詢問這些醫療機構。而像衛生所等地方機構，或是患者親人有發病情形的，主治醫師也會提供相關情報（P781）。

Q 要接受哪些建議？

A 從收集危險率等資料到瞭解必要檢查方法

一般來說，是由主治醫師診斷病情，但是遺傳諮詢可以提供更多關於病因的搜尋、家族遺傳分析、危險率的推測以及針對風險的對應方法等資訊。

此外，遺傳諮詢也可以協助調查家人是否帶有疾病遺傳基因（帶因者診斷），若對象爲懷孕中的女性，則要檢查胎兒是否有遺傳性疾病或是各種先天性形態異常（出生前診斷）。診斷需要何時在哪個醫療機構實施等詳細資料，醫師也都會給與建議。

藉由此類諮詢，除了能夠聽取主治醫師以外，第三者的相關意見，也是其優點所在。

Q 即使已經有主治醫師也可利用遺傳諮詢服務嗎？

A 這是一種有別於主治醫師為前提的制度

遺傳諮詢制度的醫師對遺傳疾病非常瞭解，應該都會建議大家積極利用此制度。

遺傳諮詢會站在患者的立場來掌握問題，並且以解決問題爲原則。因爲這是一種有別於主治醫師的制度，因此並無不妥。

Q 為我們提供諮詢服務的人具備醫師資格嗎？

A 目前醫師擔任遺傳諮詢服務的制度正逐漸發展中

在美國，擔任遺傳諮詢工作者爲非具有醫師資格的專業人員。在台灣，具有醫師資格的專業人員擔任遺傳諮詢服務制度，正逐漸發展中。

非醫師的遺傳諮詢者之資格認定已著手建立中，但目前也有不少參與患者治療的專業醫師擔任。

●**遺傳諮詢**（Genetic counseling） 1947年由李德（Reed）所提出，主要目的是爲患者說明某些特質傳遞的情形，並提供遺傳學上的意見。

PART 2

身體變化與心理狀態

不同人生階段的身體與心靈

女性特有的身體變化與心理狀態

〔女性賀爾蒙支配著女性身體〕

女性的一生會經過初經（初潮）、懷孕、生產、停經等幾個重大的身體變化階段。在這些變化中，女性賀爾蒙擔負著創造女性獨特生理節奏的任務。

此外，青春期的情緒不安、月經前的焦躁，生產後或更年期等容易發生的心情沮喪，也和女性賀爾蒙息息相關。由此可見女性的一生，可說是和女性賀爾蒙一同慢慢變化的，以下就是女性在各個不同階段的身體與心理特徵。

嬰幼兒期（0～6歲左右）

生理變化

- 在各方面都是顯著成長的時期。原本只會睡，漸漸會開始爬行、站立及走路了。
- 到四～五歲左右，身高會拉長、運動能力也會發達，手部會變得更靈巧。

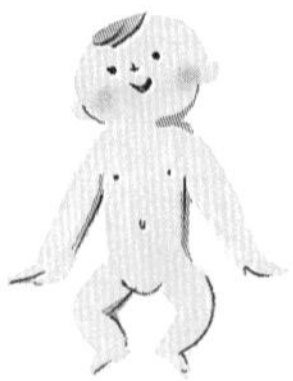

心理狀態

- 五感開始熱絡活動，會一邊模仿並吸收事物，漸漸將事物記憶下來。
- 學習、運用更多字彙，漸漸能以說話表達意思。
- 自我主張變強，也會有滿嘴「不要」的反抗期，但只要周遭大人巧妙地溝通，就能幫助小孩自然地學習社會性及協調性。

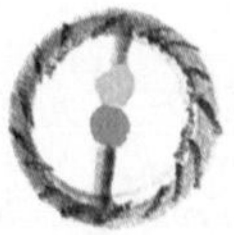

	學齡期前期	青春期		
	（6～8歲左右）	前期＝學齡期後期（8～12歲左右）	中期（12～15歲左右）	後期（15～20歲左右）
生理變化	●身高拉長，骨骼及體型也更健壯。但在體型上還沒出現男女之別。 ●身體的基礎部分大致定型。牙齒也長成恆齒了。 ●充分的飲食、遊玩以及睡眠，對日常生活來說很重要。 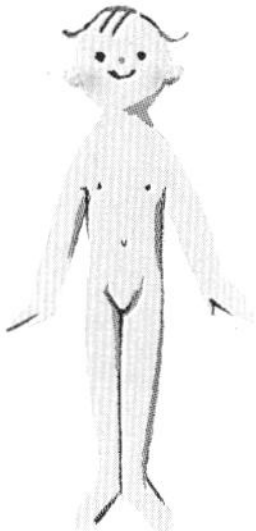	●到了國小中高年級，出現第二性徵的人增多，和男生之間的差異會日漸明顯，但實際狀況仍是因人而異。 ●更重視外表，有些女孩會在此階段開始減肥，此時要教導她健康的身體才是最美的。 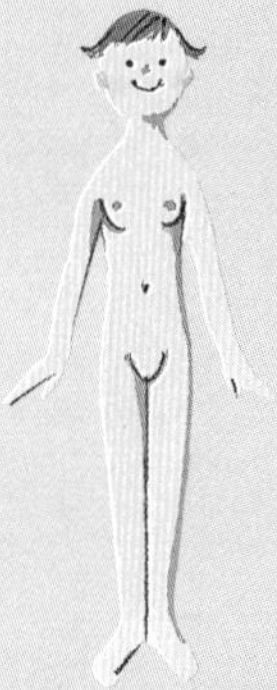	●大多數人開始迎接初經。另外，會經過兩～三年性機能尚未成熟的階段，出現即使有月經也是無排卵，或是月經週期不規則。 ●乳房開始膨脹。乳房膨脹因人而異，可能會從單側開始，不用擔心。 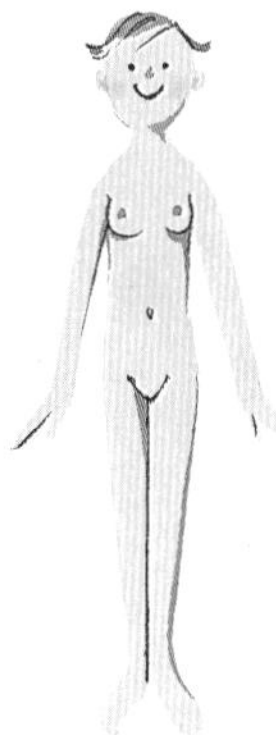	●在肉體上會變化為成熟期女性的體型。卵巢的作用接近成熟，有生產功能。 ●陰毛長齊，內性器以及外性器等已十分發達，不過，這個階段也是月經異常，或者是陰道發炎之類的，婦科問題較多的時期。 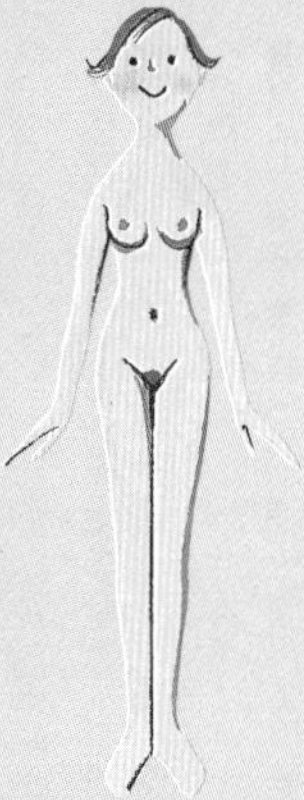
心理狀態	●自我意識變得很強，獨自行動的時間也增加了。 ●對於進入學校生活會感到緊張，有時這也會對身心造成影響，要多留意，小心保護。 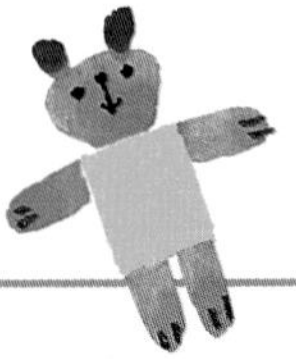	●除了身心的發展，對異性的意識也增強，但對於自己或異性還不夠充分了解。 ●交友關係增廣，開始能在團體中行動或思考了。家庭中，有時在會對雙親有反抗心。	●是成熟或孩子氣等個人差異大的時期。對於徹底變成大人感到不安，在精神上也容易不安定。 ●開始討厭雙親的干涉，秘密變多。此外，這個階段對性的興趣也達到巔峰。	●雖然肉體已經漸漸成熟，但精神上的成長還有很多進步的空間；是心理上不安定的時期。 ●心理上的不均衡，造成飲食障礙或是不定愁訴症候群，有時會對身體帶來影響，導致某些疾病發生。 

	成熟期		更年期
	前期（20～35歲左右）	後期（35～45歲左右）	前期（45～50歲左右）
身體變化	●賀爾蒙的分泌順暢，進入充實的性機能期，很多人在此時期經歷結婚、懷孕、生產的人生重要階段。 ●雖然初產年齡提升，但在醫學上，初產以在二十五～二十九歲範圍內較為理想，母子健康、安全的可能性會較高。 ●各種疾病危險性升高。對於子宮或子宮內膜異位症等要留意，必須定期前往婦產科接受檢查，以及進行癌症檢查。 ●對於生活習慣病（成人病）的預防也要留心。	●月經周期安定，是肉體非常充滿活力的時期。 ●由於罹患子宮疾病或乳癌等機會開始增加，務必定期安排檢查。 ●藉由女性賀爾蒙的順利分泌，就不易得到因生活習慣不良引起的疾病。但若過度相信體力而勉強自己，對飲食生活掉以輕心，將無法保持健康。請將成熟期之後的生活納入藍圖儘早規劃，確實做好生活習慣病（成人病）的預防等健康管理工作。	●這個時期由於女性賀爾蒙的分泌降低，容易出現身體不適。 ●除了子宮疾病等，有時也會出現月經或外性器異常、頭昏眼花、發汗等各種自律神經失調症狀。 ●更年期障礙是可治療的，若是察覺身體或是心理出現異常，務必盡快前往婦產科檢查。
心理狀態	●是人生充實期的開始。會逐步實現自己的夢想或希望，並有戀愛、結婚、就業等新體驗。 ●困擾於失戀、工作上的挫折或人際關係等問題，因煩惱或挫折而體驗痛苦的機會增多。心理的煩惱也會對身體造成影響，所以要有技巧地發洩壓力，不要一個人獨自煩惱而無法抒解。	●忙於工作、興趣、家事或養兒育女的時期。對於忙碌感感到充實，而容易勉強自己。 ●過於努力會累積壓力或疲勞，因此出現各種人為因素的依賴症、神經衰弱、憂鬱症等心病。學習適時放鬆是很重要的。	●有時精神不安，擔心疾病，為了害怕老化、喪失女性之美等而煩惱。 ●有時從養兒育女中解脫出來，重新審視與丈夫的關係，會對自己的存在價值存疑，甚至動搖。 ●這個時期其實是人生黃金期的出發點，要以積極的觀點來思考，規劃新生活新態度重新出發。

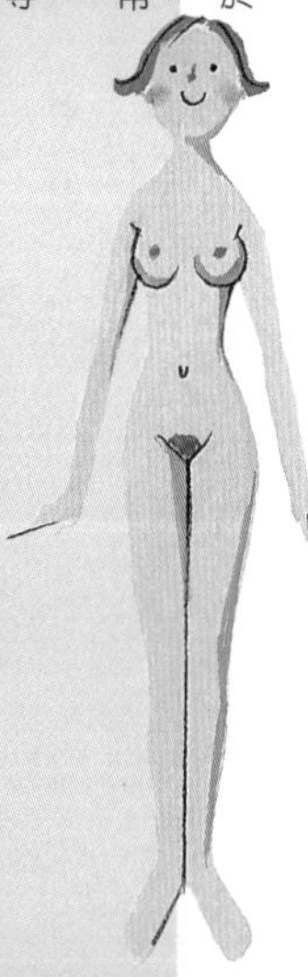

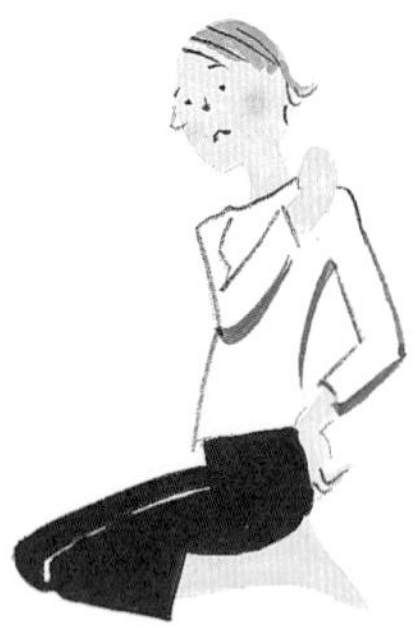

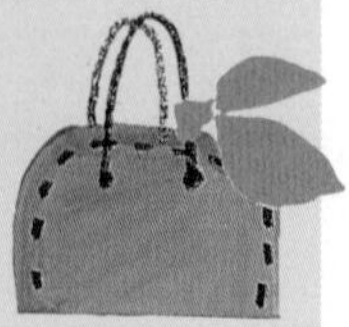

更年期	高齡期	
後期（50～60歲左右）	前期（60～75歲左右）	後期（75歲以上）
●卵巢停止作用，即將迎接停經期。月經的周期開始紊亂，一下有一下無，或是就突然沒了月經，每個人會出現的狀況都不太相同。若一整年完全沒有月經，就稱為停經。 ●隨著女性賀爾蒙的降低或消失，從此時期起，動脈硬化的危險性會增高。必須留意飲食的攝取與適當的運動，小心別發胖。	●這個時期還有很多人看起來很年輕，應該也有很多人不習慣被叫作老人。 ●在肉體上，會隨著年老而體驗各種不舒適。外陰部及陰道的萎縮更嚴重，也容易引起發炎，為漏尿而煩惱的人增多。 ●骨骼及肌肉衰退，姿勢惡化，走路的速度變慢。要做適當的運動，也要注意飲食均衡攝取，預防骨質疏鬆症。	●身體的衰退日益明顯。不知不覺聽力會變差，牙齒的狀況也變糟，走路的速度與耐力也會變慢。 ●肉體上的衰退因個人狀況的不同，而會有很大的差異。現在已經是人生五十才開始的年代，變成了人生八十五甚至到一百歲才開始的年代，因此看起來年輕的高齡者也增多了。 ●做適合自己體力的運動，過著節制飲食的規律生活，培養新的嗜好，積極面對並接受老化所帶來的種種變化。
●不由自主地感覺到體力不支、降低學習意願等變化，因而煩惱。 ●不要沉迷緬懷過去的年輕歲月，要為創造往後有活力又充實的高齡期做準備，在此期間要樂觀地生活。	●在更年期出現的失落感或是不安等心理情結變少。即使進入高齡期，實現屬於自己的生活樂趣，這樣活躍的女性也越來越多了。 ●記憶力衰退是很自然的過程，不需要太過緊張。此外判斷力依舊敏銳，願意學習或挑戰新事物的高齡者也比以往增加了許多。	●活用過去的經驗，讓生活更豐富充實。有越來越多高齡長者，能以提升我判斷力與創造力為努力目標。 ●拿出旺盛的好奇心，以樂觀的態度生活，這樣就可以延緩大腦及神經的衰退。

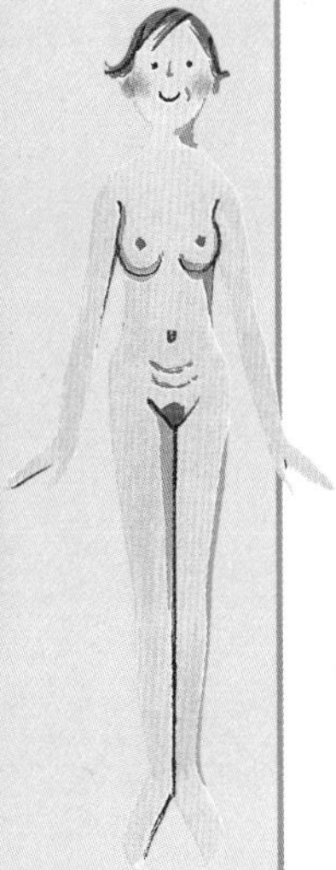
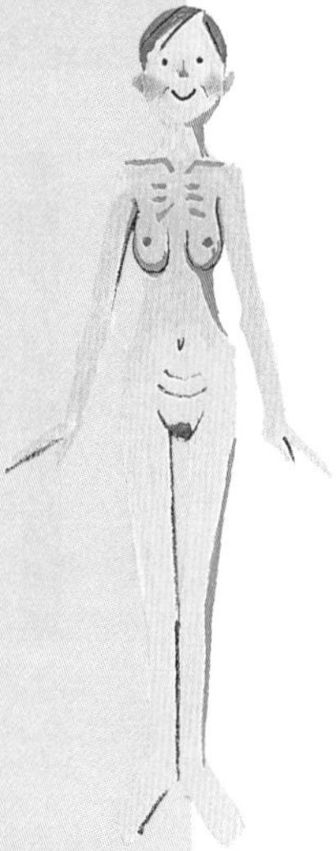
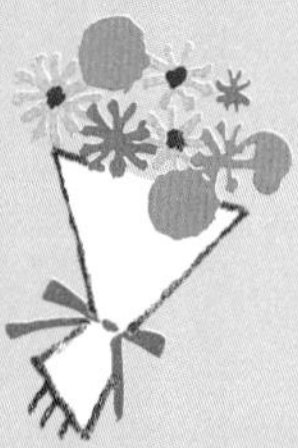
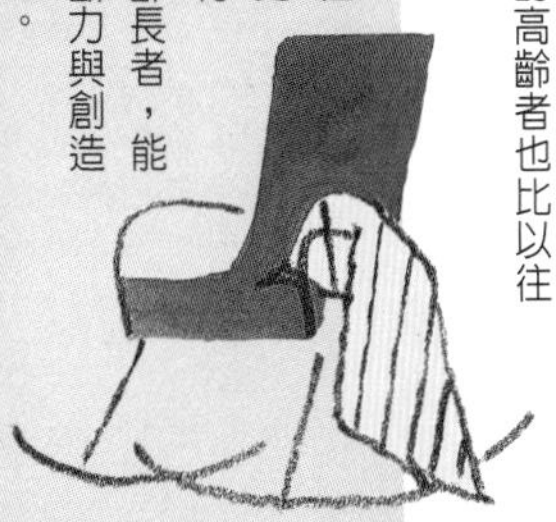

嬰幼兒期 學齡期〈前期〉

身心快速成長，自我開始萌芽，邁向獨立

嬰幼兒期（〇～六歲）

有很多父母都曾爲育兒煩惱，但是育兒方法並沒有一定，隨著環境、文化、習慣等的不同，有各種養育方法。但是，光是任隨小孩的要求來溺愛他，和疼愛是不同的。

這個時期，藉由親密接觸讓孩子感受來自雙親的愛是最重要的。雙親愛護及保護行爲的信任感，會傳達到孩子身心的深處，對其將來的身心健康有深遠影響。

嬰幼兒的信賴感來自於父母，當嬰幼兒瞭解即使自己沒看到他們，也並不表示他們就不存在，而且在他需要時，父母一定會出現在眼前時，他的安全感就自然建立了。

成長驚人 運動能力也越來越發達

過去的出生率和嬰幼兒的死亡率，都以男生較高，而不論男女，孩子能健康成長，就是父母親的最大願望。

孩子在出生後的兩年之間，是一生當中成長最多的時期。到三歲之前，其大腦重量會接近成人大腦的九〇％，到了四、五歲左右，身體開始產生抵抗力，運動能力越來越發達，雙手亦越來越靈巧。

幼兒期是形成自我 抗拒行為變多的時期

脫離了凡事被保護、需要人家照顧的嬰兒時代，幼兒的自我意識開始萌芽，即使辦不到，也想要自己去做。

此外，對任何事也開始會反抗，因此對父母親來說，這也是最難教導的時期。所幸這是自然的成長階段，到四、五歲時，幼兒會漸漸學習到社會性及協調性，也就會懂得分辨了。

並沒有「完美」的育兒方法

養育子女方面，最重要的是教導小孩分辨危險以及哪些是絕對不能做的事，而且要讓孩子自然、自由地成長，從中學會各種事情。

小孩的養育方式會根據國家或文化，或者是大家族、核心家族等環境，時代的風潮影響，要有彈性，不要有絕對該如何或絕對不能如何之類的刻板想法。

學齡期〈前期〉（六～八歲）

這時期的孩子已經開始會有想要獨立的心態，某種程度上雖然可自行判斷哪些事該做或不該做，但還是偏向以自我爲中心，欠缺客觀的看法，父母必須仔細加以觀察，並適時的給予教導。

在此時期內，確實提供品質良好的基本生活需求是很重要的。小孩是否確實遵行該有的生活步調，會對未來的成長有很大的影響。

成長顯著身高也逐漸拉長

小孩體內大量分泌成長賀爾蒙，拉長身高，骨格和身材也變得健壯，使其漸漸離開幼兒期。由於成長賀爾蒙於入睡後分泌旺盛，因此這時期更需要充足睡眠。

早睡早起對賀爾蒙的分泌會帶來良好影響，身體的抵抗力會漸漸增強。所以父母親務必以身作則，讓孩子養成生活規律的好習慣。

此外，由於性腺刺激賀爾蒙的分泌還不足，因此這時期男女體格的差異尚不明顯。

有自我主張也會反省

在此時期，雖然孩子的身體狀況已脫離幼兒期，但是心智仍尚未成熟，有時自我意識非常強，只想表現自我主張，而無視於周遭事物。因此有時會出現缺乏社會性，也沒有團體概念的行爲。

第一次學校生活的經驗，會讓小孩的心理感到緊張，因此家庭扮演了使他安心的角色，是安全感的來源，這是非常重要的事。

父母親要仔細聆聽孩子在學校的狀況、和朋友的互動等，多創造和小孩愉快交談的時間，有時從聊天中，就能瞭解小孩是否適應學校生活、是否開心，以及和朋友之間是否有什麼問題等。

檢視自己的生活習慣

生活層面擴及家庭與學校，家庭成員的基本生活習慣很重要，如果生活步調一團糟，身體也會出現不適。

請參考以下的項目，重新檢視生活：

□是否養成早睡早起的習慣？（每天大概在相同的時間就寢，相同的時間起床。）

□是否掌握到排便的時間感？（在學校上課時，若是強忍便意，有可能導致便秘。）

□食物是否經過仔細咀嚼？（避免吃東西的同時，還在看電視或漫畫，或是吃飯速度太快等不良習性。）

□是否攝取營養均衡的飲食？（一天有三次規律的飲食，不要攝取過多的速食或甜食等。）

□用餐時，是否聆聽家人今天的生活狀況，而且全家一起聊天呢？（愉快的用餐時間對孩子來說很重要，此時要重視親子間的溝通。）

〔嬰幼兒期應該注意的身心問題〕

養成良好生活習慣是健康基礎。

此外，嬰幼兒期是最容易發生燙傷或誤食等家庭意外事故的時期。要站在孩子的視線範圍內來檢查室內，將危險物品收納好。

■性器與泌尿系統方面的問題

嬰兒或是三～四歲幼兒的陰道，有時會出現泛黃分泌物，父母常因此感到慌張而就診。其實，由於小孩的身體還未發育成熟，陰道內尚未呈現酸性環境，容易繁殖細菌，若陰道沾上糞便，就容易引起陰道發炎（P105專欄）、尿道感染症（P216）。所以小孩排便後，要從前往後擦拭，入浴時要以肥皂洗乾淨等，這些自我清潔的方式都要教導孩子，讓他養成良好習慣。

■偏食

小孩若長期只吃速食或是現成小菜等自己喜歡的食物，就會營養不均，同時這也是造成貧血、肥胖、瘦弱等的原因。

此外，父母不要把小孩討厭的東西硬塞到他嘴裡，要培養孩子從小就懂得品嘗各種食材，以及豐富變化的味道，讓他能對用餐這件事感到樂在其中，因為用餐習慣與態度也會影響將來健康。

■言語溝通方面問題

如果發現孩子反應有點遲鈍，可先確認他的聽力是否有問題，例如用鬧鐘的聲音來測試他，或是從他背後叫他，觀察他有否回頭等。

此外，還可以賦予其簡單指令，像是請他拿報紙給爸爸等。如果沒問題，智力方面就不用太擔心。

父母不要讓孩子一直看電視，總是讓孩子一個人玩，或者很少與孩子說話等，應該增加與孩子之間的互動。若是沒有什麼特別問題，就有可能是個性使然，有時孩子也會在事後一口氣說上很多話。因此父母必須耐心的仔細觀察，不要妄下斷語造成困擾。

如何選擇家庭醫師

有緊急狀況時可以馬上諮詢，不只是孩子本人，只要家人有一點疑慮就能立即諮詢的服務，這便是最基本的家庭醫師定義。不過有時住家附近的開業醫師（小兒科或內科）會更適合也說不定。

在過去，不論白天或黑夜，家庭醫師也許會立刻趕過來；但是以目前的醫療單位來看，假日或緊急醫療都是輪班制的，或是有一些特定的醫院才提供緊急的醫療服務。

不妨找尋至少可以確實回答問題，當病態嚴重時，可轉介至設備完整之醫院的醫師。

〔學齡期〈前期〉要多注意的身心問題〕

孩子開始進入學校生活，行動範圍相對擴大，雖然身體抵抗力亦增加了，卻是玩耍比疾病更容易造成傷害的時期。

此外，當身體感覺有一些異樣感的時候，雖然不清楚原因，最好還是先至小兒科就診。

■排尿問題

●頻尿　這問題相當普遍。如果不只是白天，就連晚上也要上好幾次廁所，就有可能是膀胱炎、糖尿病等疾病，但只要一次尿量對診斷便有幫助。

若只有起床時頻尿，則有可能是心理因素關係。

●夜尿・尿床　發生原因可能很多，有可能是膀胱炎等發炎，例如型態異常的泌尿系統問題，有些是器官異常的關係。

但若出生後就一直有夜尿或尿床的情況，也有可能是因爲小孩沒有好好學習如何排泄，至今排泄機能還尚未成熟的關係。

若原本沒有任何問題，卻突然出現夜尿或尿床的情況，就要盡快去找熟識的小兒科醫師解決。有時因爲生活或是環境的變化等，也會讓孩子心理方面一時難以調適，而以行爲等方式表現出來。

■拒絕上學症候群

學校雖然已經開學，但有些孩子會因爲不明的腹痛或發燒等原因，無法到校上課。有時是因爲遭受別的小朋友欺負，或是與老師或同學之間互動出現問題而拒絕上學，但是，也有可能是自律神經失調（P476）所造成的。

當人體的自律神經無法順利發揮作用時，稱爲「起立性調節障礙」（P511），患者會引起血壓降低，早上起不來，頭暈或是久站浮腫、頭痛、腹痛、心悸等。

遇到孩子不願意上學的狀況時，家長不要以偏概全地認定孩子是在裝病，必須找出孩子不去上學的心理原因，視情況有時需要請專家協助諮詢；有時候這種身心不協調的問題，和不去上學是有關聯的。

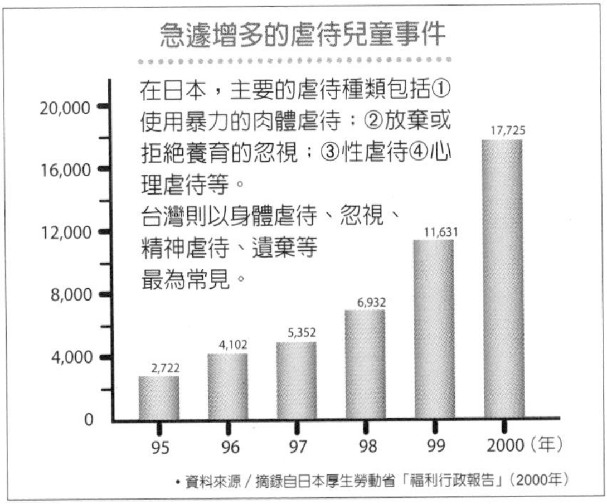

急遽增多的虐待兒童事件
在日本，主要的虐待種類包括①使用暴力的肉體虐待；②放棄或拒絕養育的忽視；③性虐待④心理虐待等。
台灣則以身體虐待、忽視、精神虐待、遺棄等最為常見。
20,000
16,000
12,000
8,000
4,000

・資料來源／摘錄自日本厚生勞動省「福利行政報告」（2000年）

2,722
4,102
5,352
6,932
11,631
17,725
95
96
97
98
99

●裝病　若孩子的煩惱或心理情結表現於外，經常會出現腹痛、頭痛、嘔吐、頭暈等身體症狀，大多數做檢查也看不出異常。在拒絕上學的初期階段，最爲常見。

青春期—女性賀爾蒙急速增加
由小女孩變為少女、女性的時期

女性賀爾蒙 造就圓潤的體型

廣義來說，「青春期」是從八歲到二十歲左右。此時女孩開始慢慢蛻變爲女人，是奠定成熟期基礎的重要時期。

到了青春期，大腦的腦下垂體會釋放出「開始準備成爲大人」的訊號，開始分泌女性賀爾蒙。成長的時期或速度雖因人而異，但都有明顯特徵，包括乳房開始膨脹，腰部及大腿的皮下脂肪增加，體型變得圓潤，也會長出陰毛，並迎接初經（初潮）的到來。

在此時期，由於女性賀爾蒙的作用，會製造出一生所需的骨骼，而且一旦發育完成之後，就無法再增加骨骼重量了。因此要教導孩子充分攝取含鈣食物，儲存骨本。

成長差異 使得個性鮮明

所謂青春期，除了明顯異常的個案之外，通常來說是個順應各種成長模式逐漸成熟，而且變化幅度十分廣泛的時期。

雖然不可能所有人的成長速度或狀況都完全相同，但是，如果出現五歲就長了陰毛，或是國中畢業卻都還沒有月經的話，就得到醫院檢查是否哪裡出了問題。

在精神方面，有些孩子會開始討厭父親，產生分離傾向；也有些孩子依然和父親非常親密，把父親當做朋友一般的相處融洽。

身爲父母的人，必須瞭解青春期就是個人差異非常大的時期。應以體諒與關心代替責備，隨時留意孩子的狀況，並適時予以協助。

●賀爾蒙分泌急速增加

青春期和更年期一樣，賀爾蒙分泌很不穩定。但和更年期不一樣是，青春期賀爾蒙的增加並不是一件快樂的事。往往會產生身體無法跟得上這些急速變化的情形，即使這只是暫時性的，也會容易引起頭暈、全身無力等身體不適感。

青春期的賀爾蒙分泌（示意圖）

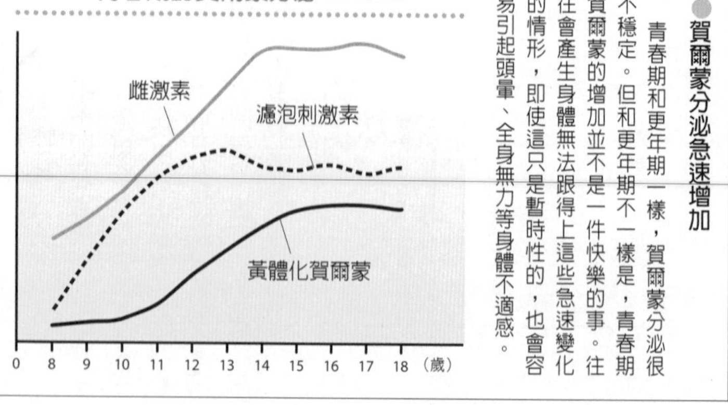

學齡期〈後期〉青春期前期（八～十二歲左右）

荷爾蒙影響了脂肪的累積

女孩身高明顯增高，有很多女孩的身高遠遠超過男孩。卵胞賀爾蒙的分泌增加，卵巢也開始活動，是迎向初經（初潮）的準備期間。

孩子會從電視、雜誌、朋友之間收集各種情報，也會受到藝人的外貌等影響，對減肥產生極大興趣。

不過，雖然極度的肥胖會對健康造成損害，但是過度的不當減肥，卻會嚴重損及健康，甚至後遺症會影響往後的人生。因此，這時期需教導孩子對自己的身體美醜有正確的認知，不能單看外表，擁有健康身體才是最美的。

對於身體的知識還不成熟

這時期的孩子會開始對異性產生興趣，態度也會變得積極。學校的也開始教授與性教育有關的課程，但即使如此，大多數的女孩對於自己身體的理解，依然是僅止於表面而已，很多知識都是似懂非懂的不是很明瞭。

此外，很多小學生喜歡凡事都要和他人比較，而且十分在意他人目光，但是和他人比較的結果，容易影響到對事物的判斷標準，導致對自我無法認同，甚至出現喪失自我的現象。

和之前相比，這時期的孩子更重視與朋友的關係，對父母或老師的依賴度有了變化，父母與老師也不再像過去一般具有絕對性的地位。

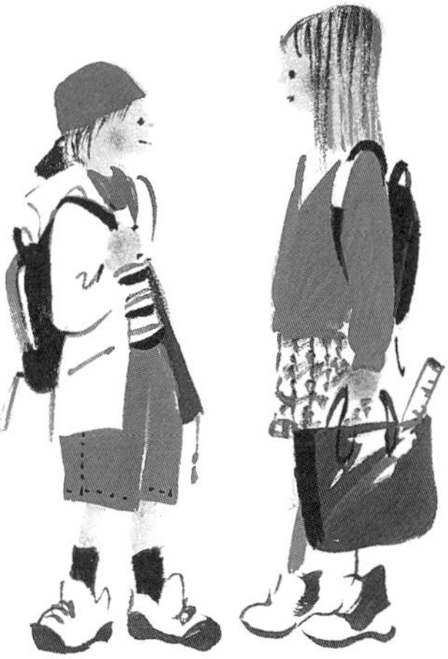

從大人角度來看，也許覺得孩子不夠聽話，但這是學習獨立之前的必經過程。因此大人也該尊重孩子的人格，遵守從旁指導、觀察，但不加以干涉的立場。

性教育不等於性知識

在資訊過多的現代社會，吸收正確資訊才能避免被偏差觀念誤導，這點非常重要。

但是，光是傳達性知識並不能算是性教育。尤其是在家裡，父母要適切教導孩子，讓他們學習男女彼此互相尊重與體貼的兩性關係。

現在的年輕人深信，只要避孕，做什麼都可以。避孕知識固然重要，但除此之外，對於性行為的理解不足，才是最根本原因。因此父母必須讓孩子理解，性行為就是創造生命的行為，以及關於生命的意義。

青春期中期（十二〜十五歲左右）

初經來臨並不等於性機能成熟

大部分初經平均年齡約爲十二歲左右。但是即使初經來臨，性機能也尚未成熟，接下來的兩三年內並不會排卵，月經周期也不規則。

此時身高會暫緩成長，皮下脂肪會漸漸增加使得身材變得圓潤。會在意與他人的差異，較早發育或較晚發育，都是造成自卑感的原因。

這時期的女孩對減肥興趣高昂，但不正確的減肥會造成貧血或是鈣質不足，是很危險的事。而且這個時期的骨量是一生的巔峰，長大後便不會再增加。

既非大人也不算是孩子 是壓力最多的時期

這是個人差異最大的時期，有些孩子依然非常稚嫩可愛，但也有些孩子超齡成熟如同大人一般，每個孩子的身形開始漸漸接近大人。但即使身高或外貌近似大人，在心理的層面上依然還不夠成熟，對自己缺乏信心，甚至對於要徹底變成大人這件事感到不安，因此心理方面不太穩定，情緒起伏很大。

由於賀爾蒙急速增加對精神帶來很大的影響，前不久還很活潑開朗的孩子，可能在下一刻變得焦躁或心情不佳，造成家人蠻大的困擾。

這個時期是建立自我的自我探尋期。父母只需好好在旁守護即可，不要過度干涉。不過，若是孩子做出破壞共同生活規則，或出現無法分辨善惡的行爲時，父母就必須以堅定的態度傳達他們的想法，協助孩子找出問題並設法解決。

此外，當孩子需要父母的時候，要隨時敞開雙臂迎接他們。營造溫暖而健全的親子關係，對彼此都很重要。

青春期的健康檢視重點

青春期由於賀爾蒙的分泌不正常，所以容易出現頭痛、頭暈、全身無力等不定愁訴症狀，也經常會有早上起不來的狀況。

只要調整生活步調，就能緩和大部分不舒服的症狀，同時也能幫助維持生活規律，早上就不會有無法起床的事情發生了。

請檢視以下幾點，務必實行：

①每天在固定的時間起床。
②提升體溫（入浴或淋浴，食用熱食或溫暖的食物等都有效。即使不想全部試，也不妨試試幾個方法）。
③解決並消除壓力的根源。
④做蒸氣浴。
⑤早上不要做激烈運動。
⑥攝取優質蛋白素含量較多的餐點。
⑦養成早睡的習慣（這是為了徹底實行要點①，很重要）。

青春期後期（十五～二十歲左右）

卵巢成熟具有懷孕的能力

此時排卵和月經周期已定型，也有接近成熟期女性的體型，雖然還沒完全發展成熟，但已經是可以受孕的時期。

子宮、外陰部、乳房都很發達，陰毛也長齊。但即便如此，事實上對於自己的內外性器，還有男性性器都缺乏正確的知識，因此有時會發生意外懷孕或性感染症的問題。

此外還有因爲不當減肥而造成無月經、經痛或是月經過多等痛經（P46）症狀發生。母親最好能成爲孩子的傾訴的對象，也可向婦產科或家庭醫師諮詢。

心理不平衡容易引起問題

精神上的成長趕不上身體變化，於是心理很不安定，會對周圍的人表現出反抗的態度，也會在依賴與獨立之間搖擺不定。

同時這也是經常爲前途，或是考試所苦的時期，壓力非常大。

對異性的興趣及憧憬越來越強，性行爲的吸引力越來越強，有時會沉溺於一時享受而忘了珍惜自己，往往造成日後煩惱的來源。

此外，父母雙方彼此的互動也很重要。父母是否親密相愛，還是只是表面應付的冷淡關係？父母的相處之道，除了會對孩子產生影響之外，也是孩子學習模仿的對象，因此務必慎重經營彼此間的關係。

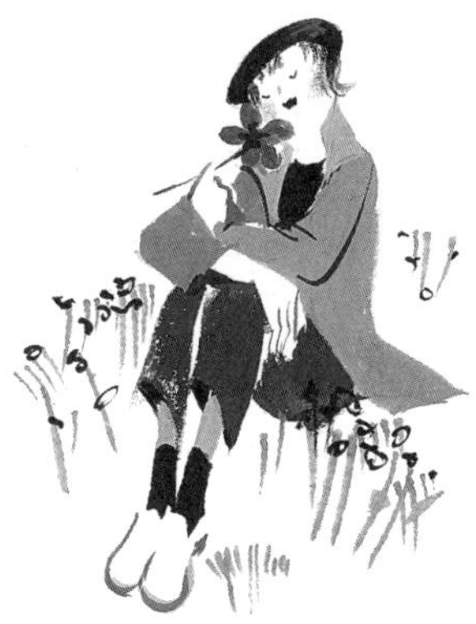

只要將孩子在青春期的不穩定、反抗，與父母的衝突等行爲，視爲青春期的正常反應。尊重孩子的意見並傾聽孩子的心聲，保持良好且親密的親子關係，孩子的情緒總有一天會緩和下來。當孩子身心都已成長，就能順利脫離青春期。

月經是身體的健康指標

對女性而言，月經是排卵是否規律的重要指標。月經是與女性最息息相關的生理現象，除了懷孕生子之外，還可藉由觀察月經是否出現異常，進而早期發現婦科疾病。

從初經開始算起的二～三年間，月經周期會漸漸穩定。為了確實瞭解自己身體，從年輕時就要養成測量基礎體溫的習慣。

基礎體溫可以幫助瞭解排卵與月經的周期，對於婦科疾病的發現，或是未來的懷孕生子計畫都很有幫助。

〔青春期要注意的身體問題及疾病〕

青春期是女性賀爾蒙急速增加，身體從小孩轉變爲成熟女性，體重及身高也會顯著成長。

在這個時期，身體成長狀況與內臟、神經機能的發育若是不平衡，就有可能會引起各種身體問題。若覺得身體狀況異常，不妨前往婦產科檢查並接受治療。

■月經異常（P44～）

即使已經出現初經，在生殖機能成熟前的四～五年，月經周期還是因人而異的。

如果月經周期開始安定，即正常周期至少持續三次以上，身體的發育就應該已經接近成熟期。

若是在此之後出現經期紊亂等異常情形，千萬不能輕忽，應立即就醫治療。

●**早發月經**　不到十歲就有初經，七歲之前乳房就開始發育，以及九歲就長出陰毛等，第二性徵比一般人還早出現的情形，稱爲「青春期早發症」。

●**晚發月經**　到了十五歲以上才有初經，表示第二性徵較遲出現。

●**原發性無月經**　是指十八歲之後還沒有初經。

●**繼發性無月經**　是指原本月經正常，但由於疾病、壓力，或是減肥等因素，已經持續三個月以上沒有出現月經。

●**多發月經**　指月經周期在二十四天之內。

●**月經稀發**　是指月經周期在四十六天以上，但還不到三個月。有時會繼而發展成「繼發性無月經」，必須加以觀察。

●**月經過多**　出血量已經影響到日常生活，因此容易造成貧血。

患者一片衛生棉使用不到一個小時就必須更換，因此變成外出時間也必須控制，不能在外頭待太久；而與此相反的，若是月經量極爲稀少，則稱爲月經過少。

●**經期過長**　是指每次來潮的月經天數超過八天以上。相反地，如果每次月經來都是在兩天之內，則稱爲經期過短。

■經前症候群（P48）

從月經來臨的幾天前開始，就出現引了焦躁、下腹部疼痛、水腫、嘔吐感等各種症狀，之後會隨著月經開始而消失。

詳細原因並不清楚，可能是和精神或和賀爾蒙分泌有關。

■痛經（P46）

是指隨著月經開始，下腹部疼痛等變得嚴重，每次來月經至少要吃兩次以上止痛藥，或是症狀痛苦到已經影響日常生活。

包括特定原因所引起，以及無特定原因而引起等兩種。

陰道發炎（P98）

有色分泌物增多，會有疼痛或發癢等狀況。此外，由於陰道內尚未呈現酸性環境，細菌會繁殖，而容易引起發炎。

性感染症（P120）

因性行爲而感染的疾病，統稱爲「性感染症」。近年來常見於年輕人的是「性器官披衣菌感染症」，或是「陰道滴蟲症等」。

若對性器官披衣菌感染症置之不理，將來有可能導致不孕症，若感覺到有不舒服的症狀，要前往婦產科檢查。

青春期貧血

此時的貧血主因是「缺鐵性貧血」（P192、P196）。當月經開始來臨，即使量少，每個月也會流失血液。此外，此時期因此身體急速成長，鐵質的需要會大幅增加，必須要有充足的營養，若沒有規律攝取均衡飲食，鐵質就會更不足，容易貧血。

不定愁訴症候群

做了各種檢查，找不到身體異常的原因，卻感覺到有各種不適，這就稱爲「不定愁訴」。

在更年期等，如果賀爾蒙分泌不正常，就容易出現此症。同樣地，賀爾蒙分泌不正常的青春期，也會有很多不適的狀況，而睡眠不足或生活不規律，更會導致身體不適，要多注意。

起立性調節障礙（自律神經失調症＝P157、P476）

爲自律神經失調症的一種，也稱爲「不定愁訴症候群」，爲神經或血管的成長跟不上身體急速成長而引起，症狀包括頭暈、久站浮腫、早上起不來、不易入睡、上午精神恍惚、上課打瞌睡、容易暈車等。有時候早上不想去學校、就會拖拖拉拉不想出門，也是因爲這個障礙。

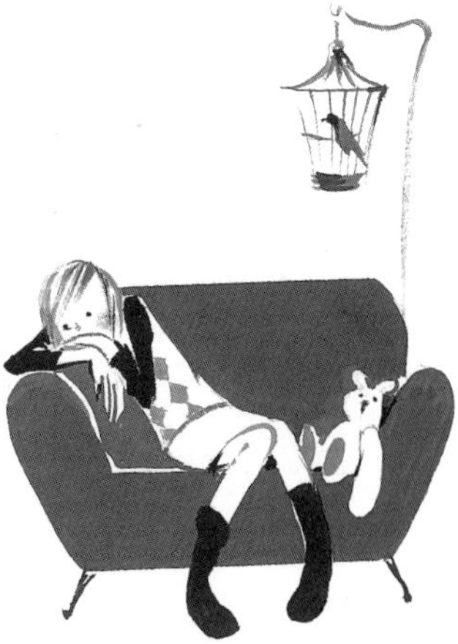

脊椎側彎症

好發於國小高年級兒童，爲背脊扭曲或是往某一側彎曲的疾病。通常經由學校健診或家人發現。早期可以調整姿勢，有時可藉由單手不拿重物等來矯正。總之，要盡快前往整型外科或復健科接受治療。

〔青春期要注意的心理問題〕

「做喜歡的事，反正有大人撐腰」的孩提時代，對大家來說是最愉快的時期。而青春期便是告別孩提時代，準備躋身成人之列。

此時會有莫名的不安感是理所當然的，而且，由於賀爾蒙分泌並不正常，在精神上也不穩定，因此是心理容易隱藏問題的時期。

■強迫神經症（強迫性障礙＝P468）

最明顯的症狀是：雖然覺得自己不該去在意某件事，卻還是忍不住會在意，進而被那件事困住。例如經常會在外出時，一直回想著剛剛出門時是否已將家門上鎖，或是瓦斯關了沒之類的事情，然後必須馬上回家去確認。不過這樣的狀況不會一次得到解決，所以即使確認之後，還是會一直反覆地想否定。

此外，若是會在意自己的手是不乾淨的話，就會不停洗手，也不敢去觸摸公車吊環或電扶梯的扶手。

■自閉（P466專欄）

完全拒絕學校、社會、家人或朋友，只是躲在自己的房間裡。患者的問題包括在學校會被欺負，面對社會會有人際關係的挫折，與家人關係不佳等；造成自閉的導火線有很多原因，有時並沒有明確理由。

患者有時會想挽回與他人之間的關係，但是卻做不到，必須及早去找心理專家諮詢，全家人也要陪伴患者共同努力。

■割腕症候群（P460專欄）

這是青春期常見的心理問題，是指不斷反覆自殘行為。大多數人不是真的想死，只是見到流血才會感到安心。

往往因為不被理解或遭人背叛等人際關係問題所引起，而且行為會不斷重演。

●拒絕上學者不斷地增加

拒絕上學可能的原因包括課業低落，以及老師與同學的關係等。日本每年拒絕上學的中學生人數不斷增加，在二〇〇〇年時還超越了十萬人。

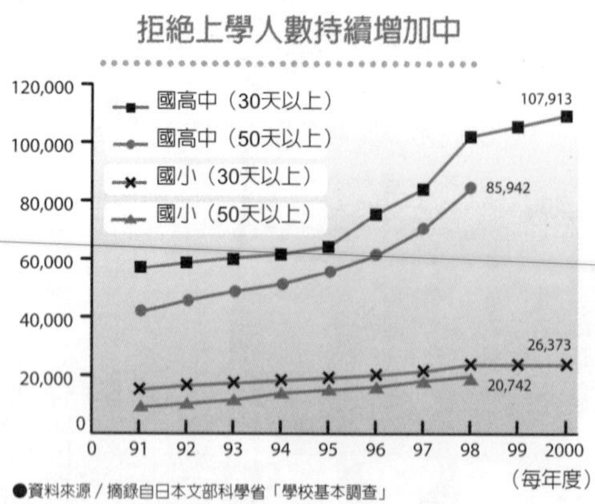

●資料來源／摘錄自日本文部科學省「學校基本調查」

■暴食症・厭食症（飲食障礙＝P472）

乍之下看好像是兩回事，但其實根源是一樣的。孩子在青春期的不安定狀態中，無論是內在或外在都無法認同自己，因此過度減肥而變成過瘦；相反地也會暴飲暴食，之後又因爲自我厭惡而嘔吐，重覆厭食又暴食情形。應讓孩子瞭解成長期中若一直過瘦，不但營養狀況會惡化，還會導致月經失調，嚴重時甚至有生命危險。

檢視飲食障礙

- 比標準體重的20%以上還瘦
- 飲食行為異常（不吃、大吃、偷吃等。）
- 對於體重或體型的偏差認知（對瘦身有極度期望，或是對體重增加有極度的恐懼等。）
- 發病年齡在30歲以下
- 無月經
- 沒有罹患會導致體重減輕的疾病

標準體重的算法：（身高公分－100）×0.9公斤
＊其他計算法請參考P524專欄

■憂鬱症（P462）

憂鬱症是青春期之後，任何時期都很常見的一種心理障礙。

情緒或意志方面出現極端沮喪，以及不易入睡、食慾不振、全身無力等症狀。

■對人恐懼症（P468）

極度在意別人對自己的看法，對於與他人的關係感到恐懼，無法與人順利交往。

症狀包括：

①害怕自己的視線會帶給對方不舒服感的「自我視線恐懼症」。

②不想被看見臉紅的自己而覺得害羞的「臉紅恐懼症」。

③害怕自己會散發臭味的「體臭恐懼症」。

④自覺太醜而避開與人交往的「醜形恐懼症」等。

■五月病（連續假期症候群）

「五月病」是指日本的大學新生在五月的黃金周結束後，出現全身無力、無精打采的狀態。不只是大學生，職場新鮮人也會有此症狀。

台灣地區則大多爲農曆春節等連續假期的時候，大多數人會有「連續假期症候群」。

患者當初朝著目標努力，滿懷期待地入學或就業，但因無法適應新環境，對於原先期望及目標到強烈失落感，而出現「睡眠障礙」（P471）等症狀。

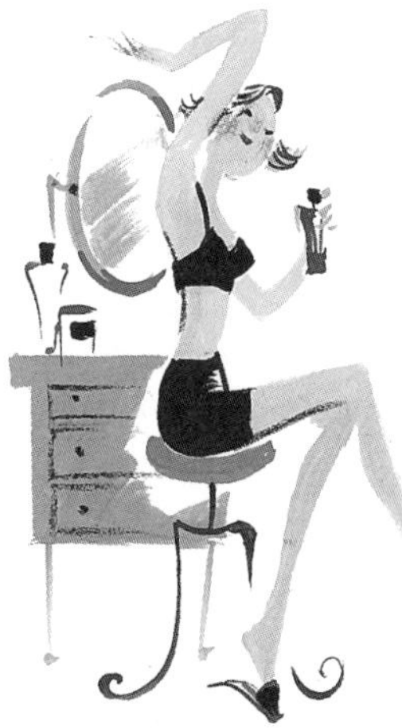

成熟期——性機能成熟且穩定，身心皆充實

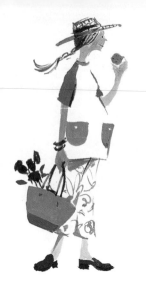

大多數人會經歷結婚、懷孕、生產、育兒

成熟期是指二十～四十五歲左右，性機能已成熟、性賀爾蒙的分泌也很順暢。正因如此，個人會因結婚、生產、工作等而有不同的生活方式，但如何因應這二十五年來會發生的各種問題，以及如何維持健康，都對隨之而來的更年期及高齡期造成很大影響。

成熟期前期（二十～三十五歲左右）

迎接懷孕生產的適齡期

此時期是進入性機能的成熟期，而且是身心最充實的時期，因此在這時期很適合生產。

由於二十五歲左右正是卵巢機能正值巔峰，也是賀爾蒙分泌最正常的時候，所以醫學上認爲，在二十五～二十九歲左右完成初產是最理想的狀態，這時期可說是胎兒能健康誕生、母體也能確保安全之可能性最高的時期。

不過，生產攸關每個人對人生涯規劃的想法或個人狀況，不能光靠年齡來決定；尤其要注意，不要因

●社會有晚婚化的傾向

過去大多在二十五歲之前結婚的情況，至今有減少傾向。相反地，在三十五歲之前結婚的人增加了，適婚期似乎演變成由當事人自行決定的時代。

在台灣，根據內政部統計處「初婚概況」顯示，二〇〇〇年台灣地區女性初婚集中在二十～三十九歲間，約占八九．七%。

推測女性初婚率

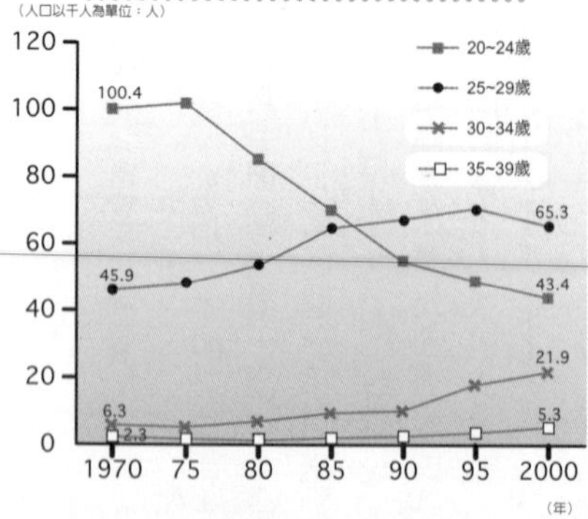

●資料來源／摘錄自日本厚生勞動省「人口動態統計」（2000年）

為關心他人的生育狀況，而過度冒昧地介入其隱私問題。

生活習慣病與癌症檢查

在這個時期不太容易罹患生活習慣病，但若不保養身體或破壞基本生活步調，以後就無法獲得健康的身心，所以從年輕起就要多預防生活習慣病。

此外，罹患子宮肌瘤或子宮內膜異位症等婦科疾病的患者有逐年增加與年輕化傾向，因此養成定期檢查乳癌或子宮癌的習慣也很重要。

近年來逐漸有將原本屬於「成人病」的疾病類型改稱為「生活習慣病」的趨勢，這是因為病因為日常生活累積的不良習慣所導致，因此患者不不一定侷限於成人。

交織著夢想與不安的心情

面臨成熟期會有就業、戀愛、結婚等全新體驗，雖然一開始充滿希望，但也會常感到挫折或不安，煩惱也多，所幸這個時期大多數人都能擁有獨自克服的能量。

面臨人生選擇的煩惱期

只要工作責任增加，相對也是最活躍的時期。此時容易對許多事感到厭煩和囤積壓力，例如工作方面的問題，或是結婚、生產等問題，都相當令人煩惱。

有時心理煩惱也會影響身體健康，可以向家人、朋友或另一半尋求協助，不要獨自背負著煩惱。

因為不孕而煩惱

女性身體不一定都是像教科書描述的狀況，有的人三個月才來一次月經，還是可以懷孕；也有每個月的月經都很正常，夫妻雙方也沒有異常，卻仍無法受孕的例子。

想解決問題，夫妻可以先一起前往醫院接受檢查，至於檢查之後要採取哪種方法，生或不生，都需視倆人的想法以及人生規劃而定。

●為如何養育子女而焦躁與擔憂

不論是職業婦女或是全職主婦，只要是想到子女的問題，總會不自覺地感到焦躁與擔憂，對於養育子女愈來愈沒自信的母親，也似乎越來越多。

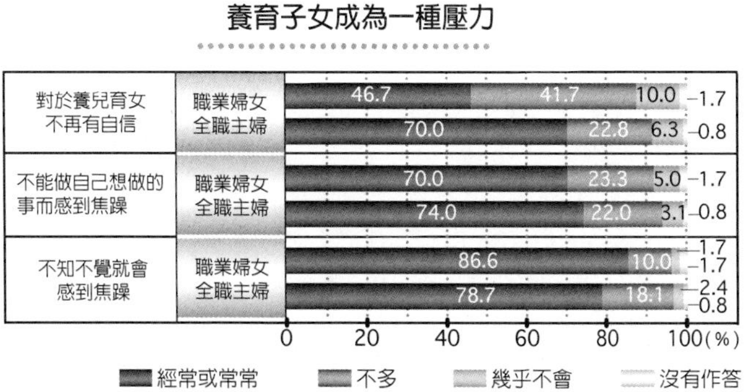

●資料來源／摘錄自日本內閣府「國民生活滿意度調查」(1997年)

成熟期後期（三十五～四十五歲左右）

女性賀爾蒙分泌日漸走下坡

這是月經周期安定，同時也充滿活力的充實期。

但就算心境年輕，肉體卻開始日益衰退，女性賀爾蒙分泌也逐漸走下坡，此時若不注重身體健康，甚至飲食失衡、營養不足，更年期後就會開始出現一些症狀。

生活習慣病也會在這時期出現，因此趁現在還年輕，生活上更需注意自己的健康管理。

小心！子宮疾病漸漸增加

由於生活已被養兒育女及工作占滿，往往只注意家人健康，卻常疏忽自己的的健康管理。

三十五歲之後，罹患子宮肌瘤、子宮內膜異位症、子宮頸癌、子宮體癌、乳癌等疾病的危險性就會增加。如果覺得離罹患癌症的年齡還很遠，那是很危險的想法，若是因此疏忽了早期發現疾病的時機，總是會造成莫大遺憾。

每年最好能定期安排接受健康檢查，以及婦科檢查。

高齡產婦要維持身體健康

有工作且獨立的女性日益增加，結婚年齡也越來越晚，此外，也有不少情侶即使結婚，也因為想先享受夫妻生活或先衝刺事業等理由，不想馬上擁有小孩。

現代社會高齡產婦的情形還蠻常見，並不會顯得特立獨行。但是隨著母親年齡增長，生產時出現母子併發症或障礙的危險性也就會相對增加。

因此平時就要做好健康管理，除了起居正常之外，也要注意攝取均衡的營養，以及養成適度的運動習慣，同時還要定期做健康檢查，確

健康檢查

留意自己的身體，每年接受一次全身健康檢查，並且進行基本的檢查與癌症檢查。此外，飲食、運動以及日常生活方式，對健康來說非常重要。請多留意以下的事項：

- 瞭解每天攝取的總卡路里數（熱量），留意不要攝取過多（成年女子一天的卡路里建議攝取量為一六〇〇卡，會依活動量而增減）。
- 注意不要攝取含有大量鹽分、奶油、鮮奶油、脂肪等飽和脂肪酸的食物。
- 用餐不要偏食，每天攝取三十種以上的食物（此為非食品加工物）。
- 不要攝取過多的酒精或咖啡，最好禁菸（吸菸有百害而無一利）。
- 養成走路或做伸展體操等，適度運動的習慣。
- 每天為自己安排一段放鬆時間，不囤積壓力。

實掌握自己的身體狀況。當妳想生產的時候，能有擁有適合生產的健康身體，是很重要的事。

忙碌且全力衝刺的時期

若把成熟期前期當做是思考往後人生更多選擇的時期，那麼成熟期後期可說是全心投入自己所選擇的事物，充實自己的時期。

在此時期，每天都會爲了工作，以及日常生活瑣事，或是養兒育女而忙碌，但同時也是身心都收穫豐富且值得衝刺的時期。

如果只顧著往前衝而不知休息，會在不知不覺中累積許多壓力與疲勞物質，而在某個時刻突然引爆，因此最好多留意身心靈的保養。

有時也會感到迷惘或信心動搖

當忙碌的時期暫告一段落後，女性會感到不安。本來過去決定不結婚、不生孩子的人，在漸漸接近無法生育的年齡時，很容易受到「要生就趁現在」之類的想法刺激，而因此出現焦躁感。

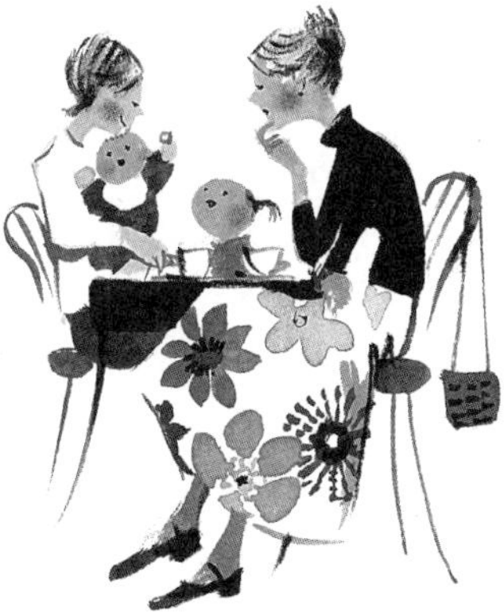

這樣的困擾不光是生不生小孩的問題，也可能反映在其他事情。不妨找個時間和另一半或朋友好好聊聊，同時也要相信自己的決定是對自己最好的，不要煩惱或迷惑。

縮小生活圈會增加壓力

不若以往彼此相愛的戀人或是夫妻，隨著時光消逝，兩個人的關係反而變淡，也不再需要養兒育女，這時女性會產生一種空虛感。

若以往經常生活在與家人相處的時光中，當親人都不在身邊時，精神就容易陷入不安。因此平時除了要關心丈夫和子女之外，也要能自己調整生活步調，培養嗜好，以及建立自己的交友圈。

選擇單身的人，也不要一味地依賴家人或埋頭工作，應該要在自己感興趣的領域裡多交朋友，同時讓自己的生活更充實。

吸菸所引發的健康問題

雖然吸菸女性人數逐年增加，但即使如此吸菸依然不是好事（P742）。

曾有報告指出，女性吸菸會提升其不孕機率，同時吸菸的女性若是和不吸菸的女性相比，停經期會提早一兩年出現。

至於吸菸對母體或胎兒的影響更是顯而易見，吸菸者流產或是早產等懷孕、分娩的異常，以及胎兒體重過輕等的比率，都高出不吸菸者甚多。

〔成熟期要注意的身體問題及疾病〕

此時期雖然賀爾蒙分泌很正常，身心充實，卻容易低估健康的重要性。

其實此時最容易罹患婦科疾病。此外，也要預防生活習慣病。

■子宮癌

（子宮頸癌、子宮體癌）（P138～）

子宮頸癌的發病部位在子宮入口，一般肇始於三十多歲。由於初期時無明顯症狀，必須藉由定期檢查才能早期發現。若是惡化，就會出現性交後出血，以及混雜血液的分泌物。

子宮體癌的發病部位在子宮體部，五十多歲爲發病尖峰期，但近年來有年輕化趨勢。有時會出現月經以外的出血症狀，也有很多情形無症狀。

■乳癌（P128）

發生於乳房及周圍乳腺的癌症；此症常見於三十多歲女性。早期發現者中，有八〇%患者是於自我檢視時發現的，大多是自己察覺有硬塊到醫院檢查，才發現罹癌，因此要養成按月檢查習慣。

■子宮肌瘤（P60）

出現於子宮壁肌肉的瘤狀良性腫瘤。三十五歲以上女性，每五人就有一人罹患。

依肌瘤發生部位不同，症狀也不一樣。

■性病（P120～）

藉由性行爲感染的疾病。由於有感染後馬上出現症狀，或是沒有明顯症狀等各種病原體，因此大多數患者不易察覺到自己已感染此症。

■子宮內膜異位症（P70）

子宮內膜出現在原本位置以外的地方，而且還會增殖的疾病。

和另一半充分討論避孕方法

懷孕是性行為所產生的結果，但生不生產則視個人想法及狀況而定。若是意外懷孕，應盡量避免進行人工流產，免得讓女性的身體受到難以彌補的傷害，導致影響身心受創。

性行為是在男女愛悅之下發生的親密行為，所以避孕不該是由單方面決定，必須雙方達成共識，因此事先要討論是否避孕一事。

避孕方法包括口服避孕藥、子宮內避孕器（IUD）、保險套、子宮帽等（P695），各有利弊，雙方可依喜好及自身考量來選擇避孕方法，而不是特別依賴某一種，或者擅自選擇某一種方式。

雙方應該先充分溝通想法，選擇對彼此來說最適合的方法。

詳細原因不明，但有可能是因爲女性賀爾蒙的影響，主要可分爲常見於三十～四十歲，或常見於二十～三十歲的類型。

■不正常出血（P56專欄）

指月經以外的不正常出血症狀。發病原因可以分爲因賀爾蒙不正常分泌所引起的，以及因子宮癌等疾病所引起的，千萬不可忽視，必須趕緊接受檢查與治療。

■月經異常（P44～）

原本正常的月經出現異常，很有可能是身體或精神方面有問題，有可能是賀爾蒙分泌不正常，或罹患某些疾病，也可能是因煩惱或擔憂而囤積巨大壓力等而引發。

最好就診確認原因，盡快前往醫院接受治療。

■陰道炎（P98）

對健康成熟期的女性來說，陰道內有強烈酸性的保護，可防止細菌感染，但可能因爲滴蟲（一種原蟲）、念珠菌屬（一種黴菌）、大腸菌等細菌而經常發炎。

■自律神經失調症（P157、476）

以女性患者居多，會出現全身無力、頭暈、麻痺等各種症狀，因爲不曉得病因，因此有此病名。若一直無法解決就必須求診。

■手足冰冷症（P58）

是指無特定疾病，卻出現手足冰冷的症狀。有可能是自律神經失常或賀爾蒙分泌失調所引起。

以中醫觀點來看，手足冰冷的原因是攝取太多寒涼冰品、寒涼性藥物，或是情緒失調、缺少運動，以及先天遺傳體質因素，使得身體代謝失調而引起血液循環障礙。患者會出現畏寒、手足冰冷、胃腸功能很差，以及便秘、腰痠背痛等身體不適症狀。覺得冰冷時要常常活動四肢，以促進血脈流暢，若是能養成定期運動的習慣那就更好了。

●從成熟期開始注意骨量

關於骨質疏鬆的問題，要趁年輕時及早思考預防對策，而女性的骨質鈣含量和男性相比顯得較少，從成熟期開始，骨量就已經減少了。

年紀與骨量的關係

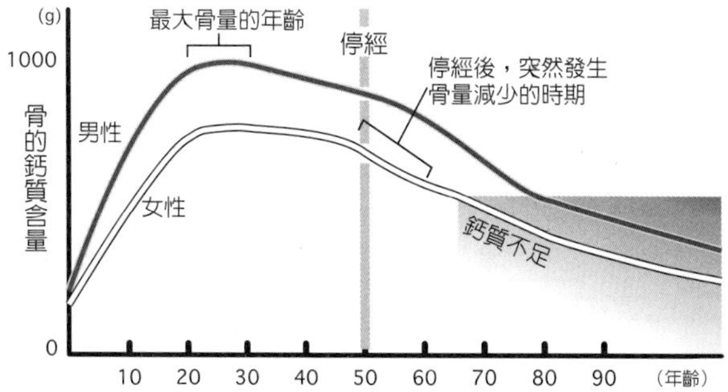

●資料來源／摘錄自林泰史監修之《骨質疏鬆預防手冊》

〈成熟期要注意的心理問題〉

不管是家庭還是職場，此時期壓力最大，也是人生中面臨最多挑戰的時期，也是不知不覺會產生很多心理疾病的時候。

不要獨自苦思或是煩惱，平日就要發洩壓力；和家人、朋友間的互動也很重要。

■酒精依賴症 （P473）

在家庭主婦身上愈來愈常見，俗稱爲Kitchen Drinker。患者會因爲許多不安或不滿的事無法獲得解決，因此以喝酒來發洩心情，之後就再也戒不了酒。

有人說應該依喝酒方法來判定，雖然酒也被稱爲百藥之長，但它具有依賴性也是不容否定，當喝酒能轉換心情而逐漸成爲習慣，一旦不喝，就變得無法承受緊張壓力。

其他依賴症

沒有某物就無法度日，雖然知道自己不對、有問題，卻無法戒掉，這就是依賴症。症狀的程度可分爲很多種。

由於依賴症大多都是混雜了某些精神糾葛的結果，因此要看清根本的原因來解決問題。

●**電子郵件依賴症**　一收到信不立刻回就覺得不舒服，一回信又不停地期待收到對方回覆，當收發信系統一中斷，就會感到不安。

●**網路依賴症**　以網路收集情報、不斷地看網頁等，不接觸網路就覺得不罷休。有人會被每天必須更新網頁的念頭給束縛。

●**購物依賴症**　和浪費癖不同。這是無法掌握自己身處的狀況，會刷卡來支付遠超支付能力之購物結果，以填補心靈的空虛，甚至最後導致破產。

●**小鋼珠依賴症**　患者無法忘記因爲數字或圖案統一而得到勝利的快感，不去打小鋼珠就覺得不舒服，在經濟能力方面也有問題。

其他方面的依賴症，包括對宗教或是工作等，而其賴存的對象，也有各式各樣的可能。

跟蹤狂規制法

日本在2000年（平成12年）施行的跟蹤狂規制法中，明定了對於「糾纏」與「跟蹤狂行為」的處罰，對於被害人的援助等。這些不當行為大部分是前夫婦或前情侶所為，有時還會從心理疾病演變成事件或犯罪。一般民眾在「警察綜合諮詢中心」（各警察總部）中查詢相關事項，將會得到各種諮詢的回應。

台灣地區並無特別針對「跟蹤」之設訂專門法規，但相關法令可參酌「社會秩序維護法」及審核中的「家庭暴力防治法」修正草案，其中關於「跟蹤」之定義及行為禁止之條款。

育兒神經衰弱症

在沒有可諮詢對象情況下，以育兒書上的方法來育兒，只會越來越不安。若一直處於非這麼做的強迫觀念裡，或是無法養育心目中理想寶寶而苦惱，便會逐漸無法客觀地看待事情。

千萬不要一個人背負不安情緒，要找家人、前輩、媽媽、朋友或衛生所的醫護人員等來進行諮詢，同時也可積極利用這方面的社會福利機構、基金會等。

憂鬱症（P462）

處於結婚、生產、搬家等環境變化多的時期，在其中若對新的人際關係或狀況無法順利適應，精神上就會持續抑鬱的狀態。

生產後的產後憂鬱症，賀爾蒙失調也是引發此症的導火線，此時若再加上對尚未習慣的養兒育女一事感到不安，或是因為哺乳以及小孩半夜啼哭而失眠，就會發生此症。責備式的激勵行為反會造成反效果，仔細聆聽患者說話才是最佳方式。

燃燒症候群（P460）

感受生活價值，熱衷投入工作的人，在不知不覺中會增加壓力，讓身心疲憊至極以至於發病。

對於原本喜歡的工作開始找不到價值，除了憂鬱、焦躁等情緒，也會湧上一股強烈的無力感。因此，似乎有很多人無法持續工作，進而辭職。

虐待兒童（P465專欄、654專欄）

虐待小孩的方式有很多種，例如忽略、使用暴力、不提供食物等。

據說有些施虐者，本身就是被虐待長大的，從來就不知道如何疼愛孩子，也無法控制自己的情緒，因此才會把弱小的孩子當做發洩管道。

受虐兒人數大幅增加

受虐兒的增加是目前非常令人擔心的狀況，不要只是將過錯歸於施虐的雙親或家人，大家要自覺到養兒育女的環境已在改變，彼此支持是很重要的。

若是看到有兒童被虐待，要馬上提報相關單位處理，千萬不可姑息。

親職教育的缺乏及婚姻失調成為虐童事件最大誘因

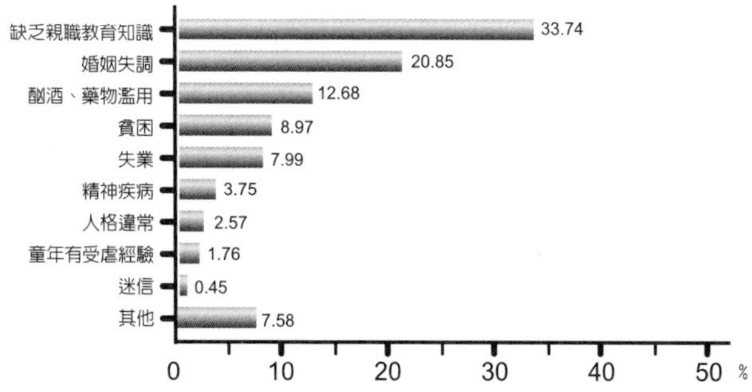

資料來源：中華民國內政部統計處統計「兒童少年保護執行概況」（2004年）。

更年期

停經前後，是傾聽身心響起警訊的時候

再度審視身心重新出發

更年期大致是指停經前後十年左右，在此時期內，卵巢的機能漸漸降低，終至停止。

每個人進入更年期的年齡不一，會受到個人所面對的社會環境、攝取營養狀態、遺傳等影響，因人而異。在此時期，會出現賀爾蒙分泌失調的現象，或者因爲壓力等，使身體感到不適。

更年期的重要轉捩點在於：回顧以往的生活，進而展望、思考該如何活出往後的人生。

如果身體感到不適，千萬不要輕忽，可以視情況選擇接受治療或休養。總之，讓自己活力充沛、精神抖擻地再度出發吧！（關於更年期障礙請參考P596）。

更年期前期（四十五～五十歲左右）

出現不規則排卵等各種症狀

卵巢機能降低，排卵現象會延後或消失，漸漸引起各種月經異常的毛病，此外，也許可能意外懷孕。

更年期前期時，會出現所謂「更年期障礙」的症狀，有的人症狀明顯，有的人則感覺不出有何差異，症狀發作程度因人而異。

目前關於更年期障礙的治療法有蠻多選擇，專門開設更年期門診的醫院也不少。若是症狀嚴重到影響了日常生活，可以到專業門診、婦產科，或是平時習慣就診的內科進行治療。

●停經年齡為幾歲左右？

有半數以上的女性，大都在五十歲之前會面臨停經。

目前國際公認的女性更年期，約為四十九歲左右；台灣女性的停經年齡則約在四十八～五十二歲。

日本女性平均停經年齡

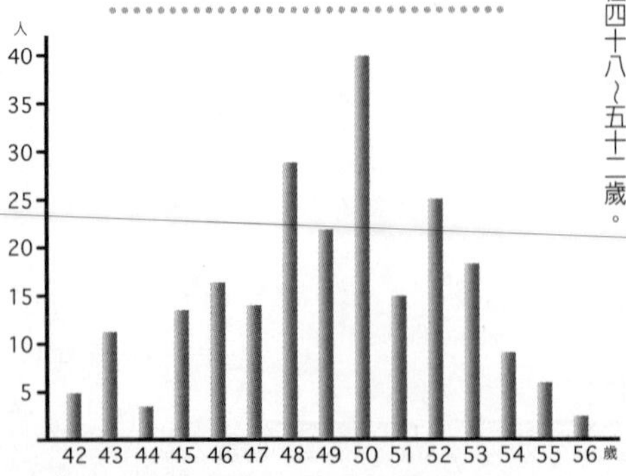

●資料來源／摘錄自野末悅子著《正常女性的更年期》，日本主婦之友社出版。

●**生活習慣病** 日本厚生省在1996年10月明訂將高血壓、動脈硬化、心臟病、腦中風等「成人病」（我國衛生署稱爲「中老年病」）改名爲「生活習慣病」。

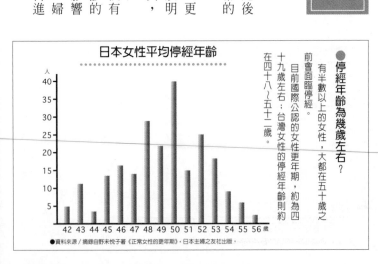

危險的生活習慣病

由於女性賀爾蒙（雌激素）減少，因而出現自律神經失調，或是不安、憂鬱等精神症狀。

年輕時毫不在乎，也不注重飲食與營養的攝取，導致年紀大了之後，常爲骨質疏鬆、高血脂的毛病困擾。雌激素有改善高血脂症、維持骨量等多種效用。但在更年期內，隨著雌激素的分泌量降低，會導致動脈硬化更惡化或引發骨質疏鬆症，另外也會爲肥胖煩心。

由於生活習慣病是從兒童時期開始由於不良的生活習慣，累積而造成的。

所以它是因自己過去的不良生活習慣而來的疾病，若是由生活習慣著手就可以得到改善。

身爲女性的價值觀備受考驗

進入更年期後，外表往往看起來比實際年齡更顯得老態畢露；再加上對健康的注意程度以及情緒管理都與以往有些不同，更使進入更年期的人，彼此外表的個人差距日漸拉大。一般來說，平日就留意自己身心健康的人，有可能看起來比同齡者年輕。

隨著年齡增長，漸增的黑斑和白頭髮令人心驚，而肌膚漸漸鬆弛、失去彈性也是另一個無奈的事實。也就是說，女性在更年期會慢慢自覺到隨著年齡增長而產生的身體變化，這對一向認爲女性的價值在於年輕和美麗的人來說，會造成很大的心理震撼。

爲了減輕心理負擔，正確地認識身體的構造及生理變化過程，對瞭解自我生存價值等都有所幫助。

快樂的意志

這個時期也考驗著妳和丈夫或另一半的關係，是否只是心靈相通的關係之時期。

此外，這也是卸下養育子女的重擔，可以仔細思考自己往後希望的生活方式，然後加以實行。

也就是說，要做到以積極、快樂的態度面對更年期，以做爲迎接高齡期來臨的準備。

婚齡達20年以上的高齡離婚

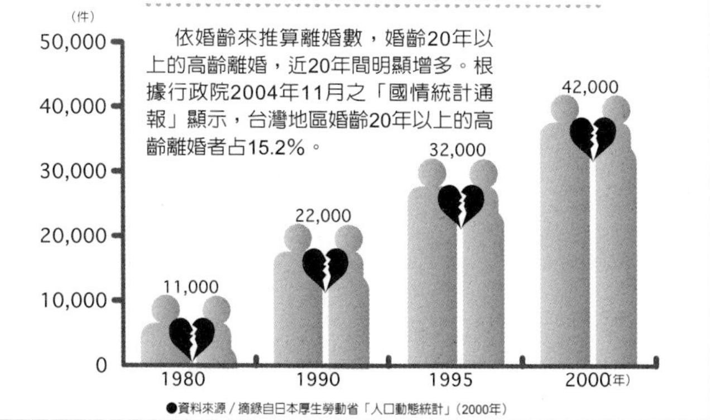

（件）
50,000
40,000
30,000
20,000
10,000
0
依婚齡來推算離婚數，婚齡20年以上的高齡離婚，近20年間明顯增多。根據行政院2004年11月之「國情統計通報」顯示，台灣地區婚齡20年以上的高齡離婚者占15.2%。
11,000
22,000
32,000
42,000
1980
1990
1995
2000（年）

●資料來源／摘錄自日本厚生勞動省「人口動態統計」（2000年）

更年期後期（五十～六十歲左右）

漸漸不再排卵準備迎接停經

肉體方面，因爲卵巢漸漸不再排卵，最後就會變成無月經，然後停經。

有時頭暈、四肢冰冷、眼花、耳鳴等自律神經失調症狀，或憂鬱狀態沒有改善，反而會持續煩惱。

此外，壓力也會成爲導火線，有時會讓更年期症狀變嚴重，但可以藉由醫師的治療以及自我調適心情達到減輕效果，建議可前往婦產科接受專業諮詢。

動脈硬化的危險性升高

許多人由於能抑制膽固醇及中性脂肪作用的雌激素漸漸降低或消失，因而容易引發高血脂症。高血脂症是動脈硬化的發病原因，當動脈硬化時，就容易引起腦梗塞，或是腦出血、腦中風、心肌梗塞等各種疾病。

要改善肥胖與運動不足

此時期賀爾蒙分泌不正常，容易肥胖，必須多加注意。而若是有身體不適的狀況，也容易造成運動不足，甚至加速肥胖，導致生活習慣病的危險性增高，還有出現各種併發症的可能。

請檢視自己的生活，看看飲食生活是否正常？是否做適度的運動？睡眠充足嗎？是否好好休養等。

若是日常生活失去規律，飲食也不正常的話，更年期障礙就更形惡化，此時除了接受並配合醫師治療之外，個人的健康管理也很重要。

開始健忘並降低意志力

當女性機能消失以至造成負面影響之後，接著就要面對高齡期，而且，往往同時也對經濟與健康都感

減肥要靠飲食控制與運動

更年期時容易因賀爾蒙分泌降低而變胖，為了健康，也要留意避免變胖，但是不要任意減餐、斷食，或是依賴藥物來減肥，這樣會嚴重傷害健康。

正確做法是先瞭解自己超過標準體重多少、卡路里是否超過等情形，再漸漸改善生活習慣。

●BMI的計算（身體質量指數）

標準體重(kg)＝身高(m)× 身高(m)× 22

體格指數＝體重(kg)÷【身高(m)2公尺平方】

體格指數：18.4以下＝瘦

18.5~24.9＝普通（理想値為22）

25.0以上＝肥胖

●適合體重的熱量攝取量為多少？

（成年女性的基本攝取量是1600卡左右）

→ 正常（標準）體重×1kg左右的必須熱量

一天走路一小時左右活動量少的人 →30～35卡

一天走路兩小時活動量的人→35～40卡

從事勞動等活動量較多的人 →40～45卡

到不安。於是心情容易感到沮喪，意志力也會漸漸降低。

此外，若自己覺得和以往相比，記憶力不但逐漸降低、而且經常忘東忘西，如此一來，憂鬱的狀況就會越來越嚴重。

創造人生的轉捩點

同時，在「身心靈之交界點」的這個時期，由於和伴侶之間對性的想法出現分歧，或是對方無法理解更年期的痛苦等，很容易導致雙方的關係破裂。

其實，不要只是累積對配偶的不滿，應該將這段時間視爲適合重新審視與另一半關係的時期。所以，相互之間要好好溝通獲得理解，如此一來，也可增進彼此的信賴，往後的人生也不至於孤獨面對。

隨之而來的高齡期，也是擺脫各種重擔、自由生活的時期。過去爲家人付出的時間，這時候可以很痛快的花在自己身上，不論是嘗試有興趣的事、運動、義工活動等，不妨從現在開始，慢慢尋找能讓妳投入的世界吧！

聰明地消除壓力

不管是輕度或是重度，壓力都會引起各種身心的不適。因此必須學會舒解壓力的方法並妥善運用，提高自己的生活品質。

針對自己的興趣，培養出持之以恆的嗜好是很好的解壓方式。此外還要建立自己的生活圈，讓每天的生活充滿樂趣。當然，人際關係的經營也是非常重要的，好朋友總是會帶來許多歡樂。如此一來。更年期就成爲身心都充實的美好時期。

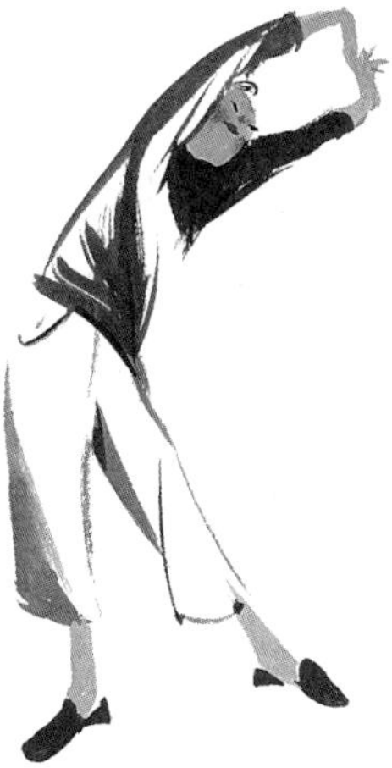

其實男性也有更年期

由於男性沒有女性停經之類的身體訊號，因此有的學者認為男性沒有更年期。但是近年來，大家都漸漸知道男性也會隨著男性賀爾蒙減少，而引起身心的不適。

四十五~五十歲左右的男性，由於職場、家庭的責任沉重，身心的壓力也跟著增加，有時也會引起不適。就和女性的更年期一樣，男性在這個時期應該要回顧過往人生，迎接人生「身心更融合的階段」。

每個人都會迎接更年期，但是症狀因人而異，甚至有時可能會發生妻子在不知不覺中度過更年期，丈夫卻比較痛苦的狀況。

但是不管如何，勇於面對彼此人生是很重要的，不妨將這段時期視為迎接體貼、相互扶持彼此的老年生活的準備期。

〔更年期須注意的身體問題與疾病〕

更年期女性經常面臨的狀況是，由於女性賀爾蒙分泌降低而引起的更年期障礙。

因此在時期容易引發各種疾病，身體也會出現變化。

■不定愁訴

除了頭暈、發汗等先後會出現熱潮紅的症狀，舉凡一切雖有症狀卻檢查不出原因的知覺過敏、皮膚搔癢症、關節痛、憂鬱、焦躁等，都稱爲不定愁訴。

此症的特徵是出現精神神經不調和、自律神經失調症狀等各種身體症狀等。

■皮膚萎縮及色素沉澱

皮膚老化時期，由於雌激素降低與賀爾蒙失調，使肌膚粗糙、有凸起物、粗糙感或皺紋增加，斑點變深等。

■月經不順（P44）、無月經（停經）

原本固定的月經周期開始紊亂，最後就慢慢消失。

■不正常出血（P56專欄）

正常月經以外的出血症狀。有時可能是疾病所引起，必須要去婦產科檢查。

■陰道萎縮（P600）・萎縮性陰道炎（P103）・性交痛（P601）

由於女性賀爾蒙降低及消失，陰道黏膜不再濕潤，使得陰道萎縮且乾燥，也容易引起發炎。

性行爲的時候，開始經常會感覺疼痛。

■外陰部搔癢症（P107專欄）

有發癢及灼熱感，陰道念珠菌屬症有時是原因所在。

■尿失禁（P224）

大多是因爲打噴嚏、咳嗽、提重物時，腹部突然需要使力而漏尿的一種「應力性尿失禁」，四十～五十歲之後的女性，大約每三人中就有一人有此煩惱。

攝取富含鈣質的飲食

是骨質疏鬆症、高脂血症等生活習慣病危險度增加的時期。正確的飲食習慣可防止疾病，所以每天必須補充八百到一千毫克鈣質。

牛奶、加工乾酪、優格、豆腐、小蝦米、小魚乾等，都含有大量鈣質。每天至少要有一道菜是使用乳製品，其他就以大豆製品、小魚、海藻和蔬菜來補充。在白飯或味噌湯中加入少量的脫脂奶粉，當作調味料來使用，就能攝取足夠鈣質。

■子宮癌（子宮頸癌、子宮體癌＝P138）

更年期是經常出現子宮體癌的時期。當出現不正常出血或分泌物增加時，不要貿然認定它只是更年期症狀，一定要接受醫師檢查，以免錯失治癒機會。

■卵巢癌（P148）

初期沒有自覺症狀，往往導致發現過晚，所以要多注意。

早期發現的關鍵是到婦產科進行定期檢查。

■子宮肌瘤（P60）
子宮內膜異位症（P70）

出現此類病症的高峰是在成熟期，但是更年期也要注意。一旦出現嚴重的過多月經或月經痛現象時，一定要到醫療院所進行檢查。

罹患子宮肌瘤或內膜異位症的人，若以更年期治療方式，接受賀爾蒙補充療法的話，有可能導致症狀惡化，需多加注意。最好先向醫師諮詢，再選擇治療法。

■乳癌（P128）

發生於乳房或其周圍乳腺的癌症。早期發現者有八成都是因爲自我檢查時發現異常，進而檢驗出異狀。所以要養成按月檢查的習慣。

■甲狀腺機能異常（P300～）

由於甲狀腺機能亢進與降低，導致出現不安或焦躁感等精神上的症狀。機能亢進方面，會導致心悸、變瘦、機能降低、全身無力等。

■高血壓症（P181）**・動脈硬化症**（P182）**・心肌梗塞**（P177）

由於高血壓及動脈硬化，可能出現頭痛、肩膀痠痛、眼花等和更年期障礙極相似的症狀，須多留意。

■骨質疏鬆症（P378）

當骨頭中鈣質含量流失，骨質就會越來越疏鬆，所以要注重飲食均衡，同時也要規律運動的習慣，以及曬太陽幫助維他命D合成。

■白內障

發病原因除了眼睛疲勞與老花眼之外，有時也可能是因爲糖尿病。

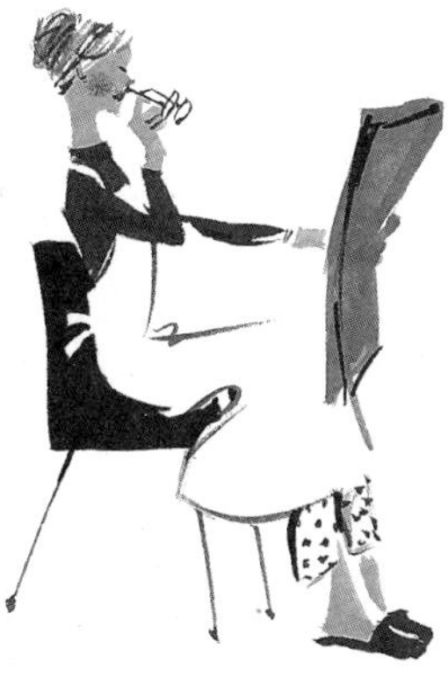

更年期≠更年期障礙

更年期是指45至55歲左右，停經前後的期間；在該時期出現的不定愁訴，則稱為「更年期障礙」。

更年期不等於更年期障礙，理由是雖然每個人都會面臨更年期，但是否因此出現更年期障礙，則是因人而異，因此不見得每個人都會受不定愁訴所苦。不必過於擔心，應充實正確知識勇於面對。

〔更年期常見的心理問題〕

對於更年期、停經等字眼，每個人的感受不同，若無法將它視爲第二階段人生的開始，只是一味地有失落或不安等負面印象，難免發生心理問題。

■憂鬱症（P462）

更年期容易引發憂鬱症，又稱爲「初老期憂鬱症」。

當各種痛苦的更年期障礙以及肉體老化等現象漸漸出現時，患者容易陷入特殊心理狀態中，而會出現例如無力、失去衝勁、不安、失眠，以及全身不適等症狀。

此外，不管是在家庭或職場，都會有各種壓力，再加上搬家、換工作，或是與親人生離死別等大環境變化時，常常會引發憂鬱症。

■假性憂鬱症（P463）

很少出現精神上的症狀，反而先出現肩膀痠痛、腰痛、失眠等生理症狀，因此很少人會警覺到是憂鬱症，只會以爲是醫師的問題，而不斷地換醫院以求治癒。

如果檢查結果沒有發現生理有異狀，但身體還是一直感覺不適時，建議盡快到身心內科、精神科或神經科再次接受檢查。

■空巢症候群（P460）

當養兒育女的責任告一段落，子女因爲就業，或是結婚等因素而逐漸離家獨立，母親會因爲驟失長久以來視爲生存價值的責任，而罹患憂鬱症，故以離鳥獨立之後的空巢之意，命名爲「空巢症候群」。

■卸下責任症候群

一旦卸下經年累月的重擔，例如結束房貸、退休、大病痊癒、子女結婚等，內心會湧現一股空虛感，

抑鬱症狀與自我檢查

明明健康檢查沒有發現任何異狀，卻還是出現全身無力、體力不濟等不適感的話，請檢視以下的項目，瞭解是否符合目前的現況。

●**身體的症狀包括**：失眠、菜餚變得不美味、容易疲勞、沒有性慾、頭痛、肩膀痠痛、腰痛、便秘、氣喘、心悸等。

●**心理的症狀包括**：心情沮喪、悲傷、凡事往壞處想、不安又焦躁、不再有值得投入興趣或是值得關注的事物、沒有衝勁、想尋死等。

感覺沒有活力，會以為是疲勞，或認為是身體的疾病，很難警覺到是心理的症狀。當妳符合以上多項項目時，建議妳不妨去找專業心理醫師進行諮詢。

此外，假面憂鬱症的症狀只會出現在身體上，需多加注意。

（摘錄自日本憂鬱症的預防及治療委員會網頁http://www.jcptd.jp/）

對周遭失去興趣及衝勁，有時會陷入憂鬱狀態。此時旁人若不明就裡，投以豔羨目光，也容易導致其他精神疾病發作病。

■各種依賴症（P473）

在空巢症候群中，有些人爲了彌補心靈空虛會開始喝酒，之後演變成「酒精依賴症」。

不只是酒或藥物會對身體產生影響，其他如宗教、購物、打電動、上網等心理依賴症，則會對社會生活，以及經濟、生活帶來很大的影響，不可忽視。若是出現依賴症時，務必尋求精神科醫師的幫助，早日獲得治療。

■心氣症（P469）

明明赴醫院檢查時沒有任何毛病，但還是覺得自己不對勁。這時容易出現頭痛、眼花、耳鳴、腰痛等各種變調的更年期症狀，需要格外注意身體狀況。

規劃自己的老年生活

相關資料顯示，在日本任職看護人員者有八十五%是女性，有五〇%以上的看護人員的年齡超過六十歲。也就是說，在高齡化社會中，高齡者照顧高齡者已經是稀鬆平常之事，也就是所謂的「老老看護」，大家應該要把它當做自己的切身問題來思考。不管是已有另一半的人、沒有伴侶的人、獨居者以及與大家族群居者，不論個人的狀況如何，都需謹慎規劃自己的老年生活。

雖然不一定能如願以償，但是思考自己往後的生活計畫及早準備，不但是為了自己，也是為了周遭的人著想。

當自己成為被照顧的那方時，要先思考什麼事情是必要的。瞭解看護工作及看護人員素質、經濟規劃、居住空間的經營或是住處的設施選擇等，有許多事是要從身體狀況健康時，就該開始行動的。總之，想要愉快渡過高齡期，提早準備是很重要的。

老老看護的實際狀況

● 有50%以上的看護人員，年齡超過60歲以上。

● 有80%以上看護人員為女性

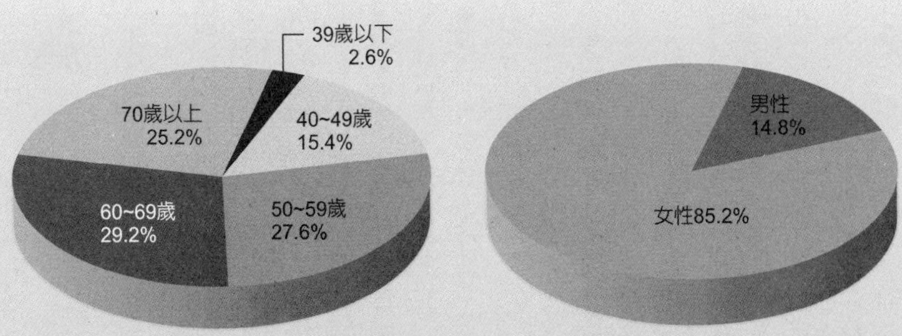

●資料來源／摘錄自日本「國民生活基礎調查」（1998年）

高齡期

即使肉體逐漸衰退也能以充實心靈彌補老化的人生高手

高齡期前期（六十～七十五歲左右）

身體健康大不如前

過了更年期，即六十歲以後就開始進入高齡期了。

不過，現代人即使已經六十歲，大多看起來還很年輕，並不適合「高齡」這樣的形容詞。但無可避免地，身體會因老化而出現變化，骨骼和肌肉都會衰退，走路的速度變慢，身體漸漸出現各種不適狀況。

妥善運用經驗及自信

藉由過去眾多的人生經驗所累積的判斷力，是力量，也是自信的來源。

爲了避免心靈老化，最重要的是持續保有勇於挑戰的意志，以及豐富的想像力，才能扮演好人生老手的角色，豐富老年生活。

卵巢機能終止

即使外表看起來年輕，身體上的生殖機能已經完全停止，卵巢功能只有成熟期的三分之一左右，外陰部及陰道的萎縮更明顯，變得比較乾燥，容易發炎。

此外，爲漏尿所苦的人也會增加。不要認爲是「年紀到了」，一旦出現令人在意的症狀時，就要去婦產科接受檢查。

老化情形因人而異

由於以往對身體的保養狀況、生活方式，每個人在這個時期的老化程度會有明顯差異。

從「久病在床」轉變為「健康長壽」

目前的平均壽命，女性約八十五歲，男性約七十七歲。但實際上，有人認為差距並沒有這麼大。因為以女性來說，很多人臥病在床的期間很長，所以女性的健康壽命約七十七歲、男性約七十二歲，差距縮小了很多。

老化所造成的身體衰退是無可奈何的事，但是若從年輕時就持續養成健康的生活習慣，就能延緩衰退的速度，並減少疾病。

「希望能很有活力地活著、不要久病在床地終老」，以「精力旺盛地終老」為目標，而努力去實現健康長壽理想的人越來越多。

當然任何人都會出現皺紋增加、黑斑、皮下脂肪減少、骨質疏鬆等肉體方面的衰退，但是聲音的張力、眼睛的明亮感、挺直的站姿等，很多人並不會因老化而有所不同。

因此，肯定人生的價值、精力旺盛地生活著的人，爲了能讓自己的人生更有意義，也會更重視自我健康。

彈性運用時間與金錢

進入了這個時期，更年期所出現的失落感或不安等心理情結就會減少，似乎漸漸能領悟到如何享受屬於自己的生活方式。

就像爲了挽回過去爲了家人而活、因爲工作而被綁住的時光般，會變得比較活躍。

擁有家庭的女性，與丈夫及孩子之間的互動關係十分重要。一旦共同生活的家人無法獨立，女性可能一輩子都要爲家事操勞，因此要具備享受與家人一起生活的動力。找間與家人溝通，劃分出彼此應該負擔的家事範圍，也不失爲一個好方法。

接受記憶力降低的事實

當記憶力漸漸降低，即使以爲自己記得的事，有時候也會忘記或是記錯。若是過於自負地以爲自己還年輕、記憶力還很強，反而會造成與他人相處的困擾。例如明明是自己記錯的事，卻認爲是別人沒弄清楚，甚至引起不必要的爭執。更危險的是外出時，可能因此迷路。

不過，此時期還是可以獨立並行使判斷力的時期。即使到了六十，甚至七十歲，還是有很多人開始學習英文會話、考取證書，向新事物來挑戰。

廣泛地與人交往

永遠不要侷限於自己過往經驗，具備寬容之心是保持年輕的秘訣。

可試著和年輕人交往，因爲廣泛地和各年齡層的人保持人際關係，視野就不會狹隘。在比自己年輕的人身上，可以學到新知識或感覺，接受新的刺激。相反地，可以將比自己年長的前輩們視爲範本，或是人生導師。

高齡者參與義工的意願

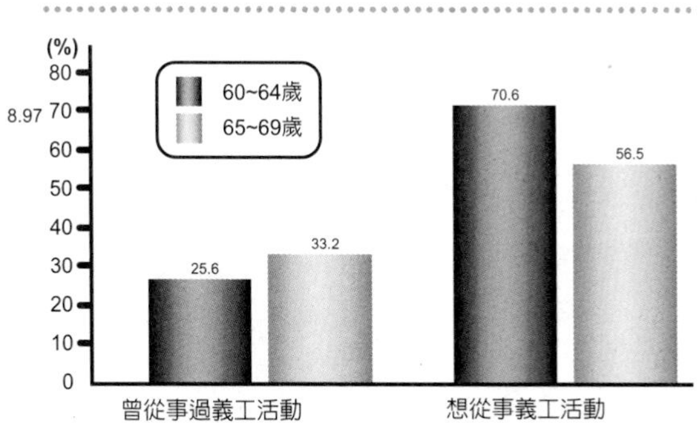

●資料來源／摘錄自日本內閣府「國民生活滿意度調查」（2000年）

高齡期後期（七十五歲以上）

視力、聽力、反射神經降低

生理的老化程度日益明顯，往往都是在不知不覺中衰退或是功能喪失，不見得每天都能用肉眼觀察得到。

往往察覺時，已經出現眼睛變差、聽力衰退，或是從未跌倒的地方居然會跌倒等情況產生。

這種因老化導致的變化，有可能因爲日常生活內容而延緩了到來的時間。

將衰老視為自然之事

如果從生理的觀點來看老化的現象，包括了細胞會日漸衰退，免疫機能會降低，導致容易罹患疾病。

此外，支撐身體各部位的骨骼，以及提供咀嚼功能的牙齒，也會慢慢變得脆弱。高齡者尤其要注意防止跌倒。

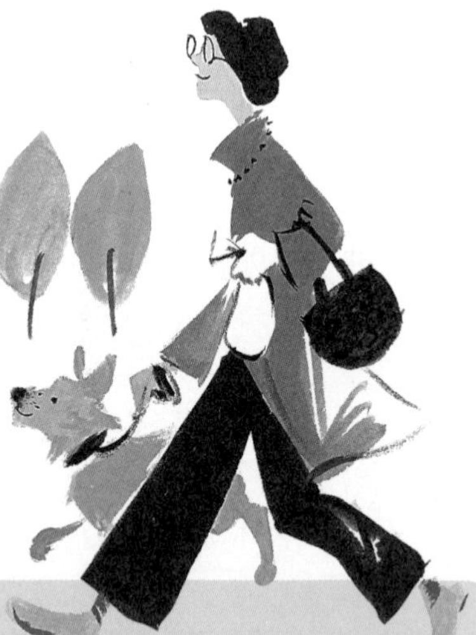

不過，肉體上的衰老情形，有著很大的個人差異。對每天都很注重生活的人來說，只要生活規律，再加上均衡而節制的飲食生活，以及保持適度的運動等，大多數都能度過精神飽滿的高齡期。

此外，要誠心接受且瞭解衰老是很自然的現象，並與它做朋友。最好配合現在的體力來活動，維持精

活力生活的十項要素

即使無法徹底實行這十項重點，具備這種注重生活習慣的想法也是很重要的。總之，要好好記住：

①營養均衡又規律的飲食。
②大量攝取一般日本人攝取量較少的鈣質。
③養成適度運動的習慣。
④不要悶在家裡，要到戶外做森林浴或散步。為了避免紫外線照射，別忘了戴帽子。
⑤不抽菸。
⑥酒及咖啡要適可而止。
⑦注意休養，不要睡眠不足。
⑧不要悶悶不樂，不累積壓力。
⑨常常與朋友聊天、交流。
⑩誠心投入自己想做的事，例如工作、嗜好、志工活動等。

力學習肯定人生價值。更何況從年輕時期開始實行的健康管理，在此就會開花結果。

保持好奇心來享受人生

若只會一味地懷念年輕時期的身心強健，對於未來就很難抱持希望。不管年齡再大，都不應該過度沉迷於過去，而要保持對事物的好奇心，樂觀而愉快地過生活。

要有勇於嘗試的精神，以及活潑旺盛的精力，千萬不要成天悶悶不樂。只要不喪失健康、好奇心及愛漂亮的心，高齡期就會是個愉悅享受人生時期。

心情鬱悶會更孤獨

記憶力降低等都是無可奈何的事，但是不要因為肉體上的老化而影響心情，要想辦法擁有讓周遭人覺得非你不可的工作，或是妳能熱衷投入的活動等。

藉由積極地參加許多聚會，拓展視野與生活圈，不要總是憑恃過去經驗來行事，要注意維持生活的協調性。

面對今日而活

此外要瞭解再怎麼注意健康，人生仍有很多未知數；再怎麼擔心，也無法改變這個事實。與其為了未知的事終日擔心，甚至影響到日常生活，倒不如開開心心的度過每一天。建議可在某個程度之內，妥善規劃自己往後的生活，讓每天的生活都很愉快而充實。

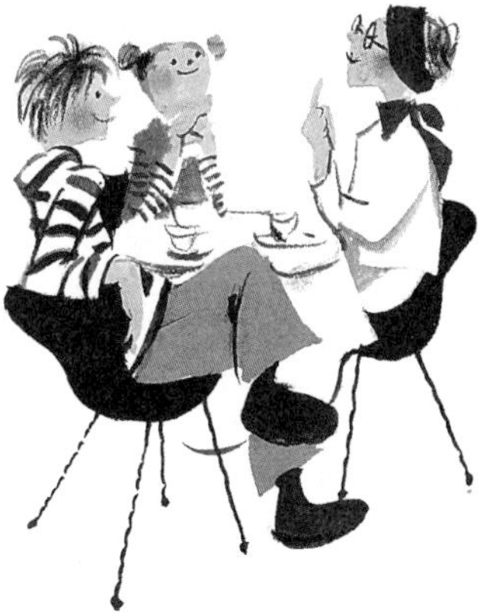

●面對高齡化社會的到來

全球高齡化的現象正在持續擴大中。以日本為例，預計二〇二〇年六十五歲以上的人，將占整體三五・二%，女性的高齡單身者，預計會有三百六十一萬人。

根據行政院經建會二〇〇四年「中華民國台灣地區二〇〇四年至二〇五一年人口推計」中，台灣地區未來在二〇一四年至二〇二六年左右的高齡人口（六十五歲以上人口）占總人口比率，將升高為二〇・四%；而在二〇五一年後更升高為三五・五六%。

由此可見隨著環境、醫療、與科技等的進步，高齡族群已呈現快速增加的現象。

六十五歲歲以上高齡者的比例與推測值

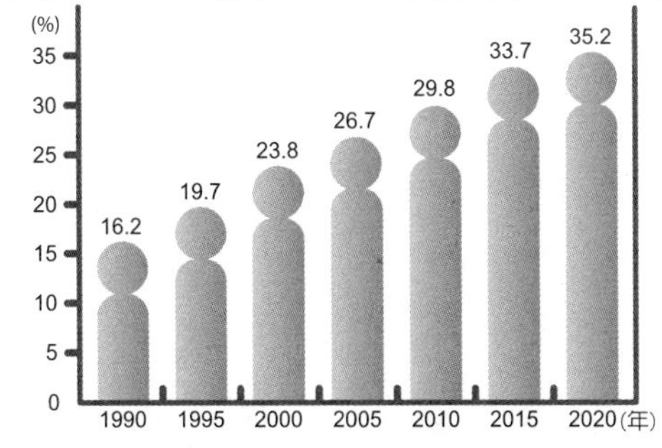

●資料來源　摘錄自日本總務省「國勢調查」、國立社會保帳及人口問題研究所「日本世代數之將來預測」（1998年）

〔高齡期要注意的身體問題與疾病〕

隨著年齡增長，容易罹患的疾病種類也會增加。

疾病並非單獨出現，高齡期的特徵通常是出現數種不舒服症狀。因此高齡期對付疾病的要訣，就是要多和醫師討論。

■子宮下垂．子宮脫出（P83）直腸脫出（P274）

子宮位置比正常位置還下垂時，稱為「子宮下垂」。若下垂部位較大，而且從陰道往外露出就稱為「子宮脫出」。由於腹壓會施加於上，致使下垂狀況更惡化，因此要避免長時間站立與提重物等。

■子宮癌（P138）．乳癌（P128）

隨著年齡增長，罹癌機率也會增高。因此高齡期必須注意與癌症相關的檢查，例如子宮頸癌、卵巢癌、乳癌等，都別忘記要安排定期檢查。

■萎縮性陰道炎（P103）

就高齡期來說，陰道內保持酸性、具抵抗力的時期已經過了，陰道內的自淨作用會漸漸降低而可能引發萎縮性陰道炎。

■外陰炎（P105）

外陰部的萎縮與乾燥情形，逐年變本加厲，因此容易發生斑疹、擦傷、裂傷，並且感覺疼痛。

■外陰搔癢症（P107專欄）

由於年齡老化導致的萎縮，或是其他的因素影響，有時外陰部會出現強烈的搔癢。

■頻尿

隨著年齡老化，膀胱或尿道的黏膜變薄，越來越容易感覺到尿意。如果對日常生活造成影響，就該去看泌尿科了。

■尿失禁（P224）

更年期以後的女性，大約每三人之中就有一人會有尿失禁的困擾。如果漏尿量過多，為日常生活帶來麻煩，就該去婦產科或是泌尿科檢查，並且進行治療。

●腦血管病變與骨折、跌倒是臥病在床的兩大原因。

注意飲食，積極走路，讓腰、腿保持強健，不要經常躺在床上。

臥病在床的原因

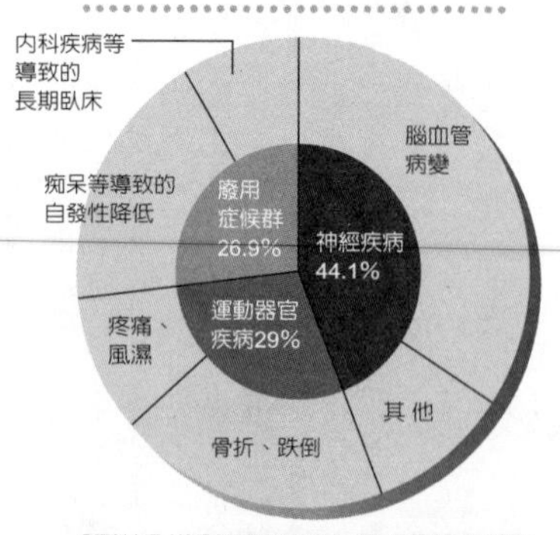

●資料來源／摘錄自西澤良記監修之《續．骨質疏鬆症口袋書》

■駝背（脊椎後彎症）

發生原因可能是由於脊椎或椎間板的變形、背肌力降低、背骨變形、骨質疏鬆症所帶來的脊椎壓迫骨折，以及老化等。

■骨質疏鬆症（P378）

骨量減少，骨質就會變得脆弱。因此有時會因為受到一點刺激而骨折，甚至造成臥病在床。患者要注意不要跌倒，以散步兼運動的方式來增加肌力。

目前治療方式為檢查骨量，施以藥物治療，但狀況還是不能恢復到跟年輕人一樣。

■腰痛（P382）

隨著年齡老化，腰椎的軟骨會變化，腹肌及背肌也會衰退，腰部會疼痛。

■眼睛灰濁

若以為是眼睛疲勞，或老花眼而對此情形置之不理，有時會導致白內障，或是糖尿病等病因併發眼睛疾病惡化，所以要定期接受眼科的檢查。

■變形性關節症（變形性股關節症・變形性膝關節症＝P369～370）

由於關節老化，膝、股關節、肘等關節的軟骨會減少或變形。感覺疼痛時不要逞強，要找整形外科諮詢並治療。

■肺炎（P204）

老化會導致肺的彈性及免疫力降低，也容易引起肺炎。若是老年人，就會攸關性命了。

■心臟的疾病（P174）・高血壓症（P181）・動脈硬化症（P182）

隨著老化，營養代謝也會降低，血管亦容易硬化，更容易引起高血壓、心肌梗塞。

●隨著年齡增長，疾病也會增加

和年輕時相比，更年期以後容易引起的疾病會格外增加，尤其以心臟或血管等循環器官的疾病最明顯。

不同年代容易引起的疾病

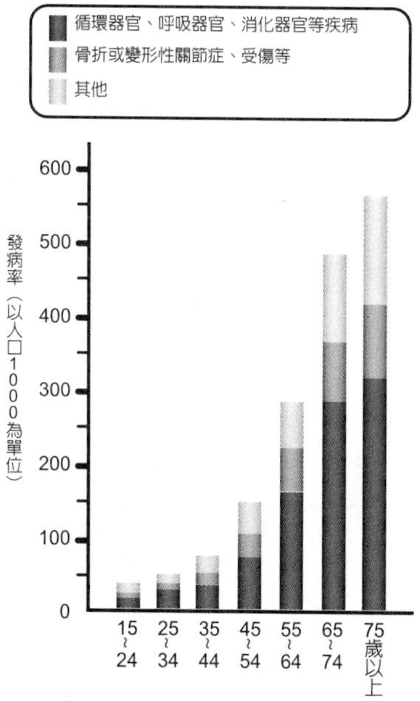

●資料來源／摘錄自岷口雅子著，《更年期障礙　這樣就安心了》，日本小學館出版。

〔高齡期容易引起的心理問題〕

若任由身體衰退，不抱希望、有氣無力地過生活，以及老是悶在家裡等，諸如此類與社會脫節的生活，都會影響到精神層面，甚至誘發心理疾病或是提早變痴呆。

■憂鬱症（P462）

一到了高齡，睡眠就會變淺，食慾也會降低。那時若開始擔心起身體的一點點不適，就會陷入憂鬱狀態。據說女性比男性更容易發生。

■痴呆（P162～164）

痴呆分為無法預防及可預防的類型。患者盡量在人群中生活，而且不要失去好奇心與夢想。

早期發現很重要，如果真的很擔心，不妨到腦神經外科或腦神經內科接受檢查。

●腦血管性痴呆　發病原因包括腦梗塞、腦出血、腦腫瘤，以及頭部外傷等，是由於腦血管發生一些異常而引起。

●老人痴呆症　發病原因是在中年或初老期以後，大腦的神經細胞出現異變，而導致痴呆的狀態。

此外，例如維他命B缺乏症、甲狀腺機能降低症、憂鬱症等，也會引發精神活動降低，出現類似痴呆症狀。

■意識不清

患者突然會說出一些奇怪的話，看到不應該存在的東西。

意識不清的發作症狀，很容易與痴呆混淆，但這通常是因為某些疾病，或是所服用藥物的副作用等因素而引起的異常行為，經常發生在夜晚，所以家人對於患者的用藥情形要十分留意。

一般來說，若大腦沒有疾病，就能治癒。

給家人的話

■避免老人痴呆症的七大重點

①不要對其施加壓力，例如居住環境發生變化（例如搬家）等。
②賦與其責任，不要剝奪其自主性。
③與患者對話，別讓其有孤立感。
④藉由交換紙條等方式，使其養成書寫的習慣。
⑤別讓患者因事故或疾病而臥病在床。
⑥留意營養均衡的飲食。
⑦不吝於給予患者支持，使持續保有感到有樂趣的事物或協助其發展興趣。

即使沒有老年型痴呆症等特定疾病，人一旦到了高齡，有時也會因為精神上的原因而導致痴呆；周圍的人如果能及早察覺，就能解決。

此外，患者有時會因為藥物的副作用等，暫時出現痴呆症狀。

痴呆分為可治癒與不可治癒的，若覺得患者的言行有些奇怪，就要及早帶他去看專科醫師。

何謂「看護保險」

①看護保險的誕生

由於日本高齡化嚴重，有鑑於需要看護的高齡者增加，以及家人無法完全投入看護的現實問題，於是由全國人民支持因看護而造成精神，或身體重大負擔的女性，以及高齡者本身，進而幫助高齡者獨立。

②看護保險的營運

看護保險是以市區鄉鎮為保險人，四十歲以上的人要支付保險費。保險費不到整體費用的一半，餘額則由國家及保險人來負擔。

③實際利用者與財源的關係

高齡者所支付的保險費，是依個人所得而定，當然也會因各市區鄉鎮的服務範圍不同而異。

④基本看護保險

所謂「看護保險」，就是提供被保險人各種看護服務，對於需要看護的高齡者是種保障。被保險人則只需負擔一成的醫療費用。

⑤當需要看護時

- 前往市區鄉鎮的窗口，申請看護認定資格。
- 由市區鄉鎮的職員，或是接受委託的看護經紀人來審查。
- 分為獨立、需要支援、需要看護等一～五類的認定標準
- 需要哪種服務，可和看護經紀人討論並製作看護計畫。

⑥各種服務

包括拜訪服務（看護、照顧、復健、入浴等）、到院服務（每日服務、每日看護）、短期居住服務（安排住宿老人保健設施等地的短期入住）、福利用具租借及住宅裝修（輪椅、特殊床等借貸服務，以及裝設扶手等裝修費借貸服務等）、設施服務（居住在特別看護老人中心等）等，每項服務都有點數，再換算成費用。依分類而使用的點數有限制，不足的部分則需自費。

接受服務之前的流程

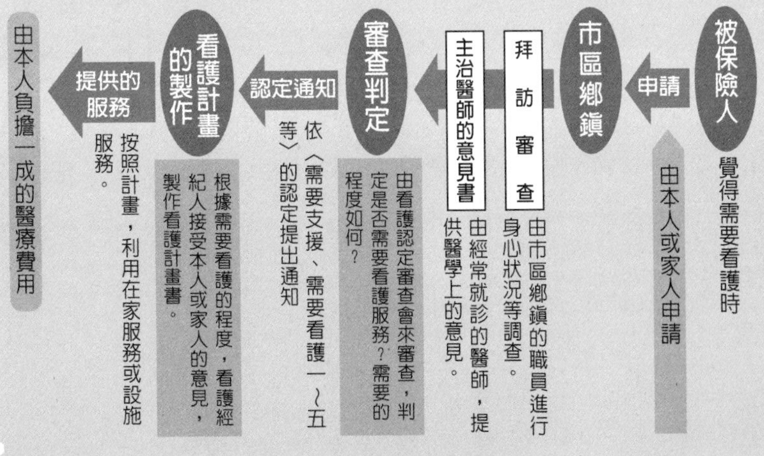
被保險人
覺得需要看護時
申請
由本人或家人申請
市區鄉鎮
拜訪審查
由市區鄉鎮的職員進行身心狀況等調查。
主治醫師的意見書
由經常就診的醫師，提供醫學上的意見。
審查判定
由看護認定審查會來審查，判定是否需要看護服務？需要的程度如何？
認定通知
依〈需要支援、需要看護一～五等〉的認定提出通知
看護計畫的製作
根據需要看護的程度，看護經紀人接受本人或家人的意見，製作看護計畫書。
提供的服務
按照計畫，利用在家服務或設施服務。
由本人負擔一成的醫療費用

●日本**「老人看護保險制度」**於2000年4月開始實施。其中規定國民凡40歲以上均強制投保，主要給付對象爲65歲以上老人；保費來源爲人民及政府各負擔50%，整體預算則由中央統籌分配。目前台灣並無類似的規劃。

更瞭解自己的身體

女性的身體與心理

〔女性身體的構造與作用〕

大多數的女性很少認眞研究關於自己身體的種種問題，但其實瞭解性器官或生殖器等女性獨特的生理構造及作用，可以有效地提高女性對於特殊疾病的警覺。

此外，瞭解疾病會在身體的哪些部位造成不適或出現病灶；疾病的早期發現與預防對女性是很重要的一件事。

性器官

掌管性與生殖的器官，總稱爲「性器官」。大致可區分爲在身體外的「外性器（外生殖器）」，與位在體內的「內性器（內生殖器）」。

■外性器

恥丘　是指恥骨結合上的膨脹部分。從青春期起，恥丘會逐漸累積皮下脂肪，之後慢慢長出陰毛，陰毛的多寡是因人而異的。

大陰唇　陰唇是環繞陰道口的兩對唇狀組織，靠外而較大的一對是大陰唇，靠內而較小的一對則是小陰唇。從大陰唇相當於男性外性器的「陰囊」，豐富的脂肪組織具有保護尿道口及陰道口的作用。由於大陰唇有皮脂腺及汗腺，有時會有特殊的氣味。

從恥丘到大陰唇外側也會長出陰毛。到了青春期，受到性賀爾蒙的影響，陰毛顏色會變黑。

小陰唇　位於大陰唇內側，從陰核（陰蒂）到會陰附近，往左右延伸的皺褶狀皮膚。小陰唇和嘴唇形狀相

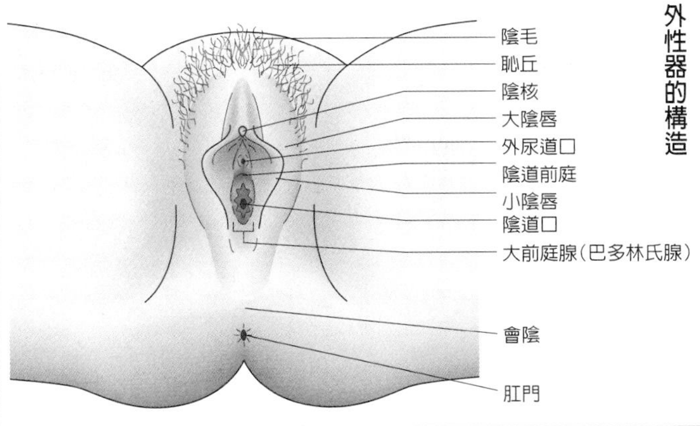

外性器的構造

似，富有彈性及伸縮性。有的女性會在意小陰唇的大小或形狀，但這是因人而異的，不必擔心。

小陰唇位於大陰唇內側，陰道口的兩側，包裹著陰核。它是女性性器官中最敏感的部分之一，當女性在性方面感到興奮的時候，就會充血及膨脹。

陰核 相當於男性外性器官的「陰莖」，構造也很相似。陰核會因爲性方面的興奮或刺激而變硬，和男性性器官一樣有勃起現象，具有提高女性性慾的重要作用。陰核的大小因人而異，像米粒般的突起、或是食指大小的突起等，都是正常的。

陰道前庭 是被小陰唇包圍的黏膜部位，這裡有外尿道口與陰道的入口。陰道的左右兩邊都有大前庭腺（巴多林氏腺）。

陰道口 位在陰道的出口，富有伸縮性，生產時會擴展到能讓小寶寶出來的寬度。陰道口的寬度也是因人而異的。

處女膜 在陰道口的稍微內側處，像是覆蓋陰道口般的類似膜狀組織。中央有大約一個小指頭般大孔洞。它會因性行爲而破裂，有時也會因爲劇烈的運動（如騎腳踏車或跳躍等）而破裂，因此，處女膜是否破裂，並不能作爲判斷是否爲處女的根據。

大前庭腺（巴多林氏腺） 位在陰道口左右兩側，像豌豆般大的分泌腺。性高潮時會分泌淡乳白色黏液，濕潤陰道口周邊。

會陰 位於外性器的最尾端。生產時，爲了讓寶寶的頭容易伸出來，這個部分會柔軟地伸展開來。

當會陰無法充分伸展，妨礙生產時，醫師有時會以人工方式切開會陰。

外性器的疾病

疾病名稱	參照頁數
外陰炎	P105
萎縮性外陰炎	P105
外陰搔癢症	P107
巴多林氏腺炎	P108
巴多林氏腺腫瘤	P108
巴多林氏腺囊腫	P109
外陰萎縮症	P110
外陰部貝賽特氏症	P111
尖形濕疣	P122

■內性器官

陰道　即Vagina。從陰道入口開始像山洞般延伸，連結到子宮，長約七～八公分。在陰道入口偏內側的部位，就是處女膜的位置。

子宮　位於膀胱與直腸之間，外形約爲雞蛋大小。有過生產經驗的婦女子宮會變大。左右的韌帶會支撐子宮，使其像飄浮般地正好位於骨盤腔中央的地方。

由整個子宮來看，上方三分之二爲「子宮體」，下方三分之一的圓柱狀稱爲「子宮頸」，子宮體的內腔則稱爲「子宮腔」。子宮頸位於陰道內的部位稱爲「子宮陰道」。

子宮壁分爲三層，分別是子宮外膜、子宮肌層，以及子宮內膜。子宮的內側分爲左右兩個方向，各自連接著輸卵管。

子宮是蘊育寶寶的房間，內部有薄薄的子宮內膜。子宮內膜每個月受到雌激素（卵胞賀爾蒙）和黃體素（黃體賀爾蒙）的影響，會使子宮內膜增厚，以利受精卵著床。若是沒有懷孕的話，增厚的部分會被排出體外，固定周期重覆這個排出的動作就是「月經」。

子宮肌肉是非常具有彈性的組織，懷孕的時候，子宮會隨著寶寶的發育一起成長。

臨盆時，子宮會大到三十～三十五公分。而且在生產之後約兩個月就會恢復到原本的大小，非常富有伸縮性。另外，子宮爲了能承受生產時的陣痛，因此是由強健的肌肉所組成。

輸卵管　是從子宮上方（子宮體部）伸展出約十～十二公分的器官，是一對細長、以平滑肌爲主的中空管道。其內側與子宮相通，外端遊離而靠近卵巢。從子宮部位算起，可分爲間質部、峽部，以及壺腹部。在壺腹部的尖端，有著像海葵形狀的漏斗部，具有捕捉從卵巢排出之卵子的作用。

輸卵管內側被絨毛狀、纖細的突起所覆蓋，這些突起可以幫助卵子往子宮的方向前進。

沿著這個流動路線，卵子被運送到子宮；在運送途中，卵子如果在膨大部遇到精子，就會進行受精。

卵巢　位在子宮兩側，是一個像袋子般的臟器，裡頭裝滿了形成新生命源頭的卵胞。女性出生的時候，卵巢就儲存了數百萬個像雞蛋般的原始卵胞，每月會有數個卵胞成

內性器的疾病

疾病名稱	參照頁數	疾病名稱	參照頁數
陰道炎	P98	陰道念珠菌屬症	P98
陰道毛滴蟲症	P100	非特異性陰道炎	P102
陰道癌	P153	子宮肌瘤	P60
子宮內膜異位症	P70	子宮腺肌症	P78
子宮內膜炎	P80	子宮頸息肉	P81
子宮頸糜爛	P82	子宮下垂、子宮脫出	P83
子宮頸癌	P139	子宮體癌	P143
子宮頸炎	P84	卵巢腫瘤（卵巢癌）	P148
多囊性卵巢症候群	P94	卵巢機能不全	P95
子宮附屬器炎（輸卵管炎、卵巢炎、骨盤腹膜炎）			P91

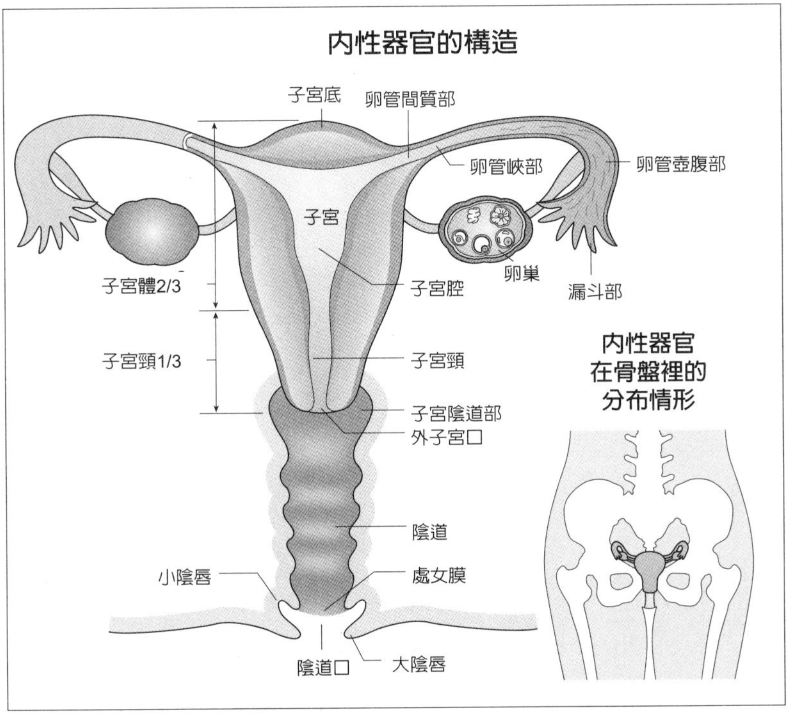

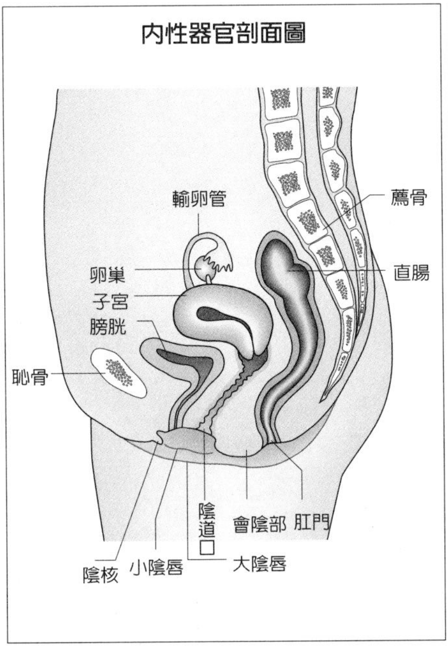

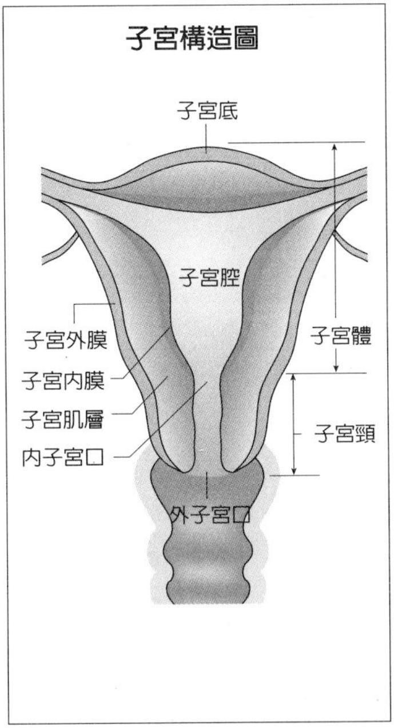

熟，其中一個會急速發育，稱爲「成熟卵胞」。成熟卵胞內包含了孕育新生命的卵子，它會從卵巢衝向腹部，也就是排卵現象。

此外，卵巢也具有分泌女性賀爾蒙的重要作用。

■乳房

乳房會分泌女性賀爾蒙，從小學低年級左右就開始發育。首先乳頭會變大，整個乳房也會慢慢隆起。但是發育情形因人而異，乳房的形狀及大小也是各有不同。

一旦月經來臨，由於女性賀爾蒙之雌激素（卵胞賀爾蒙）及黃體素（黃體賀爾蒙）的共同作用，於是乳房整體的輪廓以及硬度也就逐漸形成，同時也開始出現了乳頭及乳暈的色素沉澱現象。

乳房的構造包括了百分之十的的乳腺組織（可製造母乳），剩下百分之九十則是由脂肪組織所構成的。

乳腺位於乳房之中，有著像花椰菜的形狀，可再區分成十五～二十五個分支的「乳腺葉」。乳腺葉就是製造母乳的工廠，每個乳腺葉都具有運送母乳的乳管，連接著乳頭上的乳口。

乳頭的周圍稱爲「乳暈」。乳暈聚集了知覺神經，當它被刺激之後，就能促進製造母乳的賀爾蒙分泌。

乳房斷層圖

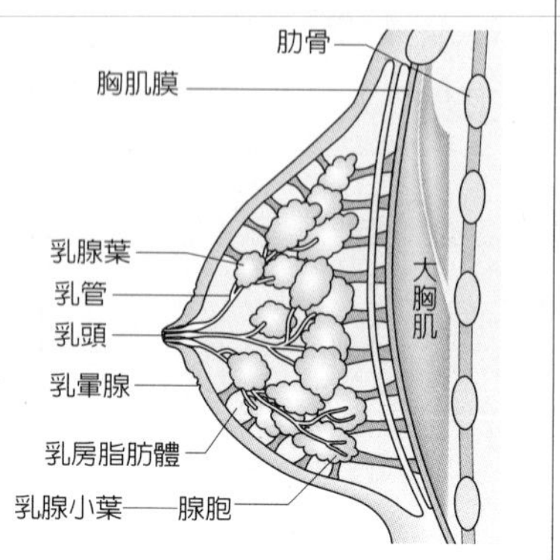

懷孕與乳房的變化

女性懷孕之後，爲了準備供給母乳，乳房就會出現變化。

首先，在懷孕四～五周時，乳頭會變大，乳頭及乳暈的顏色會漸漸變深。因爲賀爾蒙的作用，乳腺組織也開始發育，一般來說，從懷孕第十六周開始，乳房會漲大兩倍；不過這現象因人而異，也有些人的乳房外觀幾乎沒有變化。

乳腺爲了哺乳會漸漸發育。腦下垂體會釋放出稱爲「泌乳激素」的賀爾蒙，對乳腺產生作用之後才會開始製造母乳；但懷孕中之所以沒有母乳，是因爲雌激素（卵胞賀爾蒙）、黃體素（黃體賀爾蒙）產生作用，抑制了製造母乳的泌乳激素之故。

生產之後，雌激素與黃體素會急速減少，過去被壓抑的泌乳激素就會發揮功效。

寶寶吸吮產生的刺激，會經由脊髓、對間腦下視丘產生作用，促進

乳房的疾病

疾病名稱	疾病名稱
乳腺症	P114
乳腺纖維腺腫	P116
葉狀腫瘤	P117
乳管內乳頭腫	P117
急性乳腺炎	P118
急性化膿性乳腺炎	P118
慢性乳腺炎	P119
惡性肉瘤	P117
乳癌	P128

製造母乳，此時稱爲「催產素」的賀爾蒙就會分泌，藉由這個作用來釋放出乳汁。

常常有人擔心「乳房太小就不會有母乳嗎？」，其實，母乳的多寡和乳房大小無關，而是依乳腺發育的程度而定，並不是乳房小就不會有母乳；相反地，也不會因爲乳房大，就會比較容易釋出母乳。

懷孕時，有的人從兩側腋下經過乳頭往腹部方向，會發現有像黑痣或疣般的東西隆起（請見下圖），這是人類的祖先才有的乳房痕跡，稱爲「副乳」。

當產後開始母乳之後，有時緊抓副乳，還會有些微的母乳流出。副乳一旦出現，有時會在產後留下淡淡痕跡。

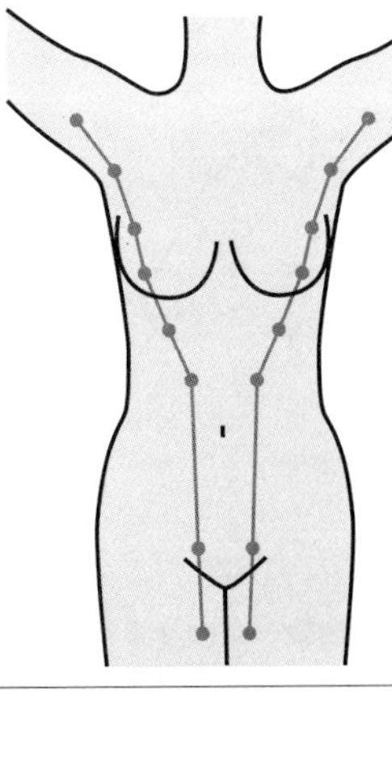

會產生副乳的部位

不同年齡層的胸部變化

幼兒期

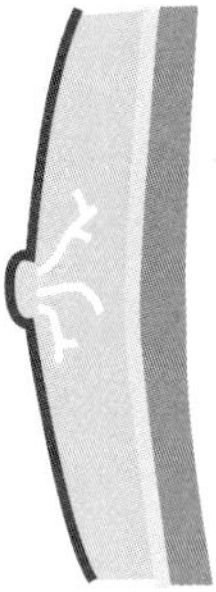

在青春期之前，乳房還沒有隆起，只有乳頭比較明顯而已，乳房中也只有像乳腺痕跡之類的東西。在國小低年級之前，男女胸部幾乎沒有差異；但在接近青春期時，女孩的乳房就會開始隆起。

青春期

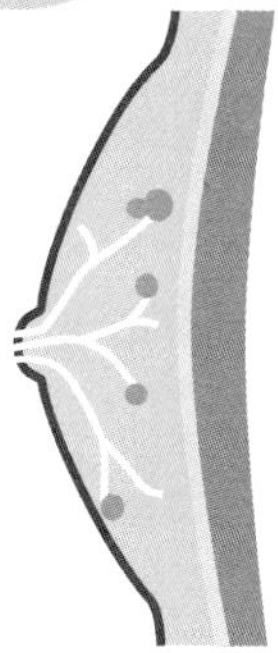

由於雌激素（卵胞賀爾蒙）的作用，乳頭的周圍會囤積脂肪，之後隨著乳管的發育，乳房也會漸漸隆起。但是由於這時候的隆起是因為皮下有脂肪囤積的關係，因此乳腺還是處於尚未成熟的狀態。

成熟期以後

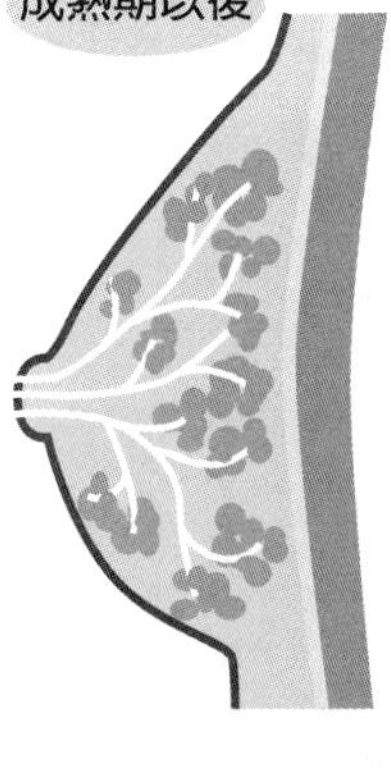

當雌激素開始大量分泌，乳腺組織發育，乳房就會呈葡萄狀（乳腺葉）結構。乳房整體外形之所以會成半圓形，同時也變得比較柔軟，是因為內部充滿許多集中乳腺胞之乳腺葉的緣故。

〔女性賀爾蒙的奇妙作用〕

很多人對「女性賀爾蒙」耳熟能詳，但對其作用卻說不出個所以然。其實，女性能保持健康，每個月有月經來潮，可以懷孕及生產，都是因爲有女性賀爾蒙的緣故。

女性賀爾蒙控制女性的一生

賀爾蒙是一種維持身體狀態作用的物質。由大腦的下視丘、腦下垂體、甲狀腺、副甲狀腺、副腎、胰臟等循環運作。女性賀爾蒙由卵巢分泌，男性則是由精巢（睪丸）等處分泌；賀蒙爾隨著血液流動而繞行全身，能夠促進或抑制內臟或組織等作用。

以上述方式分泌出來的賀爾蒙多達四十種以上，而女性身體基本上是由卵巢分泌的女性賀爾蒙，也就是雌激素（卵胞賀爾蒙），以及黃體素（黃體賀爾蒙）所控制。

原本人類是男女平等的，經由母親的臍帶接收女性賀爾蒙而誕生出來；但在出生之後，女性賀爾蒙會在數天之內慢慢消失。

不過女性從八～九歲開始，體內就會分泌稱爲「女性賀爾蒙」的類固醇激素，也就是「雌激素」（卵胞賀爾蒙），以及「黃體素」（黃體賀爾蒙）。

女性賀爾蒙會促進身體的成長及分泌。當處於雌激素分泌旺盛的時期，女性能維持豐腴而有女人味的體態；而且隨著黃體素的分泌，調整出懷孕時所需的身體環境。

此外，雌激素可抑制類固醇的增加，防止動脈硬化，讓骨骼囤積鈣質，同時具有強健骨骼的作用，因此能防止骨質疏鬆。

可是隨著年齡增長，卵巢機能衰退，雌激素的分泌降低，因此產生了情緒焦躁或身體躁熱等更年期症狀，或是高血壓等生活習慣病，以及骨質疏鬆症等，帶給女性極大的困惱。

女性在停經前幾乎不會發生狹心症，那是因爲女性賀爾蒙可幫助降低血中膽固醇並可擴張血管，所以一旦停經，就會造成血中膽固醇增加，而血管硬化、心肌血管梗塞以及中風也就會跟著增加。

此外，女性賀爾蒙還可以延緩老人癡呆症的發生。停經後婦女若是

年齡與女性賀爾蒙分泌的關係圖

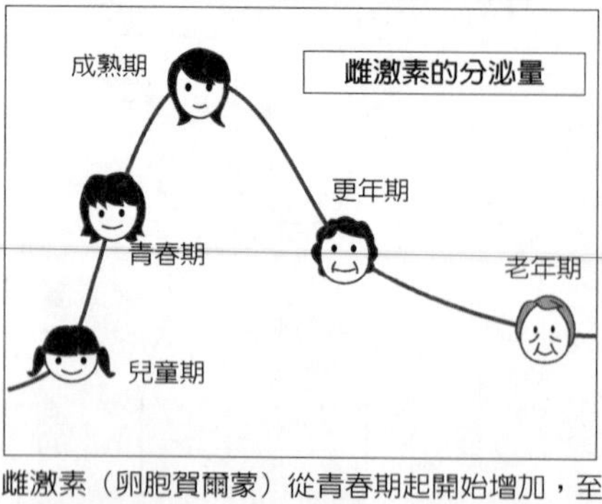

雌激素（卵胞賀爾蒙）從青春期起開始增加，至成熟期達到巔峰；之後隨著卵巢機能的降低，從更年期至老年期會慢慢減少。

持續補充服用女性賀爾蒙，罹患老人癡呆症的比率是五・八%，而未服用者則是一六・三%。

所以說，女性賀爾蒙主宰著女性的一生。

女性賀爾蒙的種類及作用

攸關女性生活周期的賀爾蒙，就是「雌激素」（卵胞賀爾蒙）及「黃體素」（黃體賀爾蒙）。在此要探討一些和女性身體有關的主要賀爾蒙作用。

●性腺刺激賀爾蒙

腦下垂體分泌的賀爾蒙，包括了濾泡刺激激素及黃體生成賀爾蒙。濾泡刺激激素會對卵巢作用，讓原始卵胞成熟，幫助雌激素（卵胞賀爾蒙）的分泌。

黃體生成賀爾蒙會和濾泡刺激激素共同協助排卵。

排卵時黃體生成賀爾蒙會加速分泌，排卵後，會將排出卵子的卵胞轉變爲黃體。

●雌激素（卵胞賀爾蒙）

從月經結束後開始增加，雖然排卵時會暫時減少，但之後又會再增加，如此不斷循環。

雌激素的主要作用是讓子宮內膜增生，引發月經，而且在排卵前增加子宮頸的分泌液，讓精子比較容易進入子宮裡。這就是爲什麼到了排卵前，陰道的透明分泌物會增加的原因。

此外，雌激素（卵胞賀爾蒙）也有助於在懷孕中讓乳頭或乳管變大，以及抑制分泌乳汁。從更年期起，隨著卵巢機能的降低，雌激素的分泌量會變少。

●黃體素（黃體賀爾蒙）

從排卵日之前開始增加，排卵後能使受精卵容易著床於子宮內膜之上，幫助懷孕。

即使受精卵在子宮內膜中著床而確定懷孕，只要胎盤尚未形成，黃體素就會持續分泌，讓子宮維持適合懷孕的狀態。

若是沒有懷孕，大約在十四天之後，黃體素就會暫停分泌，子宮內膜就因派不上用場轉而形成月經，排出體外。

此外，排卵後體溫上升，以及月經一來體溫下降，這些也都來自黃體素的作用；而黃體素也有促進乳腺發育的作用。

●泌乳激素

由腦下垂體分泌，對乳腺細胞作用並製造乳汁。

懷孕中，雌激素（卵胞賀爾蒙）、黃體素（黃體賀爾蒙）爲了抑制泌乳激素的機能，會壓抑乳汁的分泌。生產之後，血液中的雌激素（卵胞賀爾蒙）及黃體素（黃體賀爾蒙）會消失，泌乳激素的機能得以發揮，於是母體開始分泌乳汁。

在分泌乳汁方面，除了泌乳激素，也和甲狀腺賀爾蒙、副腎皮質賀爾蒙、胰島素等有關，藉由它們的彼此協助，母體就能順利分泌乳汁了。

月經是健康的指標

瞭解月經的周期

很多女性在月經來臨期間，會陷入「心情鬱悶」、「生理痛」等不愉快的情緒裡。

月經是女性特有的生理現象，也是瞭解健康狀態的重要指標。如果月經的周期亂七八糟、月經來潮時出現讓人幾乎無法忍受的疼痛，或者一次月經來潮長達八天以上等等，這些現象有時是罹患婦女病的徵兆。

雖然絕大多數人的月經周期是一個月一次，但似乎有很多女性對於產生月經的生理結構並不清楚。因此我們首先要瞭解月經發生的基本原理，如此才能對日常的身體管理有所幫助。

所謂的「月經」，是以約二十八天爲固定周期，因子宮內膜重覆排出而產生的出血現象。正常月經的過程，是由以下四個階段所組成的。

濾泡期　腦下垂體分泌的濾泡刺激激素向卵巢發出信號，讓濾泡得以成熟。

排卵期　成熟的濾泡大量地分泌出雌激素（卵胞賀爾蒙），讓子宮內膜增生。當雌激素的分泌達到巔峰，子宮內膜也變得相當厚之後，接下來腦下垂體就會分泌黃體生成賀爾蒙；藉由這個賀爾蒙，成熟的卵胞會受到刺激，卵子會從濾泡中衝出來，這就是「排卵」。

黃體期　排卵後，濾泡轉變成黃體，分泌雌激素（卵胞賀爾蒙）及黃體素（黃體賀爾蒙）。這些女性賀爾蒙能讓子宮內膜變厚，成爲柔軟且適於受精卵著床的狀態（分泌期），等待接受受精卵。

月經期　如果沒有受精，黃體機能會衰退，之後會變成白體而消失。血液中的女性賀爾蒙則會急速減少，子宮內膜剝落，隨著血液排出體外，這就是「月經」。

由大腦控制的女性賀爾蒙

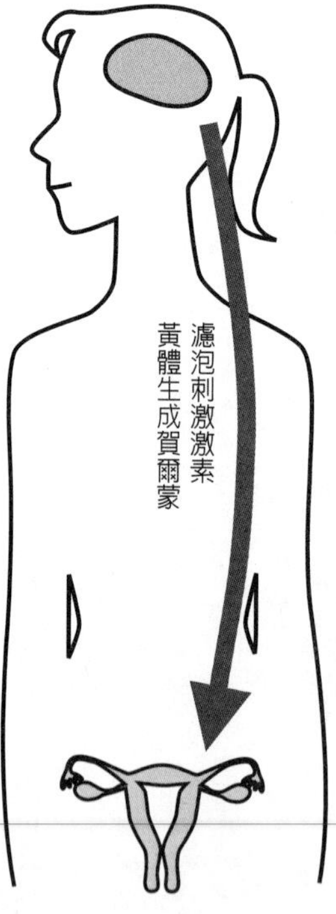

誘發月經、和懷孕息息相關的女性賀爾蒙（雌激素與黃體素），是由大腦下垂體所分泌的濾泡刺激激素與黃體生成賀爾蒙所控制的。

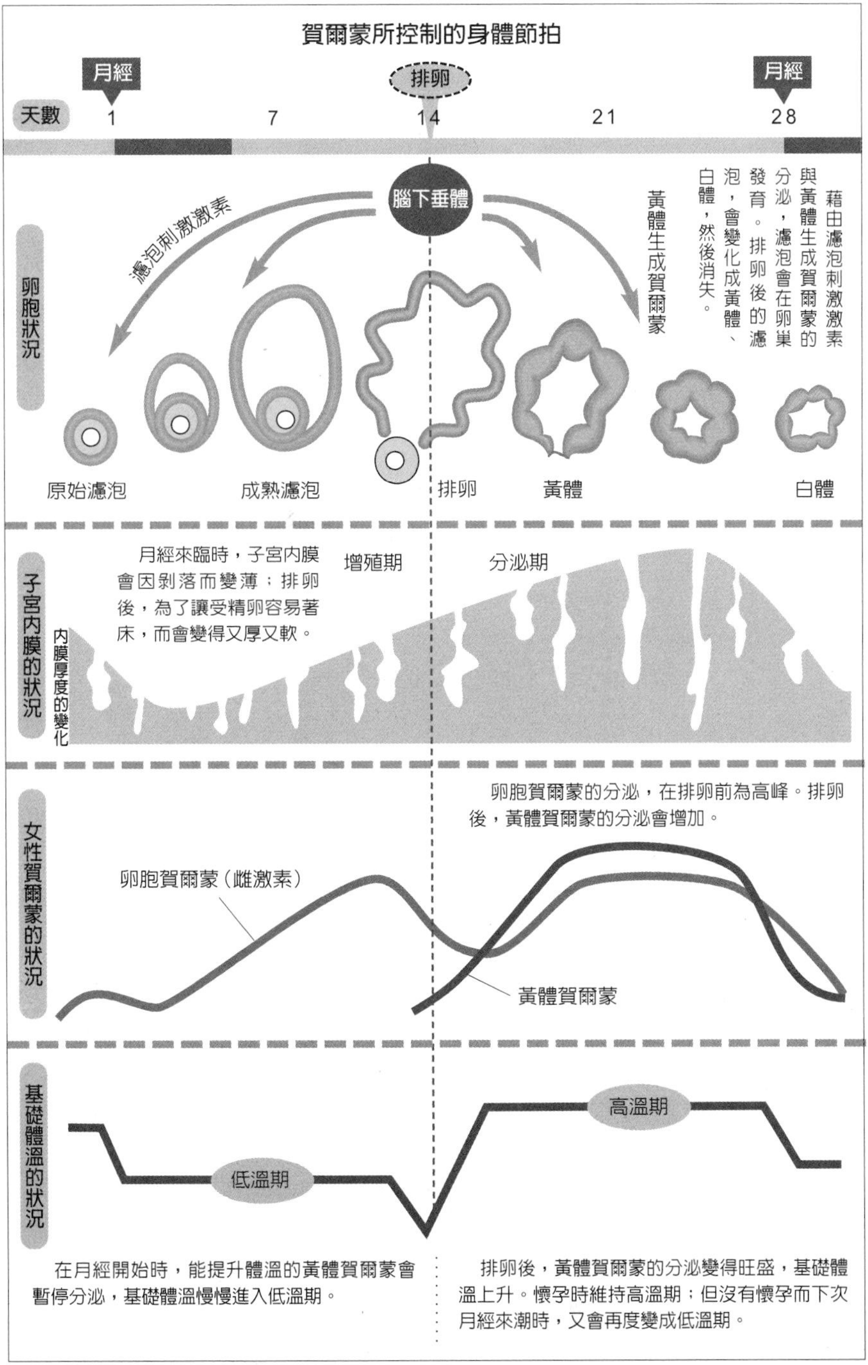
賀爾蒙所控制的身體節拍
月經
排卵
月經
天數
1
7
14
21
28
腦下垂體
濾泡刺激激素
黃體生成賀爾蒙
藉由濾泡刺激激素與黃體生成賀爾蒙的分泌，濾泡會在卵巢發育。排卵後的濾泡，會變化成黃體、白體，然後消失。
卵胞狀況
原始濾泡
成熟濾泡
排卵
黃體
白體
子宮內膜的狀況
月經來臨時，子宮內膜會因剝落而變薄；排卵後，為了讓受精卵容易著床，而會變得又厚又軟。
增殖期
分泌期
內膜厚度的變化
女性賀爾蒙的狀況
卵胞賀爾蒙的分泌，在排卵前為高峰。排卵後，黃體賀爾蒙的分泌會增加。
卵胞賀爾蒙（雌激素）
黃體賀爾蒙
基礎體溫的狀況
低溫期
高溫期
在月經開始時，能提升體溫的黃體賀爾蒙會暫停分泌，基礎體溫慢慢進入低溫期。
排卵後，黃體賀爾蒙的分泌變得旺盛，基礎體溫上升。懷孕時維持高溫期；但沒有懷孕而下次月經來潮時，又會再度變成低溫期。

〔月經來時的保養與生活注意事項〕

清爽度過經期的日常生活技巧

從月經前到月經期，因為賀爾蒙的作用而使得乳房腫漲、身體水腫，並經常引起生理痛、頭痛、腰痛、腹瀉、肩膀痠痛、四肢冰冷等身體的不適，或是焦躁、情緒不穩等心理不協調狀況。

由於月經是每個月都會來報到的生理現象，所以更應該想辦法減輕這些身心問題，輕鬆且沒有壓力地度過月經期。

月經來臨時要比平常更注重清潔，洗澡時建議採淋浴方式來促使血液循環變好，如此不但能消除骨盤內的淤血，也能舒緩下腹部不適感。此外，做一些簡單的體操也有促進血液循環的效果。

如果身體著涼會使血液循環變差，也會促使經期不適的症狀惡化。這時候可以利用攜帶型暖暖包，或者穿上較厚的內衣褲，讓腰部以下的部位保持溫暖。同時要避免穿著過緊的內衣或是束腹等會勒住身體的東西，以免妨礙血液循環。相較於鞋跟較高的鞋子，不如選擇鞋跟較低、腳尖部位較寬鬆的鞋。

此外，月經來臨時要避免性行為及激烈的運動。當有強烈疼痛時也不要一直忍耐，及早吃止痛藥來舒緩。只要不是長期服用，適當的止痛藥對身體並沒有害處。

女性在月經期間要充分攝取營養，不要食用含咖啡因、辛香料等刺激的食物，也避免過度攝取鹽分和酗酒，同時要保持充足睡眠。

靈活運用各種生理用品並常留意清潔問題

近來相關產品不斷改良，身為女性要懂得善用各種生理用品的特色來幫助自己度過月經期。即使在睡眠中或無法長時間站立時，各種符合需求的衛生棉（或棉條）也能讓女性不用擔心外漏等問題。但另一方面，為了避免不舒適的感覺，女

前輩的建議：給女兒剛迎接初經的母親

剛迎接初經（初潮）的女孩，有時會感受到大人無法理解的不安。例如：購買生理用品時不好意思被男性看見，不知道更換衛生棉的時間以及使用方法，甚至不小心讓經血沾到內褲或衣服等煩惱。若從一開始就對芝麻小事的處理覺得厭煩，以致於把月經視為「討厭的東西」，或許會導致女孩對身為女性的厭惡。此時母親要不時的與孩子聊天，教導她生理用品的使用方法，以及度過經期的舒壓方法等，幫助孩子消除經期的不安與不適症狀。

輕鬆度過經期的方法

○讓身體舒適的技巧

以沖澡或泡澡來保持清潔

使全身溫暖的淋浴或盆浴有助於血液循環。因為經期是容易繁殖細菌的時期，外陰部要柔和且仔細地清洗。

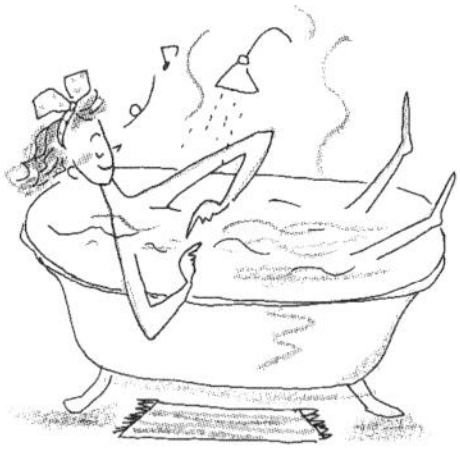

適度的運動

做一些類似體操的基本運動，有促進血液循環、改變心情的效果。不過，要避免激烈的運動，以免造成經血逆流。

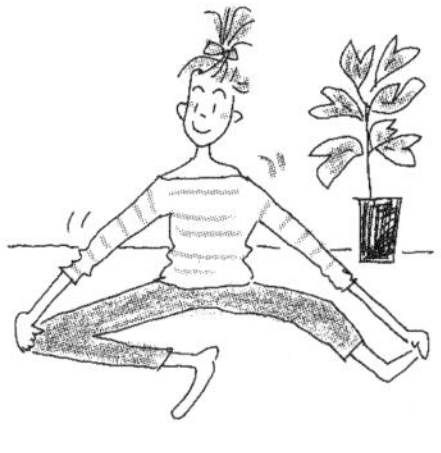

別讓身體受涼

經期時要特別注意別讓下半身受涼，最好能圍上肚兜，或是穿上毛料長褲等衣物，讓下半身保持溫暖。

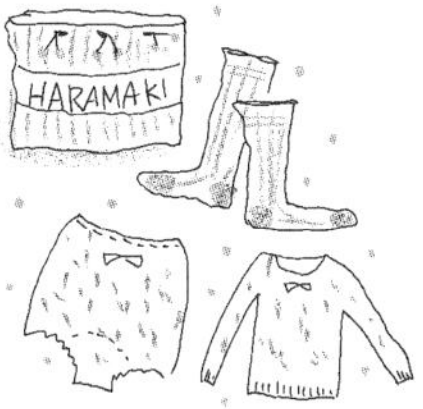

×最好避免的事

盡量避免喝酒

經期時突然想吃甜食，只要適量食用就沒關係，若是吃一大堆就不好了。但是像酒精、咖啡因或辛辣物等刺激性食物，就要儘量避免。

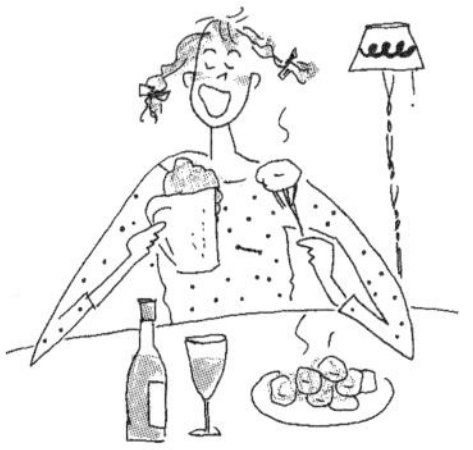

盡量避免性行為

在經期有性行為除了容易引起細菌感染之外，有時也會造成經血逆流而形成子宮內膜異位症，因此這段其間應盡量避免性行為。

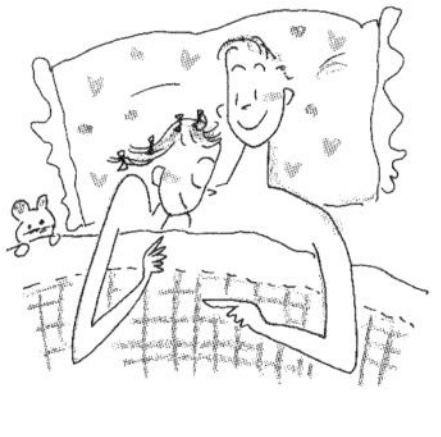

別穿不舒適的服裝

經期的血液循環會變差，有時會引起下腹部疼痛、腰痛、水腫等，所以不要穿戴過於緊身的衣物，例如緊身褲襪或是尖頭鞋等。

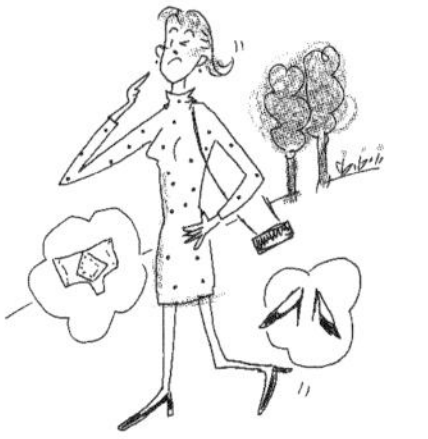

性經常會不自知地延後更換衛生棉（或棉條），以致於這些長時間被體溫加熱、吸收了經血或分泌物的衛生棉（或棉條）成為滋生細菌的溫床，這樣一來，不只會產生異味或長出斑疹，有時還會成為引發陰道炎等疾病的原因。

勤於更換衛生棉（或棉條），在經期之間以沖澡方式洗浴，使用附有溫水器之馬桶的女用座墊等，都是保持外陰部清潔的方法。

衛生棉的使用方法

衛生棉是由棉狀紙漿和高分子吸收體及塑膠墊等製成，其結構可分為表層、內層、側邊和背膠。表層就是直接與肌膚接觸的部分，織法和壓痕決定衛生棉吸收以及不回滲的效果。內層由棉、不織布、紙漿等高分子聚合物製成。側邊的設計主要用來防止側漏。而背膠則採不滲水材質，可防止經血外漏。

使用時要將衛生棉放在正確的位

置上，將背膠部分固定在生理褲上；通常在每次上廁所時順便更換，幾乎就不需要擔心外漏。如果經血量太多，只要在生理褲之外重覆穿上褲襪或內褲，就能安心了。

衛生棉有多種規格，例如長時間無法上廁所或經血量太多的人，在白天可使用加長型，睡覺時則使用夜安型等規格。總之，配合經血量或時間的狀況來使用，整個生理期就很輕鬆。每次上廁所時務必記得更換衛生棉，這樣才能保持衛生和潔淨。而丟棄使用後的衛生棉時，要將髒污的一面向內折疊，以衛生棉的包裝套包裹之後丟入專用垃圾桶。外出時使用廁所的時候，也要確實遵守禮儀。

衛生護墊的使用方法

衛生護墊比衛生棉還要薄得多，幾乎不會讓人感覺到它的存在。衛生護墊的使用不只是在有分泌物時，其他如月經快結束時，也可和衛生棉條併用，非常方便。要注意的是，護墊經過長時間的使用之後，即使表面看起來沒有髒污，但其實細菌很容易繁殖而變得很不衛生，所以每次上廁所時都要更換。

台灣天氣濕熱，使用衛生護墊讓陰部不通風、不透氣，可能造成發炎、感染等情形，沒有必要的話，最好不要天天使用，如果非得使用不可的話，請記得常常更換護墊。

衛生棉條的使用方法

棉條是直接插入陰道裡以吸收經血的生理用品。依插入的方式可分為附件式、手指式等，有直徑一公分到一．九公分等多種尺寸。更換時，利用附在棉條上的繩子，將棉條拉出體外即可。

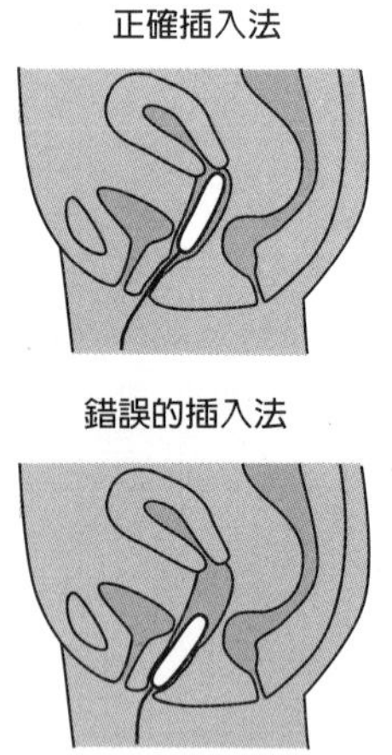

棉條要沿著陰道後側的壁面插入到深處。只要正確放入，就不會有異樣感。如果放置的方式不恰當，有時會感到疼痛，或是棉條跑到體外去。

若是能正確插入棉條，並不會有疼痛或是異樣感，而且由於經血不會流出體外，不用擔心有沾黏或氣味，也不怕會弄髒浴池或是泳池。但是，大腸菌等細菌可能在插入時或是插入之後沿著繩子侵入體內，如果長時間放置體內不取出，細菌會在陰道內不斷繁殖，有時會引起陰道炎、子宮內膜炎、子宮附屬器炎等疾病。

當經血量太多不放心用衛生棉，或是游泳、泡溫泉時，使用棉條是非常方便的選擇。但要注意務必每隔二～三小時更換，千萬不要忘記拿出來，這後果可不是開玩笑的！

在意氣味時 要改善通氣性及吸水性

經血基本上是無臭的，但在流出

體外後，細菌一繁殖就會出現難聞異味。這種狀況只要穿通氣性及吸水性佳的棉質內褲，勤於更換衛生棉或棉條就可改善。不過，月經的氣味即使自己會意識到，其實別人是聞不到的，因此不必過度擔心。

若對生理用品有不適感 可試著更換品牌

經期感到不適的原因，大致可分爲兩種。其一是與衛生棉摩擦所造成的；由於活動時，衛生棉與皮膚產生摩擦，會感到刺痛或搔癢。另一個原因是因經血外漏所造成的不適感；由於墊上衛生棉後，通氣性會變差，使得經血會刺激到皮膚。

因摩擦而引起皮膚發炎或潰爛時，可選擇表面平滑、形狀較吻合身體的式樣，並嘗試更換衛生棉的種類。若造成不適的原因是外漏，就要選擇吸收性佳、表面不易殘留經血的衛生棉，並勤於更換；如果還是無法改善問題，也可考慮使用棉條。有時搔癢的原因是由於念珠菌屬陰道炎等所引起，這時候就必須前往婦產科就診。

想錯開周期時 可請醫師開立賀爾蒙藥

婚禮或旅行等，如果會遇到月經期而感到困擾時，要在距月經來潮前的一個多月請婦產科醫師開立賀爾蒙藥，如此就可將月經期錯開。

若想將經期往前挪，得從上次月經的第五日開始持續吃藥，如果在月經來臨的二～三天前暫停服藥，就會引起無排卵性的月經。想將經期往後挪，則要從次月經預定日的約五天前開始持續吃藥，於是那個周期就不會有月經。

到婦產科就診前，最好事前先記錄好基礎體溫表，如此能更容易掌握月經周期，更確實地避開經期。

依醫師指示在短期間服用賀爾蒙藥，可不需擔心會對身體造成負面影響，切勿自行服用。

經期時的運動

身為學生時常會擔心經期時的體育課及社團活動，基本上要不要參加依個人意願而定，但也有很多人會因此請假。

不過，總不能每次都因為經期來而不上體育課。簡單的運動能有效消除經痛，所以經血量不多的人參與適當的活動是很好的。但是激烈的運動就要盡量避免。而若是經血量多、且有嚴重的經痛時就得好好休息，別強忍著身體的不適去運動。

經血量少時可以游泳，但必須使用衛生棉條。由於細菌會沿著棉條的繩子進入陰道，因此在游完泳之後，要立刻取下棉條。

由於棉條基本上適用於高中生以上的女性，因此國小及國中生在月經結束之前，還是應避免從事游泳或泡溫泉等浸泡在水中的活動。

〔基礎體溫與懷孕過程〕

基礎體溫是女性生理狀況的重要指標

「基礎體溫」是指身體使用最低限度能量時候，也就是睡眠時的體溫。由於睡眠時無法測量自己的體溫，因此就以早上起床時使用婦女專用的體溫計測得的體溫，做爲基礎體溫。以成熟期的女性來說，有以周期顯示低溫相與高溫相的兩極化特徵。也就是說：①月經來臨時體溫會下降，約兩周內持續處於低溫期；②低溫期的最後一天，體溫會更下降；③在低溫期之後至下次月經開始前，體溫又會升高。此一現象在女性體內反覆循環著。

體溫之所以會產生變化，是因爲排卵後黃體素（黃體賀爾蒙）刺激大腦的溫熱中樞所引起的，因此體溫呈現兩極化是女性賀爾蒙規律分泌的證據。

正常基礎體溫（以28天周期為例）

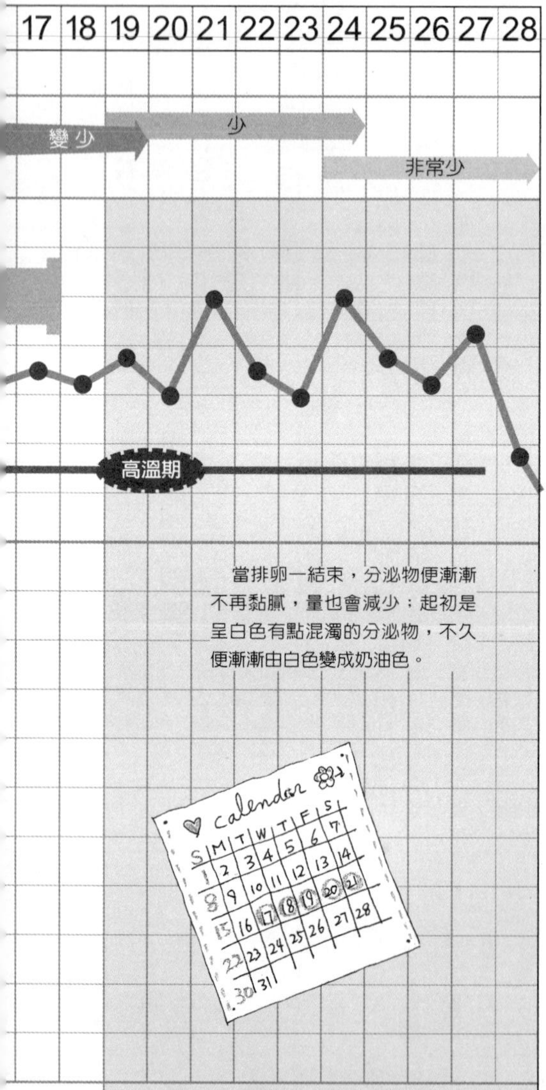

當排卵一結束，分泌物便漸漸不再黏膩，量也會減少；起初是呈白色有點混濁的分泌物，不久便漸漸由白色變成奶油色。

經前症候群（PMS）的症狀（P48）

月經來臨前，有些人會出現乳房腫漲、乳頭變得敏感、腰痛、頭痛、頭重、手腳水腫、焦躁、憂鬱、集中力降低、腹瀉、便秘、皮膚粗糙、食慾大增等症狀。

●婦女體溫計　測量基礎體溫，好比是測量只有0.3～0.5℃左右溫度差的物體。因此使用比一般體溫計更能顯示出精細數值的「婦女體溫計」來測定較適合，而且婦女體溫計是基礎體溫測定之專用器具。

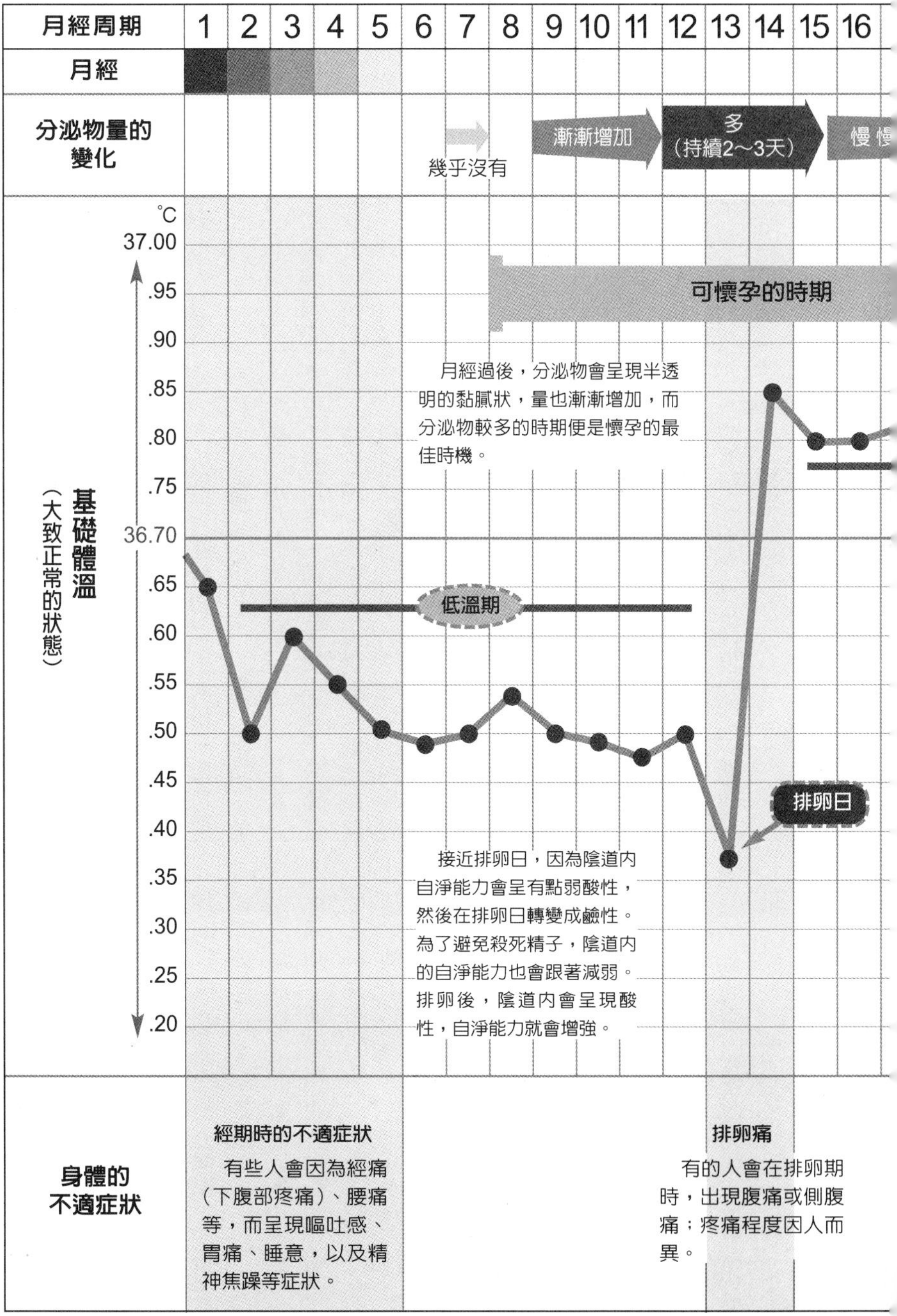
月經周期
1 2 3 4 5 6 7 8 9 10 11 12 13 14 15 16
月經
分泌物量的變化
幾乎沒有
漸漸增加
多
（持續2～3天）
慢 慢
℃
37.00
.95
.90
.85
.80
.75
36.70
.65
.60
.55
.50
.45
.40
.35
.30
.25
.20
基礎體溫
（大致正常的狀態）
可懷孕的時期
月經過後，分泌物會呈現半透明的黏膩狀，量也漸漸增加，而分泌物較多的時期便是懷孕的最佳時機。
低溫期
排卵日
接近排卵日，因為陰道內自淨能力會呈有點弱酸性，然後在排卵日轉變成鹼性。為了避免殺死精子，陰道內的自淨能力也會跟著減弱。排卵後，陰道內會呈現酸性，自淨能力就會增強。
身體的不適症狀
經期時的不適症狀
有些人會因為經痛（下腹部疼痛）、腰痛等，而呈現嘔吐感、胃痛、睡意，以及精神焦躁等症狀。
排卵痛
有的人會在排卵期時，出現腹痛或側腹痛；疼痛程度因人而異。

關於懷孕的知識

懷孕（P620）爲蘊育生命之時。那麼，此時女性體內會產生什麼樣的變化呢？

經常聽到有懷孕經驗的女性說：「不知不覺就懷孕了。」

的確，對本人來說，也許是在不知不覺當中就有喜，但若沒有在恰當的時機發生性行爲，以及處於最佳狀態的卵巢、子宮、精子等多重條件的配合，是不可能受孕成功的。

懷孕是來自卵巢之卵子與男性射精時所釋出的精子，兩者的結合。

女性的卵巢從出生開始，就已經具備了女性一生所能排出的所有卵子數目。

女性生理成熟之後，每個月會有一次將一顆成熟的卵子從卵巢釋出，通過輸卵管而被運送到子宮，稱爲「排卵」。

排卵期是從月經開始的那天起算，約十四天後產生的現象。在排卵期若有性行爲，那麼從男性陰莖射到陰道裡的精子，會以在此時被排出的卵子爲目標，不斷勇往直前與之結合。

男性一次射精釋出的精子數目達一億個以上，其中只有一個精子能順利地和卵子結合。

射精後，精子最快不到十分鐘就會到達輸卵管，但是要完成這段路程絕非輕而易舉。由於陰道內呈現弱酸性，多數精子釋出後沒多久就會在陰道中死亡，在這階段無法順利通過的精子數量非常多，能殘留下來游過子宮頸部的精子僅是少數，而最後抵達輸卵管的精子更是寥寥可數。

在這種慘烈競爭下唯一殘留的精子，才能進入卵子當中，也就是「受精」，而已受精的卵子則稱爲「受精卵」。

受精卵在順利通過輸卵管被送到子宮之後，就會附著在猶如軟綿綿床墊般的子宮內膜上，這就是「著床」。順利著床的受精卵會不斷反覆進行細胞分裂，並且漸漸發育成胎兒。

這樣的形容，似乎讓人覺得受精卵的形成和著床都很簡單，但事實並非如此。

受精卵形成的時機是在排卵之後，卵子通過輸卵管較粗部分的時間大約僅有一小時左右，想受孕的話，卵子必須在這時間內碰到精子才行。

而即便卵子與精子順利結合成爲受精卵，若蘊育受精卵的子宮狀態不佳，或是因爲各種無法掌握與預知的生理狀況，都能導致懷孕中斷而形成流產。

胎兒就是在如此這般渺茫的機率下，藉由唯一的一次精子和卵子邂逅，並通過困難的路程才誕生在這世上的。一般人常說：「寶寶是上天賜予的禮物」，這樣的形容眞是十分貼切。

懷孕的過程

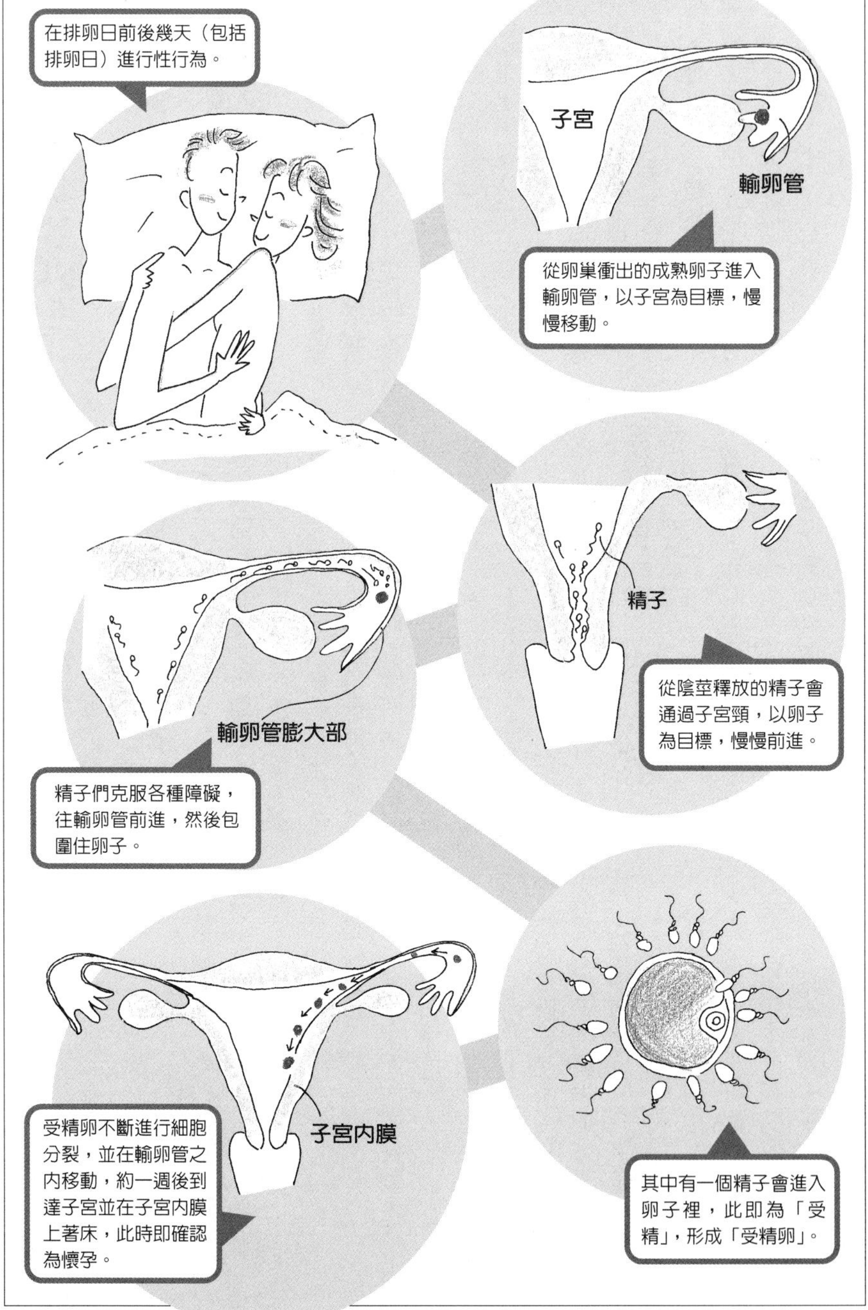
在排卵日前後幾天（包括排卵日）進行性行為。
子宮
輸卵管
從卵巢衝出的成熟卵子進入輸卵管，以子宮為目標，慢慢移動。
精子
從陰莖釋放的精子會通過子宮頸，以卵子為目標，慢慢前進。
輸卵管膨大部
精子們克服各種障礙，往輸卵管前進，然後包圍住卵子。
其中有一個精子會進入卵子裡，此即為「受精」，形成「受精卵」。
子宮內膜
受精卵不斷進行細胞分裂，並在輸卵管之內移動，約一週後到達子宮並在子宮內膜上著床，此時即確認為懷孕。

女性生活周期的改變

〔職業婦女的增加與婚姻觀念的改變〕

多樣化的價值觀 擴大中的晚婚趨勢

由於女性讀大學、研究所等繼續升學的比率上升，投入職場的人數也逐年攀升，而女性在社會地位與經濟能力提升之後，對於結婚的觀念也有了蠻大的轉變。現象之一就是平均初婚年齡從二十五歲之後擴展到三十五歲之前，較以往上升。從前的「適婚期就該結婚」想法變得不是那麼絕對，想不想結婚和年齡無關，隨時都可能是適婚期。

此外，覺得「不結婚也沒關係」的女性也大為增加，結婚從「必須進行」變成「選擇性進行」的選擇。不過，這並不表示打算一輩子獨身的女性人數增加，而是晚婚的趨勢正逐漸擴展中。

據內政部統計處資料顯示，台灣地區二○○四年初婚的新郎為十萬六千一百七十八人、新娘為十一萬三千七百人；平均初婚年齡，新郎為三○・七歲，而新娘則為二六・九歲。二○○四年結婚對數中，新郎為初婚者占八二・一%，新娘為初婚者占八八・○%，十年來男女初婚者中，男性降低了九・三%、女性則降低了二・九%。

選擇「生」與「不生」的時代已經來臨

當今全世界的出生率都在逐年降低，導致此現象的因素包括女性晚婚、二十多歲女性的未婚率提升，還有不生小孩的夫妻數目增加等。

以日本的情形來看，合計特殊出生率便是一種表示女性一輩子生產的子女數，在二○○二年出現了一・三二的最新低點，少子化的趨勢正持續擴大，這種情形同樣的也發生在台灣。

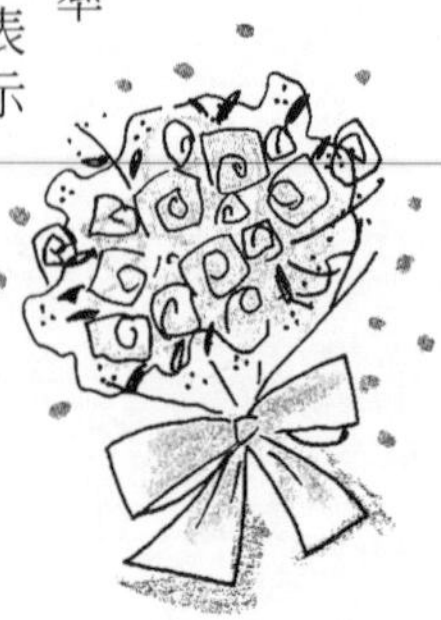

相較於晚婚趨勢的擴大，二十五歲前因懷孕而結婚的夫妻也在增加中，但這種案例，經常會出現過了二十五歲後不再生第二胎的傾向。

再者，除了選擇特意不生孩子的人之外，我們也可觀察到很多人只想擁有理想子女數的傾向。

調查結婚不到十年的夫妻之理想子女數，發現約有九成回答二～三

位子女，但從現實生活與合計特殊出生率的數字上可看出，擁有兩名以上子女的人實為少數。

這些人的理由包括：有了小孩就必須增加教育費、保姆費等種種開支，考慮到環境與經濟的現實狀況之後，會有放棄生產第二胎或第三胎的想法。

此外還有為數不少的女性比較珍惜個人生涯規劃與時間分配，不希望在婚後全職投入家庭或教養子女，的確，有這種想法的女性人數也在持續增加中。（請見下圖）

隨著生活型態變化而產生的問題

由於生活周期或環境而引起的變化，對女性的身心影響很大，再加上疾病及健康等問題。和過去相比，影響女性的因素變得更多元化。例如月經不順或無月經等婦科病，皆與飲食生活型態變化、精神及肉體上壓力的增加息息相關。

此外，近二十～三十年之間，子宮內膜異位症患者增加、初經（初潮）年齡降低、高齡生產、生產次數減少、不生產的女性增加等，都可能是主要原因。

再者，藉由性經驗的低年齡化以及擁有多重性伴侶等現象，使得性病增加，子宮癌等疾病年輕化傾向也漸漸成為問題。

為了保持健康，首先，瞭解自己的身體構造以及心理狀態是非常重要的。

女性必須擁有正確的知識與觀念，坦誠地面對自己身體與心理的問題，不應該盲目地被流行或各種資訊影響；唯有做自己的主人，才能捍衛自我健康。

不想擁有理想子女數的理由（可重複作答，1997年）

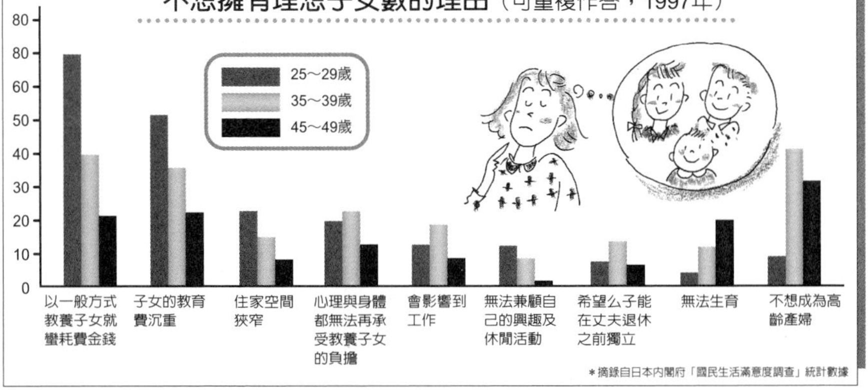

＊摘錄自日本內閣府「國民生活滿意度調查」統計數據

婦產科的選擇與應對

〔婦產科是特別為女性開設的專門科別〕

照顧女性從青春期到停經後的一生

提到婦產科，很多人都會認爲就是涵蓋女性生殖器、或是關於懷孕及生產的科別，但這只是婦產科的部分功能而已。

女性的身體在青春期之後，隨著年齡的增長，會出現很大的變化，而這主要是受到賀爾蒙影響的關係。

當女性到婦產科求診的時候，醫師會整體的考量這種變化，幫患者治療並改善女性特有疾病所帶來的困擾與不適。

總之，已經長大到不適合再看小兒科的女性，人人都有機會到婦產科就診。

尤其是有了性伴侶之後，若要享受安全又滿意的性生活，避免意外懷孕或疾病感染，與婦產科之間的關係就益形重要。

無論是月經、生殖器，或是性方面的煩惱，以至懷孕及生產、更年期或停經後的問題等，都與婦產科有關，所以，女性的身體一輩子都受到婦產科的照顧。

保護自己的健康，更要善用婦產科

掌握婦產科聰明就診的要訣，首先就是對於自我身心以及疾病等方面，擁有正確的知識。若是不瞭解自己的身體狀況，就難以在第一時間接受到良好的治療。

只要感到身體不適，或是有些擔心害怕的異樣徵兆，不要猶豫，請立刻前往婦產科診療，檢查的時候，心情盡量保持輕鬆。

若樂觀地認爲「是老毛病沒關係」，或懷疑「萬一是有生命危險的疾病怎麼辦」而因此延誤就診，如此一來就會錯過最佳的治療時機。尤其近年來不生小孩的婦女日益增多，前往婦產科就診的機會相對減少，使得早期發現婦科疾病的機會也相對減少。

此外，婦女每天爲了工作、家事、養育子女等瑣事而忙碌，常會忽略關心自己的健康問題。其實，不僅是爲了自己，也是爲了家人著想，如果希望能與家人共度活力而充實的每一天，隨時留意並關心自我健康是非常重要的。

與婦產科醫師建立良好關係與溝通方式

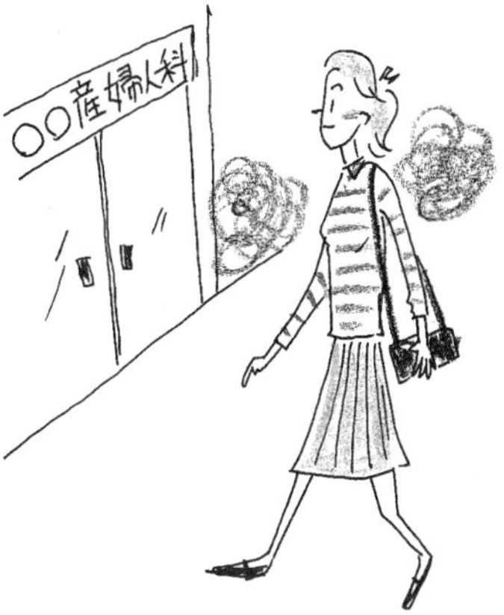

婦產科對女性而言，是最貼身而且信賴的醫療單位，但有很多婦女羞於前往看診的原因，就是害怕「內診」。

內診是醫師直接以觸診（P567）方式來診察子宮或卵巢的方法，是婦產科中最確實的診斷方式。

若在就診前事先要求，也可進行肛診（P567解說），或是超音波檢查（P568），因此不需要特別擔心。

若是無論如何都排斥內診，一開始可以先向醫師說明清楚，確定自己能接受後再進行。此外，找尋能讓自己輕鬆以對的婦產科醫師也是很重要的。

由於婦產科的診療，對女性來說是需要高度隱私的科別，因此，如果能找到一位瞭解自己並值得信賴的婦科醫師，從青春期到停經期、甚至高齡後都能向他請益日常健康管理的種種問題，如此一來醫師就會令人安心許多。

婦產科與女性的關係十分密切，不是等到懷孕或發病之後才需要接受診療。就像感冒要看內科一樣，最好有位像是「家庭醫師」般，能夠充分掌握妳的身體狀況的婦科醫師。

其實，只要就診一次之後，就會瞭解婦產科是個什麼樣的科別，也就能夠輕易克服以後看診的心理障礙了。

治療婦女身心問題的「女性專科」

女性的身體與男性不同，除了乳腺及生殖器之外，還有賀爾蒙的作用方式等各種差別，而容易罹患的疾病或症狀也是男女有別。考慮到這些相異之處，而從身心兩方面來診察患者，並進行精密治療的就是「女性專科」。

大部分女性專科並沒有設定疾病或是診療科的限制，除了婦產科所涵蓋的疾病之外，其他例如內科、皮膚科、心理困擾等各種領域的疾病，也都接受患者看診。

一般來說，女性專科是先進行諮詢，再提出更適切診療的制度，所以即使患者有「出現令人擔心的症狀，但不知該去看哪一科」的困惑，也能經由諮詢得到幫助。

近來在綜合醫院中設立女性專科的醫療單位日漸增多，同時也有強調儘量不內診，打著「未婚女性專科」或「上班族女性專科」為號召的醫療機構。

若有以下症狀須立刻前往婦產科就診　※可參照附錄

●月經不正常

經血量過多、經血混雜著大血塊、周期紊亂、經期不斷延後、劇烈經痛、月經停止等異常情形。

●分泌物不正常

量多、有顏色（茶褐色、黃綠色）、混雜著像豆腐渣的異物、有怪味，這些情形也許是疾病的徵兆。

●不正常出血

明明不是月經，卻有出血現象時，就該注意。

●下腹部有異狀

下腹部疼痛，患者若觸摸腹部時會感覺有硬塊，以及患者體型不胖卻只有下腹部日漸腫脹等。

●外陰部有異狀

例如，外陰部搔癢、疼痛、腫塊、有異狀、潰爛或長出水泡等。

●乳房有異狀

乳房有硬塊、凹陷、疼痛、腫大，乳頭流出混雜著血或膿的分泌物等（婦產科也有乳房檢查，但外科或乳腺外科則是專科）。

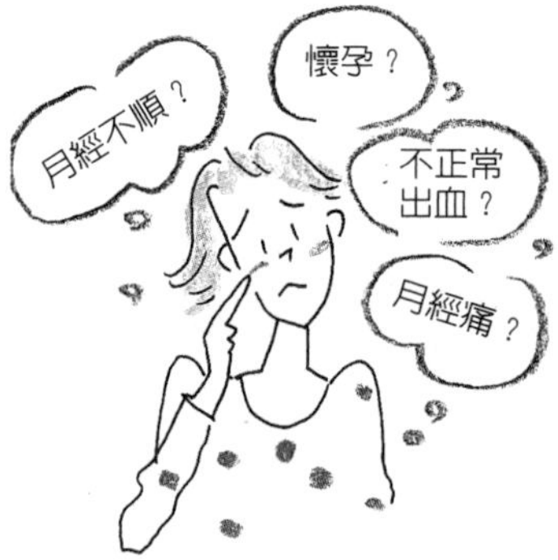

●想確認是否懷孕

有可能懷孕的時候，爲了早期發現是否有子宮外孕等異常懷孕，要盡快接受診斷，確認有無懷孕。

●無法受孕

持續努力還是無法受孕，有可能就是不孕症。爲了進行正確的診斷與治療，建議儘早接受檢查。

●癌症檢查

若懷疑罹患子宮癌、卵巢癌、乳癌，或是想早期發現婦科癌症，最好一年接受一次定期檢查。

如果有這些狀況應該向婦產科醫師諮詢

●想改變經期

藉由賀爾蒙藥劑，能提早或延後經期。

●對外陰部的顏色或形狀感到困擾

多數時候是不須擔心的，但如果非常煩惱，就要諮詢醫師。

●乳房或乳頭的外形問題

大多數情形是不需擔心的，但如果妳非常在意乳房大小，以及乳頭的顏色或形狀時，不妨聽聽醫師的意見。

●想嘗試比保險套更有效的避孕方法

如果妳想開始服用避孕藥（口服避孕藥），或是置入ＩＵＤ（子宮內避孕器），婦產科醫師的診療及處方，是絕對必要的。

●擔心是否染上性病

如果有感染的可能，或是出現可疑症狀應立刻就診。一旦發現感染，務必和伴侶一起進行治療。

●性行為的煩惱

性行爲不順利，或有性交疼痛等問題，可以找婦產科諮詢。此外，若不幸遭遇性侵害，要盡快（七十二小時之內）就診（P694）。

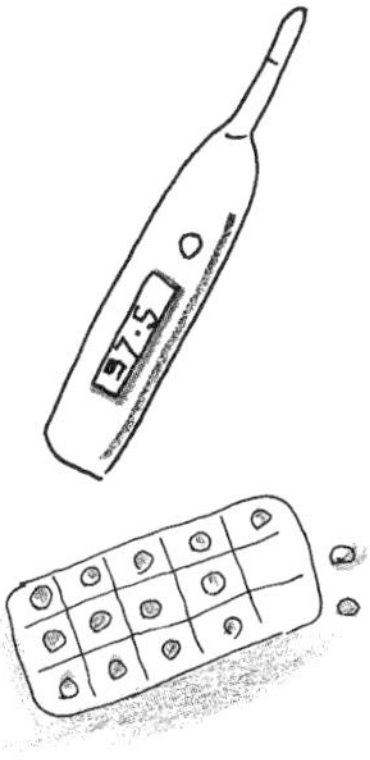

●出現更年期不適症狀

若是出現潮紅、身體發熱、流汗、頭痛、頭暈以及心悸、四肢冰冷、失眠、憂鬱等症狀，而且讓妳感到情形嚴重或不適時，務必前往婦產科就診。近來有不少還沒到更年期的年輕一代，由於賀爾蒙失調的關係，而引起與更年期障礙相似的自律神經失調症狀，而且人數正逐漸增加。

此外，更年期障礙的症狀、顯現方式與程度因人而異，其中有些人會出現和大家熟知的更年期障礙症狀不同的不適感。

所以，一旦出現原因不明的不適感，就必須請醫師判斷是否爲更年期障礙。

●頻尿、排尿疼痛、便秘等

排尿的次數或量變多，以及排尿疼痛的時候，大多是因細菌感染所引起的膀胱炎或尿道系統的疾病，但若隨著頻尿而出現腹部有硬塊或便秘時，有可能是子宮或卵巢方面的疾病。

●尿失禁（P224）

每當咳嗽、打噴嚏或提重物時，會因使力而漏出少量尿液的話，就有可能是尿失禁（腹壓性或應力性尿失禁）。

根據調查，四十歲以上的婦女中，每三人中就有一人爲尿失禁而煩惱。

導致尿失禁的原因是骨盤內的肌肉鬆弛，這並不是什麼難以啓齒的事，請放心求診。

●婚前健康檢查

爲了將來的懷孕及生產做準備，婚前要檢查看看是否有子宮癌或子宮肌瘤等婦科方面的疾病。

此外，爲考慮到懷孕時的可能狀況，婦女還要接受德國麻疹的抗體檢查，若沒有抗體，就要接受預防接種。

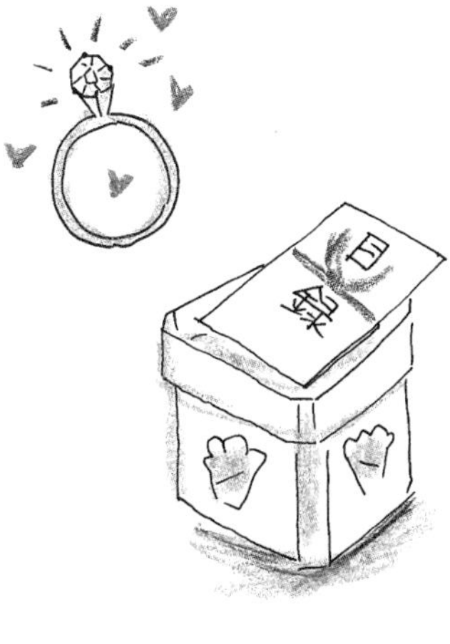

●萬一遭遇性侵害，應於72小時內前往婦產科就診，這樣就能夠進行緊急避孕的處置。換衣服或入浴，要在就診之後再進行。

〔如何選擇適合自己的婦產科〕

請實際就診過的人或是內科主治醫師介紹

優先選擇設有婦產科的醫院或診所。不過，依個人喜好，價值觀、疾病或症狀的不同，每個人的選擇或許各有差異，因此不能以偏概全。可先向家人、朋友、鄰居，或是曾經就診過的人詢問該醫療機構的風評如何，這是最快也是最保險的做法。

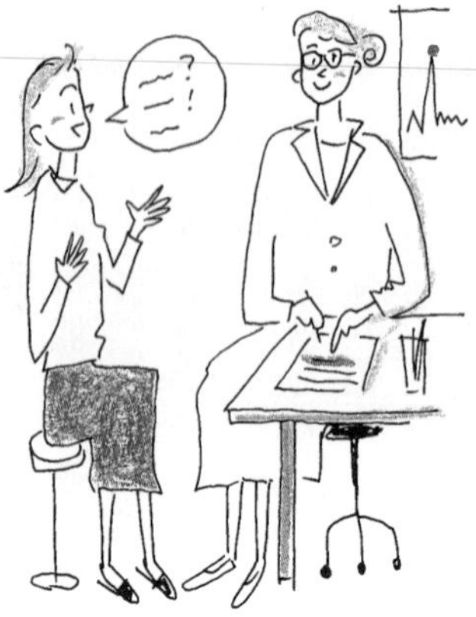

醫院或診所整體看來是否明亮清潔？醫師是否能有耐心地仔細聆聽患者的訴求、有沒有詳細向患者解說症狀與可能會採取的治療方式、護士或職員的應對態度如何等，要儘量收集類似這樣的相關資訊，才能從中選出可以讓自己安心就醫的診療院所。若有經常幫你診療的內科醫師，也可以請該醫師幫忙介紹婦產科。

妥善運用一般診所與大醫院的特色

很多人以爲只有懷孕才會去看婦產科，其實婦產科是包括婦科與產科，範圍相當廣。女性只要身體有任何問題，都可以到婦產科就醫。

如果是第一次前往婦產科就診，或是想找一位能長期諮詢的家庭醫師時，最好到選擇住家附近的診所。若醫師診斷之後，研判需要接

依目的及症狀的不同，以醫療設施為考量點

第一次到婦產科 附近的診療所或醫療中心

選擇方便從自家或公司前往的地方。家庭醫師也以附近的醫療中心較方便。

需要緊急救援時 大型的綜合醫院或急救醫院

嚴重的疾病、緊急性的疾病、婦產科以外的疾病，能盡速處理。

疑似重大疾病時 大型的綜合醫院或大學附設醫院

最好一開始就到大醫院檢查，設備比較完善。

需要住院的時候 看護水準較高的醫院

若能舒服、愉快地住院，醫療品質也會相對提高。

有慢性舊疾的時候 大型綜合醫院

這樣就可以和原本診療舊疾的科別一起進行會診。

受特別醫療設備治療的話，可以請醫師幫忙你轉診到有此設備的大型醫院。

就診時間比較有彈性，候診時間較短等，都可以列入選擇醫療機構的考量範圍。一般來說，前往大型醫院就診可以視診療時間來選擇醫師，如果可能的話，也可以透過朋友或諮詢專線查詢醫師的背景資料，或是從醫院網站上參考醫師的經歷，以選擇適合自己的醫師。

諸如月經不順、經痛、性病或避孕等婦科問題的諮詢，若是能在住家附近的診所就診，讓醫師瞭解妳的病歷，再接受精密檢查會比較好。

另一方面，如果是同時罹患慢性疾病或重大疾病的人，就必須前往大學附設醫院或是綜合醫院等大型醫療中心的婦產科求診，這樣若需要進一步治療時，也有較佳的醫療資源可以運用。

如何選擇適合自己的醫師

①和自己個性契合，任何疑問都可以輕鬆地向他諮詢。
②問診仔細耐心，詳細說明病狀、檢查目的、診斷結果，以及治療方法。
③醫師能確實回應患者的疑問或不安。
④關於處方藥的用法或效果，以及副作用等問題，醫師都能確實答覆。
⑤若有必要，能透過醫師轉介其他專門科醫師。
⑥醫師具有能將心比心去瞭解病患的痛楚與不適，並傳達給對方，使其安心。
⑦擁有精確的醫療技術，以及專業知識。

與醫師的良好溝通非常重要

在婦產科的求診過程中，有時病患必須與醫師談及包括性生活等，屬於個人私密的問題，這時候患者與醫師之間的關係良好與否，就顯得益形重要重要，因此患者和醫師都要花點心思建立彼此良好的醫病關係。

患者若是希望接受良好的醫療，和醫師就必須保持順暢的溝通，彼此若能相互合作，治療工作也會順利進行。

同時，患者必須對醫師有著一定程度的信任，這樣當醫師問診時，才能將自己的身體狀況或隱私，以率直的態度坦承相告，如此才能有利於醫師研判病情。

此外，選擇了醫院與醫師的時候，要花點時間先想清楚自己希望接受什麼樣的治療，以及治療採用的方式，瞭解自己對醫師與醫院的需求，才能建立以患者爲主體的醫療觀念。

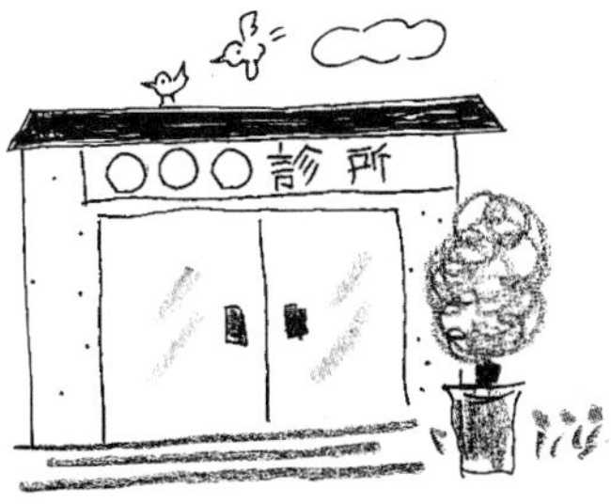

〔前往婦產科診療前最好先瞭解的事項〕

住院前的準備與就診常識

●先以電話確認　事先打電話確認診療時間及休診日。因爲有的醫療院所除了周六、日以外，還會有公休日，必要時需先預約。

同到大醫院初診，有時還需要轉診單，要事先問清楚。此外，不要忘了事先確認的工作。

●勿清洗陰道內部　只須在就診前一天入浴時，清潔外陰部即可，出門前沒有必要再仔細清洗。尤其是清洗陰道內部之後，進行分泌物檢查就無法得知正確結果，這點務必留意。

●就診前一天的性行為　基本上並沒什麼問題。不過接受子宮頸癌篩檢時，由於要採取子宮頸細胞，因此檢查前兩天應避免性行爲。此外，雖然擔心症狀而想盡快檢查，但還是應該避免經期中就診。

●就診前先排便　若是有糞便囤積在直腸的話，有時無法順利進行內診。

同時最好也能事先排尿，由於大多數病情會需要進行尿液檢查，因此要避免檢查前上廁所。

相關診療與流程問題，若不瞭解可詢問護士。

將症狀和問題記錄下來就診時隨身攜帶

醫師必須先瞭解患者的身體有何異狀，而且爲了能正確向醫師表達症狀，應該要確實記錄症狀「何時開始、情況如何、持續多久」，並備妥這些資料前往就醫。

尤其上次月經開始日及期間、一般的月經周期等，都是一定會被詢問的項目，因此平時就要先記在記事本或月曆上。

如何接受更好的醫療①

基礎體溫是身體健康的信號

基礎體溫是顯示女性身體節奏的重要情報來源，除了能夠得知懷孕的可能性，也可幫助醫師解讀有無排卵或賀爾蒙分泌異常。

此外，即使沒有明顯症狀，若是基礎體溫狀況出現異常，也可前往醫院檢查。

一開始沒辦法記載得很規律沒有關係，務必要確實養成測量基礎體溫的習慣比較重要，就診時帶著基礎體溫表，方能使診療過程更順利。

瞭解月經和賀爾蒙等基本常識

身為女性應具備關於自己身體的基礎知識，例如月經的構造或賀爾蒙作用等，因為在有限的診療時間內，能和醫師順利溝通是非常重要的事。

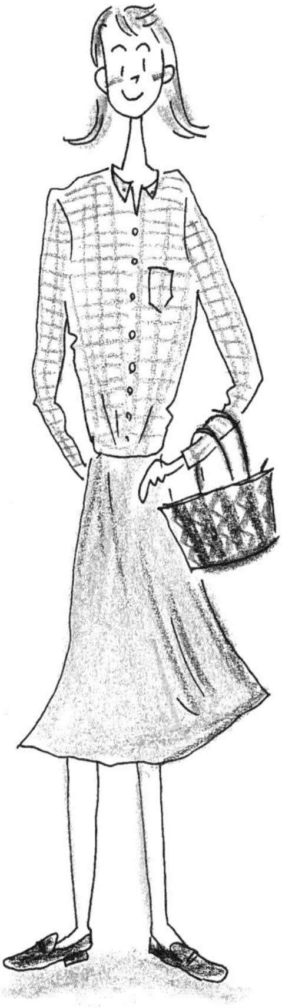

前進婦產科

穿著方便穿脫的服裝

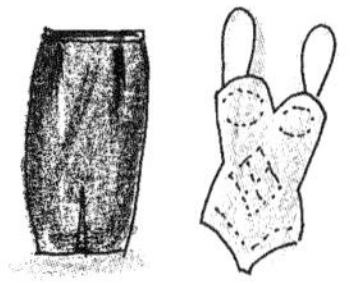

●由於接受內診需要脫掉內褲，因此穿裙子就診會比長褲適合。穿著百褶裙或圓裙與及膝的褲襪時，不必脫掉、直接穿著就可接受檢查。不過，過長的裙子有時會在躺臥時，造成妨礙。

●穿著長褲或牛仔褲的人，可以攜帶較大尺寸的毛巾遮掩。有的醫院則會準備內診台用的浴巾或更換的診療服。

●有時診察或檢查過程會導致出血，因此最好在內褲事先鋪上衛生棉或衛生護墊，這樣會比較方便。

彩妝避免過濃

●師檢查貧血等問題的時候，需要觀察患者的臉色；而過濃的粉底或腮紅、味道強烈的香水等，都會造成檢查的障礙。

相關攜帶物品

●健保卡、最後月經、問題或症狀的記事本，如果平日即記錄基礎體溫表，別忘了一併帶去。

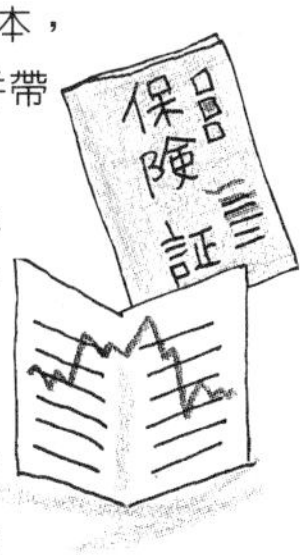

●諸如懷孕的檢查或癌症檢查等，屬於非疾病的範圍，因此是不適用健保的，最好事先電話確認自費金額較為安心。

檢查的流程

掛號→問診、醫師診療→內診、檢查（視情況而定）→說明診斷結果、開立診斷書→批價→領藥（有時是到院外的健保藥局購買）

如何接受更好的醫療

就診時的十項準則

為了與醫師建立信賴關係，以及接受正確診斷與治療，患者本身也要努力。首先，每個人要有自己是「身體主人」的自覺，事先應做好心理建設：

①想讓醫師了解的症狀與問題，應先記錄下來。

②從相互問候開始對話，可以拉近彼此的距離。

③主動建立與醫師互動的良好關係。

④有無明顯症狀及過往病歷是提供給醫師的重要情報。

⑤詢問醫師對未來病況或診療的評估結果。

⑥確實告知醫師接受治療後的身體變化。

⑦重要事項要記錄下來，之後還須與醫師做確認。

⑧遇上無法理解的問題時，不要怕詢問醫師，直到明白為止。

⑨醫療非萬能，也是會有無法達到的目標與極限。

⑩決定治療方法的人是患者自己。

（取自日本支援醫療人權中心COML〈新・看醫師的十項準則〉）

〔婦產科就診時的必備知識〕

問診 瞭解自己是成功治療的第一步。

雖然每個醫療院所的做法未必相同，但幾乎所有醫師都會詢問以下內容。其中也許有難以啓齒的問題，但為了有助於正確診斷或治療，請務必照實回答：

●**求診動機** 症狀如何？從何時開始？

●**關於月經的資料** 初經（初潮）的年齡、月經周期（從月經開始日到下一個月經的開始日）、最後月經日（前一次的月經開始日）、經血量（多、一般、少）等。

●**有無性經驗** 有性經驗的話，就要考慮到性病或懷孕的可能性，必須進一步診斷。

●**有無懷孕及生產經驗** 無經驗者與經驗者可能罹患的疾病是不一樣的。有時醫師會詢問現在是否懷孕、是否想懷孕等問題。

●**是否曾墮胎或流產** 過去的墮胎手術或流產後的處理，有時也會造成現在的不適。

●**過去曾罹患的婦科疾病**

●**過去曾罹患的其他科別疾病、現在惡化中的疾病**

●**目前服用中的藥物** 為了避免與其他醫師開立的處方藥併用而產生副作用，若目前有服用藥物，要事先記下藥名或將藥帶去給醫師看。

●**有無酒精中毒**

●**日常狀況、家族病史（癌症、高血壓、糖尿病等）** 有些疾病會因為生活環境、飲食習慣或是睡眠時間、嗜好物（菸或酒等），以及遺傳體質等因素而產生不同的影響。務必翔實提供個人資料給醫師參考。

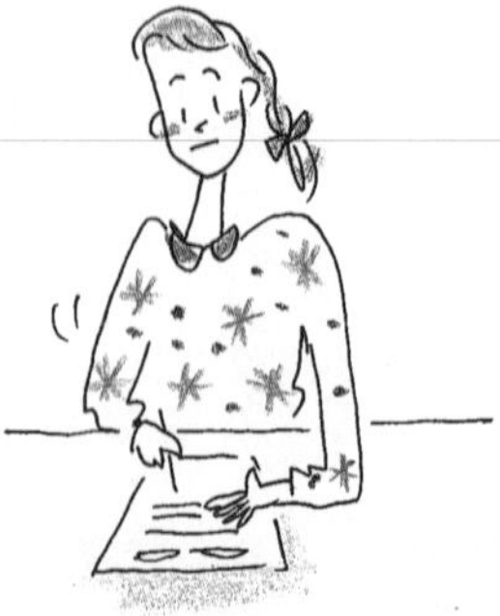

不少醫院顧慮到病患可能難以回答某些問題，為了能順利問診，因此設立了在診療前的等待時間裡，請病患填寫問診單的制度。

有助於瞭解病情的外性器官

對於自己身體症狀，要清楚地說出部位名稱，不要光是說「這裡」「那個」，不需要覺得不好意思。

- 恥丘…………被陰毛覆蓋，保護裡面的恥骨。
- 外陰部………指恥丘下方到肛門的部位。
- 大陰唇………外陰部最外側，分為左右兩邊的柔軟皮膚組織。
- 小陰唇………位在大陰唇內側的薄皺褶。
- 陰蒂…………小陰唇出口處的小突起。
- 陰道口………陰道入口。經血就是從這裡流出的。
- 會陰…………從小陰唇到肛門的平坦部分。

※在本書的最後有「婦產科就診活用記錄」，請影印使用。

內診

瞭解各項檢查的目的 就可以明白內診必要性 同時也能減輕焦慮

內診通常分為視診（陰道擴張器檢查，俗稱鴨嘴）與觸診，是婦產科基本檢查中最重要的項目。無論是外陰部、陰道、子宮、卵巢的異常、，或是哪個部位出現不正常出血等，都可藉由內診瞭解病況，而且不會花太多時間，因此請放鬆心情接受檢查。

●視診 醫師先目測外陰部是否發炎，然後將陰道擴張器放入陰道中，檢查陰道內部與子宮入口的狀態。陰道擴張器有多種尺寸，醫師會考量患者的年齡、有無性經驗及生產經驗等因素來選擇適當尺寸。此外，視檢查必要與否，有時醫師會採集分泌物或細胞等檢體。

●觸診 醫師會將指頭放入病患陰道內，另一隻手放在病患腹部上方，檢查子宮或卵巢的狀態。

即使是在經期中，也可以進行內診（P576），所以身體不適時，最好盡快接受檢查。此外，對於沒有性經驗的患者或兒童，尤其是年輕患者，醫師有時會從肛門檢查子宮、或以卵巢的肛診、超音波檢查來代替內診。

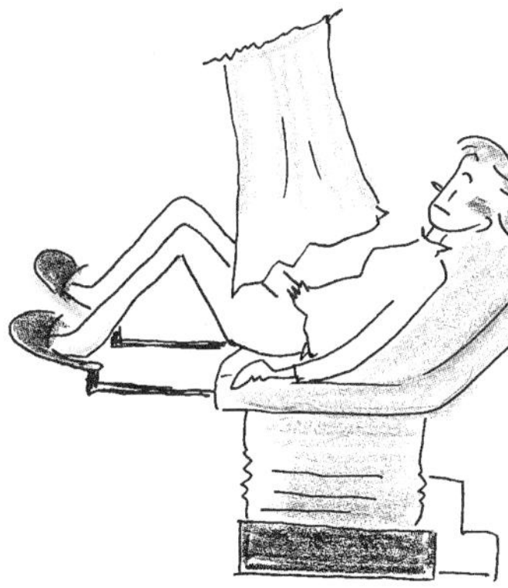

在內診台上，醫師與患者之間大多會隔著一層簾幕，若是覺得不安也可考慮打開。

經由內診能瞭解的狀況

●陰道 檢查陰道黏膜或陰道內的狀態、分泌物的多寡與顏色、子宮頸的狀態、陰道部位有無腫瘤或潰爛、有無子宮頸息肉等（P60～）。

●子宮 包括子宮的方向和位置、大小、硬度、表面的狀態以及可動性等。檢查有無子宮肌瘤、子宮位置是否異常、子宮內膜異位症等（P60～），同時也可判斷是否懷孕。

●卵巢 觀察卵巢位置或大小、硬度等，並檢查是否罹患卵巢腫瘤（卵巢囊腫、實質性腫瘤）等（P86～）。

二～三分鐘即可結束 請試著讓全身放鬆

全身放鬆是順利接受內診的祕訣。若是腹部或腿部因緊張而施力時，陰道就會變窄，這樣反而會覺得疼痛與不適，醫師也不容易進行檢查，導致更耗時間，因此診察時不妨做個深呼吸，讓心情與身體放鬆。

如果還是感到疼痛，就要告訴醫師此刻身體哪個部位覺得不舒服，對醫師而言，這也是有助診斷的重要參考訊息。

●肛診 醫師戴上手術用手套，將手指從肛門插入直腸。依子宮內膜異位症等不同症狀，有時採用肛診反而較能確實掌握病況。

〔婦產科主要的檢查項目〕

※可參照附錄

需視疾病或症狀而異，再決定進行何種檢查，通常醫師會合併幾種檢查作綜合性診斷。

驗尿

●是什麼樣的檢查？ 採取中段尿（排尿途中的尿＝P217專欄），採集量約為專用杯的二～三公分高度。

驗尿除了可以判斷是否懷孕，還可以檢查賀爾蒙分泌作為排卵日的依據，以及有無細菌、尿路感染等。

●能得知的狀況 如果檢查出尿液含有人類絨毛膜性腺激素（hCG），這個從胎盤的絨毛組織所分泌的賀爾蒙時，就表示有懷孕現象。此外，為了早期發現孕婦是否有妊娠毒血症，也會檢查尿糖或尿蛋白。

驗血

●是什麼樣的檢查？ 從手腕靜脈採取血液。有時亦可藉由內診或驗尿就能瞭解生理發生異常的原因。

●能得知的狀況 藉由驗血，可以瞭解賀爾蒙的狀態、B型肝炎、愛滋（限當事人同意）、梅毒等，檢查是否有這些因性行為而感染的疾病。

此外，要分辨子宮或卵巢的硬塊是良性或惡性，有時也會檢查血液中的腫瘤指標。所謂「腫瘤指標」，是指從腫瘤組織所分泌的特定物質，其中的「CA-125」腫瘤指標，廣被用於檢查卵巢癌，若患者有子宮內膜異位症或子宮腺肌症，此數值就會上升，不過還是比卵巢癌要低。

驗血是很基本的檢查項目，常用於德國痲疹或貧血、肝功能檢查等，運用範圍十分廣泛。

超音波檢查

●是什麼樣的檢查？ 將超音波抵住身體，將反射回來的反射波（ECHO）影像化，經由這個方法檢查身體內部的狀況，因此又稱為「ECHO檢查」，或是「超音波斷層攝影」。超音波檢查包括將釋放出超音波的探頭（Probe）抵在腹部表面（經由腹部），以及插入陰道（經由陰道）來觀察等方式，後者較能清楚地觀察到子宮及卵巢的狀態。

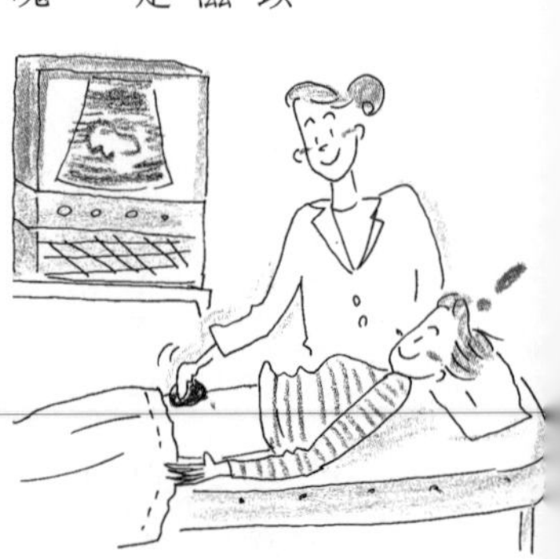

●能得知的狀況 可瞭解子宮或卵巢的位置、大小、子宮肌瘤或子宮內膜的異常、卵巢腫瘤、有無懷孕等。此外，在懷孕期間也可使用超音波察看胎兒的狀況，或者用來瞭解乳房是否有硬塊等。

分泌物（陰道分泌物）檢查

●是什麼樣的檢查？ 當出現分泌

物異常、外陰部疼痛或搔癢等情形時，即可進行此項檢查。方法是將陰道擴張器放入陰道內，以棉花棒輕輕擦拭分泌物來採取檢體，之後用顯微鏡觀察，並進行培養檢查，以便瞭解是否有細菌導致分泌物異常，以及檢驗是哪種細菌造成的。

●能得知的狀況　若爲特定致病菌，便能確定遭到感染，並著手進行下一步的治療。

其他檢查

●細胞診斷

通常用於檢查子宮癌或子宮內膜，以及檢查不孕原因。

若是罹患子宮頸癌的患者，醫師會以長柄棉花棒，將子宮入口（子宮頸部位）附近的細胞稍微摩擦採一些檢體來進行檢查，這是很輕微的動作，患者幾乎不會感覺疼痛。

當醫師檢查子宮體癌或不孕原因時，通常是將細長的器具放入子宮內，摩擦沾取子宮內膜的細胞來檢驗。而子宮體部的細胞診斷，由於器具不斷改善，疼痛已經減輕，但對於沒生產經驗或痛覺較強的患者，醫師會施以麻醉後再進行。

●陰道鏡檢查

醫師使用猶如望遠鏡般的裝置來擴大子宮頸，直接檢查肉眼看不到的細微病變。在陰道或子宮頸的細胞診斷中，若醫師懷疑可能是癌症時，會進行此項檢查。

●子宮鏡檢查

醫師使用猶如胃鏡般的子宮鏡放入子宮裡，詳細地檢查子宮肌瘤或子宮體癌等的病變狀況。

子宮鏡檢查

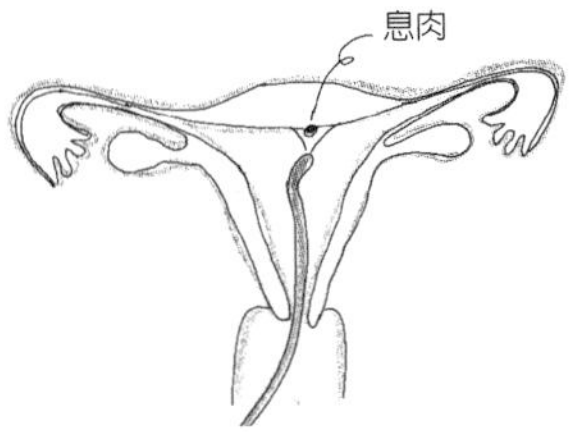

從子宮入口放入猶如胃鏡的陰道擴大鏡，觀察子宮中是否有異樣。和內診一樣，患者全身放鬆，是順利進行此項檢查的要訣。

●MRI（磁振造影儀）檢查

利用對於體內磁氣產生的共振作用，將身體各部位，依長、寬、斜等各種角度製成畫面，進而具體顯像出來提供醫師診斷的方法。

此項檢查通常用於子宮內膜異位症、卵巢腫瘤、卵巢癌等疾病，藉由詳細的磁振造影來瞭解病變的部位、引起的原因，以及和其他臟器的相關位置等。由於不需使用放射線，所以不會對人體產生影響。

●腹腔鏡檢查

將患者施以全身麻醉，在肚臍下方開一個小洞，將尖端附有鏡片的器具從小洞放入以進行檢查。

腹腔鏡檢查能具體呈現腹部狀況，醫師會從監視器畫面邊觀察邊檢查。有時也會採取微量的病灶組織，做病理上的診斷。這項檢查通常是爲罹患子宮內膜異位症、卵巢出血、不孕症等患者所進行的。尤其是子宮內膜異位症，爲了確定診斷，會視個案需要來進行檢查。

〔定期健康檢查很重要〕

婦科檢查

對重大疾病而言，早期發現、早期治療是痊癒的不二法門

絕大部分婦科方面的疾病，初期並不會有任何明顯症狀，不少例子都是患者一旦開始出現症狀時，才發現病況早已惡化到難以收拾的地步，因此定期檢查是很重要的。

例如子宮癌，尤其是子宮頸癌，雖然和早年前相比，死亡率已顯著降低，但這有可能是因爲健康檢查普及化，使得早期發現的患者增多的結果，並不全然是罹患子宮癌的發病率降低。此外，卵巢癌在初期時幾乎沒有什麼明顯症狀，加上移轉速度快，只有定期檢查才能早期發現。

尤其子宮癌或乳癌是屬於只要早期發現、早期治療，治癒率就能顯著提高的疾病。若發現得早，也可進行保存子宮或乳房的治療法，並不見得需要切除。

因此，爲了自己的健康，每年定期做一次婦科檢查是必要的。

女性邁入四十歲之後，卵巢機能就開始走下坡。女性賀爾蒙的分泌也開始不穩定，這些生理的變化容易導致各種女性疾病或問題。爲了得知這些不會在身體表面出現徵兆的各種狀況，接受定期檢查是很重要的。尤其像是家庭主婦、學生、自由業者等，這些沒有公司可以安排健康檢查機會的人，更須積極規劃每年一度的健康檢查。

只要有過性行為 即使是十幾歲也要定期檢查

提到婦科癌症，大家都會認爲是中年以後才會發生的疾病，但是子

女性在不同階段的自我健康管理

10（歲）

青春期

認識自己身體的重要階段

青春期女性的卵巢及子宮尚未發育完全，因此常會有月經不順或經痛等問題，其中有些必須立即治療，應前往婦產科就診。到了青春期後期會開始對性產生興趣，也應培養正確性觀念，以及懷孕、生產和避孕等方面的知識。

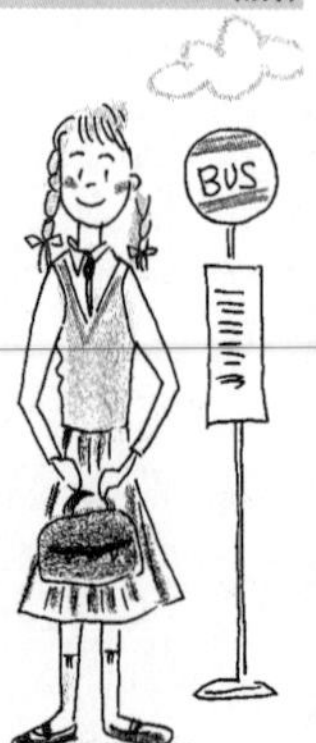

20

成熟期

女性身體最活躍的黃金階段

此時期性機能成熟，但也是卵巢與子宮最容易產生病變的時期。此外，若開始有性生活，也須注意罹患性病。定期檢查身體，養成良好的健康管理，才是成熟的女性。

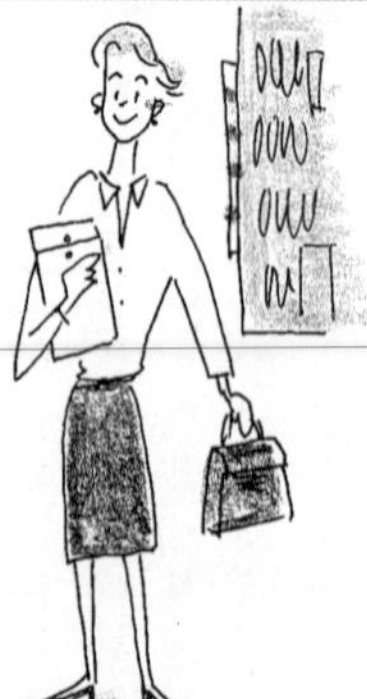

30

宮頸癌卻是個特例，它是與性行為息息相關的疾病，與年齡無關，所以即使是十幾歲的年輕人，只要就有了性經驗，就有發病的可能。

因此，美國防癌協會建議有多重性伴侶的人，或是十八歲以前就有性經驗的人，每年都要接受子宮頸癌檢查。

每年各地的衛生機關都會舉辦子宮癌檢查，有些地方衛生機關還會針對某個年齡層（大多為三十歲以上）的民眾，寄發檢查通知。通常這些健檢的訊息也會刊登在政府文宣上，平時要多留意。

在婦科的各種檢查中，被稱為「子宮癌」檢查的，其實一般是指「子宮頸癌」檢查，因此有些人接受癌症檢查後，明明沒有發現病變，但實際上卻罹患了「子宮體癌」。所以女性過了四十五歲之後，除了一般的婦科檢查之外，還應加做子宮體癌檢查，而且最好連卵巢也一併安排檢查。

乳房檢查

乳癌是女性癌症當中，唯一可以經由自我檢查發現的。但是，雖然大家都在強調定期自我檢查的必要性，若沒有正確的知識，自我診斷也會充滿不確定性，甚至自己嚇自己的非常不安。

因此，為了切實掌握自我診斷的重點，以及得到乳癌預防的正確知識，專家建議女性最好到醫院接受乳房檢查。檢查的內容包括：

①問診；
②視診及觸診（請見P572專欄）；
③乳房攝影（夾住乳房做X光攝影的檢查），或是超音波檢查。

這些檢查一般會安排在外科進行，但有些醫院設有乳腺外科或乳房專科，由專門醫師來檢查。

此外，有些地方衛生機關會不定期的安排乳癌檢查，務必妥善加以利用。

高齡期　70　60　停經期・更年期　50　40

良好的健康管理
讓你活出年輕與活力

只要維持健康，擺脫更年期障礙，便能享受「第二個人生」。平時就應留意自己的健康，常保活力又年輕的狀態。此外，這時期特有的婦科疾病也會逐漸露出徵兆，別忘了定期前往婦產科檢查。為了維持體力、防止老化，可採散步等較輕鬆的方式適度運動。

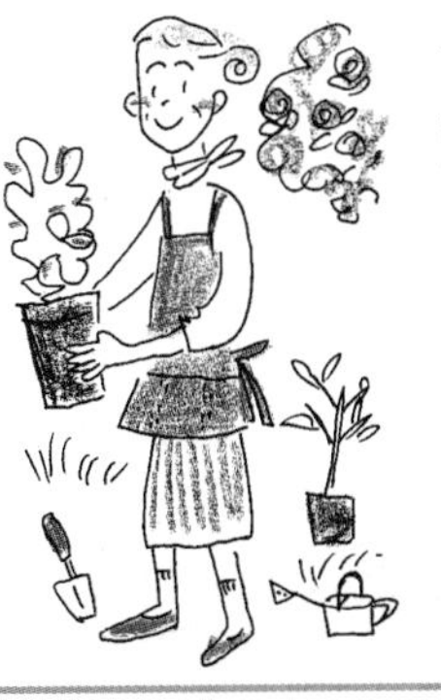

容易罹患成人病的
危險時期

停經後，過去一直保護女性身體的女性賀爾蒙雌激素會急速減少分泌，因此容易罹患糖尿病、高血壓、動脈硬化等成人病。這些疾病發作的症狀，大多和更年期特有的不適症狀相似，因此必須藉由定期檢查，才能盡早發現疾病徵兆。

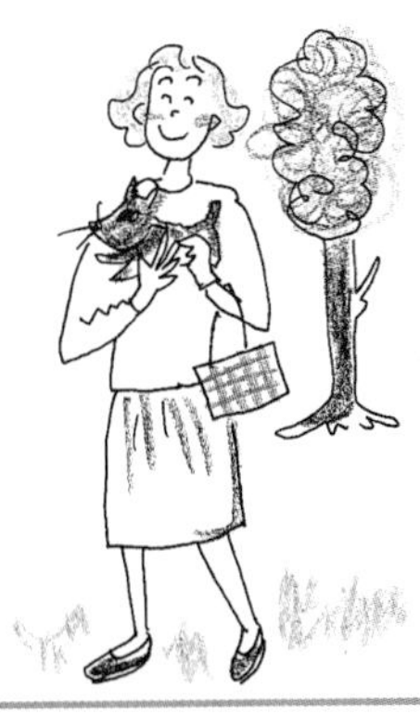

經由婦科檢診會發現的主要疾病

子宮頸癌　占子宮癌患者的九成以上。三十歲之後罹患率開始逐漸增加，但有時在二十幾歲時就會發現病症。
由於是發生在子宮頸部的疾病，因此比較容易在初期發現。

子宮體癌　發生於子宮體部的癌。未婚或是沒有生產經驗的人，或是家中有罹患此病的親人等，罹患率都很高。此外，子宮體癌也被視為是和肥胖、高血壓或糖尿病等有關的成人病，隨著飲食越來越西化，這種疾病也有逐漸增加的傾向（P143）。

卵巢癌　每一個成熟女性都有得到卵巢癌的可能，也就是從二十～五十歲的婦女都有可能罹患，尤其是以沒有懷孕經驗的人和月經不順的人最常見。由於卵巢癌初期並沒有明顯症狀，所以比較不容易早期發現（P148）。

卵巢囊腫　好發於卵巢的良性腫瘤。腫瘤變大之後，患者會有下腹部腫大的感覺，或是腰痛等明顯症狀（P86）。

子宮肌瘤　出現於子宮內的良性腫瘤。腫瘤變大後，患者會出現月經痛、月經過多、不正常出血、貧血等明顯症狀（P60）。

子宮內膜異位症　子宮以外的部位（卵巢、腹膜、子宮的肌層等）長出與子宮內膜相似的組織。患者會出現嚴重經痛、下腹部疼痛、腰痛，以及性交痛等明顯症狀（P70）。

乳房檢查　女性乳癌有逐年增加的傾向。乳癌是所有女性癌症中，唯一可經由自我檢查發現的癌症，因此定期檢查（P130專欄）很重要，但光是這樣也會令人不安，所以要定期請專家做乳房檢查。

檢查內容分為：1.問診、2.視診與觸診（檢查乳房有無硬塊、皮膚或淋巴的狀況、乳頭是否有分泌物等）、3.乳房攝影（夾住乳房進行X光線攝影的檢查＝P130）或超音波檢查（P131）等。

乳房檢查一般是在外科進行的，但視診及觸診也可在婦產科進行，也可一併做子宮癌檢查。

乳房檢查中發現的主要疾病

乳癌　一般認為遺傳是罹患乳癌的主要因素，若家族中有人得過乳癌，建議最好從二十歲起就開始接受檢查（P128）。

乳腺症　屬於良性硬塊，但由於症狀與乳癌不易區分，因此發現自己乳房有硬塊時，一定要前往醫院就診（P114）。

乳腺纖維腺瘤　和乳腺症一樣，屬於良性瘤，由於症狀和乳癌很像，還是要多注意。硬塊還小的時候不需要特別治療（P116）。

婦科檢查……Q&A

Q　進行子宮癌檢查時，醫師會說「先觀察一下狀況」，這句話是什麼意思？

A　務必於指定日期接受檢查。若為輕度子宮頸癌的前期病變（前癌狀態）的話，在觀察過程當中，百分之九十五以上會消失。因此有一個過程觀察的步驟，一般會在三個月後再次進行檢查，若程度（依細胞診分類）降低或消失的話，半年或一年後再行檢查，若沒問題，之後每年都須做一次檢查。

Q　健保不給付檢查費用嗎？

A　原則上，檢查是自費的，費用會視檢查內容而有所差異。不過，因為不正常出血等明顯症狀而就診，視情況進行癌症檢查等，有時也適用於健保。三十歲以上的婦女，健保有給付子宮頸抹片檢查的費用。

一般健診

藉由健康檢查可預防成人病還能收早期發現早期治療之效

女性成人病的發病率，是從女性賀爾蒙雌激素減少分泌的四十歲之後開始逐年增加。

癌症是國人主要死亡原因之一，它和心肌梗塞、腦中風、糖尿病、高血壓等，被稱爲「成人病」，年長者最容易發生。這些疾病不只是因爲年齡增長或老化才會引起，大部分都是從年輕時代起即累積不良生活習慣（飲食生活的質與量、吸菸、喝酒、鹽分過度攝取、運動不足、壓力等），這些不好的健康習慣歷經了十至二十年的累積，漸漸形成疾病。

爲了預防成人病，平時就要養成良好的飲食與生活習慣，而且從年輕的時候就要定期接受檢康檢查，及早發現身體的異狀。

建議二十多歲的年輕人，每三到四年檢查一次，三十歲以後則要每年檢查。

而像家庭主婦、自營業、學生這些沒有被公司聘僱的人，雖然無法由公司安排定期健檢，但還是可以利用地方衛生機關所舉辦的健診或自費健康檢查。

健康檢查是瞭解自己健康狀況的基準

定期健康檢查的作用，是爲了早期發現成人病等疾病，以及檢查健康狀態，以便維持及提升自我健康管理。

那麼，只要定期接受健檢就能安心了嗎？那可不一定。

健檢是找出本人尚未察覺，或是尚未出現症狀的身體變化。檢視個人習慣的生活模式，並給與建議以便改善，身體如果有問題也能早期發現早期治療，讓自己擁有更健康的生活。

也就是說，健診其實就是檢視「健康狀況」。接受健檢並不表示所有疾病檢查都已完成。而是藉由健檢、瞭解自我健康狀態，重新審視並改變不良生活型態等，有助於未來仍能持續保持健康，這才是對健檢的正確態度。

如果不符合基準值不見得是異常

健康檢查的結果會以基準值（或是基準範圍）爲參考，判定各項指數是否正常。

這個基準值的來源，是整體檢視多數不特定健康人士檢查值而得到的數值。

以前稱其爲正常值，但由於正常範圍還是因人而異，因此逐漸改稱爲基準值。

若爲基準值範圍外的數值，也不能立即判斷它是否異常。從基準值的決定方式來說，健康的人也會有百分之五是偏離基準值的，而且基準值也會因年齡、性別，以及不特定多數人的選擇方法而改變。換句話說，並不是數值在基準值範圍就一定是正常、健康的。

一般來說，任何檢查的測定值均因人而異，就像每個人的體溫高低不同，而中性脂肪或膽固醇值，也是依個人狀況不同而有所差異。

即使是同一個人，也可能因爲檢查當天的身體狀況、心理狀態、檢查儀器或檢查方法，而出現不一樣的數值，所以只要取一平均基準即可（參見附錄P3～）。

檢查資料的累積與判讀是很重要的事

爲了瞭解個人差異以及能更正確地掌握自我健康，至少需要接受三至四次的健診。將歷次健檢的資料累積起來，製成可以一目瞭然的數據圖，如此就成了掌握自我健康狀況的好幫手。

檢查結果判定的四個階段

A

若是檢查結果沒有特別的異狀，也不一定保證將來的健康。若是身體出現異常症狀，要盡快找醫師諮詢。此外，即使是在基準範圍內，若接近異常值，或是與前幾年的結果相比有明顯的數值變化，也要多加留意。

B

雖然有一點點異常，但對目前的日常生活不會造成障礙。

還是要持續接受定期檢查，同時注意健康管理。

C

檢查結果有一點異常，但仍然需要留意日常生活，並進行過程觀察。

目前處於健康或不健康並不明確的狀態，即使現在沒事，但若不改變生活習慣，繼續置之不理，還是有可能導致成重大疾病。請持續接受生活指導，改善生活習慣吧！

D

1 需要治療。

2 需要精密檢查。

即使沒有自覺症狀，有時疾病也會惡化。要和醫師商量來接受精密檢查，不要自己去判斷病況嚴不嚴重。藉由精密檢查，可以明確地瞭解身體的狀況，不會自己嚇自己。

此外，若醫師要求「需再做檢查」，千萬不要害怕，不妨再進行一次。

當醫師說「要做精密檢查」，表示有幾個「異常」值，或是出現無法確實區別是否爲疾病的狀態，因此接受專門檢查是必要的。

一併接受骨密度檢查

除了必要的檢查項目之外，有時

女性的平均骨量變化

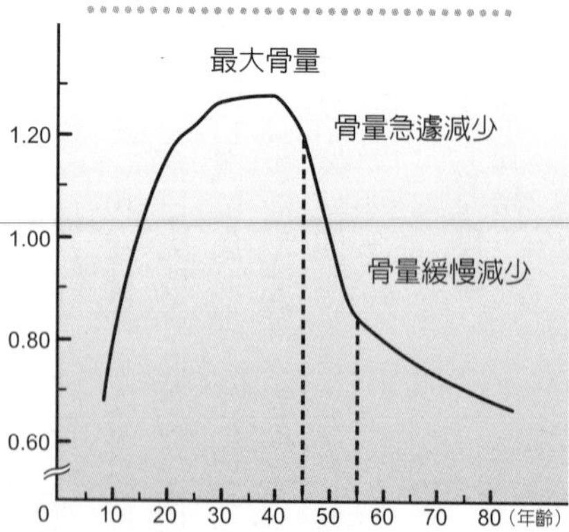

也會追加進行骨密度測定檢查。

女性停經後最常發生的骨質疏鬆症（P378），是一種骨量減少、骨骼變得疏鬆的疾病，骨密度測定檢查的用意，就是測量身體的骨量。

骨量會隨著年齡產生變化，從女性賀爾蒙分泌降低的四十五歲之後，會急速減少。

如果能在骨量達到巔峰的三十歲之前，積極地攝取鈣質或做適度的運動等，都能夠有效增加骨量。

爲了預防骨質疏鬆，女性從年輕時開始就要定期檢查骨密度，瞭解自己的骨量，才能爲將來塑造強健的骨骼。

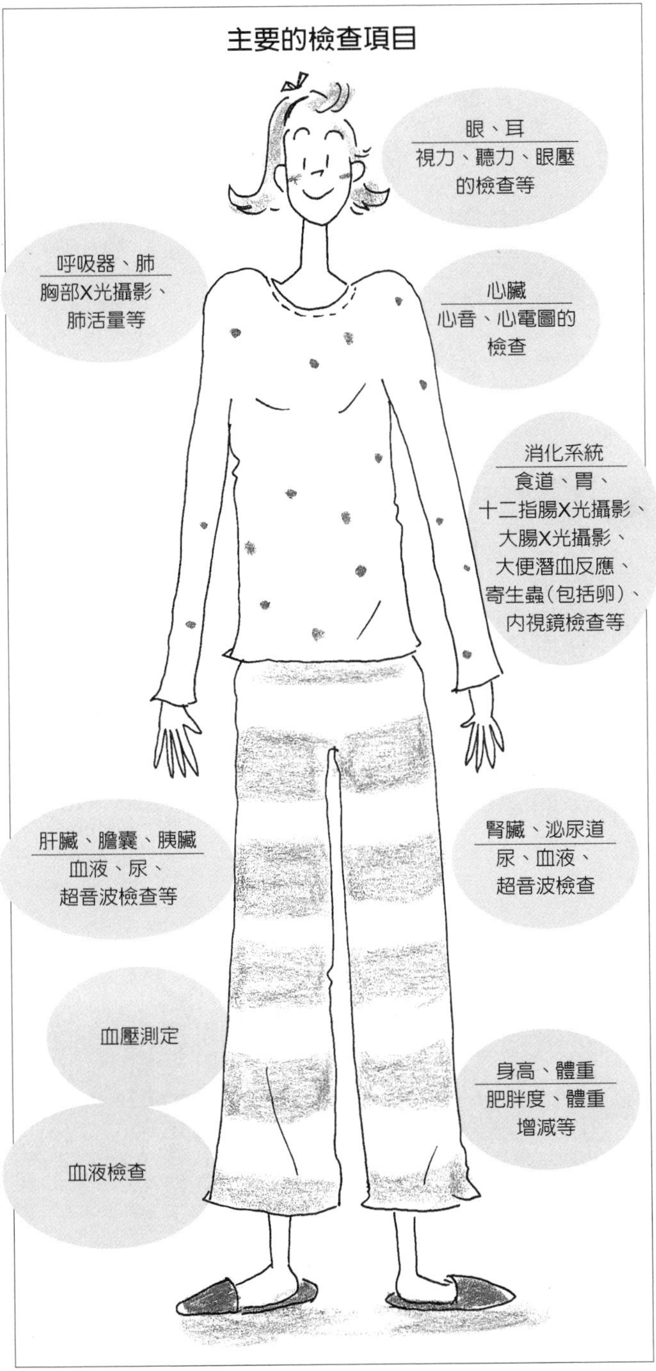

幫助妳更瞭解婦產科Q&A

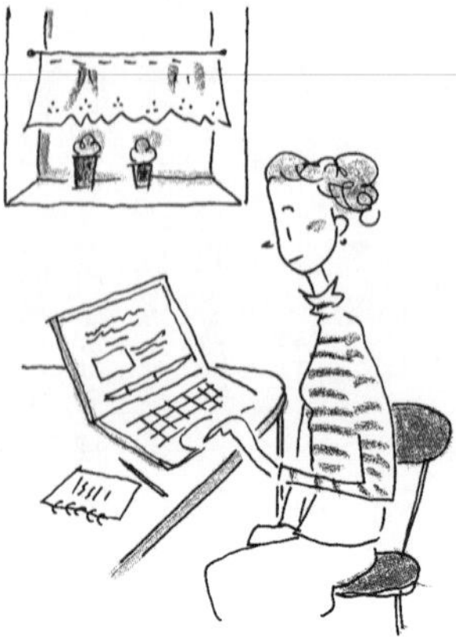

Q 前往婦產科就診前可先以電子郵件或電話進行諮詢嗎？

A 可以。衛生所或地方衛生機關等公家機關、醫院、醫療關係企業、市民團體等許多單位，很多地方都有設置接受電話或電子郵件等的諮詢窗口，部分單位近來更增加了網路諮詢。而網路上也有不少醫療衛生的網站可資利用。試著放鬆心情，利用諮詢窗口也是一種解決之道。

即使看起來類似的症狀，疾病成因還是會因人而異，所以得到的回覆內容也就各有不同，可以將這些資料視爲獲得基礎知識及資訊的方法；但若有令人擔心的症狀，還是要去醫院看診。

Q 正好遇到經期或出血時，也可以就診嗎？

A 不管是經期或處於出血狀況，都可以檢查。不過，若有分泌物異常情形，有時要過幾天後再重新診察或檢查。

如果不是很緊急，最好避免在經期時去檢查。

不過，有時患者會把不正常出血誤認爲是月經，若持續出血八天以上，就應前往就診。

Q 內診台令人緊張，台上的簾子一定會拉下來嗎？可以要求不拉嗎？

A 最近有很多醫院準備了遮蓋下半身的浴巾，相較以往，醫療單位已漸漸能顧慮到患者的情緒與尊嚴。

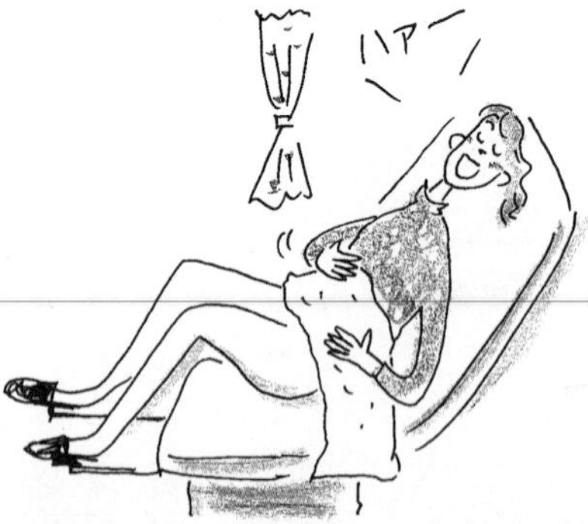

上了內診台之後，你不妨放鬆下半身力氣，將手貼在腹部，深呼吸3～4次即可，盡量保持全身放鬆狀態。

內診台的正面一般都會垂掛簾幕，但也有患者認爲「不知道醫師在做什麼」「只露出性器讓別人看，感覺很沒尊嚴」。

其實，不想拉上簾子的人，只要把「不想使用」的訊息傳達給醫護人員診察就好。

相反地，若患者認爲「看到醫師會讓人更加無法鎮靜」，最好還是在垂掛簾子的狀態中接受診察。

也有部分醫院是一開始就不掛簾子的，還有廢除等待進入診療室的候診區的醫院也越來越多。

這是因爲內診台旁邊若有下一位患者在等待，正在診療的患者便會羞於向醫師說明不適症狀，患者的心情也會產生不安。

Q 很擔心自己沒辦法具體而且清楚地向醫師傳達症狀

A 大多數婦產科均設有診察前必須填寫問診單的制度，因此若有任何問題，可先寫下來。

當醫師詢問有何不適症狀時，不妨簡潔明確地說出自己認爲最不安的症狀。像是「外陰部搔癢」「嚴重經痛」等簡單敘述一下即可。

最好可以是先作筆記，簡單記下如何說明症狀或想傳達的事、還有想詢問醫師的問題等。

當然，「沒有什麼明顯症狀，但很擔心是否罹癌」之類的問題也可以就診。

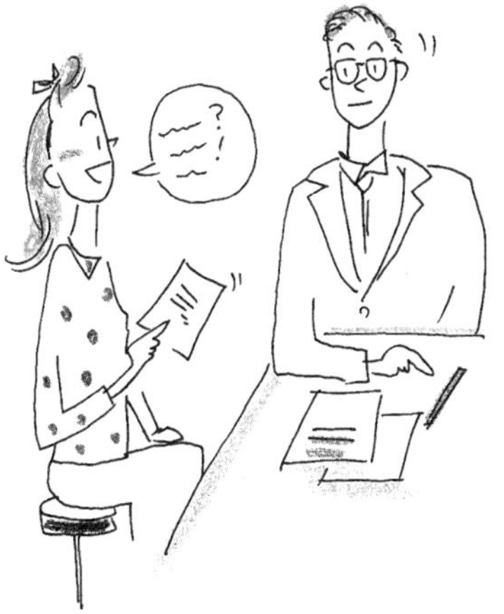

Q 沒有性經驗的人會不會因為內診使處女膜破裂？

A 所謂的處女膜，不是堵住陰道入口的一片膜而已，而是指包圍住陰道入口內側的黏膜皺褶。由於處女膜原本就有洞，黏膜也很有彈性，因此不會因爲內診而導致破裂受傷。

診療時醫師會事先詢問，對於沒有性經驗的患者，進行內診時會將陰道擴張器替換成小一級的器具，在診察察時也會充分考量患者的顧慮。不過患者若還是覺得疼痛，千萬不要忍耐，要坦白告訴醫師。

沒有性經驗的成人或兒童，一般說來都不需擔心罹患性病，只要沒有嚴重的症狀，有時進行肛診或超音波檢查即可，不需要內診。

不過，即使是沒有性經驗的人，也有子宮體癌發病的案例，因此在癌症檢查中，必須要使用陰道擴張器。

Q 診察當中會被拍照或者是有實習醫師在嗎？可以拒絕嗎？

A 在大學附設醫院中，對醫師或是護士來說，實習是必要的，因此有時會舉辦臨床實習。但是婦產科並不會在患者本人根本不知情的情況下，安排實習醫師前來實習。

如果爲了判定癌症的診斷及治療效果，一定要拍照紀錄時，也會事先徵求患者的同意，若是患者不願意，也可以明白拒絕。

保護自己的隱私是患者的權利，絕對不會因爲拒絕而傷害醫師的風評或是遭受責備。

Q 經血量比標準流量多或少，該如何判斷？

A 在問診單中經常會有「經血過多、一般、少」的問題選項要求患者選擇，但似乎有不少人不知如何判斷。其實問診單並不會有太過嚴格的要求，只要忠實傳達自己心目中所想的事即可。

舉幾個基準來看，例如白天也使用「夜用」的大型衛生棉，還有替換衛生棉的頻率約爲一小時一次，或是會出現血塊，這種人就算是量多型的。尤其「是否有出現血塊」是一個很大的基準。

因爲酵素的作用，一般來講經血是不會結塊的，但經血的量太多時，酵素的作用就會減弱，導致出現一部分的血塊。

另一方面，使用「日用」或者是「量少的日用」衛生棉就十分足夠的人，或是月經期間五～七天是一般狀況，但卻只來兩天左右的人，也許也算是經血量少的類型。可以提供資料，由醫師判斷。

總之，如果不知如何塡寫，也可以在旁邊加註「以前很多，但最近量變少」、「三天就結束」等參考資料。

Q 十幾歲的時候曾經墮胎就診時一定要說出過去有墮胎經驗嗎？

A 醫師一定會詢問是否有性經驗或曾懷孕、生產、墮胎，因爲這些資訊對診察與診斷來說是必要的，例如是否需要內診，以及內診時，使用陰道擴張器大小的基準。

醫師絕對不會因爲好奇或興趣才詢問這種隱私問題，因爲是你自己的身體，所以更沒有隱瞞的必要，只要坦白說出事實就好。一般來說，只要將這些資訊塡寫在問診單，醫師就不會口頭再做確認。

Q 到大學附設醫院或一般的綜合醫院，可以指定要由女醫師看診嗎？

A 似乎有不少人前往婦產科就診時會指定女醫師，原因是「同樣是女性，應該更能理解女性特有的煩惱和痛苦」。

但就醫療基本功能而言，「對於患者的立場或痛苦給予扶持」的立場上，醫師性別的不同並沒有很大的關係。

相反地也有的例子是有些人對於說明態度俐落、不斷詢問「有問題嗎？」的女醫師感到畏縮，而想換成男醫師。

問題重點在於醫師的人格。與其在意是女醫師還是男醫師，應該更注意找到適合自己、使自己信賴的醫師。

如果還是堅持找女醫師看診，確實傳達你你的想法是很重要的事。先以電話等方式確認該醫院是否有女醫師再去掛號，大多數的醫院應該都會受理。

Q 由於工作忙碌，想儘量減少等待時間。

A 就診前，可先以電話詢問等待時間約多久、幾點到達才不需等太久等。

此外，在等待時間較長的醫院裡，有的醫院會讓患者先辦掛號手續，告知大概的看診時間，患者可以評估看診時間差不多到了，再回到醫院。

若是想要就診卻怎麼也安排不出時間的時候，不要一開始就心灰意冷地放棄，這樣太消極了！

不妨試著先以電話向醫師說明事由，商討解決的辦法。有時候醫院會開設特別門診時間，例如夜間門診，都是可以考慮的選擇。

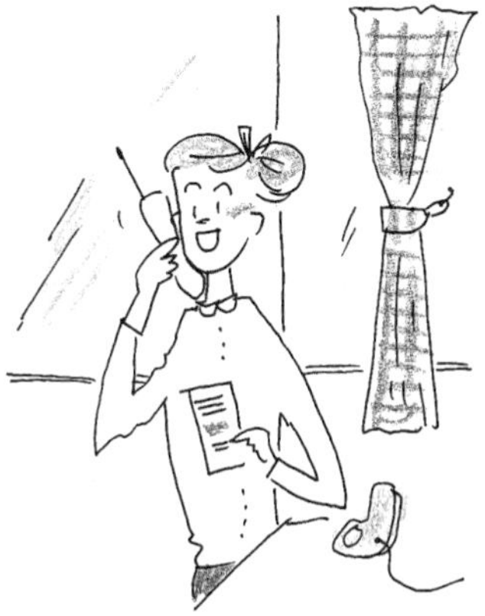

Q 好像懷孕，卻不好意思上醫院，其他人是以什麼理由就診？

A 以往一提到婦產科，就會聯想只有懷孕的孕婦才會前往就醫，但是近年來由於少子化，以及生產人數減少的關係，反而是不同年齡，以及各種婦科疾患者者會前往接受診療。

一般來說，最常見的就醫理由是「月經異常」，約占整體六成；接著是「下腹部疼痛」。

此外，因爲「分泌物多」、「月經不順」、「擔心性器的顏色及形狀」等問題而前來求診的十幾歲女孩也越來越多。

因此目前有部分醫院也將相關科別再區分爲產科與一般婦科，以方便患者求診。

其他還有針對產婦以及更年期婦女的體重控制問題，而設立的特別減重門診。可以先大致瞭解醫院的門診科別後，再前往就醫。

因女性特有的疾病而進行手術時

〔需要進行手術的情況〕

子宮方面的疾病

●子宮肌瘤（P60）

一般而言，若肌瘤「超過拳頭大小」就必須動手術，但與其說是大小，應該是以症狀程度來判斷。即使肌瘤還小，若出現月經過多、貧血狀況、肌瘤在短期間內不斷變大、肌瘤可能造成不孕，以及肌瘤不易和卵巢腫瘤做區別等，都必須動手術。

•肌瘤摘除術（保存性手術） 切除肌瘤，保留子宮。

•子宮完全摘除術 視子宮整體狀況，有時連卵巢也須切除。這是針對不想懷孕及生產的患者，或是不取出子宮就很難恢復健康的患者所施行的手術。

●子宮內膜異位症（P70） 光使用賀爾蒙療法無法提升效果、病灶還是會持續擴大、症狀也會日益強烈，影響到日常生活、或是無法以藥物控制等情形。

•保存性手術 保留子宮或卵巢的正常部分，只切除病灶部位。

•根治手術 對於病灶廣泛蔓延的人，或者症狀非常嚴重、藉由保存性手術或藥物也沒有效的時候，就要切除子宮及兩側卵巢。

尤其是已經惡化的子宮腺肌症患者，由於正常子宮肌層及病灶間的界線並不清楚，基本上就必須切除整個子宮。

當骨盤內有其他病灶，以及嚴重遷入蔓延至卵巢時，也要切除兩側卵巢。

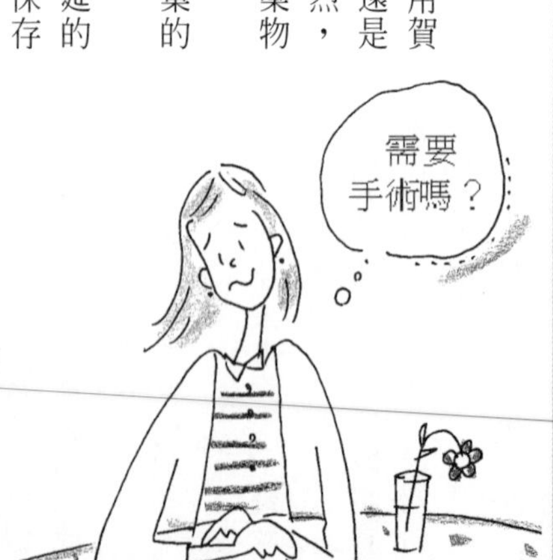

●子宮癌（P138） 如果是子宮頸癌，對於準備懷孕及生產的人，要是發現時尚屬早期癌症，可以考慮盡量保留子宮。若是子宮體癌，即使是早期，大部分也要進行子宮摘除術。

•圓錐切除術（切除一部分子宮頸） 以特殊的電動手術刀，從陰道將子宮頸的一部分挖成圓錐狀。爲了掌握細胞病變的程度及子宮頸癌的惡化程度，同時也會進行病理檢驗。

•單純子宮切除術（切除整個子宮）

主要施行對象爲極初期的子宮頸癌患者、不想再懷孕的婦女，或是有子宮肌瘤等併發症，無法進行圓錐切除的患者。

以子宮體癌來說，若是極初期的話還有可能施以此種手術，但通常也會進行切除子宮或周圍組織的手術。

•準根除式子宮切除術、根除式子宮切除術 爲了防止癌細胞轉移，醫師會切除子宮和子宮周圍組織，也會針對病狀來切除部分陰道。根據惡化程度，有時也會切除卵巢與輸卵管、骨盤內的淋巴腺。

卵巢的疾病

●卵巢囊腫（P86）

一般來說，當囊腫變成雞蛋以上大小的時候，就必須進行手術，因爲即使是良性的，也可能會引起莖扭轉或破裂。

•囊腫摘除術 對於良性卵巢囊腫，一般只須進行切除病灶，保留其他部位的手術。

•卵巢摘除術 囊腫變大，很有可能轉變爲惡性。當囊腫很大、嚴重沾黏或很有可能是惡性的時候，有時會同時切除卵巢和輸卵管，視情況必須切除兩邊卵巢以及子宮。

●卵巢癌（P148）一旦發現罹患卵巢癌，就要切除卵巢。若能在較早階段發現，而且將來想要懷孕、生產，也可以進行保留單側卵巢及子宮的手術。依據惡化程度，有時要切除兩側卵巢、輸卵管、子宮以及周圍的組織。

乳癌（P128）

選擇手術是一般常見的乳癌治療法。過去是以大面積切除乳房及胸肌的方法爲主流，但最近日益被廣泛應用的是能幫患者保存乳房的手術，醫師會視患者癌細胞擴散及惡化程度來判斷。此外，若確認癌細胞沒有轉移到淋巴腺，就不必進行淋巴腺切除。

•標準根治性乳房切除術（標準型乳房切除術） 不只切除整個乳房及淋巴腺，也要切除大胸肌和小胸肌，過去都是以這個方法爲基準，但近來這類手術只應用在病變波及到肌肉時。

•改良式根治性乳房切除術（非標準型乳房切除術） 保留胸部的肌肉，切除整個乳房以及淋巴腺。

•部分乳房切除加腋部淋巴切除手術 包括癌細胞周圍，只切除一部分乳房及淋巴腺的方法。目前醫師都會儘量把淋巴腺切除範圍變小。

其他的主要疾病

子宮脫垂、膀胱脫垂、子宮內膜息肉、先天性子宮異常的手術、輸卵管及卵巢周圍的沾黏、卵巢閉塞等，有可能是不孕的原因，包括子宮外孕的輸卵管修復、輸卵管切除。

〔進行手術前的注意事項〕

瞭解手術目的 並和醫師充分溝通

一旦在子宮或卵巢發現疾病的時候，女性就必須思考關於自己人生的諸多現實面。若是日後還想要生育的話，即使擔憂心病灶會復發，也還是要盡量選擇保留子宮或是卵巢的治療方法。

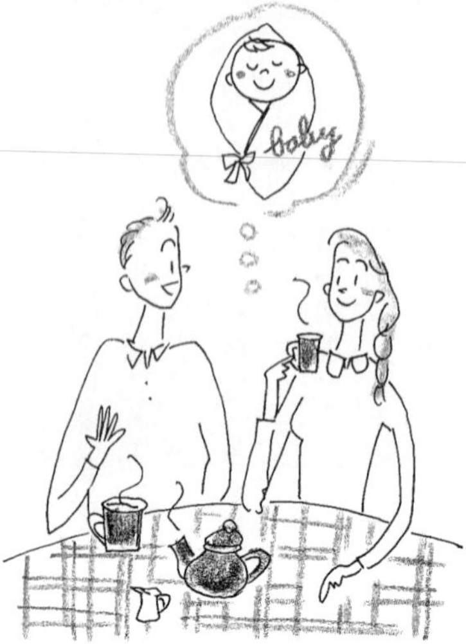

即使已經不想生孩子，但若是處在停經期之前的三十多歲或四十多歲的年紀，對於這類會切除子宮或卵巢的醫療方式，應該是最後不得已才做的選擇。

相反地，也有人認爲不論是否接近停經期，都應該施行手術來根除痛苦、恢復健康。選擇子宮切除手術，可以幫助她們充實度過之後的人生。

在選擇進行何種手術時[註1]，患者要和醫師充分溝通，同時想想自己人生中最重要的東西是什麼？徹底考慮過人生規劃以及價值觀之後，再決定對自己最好的方法。

醫師要加強對患者的告知概念

醫師開始治療時，要對患者詳盡說明，並取得患者同意，稱爲「告知概念」。

近來由於這個概念頗爲普及，反而有人認爲：「即使我不問，醫師也會自動說明」。

其實，爲了聆聽醫師詳盡說明，事先想好詢問醫師的重點，患者應有的態度也很重要，而且應該事先確認下列事項：

①瞭解醫師建議手術的理由。
②不進行手術的結果會如何？進行手術與沒進行手術，分別有哪些優缺點。
③該進行何種手術？
④術後可能發生的身體變化以及後遺症等。

除此之外，若有其他擔憂的事[註2]，也要坦白地向醫師提問。

如果對診斷還是不知所措 可再徵詢第二意見

聆聽醫師許多說明之後，若還是覺得迷惑或是無法認同的時候，也可前往其他醫院諮詢其他醫師的建

註1　手術後必須長期住院時，在住院前要跟另一半或家人充分溝通，決定家事的分擔，以及照護或會客的時間。此外，若是有年幼的孩子，也要考量要如何照顧。

議（第二意見）。

這是因爲有時不同的醫師，或醫療機構所採取的診斷，以及治療方法會有些出入。

也有可能第二意見與第一位醫師的意見差不多，或是出入太大而造成混亂。

若是前者，表示該治療方式更能得到認同；若是後者，則可以藉此瞭解醫師也有意見不同的時候。

當醫師建議做手術，尤其是子宮切除手術，患者會猶豫是理所當然的，畢竟要考慮的事情很多

建議患者不要隨便拒絕手術，同時也要避免在不清楚的狀況下，冒然接受醫師建議的手術，務必與主治醫師充分討論，直到讓自己也能認同爲止。

讓另一半也能瞭解病情

子宮或卵巢方面的疾病、還有乳癌都與女性一生息息相關，對家庭生活及夫妻生活影響很大，因此讓另一半與家人確實瞭解病情，是很重要的。

如果決定接受手術，患者有時會擔心是否因此波及到與另一半的關係，另一半也因爲不知該如何跟患者相處而感到手足無措。

此時雙方應該要充分溝通，兩人一起向主治醫師詢問病狀，並請醫師解說手術方式，如此一來可幫助彼此消除誤解與不安。

所謂「伴侶」，就是要互相陪伴，因此攜手度過人生每個階段的人，不管是喜或憂，都該彼此分享、支持、鼓勵。

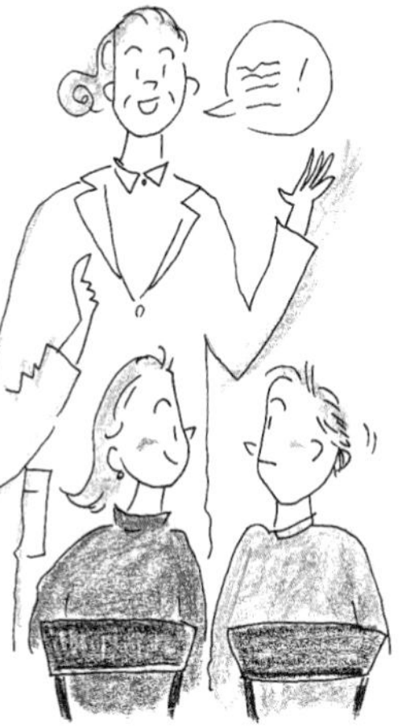

如何徵詢第二意見

在徵求第二意見之前，首先要充分理解第一位主治醫師的診斷及說明。

在不容易接受第二意見的人當中，有不少原本就已經接受第一位醫師的說明，或是對整個情況理解不夠充分的人，因此要先瞭解「第一意見」，才能有效評估「第二意見」。

至於是否要將採取第二意見一事告訴第一位醫師，很多人都感到猶豫，不過還是要儘量傳達給對方才好。因為接受第二意見時，患者會將第一位醫師的檢查結果等病歷資料帶去。雖然沒有資料也能就診，但有時必須再檢查一次，或是視情況不需再度檢查。

此外，在決定第二意見的醫院時，應該要選擇與目前求診之醫院有不同治療方針的醫療機構。

註2　應用中藥或民間療法等主要治療以外的方法時，不要自行判斷，應該將想法告知主治醫師。尤其是併用中藥與西藥，有時會引起副作用，因此不要隨意服用。

住院時可不能忘了

一定要準備的東西

住院所需用品，依患者疾病、所接受的手術和醫院狀況不同而不一樣，但大多數醫院會在入院住院說明書上面註明。若沒有住院說明書時，可詢問護士或櫃台職員，列出必備品清單。

大部分用物在醫院的商店都有販售。

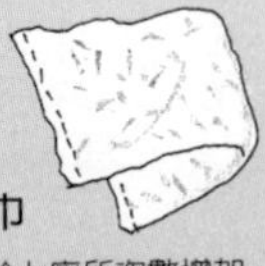

毛巾

由於上廁所次數增加，洗臉毛巾會比擦手巾更方便實用，不妨依據住院天數，準備數條備用。

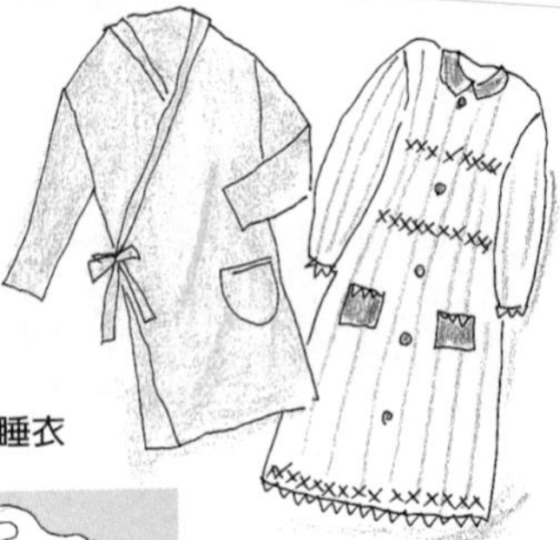

睡衣

雖然醫院有制式醫療服，但可準備較寬鬆的前開式睡袍或浴衣之類的連身款式。

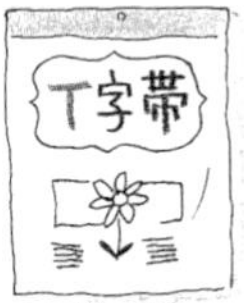

月經帶

藥局或醫院的商店，有時會販買一些月經帶、衛生棉、棉墊等組成的「手術用組合」。

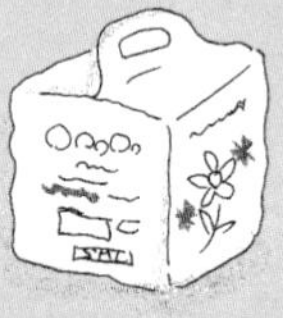

衛生棉

準備夜用、量多型日用、白天長時間用等大尺寸的衛生棉，也有人使用襯墊式的紙尿布或產褥墊。

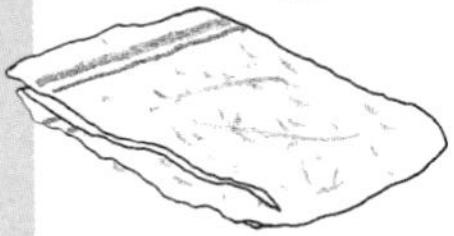

浴巾

平常可以鋪在床上，術後若經醫師許可，患者可以開始沖澡，這時使用大浴巾較為方便。

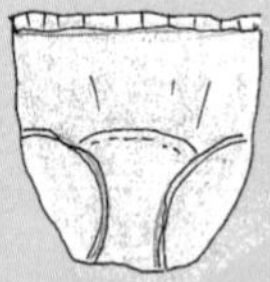

免洗內褲

內褲類最好選擇不會觸碰傷口的大尺寸，尤其是紙內褲較適合。由於出院後也會用得到，可以多準備一些。

健保卡、印章與掛號單

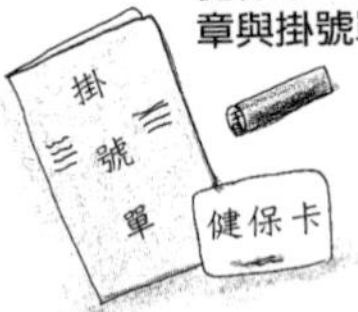

這是辦理住院手續的必需品。若是因生產而住院，還要攜帶母子手冊。此外，不要帶太多現金或貴重物品。

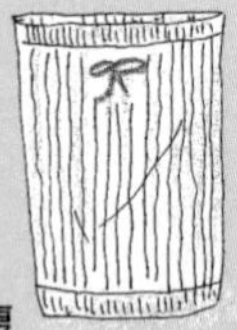

束腹

束腰或緊身束腹都可以。選擇有一面可以使用拉鍊固定的類型，比較能確實固定。

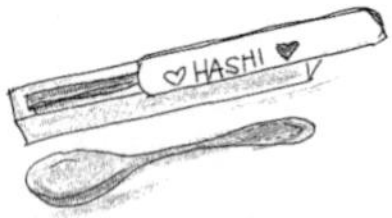

自備筷子、湯匙

由於術後的飲食是由流體食物開始的，所以一定要準備湯匙，之後再慢慢恢復到正常飲食。

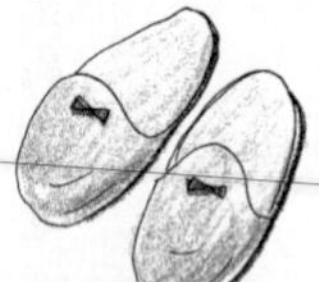

涼鞋、拖鞋

由於手術後患者無法順利行走，應該避免購買尺寸過大，或是穩定度不夠的款式，同時要選擇易穿易脫的類型。

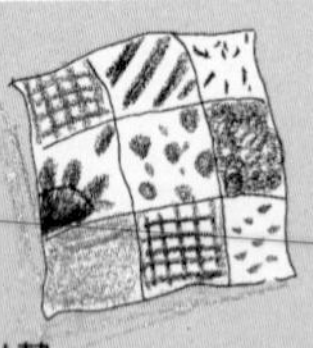

坐墊

由於手術後患者大多會覺得腰痛，若有能墊在腰部的坐墊就舒服多了。也可將浴巾捲起來變通使用。

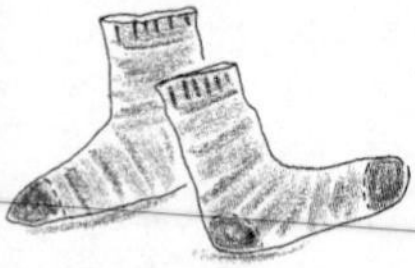

襪子

術後麻醉藥消退時，很多人會覺得足部冰冷。進行剖腹手術的人，由於不易採取前傾姿勢，最好選擇寬鬆款式容易穿脫。

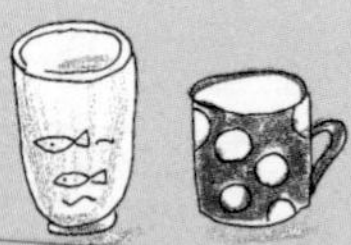

湯杯、馬克杯

由於會長久放置在病床的邊桌上，最好選擇可防止灰塵的有蓋式杯子，或保溫杯，最好是有握把的，比較安全。

〔進行子宮、卵巢手術時〕

剖腹手術的順序及過程

剖開腹部來進行的剖腹手術

醫師會先爲患者進行下半身麻醉或是全身麻醉，之後將下腹部剖開約十至十五公分左右，接著再進行切除子宮、卵巢等臟器或是病灶的手術。

剖開的方式，有在陰毛生長處的稍下方橫向切開，也就是「橫剖」，以及從肚臍正下方，採縱向切開的「直剖」。

相較於與直剖，橫剖的傷痕較不明顯，日後患者還是可以穿比基尼，但由於手術時視野變窄，較適合肌瘤不太大、沒有沾黏可能性等原因的患者，醫師在手術時往往容易被限制。

另一方面，由於直剖能讓醫師仔細看清楚子宮、卵巢、膀胱、直腸等器官，也能確認沾黏程度，可說是更確實、安全的方法。

剖腹的優點是能以目測直接確認病灶

一般來說，由於剖腹手術能夠確保醫師的視野較開闊，因此具有能審視整個腹腔的優點。

而且醫師可以一邊觀察其他臟器或周邊狀況進行手術，也能即時處理嚴重之沾黏，或是因轉移而讓病灶擴散等各種緊急情況。

另外，嚴重之沾黏也可用手或指尖仔細地剝除。像卵巢囊腫等有惡化可能性時，不管腫瘤再怎麼小，還是以剖腹方式進行手術，安全性較高。

由於是切開腹部，因此必定會殘留傷痕，而且術後身體的恢復也需要一段時間。

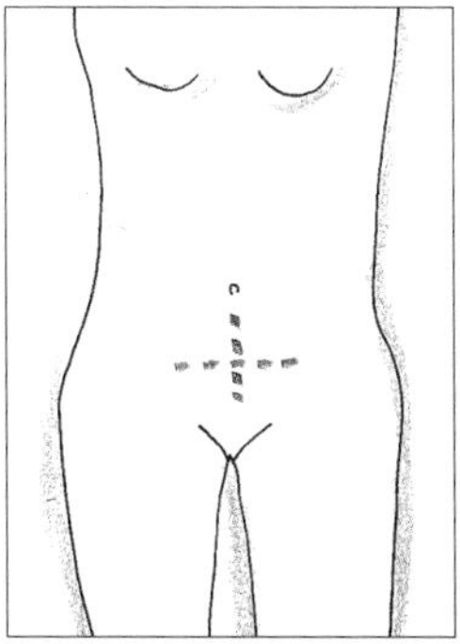

剖腹手術是在下腹部以縱向或橫向方式剖開約10～15公分。橫剖的傷痕較不醒目。

動脈塞栓術是什麼？

這是一種近年來頗受注目的子宮肌瘤全新治療法。

動脈塞栓術是指堵塞運送營養至肌瘤的子宮動脈，藉由中斷營養的方式來迫使子宮肌瘤萎縮。首先醫師會從大腿根處插入約兩公釐的細導管，然後以放射線透視的方式將導管放入子宮動脈，同時注入特殊的物質使動脈閉塞。

這個做法能保留子宮，住院期亦很短，患者約一周後就能恢復原來生活。

不過，動脈塞栓術是否對懷孕及生產造成影響，目前臨床資料並不多，因此現階段是以將來不想懷孕的人為對象來施行手術。

剖腹手術從住院到出院約需兩周的時間

視手術後狀況而定，但一般施以剖腹手術，住院期間約為十～十四天。一般來說，在手術的前兩天左右就得完成所需檢查、麻醉科醫師診察等，手術前一天至當天進行灌腸及剃毛。此外，為了增進手術後的復原效果，患者事先要在護士的教導下，練習手術後正確的深呼吸、咳嗽、漱口等動作。

手術後，有時會因為發燒或麻醉的關係，致使患者出現噁心嘔吐的症狀，此時千萬不要忍耐，向護士提出要求，可以請醫師開藥。剖腹手術一般約五～七天左右便可拆線，然後再過兩天左右即可出院。

出院前，醫師會向患者進行關於手術結果的說明，包括日後的治療方針以及出院後的生活指導或建議等。關於出院後的狀況，若有任何困擾都請盡早提出討論。

子宮鏡手術的順序及過程

這是子宮肌瘤中，用於摘除黏膜下肌瘤、有莖性黏膜下肌瘤的切除方法，是不需剖腹就能施行的手術。

手術前一天，將稱為Laminaria（海草棒）的器具插入子宮頸口稍微撐開，然後將直徑約一公分的子宮鏡從陰道插入到子宮內，邊以子宮鏡觀察，同時邊以電動手術刀慢慢削掉肌瘤。和剖腹手術相比，子宮鏡手術的疼痛感較輕微，住院也只需三天到一周左右。

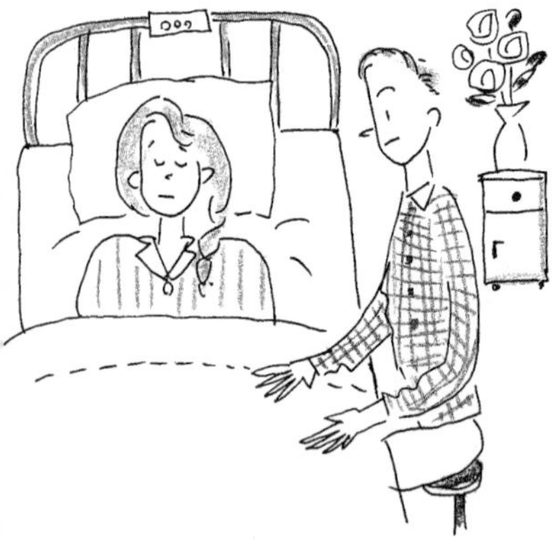

不需住院的手術

子宮頸癌若是在極早期的階段發現，就可從陰道將子宮頸部組織切成圓錐狀（圓錐切除術），不需要切開腹部手術。

切除下來的組織會做成病理標本，再以顯微鏡仔細觀察。這是兼具檢查（組織診）及治療而進行的手術，檢查結果只要確認是零期或不嚴重的Ⅰa期（P141），治療就算結束了。

手術的方法包括用雷射將組織燒掉（雷射蒸發法）、以高周波的電動手術刀來切除。切除範圍依病況程度而定，實際手術時間只需短短五～二十分鐘，術後只需休息約一小時左右，大部分可以當天來回。

不過，有的醫院會要求住院，在住院時一併進行事前檢查。

除此之外，像是子宮頸潰爛、子宮頸息肉切除等，基本上都是當日可來回的手術。

腹腔鏡手術的順序及過程

在腹部開個小洞 置入腹腔鏡的手術

患者先接受全身麻醉，在肚臍正下方開二～三個五公釐到兩公分的洞，然後從那裡插入腹腔鏡（或必要的器具）來進行手術。同時以監視器來觀察腹腔鏡呈現的腹部狀況，運用鉗子、雷射、電動手術刀等進行手術。這是可施行於子宮內膜異位症、子宮肌瘤、卵巢囊腫、子宮外孕等各種疾病的手術，既安全而且復原又快。

腹腔鏡手術

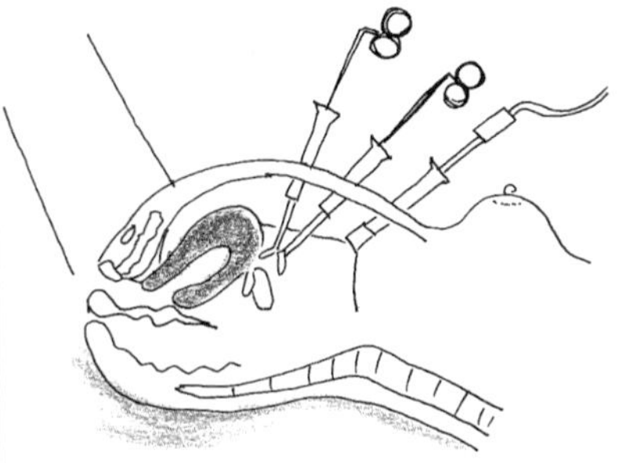

在肚臍下方開一個小洞，從此洞將尖端附有相機的腹腔鏡或器具插入。同時將二氧化碳注入腹部，使手術在腹部膨脹的狀態下進行。

腹腔鏡是用於子宮內膜異位症的最後確定診斷，有時會合併診斷同時進行手術。

近來由於技術進步，加上精密度增加，腹腔鏡不只能進行保存性手術，連切除子宮之類的手術也能完成。

但是和剖腹手術相比，此種手術的視野較窄，很難應付突發狀況，依據沾黏的程度與出血狀況、腫瘤轉移等病灶擴散情形，有時也會發生進行到一半突然改爲剖腹手術。

此外，爲了取出切除物，有時醫師會擴展腹壁的剖開處，或是切開陰道深處的一部分，再從該處取出切除物。

選擇腹腔鏡手術時，事先必須要有心理準備，在手術進行途中有可能突然改變爲剖腹手術，因此手術之前，要詳細瞭解相關說明，並請教醫師。

傷口小、恢復快 縮短住院期間

和剖腹手術相比，腹腔鏡手術不需剖腹就能完成，而且傷口較小，用ＯＫ繃貼上即可，頂多就是縫一針而已，因此對身體的負擔較少，傷痕也不明顯。

住院天數也只要剖腹手術的一半，也是優點之一。此外，據說也能有效抑制因爲剖腹而引起的術後沾黏。

由於呈現於監視器中的狀況會紀錄在影帶中，因此患者在術後能邊看影帶邊聽醫師說明，也是一大優點。

但還是有很多醫院沒有腹腔鏡設備，而且醫師的技術要非常熟練，因此目前只限大型醫院擁有進行腹腔鏡手術的能力。

幫助妳安心接受手術Q&A

Q 我想橫剖腹部，不曉得可不可以？

A 要如何剖開腹部，除了依患者意願，也要考量疾病種類、症狀程度，以及患者本身肥胖度而定。

橫剖腹部與直剖的方法相比，優點在於傷痕較不明顯，但由於手術後血液會淤積在皮膚下方，縱向通過腹部的神經會被切斷，因此缺點就是會造成腹部皮膚異樣，有時需要再施以整型手術補救（美化）。

再者，由於橫剖的切面有其一定限制，和直剖相比，醫師可以觀察的區域變窄，手術較困難也較花時間。

如果患者要求使用橫剖方式，手術前務必和主治醫師討論。

雖然外觀是一個重要的問題，但在治療的立場而言，最重要的還是進行安全又確實的手術。

Q 身材肥胖可以動手術嗎？

A 不只是婦科手術，肥胖影響手術的弊害其實不少。首先，由於脂肪厚度，動手術的部位會變深，手術因此變得較困難。相對的手術時間也會拖長，手術中還會有更多問題出現，出血量也可能增加。

此外，厚厚的脂肪層，會使手術後的傷口不易黏著，有時會延後拆線，或是拆線後的傷口會裂開。再者，肥胖的人大多有糖尿病或高血壓等併發症，同時也有引起靜脈血栓症的風險。

Q 手術後，從出院到恢復之間的過程如何？

A 一般的剖腹手術，約兩周左右就能出院，術後約一個月左右就能做家事、工作、簡單的運動、性生活等。

不過，在陰道及子宮的傷口完全癒合的術後一個月之內，還是要儘量避免性行爲、運動、提重物等動作。

腹腔鏡手術在術後數天到一周左右就能出院，術後兩週就能恢復正常的生活。

關於出院後的飲食也要請教醫師或護士，要攝取營養均衡、容易消化的食物。但絕不可以不爲了想快點恢復體力，就暴飲暴食或攝取過高的熱量。

手術後要按照醫師或護士的指示，盡早積極地活動身體，否則一直臥床靜養，傷口並不一定就能夠更快癒合。

●**靜脈血栓症**　爲血塊（血栓）堵塞於靜脈中所引起的疾病。例如是血液循環不佳、血液容易結塊等都是形成原因。若發生在腳部的深部靜脈，血栓會跑到肺部，有時會有生命危險。

若醫師沒有特別禁止，出院後可以立即洗澡。不過，洗澡其實是很消耗體力的活動，所以剛開始的時候要避免洗澡洗太久。

患者要在家中充分休養，待體力恢復後再返回工作崗位。

若是因工作性質的緣故，無法休養太久的話，要盡量注意別讓自己過度勞累，以免影響手術癒合。例如避免上下班尖峰期通勤，或是長時間站立的工作等。

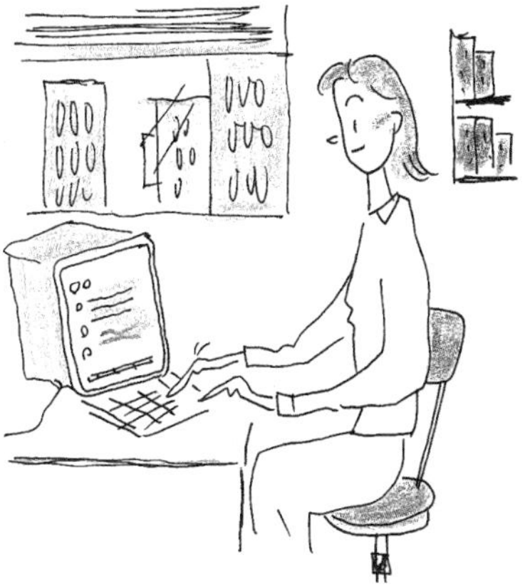

此外，如果可以的話，最好能事先向公司報備自己有時候必須視身體狀況而休息或是早退，並且事先取得公司方面的理解與體諒，再開始工作。

還有，若接受子宮保存性手術後還想懷孕，大約二～三個月後就可以了。不放心的話，也可請教醫師。

Q 接受子宮切除手術後，身體是否會產生變化？

A 由於子宮是鄰接膀胱及輸尿管的器官，一旦切除子宮之後，就不易支撐膀胱。因此，有的人會開始勤跑廁所，有時也會出現便秘或腹瀉的狀況。

不過，這些情形在生產後也可能會發生，所以，若不是因手術造成臟器損傷（偶爾才會發生），一般來說問題不大。

手術後，很多人會從疼痛、壓迫感、月經過多、貧血導致的身體無力及疲勞感等，過去因病而承受的痛苦症狀中解脫，身體會變得輕鬆不少。

不過手術後不久，身體的抵抗力降低，此時容易因爲細菌感染造成膀胱炎、念珠菌屬陰道炎等。患者此時若出現餘尿感、尿液混濁、外性器疼痛或搔癢、分泌物的異常等症狀，就要盡快就醫。

此外，若下腹部持續感到疼痛，也有可能是引發術後沾黏狀況，也必須就醫。

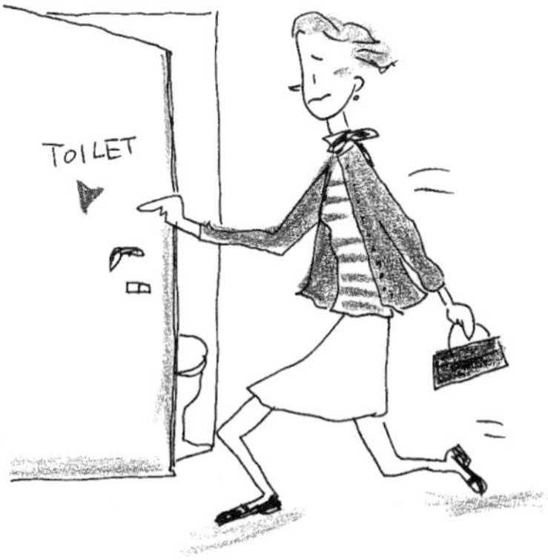

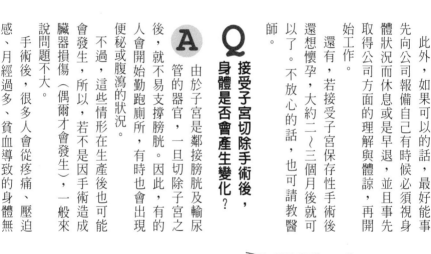

有些人會開始勤跑廁所。若出現餘尿感或尿液混濁情形，應盡早就醫。

Q 拿掉子宮後，是否會喪失女人味？

A 要其實這觀念是錯誤的。由於子宮有蘊育新生命的作用，在女性特有的臟器中占著獨特的地位，因此很容易被認爲是「女人味」的象徵。

雖然有子宮才會有月經，也才能懷孕，但實際上卵巢才是能夠掌控月經、分泌「女人味」來源的女性賀爾蒙，並不是子宮。

因此拿掉子宮之後，雖然不會再有月經，但只要有卵巢存在，持續分泌賀爾蒙，就能夠保有「女人味」。

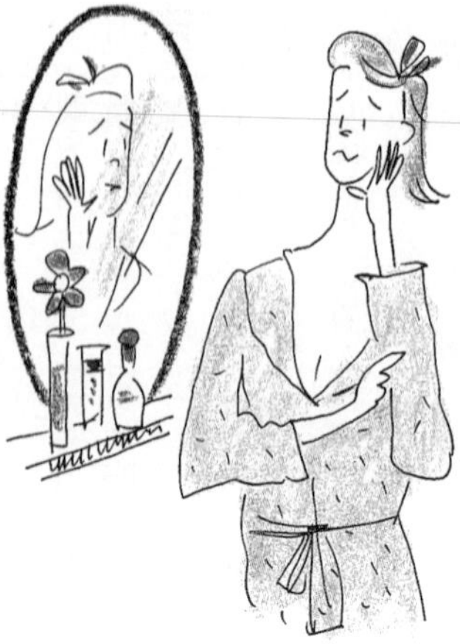

此外，陰道還是存在並沒有割除，因此性行爲也不會有影響。總之，若是不想懷孕及生產，割除子宮並不會特別造成不便。

其實，患者的憂慮應該是「失去子宮」的心理失落感。僅管如此，割除子宮之後，並不會改變身爲女性的事實，也不會因此減少女性特有的魅力。

所以，與其自尋煩惱，倒不如心情開朗地積極享受性愛、生活及流行等事物，把這個手術視爲重新認識並享受女人味的契機。

Q 拿掉子宮或卵巢後，會出現更年期症狀嗎？

A 由於製造女性賀爾蒙的是卵巢，光是拿掉子宮，不會造成女性賀爾蒙不足，或出現更年期般的症狀。

不過，即使有子宮也會出現更年期症狀（P600～），或是有些人根本不會有此困擾，相反地也有少部分的人會提早出現更年期症狀。因此拿掉子宮，切斷連接子宮與卵巢的血管，影響是因人而異的，無法保證絕對不會發生。

再以卵巢來說，只要保留其中一個卵巢，甚至只要保留一部分而不是整個卵巢，仍然會分泌女性賀爾蒙，幾乎不會出現症狀。但是若將兩邊卵巢完全切除，女性賀爾蒙就會不足，有時會出現像更年期的症狀。

那是因爲過去一直分泌的女性賀爾蒙突然停止，賀爾蒙的分泌開始急速失調，導致自律神經也跟著失調的關係。

這些症狀包括突然的頭昏眼花、出汗、心悸、焦躁或憂鬱等狀態，其中還有一個問題就是骨量急速降低。不過，症狀因人而異，不是每個人都會如此。此外，即使失去兩邊的卵巢，經過一段時間，副腎也會替代性的分泌出少量的女性賀爾蒙，因此有時也會緩和症狀。

目前的醫學都可藉由賀爾蒙的補充療法（P608）或服用中藥等方式，有效地控制並改善以上症狀，不必太過擔心。

此外也不必擔心，切除卵巢會讓男性賀爾蒙增加，或是身體變得比較男性化，這些都是錯誤的觀念。

Q 切除較大的子宮肌瘤後，身體會變得如何？

A 腹腔除了有子宮之外，還包括小腸、大腸等器官，切除之後並不會特別變得空洞。而且切除子宮肌瘤之後，肌瘤對腸子造成的壓迫就會消失，各器官會回到原本的位置。

Q 切除子宮後，排卵後的卵會跑到哪裡去？

A 行切除子宮卻保留卵巢的手術之後，患者的卵巢仍然會像手術之前一樣地排卵，但由於沒有子宮，排卵後的卵會在腹腔內被身體自然吸收，卵本身很小，因此自然吸收也不會造成問題。

Q 有什麼方法能將保留的卵巢移到其他部位？

A 如果子宮頸癌的患者年紀還輕，離停經期還很久，醫病雙方就要盡可能地斟酌保留卵巢的手術方法。

而在手術後，爲了消滅可能殘留的癌細胞，有時會進行放射線治療，但是卵巢一旦被放射線照射，會喪失機能，保留卵巢就沒有意義了。因此，要將卵巢移到放射線照射不到的腹部側邊去，讓卵巢繼續發揮作用。

Q 子宮肌瘤或子宮內膜異位症的手術後復發率為何？

A 遺憾的是，施行子宮保存性手術之後，病灶還是有可能復發。

例如以多發性子宮肌瘤而言，如果採用只切除肌瘤硬塊的手術，要將極小的肌瘤都切除是很困難的，因此復發比率是很高的。在加上不斷進行切除手術會提高沾黏的危險性，以及對身體造成負擔。而且，當日後必須再度進行手術時，就得考慮切除整個子宮，所以不太被建議這方法。

子宮內膜異位症也一樣，有時肉眼看不到的小病灶或隱藏的部分病灶無法完全處理乾淨，因爲保留子宮，卵巢也依舊發揮作用，持續每個月都會有月經的結果，使得復發的可能性很高。

Q 切除子宮或卵巢之後，會影響性生活嗎？

A 子宮肌瘤或子宮癌的手術，只有切除子宮，陰道仍會保留，對性行爲幾乎沒有影響。很多人似乎擔心可能無法得到性滿足，但實際上是不會影響感覺的，相反的，很多人反而能因此消除對懷孕的擔憂及緊張，更能安心放鬆的享受性生活。

也有人對手術後的傷痕等感到不安，或精神太過緊張，因而在意陰道會潤滑度會降低，但這可以使用潤滑劑輔助，影響並不大。

由於子宮癌而進行廣泛子宮切除術（P581）會將陰道切除約三公分的長度，但是，陰道組織非常具有伸縮性，不久就會自然延展並恢復原狀，不必擔心。

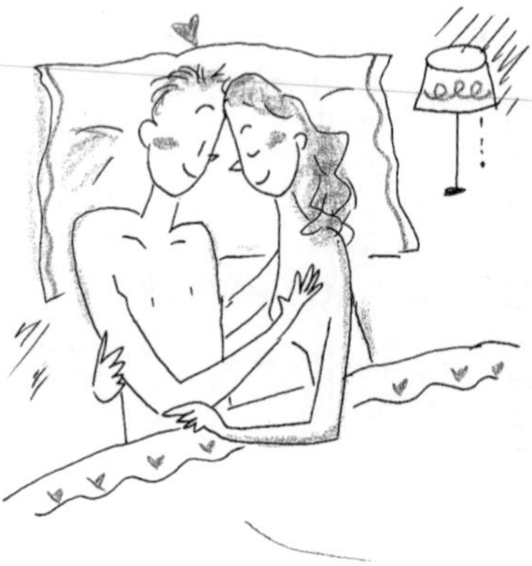

不過，切除的範圍偶爾也會對性生活帶來困擾，甚至在術後進行放射線治療時，有時陰道黏膜會萎縮，使性行爲障礙增強。因此手術前詳細詢問醫師，並做好心理建設是很重要的。

若是兩側卵巢都切除了，就不能再分泌對陰道黏膜有滋潤及彈力作用的女性賀爾蒙，有時陰道會萎縮而變得容易受傷害，這時可以詢問醫師，考慮以補充賀爾蒙或塗抹藥膏等方式改善。

手術後的性行爲若有疼痛或任何問題的時候，不要害羞，一定要向醫師尋求幫助。

Q 接受卵巢切除手術後，還有可能懷孕嗎？

A 由於卵巢有左右兩個，只要任何一個存在，即使連同整個病灶必須切除一個卵巢，還是能夠發揮正常機能，當然也可以懷孕及生產。

此外，即便是僅僅保留了米粒大小的部分卵巢，只要有排卵就能夠懷孕。

但若將兩側卵巢全部摘除，產生卵子的原始細胞就會消失殆盡，當然就無法懷孕了。

Q 如果發現罹患子宮癌，是否不可再生育？

A 若屬於早期子宮頸癌，還是有可能懷孕的。

癌症的治療是以拯救性命爲首要，但很多各個年齡層的人，都還是會想要保有懷孕的能力。

想要生孩子的人如果罹患的是零期、Ⅰa期的癌（P141），要儘量施行保留子宮的圓錐切除術（P580）。

因爲這種手術切除的部分，是位在懷孕中必須確實閉合的子宮口，圓錐切除術會讓子宮口多少打開一些，有時會在懷孕中鬆弛造成流產或早產，這時候只要在懷孕初期將子宮口以縫線做束縛處置，就能預防大部分的鬆弛。

不過，由於圓錐切除術保留了子宮頸部，因此復發率並非爲零，但這並不是會突然惡化的癌症，所以務必接受定期檢查，追蹤並掌握灶的變化。

Q 如何向先生與家人傳達自己罹病的事實？

A 子宮或卵巢疾病、乳癌等，和女性的生存方式息息相關，而且因爲這些是患者本身必須面對自己心目中「女性」形象的疾病，很多人都會因此非常煩惱，不知如何該對另一半啓齒。

不過，正因爲是這樣的疾病，所以有必要選擇將自己人生納入規劃的治療法，以及做好以長遠眼光來對付疾病的心理建設。此時來自另一半及家人的理解與支持，就成爲最重要的力量。

患者應該確實地向家人說明這是怎樣的疾病？有什麼症狀？給身體帶來多大的痛苦與負擔？需要進行哪一種治療？會有怎樣的結果等，使他們能正確理解並參與治療的過程。

讓家人們閱讀如同本書之類關於疾病的書，一起聆聽主治醫師對於疾病或手術的說明，也是個好方法。只要開朗地接受手術後的身心變化，以及學習如何面對疾病的建議與指導，家人彼此做到相互體諒，就能避免誤解或發洩無謂情緒。

最重要的是，要和另一半充分溝通，最好能建立起共同克服這個疾病的共識。

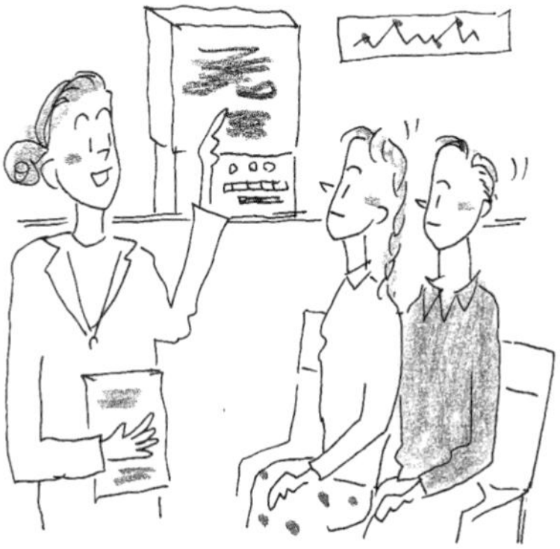

即將動手術時，要和另一半充分討論，一起聆聽主治醫師的說明。

Q 由於沒有家人，希望能讓可信賴的朋友來代替家屬。

A 大家通常會認爲，一般規定同意手術只限於家屬，但也有的醫院沒有這種限制。

不妨將你的意願向醫師傳達並進行討論。

Q 聽說乳癌的復發率極高，所以很擔心。

A 癌症的治療目標一般都是「五年內沒有復發」，若是乳癌，治癒的標準則是十年。但是與其他癌症相比，乳癌復發的風險還是高了點。

因爲它即使過了十年也有可能復發，是一種以二十年爲單位來觀察的癌，但是未來的事誰都不知道，不需要因此過度擔心。

就醫時，首先請醫師詳細說明病況，要求的說明重點包括：

①手術時硬塊的大小及寬度狀況。

②是否轉移到淋巴腺。

③切除淋巴腺的數目，以及有轉移狀況的淋巴腺數目。

④癌細胞的惡化程度。

⑤藉由賀爾蒙感受性的有無等，這些資訊可當做評估日後復發風險的參考。

但即使乳癌復發，也可進行賀爾蒙療法或化療等，以各種方法治療，醫師會巧妙地搭配各種方法來提升治療效果。

因此，早期發現才能收早期治療之效，手術後除了自我檢查之外，也不要忘記請醫師安排進行定期檢查的重要性。

減輕身體浮腫的方法

睡眠時舉起雙臂

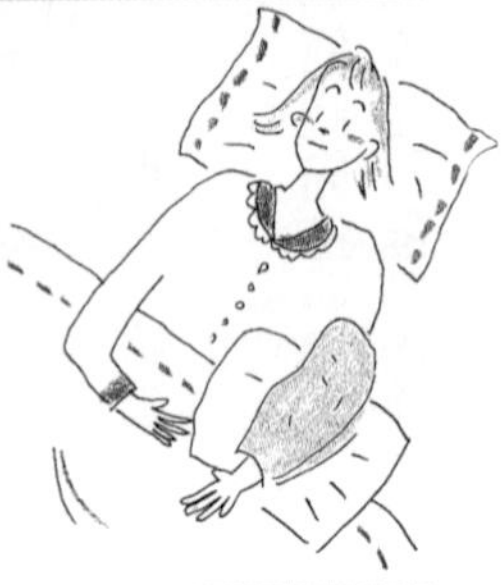

→睡眠時，將捲成和身體厚度一樣的毛巾或枕頭放在手臂下方，使手臂的位置抬高，促進淋巴腺的循環。

對手臂施予適當壓力

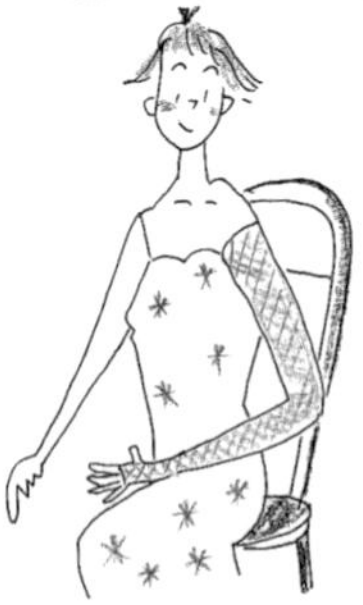

←白天將針織或尼龍製的彈性袖套套入整個手臂，給予適度的壓力。彈性袖套市面上有販售。

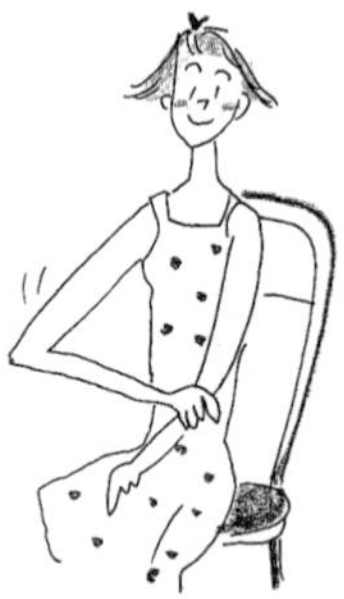

→如果身體出現浮腫，會很容易引起發炎，因此要注意不要受傷。此外，由於皮膚容易乾燥，要塗抹保濕乳液來保養。

Q 因爲乳癌手術的關係所以把淋巴腺切除，如何減輕手臂浮腫呢？

A 淋巴液在體內是不斷流動的，由於癌容易轉移到淋巴腺，所以有時會將癌細胞連同淋巴腺一併切除。

切除被視爲最會被乳癌轉移的腋下淋巴腺之後，失去目標的淋巴液與水分等體液就會從周圍滲透出來，囤積在皮下組織裡，因而造成手臂浮腫。

接受過手術的患者手臂常會出現浮腫，如果要減輕浮腫，要盡量做到上圖介紹的方法。

由於浮腫的雙臂皮膚會變得脆弱，因此塗上保濕乳液來保養肌膚是必要的。

此外，如果在手術後，因爲怕痛而不活動手臂，有時肩膀的關節就會變硬，造成以後不容易提起手臂之類的運動障礙，所以雖然會痛，還是要勉強自己配合復健科醫師的要求，多動動手臂。

Q 如何克服手術後產生的諸多心理不安還有沮喪呢？

A 在手術結束後沒多久，很多人總是會心情沮喪、感到非常不安。

「喪失子宮」或是「切除乳房」所導致的失落感，也容易引起憂鬱症發作。其中較多狀況是關於對性行爲產生的不安。

曾經有人對乳癌患者進行關於性方面的的調查，發現有很多人因爲服用抗癌劑或接受賀爾蒙療法等原因，導致出現了性交痛，或是被觸碰到手術傷痕時的痛楚以及不舒適感，也因此對性行爲感到痛苦。開始有「害怕傷口被看到，要用內衣來掩飾胸部」、「對方不再需要自己了」的想法。即使女性對性行爲感到不安或是痛苦，但另一半有時卻完全無法理解。

相反地，有時另一半會認定手術後不能進行性行爲，女性於是開始產生不安甚至出現偏差的想法，覺得自己因爲手術後不再是完整的女人了，所以才會「被拒絕」，因此而感到十分傷心。

這種誤解的心理，需要靠彼此溝通來化解，要努力讓另一半瞭解治療之後身體的變化，以及你現在的眞實心情。

也許從這一刻開始，倆人又再度建立起新的關係。

當心情非常沮喪或極度不安時，千萬不要獨自煩惱，要找醫師或護士討論，參加病友會等支援團體也是一種方法。最近，提出性問題的病友會也開始出現了。

此外，在接受過手術的人當中，有些人會自我限定許多禁止事項。

但其實在手術後，基本上沒有什麼不能做的事，而體力在經過半年之後，也會恢復得差不多。

患者要以樂觀的態度正面思考：「失去子宮或乳房，我的身體就不再出現疾病！」，以這種心情爲自己加油，積極的恢復健康，同時展開嶄新的人生。

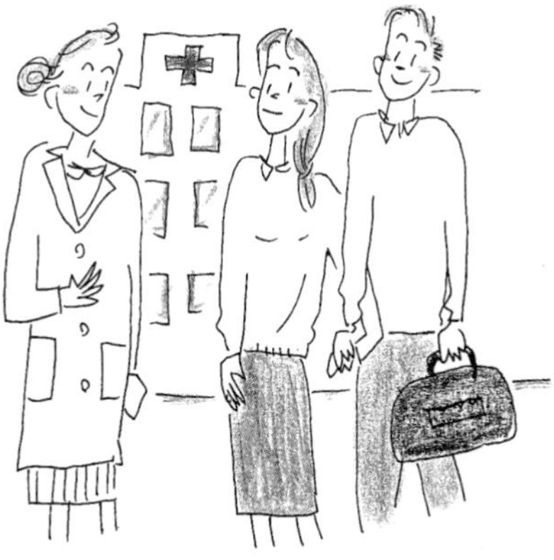

手術後的煩惱或心情沮喪都不要獨自面對，要找另一半或醫師來討論。

瞭解更年期與更年期障礙

學習如何面對更年期

〔面對更年期〕

賀爾蒙失調引起身體不適

女性過了四十五歲身體會開始出現各種變化，包括月經異常、熱潮紅、浮腫、手腳冰冷、陰道乾燥、心悸、情緒焦躁與沮喪，還有骨質流失、失眠及頭痛等問題。當身體出現變化時，就要有已經到「更年期」的自覺。

所謂「更年期」，在醫學上是指停經前後約十年左右的時間，而「停經」是指製造女性賀爾蒙（雌激素）的卵巢逐漸衰退，終至停止作用的狀態。由於雌激素減少對身體造成各種影響，於是就出現更年期症狀。若是這些症狀對日常生活造成嚴重影響，則稱爲「更年期障礙」。

卵巢大小會隨著年齡而變化

卵巢容納卵子，也是製造女性賀爾蒙（雌激素）的重要場所。其大小會隨著年齡變化，在成熟期會成長到3～4公分×2公分左右，停經後則會縮小為1.5公分×1公分左右。

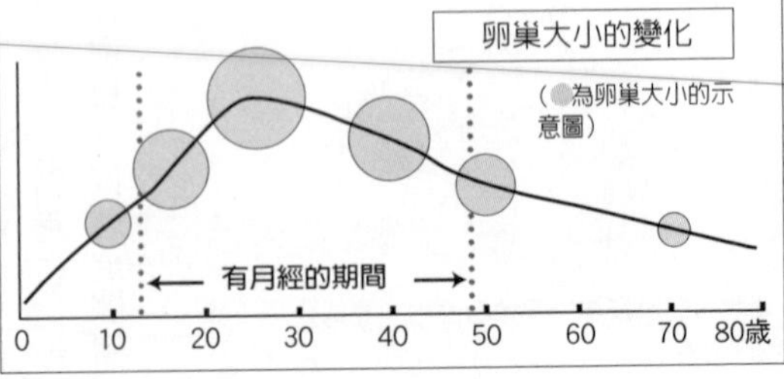

確實做好自我健康管理

雌激素不只具有生殖機能，也是維持女性健康的重要因素之一。因此，雌激素降低所引起的更年期症狀，從

「不定愁訴（Unidentified Clinical Syndrome）」等自律神經失調症狀（P476）到高血脂症（P309）、骨質疏鬆症（P378）都包括在內，症狀從還可以忍受的輕微程度，到被視爲「障礙」的嚴重程度都有可能發生。

以上的症狀都是經過數年累積的結果，不可能在一瞬間突然爆發，雌激素的缺乏不過是個導火線，身體長年處於壓力、營養失衡，以及生活習慣不良等種種累積，才是使身體出現不適症狀的原因。

這時最重要的就是確實做到「瞭解自己的身體」，目前它是處於什麼樣的狀態？有沒有出現異常徵兆等。身體若有不適就要找對方法慢慢改善。

重新審視自己的生活和身體狀態況：飲食生活是否均衡、有沒有適度的運動、充足的睡眠，以及保持活力且充滿衝勁的意志力等。

人生重新出發的轉捩點

面臨更年期的同時，孩子們也到了能夠獨立自主的年紀，做母親的人除了解脫感之外，也會湧起一股失落感。如果再加上長輩的老年照護的問題，外出工作的人還必須同時兼顧職位帶來的責任重擔等，諸如此類責任與壓力重重問題，若再加上身體逐漸出現不適的困擾，會讓大多數的人覺得十分痛苦。

更年期是人生的轉捩點，也是規劃老年生活的適當時機。因此，當妳選擇採取哪種方式來面對更年期的同時，也決定了自己的第二階段人生。

所以不妨以積極的態度思考，想清楚自己老年時想做什麼？想過什麼樣的生活？如果能夠把自己的想法及身體可能面臨的更年期狀況，一一提出來與另一半及親友討論並得到協助，那就更圓滿了！

若是身體出現不適症狀，請前往婦產科就診。如果一直感到不適又拖拖拉拉不就醫，再輕微的症狀也有便嚴重的可能，身體的病痛會降低老年的生活品質，所以應該適時進行治療以減輕症狀換回健康。

此外，在飲食或運動方面，也要重新評估，務必讓身心維持在最好的狀況。

以積極的態度面對更年期

當妳就醫時，千萬不要擺出一副聽天由命的態度，完全交給醫師決定就好。因為疾病不是光靠藥物就能治癒，要仔細聆聽醫師的解說，選擇自己能夠認同的治療方法。

同時，自己也要增強抵抗力和免疫力，以及克服病魔的堅強意志。更年期的問題不光是身體而已，與個人的性情到生活環境都息息相關。患者的意志力是治療成功與否的關鍵！請切實參考醫師的建議，一邊重新評估自己的生活機能，一邊進行治療。

更年期的自我檢視

更年期指數自我檢視表

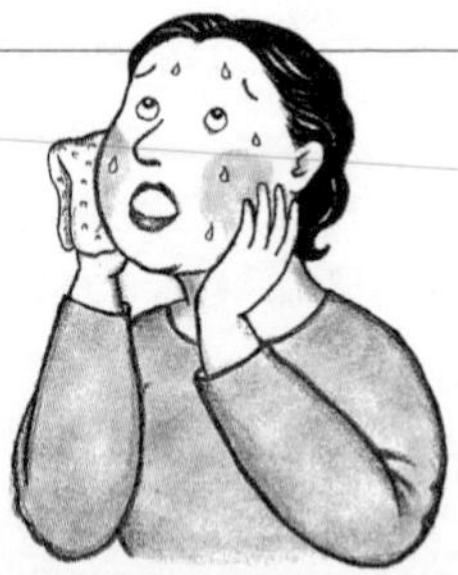

更年期是身心都變得不安定的時期。但有時自己覺得很嚴重的更年期障礙，其實並沒那麼厲害，或甚至是其他疾病引起的不適，所以要客觀地審視自己的健康狀態，才不會誤判病情然後自己嚇自己。

請根據自己察覺到的症狀程度，在下列表格依序打圈，統計出分數之後，可以參考找到適合自己的醫療。

症　　狀	強	中	弱	無	分數
①臉部浮腫	10	6	3	0	
②容易流汗	10	6	3	0	
③腰及手腳容易冰冷	14	9	5	0	
④會氣喘及心悸	12	8	4	0	
⑤不易入睡或睡眠很淺	14	9	5	0	
⑥容易生氣、會忽然焦躁不安	12	8	4	0	
⑦愁眉不展、有時感到憂鬱	7	5	3	0	
⑧頭痛、頭暈、想吐	7	5	3	0	
⑨容易疲勞	7	4	2	0	
⑩肩膀痠痛、腰痛及手腳疼痛	7	5	3	0	

（摘錄自東京醫科牙科大學・小山嵩山製作的「簡略更年期指數」）

總分：

症狀檢視的標準

強→症狀明顯，若不解決問題，會對日常生活造成障礙或帶來困擾。

中→可以察覺到症狀，而且希望能夠解決，但仍然是在可以忍受的範圍之內。

弱→症狀輕微，還在可以忍受的範圍。

無→沒有特別的症狀出現。

檢視結果

●0～25分……可順利地度過更年期，並持續之前的生活方式。

●26～50分……要留意營養均衡的飲食、適度的運動，以及生活保持規律。

●51～65分……到前往更年期及停經專科就診，最好接受生活指導、並應諮詢藥物療法。

●66～80分……需要長期間（半年以上）的計畫性治療，請詢問醫師並與之配合。

●81～100分……請即刻接受各科的精密檢查，如果只有更年期障礙，就需要更年期、停經專科的幫助（生活指導、諮詢、藥物療法等），及早做好規劃，平安度過更年期。

確實做好定期健診

這個時期的婦女身體會出現許多不適，但若把一切都歸咎於更年期就很危險了。因爲即使是同樣的症狀，有時並不是更年期障礙所造成的，而是來自於疾病。因此，定期接受健康檢查很重要。

現代社會罹癌的機率增高，高脂血症等生活習慣病的發病率也比以往更顯著提高。平時若是沒有定期接受健檢的習慣，一旦身體出現不適切勿隨便下定論爲更年期障礙。首先要接受健康檢查，之後再針對症狀做進一步檢查。如果是更年期障礙，現在有各種治療方法可以幫助妳，因此與其成天胡思亂想，還不如立即接受檢查。

容易混淆為更年期障礙的疾病

分泌物的異常	
外陰部搔癢 白色分泌物	陰道念珠菌屬症（P98、P124）
分泌物增加 性行為時有少量出血	子宮頸潰爛（P82）、子宮頸息肉（P81）、陰道炎（P98）、子宮頸癌（P139）、子宮內膜炎（P80）
月經異常及不正常出血	
經血量多、經期長	子宮肌瘤（P60）、子宮頸息肉（P81）、子宮體癌（P143）、子宮內膜異位症（P70）
經痛、嚴重的性交痛	子宮內膜異位症（P70）、子宮頸炎（P84）、子宮肌瘤（P60）
性行為後少量出血	子宮頸癌（P139）、子宮頸息肉（P81）、陰道炎（P98）、子宮頸潰爛（P82）
停經前後不正常出血	子宮體癌（P143）
月經不順	子宮肌瘤（P60）、甲狀腺機能異常（P300～）
出現頭痛症狀	
頭痛、頸部及肩膀痠痛、耳鳴、頭暈	高血壓症（P181）、低血壓症（P186）、眼睛疲勞（P331）、偏頭痛（P158）
久站浮腫、頭暈、肩膀痠痛	低血壓症（P186）
持續頭痛	腦腫瘤（P424）、蜘蛛膜下腔出血（P162）、眼睛或鼻子、耳朵、牙齒、甲狀腺疾病（P300～）等
頭暈、耳鳴、重聽	突發性重聽（P340）、腦腫瘤（P424）、腦梗塞（P160）、美尼爾氏綜合病（P338）
關節異常	
手、肩、膝關節緊繃、倦怠、麻痺、冰冷、疼痛	風濕（P310）、五十肩（P370）
眼睛異常	
刺眼、視力降低	白內障（P323）
頭痛、視力降低	綠內障（青光眼）（P324）、腦腫瘤（P424）
眼睛疼痛	眼睛疲勞（P331）
呼吸困難、胸口疼痛等	
胸口疼痛、呼吸困難	狹心症（P176）、心律不整（P180）、心肌梗塞（P177）
劇烈心悸、呼吸困難	神經症（P467）
尿或泌尿器異常	
頻尿、餘尿感	膀胱炎（P218）、子宮肌瘤（P60）、子宮脫出（P83）
喉嚨乾渴、餘尿感、疲勞	糖尿病（P306）

※摘錄自《更年期障礙——這樣就安心了》（小學館／崛口雅子 著）

〔讓更年期身心不適的症狀與原因〕

對於更年期引發的身體不適，雖然有些人沒有特別感覺，但有些人會因此影響了日常生活，所以症狀會不會發生？怎樣發生？這些都沒有一定的標準可言。

更年期障礙不只是因爲女性賀爾蒙降低而導致生殖機能或自律神經失調而已，還包括了人際關係、個性、壓力，以及環境等因素都佔了鑾大的比例，成因並沒有想像中的單純。以下就來瞭解更年期大多會出現怎樣的症狀與原因。

月經不順、無月經

由於月經周期的紊亂，很多人開始自覺到進入更年期的事實。月經紊亂的情形因人而異，有人原本月經都很正常，卻在某一天突然月經就不來了；有人的月經周期先是變成短而頻繁，之後才開始不來；也有人是月經次數減少，比如三個月一次、半年一次，漸漸地月經就不來了。更年期月經不順是很自然的，只要不是癌症或器官發炎，基本上不必太過擔心（P44）。不過在完全停經之前，還是要注意避孕。

外陰部、陰道的萎縮及乾澀

賀爾蒙減少陰道黏膜會萎縮，同時分泌物也會減少，使得陰道缺少潤滑而產生乾澀感。但黃色分泌物會增加，造成發癢的症狀，再加上黏膜變弱，稍微摩擦就容易出血，此時陰道內的抵抗力也會變弱，容易感染細菌而引起陰道炎（P103）。

有時分泌物裡會混雜血液，若檢查之後發現不是因爲特別的感染所造成的話，那就是更年期的症狀。

出現令人擔心的症狀時，要去婦產科就診，不要以爲忍一忍就沒事了。請醫師開立藥方，並且討論該如何解決困擾。

涵蓋範圍十分廣泛的更年期不適症狀

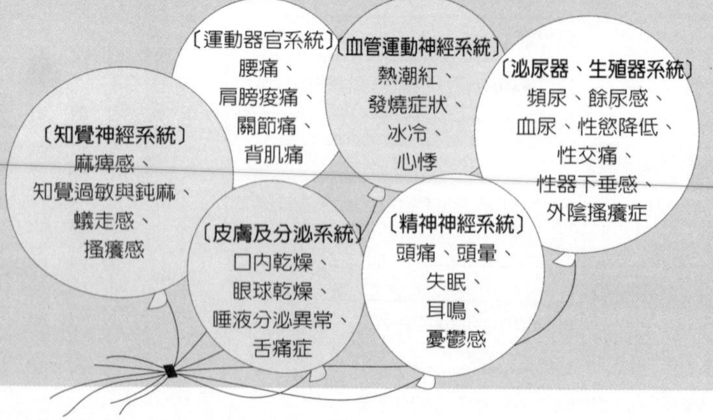

性交痛

性交痛是由於雌激素的不足，使得外陰部或陰道萎縮而引起的。在各種更年期障礙中，性交痛是最令患者難以啓齒、一味忍耐的症狀。

其實這是可以藉由治療來解決的問題。如果起先就一直勉強自己忍耐痛楚，到了後來極可能不知不覺地開始排斥性行爲，進而發展成夫妻之間的問題。因此，如果出現性交痛的情況，請千萬不要猶豫，要與醫師討論，是否進行賀爾蒙補充療法（P608），或在性交時使用潤滑劑來減輕疼痛感。

乳房萎縮・乳腺症

隨著年齡老化，乳房的彈性會漸漸消失並出現萎縮現象。如果得了乳腺症（P114），有時會感覺到乳房疼痛或有硬塊。

二十五歲至五十五歲的女性都有罹患乳腺症的可能，但以三十五歲至五十歲之間的婦女機率最高，約占百分之十九至百分之五十三，但輕重程度因人而異，總體來說，約有百分之四十的婦女罹患乳腺症。由於乳腺症容易與乳癌（P128）混淆，因此應立即前往醫院檢查。

停經後，由於女性賀爾蒙分泌減少的關係的關係，硬塊及疼痛感也會隨之消失。

熱潮紅・頭暈・發汗

這是更年期障礙的諸多項目中，最常見的症狀。

症狀是不分日夜，臉部或頭部會突然燥熱、開始不停流汗。有人幾分鐘發生一次，或是一天發生好幾次次，也有人一天發生一次，每個人發作的方式都不同。也有人很會盜汗，嚴重的甚至到了半夜連換了好幾次衣服還是睡不安穩。

女性賀爾蒙的分泌失調，是由於自律神經異常而引起的。如果患者本身的甲狀腺機能沒有異常，就不需要擔心，但對當事人而言，還是感覺非常痛苦，建議前往醫院就診進行治療。

更年期障礙的發生原因

更年期障礙不是單純的因為賀爾蒙減少所引起的，而是混合了許多複雜因素。因此每個人的症狀都不同，發作的方式也不一樣。

引起更年期障礙的要因：

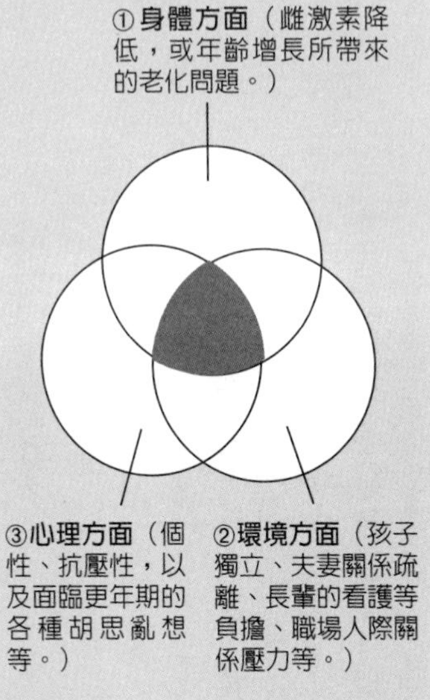
①身體方面（雌激素降低，或年齡增長所帶來的老化問題。）
③心理方面（個性、抗壓性，以及面臨更年期的各種胡思亂想等。）
②環境方面（孩子獨立、夫妻關係疏離、長輩的看護等負擔、職場人際關係壓力等。）

心悸・氣喘

明明沒有特別原因，有時一跑步或情緒激動就會出現心悸或氣喘。這種狀況若是發生在獨處的時候，就會對日常生活造成困擾。

心悸或氣喘之所以會發生，是因為控制心臟跳動的自律神經紊亂的緣故。如果患者是容易引發狹心症（P176）或心肌梗塞（P177）等心臟病的年齡，務必就醫檢查。

即使檢查結果並沒有發現異常，也要保持充分睡眠及適度的運動。

不安感

更年期除了生理會出現症狀之外，也會出現在精神層面上。患者有時會感到不安或焦慮，憂鬱症（P462）的感覺會越來越強烈。

更年期這個年齡的患者，除了自己的身體開始出現變化，同時要面對孩子獨立、照顧年邁雙親、重新審視與丈夫的關係之外，還要擔心自己的健康等問題，所以是壓力或煩惱特多的時期。

因此當患者的身體出現女性賀爾蒙失調、身心失衡等情形的時候，建議前往婦產科、內科、精神科來進行諮詢。

失眠

失眠（P471）是更年期常見的症狀，精神不安、身體感到冰冷或熱潮紅、盜汗等因素都會給患者生活帶來困擾。

睡眠不足會讓整天的精神狀況變差，而「今天可能又會失眠」的擔憂又會造成惡性循環，導致持續性的失眠。

患者容易發生清晨覺醒的現象，也就是一大早就會睜眼醒來，然後再也睡不著了。

失眠原因，可能是過度攝取咖啡因，或是為了補充體力而飲用提神的營養補給飲料，這些通常過了傍

檢視日常生活習慣

除了接受醫師治療之外，也要重新審視自己的生活習慣，並定下計畫改善。

●**飲食**　檢討是否因為熱愛美食，而讓每餐熱量節節升高？為了健康，應攝取低卡路里和富含優質蛋白質的食物。

●**生活步調**　不要太極端改變平時及假日的作息，保持規律生活是很重要的，即使要改，也要循序漸進。

●**睡眠時間**　六～七小時的睡眠是必要的，絕對不要熬夜。

●**運動**　為了防止肥胖，每天至少要有相當於「快走四十分鐘」的運動量，太吃力的話，不妨分次實行。

●**戒除會讓你上癮的不良習慣**　有人會藉助酒、咖啡、香菸或甜點來消除壓力，但是吸菸對身體健康有負面影響，其他的不良嗜好也要適可而止。

●**培養嗜好**　擁有對一切都能投入的熱情能促進心靈健康，如果能培養嗜好，可讓自己每天保持好心情。

晚之後就應該盡量避免。

如果失眠應該及早就醫，醫師可針對原因治療，藉由諮詢或是適度服用藥物改善。

焦躁

進入更年期後，很多婦女會變得焦躁易怒，這是因賀爾蒙分泌急速變化而引起的症狀，類似經前症候群會讓心情不穩定那樣，患者通常都不自覺，有時要經由朋友或家人指正，才察覺自己有躁鬱傾向。

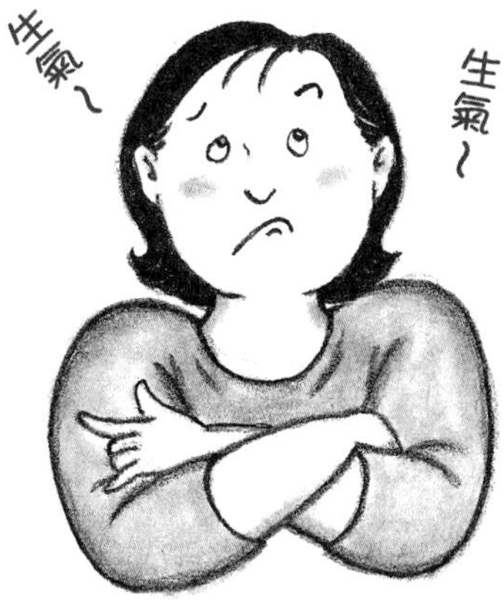

除了生理因素之外，也有可能是因爲家庭或職場環境影響，這時候需要周遭親友的理解與協助，才能獲得改善。

頭暈．耳鳴

更年期女性的血壓容易變動。以往血壓較高的人會降低、較低的人反而上升。隨著血壓變動，會出現頭暈或耳鳴等症狀。

有些人會擔心自己會突然頭暈，以致不太敢外出，這是很不好的。將自己關在家裡反而更容易造成情緒沮喪。

如果內科檢查之後沒有找出特別的發病原因，最好再找婦產科詳細檢查。

肩膀痠痛．腰痛

一般說來女性比男性更容易肩膀痠痛（P380）及腰痛（P382），但進入更年期後，這些症狀似乎會更強烈，若是長期操作電腦等姿勢不變的工作也會變得更嚴重。

此外，如果全身關節疼痛日益強烈就必須檢查，有時可能是風濕（P310），不過大多數都是由於女性賀爾蒙不足所引起的典型更年期症狀。

除了向婦產科醫師請求幫助之外，泡澡和體操也可以促進血液循環，舒緩症狀。

頭痛

這也是更年期的常見症狀。如果長期睡眠不足，患者會因惡性循環導致頭痛（P171）或有頭鈍感。

還有年紀大導致視力衰退也可能產生頭痛，但有時是因爲開始有老花眼，或是眼鏡不合適的關係，可先找醫師檢查。

此外，高血壓或其他疾病也有可能是病因。雖然也算是更年期症狀的一種，若症狀嚴重，還是要針對出現異常的部位進行檢查，如果沒問題再去婦產科接受診療，商討治療方法。

疲勞・倦怠感

對很多婦女而言，更年期常會感到身體無力、容易疲勞，精力不若以往、甚至會失去活力。

這時期出現的疲勞感是賀爾蒙失調所引起的暫時性現象，應該儘量休養，不要逞強。

由於患者經常會想要努力做到跟以往一樣，結果卻因爲力不從心而感到沮喪。因此，如果身體沒有出現異狀，請放鬆心情不要焦急，等待精神恢復再行動即可。若充分休養後仍無法擺脫低潮，有時會引發「憂鬱症」。

意志力降低・鬱鬱寡歡

女性賀爾蒙一旦減少，患者的健忘症就會變得更嚴重，意志力不像過去那般旺盛、缺乏集中力，與其做無謂的抵抗，還不如將這視爲身體要妳休息一下，不可逞強的警訊。

對現今的主婦與職業婦女而言，休息往往成了一種奢侈享受。即使親友或周遭的人好意要妳休養，自己卻怎樣也不願休息。總是告訴自己要當個賢妻良母，對工作負責，這麼一來往往過於勉強自己。不妨放下家事或工作，做一些能減輕心靈負擔且適度休息的事。此外也可與醫師討論是否進行賀爾蒙補充療法（P608）等。

工作效率降低

有些女性從進入社會開始，就全心全意的將自己奉獻給工作，到了更年期的時候卻突然發現自己變得一點效率也沒有，而遭受到很大的打擊。

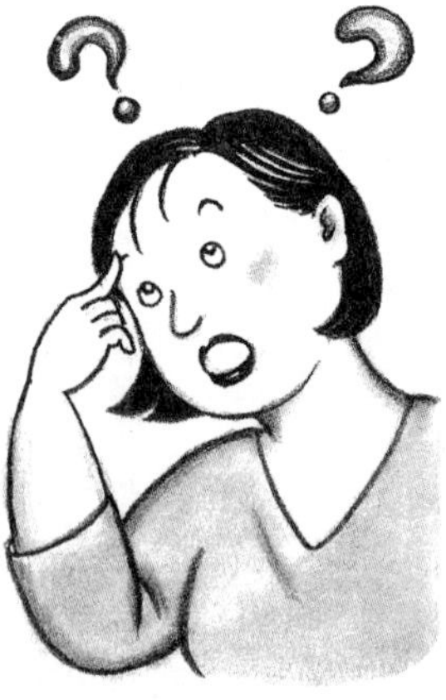

覺得自己想說的話沒辦法立刻說出來，或是想俐落行事卻做不到等，這種因爲更年期障礙而無法順利工作的人越來越多，這些現象對當事人來說，是很嚴重而且喪失自信的事。

這時候妳千萬不要因此責備自己沒有能力，因爲原因不單只是老化，或是與年齡有關，也有可能是因爲賀爾蒙不足的緣故，所以請儘速赴醫院檢查，並和醫師討論治療的方式。

手腳冰冷

四肢冰冷（P58）不只是更年期常見症狀，年輕女性也很常發生。這裡說的是，過去不曾有四肢冰冷的經驗，到了更年期卻突然出現這種現象的人，要特別留意。

造成手腳冰冷的原因是賀爾蒙失

調，導致自律神經紊亂。因爲血管無法順利調節收縮、擴張，導致血液循環變差。

症狀特徵爲上半身熱潮紅，下半身卻冰冷而感到不適。

有時也會因爲貧血（P192）、低血壓（P186）、心臟病或甲狀腺機能降低（P302）促使手腳冰冷症狀惡化。

因此首先要到醫院接受檢查，同時攝取能讓身體溫熱的食物，並以泡澡或按摩、適度運動等方式改善，還要思考日常生活中能促進血液循環的方法，並實行之。

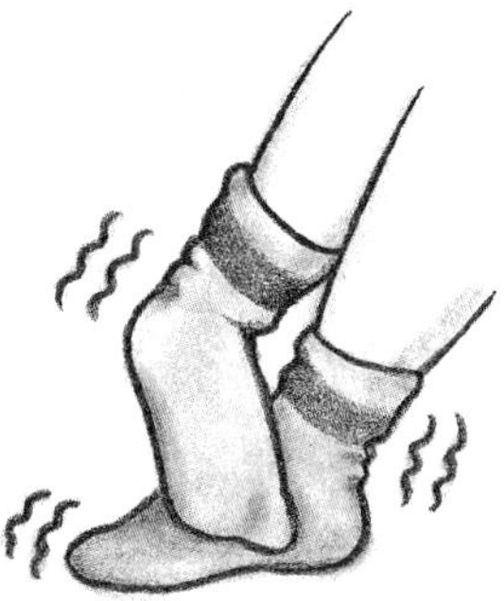

頻尿・殘尿感

更年期且有手腳冰冷毛病的人，最容易出現頻尿症狀。明明剛剛才排尿，立刻又有尿意想跑廁所的因爲更年期的女性，膀胱或尿道的黏膜會變得薄又弱，所以容產生尿意。這是隨著年齡增長所引起的，雖然就某方面而言是無法避免的生理退化，不過藉由賀爾蒙補充療法（P608），多少能舒緩症狀。

不過，患者若有殘尿感，或排尿時感覺有異樣或疼痛感的話，有可能是膀胱炎（P218）等疾病。如果沒有細菌感染，只是有尿意想跑廁所的話，最好還是找婦產科諮詢，一併解決手腳冰冷的問題。

尿失禁

更年期之後的女性，每三人就有一人會爲漏尿問題所苦。此時期常見的尿失禁（P224），大多是腹壓性（應力性）尿失禁，患者會在打噴嚏或咳嗽等突然使力的時候，出現漏尿情形。造成此病症的原因，可能是生產或年齡增長所造成的尿道括約肌、骨盤底肌肉鬆弛或萎縮等。

除了向醫師請教加強這些部位的訓練方法，以運動讓肌肉緊實，同時也可以和醫師商討，針對需要施以治療。

皮膚乾燥與搔癢

皮膚乾燥不只出現於外陰部或陰道，也會出現於全身各處。因爲雌激素不足會影響到膠原蛋白不足，此外也會低新陳代謝，使皮膚再生變得遲緩而導致皮膚老化。因此，患者的皮膚只要稍微刺激就會引起反應，像是手腳、背部、腹部等皮膚會變得粗糙而且容易發癢。

這種發癢的狀況，有時是因過敏引起的，有時則是由於壓力過大而造成的，症狀嚴重時，可到皮膚科或婦產科請醫師診斷開藥，不要隨便塗抹成藥以免皮膚狀況惡化。

〔更年期應該注意的疾病〕

雌激素具有減少膽固醇，維持骨量的作用。由於更年期的時候雌激素會減少，再加上自然老化，所以是身體病痛最多的時期。

不過，有時會出現疑似罹患某些疾病的症狀，但結果卻是受更年期影響所導致的；或是原本以爲是更年期症狀，結果卻是罹患了某種疾病而造成的（P599表格），這是由於有些更年期症狀與某些疾病的病徵非常類似。

因此更年期的女性只要發現身體出現異狀，就要迅速就醫，請醫師幫妳診斷並給予治療。

子宮癌（P138）

雖然四十～五十歲左右爲罹患子宮頸癌的巔峰期，但只要是女性，任何年齡都有可能罹患，只要出現任何異狀都疏忽不得。

此外，停經後五十歲以上女性也容易罹患子宮體癌，因此必須多加留意，若是停經前後出現不正常出血，以及其他疑似癌症的病徵，請務必向醫師諮詢。

卵巢癌（P148）

由於卵巢癌的初期沒有明顯症狀，因此很容易被忽略。一旦惡化，卵巢會變得又硬又大又腫，請務必定期前往婦產科檢查。

子宮肌瘤（P60）

此爲長在子宮壁肌肉上的瘤狀物，爲三十五歲～五十歲左右婦女常見的疾病。如果沒有什麼明顯的症狀，或是健康檢查的結果沒什麼問題，就沒有必要立即動手術。

子宮內膜異位症（P70）

子宮內膜在原本位置外增生。主要症狀爲強烈經痛，好發年齡約爲三十～四十歲，因爲子宮內膜異位症與女性賀爾蒙很有關係，因此進入更年期時要特別留意，但只要停經，症狀就會消失。

子宮頸息肉（P81）

子宮頸部分的黏膜增生成息肉，往陰道方向下垂。這是各個年齡層的婦女都有可能罹患的疾病，但大多發生於四十～五十歲左右的女性。

外陰萎縮（P110）

外陰部出現白斑，而且發癢，有時會有疼痛或灼熱感，原因不明。

陰道炎（P98）

比起細菌感染，萎縮性陰道炎是更令人擔心的症狀。更年期後陰道內的自淨作用（P101）會降低，因此容易發炎。平時要留意陰道分泌物的狀況，若有異常要盡快就醫。

子宮下垂・子宮脫出（P83）

子宮位移到比正常位置還要低的地方，稱爲「子宮下垂」，若從陰道露出，則叫做「子宮脫出」。這是由於老化、陰道或骨盤底的肌肉變弱所引起。患者應避免從事長時間站立的工作，或提重物等腹部需要使力的動作。

乳癌（P128）

顧名思義，就是發生在乳房或其周圍乳腺的癌，四十多歲爲高危險群，五十歲以上至六十多歲的婦女也很容易罹患。

乳癌在癌症中屬於可以自我檢查發現的疾病，因此要平時就養成定期自我檢查乳房的習慣。

甲狀腺功能異常（P300～）

可分爲亢進與低下兩種，罹患甲狀腺亢進的人，會出現心悸，以及突然變瘦的徵兆；至於甲狀腺低下的人，則會出現全身無力、代謝變慢、肥胖等症狀。

由於甲狀腺異常引起的毛病容易被誤判爲更年期障礙，所以要請醫師檢查，並進行治療。

心肌梗塞・高血壓・動脈硬化（P177～）

女性賀爾蒙一旦減少，就容易囤積壞的膽固醇（低密脂膽固醇），而造成血管變細，並引起高血壓、動脈硬化，或是心肌梗塞等毛病。

高血壓或動脈硬化的症狀有頭痛、肩膀痠痛、頭暈等，和更年期障礙十分相似，需多加留意。

糖尿病（P306）

胰島素是一種賀爾蒙，由胰臟分泌，更年期的婦女由於賀爾蒙降低而使得胰島素缺乏，因此造成血糖上升。造成糖尿病的因素有肥胖、過度攝取甜食、運動不足，以及壓力等，此外，也有些是遺傳性體質的緣故。

更年期以後必須注意飲食與適度運動，還有定期做健康檢查。

骨質疏鬆症（P378）

當蛋白質及鈣質從骨頭中流失，骨質會變得疏鬆而容易骨折。高齡婦女若想維持身體健康，到了女性賀爾蒙減少的時期就需特別注意。

腰痛（P382）・肩關節周圍炎（P370）

隨著年齡增長，支撐骨頭及關節的肌肉也會變弱，出現疼痛或發炎。平日就應養成運動習慣，並注意不可過胖。

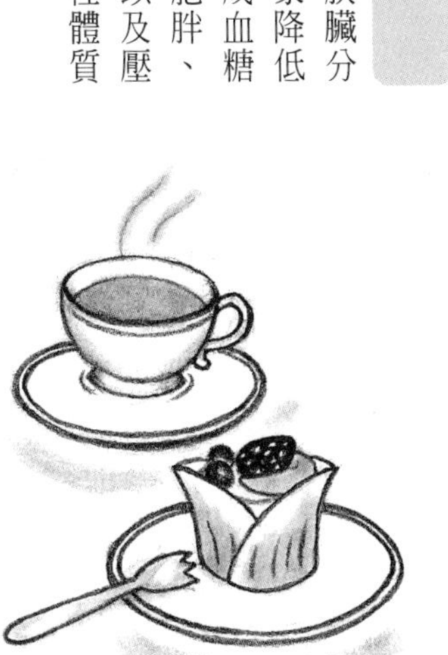

更年期障礙的治療與生活注意要點

〔各種更年期障礙的治療方法〕

針對更年期障礙的治療法 找出適合自己的方法

只要經過治療更年期障礙就能得到舒緩，因此當身體出現異狀時，千萬不要忍耐，不然只會降低生活品質。

更年期障礙的治療法大致區分爲四種，患者可依不同的更年期障礙症狀，搭配各種治療方式。

- **賀爾蒙補充療法**
- **中藥療法**
- **其他藥物療法**（鎮靜劑、抗憂鬱藥、自律神經調整藥等）
- **身心醫學療法等**（諮詢、自律神經訓練法、芳香療法、按摩、腳底按摩等）

■賀爾蒙補充療法（HRT）（Hormone Replacement Therapy）

基礎知識

導致更年期障礙的原因其實非常複雜，有一說是因爲雌激素急遽減少，加上患者所處環境或情緒變動所引起的。

所謂「賀爾蒙補充療法」，是針對賀爾蒙不足所引發的症狀，而進行的治療法，也就是補充女性賀爾蒙來調整賀爾蒙分泌。

一般來說，賀爾蒙補充療法對於舒緩熱潮紅、發汗、心悸、焦躁等自律神經失調症狀，以及失眠、憂鬱、性器萎縮、尿失禁等生理症狀都有幫助。

雌激素在更年期會急速減少

人體女性賀爾蒙中的雌激素含量，就算是男性，平均也有20 pg／ml。然而，停經後婦女的雌激素卻比男性更少，因此嚴重影響女性身體狀況。

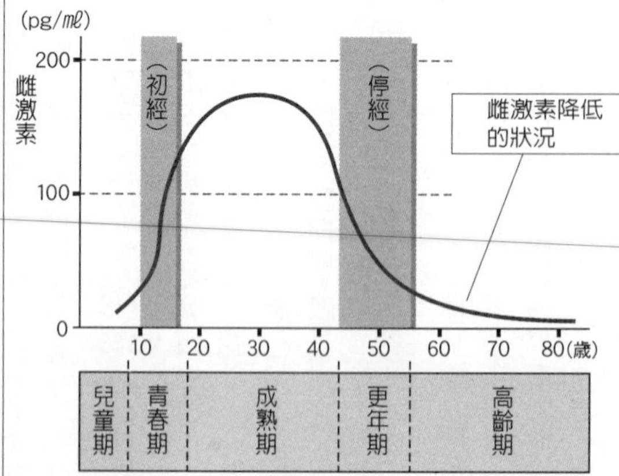

賀爾蒙補充療法（HRT）現況

加拿大是全球第一個在一九四一年率先認可賀爾蒙補充療法的國家，隔年美國也加以跟進，之後在歐美獲得認可，從此更年期的婦女，近半數都使用賀爾蒙補充療法。

但在亞洲地區的婦女對於從體外注入賀爾蒙藥物有排斥感，擔心會產生副作用，因此並沒有像歐美那麼普及，但賀爾蒙補充療法對於治療熱潮紅、發汗、陰道萎縮等更年期障礙卻非常有效，也能預防骨質疏鬆症或動脈硬化等生活習慣病，所以現在賀爾蒙補充療法漸爲人知，並開始普及。

二〇〇二年在美國因爲賀爾蒙補充療法引發乳癌的風險升高，下令停止治療與實驗。由於賀爾蒙補充療法的優劣目前尚無定論，因此有幾點必須注意：

①併用雌激素與黃體酮的患者，需持續進行乳癌等各項定期檢查。

②爲了預防心肌梗塞、狹心症、大腸癌而使用合併療法，並無不妥。

③面對更年期障礙，須正視自我弱點，不過還是要充分與醫師討論，選擇最適合自己的方法。

雌激素的作用

雌激素不只作用於生殖器，對身體其他部位也有各種作用。

雌激素的作用	
大腦	可維持大腦血流，預防記憶力降低、癡呆症，以及憂鬱症。
乳房	幫助乳腺發育。
血管、心臟	調整膽固醇的形成，具抗動脈硬化作用。
生殖器	可促進卵子發育、子宮內膜增生，預防陰道壁萎縮。
骨骼、關節	維持骨骼密度，使之健壯。預防關節痛。
皮膚	有助於形成膠原，維持皮膚彈性。

賀爾蒙補充療法的各種方式

賀爾蒙補充療法有以下幾種，要選擇那種用法要看個人體質而定，必須由醫師評估。

▼子宮沒割除的人，ABC可擇一

A連續併用雌激素和黃體酮。約半年大多會不正常出血。適合停經期超過五年以上的人。

B以二十一～五十天爲間隔，周期性地服用或貼上雌激素貼片，然後停藥五～七天。停藥前十～十二天則併用黃體酮。服用雌激素期間，由於子宮內膜增生程度因人而異，要和醫師討論。這方法製造的賀爾蒙量雖然最少，但和其他方法有同樣效果。

C連續服用雌激素，然後周期性地服用黃體酮約十～十二天。使用B或C的人，停用雌激素後會有三至四天和月經很像的出血。

▼子宮切除後婦女

建議連續服用雌激素，或者使用貼在皮膚上的貼片。

賀爾蒙補充療法效果與優點

治療熱潮紅及盜汗都有不錯的成效

對於最容易出現的熱潮紅、頭暈及發汗等更年期障礙而言，賀爾蒙補充療法非常有效。由於這些症狀並非攸關性命的疾病，因此大部分婦女都會隱忍，但如果能舒緩這些症狀，失眠的狀況也能獲得改善，這樣就能夠提升生活品質。

此外，賀爾蒙補充療法也能改善諸如陰道或下泌尿道系統（尤其是尿道與膀胱三角肌）萎縮，且效果不錯。缺乏女性賀爾蒙的更年期女性會流失膠原，當皮膚黏膜因此變薄之後就容易引發陰道炎，或為性行為疼痛所苦。女性賀爾蒙對治療這些症狀非常有效，除改善性交痛之外，還能減輕尿失禁的煩惱。

可預防其他更年期疾病

過去研究證明賀爾蒙補充療法能有效預防的疾病，便是骨質疏鬆症。由於雌激素具有維持骨量、抑制鈣質從骨質流失的作用，因此可預防骨質疏鬆症。

此外，由歐美所進行的各項調查可知，使用賀爾蒙補充療法的女性，因心臟病死亡的風險已降至百分之四十～六十，這是因為雌激素能增加好的膽固醇，而使壞的膽固醇減少。但也有完全與之相反的調查結果，因此目前尚無法斷定。

其他可改善的症狀包括味覺變差、口乾舌燥等高齡婦女常發生的口腔問題，還可維持視力。同時也有報告指出，賀爾蒙補充療法能有效預防阿茲海默症和老年癡呆症。

賀爾蒙補充療法的隱憂

照理說，任何疾病的醫療都要事先充分瞭解有何副作用，但得到相關資料及數據需耗費時日，賀爾蒙補充療法的研究也是其中之一。

至於賀爾蒙補充療法對其他疾病的預防，由於成效會受到個人營養及運動等基本生活習慣影響，要加以精

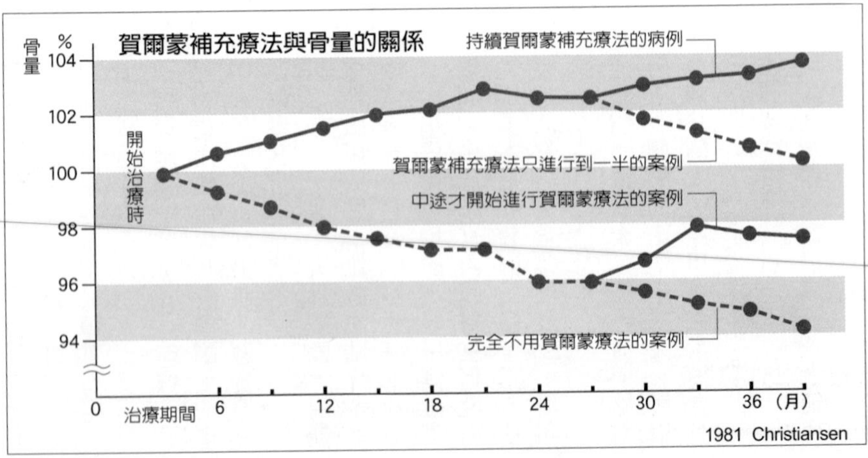

確判斷可說十分困難，因此醫師事先要向患者做充分的說明與告知。

降低罹患子宮體癌的機率

因爲雌激素能刺激子宮內膜增生，單獨服用時期子宮體癌發病率有上升趨勢，但併用黃體酮之後，目前接受賀爾蒙補充療法的女性，得到子宮體癌的危險性明顯降低。

誘發乳癌的風險仍是未知數

賀爾蒙補充療法誘發乳癌的風險性，目前還沒有出現一致的見解。不過，美國的賀爾蒙補充療法對乳癌的風險值標準很高，原本預定進行十五年研究的其中一項賀爾蒙補充療法治療，於五年後也就是二〇〇二年便暫停發表。即使接受賀爾蒙補充療法，也要定期做乳癌自我檢測，以及醫院的定期健康檢查。

子宮體癌發生率

（Gambrell.R.D.et al.Obs&Gyn.55.6, 732-738, 1980年）

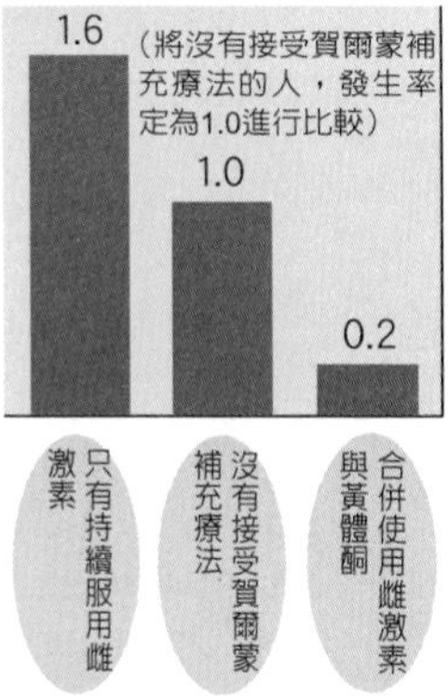

充分考量之後再決定

不管是否接受賀爾蒙補充療法，都要仔細思考其優缺點，最重要的是，必須在醫師協助下考量自己的身體狀況再做決定。

近年來有關賀爾蒙補充療法患者罹患乳癌機率增加的報告顯示，每一千位婦女就有約一・三人會罹患乳癌，持續服用十年之後，則增爲一・五人。對於這種增加的機率有什麼看法或想法，全憑個人判斷，比如說，有些人會對這樣的情形感到不安，但也有人不以爲意。身體是自己的，採取任何治療方式之前，都要想清楚再行動。

當然也有人認爲可先藉由賀爾蒙補充療法舒緩症狀，日後再慢慢研究後續的治療方式；有些人則是希望能夠找到同時也能預防其他疾病的治療方式，狀況因人而異。總之，盡量避免爲了要不要接受治療而做無謂的煩惱，如果因此長期忍受痛苦，同時也拖延治療時機是最不智的結果。

無法接受賀爾蒙補充療法的情形

有些患者在心理上無法接受賀爾蒙補充療法治療，或是因爲生理因素，接受賀爾蒙補充療法的時候需要比別人加倍小心注意身體的反應，有以上這些顧慮的患者，最好仔細和醫師討論之後再做決定。

●無法接受治療的狀況

▼罹患乳癌或子宮體癌的患者，有血栓症或塞栓症以及患有其他宿疾不適合治療者；包括心臟衰竭、腎臟衰竭、肝臟等疾病而有腹水、胸水等症狀的人，肝機能障礙患者。

●需多加注意的狀況

▼罹患子宮肌瘤、子宮內膜異位症和高血壓的患者；需注射胰島素的糖尿病患者。

更年期障礙的中醫療法

基礎知識

中醫的醫療大都兼顧生理和心理的層面，也就是中醫所謂的「血」和西醫所說的「血液」不同，意即包括身體、精神、感情等廣泛層面。

「血」循環變差，稱爲「鬱血」，而「鬱血」狀態還包括精神、神經與感情方面的問題，譬如經痛和月經有關的女性特有症狀，就中醫觀點來看，都和「鬱血」脫不了干係。

更年期在停經前後約十年的期間裡，會隨著賀爾蒙失調而導致身體或精神、神經方面出現各種症狀。中醫認爲更年期障礙，主要是由「鬱血」導致。

《黃帝內經》就曾經記載「女子七七任脈虛、太沖脈衰、天癸竭、地道不通、故形壞而無子」，意即爲婦女生理退化的一種現象。

中醫認爲更年期的原因是腎虛老化，進而引起五臟六腑失調，所以以固腎爲主採辨證論治法醫治，依個人體質症狀不同施以處方。

中醫基本治療方式爲口服中藥，有時使用針灸治療也很有效。此外，一些明顯出現憂鬱症等心理症狀的病例中，中西醫配合治療的情況也不少。

效果及優點

中醫療法能消除「鬱血」，調養身體使之恢復平衡，對於更年期常見的「不定愁訴」症狀，只要妥善治療就能顯出效果。

此外，由於中藥對於女性賀爾蒙並無直接影響，因此優點是避免賀爾蒙療法的風險。而且中醫會依個人症狀處方，不單只是治療主要症狀，也可全方面的改善體質，讓身體強健。

注意事項

中藥再怎麼溫和，畢竟還是藥，所以也是會有副作用的。比如說，胃腸虛弱的人如果服用中藥，有時候會引起消化不良等胃腸障礙。此外，有些人吃中藥會出現過敏性藥疹，不過發病的機率不高。一般來說，只要停止服用，就會立即獲得改善。

有些人因爲服用中藥，症狀獲得改善之後，就不再去婦產科檢查，這是不好的。因爲停經後婦女最容易罹患子宮體癌，因此必須定期前往婦產科檢查。

服用方法

中醫的處方因人而異，醫師會在診斷之後，依症狀開立處方。一般主要是能改善「鬱血」的處方，也有些人會服用治療肝疾的處方，或是治療「氣瘀」的「半夏厚朴湯」。

飲食的建議

在更年期障礙中最常見的症狀是臉會突然變熱、下肢迅速變冷的「熱潮紅」。這種患者本身的體質比較寒，要多攝取能讓身體溫熱的食物（P59）。

●**氣鬱** 不安感、失眠、抑鬱、喉嚨有異物感、胸悶等症狀。

中醫配合體質、症狀開立的處方

	處方藥	生 藥	適合的症狀
適用於心理症狀的處方	加味逍遙散	當歸、芍藥、白朮、茯苓、柴胡、甘草、牡丹皮、山梔子、生薑、薄荷	治療更年期障礙的代表用藥。適合「鬱血」和神經症狀明顯，會突然出現熱潮紅、頭痛、頭暈、出汗、肩膀痠痛、失眠、輕度便秘、焦躁等症狀的人。
	女神散	香附子、川芎、白朮、當歸、黃芩、桂枝、人參、檳榔子、黃蓮、甘草、丁香、木香	適用於有強烈熱潮紅與頭暈症狀的人，使用加味逍遙散沒效用，身體比較「實」者，可考慮這處方。
	柴胡加龍骨牡蠣湯	柴胡、半夏、茯苓、桂枝、黃芩、大棗、生薑、人參、龍骨、牡蠣、大黃	適用於體質與體格比較「實」者，會出現心悸、不安、失眠、焦躁等症狀，因為神經過敏致使交感神經容易興奮的人。
	桂枝加龍骨牡蠣湯	桂枝、芍藥、大棗、生薑、甘草、龍骨、牡蠣	適用於虛弱體質，焦躁而易怒，會心悸或失眠的人。很多人觸碰肚臍周圍就會感覺心跳。
	抑肝散	當歸、川芎、鈎藤、白朮、茯苓、柴胡、甘草	適用於體質虛，神經過敏、容易焦躁、具攻擊性格的人。
適用於生理症狀的處方	半夏厚朴湯	半夏、茯苓、厚朴、蘇葉、生薑	主要適用於喉嚨有異物感、呼吸困難、不安感、抑鬱傾向、有心悸的人。有些長期服用此藥，卻難以改善症狀的患者會覺得柴朴湯比較有效。
	桂枝茯苓丸	桂枝、茯苓、芍藥、牡丹皮、核仁	適用於體格健壯，痛經等「鬱血」症狀強的人。有四肢冰冷、熱潮紅，還有頭暈、頭痛、肩膀痠痛等症狀，按壓下腹部就會疼痛，容易產生痔等「鬱血」症狀。
	核桃承氣湯	桃仁、桂枝、大黃、芒硝、甘草	有「鬱血」的症狀，適合經痛或便秘較嚴重的人。尤其是按壓腹部左下方，就感到強烈疼痛的人。
	當歸芍藥散	當歸、川芎、芍藥、茯苓、白朮、澤瀉	適用於虛弱體質，出現四肢冰冷、容易疲勞、頭重、頭暈、貧血、浮腫等症狀的人。
	五積散	蒼朮、陳皮、茯苓、白朮、半夏、當歸、厚朴、川芎、芍藥、白芷、枳殼、桔梗、生薑、桂枝、麻黃、甘草、大棗	適用於上半身熱、下半身冰冷（上熱下寒）的人；因為四肢冰冷引起腰痛、腹部疼痛的人。

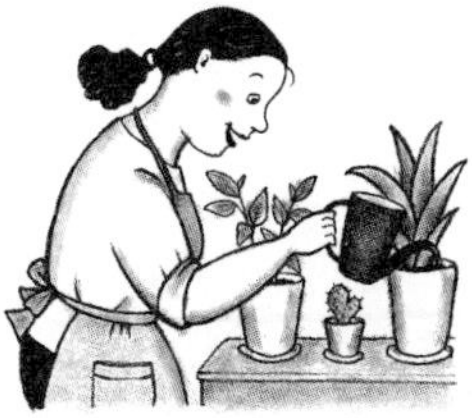

〔**體質較實**〕肌肉型的體型，活動力強，胃腸健康，吃東西速度很快等。

〔**體質較虛**〕體型纖瘦，胃腸較弱，容易腹瀉、疲勞，不愛活動等。水腫的人即使乍看之下是豐滿的，但仍屬「虛症」較多。

■其他藥物療法

心理不適的問題大多可經由醫師診斷並服用藥物改善。一旦發現有此情形，就必須及早就醫。

鎮靜劑

當患者焦躁或不安時、治療心理症狀的必備藥物，不只精神科，內科、婦產科等也會開立此種處方。

效果或副作用因人而異，因此患者必須和醫師充分溝通，千萬不能擅自停用或減量，必須按照醫師指示服用。

抗憂鬱劑

當患者罹患憂鬱症（P462），或有嚴重憂鬱傾向時所開立的處方。

憂鬱症是更年期時常見的心理疾病，憂鬱更有「心靈感冒」一說，這是現代社會的文明病，沒有什麼好難爲情的。

當憂鬱症狀出現時，患者會出現強烈的倦怠感、疲勞感與無力感，不管做什麼事都提不起勁，也有很多人會覺得是自己能力不夠而感到沮喪。

憂鬱症需藉由藥物改善，患者最好趁還沒惡化之前及早治療，拖延治療的時機是很危險的。發現情形不對的時候，千萬別自尋煩惱，應盡快就醫，詢求醫師專業的協助並商討解決之道。

自律神經調整藥

大多數更年期發生的「不定愁訴」症狀是由自律神經失調引起的，因此自律神經調整藥能安定讓自律神經興奮的交感神經，以及副交感神經，避免情緒過度反應。

不定愁訴症狀嚴重時，甚至會影響到日常生活，若是出現症狀千萬不要忍耐，應盡快前往婦產科、精神科、心療內科等就醫，請醫師依症狀開立處方，或是建議其他治療方法。

■身心醫學療法

如果有藥物也無法治癒的心理問題，可考慮接受心理諮詢。訓練自我的意志力，並找到適合的解決方法。此外，也要學習放鬆心情。

諮詢

更年期是人生的轉捩點。有些人會因爲自己不再年輕，且需面對身體老化而不安，進而對人生的態度變得消極，情緒持續低落，對身體的不適感到煩惱。

患者要以解決精神問題爲目標，聆聽專家建言，探求內心深處以求眞正的解答。

尋求醫師與親友的支援，幫助自己掌握、察覺原因，解決關鍵的契機，就是諮詢。

患者若在精神上變得比較獨立，心情就會放鬆，思想也會變得比較開朗。

能養成自己解決事情的基本態度

與能力，若發生其他問題時，也會有所幫助。

自律訓練法

這是提高自我訓練能力的方法。藉由系統式的訓練讓患者自我催眠，放鬆身心。

由於更年期是壓力最大的時期，如果能有所自覺並學習如何紓解壓力是件很好的事情。對於使用賀爾蒙療法還是沒有任何改善的症狀，都能提升效果。

芳香療法（P680）

芳香療法（Aromatherapy）起源於古埃及等古文明國家，進而盛行於希臘、羅馬，近代更由歐洲風靡了全世界。

芳香療法藉由精油來達到舒緩精神、解除壓力，以及活化身體機能並增進健康的功效。

比方說，擁有多汁蘋果般香氣的黃春菊，不但能有效改善失眠，還能鎮靜神經。而有淡淡果香的薰衣草，能紓解失眠及精神疲勞。白檀香據說能消除不安及孤獨感。

建議可以邊聽音樂邊在客廳、臥房或是泡澡時，依自己當時或心理或生理的需要，活用喜愛的精油來舒緩身心。

按摩（P674）

就算是沒有專門的技術，也可以嘗試按壓或是摩擦讓自己覺得舒服的地方，或者參考相關書籍找尋穴道加以按摩，也可以請另一半或是家人幫忙，加深彼此感情。

每天只要撥出一點時間按摩身體，不但能夠使心情舒坦，身體也能獲得放鬆。

腳底按摩

腳底按摩能提升對應的臟器機能。所有的臟器在腳底都有對應的部位，臟器不適，按壓腳底對應的部位也會覺得痠痛。

沐浴時，可用大姆指仔細揉捏腳底有硬塊的地方，如此不但能促進血液循環，也會讓腳部變得溫熱，感覺也很舒服。

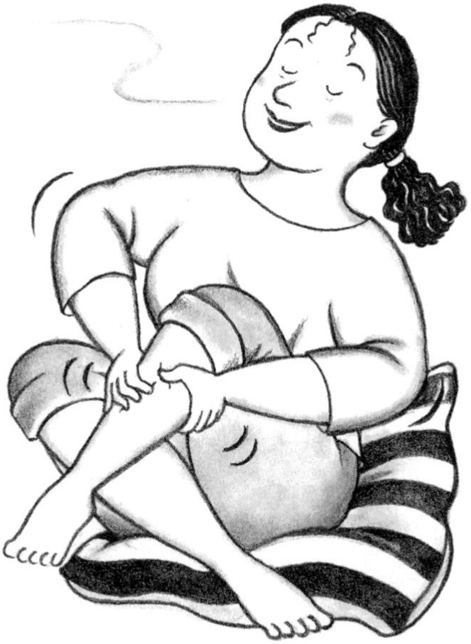

〔更年期快適生活的注意事項〕

所謂更年期，應該是稍微停下腳步來回首過去，並思考接下來的後半場人生，妳要怎麼過的時期。選擇度過這個時期的方式，會影響到妳日後的「生活品質」（Quality of life, QOL=生活品質），這說法鑾中肯的。

若是出現讓妳不適的的更年期障礙要請醫師治療。調整一下生活的方式，稍微放慢步伐，學著善待自己，讓每一天充滿活力，愉快的面對更年期的到來。

身體的自我管理

●誠實面對身體警訊

更年期的自己和年輕時不同，一旦體力衰退，壓力也會跟著增加，同時也是身心容易感到疲憊的時期。如果身體覺得不適，這就是妳需要休息的警訊，自己的身體自己最清楚，千萬不要逞強。

●與其煩惱不如找醫師討論

面對各種病痛症狀不要獨自煩惱，也不要拖拖拉拉延誤就診。這樣一來除了加重病情，壓力也會造成免疫力降低甚至惡化。與其悶悶不樂，不如到醫院尋求幫助，積極找出發病原因並加以治療。

●隨時注意健康資訊

更年期是迎向人生另一階段（高齡期）的準備期。由於高齡期是身體容易發生各種毛病的時期，因此要學會愛自己，以積極的態度面對身體的變化。

瞭解更年期容易罹患的疾病，留意各種健康資訊對健康很有幫助。尤其這個時期最容易發生的肥胖、糖尿病、高血壓、高脂血症、骨質疏鬆症等，都可藉由正確生活習慣來預防。

●重新審視生活習慣、促進健康

出現自律神經失調或是不定愁訴的患者當中，有些人會將身體的不適歸咎於他人或環境等原因，但很多時候其實是自己的生活型態，或是想法觀念出現了偏差，與旁人毫無關係。

此外，這時候也是各種潛藏疾病最容易出現的時期，如果能把握機會重新審視自己的生活方式，戒除不良習慣，努力增進健康，以積極的態度走出陰霾。

紓解身心壓力的健康法則

●尋找適合自己的減壓方法

心情保持開朗就能消除壓力，也能提升免疫力。

花點時間培養嗜好，除了能紓解壓力之外，也能充實自己的生活。

從事會讓自己覺得愉快的活動，例如旅行、運動、聽音樂、演奏樂器、看書或是繪畫等，甚至找朋友聊聊天、逛街也好。

●多想些愉快的事

常常將「好高興」、「好快樂」等字句掛在嘴邊，藉由把話「講出來」這樣的行動，讓心情變好，這樣的效果會比老是說「很無聊」、「只覺得很累」、「沒意思」等負面思考的人快樂三四倍。如果因爲意料之外的事而破壞心情，也要趕快把它忘記，找個能讓自己開心的事來做，不要在悲傷的感覺裡沈溺太久。

⑦擁有取悅自己的能力

試著做一些讓別人開心，自己也覺得很快樂的事。即便是很普通的家事，只要做一點小變化，比如說插花或是掛上一幅喜愛的畫，不僅讓家人開心，自己也會覺得歡喜。

就算家事或工作有所延誤，也不要放在心上，絕對不要太苛求自己，也不要因此自責不已。當妳感到身心俱疲的時候，要學著這樣安慰自己：「過去不是都做得很好嗎？先休息一下吧！」，如此這般愛惜自己，尊重自己的感覺。

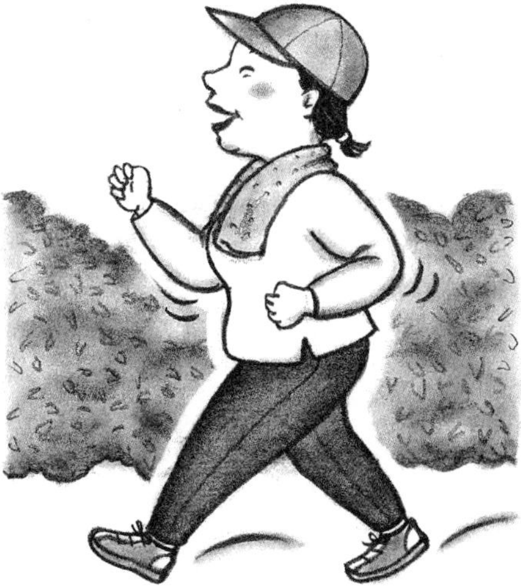

●水、綠意、陽光是活力來源

因爲身體不適而悶在家裡，心情會更鬱悶。不妨試著到公園散步，讓大自然的力量幫助妳，藉由流動的水、綠意盎然的樹木，以及溫暖的陽光獲得重新出發的活力。

注意飲食方面

●避免攝取過多醣類、脂肪、水果和卡路里

作息規律、營養均衡的飲食，都是很重要的健康法則。由於更年期的基礎代謝會逐漸降低，所以不要攝取過多的熱量。有些人爲了怕胖，正餐不吃卻吃了很多水果，以爲這樣就沒關係，但其實水果的糖份並不見得低。還有，若是攝取過多生冷食物，也會讓四肢冰冷的毛病更加惡化。所以還是要正確認識各種食物的營養成分，均衡的攝取對自己有益的食物，才能確保身體健康。

●攝取優質蛋白質，養成運動習慣

更年期也是體力開始衰退的時期，所以要攝取優良蛋白質來增強體力。藉由蔬菜類、芋頭類、菇類、海藻類等食物，可大量攝取纖維質，尤其是海藻類，除了富含鈣質之外，也含有不少礦物質。

飲實營養均衡，鍛練體力、養成適度運動習慣。運動除了讓身體健康之外，也能有效消除壓力。

〔給家人的建議〕

所謂「更年期」，是指停經前後約十年的時間，和青春期一樣，這也是女性身體會產生巨大變化的時期，只要是女性都得面臨更年期，但症狀則因人而異。

因此一定要讓家人理解並體諒，詳細說明妳的身體在這階段會出現的變化，以及身體或精神狀況會受到什麼影響。

幫助家人事先做好心理建設是很好的方法，如果自己或是家人有不瞭解的地方，也可以請求醫師協助解說。

女性賀爾蒙降低導致自律神經失調

更年期障礙包括熱潮紅、出汗、心悸、四肢冰冷、失眠、肩膀痠痛、腰痛、頭暈、耳鳴等各種不適症狀，而且這種惱人的事並不能光靠「保持心情愉快」就能解決的。

之所以會出現這些症狀，都是由於女性賀爾蒙減少所引起，不是患者自己願意發生的。家人對此應有同理心，不要加以苛責。

更年期障礙的原因十分複雜

造成更年期障礙的原因並非只是賀爾蒙減少，除了個人體質與個性之外，還有環境所造成的壓力等，各種已知未知因素所產生的複雜症狀。因此更需要周遭親友的體諒與支持。

人生的轉捩點

女性在更年期的時候會出現失落感、對身體狀況的不安感，伴隨著孩子獨立而湧現的寂寞，以及年老後之夫妻關係或是經濟的不安全感等，許多剛好在這時期必須面對的各種問題一一浮現，使得女性在精神上加倍不安。

此時如果丈夫或家人能對她說：「慢慢來沒關係」、「慢慢治療，不要操之過急」、「做自己喜歡的事讓身心放鬆」等，諸如此類的言語支持，多少能減輕身體不適以及精神方面的不安定感。

此外，女性賀爾蒙不只影響女性生殖機能，也有益於大腦機能運

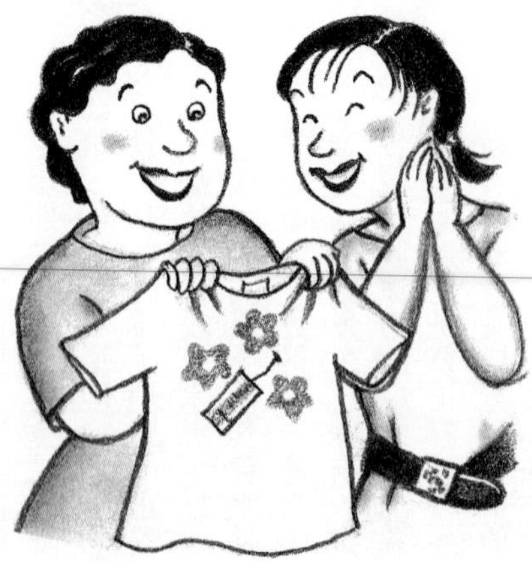

作、皮膚、血管及骨骼的老化預防等，對全身各部位都會產生作用。

賀爾蒙減少容易引起心肌梗塞、大腦梗塞、骨質疏鬆症、癡呆等。除了自我身心調適，家人的理解也很重要。

給另一半的叮嚀

更年期的不適會出現於身心各方面狀況，包括賀爾蒙減少、環境、壓力與性情等各種因素。身為另一半，應該在女性身體狀況出現不適時，多多體諒與支持。

從另一個角度來看，四十五歲之後的更年期階段是瞭解彼此身體、加強與另一半關係的好時機。請多瞭解女性在此時的身心變化並充分體諒。

建立夫妻之間良好的溝通橋樑

一天花五分鐘或十分鐘也好，是否能和另一半心靈相通？

近年來經常聽到男性退休之後，妻子突然向他提出離婚要求的真實案例。有可能是丈夫過去只知道為事業打拼，下班之後也只會應酬，既不關心家庭，也不體諒妻子的心情，小孩的教養以及長輩的照護，通通丟給妻子一個人處理。於是妻子數十年過著整天被孩子、家事、工作給占滿，又得不到丈夫關愛的生活。

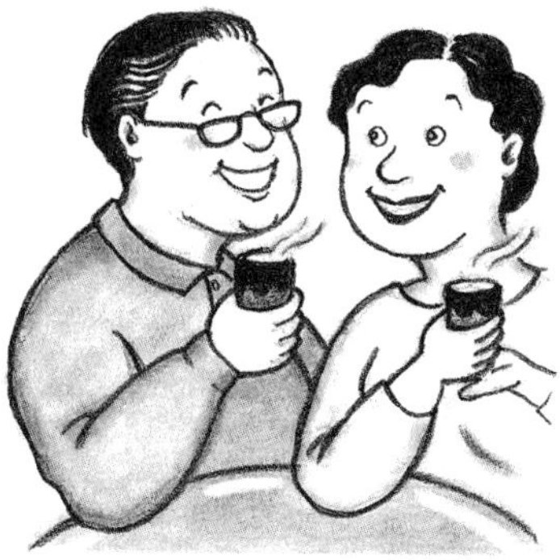

平時彼此體貼，以實際言語表現。夫妻間要找出能充分溝通的時期，避免雙方心靈漸行漸遠。

創造共通興趣或一起出遊

即使每天彼此都很忙，相處時間不多，也應找時間一起出遊，創造共通興趣。在旅行等日常生活以外有相同體驗，和為了相同興趣所投入的時間，都是比平常更能深入溝通的時機，不僅增添回憶，交談內容也會變得更豐富。

開始規劃夫妻倆的晚年生活

著手計畫並討論倆人晚年生活。彼此坦誠，良性溝通，共同迎接充實的晚年。

也許有些女性朋友一想到要跟另一半度過晚年，就會覺得很厭倦也說不定。但是晚年生活其實是累積了彼此共同過去的結果，就算從現在開始做點改變也不遲，學習互相尊重，彼此以信賴、體貼的心享受對方的陪伴，一起共度晚年。

懷孕・生產・育兒

懷孕與生產的健康管理

〔懷孕徵兆與如何選擇醫院〕

懷孕的女性身體會出現各種變化

許多女性在懷孕初期會出現以下症狀。

・**原本規律的月經會延遲將近兩周** 但有時因為壓力或環境變化也會造成月經延遲，因此要配合其他的症狀進行檢查。

・**基礎體溫在月經預定日後還是維持高溫** 由於懷孕後，黃體賀爾蒙還是會持續分泌，因此體溫會比較高。

・**出現害喜症狀** 害喜症狀因人而異。除了有嘔吐感，還有像是身體無力、想睡、焦躁、頭痛等，都是害喜症狀。相反地，也有孕婦完全沒有害喜症狀。

・**頻尿** 懷孕時，變大的子宮會壓迫到膀胱，但是不會有排尿痛，和膀胱炎是完全不同的。

・**乳房出現變化** 乳房會出現腫脹、乳頭疼痛，以及乳頭、乳暈的顏色漸漸變得暗沈。

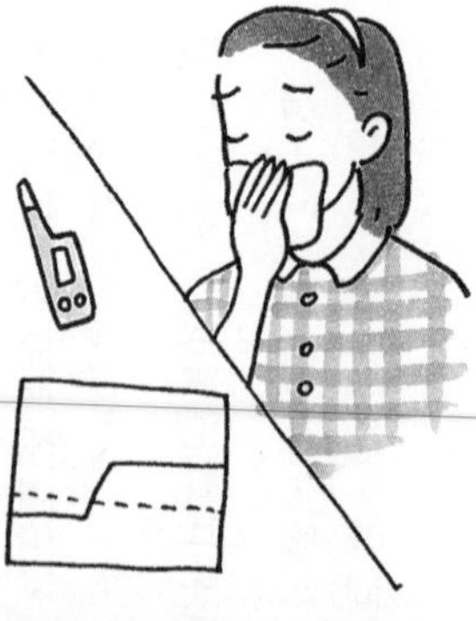

害喜症狀因人而異，也有些婦女不會害喜。測量基礎體溫能得知是否懷孕。

在這些身體變化當中，最需要注意的是害喜症狀。

若沒有避孕，隨時都有可能懷孕的人，請避免進行不當檢查。

有些婦女出現害喜現象時，還以爲是胃腸疾病而前往內科就診，甚至去做胃或腸的X光照射，特別是月經周期不規律的人，要多留意懷孕的跡象。

懷孕周數的算法

WHO（世界衛生組織）將正常懷孕期定爲兩百八十天，以七天爲一周，二十八天（四周）爲一個月。

而我國則是以最後一次月經（Last Menstrual Period, LMP）的第一天開始爲懷孕零周零日，預產期則爲最後月經日加上九個月零七天。

若月經周期爲二十八天的人，排卵日就是懷孕二周零日。下次月經日，就是懷孕四周零日（兩個月）。從月經日再加上一周，就是懷孕五周。

一般說來，懷孕五周到醫院做超音波檢查，這時候已經可以看到裝有胎兒的胎囊。雖然看不到胎兒，但懷孕六周之後，就可藉由超音波看見胎兒，也可以都卜勒確認胎兒心跳。

確認胎兒心跳的檢查很重要，如此一來就能確定胎兒是平安的，沒有流產。

市售驗孕用品的使用方法

將尿液倒在棒狀驗孕劑進行檢查。一旦懷孕就會分泌出絨毛膜性腺激素，並排於尿液中，因此可藉由有無此種賀爾蒙來判定是否懷孕。在月經預定日過後一周左右就可以驗出，若時間太早，有時會呈現陰性，要觀察一周後再行確認。不過因為是自我診斷，檢驗試劑的有效性還是有誤判的可能，因此若出現陽性，還是要前往醫院檢查，再次確認。

初診的檢查內容

■**驗尿**　採集尿液，檢查有無分泌絨毛膜性腺激素來判斷是否懷孕。從懷孕五周開始就會有反應了。

■**問診**　大多數的醫院會參考求診者在檢查前填寫的問診單，確認最後月經的日期，並詢問身體的狀態等。

■**內診**　醫師會將手指伸入陰道內，檢查子宮的大小或硬度、有無子宮頸息肉、產道的異常狀況等。

■**超音波檢查**　將能釋放超音波的裝置放入陰道內，觀察子宮或卵巢的狀況，檢查懷孕是否正常。

■**產檢**　根據懷孕狀況，決定下次的產檢日。一般來說，懷孕七個月前是四周檢查一次，八、九個月是兩周一次，進入十個月後，每周都需產檢。但是產檢不屬於健保範圍。

此外，如果有驗血之類的額外檢查，自費部分負擔比較大。

●**都卜勒**　將高周波數的超音波貼在母親腹部，藉由反射回來的聲音，確認胎兒心臟聲音的裝置。

親自選擇醫院

生產的時候，選擇可以讓妳安心的醫院很重要，但究竟要以什麼標準來挑選呢？

請參考以下重點：

• **建築物乾淨、櫃台給人好印象**

是否能提供良好醫療的醫院，可以從外觀來判斷。

• **醫師、助產士、護士值得信賴**

醫院員工是否站在孕婦的立場，努力讓產婦的產程順利，這點非常重要，不妨在等候產檢時，詢問其他孕婦的意見，若是曾經在那家醫院生產過的媽媽更好。

• **在諮詢過醫師的意見之後，以自己期望的生產方式來生產。**

• **交通方便**　懷孕七個月之前，一個月要去醫院產檢一次；九個月爲兩周一次；十個月爲一周一次，因此醫院與住家的距離，最好以生產時能在最短時間到達爲原則。

體認「生產」是自己的事

產婦要體認生產的人是自己，醫師和護士只是扮演支援的角色。想要生產過程順利，不能依賴醫師，重要的是要建立「生產」是自己的事的觀念。產婦應該在產前積極參加準媽媽教室，經常和醫師、助產士及護士聯繫溝通，與醫護人員建立信賴關係。

仔細觀察自己的身體，若感覺有任何異樣，要先以電話詢問醫師，千萬不要等到產檢才就醫。此時丈夫的協助也很重要，不論生產時是否全程陪伴，都要理解妻子在肉體及精神的辛苦，要多幫忙家務並給予安慰。

懷孕前自我檢查身體狀況

■**檢查是否有子宮肌瘤、子宮癌、卵巢腫瘤等**　在沒有察覺罹患婦科疾病而懷孕時，有時會影響懷孕狀況。尤其三十五歲之後的女性，決定懷孕前一定要先前往婦產科，檢查是否患有婦科方面的疾病。

■**檢查是否有風疹（德國痲疹）抗體**　在懷孕初期如果感染風疹，會影響胎兒健康（P644）。若沒有抗體，要先做好預防接種才能安心，接受預防接種之後，要先避孕三個月才能懷孕。

■**檢查是否患有糖尿病**　有些人會因為懷孕的關係而誘發糖尿病（P640）。尤其是有遺傳性糖尿病的孕婦要更加留意。

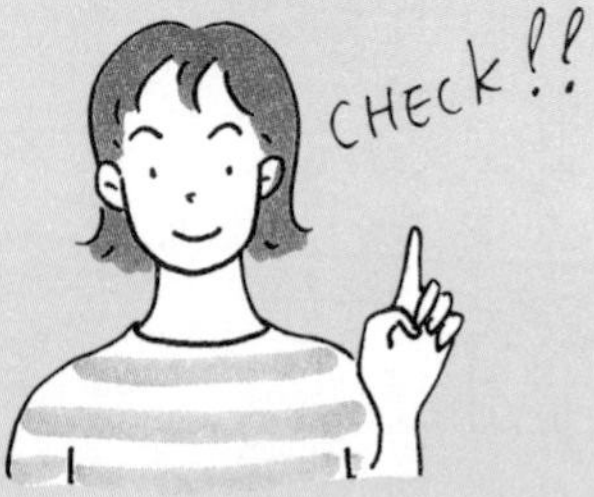

〈預產期的計算方法〉

月經周期為二十八天的人，運用以下算式就能簡單算出預產期：

●預產月分：最後月經開始日的月分＋9（或是－3）

●預產日期：最後月經開始日的日期＋7

●由於計算法多少有誤差，所以在懷孕八至十二周時，可藉由超音波來測量胎兒的冠臀長，確實檢查出預產期。

●**冠臀長**　胎兒頭部到臀部的長度。

【日常生活與對胎兒的影響】

懷孕的時候身體會出現急遽變化

懷孕雖然不是疾病，但身體會產生急遽變化。懷孕初期（～四個月）胎盤才剛形成，所以還不安定，很容易流產，是不確定胎兒能否平安存活的時期，此時賀爾蒙也會開始嚴重失調。

懷孕中期（五～七個月）較趨安定，但紅血球、白血球、血小板的數量逐漸增加，中性脂肪及膽固醇數值會升高。

到了懷孕後期（八～十個月），胎兒的體重一天會增加三十～四十公克，母親的體重會比懷孕前增加約十公斤左右。

孕婦某些身體上的變化，甚至和一般人出現心肌梗塞前的身體狀況十分相似。而大部分婦女在懷孕期容易產生失落感，所以孕婦要瞭解自己的身體在懷孕前後會有相當大的變化，千萬不要逞強或忽視自己的需要。

胎盤是胎兒的生命泉源 臍帶則是維繫生命

胎兒在子宮裡透過胎盤與臍帶，從母親的血液攝取氧氣及養分，將二氧化碳和不需要的老舊物質替換掉，而母親的免疫抗體，也會透過胎盤移轉給胎兒。

胎盤是胎兒生命的泉源，而連繫母親與胎兒的臍帶，則是維繫生命的重要存在。由於胎盤也能讓尼古丁、病毒及酒精、藥物有害物質通過，這些物質會對胎兒造成危害，所以母親要充分體認到自己吃喝的東西會透過胎盤移轉給胎兒，為了胎兒著想，要避免攝取會帶給胎兒不好影響的東西。

母親的身體小心呵護著胎兒

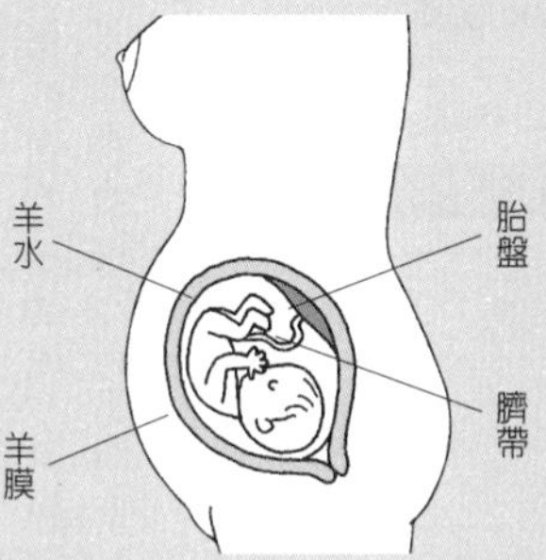

胎盤

胎兒從母親血液獲得氧氣及營養的重要器官。分泌黃體賀爾蒙及卵胞賀爾蒙，幫助胎兒成長及維持懷孕狀態。雖然能防止細菌入侵，但有害物質仍能通過胎盤傳給胎兒。

臍帶

分佈著動脈與靜脈負責將氧氣及營養運送給胎兒，將老舊物質還給母親。

羊水　能保護胎兒不受外部的衝擊。

羊膜

包覆胎兒及羊水的膜，能保護胎兒防止細菌或病毒。生產前所謂的「破水」，就是指羊膜破裂導致羊水流出的狀態。

藥物的影響

在懷孕四周以內沒有察覺懷孕而服用藥物，還不致於對胎兒有所影響。只要之後遵守用法及用量服用藥物即可。

雖然不需要太擔心，但察覺懷孕後就應立刻暫停服用，並將藥物種類及份量、使用期間等確實告知醫師。

懷孕中若是有感冒、頭痛、便秘等不適症狀，應立即就診。雖然目前市售藥物的藥效還算穩定，有些藥物即使懷孕中服用，也不會有問題，但自行判斷服用還是不妥。若是患有過敏或氣喘等宿疾而必須長期服藥的人，懷孕前必須詢問主治醫師，請他更換藥物或劑量，調整在適合孕婦服用的安全範圍。

此外，醫師有時也會處方孕期內防止腹部脹痛的藥物、鐵質等，以及對於懷孕過程及胎兒有所幫助的藥物。

有的人會因爲擔心有副作用而不敢服用，但有可能反而因爲不服用這些藥而對懷孕造成不良影響，因此只要是醫師處方的藥物應該都能安心服用。

產後或哺乳期若是服用藥物，藥效及成分還是有可能透過母乳移轉給胎兒，因此如同懷孕期間一樣，若是出現不適症狀，絕對不可以買成藥吃。應請主治醫師開立處方。

不知道懷孕而不小心服用成藥，真的沒關係嗎？

目前市售成藥的藥物作用蠻穩定，若於短時間內遵守藥量服用，應該沒有問題。不過，知道懷孕後就不要隨便服用市售成藥。

若需要服用，應先找主治醫師討論。

藥的種類	注　意　事　項
綜合感冒藥	含有數種能緩和感冒各種症狀的成分，如果在正常期間（三天～最長一週）內服用固定的量，應該沒有問題。
退燒鎮痛藥	含有阿斯匹靈等成分，但遵守用法及用量的話，應該沒問題。一旦確認懷孕，不要自行判斷而用藥，要找主治醫師討論。
胃腸藥	經常有不知道懷孕而服用胃腸藥的案例。很多胃腸藥是中藥成分，如果是在固定期間服用正常量，毋須特別擔心。
便秘藥	遵守用法及用量，應該就沒問題，但要注意，治療便秘要靠飲食及運動來改善，至於孕期中是否能服用便秘藥，要與婦產科醫師討論並請醫師開處方。
過敏性鼻炎藥	雖然含有抗組織氨藥等成分，但對懷孕應該沒影響。由於服用期間經常蠻長的，一旦確認懷孕，服用前還是要和醫師討論。
維他命劑	一般來說，只要遵守用法及用量，維他命的成分對胎兒並沒有影響，但是大量服用維他命A及D，有時也會對胎兒造成不良影響。遵守規定用量應該沒問題。但是知道懷孕之後，應儘量從自然食材中攝取營養。
痔瘡藥	雖然含有類固醇賀爾蒙，但因為不是內服，只要遵守用法及用量，就沒有問題，不過，若想在懷孕中繼續使用，最好還是先詢問醫師。
貼布·藥膏	有些東西含有非類固醇類消炎止痛藥（Indomethacin）等成分，若是藥膏的話，藥的吸收力只是一部分，因此不用擔心對胎兒會有影響。

吸菸的影響

香菸含有一氧化碳和尼古丁等有害物質，會讓胎盤血液流通變差，不易將氧氣及營養素傳達給胎兒，導致胎兒無法充分成長，生出體重過輕的胎兒機率就會提高。

此外，母親吸菸也容易引起早產（P632）、胎盤早期剝離（P633）、周產期死亡。

除了母親吸菸，二手菸也會有所影響，因此不但母親要禁菸，周遭人也不應在孕婦身旁吸菸。爲了不讓房間充滿菸味，也要有良好的通風設備。

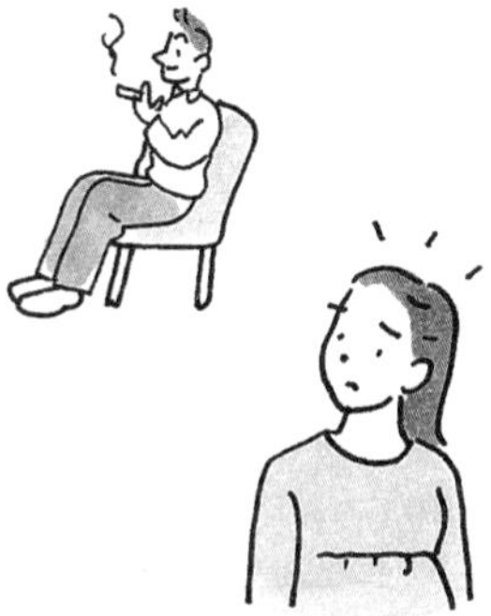

二手菸也會影響胎兒，因此家人最好戒菸。

飲酒的影響

酒精不僅能通過胎盤，也能迅速地溶於血液中，因此母親一喝酒，也就等於胎兒也在喝酒。

根據報告指出，有酗酒習慣的母親容易生出發育異常、智能障礙的胎兒（胎兒酒精症候群），而孕婦血液中的酒精濃度高，有時也會抑制或增加胎兒的大腦的重量，因此懷孕期間最好不要喝酒。

預防接種的影響

雖然有風疹（德國麻疹）與麻疹等疫苗會對胎兒造成影響的說法，但目前並沒有報告顯示在懷孕中接種會有影響，像是流行性感冒或B型肝炎等不活化疫苗，就沒有問題。

爲了愼重起見，若沒有必要最好不要在懷孕期間接受預防接種，如果沒察覺懷孕而接種，雖然不太會有什麼問題，就診時要確實告知醫師。

飼養寵物的影響

因爲寵物而造成的問題，就是初次感染寄生於貓狗、鳥等身上的弓漿蟲原蟲。若在懷孕初期感染，有時胎兒會得到先天性弓漿蟲症。因此孕婦若是第一次養寵物，最好考慮一下。

家裡飼養寵物的人，注意不要抱著寵物親吻，或甚至嘴對嘴餵食；處理完寵物的糞便或尿液之後，一定要洗手。

定期請家人幫寵物洗澡、打預防針，並保持環境整潔。

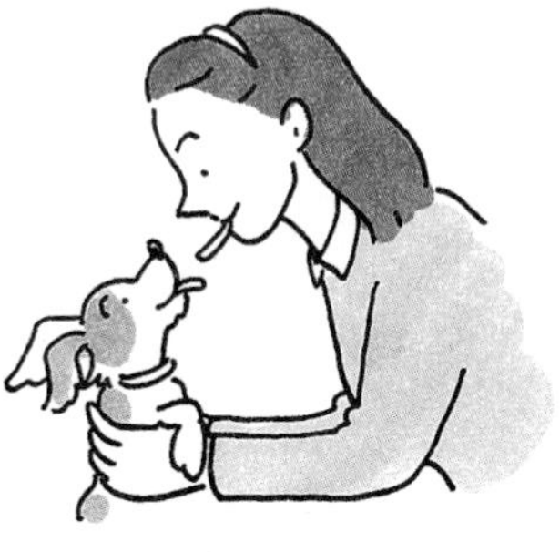

以嘴對嘴的方式餵食，可能會被傳染疾病。即使一直養在室內，撫摸寵物之後還是要養成洗手的習慣。

●**周產期死亡**　是指懷孕28周（八個月）以後的死產，及出生後不到一周的胎兒死亡。
●**先天性弓漿蟲症**　被原蟲給感染，胎兒會發生水腦症、智能障礙。

X光與電磁波的不良影響

若只是照射胸部或牙齒的X光，基本上不會對胎兒有所影響，但最好還是要先告知醫師妳已經懷孕，由醫師進行判斷是否能照射。

電磁波對胎兒是否會產生影響？到目前爲止，這些都還只是停留在猜測階段，因電磁波的影響而生出異常胎兒的研究報告，至今也還沒有出現。

日常生活．休閒活動的影響

懷孕初期（～四個月）與後期（八個月～）是身體容易產生問題的時期，禁止從事激烈的活動。中期（五～七個月）是較安定的時期，此時可進行輕鬆的休閒活動。

至於日常的活動或工作，則應該減量到懷孕前的七成左右，不要讓身心態過於勞累。但若是因此而不敢從事休閒活動，這樣也不好。長

跌傷的處理方式

如果因跌倒而稍微撞到腹部，應該是沒問題。但若是從樓梯滾下來之類的意外，而強烈撞擊到腹部，就有引發早產（P632）和胎盤早期剝離（P633）的危險。

撞到腹部時，要立刻確認是否有出血或破水等情形，若有出血或下腹部劇烈疼痛，就要趕快到醫院，即使沒有異常，也需休養二～三天觀察狀況。

懷孕時的生活與休閒注意事項

國內旅行	**提重物**
最好在懷孕中期，同時要避開人多的旺季，兩天一夜比當天來回好，行程計畫不可太緊湊，且一定要有固定坐位。	腹部使力會造成腰痛，因此最好避免提重物，抱其他孩子的時間也不要太長。務必請家人配合，幫妳分擔。
國外旅行	**拿高處的東西**
旅途中萬一有緊急狀況，當地醫院是否能即時處理是很重要的。因此很多醫師都不建議孕婦遠遊。	不做拉長背部的姿勢、不踏上凳子拿搆不到的東西，有需要可託家人或朋友幫忙，儘量不要自己拿。
洗溫泉	**購　物**
想洗溫泉，最好在懷孕中期。避免浸泡42℃以上的熱水，入浴以十分鐘為限，一天至多兩次。小心不要跌倒。	如果不會感到疲累，逛街購物當然沒問題。不過要注意當人潮太多時會容易被推擠，或覺得疲勞，以及被傳染感冒。
應　酬	**性行為**
應避免出入聲色場所，除此之外的地方就沒什麼大問題。	有時會造成子宮收縮或破水，因此要和另一半充分討論，懷孕初期與後期都要控制性行為。
運　動	**自行車**
懷孕期間要避免激烈運動。孕婦的運動若要在醫師指示下進行，可在懷孕十六周～分娩之前來做。	自行車的振動可能會對腹部造成影響，同時也有跌倒的可能，最好不要騎。進入懷孕後期後更禁止騎乘自行車或機車。
搬　家	**開　車**
懷孕初期（三個月之前）與懷孕後期（九～十個月）要避免搬家。即使是安定期，行李的搬運也要拜託別人代勞。	懷孕期間反射神經會比往常還要遲鈍，要多注意，如果真的不得已要開車，千萬要小心，且盡量避免上高速公路。

時間沒有得到放鬆會累積太多壓力，對自己對胎兒都不健康。

飲食生活要注意

懷孕期間的飲食習慣必須做到：

①均衡地攝取各種食物
②多攝取高蛋白、低脂肪的食物
③攝取含有大量鈣質及鐵質的食物
④鹽分及糖分要盡量控制
⑤多攝取黃綠色蔬菜

只要在日常飲食中，充分且均衡的攝取營養，就沒必要攝取營養保健食品。懷孕期間應該多加攝取的食品包括牛奶、乳製品、蛋、肉類、魚貝類、大豆製品、蔬菜、水果、海藻等。

對牛奶或蛋會過敏的人，可用魚或大豆製品來代替。由於水果含有大量果糖，要注意不要吃太多。

此外，咖啡、紅茶等含有咖啡因的飲料，一天喝個一至二杯並沒有問題。要特別注意的是巧克力也有咖啡因，不要攝取過量。

過度攝取卡路里會造成難產

孕婦飲食最大的問題就是卡路里攝取過量，這樣一來就會引起肥胖、妊娠毒血症、妊娠糖尿病，導致難產的可能性也會相對的提高。

一天必須的卡路里標準爲，懷孕前期一九五〇卡，後期則是二一五〇卡。

生產時標準體重增加則爲：

●標準體重的人／增加十公斤以內
●有些肥胖的人／增加五至六公斤以內
●過胖的人／儘量不要增加

若想維持標準體重，每周的體重增加最好控制在三百公克以內。

爲了避免過胖，應均衡攝取三餐，避免脂肪、糖分很多的食物。不要斷斷續續零食吃個不停，還要多活動身體來消耗熱量，確實地進行體重管理。

如果能記錄飲食日記，營養及熱量管理就很容易。

懷孕期間應避免過量攝取的食物

注意點	主要食物
含有大量鹽分的食物	醃漬物、魚貝類小菜、鹽、梅子、魚卵類、鹹鮭魚、小魚乾、勾芡的羹湯、燴飯、炒飯、水餃、關東煮、培根、火腿或魚板、蝦餃等加工食品、外食的料理、零食等。
含有大量糖分的食物	除了點心類，含有果糖的水果類也要注意別攝取過多。由於果汁或可樂等其實都含有許多糖分，千萬不能當正餐。
含有大量脂肪的食物	牛油、肉類脂肪、油炸物、美奶滋等動物性脂肪多的食物要多控制。
辛香料等刺激辛食物	辣椒、芥茉、咖哩等辛香料，若適度攝取的話倒是無妨。但是太辣的東西會對胃造成負擔，因此要適量。
容易上癮的食物	咖啡因含量多的咖啡或紅茶等，一天最好只喝一～兩杯，糖不要放太多。嚴禁吸菸。酒精類飲料也要控制。

〔懷孕初期的問題與對應方法〕

懷孕初期（～四個月）最需要注意的就是流產。一旦出現出血、下腹部疼痛或漲大、腰痛等症狀，或是性行為時，既沒有疼痛也不會腫脹，但卻有性交出血，有可能罹患子宮頸息肉或陰道潰爛、罕見的子宮頸癌等。

如果在休息之後腹部仍然腫脹、有出血狀況時，應立即就醫。

先兆性（脅迫性）流產．流產

懷孕不到二十二周（六個月）胎兒就死亡，稱為流產，可區分如下：

●**先兆性（脅迫性）流產**　雖有流產徵兆，不過還不至於發生，胎兒仍然可以保住。

●**不可避免性流產**　子宮頸已張開，無法阻止流產的狀態。若輕忽不管，就會引發大量出血。

●**完全流產**　胎兒或胎盤已經從母體脫出的狀態。會出現出血或下腹部疼痛、腰痛。

●**不完全性流產**　胎兒或胎盤一部分殘留於子宮內。子宮一收縮就會感到疼痛，出血狀況也變得嚴重。

●**過期性流產**　死亡的胎兒滯留於子宮內，並沒有出血、腹部疼痛等明顯症狀。

原因　胎兒或母體各占一半原因，不一定是孕婦體質或過勞造成。

胎兒方面的原因　包括染色體異常、遺傳病、胎盤發育不全等。

母體方面的原因　包括子宮肌瘤（P60）、子宮型態異常（P85專欄）、子宮頸閉鎖不全症（P632）、黃體機能不全（P97）、性病（P120～）等。

如果反覆流產達三次以上的話，應請醫師找出原因。

治療　流產時就要清除子宮中的東西，讓子宮內保持乾淨。若是先兆性（脅迫性）流產，可依據症狀決定住院或在家休養。

良心建議　流產後一周內或先兆性流產時，基本上需休養一個禮拜左右。若是醫師要求休養就應暫停運動及性行為。

家事盡量請家人代勞，千萬不要讓腹部使力。

子宮外孕

受精卵在子宮以外的地方（如左頁插圖）著床的一種懷孕異常狀況。驗尿時的懷孕反應是陽性的，但以超音波檢查子宮內，卻什麼也沒看到。因此，有時會將其誤認為完全流產。

症狀　症狀因人而異，也有人不會產生症狀。若著床於輸卵管，懷孕五至六周時會有少量出血，有時下腹部也會疼痛。置之不理的話，輸卵管就會破裂，引起大量出血、激烈疼痛，有時會有生命危險，因此，

●**葡萄胎**　是羊膜或製造胎盤的絨毛異常增生，直徑0.5公釐～1公分的水泡狀粒子會充滿於子宮內，胚胎分化異常的疾病。可使用超音波檢查來診斷，並立即進行切除手術。

一旦感到異常時，要立刻就醫。

原因　受精卵到子宮著床的途中，有可能因爲輸卵管太細、堵塞，或是輸卵管的蠕動功能較弱等因素，讓受精卵無法順利通過輸卵管，而在輸卵管著床。

治療　治療方式包括：

①剖腹手術或使用腹腔鏡來切除輸卵管。

②保留輸卵管並清除受精卵。

③使用抗癌劑並清除受精卵等。

引起子宮外孕的部位

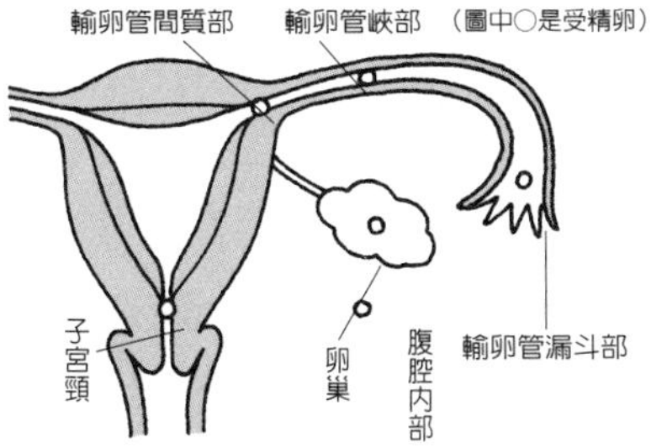

九成以上的子宮外孕，是因為受精卵在輸卵管上著床。輸卵管炎或子宮內膜異位症導致輸卵管的蠕動功能變差，也可能是原因之一。

造成出血・腹部腫脹・疼痛的可能原因

	先兆性（脅迫性）流產・流產	子宮外孕	葡萄胎	子宮頸息肉 子宮頸糜爛
初期症狀	懷孕未滿22周所發生的稱為流產。會引起出血或疼痛，但有時也不會有明顯症狀。	經期稍微延遲時，下腹部突然疼痛出血，但症狀因人而異。	初期和正常懷孕情況一樣，但子宮會有出血或褐色分泌物，而且害喜很嚴重。	主要是性行為後會出現異常出血。
出血的狀況	子宮出血。出血量因人而異，有時會出現血塊。	一般最初的出血量很少；當受精卵在輸卵管著床並破裂後，會引起大出血。	會斷斷續續出現出血或是褐色的分泌物。	出血量很少。
腹部腫脹與疼痛	有人即使休養身體、腹部還是一樣腫脹，類似陣痛的周期性腫脹，或感覺到腰痛。	最初是下腹部抽痛。當輸卵管破裂之後就會激烈疼痛，有時肛門也會有壓迫感。	腹部腫脹。當轉變為流產，就會有像陣痛般的周期性腹部疼痛或腰痛。	不會疼痛。
應對措施	若休養後，腹部依然腫脹，就要就醫。	感到異常就要立刻去就醫。	感到異常就要立刻去就醫。	觀察狀況。
治療方式	進行內診之後，子宮會稍微變大、子宮頸張開。若是先兆性流產的話，可藉由超音波檢查來看見胎兒。先兆性流產以休養為基本之道，若流產的話，就要進行手術清除等。	以超音波檢查無法看見子宮內的胎囊，懷孕反應可能會出現正負兩極的反應。須治療貧血或休克症狀，並依據孕婦的狀況，進行輸卵管的切除手術等。	進行清除手術，將子宮內葡萄粒狀的水囊取出，清除子宮內部。術後務必遵從醫師指示，定期回診。	進行內診。若有糜爛情形，可施以藥物治療。有時會立即切除息肉，或是產後再取出。總之並不會影響懷孕與生產。

●**子宮頸息肉、子宮頸潰爛**　子宮頸的黏膜增生 爲疣狀的東西，即是子宮頸息肉。子宮頸潰爛，是指覆蓋子宮頸的內膜會往外翻，子宮頸呈現充血潰爛的狀態。

〔懷孕中期・後期的問題與對應方法〕

懷孕中期（五～七個月）雖是較爲穩定的時期，但若得了妊娠毒血症，就有嚴重危險性。若於這時期早產，胎兒生存率會變得很低。就算進入穩定期也禁止過勞。

到了懷孕後期（八～十個月），胎兒的體重平均一天會增加二十～三十公克。由於子宮會急速變大，對母體會造成很大的負擔，因此會出現妊娠毒血症等問題。

由於容易引起早產或先兆性早產，平時需留意是否有異常出血、下腹部或腰部疼痛、腫脹等症狀。

妊娠毒血症（子癲前症）

妊娠毒血症最常發生於懷孕後期，若出現①高血壓②蛋白尿，其中任何一種症狀，有可能是妊娠毒血症。

這是每個孕婦都有可能罹患的疾病，由於妊娠毒血症一旦惡化會攸關母子性命，因此千萬不能輕忽，應定期檢查，早期發現早期治療。

症狀 最明顯的症狀就是浮腫。若一周內體重增加五百公克以上，就可能是妊娠毒血症，應立即就醫。

原因 原因尚不明，有可能是因爲懷孕使得體內產生變化，而母體無法對應突發狀況所引發的異常。

對母體及胎兒的影響 一旦惡化，胎盤機能就會降低，導致無法將營養及氧氣充分運送給胎兒。因此，胎兒在子宮內就無法成長，甚至導致胎兒死亡，或生出二五〇〇公克以下體重過輕的胎兒。

若情況嚴重，還會引起胎盤早期剝離（P633）或罕見的子癇症，也就是母體會突然痙攣並陷入昏睡狀態，危害生命。

治療 若情況不是很嚴重的話，可以在家安靜休養。讓身體休息，心臟及腎臟的負擔就會減少，血液循環也會變好。

要正常攝取水分，若不攝取水分便會從血管內漸漸流失。若因攝取水分而發生水腫時，應立即住院。

若置之不理的話，水分會囤積於肺部，變成肺水腫，甚至無法呼吸，應即早就診。

當胎兒呈現危險狀態，也就是早產時，雖然會出現人工性陣痛，還是可以採取剖腹產。

預防 妊娠毒血症而言是可以預防的。請遵守以下事項：

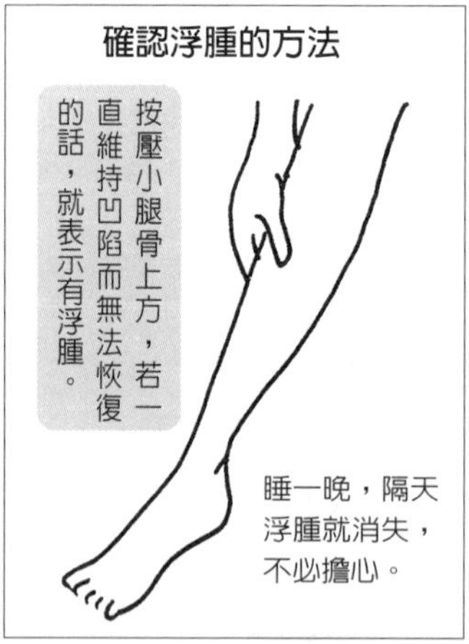
確認浮腫的方法
按壓小腿骨上方，若一直維持凹陷而無法恢復的話，就表示有浮腫。
睡一晚，隔天浮腫就消失，不必擔心。

●務必定期產檢。

●多攝取低卡路里的飲食，避免過度肥胖。

●每天鹽分攝取量控制在十公克以下。

●多攝取魚類或大豆製品等高蛋白的食物，以增強血管張力。

●避免過勞或累積壓力，保持充足睡眠讓身體休息。

●可做些像是散步等比較輕鬆的運動，促進血液循環，避免肥胖。

若有遺傳性高血壓或是過胖，還有糖尿病或慢性腎臟炎的人等，就比較容易罹患妊娠毒血症，要特別留意。

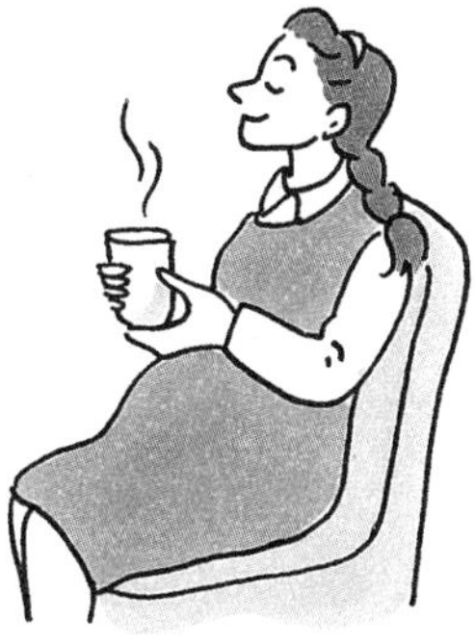

讓身體休息、放鬆，血流就會變好。要留意讓身體橫躺、挪出休養的時間。

貧血

爲了讓營養及氧氣容易傳達到胎盤，懷孕九周後，血液中的水分會增加，血液就會變得比較清澈。可是，由於紅血球並沒有增加太多，因此大多會呈現暫時性缺鐵性貧血的症狀。

是否爲貧血，必須觀察血液中的血紅蛋白值（血紅素）與平均紅血球量才能判斷。

即使血紅蛋白值爲九～十一g/dl，若只是暫時性貧血的話，就不需要服用鐵劑，只要採取飲食補充即可。但是在懷孕八周前，若是血紅蛋白值低於十二g/dl的人，就是患有貧血。

對胎兒的影響 有個說法是，母體貧血並無會影響胎兒。但若是嚴重貧血，母親會容易疲倦，心悸或氣喘，有時也會因分娩時的大量出血導致病情惡化，多攝取富含大量鐵質的食物預防貧血。

●富含鐵質的食物

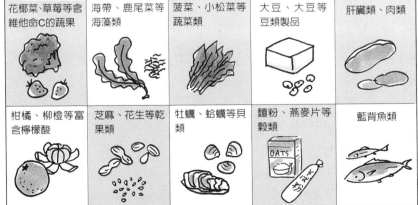

花椰菜、草莓等含維他命C的蔬果 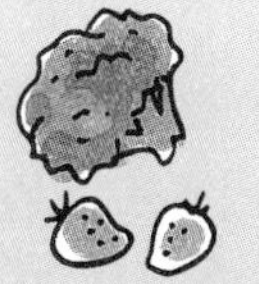	海帶、鹿尾菜等海藻類 	菠菜、小松菜等蔬菜類 	大豆、大豆等豆類製品 	肝臟類、肉類 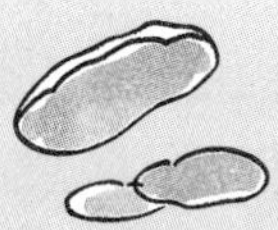
柑橘、柳橙等富含檸檬酸 	芝麻、花生等乾果類 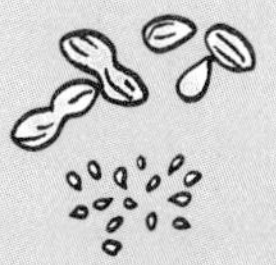	牡蠣、蛤蠣等貝類 	麵粉、燕麥片等穀類 	藍背魚類 

※孕婦的鐵需求量，每天爲15～20毫克。此外，維他命C與檸檬酸可促進鐵質吸收。

先兆性早產、早產

早產是指胎兒在懷孕第二十二周（六個月）之後，不到三十七周（十個月）就出生。

先兆性早產雖然有早產的徵兆，但幸好是還來得及阻止它發生的狀況。

症狀　先兆性早產的徵兆，是指腹部腫脹及出血。出血大概只有見紅左右的量，並不算多。

一天至少會感覺到十次以上腹部有腫脹感，即使躺著休息還是很不舒服。一旦腫脹變得像陣痛般規律，就是早產徵兆。

原因　陰道內的細菌有可能是引發因素。懷孕時，陰道內會從酸性變成中性，如此一來細菌便容易滋長細菌。

一旦感染細菌，羊膜就會變得脆弱且容易破水，此外，也會因為感染造成子宮急遽收縮。

其他原因還包括子宮口會自然鬆開的子宮頸閉鎖不全症。

子宮頸閉鎖不全症

（子宮頸環紮術）

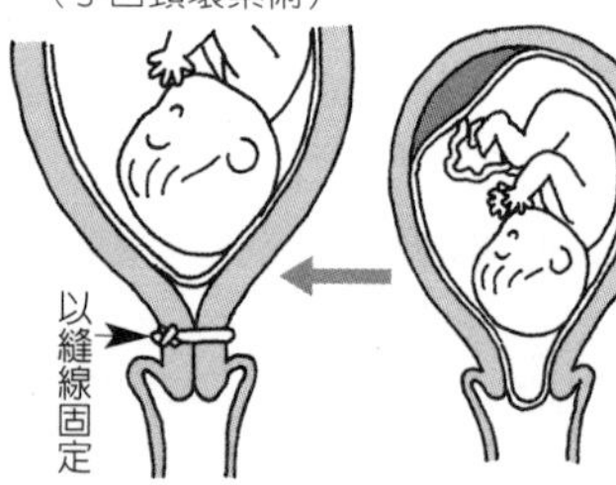

由於子宮口會自然鬆開，容易導致流產及早產，因此為了避免子宮口鬆開，會以縫線固定，縫線會在進入分娩期後拿掉。

對胎兒的影響　若是先兆性早產，有些人會以靜養避免早產，但有時只要子宮過度收縮就會造成早產。此外，若胎兒狀況變差，便有可能引發陣痛迫使早產。

懷孕二十二周，是出生胎兒能存活的極限。存在於胎內的周數太短，發育尚未成熟，生存率便會變低，而且容易引起頭蓋內出血、黃疸等異常。

治療　陰道內的細菌，可藉由抗生素來抑制感染，周期性的腹部腫脹，可以使用子宮收縮抑制劑來壓抑。

預防　若原因是由於陰道內的細菌，則排除細菌之自淨作用較弱的人，可能就會感染。

雖然目前尚沒有很有效的預防法，但是發現分泌物的顏色、氣味、量等，有異常情況的話，就要去醫院就診。

罹患子宮頸閉鎖不全症的人，要是被診斷為容易引起早產的時候，在懷孕四～五個月時，就要進行聯結子宮頸的子宮頸環紮術（上圖）。

良心建議　若是先兆性早產，最重要的就是讓身心休養，即使只有一天也要讓胎兒多待在母體內。若醫師要求在家靜養，除了一些簡單的家事外，其餘事情應盡量請家人體諒與協助，讓自己充分休息。

有時過勞或四肢冰冷也會引起子宮收縮。保持睡眠充足，夏天也要穿上襪子，留意不讓身體受寒。

●**見紅**　是指由於陣痛等，子宮頸入口漸漸開始張開，包裹住胎兒的羊膜，漸漸從子宮壁剝落、而引起少量出血。

出現出血、腹部腫脹、疼痛等症狀時可能發生的問題

	先兆性早產、早產	胎盤早期剝離	前置胎盤
初期症狀	孕婦感到下腹部腫脹或出現疼痛、出血等症狀，有些人會感到腰部疼痛。當出現周期性疼痛時，就已經惡化了。	會引起突然帶來激烈疼痛的出血。不過，當胎盤的剝落部分太少，有時疼痛會像是陣痛一樣。	來自子宮的出血會不斷反覆出現。
出血狀況	出血量最多像見紅那般程度，並不是很大量。	主要是子宮內出血，流出外面的血液量很少。破水之後，出血也不會停止地持續著。	出血量會依胎盤吸附的場所而有差別。在破水之後，出血大多會停止。
腹部腫脹及疼痛	即使休息，腹部也一樣會腫脹。一旦出現像是陣痛般、規律的子宮收縮腫脹或疼痛時，就要多注意。	依據剝離的程度，會有像陣痛般的疼痛，或是下腹部激烈地疼痛；但是，也有些人沒有明顯症狀。	不會出現特別疼痛或腫脹感。
解決方式	若經常感覺腹部腫脹，就要到醫院進檢查。	下腹部若出現激烈疼痛或出血，應立即就醫。	要有「一出現出血症狀就應馬上就醫」的心理準備。
治療方式	以超音波檢查來確認胎兒的發育及羊水量等。裝設分娩監視裝置，觀察子宮收縮的狀態。 安靜休養很重要。依狀態要住院。可以服用子宮收縮抑制劑或是進行子宮頸環紮術。	必須盡快診斷與處置。若症狀輕、子宮口全開的話，可藉由真空吸引分娩、鉗子分娩等，立刻取出胎兒。若事態嚴重，就要緊急進行剖腹產。	如果是少量出血，就要住院保持安靜，除了預防感染之外，還要觀察胎兒的狀況。出血量較多的人，則必須立刻剖腹將胎兒取出。

胎盤早期剝離

懷孕八～九個月（二十八～三十五周）時，胎盤會突然剝落。子宮內部大量出血，但是流出來的量並不多。

症狀 若剝落部分的面積很大，就會引起劇烈的子宮收縮，會呈現腹部僵硬，劇烈疼痛。

即使剝落面積很小，子宮還是會因爲進行止血而收縮，有時會被誤會爲早產。此外，有些人並不會察覺剝落而自然生產。

原因 有時會因爲妊娠毒血症等導致胎盤異常，或是腹部遭到強烈外力撞擊等外在因素。

對胎兒的影響 會出現胎兒假死或胎兒死亡的危險。有時會在子宮內發生大出血，甚至母親會因休克而死亡。

萬一出現下腹部激烈疼痛或是出血，就要立刻前往醫院。大部分都會緊急進行剖腹產。

前置胎盤

胎盤覆蓋住一部分子宮頸口，就稱爲前置胎盤。由胎盤覆蓋子宮頸口的方式，可區分爲「完全前置胎盤」、「部分前置胎盤」及「邊緣前置胎盤」。

即使從懷孕初期到中期，被診斷爲前置胎盤，但是隨著子宮變大，胎盤也會習慣性脫離子宮口。一般來說，懷孕二十八周以後會進行前置胎盤的診斷。

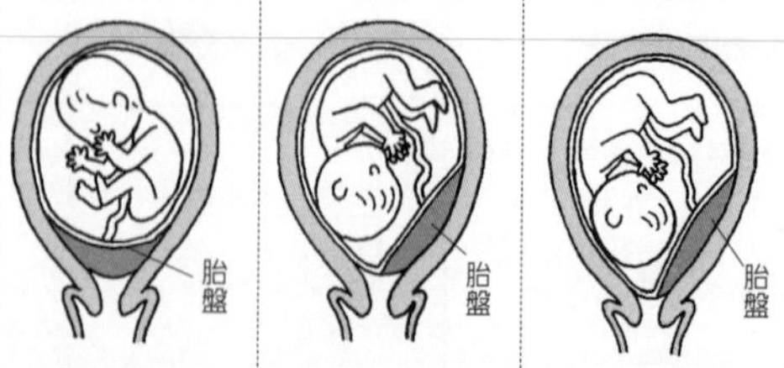

完全前置胎盤	部分前置胎盤	邊緣前置胎盤
胎盤完全覆蓋住子宮口的狀態。容易造成胎位不正，必須進行剖腹產。	胎盤有一部分覆蓋住子宮口的狀態，需要進行剖腹產。	胎盤只有覆蓋住子宮口的程度只有一點點，還是可經由陰道自然生產。

症狀　問題是胎盤剝落並出血的時候。懷孕八個月時會突然出現出血症狀，就像分泌物落下一般的感覺，但下腹部不會感到疼痛。

原因　懷孕八個月左右，子宮開始進入分娩準備，此時子宮會自然進行收縮。而且子宮的入口會變得柔軟、子宮頸變短，因此位在入口附近的胎盤，就會脫離子宮壁而引起出血。

對胎兒的影響　若胎盤因爲大部分剝落而引起大出血，便會危及母子生命，必須立即進行剖腹產。

治療　若出血嚴重，母體又很危險，此時就要進行輸血或緊急剖腹產。萬一胎兒還沒成熟到可以脫離母體生存時，就要進行讓胎兒繼續留在母體內的治療，等胎兒更成熟之後再分娩。

良心建議　是否爲前置胎盤，可藉由超音波檢查來瞭解。一旦被診斷出是前置胎盤後，爲了應付往後可能的出血狀況，必須事先做好心理準備，讓家人瞭解。

早期破水

破水是指包裹著胎兒或羊水的羊膜破裂、羊水流出。正常的破水，會先從陣痛開始而引起，但有時子宮口並不會太開，也沒有陣痛，卻還是引起破水，稱爲早期破水。

症狀　有時候會突然有大量像溫水

羊水是嬰兒的尿液

羊水保護胎兒免受外力衝擊，維持胎內正常環境。胎兒浮於羊水中，可自由動作，取得身體平衡並逐漸發育。

雖然羊水成分最初比較接近母親的血漿，但是懷孕八～十一周後胎兒開始排尿，一旦吞嚥機能成熟，就能形成一種胎內循環機制，因此一旦出現羊水過多或是羊水過少的情形，都會影響胎兒正常發育。

●**羊水過多症、羊水過少症**　羊水量在800ml以上就是羊水過多症。有半數是原因不明，但胎兒會有中樞神經或食道異常的狀況。300ml以下則是羊水過少症，可能是胎兒的腎臟異常或發育不全所致，是很罕見的情況。

般的東西流出，有時則是慢慢而少量的破水。

破水有時會不易與漏尿做區別，若分不清是漏尿或破水的話，還是前往醫院檢查比較保險。

此外，也可以藉由突然有股微微腥臭味來提高警覺。

原因 很有可能是陰道內感染細菌，引起陰道炎等，造成羊膜破裂的緣故。

對胎兒的影響 早產約三成的原因都是因爲早期破水，一破水就容易引起陣痛，早產機率便會提高。

同時，胎兒也有因此感染細菌的危險性。

治療 胎兒是否感染細菌，視懷孕週數以及是不是有陣痛，判斷孕婦是否早產，不過因爲每家醫院檢查設施以及醫師的不同，提供的意見也不一樣。

良心建議 已經出現症狀時，禁止泡澡或淋浴。最好墊上乾淨的衛生棉，即刻就醫。

胎位不正（臀位）

一般來說，懷孕三十周（八個半月）之後，胎兒會呈頭部朝下的姿勢（頭位），但有時候也會出現腳部朝下的情況，這就是所謂的「胎位不正」，約五成的初產孕婦會出現此情形。

原因 大多原因不明，但是前置胎盤或是子宮肌瘤等，有可能是原因之一。

對胎兒的影響 容易引起早期破水（前項），早產危險性也很高。若胎兒的臀部先產出，有時還是能由自然分娩，但若胎兒腳部朝下、頭最後才出來，則容易難產，大多會採剖腹產。也有的醫院只要是胎位不正一律都施以剖腹產。

良心建議 懷孕三十～三十二周時，可做體操（胸膝位）來調正胎位不正。不過一般來說，懷孕三十四周後胎位就會固定，再怎麼做也沒有效果。

胎位不正體操（胸膝位）

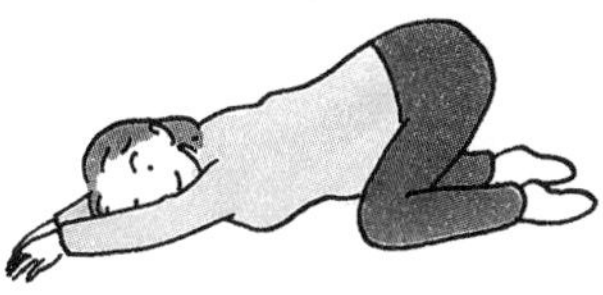

將胸部及雙膝抵住地板，抬高臀部，保持此姿勢10～15分鐘。然後往醫師所說的胎兒手腳方向慢慢倒下。每天都要進行，萬一腹部覺得腫脹，就須暫停。

多胞胎懷孕的注意事項

多胎懷孕的母親容易得到妊娠毒血症、妊娠糖尿病、貧血及早產等，胎兒數目越多，胎兒死亡或出生的問題就越大。多胎胎兒的死亡率，比一胎還要高出五～六倍。

尤其是懷孕後期，要多留意多讓身體休息。懷孕七個月以後，每兩周要接受一次產檢。據統計結果顯示，生產時的死亡率，以三十七、三十八周誕生的胎兒最低。

〔不適症狀的原因與應對方法〕

懷孕後由於賀爾蒙分泌及體型變化，身體會出現像是害喜、腰痛、便秘等各種現象，生產後許多症狀就會消失。

害喜

症狀　會發生在五～八成的孕婦身上，一般來說，從懷孕五～六周開始，會一直持續到胎盤成熟的十四周左右，也有些人會拖得比較久。因人而異會出現噁心或嘔吐、食物喜好發生變化、食慾不振、體重減輕、頭痛、嗜睡、全身無力、焦躁等症狀。

處理方法　胎兒在此時期所需的營養只有一點點，即使母親什麼都吃不下，體重減少二～二公斤，也不用太擔心，盡量攝取能吃的東西以及大量地喝水吧。

不舒服時，可以請家人幫忙處理家事，或是外食。最重要的是自然遵循身體要求。萬一出現害喜嚴重、體重急遽減輕無法吸收水分而引起脫水時，這種症狀稱為「妊娠劇吐症」，要立即住院。

腰痛（P382）

原因　除了腹部鼓起之外，此時體內也會分泌讓骨盤關節及韌帶鬆弛的賀爾蒙，因此引起腰痛。

處理方法　保持姿勢正確，避免身體受寒，鍛練腹肌及背肌也是很重要的。不妨纏上束腹支撐腰部，避免穿高跟鞋、切忌久站等，重新審視日常生活習慣，並改正不良習性。適度從事孕婦體操、伸展操、游泳等運動，也能舒緩不適症狀。

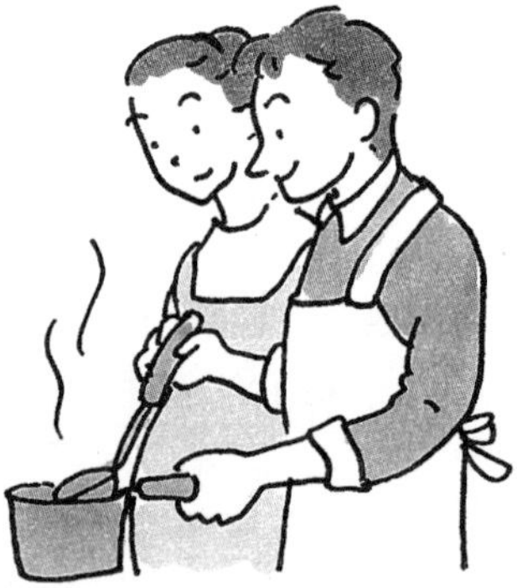

害喜嚴重、不方便做家事時，應請家人幫忙，或是外出用餐，也可轉換心情。

便秘（P270）

原因　維持懷孕所分泌的黃體賀爾蒙，會減緩腸子的蠕動運動，此外，另一個原因是變大的子宮會壓迫到腸子。

處理方法　①養成規律的飲食生活；②大量攝取水分及食物纖維；③務必養成一早如廁，養成固定排便時間；④做運動或散步等。

先改善生活方式，若還是無法治癒，就要請醫師開立處方，舒緩不適症狀。

痔瘡（P276）

原因　便秘造成肛門周遭鬱血，變大的子宮壓迫肛門，使血液循環變差。最重要的預防之道就是避免便秘。

處理方法　懷孕中無法進行痔瘡手術，不妨試試以下方法。①使用對胎兒沒有影響的藥膏或浣腸劑；②以入浴或坐浴的方式來促進血液循環；③避免攝取辛香料；④若有脫肛現象，可在洗澡時以手指塞回。

頻尿、尿失禁（P224）

原因　頻尿的原因是變大的子宮壓迫膀胱。大部分的漏尿問題是因爲施加腹壓引起的，因此咳嗽、打噴嚏、提重物時最容易發生。此外，尿道附近的括約肌作用變得鬆弛，也是主要原因。

處理方法　①避免憋尿；②避免攝取過多水分；③避免身體受寒；④做防漏尿體操（P225）。

久站會浮腫及頭暈

原因　懷孕時，自律神經作用會變得比較遲緩，因爲血液多集中於子宮、無法充分到達大腦，容易引起腦貧血。會出現久站浮腫或頭暈現象，都是因爲嚴重貧血的緣故。

處理方法　①爲了避免暈倒，要抓住東西或蹲下；②橫躺時將頭部放低；③站立時盡量緩慢等。如果數次出現頭暈現象，就應立即就診。

手部麻痺（腕道症候群P168）

原因　出現輕微浮腫症狀，神經受到壓迫，手部就會麻痺而疼痛。此現象常發生於懷孕中期一早醒來時。

有時手會無法握住物品，所幸此現象大多屬於暫時性的。

處理方法　大多數患者重覆握手動作就會減輕症狀。

此外，浮腫消除後便會自然痊癒，只要控制鹽分攝取量。若症狀嚴重就應就醫。

仰躺時感覺呼吸困難

原因　仰躺時，變大的子宮會壓迫下腔靜脈，回流到心臟的血液便會減少。

由於血壓會暫時降低，於是孕婦會出現呼吸困難、不舒服、嘔吐感、眼前一片黑暗等症狀。

處理方法　避免仰睡，可採身體左側朝下側睡姿勢。若還是無法治癒，就應就診。

有時是因爲在美容院洗髮的姿勢所引起的，要多注意。

妊娠紋

原因　當腹部或胸部急速變大之後，皮膚也會突然伸展，但皮下組織卻趕不上其伸展速度，因此出現斷裂，從皮膚表面可以若隱若現看到毛細管，便是妊娠紋，正式名稱爲「線狀皮膚萎縮症」。

處理方法　①避免突然變胖；②從懷孕四～五個月開始，就要按摩腹部。

如果使用按摩油，可以抑制搔癢感，產後紋路就不會太明顯了。

〔高齡產婦與職業婦女的懷孕・生產〕

三十五歲以上的初產稱為高齡生產

所謂「高齡生產」，是從婦產科使用的「高齡初產產婦」衍生而來。會以年齡來區分是因爲產婦年齡越大，越會發生以下情形：

①卵子容易出現染色體異常，容易流產；

②容易生出唐氏症的孩子；

③會合併子宮肌瘤，容易早產及流產；

④容易得到妊娠毒血症；

⑤難產機率高，剖腹產的機率就會升高，一些生產風險層出不窮。

實際上有很多三十五歲以上的婦女也能順利地生產，也有些情形是，年齡越大的母親在精神上及經濟上會較寬裕，因此在懷孕及生產、養育兒女方面較具優勢。

由於高齡初產婦容易出現先兆性早產及浮腫，因此養成規律飲食習慣、充分休息，以及適度運動都是很重要的，同時還要避免肥胖。

由於高齡產婦生出唐氏症兒的機率較高，因此有些人會接受產前篩檢，最具代表性的做法就是羊膜穿刺檢查。

醫師會將注射針從腹部刺向羊膜來抽取羊水，檢查染色體異常等，羊膜穿刺導致流產的危險性並不高，於懷孕十五～十八周時住院進行檢查。

高齡產婦在懷孕期間應注意的事項

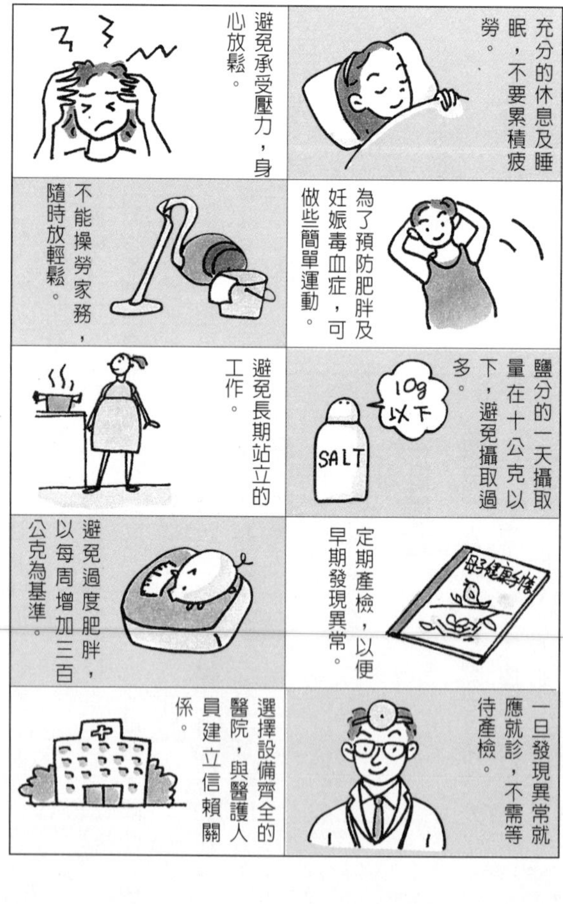
充分的休息及睡眠，不要累積疲勞。
避免承受壓力，身心放鬆。
為了預防肥胖及妊娠毒血症，可做些簡單運動。
不能操勞家務，隨時放輕鬆。
鹽分的一天攝取量在十公克以下，避免攝取過多。
10g以下
SALT
避免長期站立的工作。
定期產檢，以便早期發現異常。
避免過度肥胖，以每周增加三百公克為基準。
一旦發現異常就應就診，不需等待產檢。
選擇設備齊全的醫院，與醫護人員建立信賴關係。

懷孕的職業婦女需要丈夫及家人的協助

一旦懷孕對於身體便會形成一大負擔，尤其是職業婦女懷孕，更會因為上下班及工作的疲勞而增加壓力，容易引起問題。

若是和專職主婦相比，較容易得到妊娠毒血症、流產、早產以及貧血。

為了避免這些問題發生，一旦懷孕後，應立刻向公司告知，並請主管多體諒。

盡量避免工作過度，若覺得身體不適時，請想像肚子裡的胎兒正在哀嚎。沒有任何人能代替胎兒，請想想對自己而言，什麼是才是最重要的。

務必請家人協助分擔家事，因為害喜而感身體不適，或是活動不方便的時候，還要兼顧工作與家事非常辛苦的，應避免對身體造成任何負擔。

此外，勞基法也會保障以下項目：

- ●產前假六天：分娩前得分次申請。（每次至少一小時），且第一次應附醫師證明書，或產檢證明。
- ●申請彈性工時。分娩前後，應停止工作，給予產假八星期（含例假日）。

生產後重返崗位，依「兩性平等法」規定，也可申請一年的育兒假。

每個機關公司的規定會有不同，有些公司除了假期天數較多之外，還能申請職務調動，請向公司人事部門詢問。

懷孕的職業婦女應注意事項

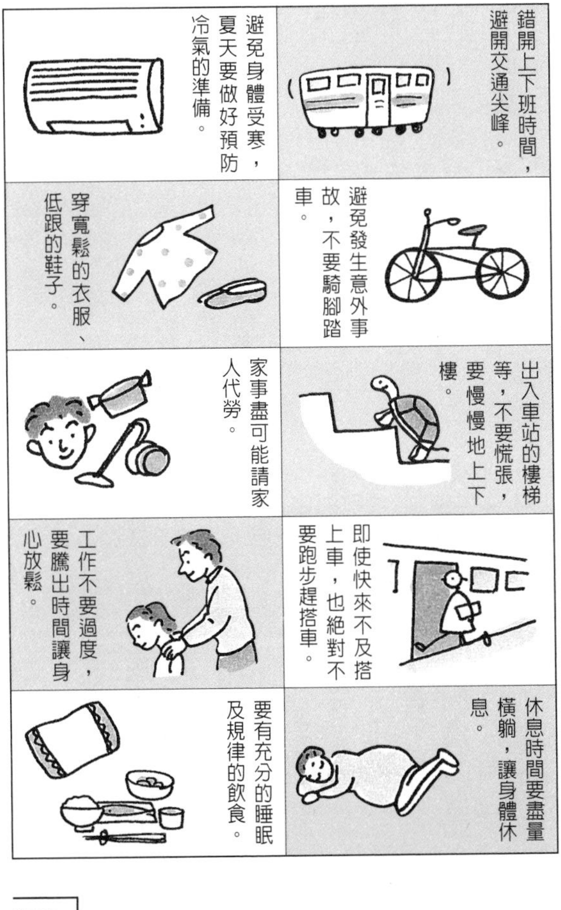
錯開上下班時間，避開交通尖峰。
避免身體受寒，夏天要做好預防冷氣的準備。
避免發生意外事故，不要騎腳踏車。
穿寬鬆的衣服、低跟的鞋子。
出入車站的樓梯等，不要慌張，要慢慢地上下樓。
家事盡可能請家人代勞。
即使快來不及搭上車，也絕對不要跑步趕搭車。
工作不要過度，要騰出時間讓身心放鬆。
休息時間要盡量橫躺，讓身體休息。
要有充分的睡眠及規律的飲食。

〔慢性疾病患者的懷孕與生產〕

醫學發達的現代，患有慢性疾病的人也可以懷孕、生產，但無可避免地會有很大的風險。

罹患慢性疾病的人是否可以懷孕生產，在懷孕前務必要找專科醫師諮詢。

懷孕期間要遵守醫師的指示，生產時要找設備齊全的醫院，以及請專科醫師與婦產科醫師聯合診治，在家事及精神層面上也要得到家人的支持。

糖尿病（P306）患者

「計畫懷孕」是很重要的事。所謂「計畫懷孕」是指在懷孕前檢查合併症，將血糖控制到良好的狀態，做好準備之後再懷孕。如果血糖值控制不理想、出現併發症時，應和主治醫師充分討論。

服用口服降血糖藥時，必須更換成注射胰島素。因為胰島素無法通過胎盤，所以不會影響胎兒。

過胖的人，必須重新審視飲食療法，以便使自己接近標準體重。懷孕之後，繼續嚴格控制血糖是必要的。此外，由於懷孕初期容易出現低血糖（P309專欄），要先確實接受醫師的指導。

如果血糖控制不好，容易罹患妊娠毒血症、羊水過多症、腎盂炎、膀胱炎等。

對胎兒的影響　血糖控制不好，容易引起先天性型態異常、巨嬰、新生兒低血糖，以及血液中鈣值太低的低鈣血症，還有肺部作用尚未成熟而陷入呼吸困難的「呼吸窘迫症候群」等，嚴重的話，甚至會導致胎兒死亡。

要選擇到能幫助糖尿病患者生產，且醫療設備健全的醫院待產。懷孕中若充分進行治療、血糖值保持在正常狀態，便和一般生產一樣，但如果母子都有危險，便須進行剖腹產。

良心建議　患有糖尿病的孕婦，必須嚴格控制血糖值。懷孕前就應確實治療糖尿病。

要多注意妊娠糖尿病

懷孕期間，孕婦有時會發現血糖值太高或血糖值變高等狀況，稱為「妊娠糖尿病」。

因為胎盤會製造出容易提升血糖的賀爾蒙，而母體的胰臟會大量分泌胰島素，調整血糖不讓它升高，但若分泌量無法對應所需時血糖就會升高，所以在懷孕初期、中期、後期，檢查血糖是很重要的事。

妊娠糖尿病患者，也和患有糖尿病且懷孕的婦女一樣，要控制血糖。

過敏體質的人

如果母親屬於過敏體質，那麼小孩遺傳過敏體質機率就會很高。至於懷孕期間是否要限制飲食，不同的醫師往往會有不同的意見，因此若是嚴重過敏體質的患者，務必要和主治醫師充分進行討論並得到共識。即使情況不算很嚴重，但還是會擔心過敏的患者，在懷孕期間要將蛋或牛奶加熱再吃比較好。

此外像塵蟎、灰塵、黴菌等都是過敏原，平時應勤於打掃以保持環境清潔。

藥物方面需要注意以下事項：

●**花粉症等過敏性患者**　懷孕期間無法使用抗過敏藥物，如果一定需要藥物，必須找醫師討論，可使用點鼻藥或點眼藥。即使使用含類固醇的藥物也沒有關係，但務必遵守指示用量。

●**過敏性皮膚炎**　含有類固醇的外用藥，即使在懷孕期間使用，也應該沒問題。

就算是外用藥，若需大量使用，或者服用具有強烈藥效的藥物、抗過敏藥等，還是要遵從醫師的用藥指示。

●**蕁痲疹或濕疹等**　有時會服用在懷孕期間也可服用的抗組織氨藥，但是不能長期間服用，一般來說外用藥會比內服藥讓人安心，但還是不要自行購買成藥使用，必須詢問醫師。

氣喘病（P202）患者

氣喘病患者若是想懷孕的話，必須與主治醫師充分討論，視個人症狀程度再做決定。

對母體的不良影響　有些婦女在懷孕期間，氣喘症狀會舒緩，但有些人的症狀並沒改變，甚至持續惡化，懷孕後發作更嚴重，或是肺機能降低而無法繼續懷孕，但幾乎大多數人都能順利生產。

對胎兒的影響　不嚴重的話，幾乎是看不到影響的。孕婦的氣喘若激烈發作，就無法傳達足夠的氧氣給胎兒，會引起胎兒發育不全，或是早產或死產的可能性。

當氣喘發作時，和懷孕前一樣，可以使用抗過敏藥，在較早的時期讓症狀穩定下來，以避免後續激烈的發作。

有些支氣管擴張劑可以在懷孕期間使用，必要時也會使用類固醇類藥物。使用這些藥並不會生出畸形胎，而且就風險而言，孕婦氣喘發作嚴重的話，對胎兒的影響更大。

要注意的是，雖然吸入藥的影響比口服藥風險還低，但還是要遵照醫師指示用藥。

良心建議　不引發氣喘是很重要的事。孕婦必須避免身體受寒、睡眠不足、過勞。

向家人解釋氣喘病的相關問題，並獲得支持，同時也請他們代勞做家事等，如果感到疲勞，就要立刻休息。

慢性腎炎（P211）患者

患者若是有蛋白尿、血壓高，或是身體狀態不佳等，不宜懷孕。

懷孕後，要與專科醫師及婦產科醫師保持密切診療，確實控制鹽分，攝取高蛋白、低卡路里的飲食，安靜休養。

對母體的不良影響　由於容易引起嚴重的妊娠毒血症、流產及早產、肺水腫、大腦出血，甚至導致尿毒症或高血壓症，因此孕婦要充分注意。萬一併發高血壓症、腎機能持續衰退，就要考慮墮胎或早產等，原則上要暫停懷孕。

對胎兒的影響　會出現胎兒發育不全或胎兒假死的狀況，生出體重過低的胎兒機率也相對提高。

心臟疾病（P174）患者

由於每位心臟疾病患者的病況程度不同，因此要和心臟專科醫師充分諮商。若爲嚴重的心臟疾病患者，便不宜懷孕。

懷孕之後，要找心臟專科醫師與婦產科醫師會診，持續觀察懷孕對心臟的影響，以及心臟疾病患對懷孕及生產帶來的影響，須注意雙方面的問題。

對母體的不良影響　懷孕七～八個月左右，容易引起心衰竭。此外也容易引起妊娠毒血症。

對胎兒的影響　出現流產及早產、胎兒假死、低出生體重兒的機率很高，患有先天性心臟疾患的人，所生的小孩也可能會有先天性心臟結構異常的情況。

基本上，生產要等待自然陣痛，雖會依狀況而異，但一般來說，要在預產期的二～三周之前住院。原則上可經由自然分娩，但爲了減少身體負擔，有時也會進行無痛分娩或真空吸引分娩。

良心建議　要有充足的睡眠。由於體重增加及浮腫會對心臟造成負擔，遵從醫師指導控制體重及鹽分。若引起急性心衰竭的話，應立刻住院。

突發性甲狀腺腫患者（P300）
（甲狀腺機能亢進症）

必須在甲狀腺機能正常前提下才能懷孕。若每天服用一～二錠抗甲狀腺藥物的患者懷孕，應該不會對胎兒有何影響，但還是要請專科醫師診斷。

懷孕後，要服用固定量的抗甲狀腺藥，胎兒發生型態異常的機會不會因爲服用藥物而增加，反而不服用的話，容易導致流產。此外，定期進行甲狀腺檢查也很重要。

對母體的不良影響　只要確實控制，不會有太大問題。

對胎兒的影響　懷孕期間服用抗甲狀腺藥，加上病情穩定，便能防止新生兒罹患急性甲狀腺機能亢進症。此外，有可能會有極少量的抗甲狀腺藥移轉至母乳，但近年來研究顯示，這對哺乳並無大礙，若不放心，可請醫師診斷。

風濕關節炎（P310）患者

在症狀穩定期間懷孕是最理想的，但由於有些風濕藥會對胎兒造成影響，因此最好與主治醫師討論之後再計畫懷孕。

懷孕之後，要選擇專科醫師與婦產科醫師合作密切的醫院。懷孕初期容易流產，因此要保持身心安靜。懷孕期間應避免過度肥胖。

也有不少患者一旦懷孕，反而風濕症狀比較舒緩，而且不需求助藥物。

生產方式可選擇經由自然分娩，但有時視病況和股關節情況，就必須採剖腹產。有時產後賀爾蒙分泌的變化及育兒帶來的疲勞，會促使病狀惡化。因此產後雖然可以服用類固醇藥物並同時哺乳，但依病況必需進行治療。

良心建議 請丈夫或家人協助育兒與家事。最好從懷孕前，就取得家人的體諒。

子宮肌瘤（P60）患者

高齡婦女尤其容易罹患子宮肌瘤，因此懷孕前要進行婦產科的檢查。懷孕之後盡量讓身體休息，像是簡單運動和散步之類，比較輕鬆的活動應該沒問題。

萬一形成先兆性（脅迫性）流產及先兆性早產，有時也必須住院。

對母體的不良影響 由於肌瘤在懷孕期間仍會成長，因此有時腹部會有被懸吊的感覺。有時因為肌瘤的部位，也容易導致前置胎盤或胎位不正、流產及早產的可能。原則上，懷孕期間不能進行切除子宮肌瘤的手術。

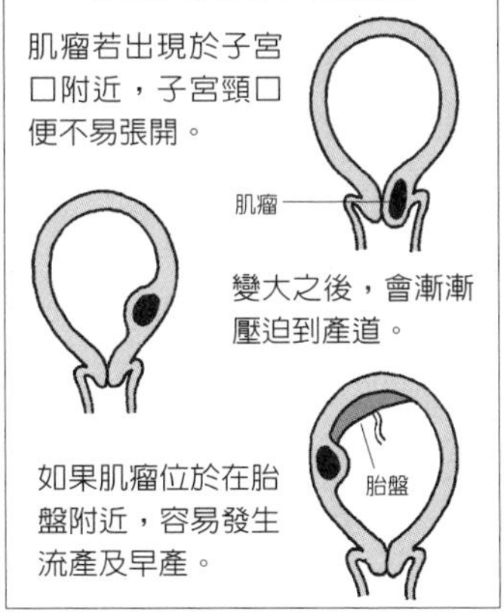
肌瘤若出現於子宮口附近，子宮頸口便不易張開。
肌瘤
變大之後，會漸漸壓迫到產道。
如果肌瘤位於在胎盤附近，容易發生流產及早產。
胎盤
阻礙生產的子宮肌瘤

生產方式可以選擇自然分娩，但是萬一肌瘤阻礙生產，或者有微弱陣痛會有難產疑慮時，就需要採剖腹產。一般來說，肌瘤本身在產後會變小。

子宮頸癌（P139）患者

子宮頸癌檢查是產檢項目中的一種，孕婦被發現有子宮頸癌的頻率，約為每一千至一千兩百人當中就有一人罹患。

生產次數多的婦女、還有高齡產婦發病率最高，但目前罹患子宮頸癌的年齡有越來越低的趨勢。

若癌症還是初期時，可一邊確認病情、判斷適合生產期，嘗試自然分娩。即使癌症惡化，可進行剖腹產提前取出胎兒，再進行癌症根治手術。當癌症惡化、懷孕周數嚴重不足時，會先墮胎再進行癌症根治手術。

〔懷孕中應注意的感染症〕

風疹（德國麻疹）（P453）

孕婦出現紅疹、淋巴腺腫大，還會發燒，但一般約三天左右即能控制住病情。有些婦女即使感染風疹，症狀也不明顯（隱性感染）。

若是懷孕五個月前感染，便容易流產或是胎死腹中。因爲心臟異常、感音性耳聾、白內障與綠內障（青光眼）、腦性麻痺等所引起的先天性風疹症候群的機率相當高。

尤其是懷孕不到四個月遭受感染的話，百分之八十五的機率會影響到胎兒。如果在六個月後感染，引起先天性型態異常的狀況雖然罕見，但有時會出現白內障等疾病。

此外若爲隱性感染，胎兒也可能得到先天性風疹症候群，只不過發病率比較低就是了。

良心建議 懷孕前應先接受抗體檢查，萬一經由懷孕初期的抗體檢查得知沒有抗體，就應小心避免接近風疹患者，或是流行期間避免外出等。

其他感染症

水痘（P453）若在懷孕六個月之內感染，有時胎兒會得到小頭症或手腳型態異常等先天性水痘症候群，但發病率僅在百分之二以下，不必太過擔心。

若在生產日前後感染，新生兒有可能發生水痘。嬰兒一旦受感染就會發高燒，引起肺炎或腦炎，甚至死亡。

如果母親是在生產前後四天以內發病，會給予母親或胎兒施打免疫球蛋白，預防新生兒感染。

蘋果病（傳染性紅斑 P454）母親一旦受到感染，病毒就會通過胎盤，破壞胎兒的紅血球，因此懷孕初期就有可能流產。

如果在懷孕中期後感染，有時胎兒會出現嚴重貧血，引起全身浮腫的胎兒水腫，大多數會變成死胎。

由於目前尚無預防疫苗，因此孕婦在病毒流行期間盡量不要外出。

感冒・流行性感冒（P200）即使母親感染感冒，胎兒也不會出現異常。由於子宮內的溫度高達攝氏三十九℃左右，胎兒不會因母親發高燒而覺得不舒服，此外，也不會因爲母親嚴重咳嗽而導致流產或早產。不過，由於感染感冒會讓母體不適，所以孕婦還是要注意避免前往公共場所等。

性病（P120）

因性行爲而感染細菌或病毒的疾病，就稱爲「性病」（STD／STI）。B型肝炎即是藉由性行爲就會感染的疾病。

懷孕期間罹患性感染症，有時會

因發炎導致羊膜破裂、造成破水、子宮開始收縮而導致早產，也會對胎兒產生各種影響（見下方表格）。

若在懷孕期間痊癒，就能防止生產時的產道感染。首先要務是先預防以避免感染，萬一感染時，丈夫也要一同接受治療。

一旦感染，分泌物會出現徵兆（附錄P18），所以請養成檢查分泌物的習慣。

母子感染是可預防的

已經感染細菌或病毒的母親，再將細菌或病毒傳染給孩子，就稱為「母子感染」。

母子感染包括胎內感染、產道感染、母乳感染等。母親是否有感染，可藉由懷孕中的驗血或感染症檢查來得知。有些檢查需要付費，但為了避免帶給孩子影響一生的疾病，有些檢查就算昂貴也得進行並接受治療，以避免孩子遭受感染。

性病對胎兒的影響及處理方法

	對胎兒的影響	處理方法
愛滋病（AIDS）（P126）	除了胎內感染及產道感染之外，觸摸到分娩後的血液，也可能受到感染。若母親是HIV感染者，約有20～30%的孩子受到感染。	懷孕期間內服抗病毒藥，以剖腹產來生產。出生後的胎兒必須洗淨身體及腸胃，沖洗母親的血液，施打預防藥物。
性器披衣菌屬感染症（P120）	因為產道感染，細菌進入胎兒的眼睛。在出生後一週內，胎兒的眼睛會充血或罹患有嚴重眼垢的結膜炎。萬一細菌進入肺部，出生後三～四周會引起肺炎。	母親可以服用抗生素，如果在懷孕期間治癒，就不會傳染給孩子。當產道感染的時候，醫師會為胎兒點眼或施打抗生素。
性器疱疹（P122）	若母親為初次感染，有可能引起胎內感染，以及流產或身體情況異常。一旦產道遭受感染，就會引發新生兒疱 疹感染症，約七～八成的高死亡率。	懷孕期間會施以抗生素進行治療。若在產道中出現症狀或擔心感染，就要進行剖腹產。由於大部分母親都沒有察覺，需多加注留意。
梅毒（P124）	會因胎內感染而造成先天性梅毒嬰兒。經由產道感染的例子並不多見。	胎盤完成前，若以盤尼西林等藥物來治療，就不會傳染給胎兒。
淋菌感染症（P121）	一旦產道感染，會使胎兒出現眼睛、關節、血液的發炎。	當有可能發生產道感染時，一定要為新生兒的眼睛點上抗生素。
尖形濕疣（P122）	一旦發生產道感染，新生兒的喉嚨就會出現良性的腫瘤。	以電動手術刀燒掉外陰部或陰道內的疣，如果治癒，就能進行經自然分娩。
陰道念珠菌屬症（P124）	藉由產道感染，有時胎兒的口中會出現像白色黴菌狀的瘡。	懷孕期間使用抗真菌劑治療，對生產並沒有影響。
B型肝炎（P282）	產道感染或分娩後，母親的血液進入孩子的體內而感染的。	對新生兒施打免疫球蛋白與疫苗，嬰兒就不會成為帶菌者了。

〔生產時的問題與剖腹產〕

剖腹產是保護母子安危的方法

生產本來就有很多未知數，只能儘量降低風險。有時希望自然生產，卻發生母子都很危險的狀況，這時就必須採取眞空吸引分娩或剖腹產等方式進行生產。

剖腹產分爲產前預定，以及自然分娩中途切換的緊急剖腹產（見左方表格）。

這樣的事情可能發生在任何孕婦身上，所以要充分理解這是爲了確保母親安全，以及生產順利的方法，應向醫師確認施行理由，並交由主治醫師判斷。

一般來說，爲了讓孕婦在生產後恢復得比較快，手術都會採半身麻醉，有時視情況也會進行全身麻醉。

若需要住院十～十四天，則會比自然分娩時間來得久。只要產後情況恢復良好便能下床活動，餵母乳、照顧嬰兒。

為了避免難產 懷孕期間應注意的要點

大多數需採剖腹產的難產原因，其實有時只要靠母親努力就能避免或是在懷孕期間也能努力預防。以下爲注意事項：

①出現微弱陣痛，或是分娩時間可能拉長，避免過胖。

②調正胎位不正姿勢（P635）。

③產婦一旦緊張就會發生子宮頸口不開、沒出現正常陣痛等問題。

可能進行剖腹產的情形

■**胎位不正**（P635）　胎兒若是臀部先產出，可選擇經自然分娩，但若是胎位不正，醫院100%會進行帝王切開。

■**橫位**　當胎兒在子宮中呈現橫向的時候。

■　**胎兒頭骨盤不均衡**（P647表）。

■**完全前置胎盤**（P634）。

■**多胎**　雙胞胎根據條件或醫院，可以選擇經自然分娩，但大多數都會採剖腹產。

■**胎兒發育不全**　指胎兒發育不良，或胎兒過小的情況。

需要緊急剖腹產的情形

■**早產**（P632）當胎兒有危險時。

■**胎盤早期剝離**（P633）。

■**異常旋轉**（P647表）。

■**產程遲滯**　分娩時間長，母親及胎兒都很疲累的時候。

■**產道狹窄**（P647表）即使進行真空吸引分娩也有困難的時候。

■**胎兒心律不整**　分娩途中，胎兒的心跳不整時。

剖腹產的方法

一般來說會進行腰椎麻醉，將子宮縱向切開十公分左右，取出胎兒。從麻醉到最後的縫合，約需一小時。

●**真空吸引分娩**　避免分娩時間拖長，以幫助生產進行爲目的。切開會陰後，從陰道將一個帽狀物套在胎兒的頭上，並藉由眞空吸引的負壓幫助，將胎頭牽引出來。

生產時容易引起的問題及處理方法

	什麼樣的狀態	原　因	處理方法
產期延誤（懷孕過期）	懷孕四十二周以後的生產。過了懷孕四十二周之後，胎盤機能衰退，羊水量也會減少，因此發生胎兒假死、子宮內胎兒死亡、新生兒假死的危險性會增加。	原因不明，但只要正確算出預產期，就能降低產期延誤風險。	產婦於懷孕四十二周之前住院，一般方法是採誘發陣痛來進行分娩。
出現微弱陣痛	陣痛十分微弱，生產過程不太順利。生產拖太久，母子都會疲累，胎兒假死的可能性就會變高。	大多原因不明。但是過早住院、多胎懷孕、過胖、巨嬰、子宮肌瘤等都是原因。	根據狀況，可睡覺休息、使用陣痛促進劑，有時則需要剖腹產。
陣痛過於強烈	是指陣痛異常強烈的狀態。當胎兒急速下降到產道後，就有可能引起低氧狀態或頭蓋內出血，若下不去時，就有可能發生子宮破裂。	幾乎都有可能是過度使用陣痛促進劑所引起的。	一邊觀察母子、並使用適量的陣痛促進劑，防止過強陣痛。
產道狹窄	子宮頸口很硬、很難張開，陰道很硬，以致胎兒產不出來。容易引起難產或胎兒假死。	由於軟產道會隨著年齡而變硬，因此高齡生產也是主因之一。	使用讓子宮口變軟及張開的藥物。胎兒假死的時候要進行剖腹產。
胎兒頭骨盤不均衡	是指胎兒的頭比母親骨盤的內徑還要大的時候。這樣胎兒就無法在產道旋轉、也下不來。	有可能是骨盤太窄、過胖而讓產道依附脂肪、巨嬰等。	進行骨盤的X光拍照，如果被診斷出為此狀況時，則要進行剖腹產。
異常旋轉	胎兒誕生時，呈下巴觸碰到胸部的姿勢，須在產道內旋轉四次才能產出，這是正常的狀況。異常狀況是指無法順利旋轉、下不來的狀況。	因為某種原因，有時胎兒下巴會朝上。	分娩時間過長時，可嘗試真空吸引分娩，若仍無效，就必須進行剖腹產。
臍帶纏繞	臍帶頭纏繞在胎兒的肩膀或頸部的狀態。雖然對發育沒有影響，但分娩時會阻礙到胎兒降至產道，分娩時間會拉長。	原因不明。有說法是指在羊水多的懷孕中期出現纏繞情形。	多數產婦可選擇自然分娩。當臍帶太短情況緊急時，便須進行剖腹產。
會陰子宮頸裂傷	胎兒在前往產道時，子宮頸的肌肉無法伸展而斷裂。裂傷有時會波及到肛門或直腸，引起大量出血。	容易發生在分娩過於急促、懷有巨嬰、高齡產婦身上。	預防方法是切開會陰，形成的裂傷可於胎兒產出後再進行縫合。

●**產程遲滯**　頭胎產婦的分娩時間在三十小時以上、有經驗產婦則是十五小時以上。

產後健康管理與育兒

〔子宮恢復與產後問題的應對〕

大約六周 子宮就會恢復原狀

生產完後，母親身體約經過四～六周，便能恢復到懷孕前的狀態。此期間稱爲產褥期，此時身體會產生許多變化。

最大的變化是子宮的恢復（子宮回復）。生產時，子宮底的高度變大到三十公分以上，子宮會一邊收縮，約六周就會恢復到懷孕前的大小。

因此產後兩天左右，產婦還會出現後陣痛，也就是子宮收縮時的疼痛，而且有經驗的產婦會比初次生產的產婦來得更強烈。

子宮恢復期間會出現惡露。惡露是產褥期時，從子宮、陰道、子宮頸排出的分泌物總稱。產後四天，幾乎都會分泌像血般的血性惡露，但前兩天的分泌量和月經差不多。

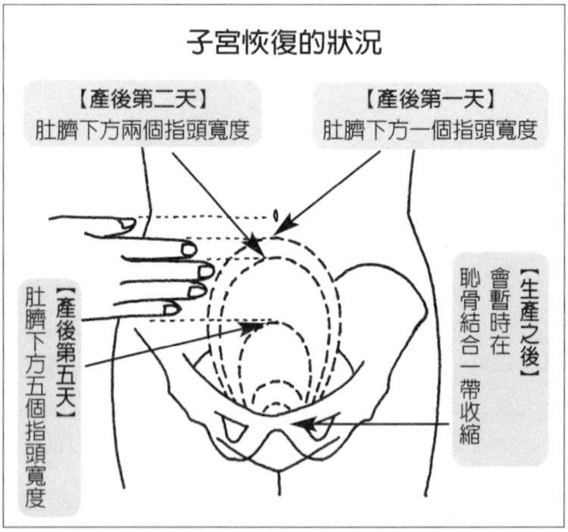

到了產後第四～九天，子宮內部會製造出新的黏膜。惡露的血液成分也會慢慢減少，顏色會從血色變成褐色，量也會漸漸變少，之後顏色會慢慢變淡，從黃色變成白色，量持續減少，在產後第四～六周時就會完全消失，分泌物恢復到懷孕前的標準。

接受剖腹產的婦女，胎盤和羊膜在分娩時都會剝落，因此會出現惡露。

若持續出現異常惡露 就應立即就醫

由於產褥期子宮內很容易感染細菌，因此要確實解決惡露的問題，必須勤於更換衛生棉，排尿及排便後務必要以清潔棉來擦拭外陰部，進行清潔。

惡露雖然是生產後子宮恢復的指標，但子宮恢復太慢，惡露排出狀況也會拖延。導致異常惡露的原因包括①子宮收縮差；②子宮內有殘留物；③子宮內發生感染等。若出現異常惡露，即使產檢時間還沒到也要前往醫院就醫。

惡露的量或顏色是子宮復原與否的指標

血性惡露	褐色惡露	黃色惡露～白色惡露
生產～1日～4	4～9	10～12日～3週～4週～5週～6週

產褥天數：生產 1日 2 3 4 5 6 7 8 9 10 11 12日 3週 4週 5週 6週

若出現以下異常惡露時，就應立即就診。

- 出現乒乓球大小的血塊。
- 一直都有血性惡露分泌，且出血量多。
- 帶有刺鼻惡臭。
- 出現劇烈腰痛或腹痛，還會發燒。

產褥期的常見問題

產褥期（Puerperium）是指胎盤產下之後，所有生殖器官回復到產前的狀態，一般約爲六周。

在這個時期會出現賀爾蒙分泌改變，子宮收縮、惡露等現象。

產婦要充分瞭解產褥期的身體變化，即使出現症狀也不要驚慌或是覺得沮喪，只要處理得當就好。這些都是正常必經的過程，請務必忍耐。

●子宮恢復不良

如果胎盤或羊膜的一部分殘留在子宮中，或者出現子宮肌瘤等，子宮收縮會變差，產後的恢復緩慢。

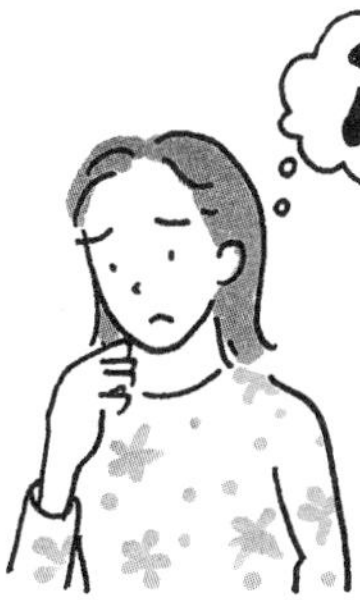

當血性惡露排出期間過久、且量多時，即使發生於產後一個月內，也應就診。

●乳腺炎

細菌附著在乳腺管裡的乳汁或乳頭的傷口上，會引起感染。乳房會腫脹，出現硬塊而疼痛，嚴重時會發燒（P118）。

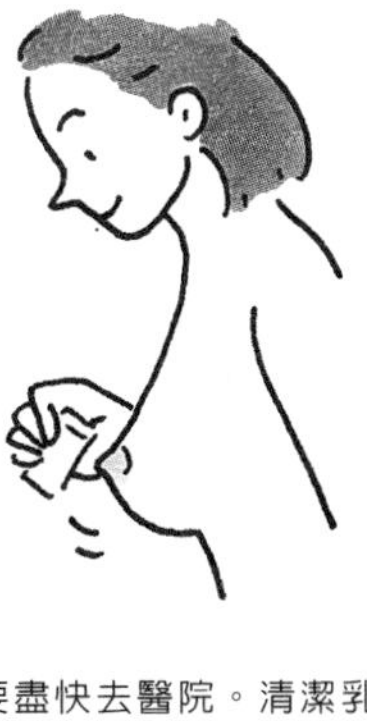

要盡快去醫院。清潔乳頭，使用擠乳器，都是預防之道。

●恥骨及尾骨疼痛

生產時加諸於產道上的壓力會影響到恥骨或尾骨，進而感到疼痛。有時那種疼痛會殘留到產後，一般來說都會自然痊癒。

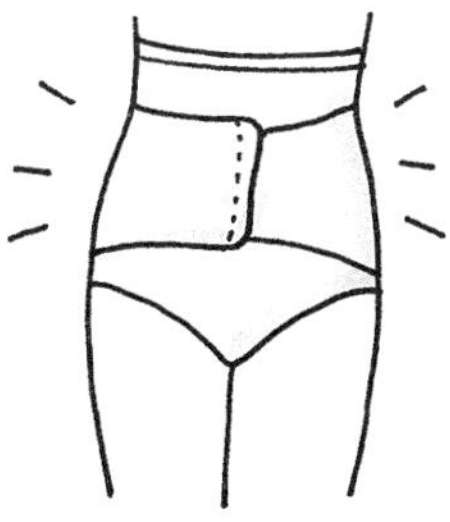

以束腹帶來固定的話，會覺得比較舒服。

會陰切開的疼痛

會陰切開的傷口大約在產後四個禮拜左右就能治癒。但由於疼痛感因人而異，所以也有些人會有經過長時間仍無法治癒的感覺。

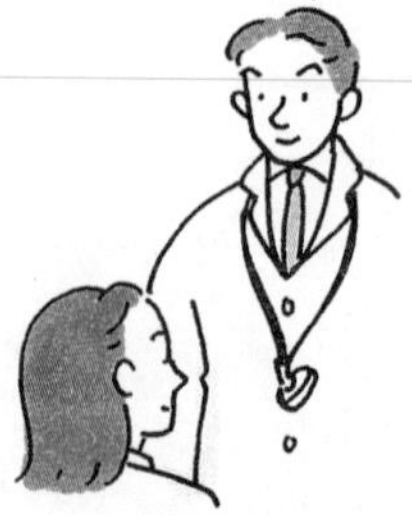

如果只有劇烈疼痛而沒有其他症狀，可在產後一個月的健檢時提出和醫師討論。

膀胱炎、痔、尿失禁

因爲膀胱位置很接近產道，因此容易引起細菌感染。有時痔也會自然痊癒。由於骨盤底肌群的鬆弛，影響尿道周遭肌肉也會隨之鬆弛，並且容易漏尿。

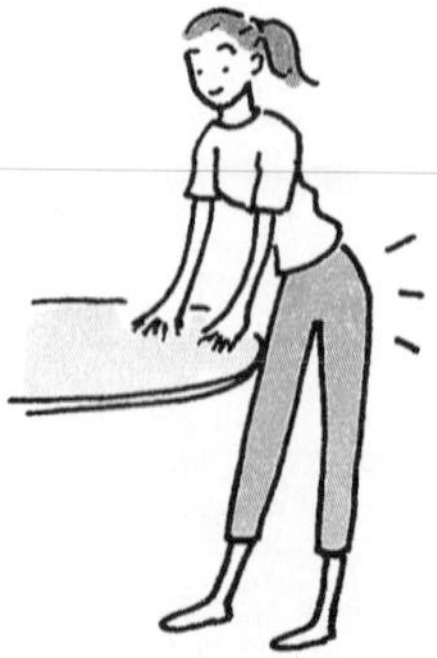

產婦若有餘尿感或排尿痛等，要立刻就醫。做體操能改善漏尿問題，建議做些緊縮臀部的動作（P225）。

妊娠毒血症的後遺症

妊娠毒血症大多在產後會自然治癒，但也有因此罹患高血壓、尿蛋白、浮腫的後遺症，甚至轉變成高血壓及慢性腎炎等，須小心注意。

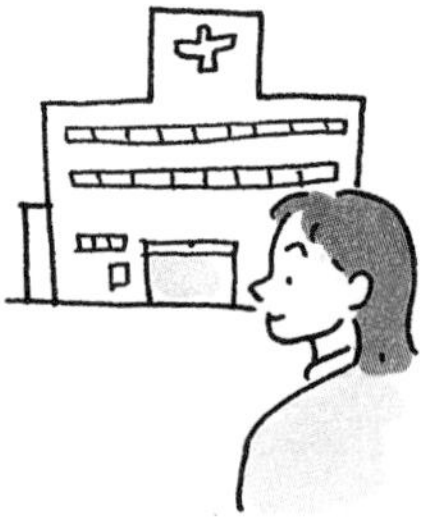

確實治癒是很重要的事。通常產後一個月會進行健檢，要遵照醫師健檢後的指示。

發燒（產褥熱）

產褥熱的原因是子宮被細菌感染而發燒，大多數病例是在產後住院的三至四天內發生。出院後的發燒現象不是產褥熱，大多是因爲乳腺炎、腎盂腎炎、感冒等而引發的。

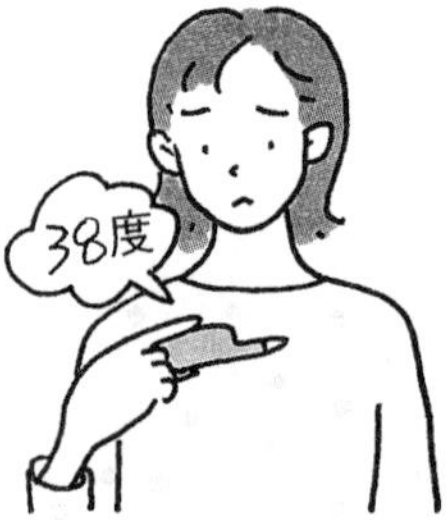

雖然沒有感冒症狀，但若發燒狀況持續二～三天的時候，就應趕緊就醫，接受治療。

頭痛

產後感到頭痛的人特別多，原因可能是產婦有高血壓、低血壓或貧血或者是忙於育兒以致睡眠不足，以及產後憂鬱症、感冒等。

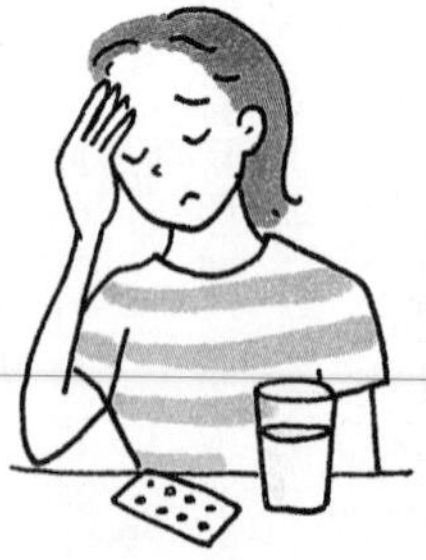

當劇烈的頭痛持續時，也可能是其他疾病，建議儘速就醫。

嚴重掉髮

產後賀爾蒙失調、疲勞或囤積壓力都是引起掉髮的原因。因此產婦要請家人幫忙育兒或處理家事，不要囤積疲勞或壓力。

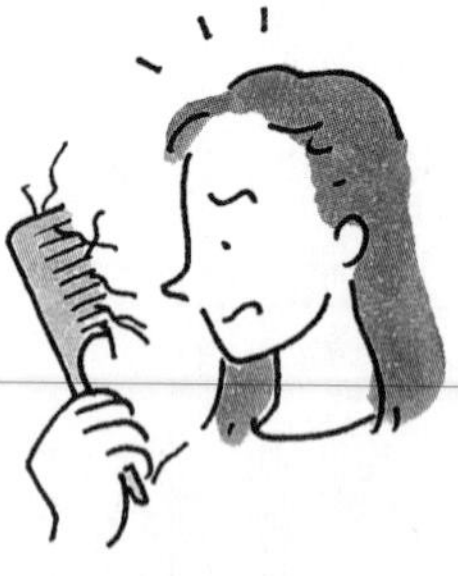

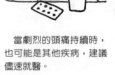

掉髮情形經過半年到一年，大多會自然復原，可以先暫時觀察一陣子，再做處理。

產後憂鬱症的主因是賀爾蒙激烈變化

以生產爲時間分界點，之前分泌的賀爾蒙會慢慢消失。

由於這種賀爾蒙變化非常劇烈，有些人的身體可能無法趕上此變化，進而影響到精神層面，陷入情緒不穩定或是憂鬱狀態。

若再加上育兒的壓力，更會加速產婦出現情緒不穩的狀態，這就是「產後憂鬱症」。

產後憂鬱症是任何產婦都可能發生的，但以過度在意細節的人、神經質的人、依賴心強的人、完美主義的人等，尤其容易罹患。

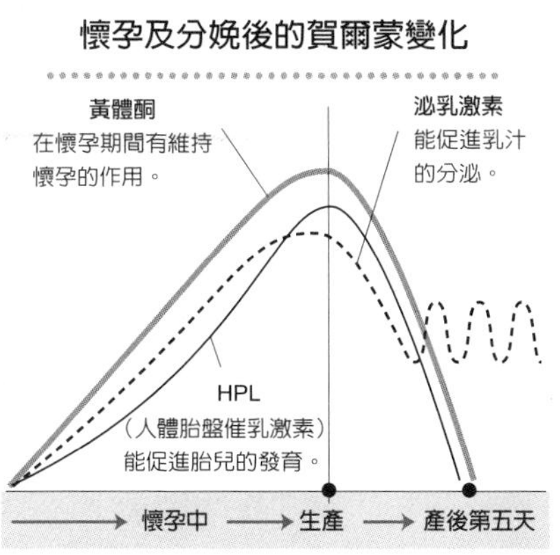
懷孕及分娩後的賀爾蒙變化
黃體酮
在懷孕期間有維持懷孕的作用。
泌乳激素
能促進乳汁的分泌。
HPL
（人體胎盤催乳激素）
能促進胎兒的發育。
懷孕中
生產
產後第五天

維持懷孕狀態的數種賀爾蒙，約在產後一周內會突然消失。而下視丘無法因應這種激烈變化，導致自律神經因此失調。再加上產後疲勞，使得產婦容易得到產後憂鬱症。

症狀在產後一個月左右就會自然減輕

罹患產後憂鬱症之後，產婦在心理以及生理會出現以下的徵兆。

- ●對任何事都提不起興趣。
- ●情緒起伏大，也變得愛掉眼淚。
- ●會漸漸開始擔憂寶寶是否平安長大，這種不安感會持續累積。
- ●明明很多事要做，卻仍遊手好閒，對於這樣閒散的自己感到厭惡。
- ●沒有食慾，覺得吃不吃飯無所謂。
- ●爲失眠所苦，經常感到頭痛。

這些症狀約在產後一個月會逐漸減輕，幾乎是在本人尚未察覺時就慢慢痊癒了。

但是有少數人的產後憂鬱症並不會隨著時間消失，反而變本加厲。這時就必須去找醫師治療。

如何安然度過產後憂鬱症

產婦要牢記以下事項：

- ●請丈夫和家人協助照顧子女，不要獨自扛下照顧子女的責任。
- ●利用網路尋找與養育子女相關的網站，傾吐心聲並尋求建議。
- ●請朋友傾聽你的心事，把話說出來可以讓心情變得較輕鬆。
- ●將孩子暫託給丈夫或家人照顧，空出時間去購物或到美容院等，讓自己稍微放鬆一下。
- ●家事要適度地放手，不管是家事還是照顧子女，都不要追求太完美。

●產後憂鬱症　憂鬱症的一種。如果養育子女的自信極度地喪失，嚴重的情緒不穩定狀況持續三個月以上，最好到精神科或身心內科接受治療。

〔重新面對產後生活的計畫〕

覺得累就休息 慢慢的找回生活步調

產後身體復原情形因人而異，但是目前各醫院都不希望患者久佔床位，情況一許可就會辦理出院。

即使出院，也沒有一直睡覺的必要。所以產婦要在觀察身體狀況的同時，以漸進的方式活動身體，讓自己更健康。

●產後第二周（出院第一周）

以照顧寶寶爲中心，配合寶寶的作息，讓自己習慣新生活，即使每天穿睡衣活動也無所謂。

提重物或是會對腹部造成負擔的姿勢，以及讓身體受寒等行爲，都在禁止之列。

家事可以交給丈夫或家人代爲處理，但是簡單的料理和洗滌工作較輕鬆之類的家事，可以自己做沒關係。如果覺得疲倦就要暫停工作去休息，不累積疲勞可以幫助妳輕鬆面對這個時期。

●產後第三周

白天應穿著方便活動的家居服，漸漸恢復到「早上起床、晚上睡覺」的作息。一開始可隨時鋪好床，方便「累了就睡」。

從前的產婦在產後第二十一天才可以下床走動，現在則沒有什麼限制。若一直處於睡眠狀態，身體的恢復也會減緩，所以建議產婦不要整天賴在床上，這樣對身體一點幫助也沒有。

試著做些輕鬆的家事，讓自己逐漸回復產前的作息是最好的。但注意這時候還是不可提重物，「覺得累就休息」是很重要的。

●產後第四周

產婦該恢復正常生活了。不過，照顧寶寶是非常辛苦的事，所以不要一切都要求完美，家事方面可以稍微放輕鬆，有技巧地處理即可。

務必要接受產後一個月的健檢，讓醫師檢查身體的恢復狀況。

是否能開始性生活 以產後一個月的健檢為基準

如果要重新開始性生活，基本上必須要等到子宮或陰道恢復正常的狀態，以及惡露結束之後。產後一個月的健檢時可以請教醫師。

重新開始性生活時，要事先做好清潔身體的步驟，這樣可預防細菌感染。有時候會陰切開的傷口會疼痛，因此夫妻之間要充分溝通，讓丈夫知道妻子的身體和懷孕前的狀態不同，這是很重要的。

若不想馬上懷孕就要避孕。由於女性在生理期之前會排卵，因此即使沒有月經，也可能會懷孕。因此重新開始性生活的那天起，就要做好避孕的工作。

產後可以從事的活動 ※盡可能從事此範圍內能做的事。

開車

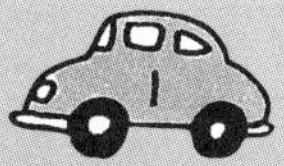

習慣以車代步的人，有一陣子沒開車，操控車輛的感覺會變得遲鈍。在習慣開車之前，要請家人坐在旁邊幫妳留意行車安全，疲累的時候也可以替換駕駛。

購物

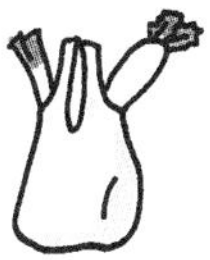

若對腹部施加壓力，有些已經出現子宮下垂的人，可能會因此造成子宮脫垂（P83）。因此在產後一個月健檢前，如果要購物就到住家附近的超市，並儘量不要提重物。

淋浴

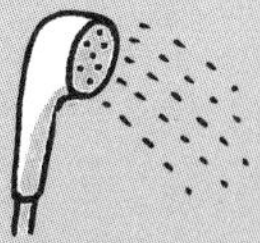

生產後隔日就可以淋浴了，不過由於正在住院，要遵照醫院的指示。剖腹產的產婦，想要淋浴必須在拆線之後，一般來說是在手術後的四～五天。

騎自行車

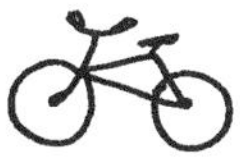

摩擦到會陰切開傷口，踩自行車時會施加腹壓，因此不要產後馬上騎乘。最好等至少一個半個月之後，才能比較安心。

入浴

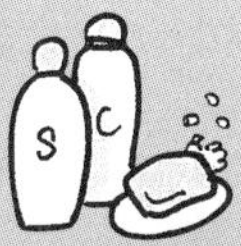

可否入浴以惡露狀態為基準。即使惡露沒有完全消失，而是變成白色，也可以入浴。最好在一個月健檢之後入浴會更安心。沒必要急著泡澡。

下床

產後不可下床的禁忌如今很少見了，古時候的人這樣說的意思是要產婦在產後不要逞強，要讓自己處在隨時能休息的狀態。這段期間以三周左右為基準。

旅行

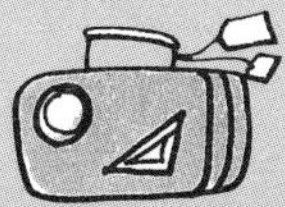

等到產後三個月寶寶的頸部固定之後，再從事旅行活動會比較好。由於旅途中會有氣壓變化，使寶寶感到耳朵疼痛哭泣，因此要等到三個月之後。

恢復性生活

有惡露的時候也是可能發生細菌感染的時期，在進行一個月後健檢之前要避免有性生活，尤其是不想每年都生孩子的人，更不要忘了避孕。

家事

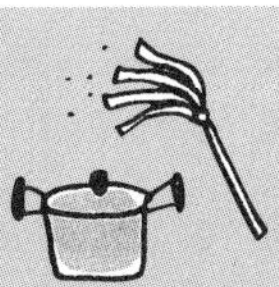

有了各種家電幫忙之後，家事負擔比從前的人減輕許多。有些人從產後第二周起就開始處理家務，但是要注意不要讓身體受寒，原則上是感到疲累就要休息。

恢復月經來潮

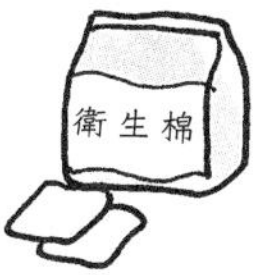

各人狀況差異大，以餵母乳的人，較易有月經延遲的傾向。如果因為月經過早出現，而無法與惡露的異常做區別時，就必須去醫院就醫。

到百貨公司購物

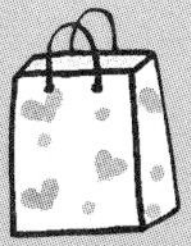

若在產後一個月健診中沒有發現任何問題，就可以開始外出。為了避免疲勞，可以先列出清單再去採購。

散步

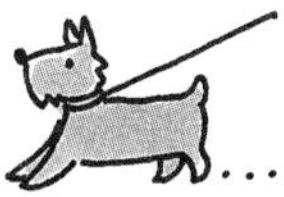

散步可以轉變心情及恢復體力，因此若產婦下床之後感覺不錯，隨時都可以開始散步，一邊欣賞周圍的景色，一邊讓心情放鬆。

〔如何克服產後憂鬱症與心理的問題〕

不要獨自承擔育兒的疲憊與不安

寶寶並非永遠都像天使般可愛，有時會耍賴、哭泣、惡作劇，甚至也會生病，半夜裡也會因為想喝奶而滔滔大哭，完全不理會母親當時的狀況。

有些時候，母親會對這種被孩子耍得團團轉的生活感到厭倦、焦躁，這是正常的。不需要太過壓抑自己的感覺，給自己太大的壓力。重要的是要學會舒緩身心，讓自己有宣洩壓力的管道。

照顧寶寶大多是重覆餵奶、換尿片、幫寶寶洗澡等，這些花時間又單調的事。但隨著逐日習慣這樣的育兒生活，母親也會漸漸感到失去了充實感，甚至有一種被社會遺棄的感覺，也許還會後悔生了小孩。

任何人都可能在養育子女的過程中，感到這種不安或焦躁感，並不是只有妳跟別人不一樣，也不是代表妳做得不好。建議不要獨自承擔照顧子女的工作，除了丈夫之外，還要尋求周遭親友的協助，讓他們幫忙照顧寶寶，使母親能挪出鬆口氣的時間，這對孩子來講，也是必要的。

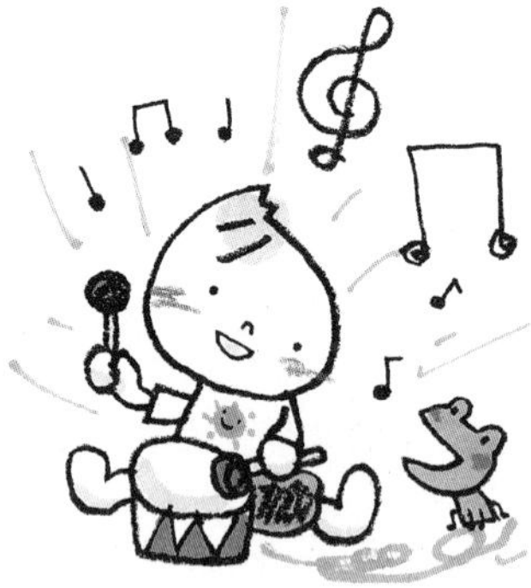

若是母親仍感到心情沮喪、沒有心情照顧寶寶，或是不知該如何應付孩子的時候，千萬不要一個人煩惱，要盡早找醫師、保健師或兒童

正視虐待兒童問題

虐待大致可區分為：揍、踢之類身體上的暴力，以及言語上的暴力、性虐待、棄養等。

因為勃然大怒而大打出手，或是不自禁地大喊：「給我走開！」等，這些行為應該是任何人都有的經驗，但會被判斷為虐待，是指這些行為在日常生活中不斷反覆發生的狀況。

父母親經常會強調這些行為是「愛的教育」，但若是「愛」到讓孩子的生命受到威脅，那可就太遲了。

因此周遭的人若能及早察覺，並聯絡兒童福利聯盟等單位尋求幫助，對這些父母和小孩來說是非常重要的事。

此外，若是擔心「我這樣是不是在虐待小孩啊？」，建議妳不要想太多，可以向兒童福利聯盟等機構諮詢；有時可能只需要找個專家聊聊，問題就能迎刃而解。

福利聯盟等單位來諮詢。對處於此時期的母親來說，周圍環境提供之協助是必要的。

照顧子女的同時也讓自己的心靈重新充電

要享受親子生活，就要擁有屬於自己的減壓法。通常母親在生了寶寶之後，就無法擁有完整的時間，行動也經常受到限制，建議母親請家人幫忙照顧小孩，自己外出散步或是和好友聚聚聊天，或用電腦或手機和朋友傳訊往來等，不管是五分鐘或十分鐘都好。

挪出自己的時間、讓自己喘口氣吧！

母親若能得到家人或丈夫的協助，暫時離開寶寶一小時，前往購物或到美容院、咖啡店、圖書館等自己喜歡的場所獨處，那就是最棒的放鬆方式了。此外，善用褓母等短時間托兒方式，也是幫助母親的方法。

●每個孩子的發展都是有差異的

孩子們除了身高體重等身體發展之外，諸如運動能力、語言能力、手部的靈巧度等，每個孩子的發展程度是有個人差異的，而且也不可能以教科書的內容照本宣科的教育他們。

因此，身爲母親不應將子女的發展狀況事事與他人孩子或育兒書的內容相比，而要觀察孩子的發展步調與個性，在適當時機伸出援手。

●處理家事要巧妙地偷閒

母親如果在家事沒有處理完畢之前，還想要兼顧寶寶，這將使得母親在中途就喘不過氣來。所以，母親要學會巧妙地偷閒，以寶寶的生活爲優先考量。

●有時候讓情緒爆發也沒關係

相對於總是冷靜而有條不紊的母親，會因疲勞而遊手好閒的母親反而顯得比較自然。

雖然女性需要努力學習才能當一位好母親，但這畢竟不是比賽。適時放鬆緊繃的神經，對自己或是對家人、寶寶的關係都好。

●要找熟悉的小兒科醫師

小兒科醫師不只是孩子生病時，或接受健檢或預防接種的時候才派上用場，他們其實也能爲妳解答關於照顧子女的疑問或不安，是值得倚靠的人。

寶寶出生之後，母親可將前輩媽媽或保健所等的情報當做參考，但還是要在自家附近，尋找值得信賴的小兒科醫師。

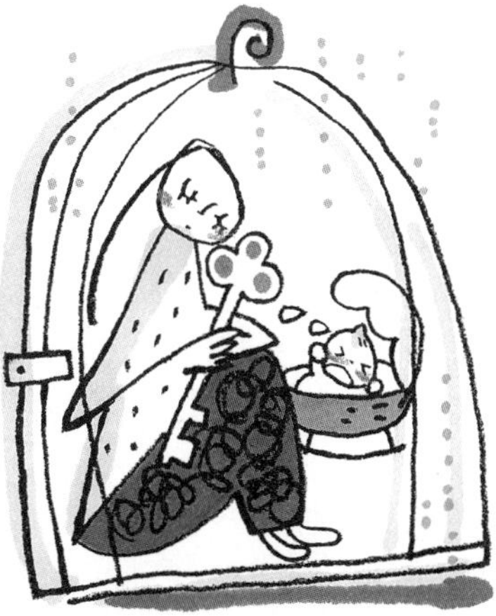

不孕症與不孕治療

〔不孕症的判斷與治療流程・女性篇〕

想懷孕，但超過一年以上沒有懷孕就是不孕症

「有懷孕念頭，沒有避孕且有性行為，但經過一年以上卻沒有懷孕」，這就是一般對「不孕症」的定義。

從沒懷孕過稱為「原發性不孕」，有懷孕及生產的經驗，但之後卻不會懷孕，稱為「繼發性不孕」，因此「第二胎不孕」就是繼發性不孕。

過了三十五歲要早點檢查

不孕症的原因，可能來自男女雙方。據WHO（世界衛生組織）的發表研究結果顯示，在約七千組的不孕夫婦中，不孕原因出自女性的占四一%、男性占二四%，男女雙方占二四%，原因不明為一一%。

以女性來說，卵巢的作用會隨著年齡增長而降低；而過了四十歲之後，流產率也會升高。有的醫師會建議三十歲以後結婚的人，或是想要孩子卻生不出來的人，在一年之內要接受檢查。

夫婦一起接受檢查很重要

想要找出不孕症的原因，夫妻一起接受檢查，是很重要的事，即使是「第二胎不孕」也是一樣。建議妳尋找有不孕專科門診的婦產科或專門的醫療中心。

大致來說，女性接受一般的檢查，約要花二～三個月。若是沒有懷孕，治療就要按部就班來進行（請見上方圖表）。

標準不孕症治療流程
（視醫院不同而有所不同）

Step 1（約三～六個月）
・初診
・各種不孕檢查
・周期療法

Step 2（約六個月）
・藉由賀爾蒙藥物的治療與周期療法

Step 3（約半年～一年）
・注射排卵誘發劑等進行治療
・人工受精

Step 4
・體外受精
・顯微受精

※有時STEP 1之後會直接進行STEP 3、4。

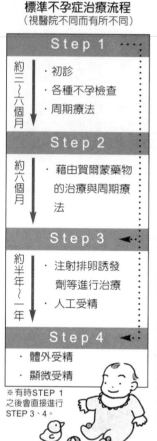

女性所接受的不孕檢查

不孕檢查的內容會依醫院不同而有所不同，但一般來說，首先會進行基本檢查，若有可疑異狀，就會再進行精密檢查。

檢查會配合女性的生理周期來進行。也有人建議可以一邊檢查，一邊同時接受治療（P666）。

初診時進行的基本檢查

■問診

醫師會詢問月經的狀態、結婚年齡、結婚年數、避孕期間、過去曾罹患的疾病等。有些醫院會將詢問結果記錄在問診單上。為了瞭解不孕的原因，問診是非常重要的，請務必誠實回答。

■內診

醫師會進行外陰部及陰道內的視診，有時會將手指放入陰道裡，檢查子宮或卵巢的狀態，並觀察子宮位置或大小，是否有子宮肌瘤、卵巢腫瘤，或是子宮內膜異位症等。

■超音波檢查

初診時，該檢查是觀察子宮的大小或子宮的型態是否異常，有沒有子宮肌瘤、子宮內膜異位症等。

在超音波檢查中，可以瞭解子宮內膜的狀況和卵胞的發育狀態、排卵時期等，因此幾乎都在就醫時進行。

■披衣菌屬檢查

萬一感染披衣菌屬並引起輸卵管發炎的話，輸卵管就會變細而且堵塞，若是輸卵管周圍沾黏的話，得到不孕症的可能性就提高了。此外還可以檢查是否有其他感染，以及過去是否曾受感染等。

■基礎體溫表

這對瞭解正常排卵的有無，是很有效的方法。若在初診時沒有攜帶記錄結果，通常醫院的醫護人員，會教導如何填寫。此外，也有檢查子宮頸癌、有無子宮體癌，進行子宮頸及內膜細胞診，能進行細菌檢查的醫院。

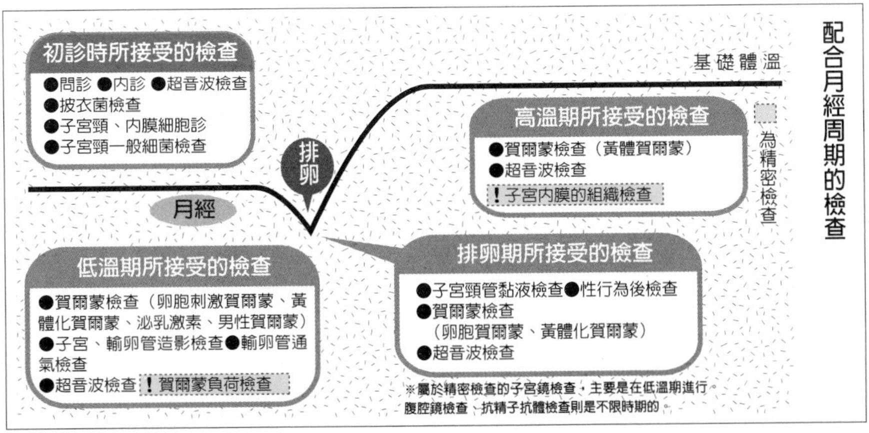

在低溫期接受的檢查

賀爾蒙檢查

懷孕時期所分泌的賀爾蒙，會因月經周期所分泌的種類不同而不一樣，一般來說會有體溫低溫期（卵胞期）、排卵期、高溫期（黃體期）。在低溫期檢查的賀爾蒙，主要是卵胞刺激賀爾蒙、黃體化賀爾蒙、泌乳激素、男性賀爾蒙。

檢查方法是以驗血來檢查血中賀爾蒙的含量（請見下表）。

子宮輸卵管造影（hSG）檢查

將造影劑注入子宮裡，通過輸卵管，在流到腹腔內時，再拍攝X光片。此法可瞭解子宮的大小或型態異常、子宮肌瘤、輸卵管的堵塞等。

檢查會帶來些許疼痛，但可信度高。此外，在檢查之後，輸卵管的通暢度會變好，也常有人因此而懷孕，所以最近在較早階段就進行此項檢查的醫院也變多了，因爲這是兼具治療與不孕檢查的代表性檢查項目。

不過，造影劑的成分含有碘，不適用於患有碘過敏症的人。此外，檢查當天，最好避免性行爲、泡澡或泡溫泉。

輸卵管通氣檢查

將二氧化碳從子宮頸入口注入，將壓力的變化描繪成圖，以便觀察輸卵管是否暢通；如果輸卵管堵塞，壓力會逐漸上升。這是檢查輸卵管是否堵塞的最簡單方法，可用來代替子宮輸卵管造影檢查。

在排卵期時接受的檢查

子宮頸黏液檢查

醫師會使用陰道鏡來觀察子宮頸的黏膜，並且取下黏液以顯微鏡來檢查。若黏液的量太少，精子就不易進入子宮，就可能不易懷孕。

此外，若接近排卵期，透明而像絲線般的黏液會增加，因此要預測女性的排卵期時也會進行此檢查。

藉由賀爾蒙檢查可能發現的異狀

檢查項目	檢查的時期	賀爾蒙的種類	可能發生的狀況
卵胞刺激賀爾蒙	低溫期	腦下垂體賀爾蒙	較高的值→卵巢的機能降低 較低的值→下視丘或腦下垂體的機能降低
黃體化賀爾蒙	低溫期 排卵期	腦下垂體賀爾蒙	較高的值→有多囊性卵巢症候群的可能性（P94, 661） 較低的值→下視丘或腦下垂體的機能降低
泌乳激素	低溫期	腦下垂體賀爾蒙	較高的值→排卵異常、黃體機能降低、甲狀腺機能降低症（P302）、多囊性卵巢症候群（P94, 661）等
卵胞賀爾蒙（雌激素）	排卵期	女性賀爾蒙	較低的值→卵巢機能的降低
黃體賀爾蒙（黃體酮）	高溫期	女性賀爾蒙	較低的值→黃體機能不全（P96,661）
睾　酮	低溫期	男性賀爾蒙	較高的值→有多囊性卵巢症候群（P94, 661）的可能性等

性行為後檢查

夫婦於排卵日進行性行爲三～十二小時後就醫，並取出子宮頸黏液，檢查在黏液中活動的精子數量。若檢查結果不太好，很可能是以下原因：①精子異常；②子宮頸黏液有問題；③妻子有抗精子抗體（P661），以上的任何一點都可能是不孕的原因。

超音波檢查

觀察女性是否確實排卵、子宮內膜是否有著床的準備等。

另外還需測量卵胞的大小，這也會運用於預測排卵日。

賀爾蒙檢查

測量卵胞賀爾蒙、黃體賀爾蒙值，定出預定排卵日。

在高溫期接受的檢查

黃體賀爾蒙的檢查

以驗血方式來檢查。當黃體賀爾蒙的分泌情形在高溫期較差時，有可能是黃體機能不全（P96・661）。

需要更進一步的精密檢查

抗精子抗體檢查

當性行爲後檢查的結果很差時，才進行此項檢查。抽血檢查女性血清中是否有抗精子抗體，若有抗體的話，會附著在精子上，阻礙精子的活動。有些不孕婦女有抗精子抗體。

賀爾蒙負荷檢查

這是詳細調查排卵障礙原因的檢查，在低溫期進行，也有的醫院把它當做基本檢查，注射特定的賀爾蒙，抽血並檢查賀爾蒙值的變化。

子宮內膜的組織檢查

在高溫期時，醫師會在門診時進行內診，抽出子宮內膜的組織，以顯微鏡來檢查，來瞭解目前的子宮狀態是否能著床。

子宮鏡檢查

當子宮可能有異常時所進行的檢查，主要是在低溫期進行。將子宮鏡放入子宮中，以監視器來觀察子宮內部。子宮鏡包括柔軟的纖細纖維鏡，以及較粗的硬性鏡。使用硬性鏡的時候，同時可切除子宮內膜息肉或子宮黏膜下肌瘤。

腹腔鏡檢查

患者需在全身麻醉狀態下進行。

這項檢查是針對不孕原因不明、不孕期間長的患者所進行的。在患者的肚臍下方開二～三個小洞，放入腹腔鏡來觀察。同時以鉗子剝離因子宮內膜異位症而沾黏的組織等進行治療。

即使原因不明也不要放棄

據WHO（世界衛生組織）的資料顯示，原因不明的不孕佔11%。約每十組夫婦中就有一組的不孕原因不明。與其把它歸咎為是因為沒有精子的關係，倒不如正面的思考，將其視為「有自然懷孕的機會」。實際上，周期療法（P662）或人工受精的成功率也蠻高的。

女性不孕的原因

女性不孕的原因多爲排卵障礙、輸卵管障礙以及子宮內膜異位症

若不孕是懷孕過程的某處發生障礙而引起，女性的原因可大致區分如下：

①**排卵障礙**：由於性腺刺激賀爾蒙的分泌較少等，卵子無法在卵巢中成長，即使成長也不會排卵。

②**輸卵管障礙**：控制卵子的輸卵管尖端（喇叭口）沾黏無法抓住卵子。此外，輸卵管太窄、堵塞、無法受精，受精卵就無法移動到子宮裡。

③**子宮內膜異位症**：除了出現在卵巢、阻礙排卵，在輸卵管沾黏並讓通道變窄、出現於子宮並使之不易著床之外，也有說法是指因罹患子宮內膜異位症會影響受精。

④**子宮頸管的精子通過障礙**：子宮頸管黏液的量很少，精子沒有進入子宮，而且女性帶有抗精子抗體。

⑤**子宮的著床障礙**：包括子宮肌瘤（請見P661表格）、子宮內膜息肉（P60）、子宮型態異常（P85）、子宮腺肌症（P78）等，以及黃體賀爾蒙分泌異常等原因，都會讓受精卵無法在子宮著床。

最常見的是排卵障礙與輸卵管障礙、子宮內膜異位症，有很多案例是不只一個原因，而是許多原因造成的（請見P661表格）。

披衣菌屬感染、肥胖、極端的減肥也是不孕的主因

近來被視爲女性不孕的原因中，最令人擔心的就是「性器披衣菌屬感染症」（P120）增加。感染披衣菌屬而引發子宮附屬器炎（P91），有時是造成輸卵管變窄的原因。

性器披衣菌屬感染症在最近五～十年之間，罹患人數急速增加，好發於十幾歲、二十幾歲的人，以及處於懷孕時期的年輕女性族群，身爲女性必須多加注意。

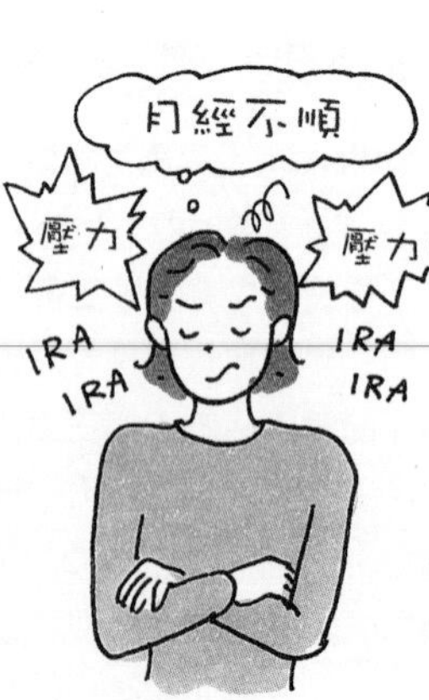

此外，肥胖、極端的減肥、壓力，也會對統籌賀爾蒙作用的下視丘或腦下垂體產生影響，有時還會讓性腺刺激賀爾蒙的分泌變差，而引起排卵障礙，造成不孕。

肥胖、變瘦、減肥、壓力的原因大多是由於生活習慣紊亂所引起，因此重新審視生活並改變不良習慣，對治療不孕症來說是很重要的事。

女性不孕的原因

障礙	原因	造成不孕的理由
排卵障礙 卵子無法在卵巢中成長、不會排卵。	性腺刺激賀爾蒙分泌異常	腦下垂體分泌的卵胞刺激賀爾蒙與黃體化賀爾蒙的分泌情形不好。肥胖、減肥、壓力都會造成。
	多囊性卵巢症候群（P94）	在卵巢裡有許多小小的卵子，但是不會成長且不易排出。這是二～四成的排卵障礙者會出現的問題，一般來說，會有月經不順或無月經等狀況。
	高泌乳激素血症（P52解說）	腦下垂體的賀爾蒙失調，雖然不是在懷孕中或哺乳期，但泌乳激素（乳汁分泌賀爾蒙）大量分泌的賀爾蒙異常。當血液中的泌乳激素變多，就會不易排卵。
	黃體非破裂卵胞症候群	到了排卵期，卵胞不會破裂，由於卵子無法排出，便無法受精。或是明明沒有排卵，基礎體溫卻顯示出高溫期。
輸卵管障礙 由於輸卵管狹窄、堵塞、有沾黏等而無法受精，受精卵無法移動。	輸卵管閉塞	有些人是單邊輸卵管堵塞，也有些人是兩邊都堵塞。藉由性行為所傳染的披衣菌屬感染症，會引起輸卵管炎，因此導致輸卵管閉塞的狀況也不少。
	輸卵管周圍的沾黏	因腹部手術或腹膜炎、子宮內膜異位症等，導致輸卵管周圍沾黏，輸卵管就不易活動，採卵就變得困難了。
	輸卵管水腫	輸卵管因細菌感染等引起發炎，發炎惡化、喇叭口閉塞進而導致水分囤積。由於喇叭口堵塞，就無法抓住卵子，將它送至輸卵管裡。
子宮內膜異位症	子宮內膜異位症（P70）	有些說法指出，子宮內膜異位症除了會妨礙排卵、讓輸卵管變窄，其所釋出的物質也會對受精帶來不好的影響。
子宮頸的精子通過障礙 精子無法通過子宮頸管	子宮頸黏液的分泌異常	一接近排卵期，子宮頸黏液量增加，可是到了排卵時期分泌量卻又減少的話，精子就不易通過。
	有抗精子抗體	在女性體內，製造出與精子結合的抗體，阻止精子的運動，妨礙受精能力。
子宮的著床障礙 受精卵無法進入子宮內膜中，無法著床。	子宮肌瘤（P60）	根據肌瘤形成的場所或大小，會妨礙受精卵的著床、壓迫輸卵管等，有時會導致不孕。
	子宮肌腺症（P78）	子宮內膜異位症在子宮柔軟的肌肉中形成，呈現又硬又腫的狀態，所以不易著床。
	子宮的型態異常（P85）	如果出現中隔子宮或雙角子宮等子宮型態異常時，容易造成不孕或流產，但確切原因還不明。
	子宮內膜息肉	部分子宮內膜出現增殖、變成良性腫瘤，有時會妨礙著床。
	黃體機能不全（P96）	黃體賀爾蒙會促進子宮內膜的成熟，幫助受精卵著床。當它分泌太少、作用不好時，受精卵便無法著床。

女性的不孕治療

瞭解原因，同時對症下藥來進行治療，是不孕症的治療特色。一旦展開檢查，也意味著要準備開始治療了。

治療不孕的基本方法是「周期療法」。即使不知道不孕原因，或是知道原因仍繼續治療時，此法都會持續進行。

根據醫院方面表示，有近三～四成的不孕夫婦藉由周期療法，在半年以內順利懷孕。

針對原因所進行的治療也會同時進行（子宮內膜異位症的治療法請見P73）。若情況嚴重，有時也會進行體外受精。

■周期療法

一般卵子排出後，能受精的時間約爲一天，精子則約爲三天，所以想要確實受精，就要在排卵前從事性行爲。由醫師計算排卵日，告知性行爲的時機，這就是周期療法。

醫師會藉由超音波檢查、驗血、驗尿、子宮頸管黏液檢查等，來鎖定排卵日。

①以超音波觀察卵胞的大小　愈接近排卵時機，卵胞會日漸變大。事先查出患者排卵時的卵胞大小，就可以大概推測出排卵日。

②查出血液與尿液中的LH（黃體化賀爾蒙）　到了排卵時期，腦下垂體會大量分泌能控制排卵的LH。

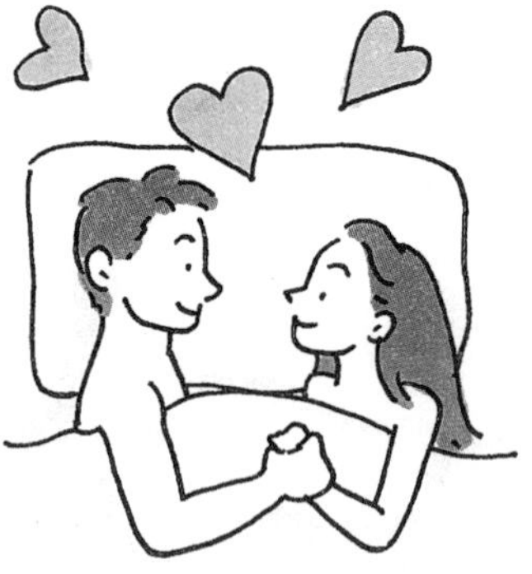

當LH在血液中大量開始分泌的三十六～四十小時之後，以及在尿液中開始大量分泌的二十四～三十六小時之後，就會發生排卵。

③子宮頸管黏液檢查　頸管黏液的量增加，而且黏液呈現透明又像絲線般的狀態，就表示正接近排卵狀況。

有的醫院爲了讓孕婦正確排卵，當卵胞徑成長到十八～二十二公釐左右的時候，就會注射排卵誘發劑hCG，讓孕婦在約三十六小時後排卵。

爲了不錯失進行性行爲的適當時機，在排卵時期，必須經常上醫院檢查。當然也可選擇在家使用基礎體溫或排卵判定劑，概略推估排卵日，但懷孕率比醫師所指導的周期療法還要更低。

使用此法應該要注意的是，女性不要只集中注意力在爲懷孕所進行的性行爲上，而破壞了男性的興致，女性也要擁有享受性愛的心態，因此營造氣氛是很重要的事。

■排卵障礙的治療

●因肥胖或極端減重導致的無排卵 將體重恢復至標準體重，有時會引起自然排卵。但如果體重恢復後，卻仍然沒有排卵，就要使用排卵誘發劑。

●性腺刺激賀爾蒙分泌異常 可服用會對腦下垂體產生作用的排卵誘發劑，或是注射會直接刺激卵巢的排卵誘發劑。

●高泌乳激素血症 服用抑制泌乳激素分泌的藥。偶爾出現在腦下垂體的腫瘤，可能是導致不孕的原因所在（腦腦下垂體腫瘤請見P304），針對此情形主要採取藥物治療。

●多囊性卵巢症候群 服用會對腦下垂體產生作用的排卵誘發劑，或是注射會刺激卵巢的排卵誘發劑，有時還會以手術來燒灼卵巢的表面，以使患者較易排卵。

■輸卵管障礙的治療

●輸卵管閉塞 當輸卵管變窄時，有時會以子宮輸卵管造影檢查來通過。有時也會利用內視鏡的導管插入輸卵管，讓尖端的氣球膨脹，撐開堵塞的部位，這是一種較新的治療法。

●輸卵管周圍的沾黏 有時會使用腹腔鏡，嘗試進行剝離沾黏的手術。

●輸卵管水腫 有時會使用腹腔鏡切除水腫組織，進行體外受精。

此外，當兩側輸卵管閉塞或沾黏情形嚴重時，體外受精是有效的。

■子宮著床障礙的治療

●子宮肌瘤、子宮肌腺症（P60・78）

●子宮內膜息肉 有時會使用子宮鏡，將鉗子放入子宮內，切除息肉。

●子宮的型態異常 若是雙角子宮（P85）、中隔子宮的時候，有時需要動手術。

●黃體機能不全 以注射或服藥方式來補充黃體賀爾蒙，注射法則是直接刺激卵巢黃體的排卵誘發劑，促進黃體賀爾蒙的分泌。

■精子通過障礙的治療

●頸管黏液的量太少 人工受精是有效的。

●有抗精子抗體 準確率高，許多人會嘗試體外受精。

兩種排卵誘發劑

排卵誘發劑分為對下視丘或腦下垂體作用、平穩刺激卵巢，讓卵子成熟（排卵誘發劑），以及配合症狀直接注射（hMG-hCG）以刺激卵巢。hMG-hCG療法的效果雖大，但會有卵巢肥大、引起腹痛的副作用。

自然排卵的人也有排出未成熟卵子的可能性，有時也會使用排卵誘發劑。

●中隔子宮 是指子宮的外觀正常，但內部有隔壁，子宮內部區隔為左右兩邊。

〔男性不孕的原因・檢查與治療〕

精子異常是不孕的一大原因

根據WHO（世界衛生組織）資料顯示，約有半數不孕症的原因，很有可能出自男性（P656）。其中精子發生異常的造精機能障礙，就如同女性的排卵障礙、輸卵管障礙一樣，是不孕症的一大原因。

其他男性不孕的原因，包括勃起不全、無法在陰道內射精的性交障礙、精子無法通過輸精管的輸精管阻塞、白血球增加且防礙受精的膿精症（請見P665表格）。也有可能是精子異常，因此男性接受檢查也很重要。除了第一胎，有時第二胎不孕的狀況，原因是出自於男性，夫婦雙方務必要一起接受檢查。

泌尿科精液檢查

檢查內容包括精液檢查與精密檢查（P667）。雖然婦產科及泌尿科會進行精液檢查，但由於精子的狀態會變動，所以要接受好幾次檢查。

在禁慾五天左右之後，以自慰方式採取精液。在家採精要在一～二小時之內，將精液送往醫院。

精液檢查內容包括：①精液的量；②PH酸鹼值；③精子濃度（精子數）；④運動率；⑤畸形率；⑥生存率；⑦白血球數等。

若精子的數量沒有達到基準值，或在精液中發現異常，就要到泌尿科再度接受精密檢查。

到了泌尿科還要再接受問診、觸診、驗尿等程序，以便發現除了精液外，是否還有其他問題。

瞭解原因之後，就要進行治療。原因不明的精子異常，可以使用賀爾蒙藥或中藥等來治療。

有些藥物（如Clomiphene），不僅

不孕症與流產

重覆三次以上「雖然懷孕，但是結果流產了」，就稱為「習慣性流產」，雖然和不孕症不同，但是在無法得子這方面是一樣的。

約五～七％的不育症原因，是因為夫婦的某一方有染色體異常狀況。男性的染色體異常雖是不孕原因之一，但即使受精了、也大多會被淘汰。

其他還包括：若夫妻雙方對HLA這個白血球的抗原都相似，妻子的身體就會把胎兒當成異物來反應，有時會導致流產。

若是反覆流產，夫妻雙方都必須接受檢查。

當夫婦的HLA相似時，可以採取從丈夫血液取出淋巴球，注射至妻子體內的治療法。若是染色體異常，雖然沒有治療法，但有遺傳基因諮詢（P494）等方法。

男性不孕的原因

障礙	原因	不孕的理由	治療法
造精機能障礙 無法製造出大量有活力的精子	精子稀少症 無精子症 精子無力症 精子畸形症	精子數少的精子稀少症，精子運動率差的精子無力症，畸形多的精子畸形症，都會使患者不易受精。精液中連一個精子都沒有的無精子症，則無法使患者自然受精。精子稀少症若是程度較輕，可試試周期療法。	賀爾蒙注射 中藥 體外受精 人工受精 顯微受精
	精索靜脈曲張	陰囊上部的靜脈鬱血，睪丸的溫度上升，致使精子不易被製造。	靜脈曲張的手術
輸精管阻塞 精子的輸送通路有異常	閉塞性無精子症	部分輸精管阻塞，致使精子無法通過，就變成無精子症。有時是因感染症而引起發炎、留下後遺症。	精管的手術 顯微受精
性交障礙 不能勃起，即使勃起也無法射精	勃起不全	不會勃起的狀態。包括因糖尿病等疾病所引起的情況，以及心因性的情況。若原因是疾病，當務之急是著手治療。	藥物治療 諮詢
	射精障礙	即使能勃起，但因性器異常等而無法在陰道內射精的狀態。出現早洩、晚洩等情形，也不易受精。	人工受精 顯微受精
	逆行性射精	即使射精、精液也無法流至陰莖，而是流向膀胱。有時屬於先天性、或動過前列腺手術、糖尿病等都是原因。	人工受精 體外受精
膿精症 精液中的白血球數量增加，讓精子活動變差。	前列腺炎 精囊炎	每一公撮精液中含有一百萬個以上的白血球，就稱為膿精症。由於增加的白血球會傷害精子以及妨礙受精。雖然很多時候是原因不明，但前列腺或精囊感染披衣菌屬等而引起發炎，可能是原因所在。	服用抗生素

能夠用來促進女性排卵，也可用以治療男性不孕，此藥物可以增加男性精液中精蟲的數目，對某些男性不孕症的患者是有幫助的，但必須先由醫師診斷後開處方才能服用。

此外，也有一些案例需要運用人工受精、體外受精，以及顯微受精等多種方式。

體諒丈夫敏感的情緒

有些男性非常排斥不孕檢查，他們覺得「若是精液檢查結果出現異常，自尊心會受到傷害」。事實上，也有些案例是不孕原因出自丈夫，因而導致夫妻感情不睦。

考量丈夫心情，當妻子對丈夫說「我希望你接受檢查」時，為了避免傷害丈夫的自尊心，請充分體諒並委婉提出。

當檢查結果不盡如人意時，容易影響夫妻感情，也會傷害到丈夫。現代醫學有很多治療方式，夫妻都應培養正確觀念。

各種不孕檢查

基本檢查

女性接受的檢查

檢查名稱	時期	檢查方法	就醫的方法	需要時間及疼痛	檢驗結果的用處	治療法
問診	初診	醫師會詢問結婚年齡、結婚年數、避孕期間、月經狀態、舊疾等。	填寫問診單，或是被口頭詢問。若之前有治療經驗，一定要告知。	短時間。	推測不孕的原因，當作日後檢查的參考。	醫師會以這些資料為參考，判斷必要的檢查，之後再進行該檢查。
內診	初診	醫師會視診外陰部、觸診陰道內，觀察子宮或卵巢的狀態。	深呼吸之後讓身體放鬆。	數分鐘。有些人會有輕微疼痛。	可瞭解子宮位置或大小、子宮或卵巢有無腫瘤等。	
基礎體溫	初診	持續二、三個月測量清早醒來時的基礎體溫，記入表格中。	初診時要帶著記錄表，否則就要接受指導，學習如何記錄。		可得知有無排卵、黃體賀爾蒙的分泌狀態、卵巢機能等。	
超音波檢查	初診後幾乎每次都定期檢查	將超音波的探頭插入陰道內，檢查子宮或卵巢等的狀態。	由於要持續內診，深呼吸且放鬆。	數分鐘。不太會有不適感。	是否有子宮肌瘤、子宮內膜異位症等，卵胞的大小、子宮內膜的厚度。	根據各種問題，以手術或藥物進行治療。
賀爾蒙檢查	低溫期、排卵期、高溫期	由於是驗血，因此要抽血。大多數的醫院會交給檢查機構。	緊握拳頭，讓血管呈現浮出的狀態即可。	馬上結束。多數人在數天後就有結果。	可從賀爾蒙的分泌狀態來瞭解是否有排卵障礙。	配合各種賀爾蒙的分泌狀態，使用排卵誘發劑等。
頸管黏液檢查	排卵期	以纖細的玻璃注射器吸取黏液，再以顯微鏡等來觀察。	由於要接受內診，患者要深呼吸來放鬆。	數秒。不會疼痛。	可得知子宮頸管黏液是否正常釋出，或排卵是否正常。	大多數人會進行人工受精。
子宮輸卵管造影檢查	低溫期	將導管從子宮頸放入，將造影劑注入子宮內做X光攝影。	仰躺在設有裝置的內診X光台上，接受檢查。患者身體放鬆。	約五~十分鐘。大多會在下腹部感覺到疼痛。	輸卵管與子宮的問題。若原因出在輸卵管閉塞，可確認閉塞位置。	針對問題用手術等來治療。有時藉由檢查，也會讓輸卵管開通。
輸卵管通氣檢查	低溫期	用導管從子宮頸注入二氧化碳，觀察其壓力變化。	上內診台時要身體要放鬆。	約二~十分鐘。因注入二氧化碳會產生不適感，檢查後肩膀會疼痛。	雖然能得知輸卵管閉塞，但至於閉塞部位或是哪邊輸卵管，就不得而知了。	較輕微的輸卵管閉塞，在檢查後，有時就會開通。

	精密檢查							
	男性的檢查	適合的檢查	女性接受的檢查				男性的檢查	適合的檢查
	精密檢查	抗精子抗體檢查	腹腔鏡檢查	子宮鏡檢查	子宮內膜組織檢查	賀爾蒙負荷檢查	精液檢查	性行為後檢查
	不限	不限	不限	主要是低溫期	高溫期	低溫期	不限	排卵期
	在泌尿科進行性器外觀及賀爾蒙檢查等。	為女性抽血，在血清中加入精子來檢查精子的動向。	在肚臍下開一個小洞，插入腹腔鏡來觀察內部。	將子宮專用的內視鏡從陰道放入，直接觀察子宮內。	將纖細的器具從子宮口放入，稍微取出子宮內膜，以顯微鏡觀察。			
						橫躺再床上，安靜接受檢查。	禁慾五天並進行自慰取精，在一～二小時內檢查。	在排卵日性行為，並在三～十二小時後接受檢查。檢查是在內診台上進行。
	依檢查內容而有所不同。	立刻結束。結果需等候一～二周。	檢查時間依病狀而有所不同。	十分鐘左右。有時會局部麻醉。	立刻結束。一瞬間會有疼痛感。	一小時左右。有注射或抽血的疼痛。	藉由檢查結果來評估複檢次數。	立刻結束。不會疼痛。
	可瞭解勃起障礙、細菌的感染、射精障礙、輸精管阻塞等。	可瞭解女性是否有抗精子抗體。	可瞭解有無子宮內膜異位症、輸卵管的閉塞及輸卵管周圍的沾黏等。	可瞭解子宮肌瘤、子宮內膜息肉、子宮型態異常等。	藉由子宮內膜組織的狀況，可瞭解可著床的狀態。	高泌乳激素血症或多囊性卵巢症候群等排卵問題的原因。	藉由檢查精液的量、濃度、運動率、畸形率等，可瞭解男性有無不孕。	精子是否異常、女性是否有抗精子抗體等的標準。
	藉由賀爾蒙藥來進行治療或人工受精、體外受精、顯微鏡受精。	大多會進行人工受精或體外受精。	在檢查的同時，有時會進行剝除沾黏等手術。	大多於檢查中會以鉗子切除子宮內膜息肉。	藉由賀爾蒙的治療，有時也有可能懷孕。	使用排卵誘發劑。多囊性卵巢症候群有時也會進行手術。	在泌尿科進行精密檢查。	大多會進行人工受精。

〔治療不孕的精密醫療〕

從自然的治療法進階到高度醫療

不孕治療是從周期療法開始，持續半年～一年左右若仍無懷孕，下一階段就會建議進行人工受精。

人工受精進行六個月至一年之後，如果還是沒有懷孕，就會接著進行體外受精、顯微受精等（P656表格）治療。不過有些案例是周期療法無效的時候，即被建議一開始就要進行高度醫療。

接受高度醫療時夫婦之間要充分溝通

不孕症高度醫療包括人工受精、體外受精（胚胎移植、凍結受精卵移植）、顯微受精。凍結精子，從睪丸或副睪丸採取精子的顯微受精，以及受精卵的著床前遺傳基因診斷等，這些都是被認可的治療法。

先由醫師對捐卵者檢查與評估，確定資格符合之後，醫師會設法調整捐卵者與接受者的月經周期使它們盡量接近。

當月經來潮時，捐卵者必須開始接受誘導排卵藥物注射與一系列抽血與超音波檢查，卵子成熟時醫師會安排取卵，捐卵者的任務即告完成。

取得的卵子會在試管中與接受者丈夫的精蟲進行體外受精，再將形成的胚胎植入接受者體內。

精子捐贈的步驟

精子捐贈過程比較簡單。捐精者必須接受檢查與評估合格，取精冷凍六個月之後，捐精者還要再回醫院做愛滋病檢查，如檢查爲陰性，所捐贈的精子才可使用。

受贈婦女於月經開始後，依醫師指示使用（或不使用）誘導排卵藥

人工受精、體外受精、顯微受精比較表

	方法	適用狀況	可能發生的問題	費用標準
人工受精	先採取精液，再以導管將洗淨後的濃縮精子注入子宮深處。	精子稀少症、精子無力症、性交障礙、頸管黏液少、原因不明之不孕等。	懷孕率不太高，有可能引起子宮的細菌感染。	一次約八千～一萬台幣
體外受精	在體外讓精子與卵子受精，再將受精卵（胚）移至子宮內。	雙方輸卵管閉塞、有抗精子抗體、子宮內膜異位症、精子無力症等。	有多胎的可能性。對女性身體、時間以及經濟等，都造成很大負擔。	一次約十～十五萬台幣
顯微受精	將精子注入所採取的卵子裡，將受精卵（胚）移植到子宮內。	無精子症、活潑的精子數極端少等嚴重的男性不孕。	可能會將異常染色體及異常遺傳基因傳承給子女。	一次約十二～十七萬台幣

※費用依設備、醫師而有不同，事前請務必要向醫院確認。

物，並以超音波追蹤卵胞的變化，直到卵子成熟。然後醫師把捐贈的精子解凍，以人工授精方式將這些精子植入婦女子宮腔內。

若是受贈者還合併有其他不孕症問題，使用人工授精的方法無法受孕成功的話，則可進一步以試管嬰兒技術來協助受孕，捐贈的精子將與受贈婦女的卵子進行體外受精。受贈婦女在採卵期的時候，每天都要注射排卵誘發劑。

由於體外受精使用排卵誘發劑，有時會讓卵巢腫大，導致腹水囤積的「卵巢過度刺激症候群」。

由於無法使用健保，對身體及經濟上都會造成負擔。在顯微受精方面，也被懷疑染色體異常會藉此遺傳給小孩。

高度醫療對不孕的夫婦可是一大福音，但被建議採用進階治療時，夫婦務必確實理解內容、充分溝通。

人工受精的方法

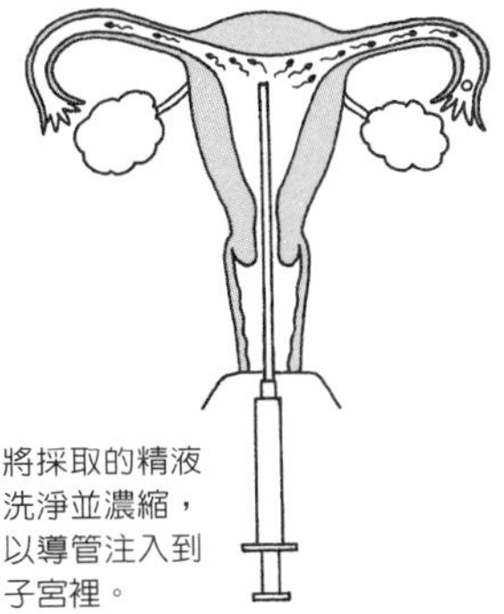

將採取的精液洗淨並濃縮，以導管注入到子宮裡。

■人工受精

人工受精是在排卵時期，將所採取的男性精液注入到女性子宮深處的方法。方式包括使用丈夫精液的AIH（配偶間的人工受精），以及使用丈夫以外之精液的AID（非配偶間的人工受精）。

適用狀況　適用於精子稀少症、精子無力症、勃起障礙等，還有以自然性行為無法懷孕的狀況，以及女性子宮頸黏液的分泌量少，使得精子無法前進到子宮等。

方法　首先以超音波檢查加上驗尿來確定排卵日。在當天早上，男性要以自慰的方式採取精液，精液的採取可在家或醫院進行。在家進行時，要在一～二小時內將精液送到醫院。將精液注入子宮的方式包括直接注入，或是以培養液將精子洗淨、離心力分離並濃縮精子後再進行等方法。

由於直接注入精液會使子宮收縮而引起疼痛，因此很難超過五c.c.以上。而且精液有時會帶有細菌，有引起子宮感染的可能，因此現在多注入洗淨濃縮後的精液。

注入精液之後，女性要平躺休息約二十～三十分鐘。由於是在門診時注射，當天即可返家。

懷孕率　人工受精的懷孕率大約是百分之五，並不算很高。有些醫院會進行五次左右，若無懷孕則使用排卵誘發劑，嘗試二～三次的人工受精。若進行六個月到一年左右仍然沒有懷孕，大多會建議進行體外受精等其他方法。

體外受精・胚胎移植

體外受精是將從卵巢取出的卵子，在體外與精子受精，再將受精卵（胚）移植到子宮的方法（為防止多胎懷孕，胚移植的受精卵最多三個）。

移植之後剩下的受精卵，可以用零下一九六℃的液態氮來凍結保存。預先凍結受精卵，具有不需再次採卵即可在適當時機移植（凍結受精卵移植）的優點。

適用狀況 ①兩側輸卵管閉塞、輸卵管水腫、輸卵管周圍沾黏等；
②女性有抗精子抗體；
③精子稀少症、精子無力症、膿精症等男性不孕；
④即使重覆人工受精也不會懷孕；
⑤原因不明的不孕。

方法 依以下的順序來進行：
①進行體外受精的周期注射排卵誘發劑。當幾個卵胞成熟後，醫師會觀察超音波畫面，從陰道將長針放入卵巢裡，穿刺卵胞並吸取卵子。
②將卵子放入培養液中。
③確認完成採卵後，男性以自慰方式取出精液。
④選擇活潑的精子，放入已放有卵子的培養液繼續培養。一般來講，隔天就能確認受精。
⑤受精一兩天之後，受精卵（胚）的細胞會分裂變成四至八個，此時將受精卵從子宮入口移植到子宮裡，也有將受精卵通過子宮肌肉來移植的ＴＭＥＴ法。

體外受精的方法

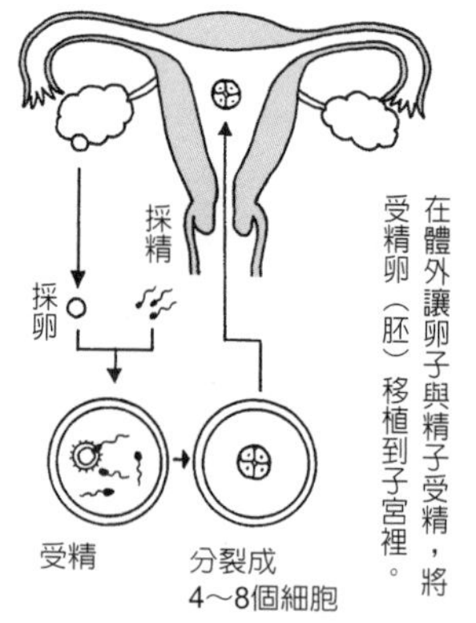

在體外讓卵子與精子受精，將受精卵（胚）移植到子宮裡。

⑥採卵後容易引起黃體機能不全（Ｐ96・661），可注射黃體賀爾蒙或藥物來補充。

懷孕率 依醫院不同而有所不同，據說近年來胚胎移植一次的懷孕成功率已提高至百分之二十五左右。

體外受精的各種方法 比一般體外受精成功率來得高的治療方法，有以下幾種：
①**GIFT法** 將從卵巢採集的卵子以及活動力強的精子，在受精前移植到輸卵管壺腹部。一般來說，一邊的輸卵管會植入兩個卵子。
②**ZIFT法** 將在體外受精的受精卵，趁細胞尚未分裂前植回輸卵管壺腹處。懷孕率比ＧＩＦＴ法高一點。
③**胚盤胞移植** 採卵後培養五～六天，讓受精卵發育成為胚盤胞之後，再移植到子宮內。
④**兩階段移植** 分為一般體外受精，以及組合胚盤胞移植兩種方法。

首先，進行體外受精後，將分裂爲四～八個細胞的兩個受精卵植入子宮。剩下的受精卵再予以培養，將胚盤胞再移植至子宮。

⑤**輔助孵化** 胚胎著床前，內側細胞（養育胎兒的部分）會衝破部分透明帶，往外衝出（孵化）著床。若透明帶太厚太硬，不易衝破時，可於胚胎放回子宮前，先將一部分透明帶弄破幫助著床。

問題點 生出多胞胎的機率比較高，對身體及經濟是一大負擔等。

■顯微受精

以顯微鏡一邊觀察，一邊將精子注入卵子，使其受精的方法。方法有很多種，目前以懷孕率高之卵細胞質內精子注入法（ＩＣＳＩ。將精子直接注入卵子細胞質，詳見下圖）爲主流。

適用狀況 爲了要受精，必須刺破覆蓋卵細胞的透明帶以及卵細胞膜。如果是嚴重精子稀少症或精子無力症時，顯微受精就很適用。此外，無精子症患者可從睪丸或副睪丸取出精子來進行手術，爲男性不孕帶來一線曙光。

方法 依以下順序進行：

①注射排卵誘發劑來培養卵胞，再進行採卵。採卵後的卵子被包覆於顆粒膜細胞中，因此要先去除外膜再放入培養液。

②男性進行採精供醫師選出活潑的精子，放入培養液。

③一邊看顯微鏡，一邊用非常纖細的玻璃針吸入一個精子，再將該針插入卵子的細胞質並注入精子。

④將注入精子的卵子放入培養液，繼續培養。

⑤隔天確認是否受精，若有受精，次日即在子宮裡進行胚移植。

懷孕率 和一般的體外受精差不多。

問題點 萬一精子含有異常染色體、異常遺傳基因時，就有可能遺傳給小孩，無法否定小孩有繼承異常遺傳基因的可能性。

選擇此法時，不妨夫婦先充分溝通。

卵細胞質內精子注入法（ICSI）

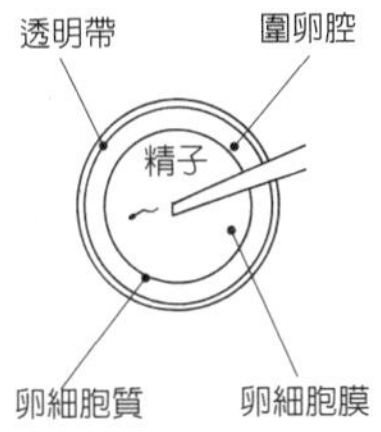

以纖細的玻璃針將活動力強的精子注入到卵子細胞質裡。

即使治療也無法懷孕時

有時即使重覆不孕治療，也無法懷孕。有些人一想到檢查時沒有異常，也有懷孕的可能性時，就會一直想要懷孕，以致於整個生活與重心都被治療不孕給占滿了。

若是不管怎麼努力都無法達成時，如何面對往後的人生是很重要的事。因此最好為自己定下一個治療期限，例如「四十歲以後就不再治療」也是個辦法。

〔不孕症的中醫療法〕

調整身體狀況是不孕治療的基礎

若不孕的原因是出自輸卵管堵塞等器官病變，中藥就不適用，因此務必要到在醫院接受不孕檢查。如果因此還無法知道病變或原因時，就可以採用中藥治療。

當沒有排卵時，中藥的功能是使身體的狀況得到調整，讓身體處於更自然的狀態，進而使之懷孕，是中藥治療不孕的大原則。

以中醫的觀點來看，不孕症的發生潛藏了不少「鬱血」的因素。

「鬱血」是血液循環拖延的狀態。尤其是長期間接受賀爾蒙治療的人，有不少出現「鬱血」惡化的狀況。所以要使用「驅鬱血劑」，讓「血」的狀態變好，這是最基本的。

例如四肢冰冷嚴重、嘴乾、手發熱等症狀，可喝「溫經湯」；因爲四肢冰冷致使臉色變差且經常水腫，就要喝「當歸芍藥散」；身體健壯但會忽冷忽熱的人可服用「桂枝茯苓丸」（請見下表）。

不孕症所使用的中藥不只是「驅鬱血劑」，也有人因爲胃腸太弱，在服用中藥之後就懷孕了。也就是說，中藥的不孕治療處方是因人而異的，並沒有一定的做法。

改善腰痛、頭痛、便秘等不適症狀，讓身體狀況變好才能提升懷孕成功率。

進行中藥治療通常得觀察個一至三年

要將已接受西洋醫學治療之患者的身體，調整成良好的身體狀況，視個人差異，必須耗時約六個月到一年不等的時間。

但若是想懷孕的話，則需觀察個一兩年。此外，中藥並不可能百分之百保證使用者會懷孕。

以男性來說，服用能改善疲勞倦怠的「補中益氣湯」，有時精子的數量會增加、活動率也會提升。

「化鬱血劑」的效果

◎很有效　○有效　△稍微有效

	虛實	精神症狀	多愁訴	熱潮紅	四肢冰冷	便秘	水腫	口乾
核桃承氣湯	實	◎		◎		◎		
女神散		◎	◎	◎				
桂枝茯苓丸		○		◎	○		△	
加味逍遙散		◎	◎	◎	○	△	△	
溫經湯		○		○	◎			○
當歸芍藥散					◎		○	
當歸四逆加無茱萸生薑湯	虛			○	◎			

※對於發燒、水腫、發汗、心悸等症狀，也就是更年期好發的「熱潮紅」症狀有效。

PART 3

女性的性與健康生活

舒緩身心的方法

穴道按摩　芳香療法

體操與肌肉訓練

身體有點不舒服的時候，不妨嘗試簡單的自我舒壓。首先學習穴道按摩或使用芳香療法等簡單方式舒緩身心，還要藉由體操或肌肉訓練來活動身體，促進身心健康。

穴道按摩

刺激穴道讓身心放鬆

以穴道來改善氣血循環

中醫認爲人體有種稱爲「氣血」的能量，會透過經絡流遍全身，一旦氣血停滯就會引發疾病。經絡每一處的集聚點就是「經穴」，也就是「穴道」。

刺激特定穴道對內臟及賀爾蒙會產生調節作用，也會對自律神經等產生正面影響，調整全身健康狀況。

對於自律神經失調或月經所引起的不適症狀，穴道療法尤其有效。不但可立即見效，在家就可以自行按摩也是優點之一，只要靠自我力量便能漸漸改善身體不適症狀。

配合各種身體狀況的穴道壓法

就像有人容易感冒，有人不易感冒一樣，身體狀況因人而異。穴道按摩要配合身體狀況來進行，才會有更好效果。

在此大致分爲兩種選擇穴道的方法向各位說明。

身體健康

睡眠、食慾、排便等方面沒有太大問題，不容易生病的人。

選擇穴道的方法

由於這類型的人本來身體狀況就還不錯，可以選擇能改善不適症狀的穴道來按壓。若有頭痛或腰痛等數種症狀時，可各自按壓有效穴道。

身體不健康

隨著氣候或壓力等環境變化，自律神經容易紊亂的人。容易疲勞和生病，生病不易痊癒的人，都屬於這類型。

選擇穴道的方法

這類型的人即使沒有自覺，大多也屬於胃腸較弱之人。

首先按壓和胃腸有關的穴道來強化胃腸，若是出現其他不適症狀也可以同時治癒。

一邊按壓胃腸穴道，一邊觀察身體狀況，如果有哪裡不舒服，就要一併按壓各個穴道。

如何尋找、按壓穴道的方法以及注意事項

尋找穴道的方法

穴道位置因人而異。在此僅以插圖所顯示的穴道位置為基準，連穴道周圍也要一併按壓。

壓下去覺得很舒服，或者是有點痛卻很舒服的地方，就是穴道。

按壓穴道的方法

用大姆指或穴道按壓器等，以覺得舒服的力道慢慢按壓。

特別要注意的是，過於用力或者一次按壓太久，都會有反效果。有時因此會變得全身無力，所以要適可而止。尤其是穴道按壓器的力道往往超出使用者的想像，務必謹慎。

按壓次數，由四~五次開始，之後則要留意身體狀況。如果沒有出現全身無力等異狀，可以慢慢增加次數。

進行穴道按摩時應注意事項

用餐前後三十分鐘至一小時內避免按摩穴道，此外隨時可都進行。請注意眼球及肚臍是不能按壓的；懷孕初期也要避免按摩穴道，等到進入十六周後的安定期就沒關係了，但是按壓時還是要小心點。腹部的穴道盡量不要按壓，如果出現腹部腫脹就要暫停。

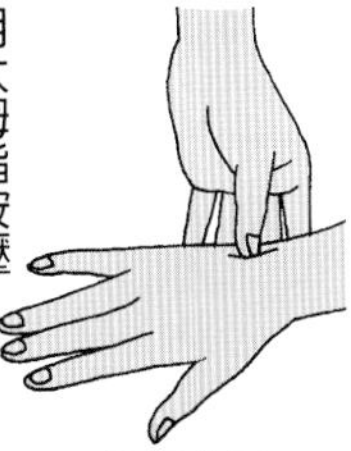

用大姆指按壓

大姆指的指尖垂直放於穴道位置上，慢慢使力。記得指甲要剪短一點。

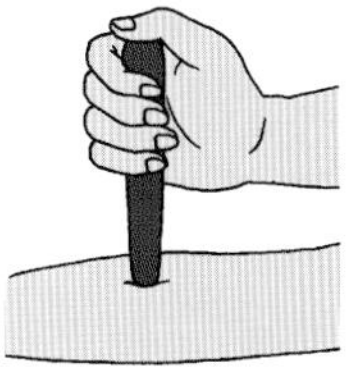

使用穴道按壓器按壓

和大姆指一樣，也是按壓，不過因為刺激會比大姆指來得強，所以要注意不要用力過度。

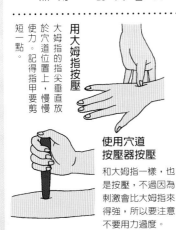

各種症狀的穴道按壓方式

配合自我症狀選擇穴道。身體不太健康的人，要先從和腸胃有關的穴道開始按壓。

■腹瀉

「梁丘」是治療腹瀉特別有效的穴道，「昆崙」則是針對因腹部受寒而引起的腹瀉。

針對受寒的腹瀉

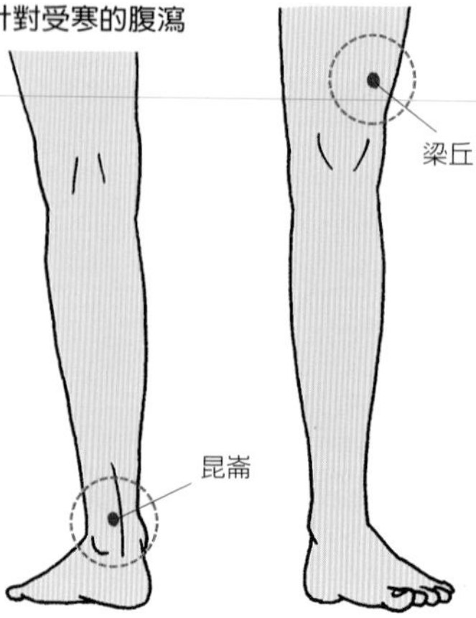

■便秘

除了手腕的「神門」之外，從背部胃部內側左右到腰際，散布著和腸胃有關的穴道。其他還有「脾俞」、「胃俞」、「志室」等，以背骨爲中心，用兩根手指按壓外側線條，還可以像用手抓住腰際般，以大姆指按壓，當然使用穴道按壓器按壓也可以。

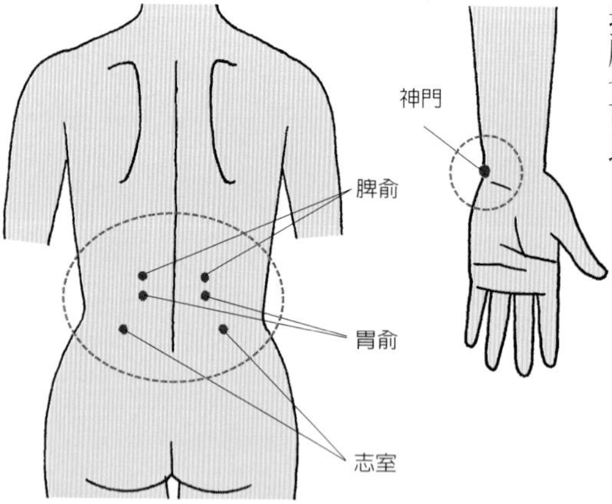

■胃腸

此爲強化胃腸作用的穴道。主要針對沒有食慾、消化不良、腹部腫脹、容易囤積毒素的人。

按壓腹部穴道時患者要仰躺，使用中指按壓。由於腹部相當柔軟，千萬不可過度使力。

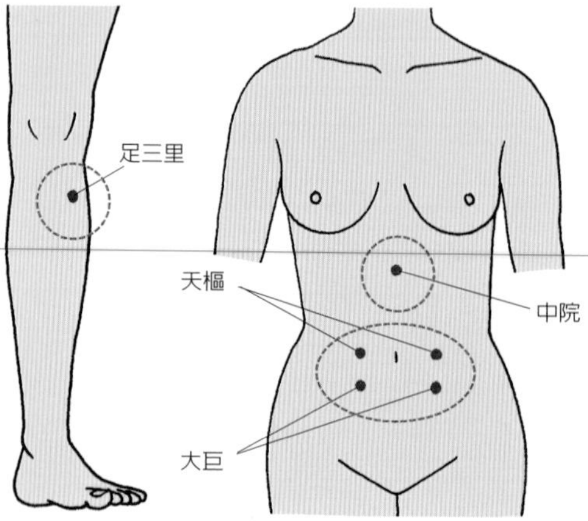

肩膀痠痛

「天髎」位於肩岬骨上方的穴道，可使用穴道按壓器等來按壓。

除了肩部和後頭部的穴道之外，也可以在位於耳垂中央稱爲「眼點」的穴道，貼上市售穴道用貼片也很有效。

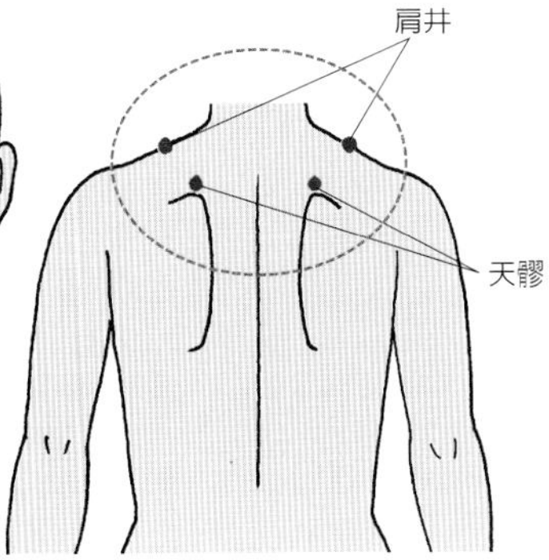

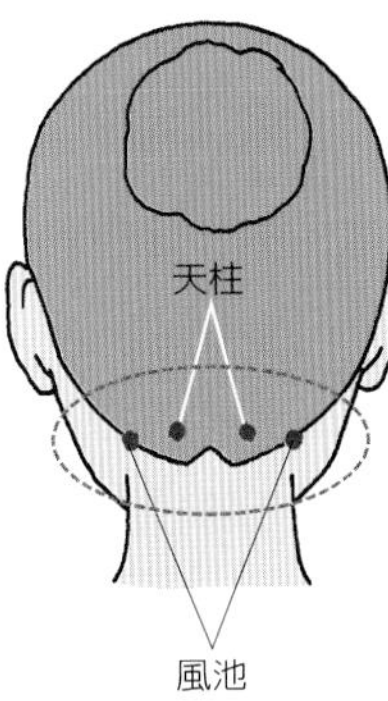

頭痛

若是因爲肌肉痠痛而引起的緊張型頭痛，可按壓與舒緩肩膀痠痛同樣的穴道。插圖的穴道是針對除此之外的頭痛才有效，若疼痛劇烈還是要盡快就醫。

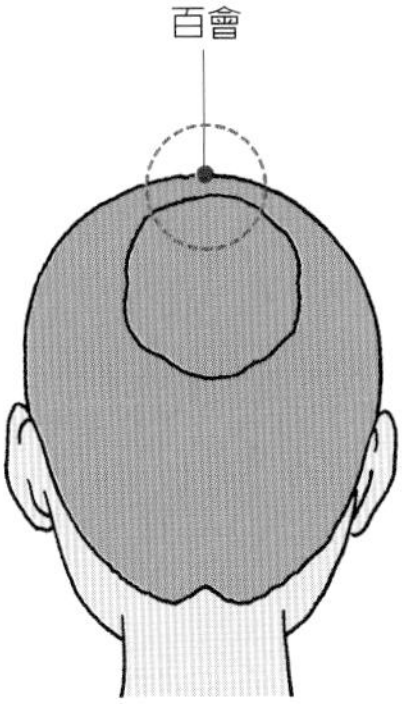

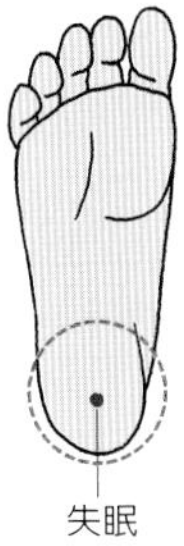

眼睛疲勞

除了按壓插圖上的穴道外，搭配「天柱」（請見上方「肩膀痠痛」單元）來按壓效果會更好。

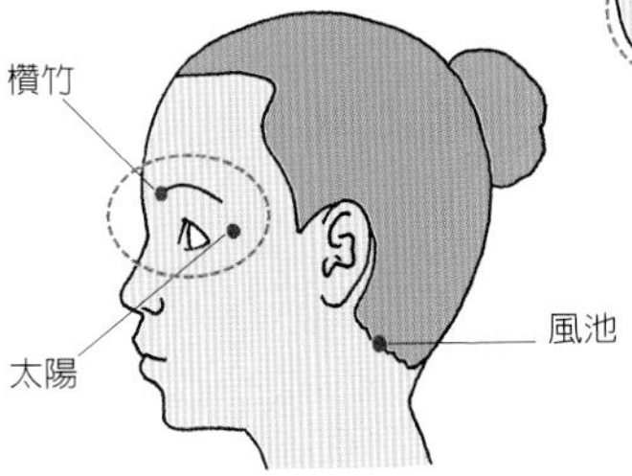

腰痛

若是劇烈疼痛的緊急狀況，先保持安靜，然後按壓手背上的「腰腿點」，觀察疼痛是否減輕，如果沒有改善就要盡快就醫。

慢性疼痛的話，除了「腎俞」、「志室」之外，腰部周圍也遍布針對腰痛有效的穴道，因此請按壓腰部周圍，尋找能舒緩疼痛的位置。

急性疼痛按壓的穴道

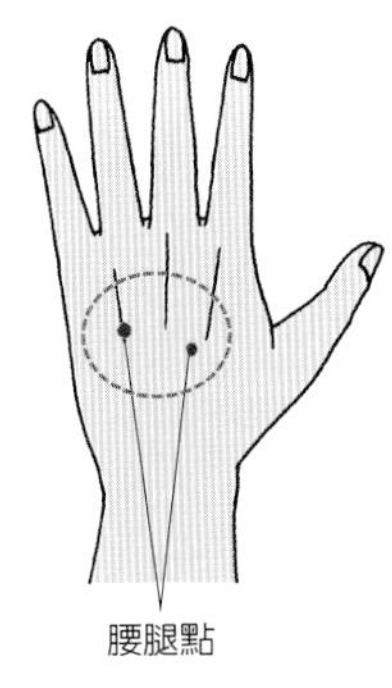

慢性疼痛按壓的穴道

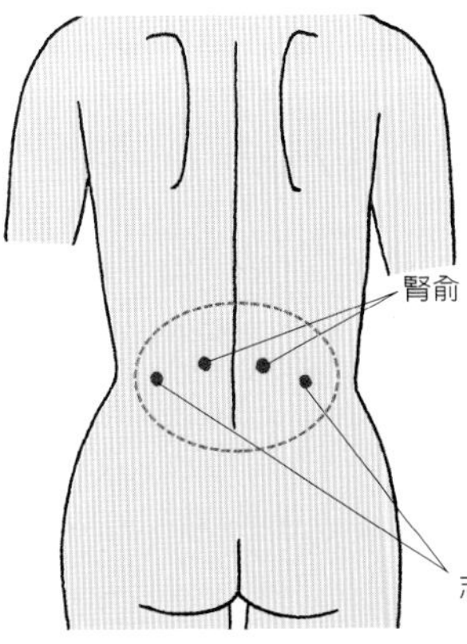

疼痛・焦躁

除了能抑制各種疼痛，按壓能鎮定情緒的穴道也能有效解決失眠問題。除了插圖所指的穴道，還可以配合按壓「百會」、「失眠」（P677「頭痛」）更有效。

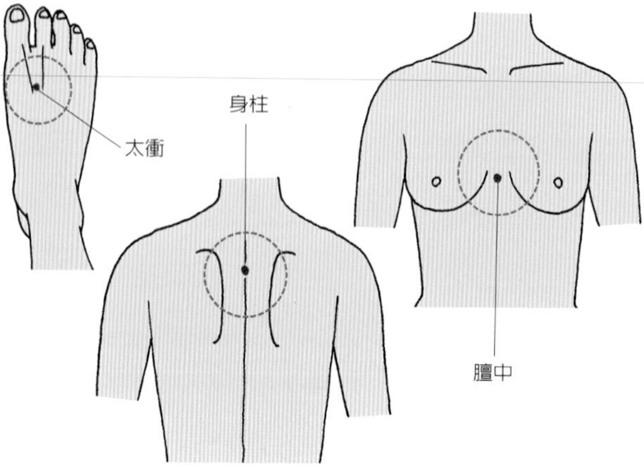

更年期不適

除了按壓針對婦女病有效的「三陰交」、「血海」等穴道外，若有頭痛、肩膀痠痛、焦躁等情況時，也可因應各種症狀進行按壓。

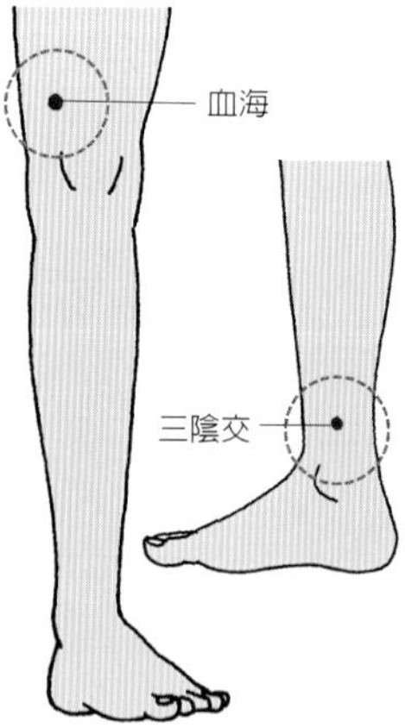

【治療頭痛有效的穴道】

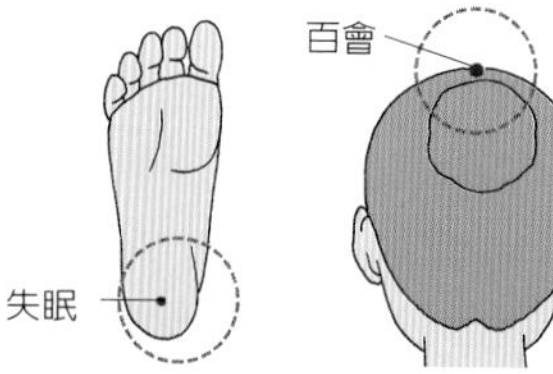

【治療肩膀痠痛有效的穴道】

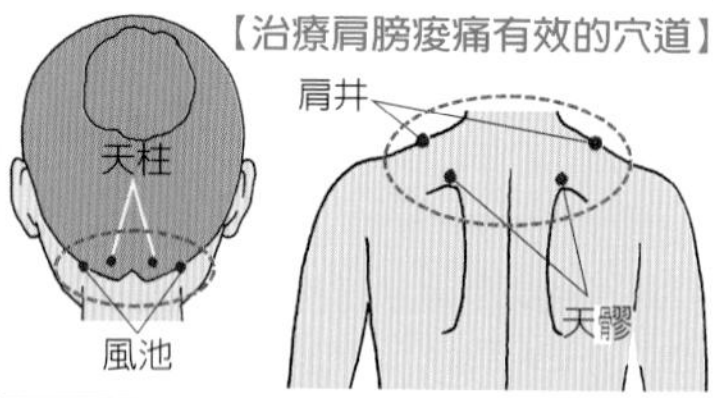

水腫

因久站或水分停滯所造成的腳部水腫，或是月經來時的浮腫現象，可按壓三陰交（請參考上方「更年期的不適」單元）。

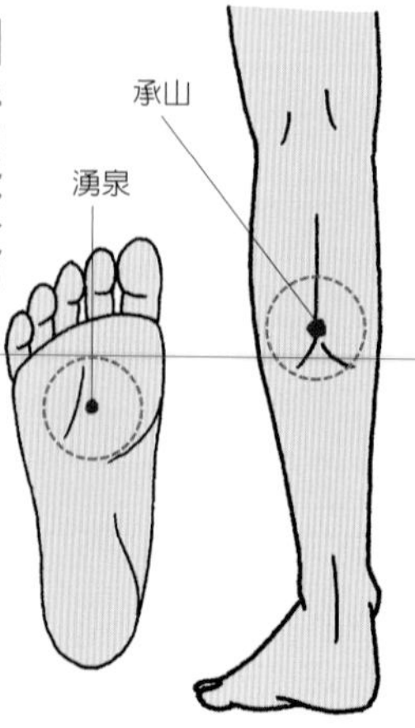

手足冰冷

促進下半身血液循環，治療失眠（P677「頭痛」）也很有效。

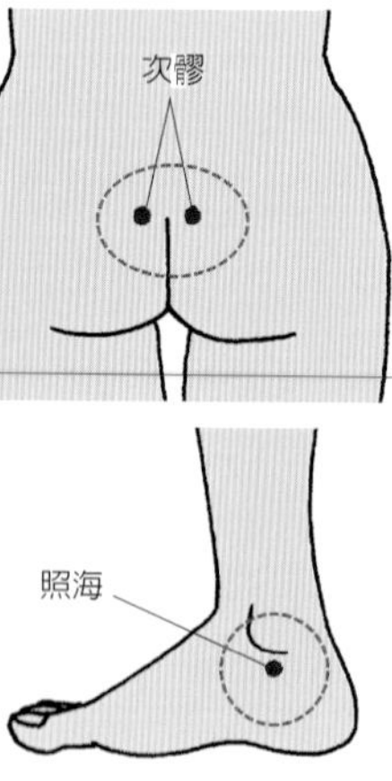

經痛・月經不順

可搭配各個能有效治療婦科疾病的穴道來按壓。一旦身體受寒就容易經痛，除了按壓「次髎」之外，還可以纏束腹帶，做好腰部與腹部的保暖工作。

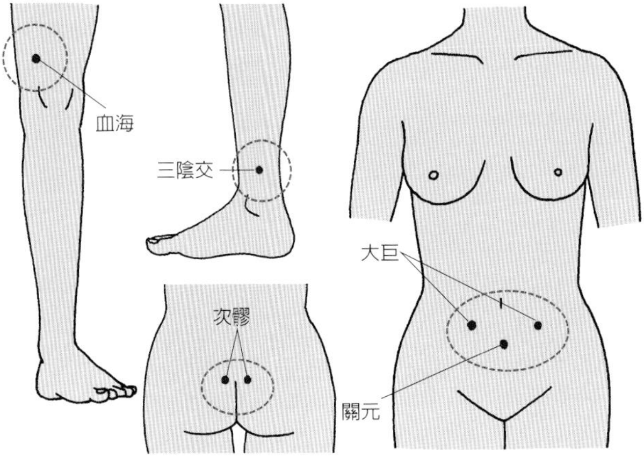

頻尿

隨著年紀增長，逐漸就會出現頻尿症狀，建議按壓針對泌尿系統的穴道來改善，若是還伴隨著疼痛發生的話，就有可能是膀胱炎，應盡快就醫。

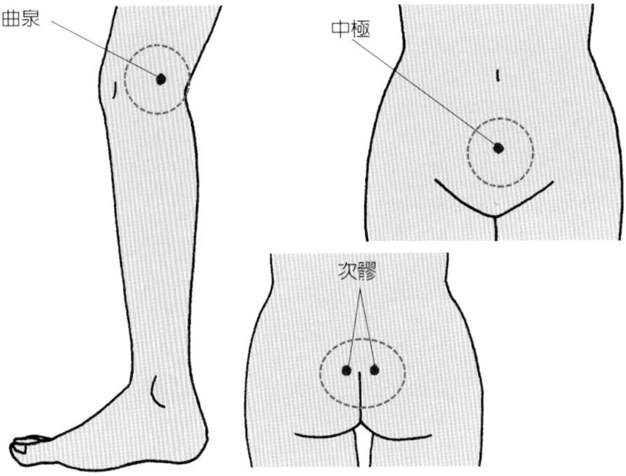

害喜

雖然這是懷孕初期可以按壓的穴道，但若是出現不適症狀，還是要詢問主治醫師。如果是有習慣性流產的人，則不建議按壓穴道。

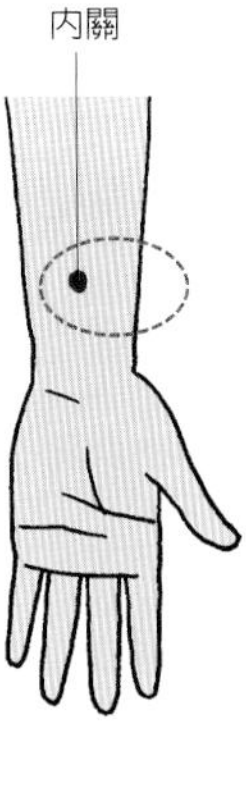

針灸的療效

只要提到針灸，多半給人熱熱的、有點可怕的感覺，不過目前市面販售的一種不會有灼熱感，並且能簡單使用的溫灸。將針灸放在穴道上溫熱，只要按壓就能出現驚人效果。

一直苦於無法有效改善症狀的話，不妨試試看，也可以前往中醫診所接受針灸治療。

芳香療法

使用香氣放鬆身心與減壓

芳香療法

所謂芳香療法（Aromatherapy），顧名思義就是「Aroma=香氣」加上「Therapy=療法」的意思。具有悠久歷史的芳香療法起源於數千年前的埃及，原本爲一種民間療法，是利用各種不同天然藥草等植物擷取提煉而成爲精油，透過呼吸、浸泡或是沐浴、按摩等方式產生作用，使身心得以療癒，達到最佳的狀況。後來輾轉傳到歐洲，至今依然受到大眾歡迎。

芳香療法可用各種方式進行，按摩是自己就能施行的簡單方法。精油由皮膚滲透至血管，繞行全身，吸入的香氣也會對腦神經產生作用，調整身心狀態。

芳香療法從鎮靜心神到完全相反的活化作用，可說是具有各式各樣效果。

鎮靜作用主要是幫助穩定不安的情緒並消除壓力，同時還能促進睡眠。

另一方面，活化作用可以促進血液循環使體溫上升，並能緩和沮喪的情緒。

當心情焦躁、身體疲憊、倦怠、稍微感覺不適，或是純粹只想提振精神時，可配合當天心情、情境與需要，選擇適合的香精油。

何謂精油、基礎油

所謂的「精油」，是從稱爲Herb的具有香氣的草、花以及樹皮，精製萃取而得到的純淨液體，同時也是香水的素材之一。

精油依萃取法不同，取得的量也大不相同，因此價格從便宜到昂貴都有。

例如，整株植物都能夠萃取的薰衣草，和只有花瓣才能萃取提煉的玫瑰相比，當然是薰衣草的價格會比玫瑰便宜。但是精油的效能和價格高低並沒有關係，不會因爲價格便宜效果就比較差。

基礎油是指植物油，具有將精油安全運送至體內的媒介作用。由於純植物精油若是直接接觸到皮膚，很容易因爲濃度太高而造成皮膚過敏，因此按摩時一定要配合基礎油使用。

基礎油有許多種，由於是被當做按摩油的基礎，因此最好選擇比較沒有香氣的。

基礎油可分爲質地清爽的輕油，以及具延展性而且感覺比較濃郁的重油，一般來說，輕油用於臉部，重油則是使用於身體部位。

在家也可以享受芳香療法

按摩的「放鬆」時間

將揮發油和基礎油調合製成的按摩油，可一邊按摩一邊讓油滲入肌膚，使身心得到舒緩。

進行全身按摩或是只有臉和腳等身體局部按摩也可以，在沐浴後進行按摩的效果更佳。

●要準備的東西

- 精油
- 基礎油
- 玻璃容器（裝按摩油的東西）
- 浴巾
- 塑膠墊
- 酒精消毒液（用於手部的殺菌、擦拭油用）

按摩油的製作方法

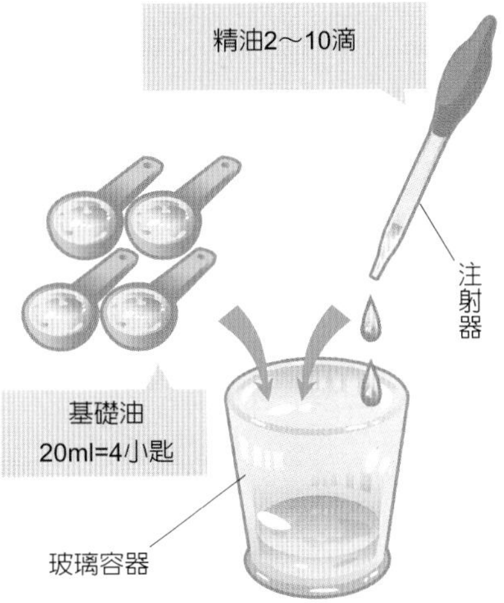

基礎油20ml，混入精油2～10滴。

標準濃度約0.5～2%。一滴是0.05ml。至於基礎油的量，用於全身以20～50ml為基準。

因為經過調製的按摩油無法保存，為了能一次用完，剛開始製作的量不要太多。

〈基礎油的種類〉

重油（主要用於身體）

- 小麥胚芽油
- 萼梨油等

輕油（主要用於臉部）

- 荷荷芭油
- 甜杏仁油
- 葡萄籽油
- 桃子油
- 茶樹油等

※無論是用於身體還是臉部，可以選擇自己喜歡的精油。不過，如果將輕油用於身體，雖然不至於影響效果，但有時會覺得延展性不夠。

〈各種常見的精油效能〉

薰衣草	消除焦躁或不安。 適合一般肌膚～油性肌膚～敏感肌膚。
迷迭香	減壓並能增進全身機能。適合一般肌膚～油性肌膚；有活化肌膚與預防黑斑的效果。
檸檬草	安撫情緒，身心舒暢。
佛手柑	消除不安或沮喪。
香茅	可提振情神。適合一般肌膚～油性肌膚。
天竺葵	安定情緒。
伊蘭樹	改善失眠、舒緩精神緊張。
檀香	消除因壓力而感到精神疲勞；適合乾燥肌膚。

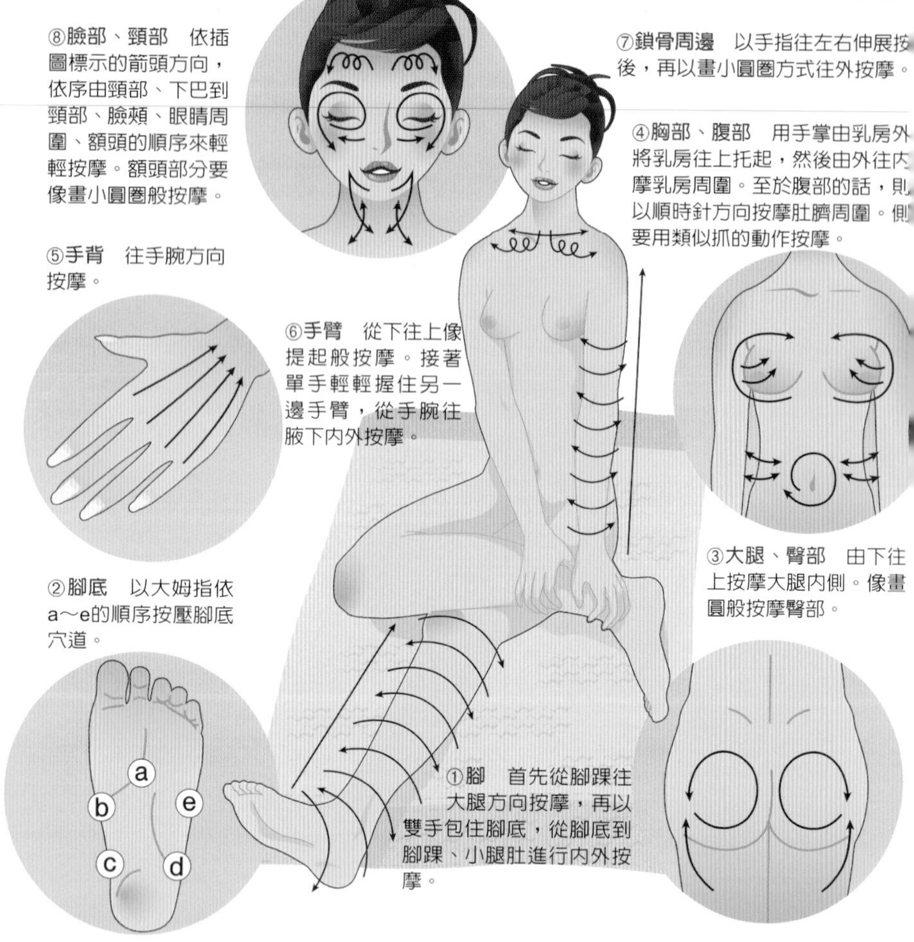
⑧臉部、頸部　依插圖標示的箭頭方向，依序由頸部、下巴到頸部、臉頰、眼睛周圍、額頭的順序來輕輕按摩。額頭部分要像畫小圓圈般按摩。
⑦鎖骨周邊　以手指往左右伸展按後，再以畫小圓圈方式往外按摩。
④胸部、腹部　用手掌由乳房外將乳房往上托起，然後由外往內摩乳房周圍。至於腹部的話，則以順時針方向按摩肚臍周圍。側要用類似抓的動作按摩。
⑤手背　往手腕方向按摩。
⑥手臂　從下往上像提起般按摩。接著單手輕輕握住另一邊手臂，從手腕往腋下內外按摩。
③大腿、臀部　由下往上按摩大腿內側。像畫圓般按摩臀部。
②腳底　以大姆指依a～e的順序按壓腳底穴道。
a
b
e
c
d
①腳　首先從腳踝往大腿方向按摩，再以雙手包住腳底，從腳底到腳踝、小腿肚進行內外按摩。

●按摩的方法

●入浴後（若是只針對臉部，則在洗完臉後進行）坐在鋪於地板上的浴巾。預先將面積較大的塑膠墊鋪在浴巾下方，就能防止油飛散到地板上。

室溫必須保持即使裸體也能感覺溫暖的二十六至二十七℃左右，免得因此招涼。

●以乾淨的水及身體進行按摩。將酒精倒在棉花上，擦拭手部和腳底，以及腳趾間。

●用手稍微沾取按摩油，搓揉雙手使其溫熱，從腳尖按摩至腳踝。

●然後採雙手交互搓揉的方式，依照插圖①、②的要領來按摩雙腳和腳底。

●同樣再依插圖③～⑧的順序，按摩大腿、臀部、胸部、腹部、手、手臂、鎖骨周邊，然後從頸部到臉部。

※視當天心情，只想要按摩自己希望舒緩的部位也可以。

日常生活中也可以享受香氣的方法

除了用於按摩和芳香澡，平常也可以使用精油，讓生活充滿香氣。以下介紹各種方法。

放在冷氣出風口

滴10滴薰衣草精油於廚房紙巾上，再將紙巾貼在冷氣出風口，就能為房間消臭。若以苦橙花或迷迭香來代替薰衣草，對於空氣的殺菌及安撫情緒等都有助益。

放在廁所

廁所的除臭方式是以酒精（或水）100ml混合佛手柑12滴、杜松4滴、尤加利2滴。

因為兼具殺菌效果，所以也能用於擦地板等清潔工作。

放在枕頭套或枕邊

滴數滴具安眠作用的橙花或薰衣草精油在面紙上，放入枕頭套或是枕邊，妳就能被柔和的香氣圍繞，香甜入睡。

使用薰香燈

使用市售薰香燈，將喜歡的精油溫熱，享受香氣。

建議選擇插電式薰香燈，如果使用蠟燭等需要用到火的道具，需特別注意安全問題。

同時薰香燈的擺放位置也需注意，如果能擺在通風處，就可以將香氣傳到室內每個角落，效果加倍。插電式薰香燈的電線也要注意，不要一不小心被絆倒。

香氛澡 泡個芳香浴 創造美麗肌膚

首先先將混合油調配好，接著清洗身體；然後將油混入浴缸的熱水裡浸泡約十五分鐘；水的溫度維持四十℃左右，泡太燙對身體不好。

由於精油的揮發性很高，泡澡之前可以再加一次。泡澡時精油香氣充分滲入身體可讓全身放鬆。泡完澡後不要淋浴，輕輕按摩全身，讓精油滲入皮膚就可以了。

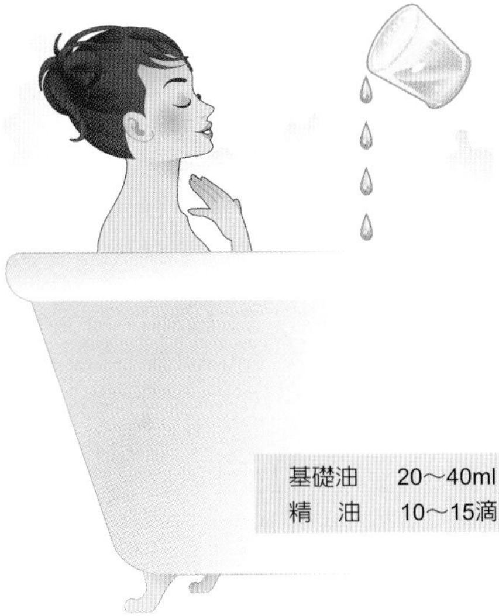

基礎油	20～40ml
精　油	10～15滴

進行芳香療法的注意事項

- 使用佛手柑、檸檬、馬鞭草、萊姆等精油時，容易因曝曬日光而曬黑或是長黑斑，必須注意盡量避免外出前使用這類精油。
- 懷孕期間應避免使用的精油有樟腦、牛膝草、紫蘇等，還有其他一些必須注意的種類，務必仔細閱讀說明書。
- 懷孕期也可用的精油有黃春菊、香茅、天竺葵、薰衣草、檀木等。

體操與肌肉訓練

養成運動習慣是保持健康的基本方法

防止體力降低與肥胖的運動效果

到了中高年齡階段，隨著年紀的增長，體力也就跟著衰退，再加上運動量減少，所以就容易肥胖。而一旦肥胖之後，引起生活習慣病的可能性就會增高，必須注意。

除此之外，因爲停經而造成的女性賀爾蒙降低，也是引起生活習慣病的主因之一。

因此若是想防止體力衰退與肥胖，健康地度過高齡期，就要養成每天稍微活動身體的習慣，而且運動也可以緩和更年期障礙的各種不適症狀。

中高齡女性的運動方式

隨著年齡增長、體力也會跟著降低。所以要選擇適合自己，而且安全又能持續的運動，像是跑步、游泳、水中跑步、有氧運動等。建議以這些有氧運動爲主，再搭配體操或肌力訓練來強健身體。

由於體力及運動能力因人而異，運動量或時間可視個人身體狀況來調整。可只進行體操或肌力訓練，也可從中選擇喜歡的項目。總之就是要選擇適合自己的運動最重要。

此外，中高齡的運動要點還包括要選擇最不傷害筋骨的方式進行。所以運動速度不要急，慢慢達成才不會造成拉傷扭傷。然後跳躍比較厲害的有氧也要適可而止，不可過度。如果有疑慮的話，可先請教復健科醫師。

理想的運動計劃

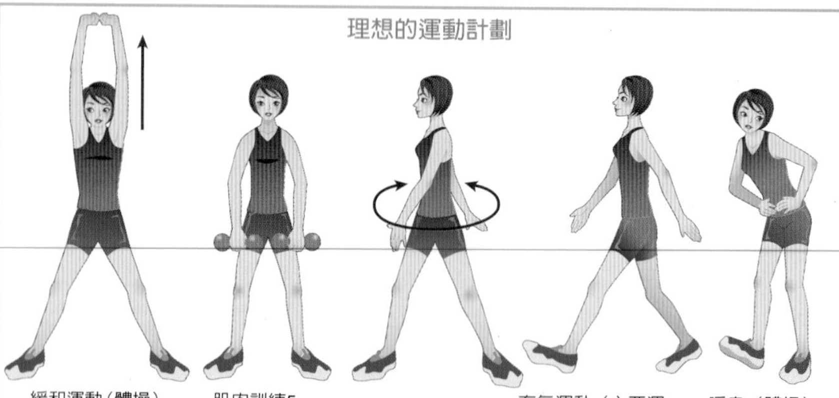

暖身（體操）5分鐘 ◀ 有氧運動（主要運動）20～40分鐘 ◀ 體操5分鐘 ◀ 肌肉訓練5分鐘 ◀ 緩和運動（體操）5分鐘

什麼樣的運動是體操？肌力訓練又是什麼？

體操能幫助身體恢復原本已降低的柔軟度，同時可促進血液循環，防止因運動造成的傷害，也能幫助消除壓力。早上起床以及晚上睡覺前進行體操可舒緩肌肉緊張，還能促進血液循環，幫助入睡。

藉由肌力訓練可提升肌肉量，可防止身體的脂肪多過肌肉太多倍，並增進熱量消耗，預防肥胖。此外還能支撐身體從事各種活動，同時也能防止高齡者意外致死率前幾名的「跌跤」發生。

運動時的注意事項

挑選運動項目要從適合自己的項目著手，從比較沒負擔的時間及日數開始，每天大約進行三十～六十分鐘，一周約運動三～五天，總計一百四十～一百八十分鐘左右最恰當。運動要適度就好，若是運動過度超過負荷有時會反而受傷或損害健康，所以別太依賴血壓或是脈搏等數值，相信自己的感覺。運動時若覺得不舒服或疲勞千萬別逞強。有些中高年女性雖然外表看起來很健康，卻有心臟病等疾病，因此開始運動前一定要先檢查身體狀況，選擇適合自己的運動類型。

除了運動外，最好禁菸、充分休息、攝取適當營養等，養成良好的生活習慣，健康也會得到改善。

平日就要養成運動習慣

不習慣運動的人，首先要從日常生活養成經常活動身體的習慣，一些比較勞動的家事，也算是運動、活動筋骨。

隨時保持正確姿勢，走路時要大步而且有節奏地走，身體習慣活動之後，便能持續運動下去。

正確的行走姿勢

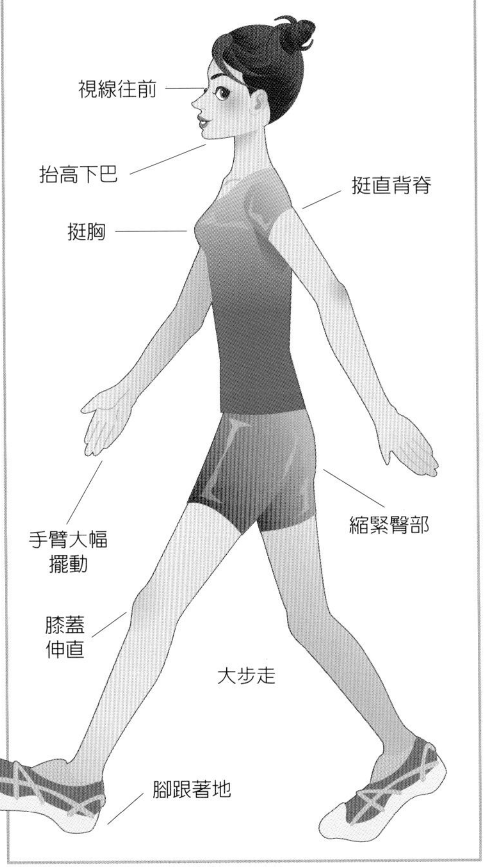

以體操來鍛練身體的柔軟度

體操是舒緩肌肉、培養身體柔軟度的運動。專注讓肌肉伸展，同時慢慢地進行各種動作。

從①～⑪項動作約需五分鐘左右。進行有氧運動或肌肉訓練等前後，可將此運動當成暖身運動和緩和運動。

①伸展全身

將雙手於頭部上方交叉，手心朝上，像伸直背脊般盡量伸展全身，做兩次。

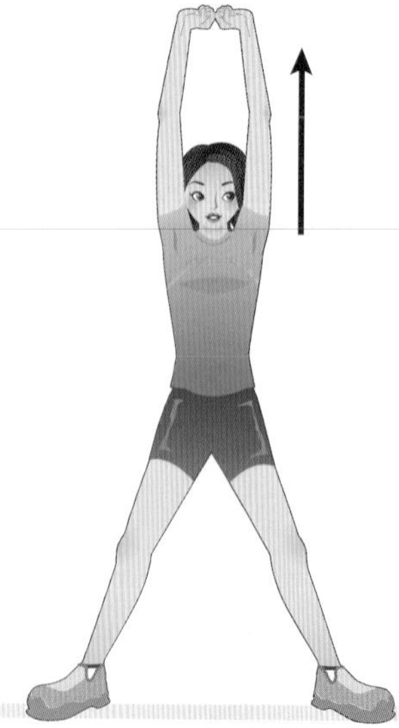

②伸展身體側部

舉起右手，製造反作用力，盡量將上半身往左邊傾，然後暫停四秒鐘，另一邊重覆同樣動作。左右交換做四次。

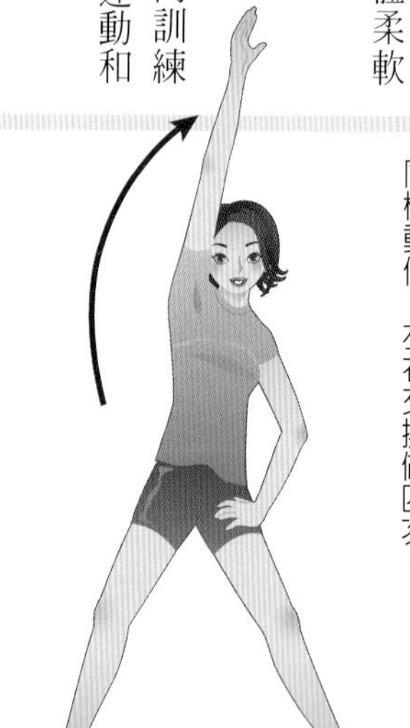

③扭轉腰部

將雙手抵在腰上，腰部往左邊扭轉兩次、往右邊扭轉兩次。

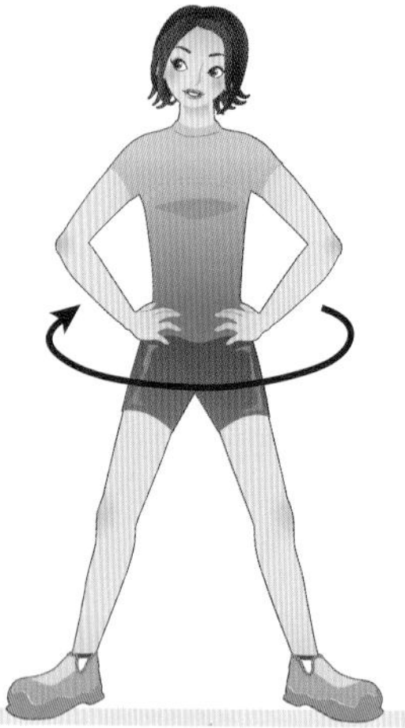

④扭轉上半身

肩膀放鬆，將雙手往左右擺動，扭轉上半身。左右交互各做八次。

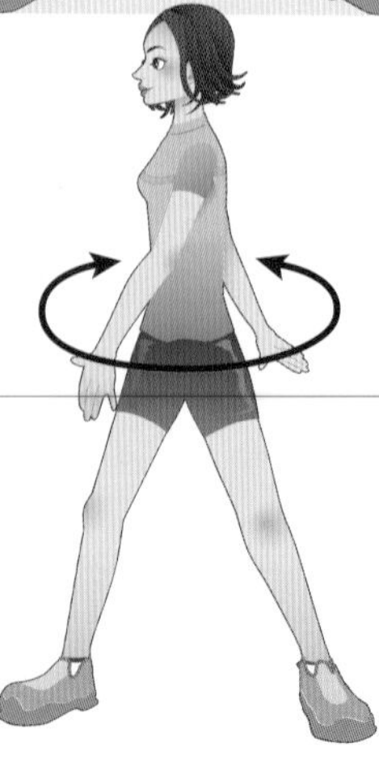

⑤伸展小腿

將雙手抵在牆上，將左腳往後方伸直並抬起腳跟，慢慢地往地板放下並靜止四秒。左右交互四次。

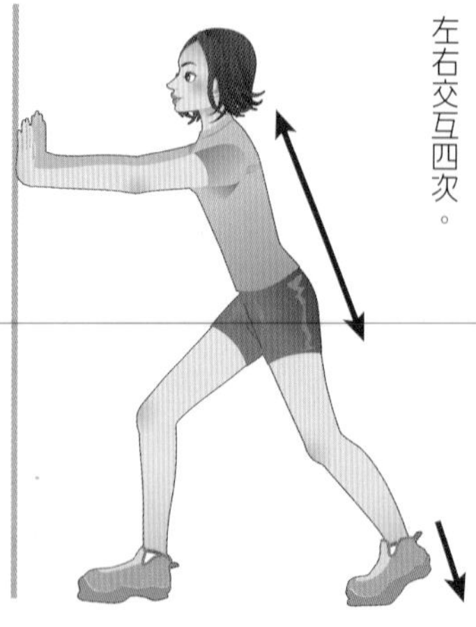

⑥伸展腰部

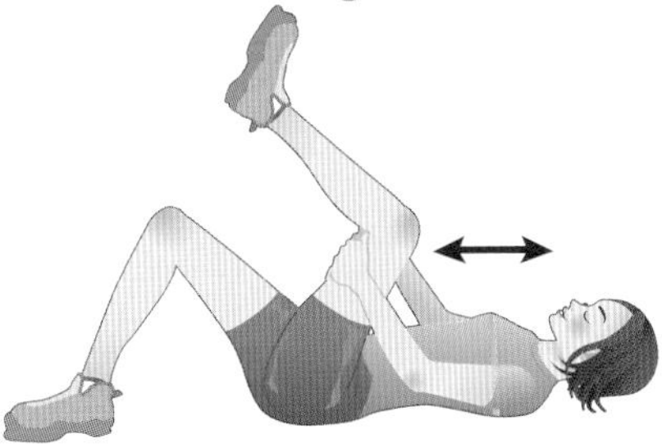

仰躺並立起膝蓋，以雙手抱住單腳，將膝蓋往胸部靠近靜止靜止四秒。左右交互各做四次。

⑦扭轉骨盤

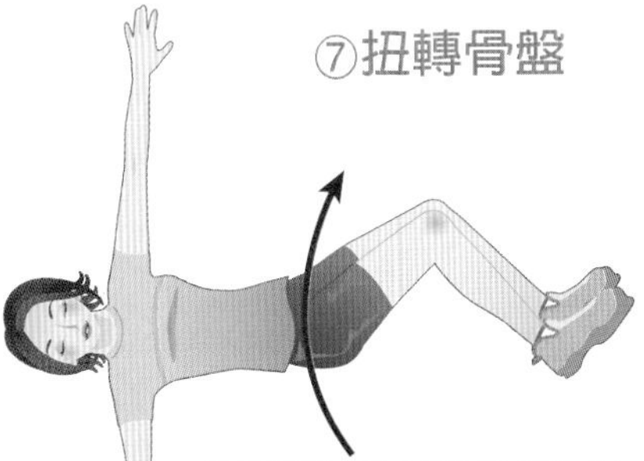

仰躺將雙手打開並按壓地板，雙膝彎曲左右交互傾斜十次。注意肩膀要平，不可以往上拱起。

⑧弓起背部

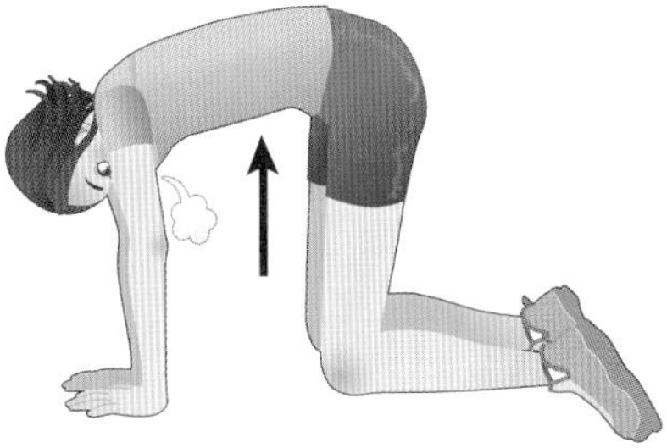

將雙手及雙膝抵住地板，一邊吐氣，將背部弓成橋狀，做四次。

⑨伸展肩膀

呈盤腿坐姿。將左手往右側伸展，以右手臂將左手肘附近從下方支撐並往右拉，讓頭部往右傾靜止靜止四秒。左右交互各做四次。

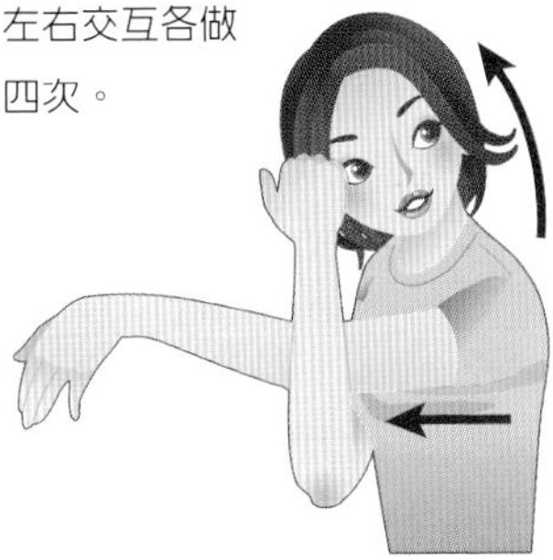

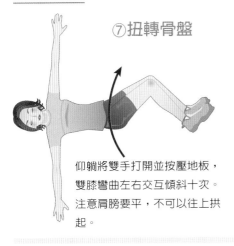

⑩伸展股關節

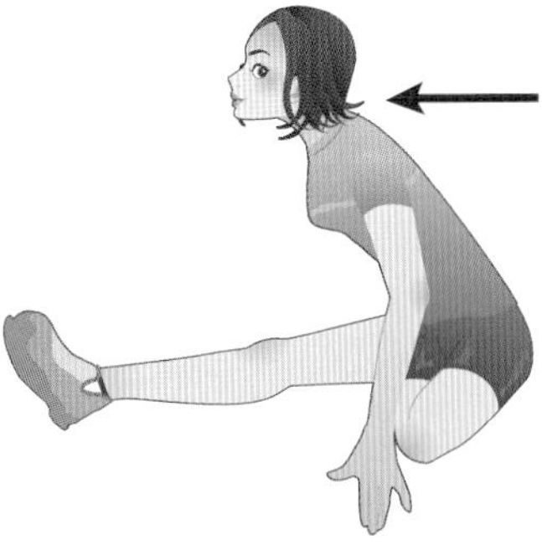

伸直右腳，將左腳腳尖抵住右邊大腿，一邊吐氣一邊慢慢讓上半身往前傾，靜止八秒。換腳重覆同樣動作。

⑪深呼吸

呈盤腿坐姿，將雙手慢慢像畫圈般上下擺動，重覆深呼吸。

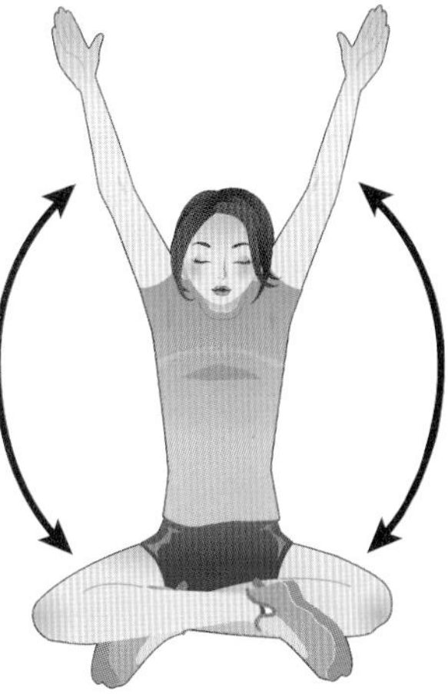

藉由肌力訓練讓身體變得緊實

這是一套鍛練肌力、促進體內新陳代謝並緊實身體的運動。隨著年紀增長，腳部肌肉尤其容易衰退，務必集中意識專心鍛練。

一般是從使用一公斤的啞鈴開始鍛練，即使不用啞鈴也可以空手進行（若逞強使用啞鈴讓肌肉疼痛，反而不好）。慢慢進行所有動作，歷時約五分鐘。

■啞鈴的拿法及姿勢

將手腕稍微往內彎，確實握好啞鈴。腳打開比肩寬稍微大一點，雙膝彎曲，下半身固定，腳尖稍微朝外才是正確姿勢。注意不要勉強扭動上半身，或是太過於用力來做動作。

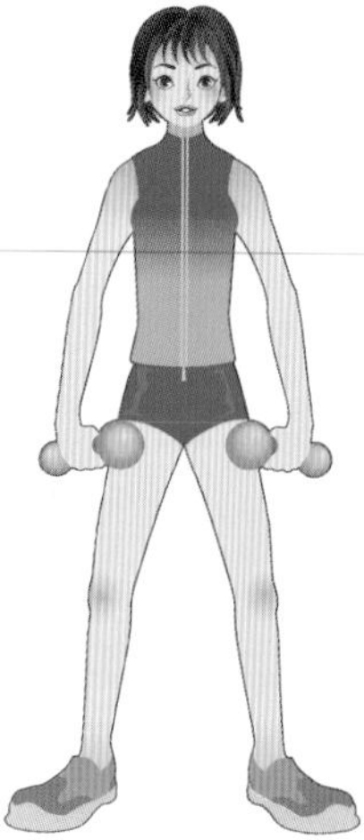

鍛練上半身

■鍛練手臂與肩膀

將拿起啞鈴的手左右交叉慢慢往上推，可鍛練手臂與肩膀的肌肉。左右交叉各做十次。

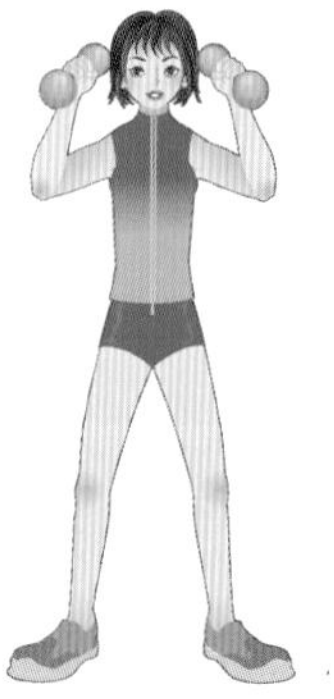

①雙腳打開距離比肩膀寬度再寬一點，將啞鈴拿到肩膀位置。

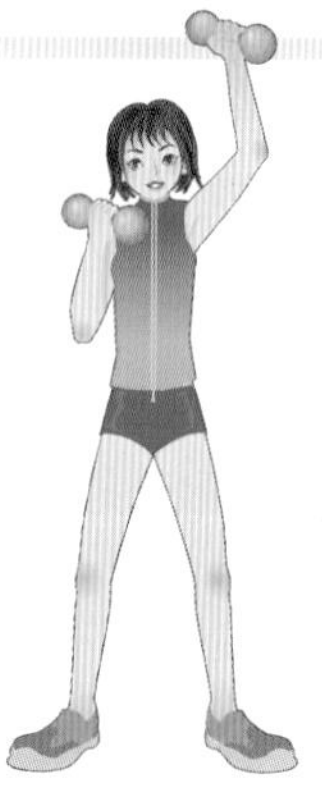

②左手舉啞鈴，掠過耳際旁般往上推。

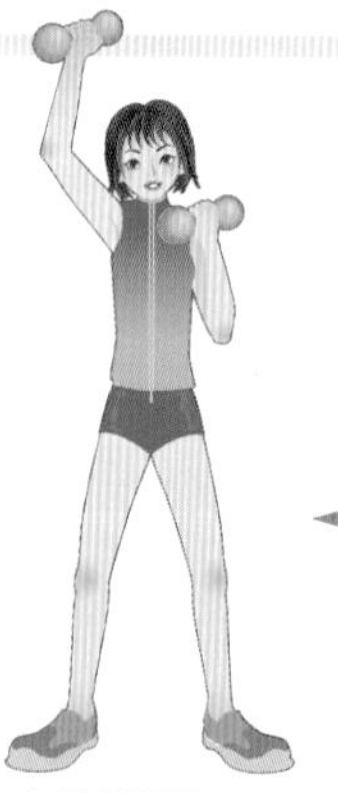

③左手慢慢放下至肩膀位置，右手同樣舉起啞鈴往上推。

■鍛練手臂、肩部及胸部

抬起雙手

藉由反覆舉起啞鈴又放下的動作，除了運動手臂和肩部，也可鍛練胸部肌肉。注意不要往前傾，挺直背脊才能有效鍛練胸部肌肉。做八次。

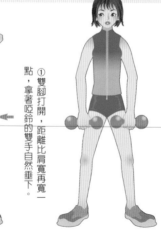

①雙腳打開，距離比肩寬再寬一點，拿著啞鈴的雙手自然垂下。

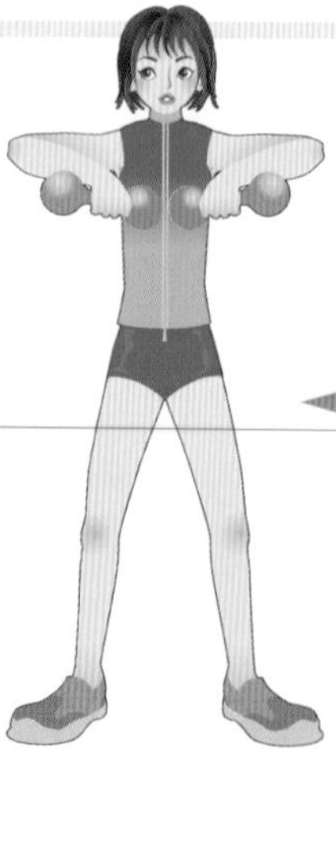

②從肩部讓手肘能和地板平行般，將啞鈴一口氣往上舉。

■鍛練胸部和背部

雙手左右打開

將啞鈴舉起至臉部前方，左右手臂大大打開再回到原位。

伸展背脊將左右肩胛骨像併攏般張開雙臂，伸展胸部肌肉來鍛練。注意手肘不要上揚。做八次。

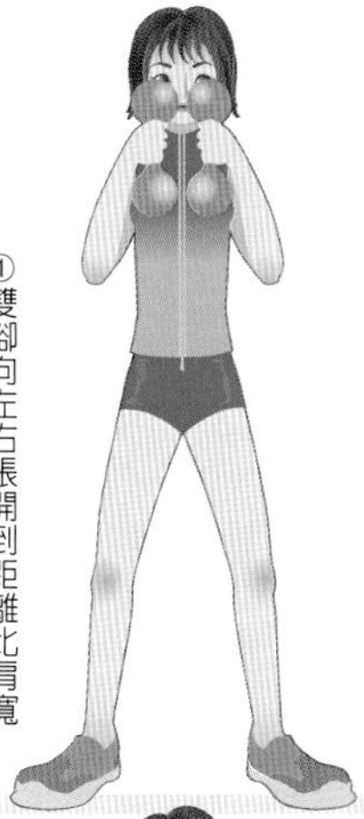

①雙腳向左右張開到距離比肩寬還寬，將啞鈴在臉部前方合併。

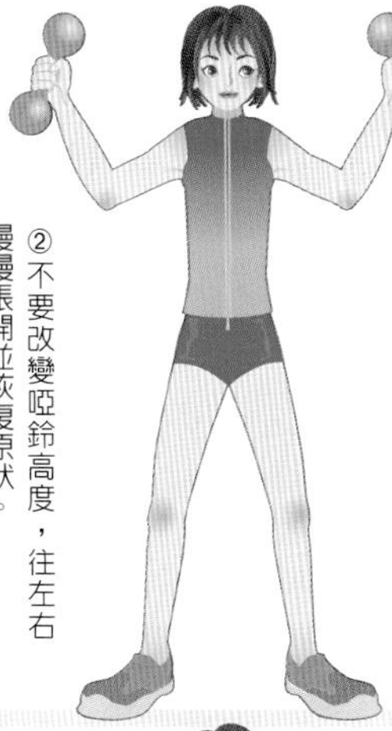

②不要改變啞鈴高度，往左右慢慢張開並恢復原狀。

■鍛練上手臂

彎起單手

固定手肘位置後，將拿著啞鈴的手上下擺動，鍛練上手臂的肌肉。採前傾姿勢，背脊挺直，注意進行動作時不要晃動肩部、上手臂及手肘。右手做五次、左手做五次。

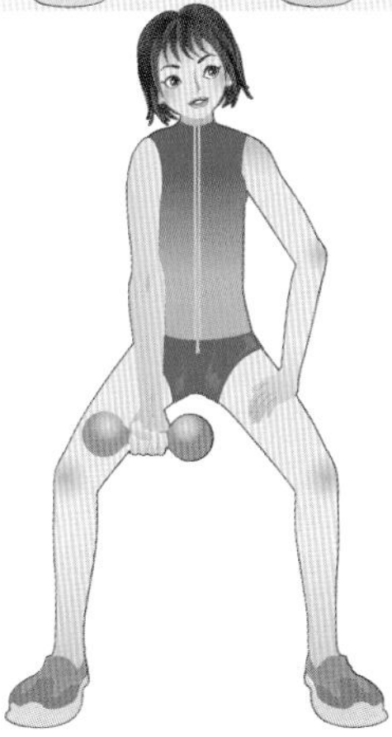

①右手拿著啞鈴，將腰下移，將左手放在大腿上。

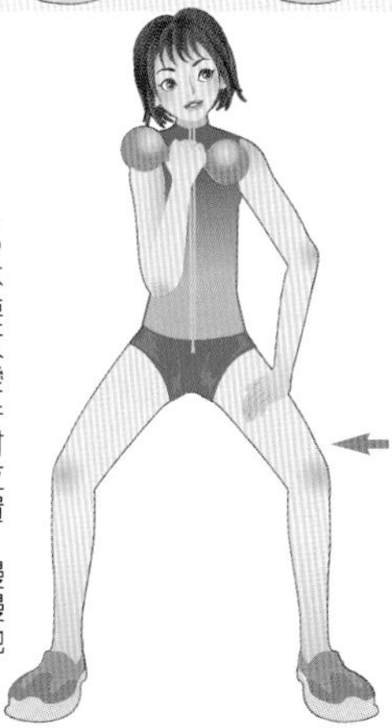

②不要改變手肘位置，慢慢地將啞鈴往上抬並放下。

視流汗程度 觀察運動量是否足夠

適度運動才能增進健康。對中高齡者來說，運動所造成的傷害往往集中於手肘、膝蓋與腰部，大部分的原因是運動過度、姿勢不良。

平常沒運動的人開始運動時，首先要講究愉快而舒服地活動，還沒達到完全充分活動程度之前可以先停止。這是因為如果充分活動，光是消解運動造成的肌肉疲勞就得花上一些時間，隔天便無法愉快運動了。

等慢慢習慣運動後，視流汗程度可酌量增加運動量。更加習慣之後，雖然會流汗，但是不妨慢慢試著增加到能愉快持續的程度。如果大量出汗又覺得有點吃力便是運動過度，要馬上停止。

和同年齡層的人一起運動，雖然有大家作伴愉快持續運動的效果，不過千萬不要流於競爭心態而勉強自己的身體。

鍛練下半身

■鍛練大腿
蹲下

背脊伸直，注意不要讓臀部突出，腰部輕放，輕輕彎曲膝蓋保持不動。可鍛練大腿前方的肌肉。訣竅是膝蓋不要向外張開，要向前突出並彎曲。做八次。

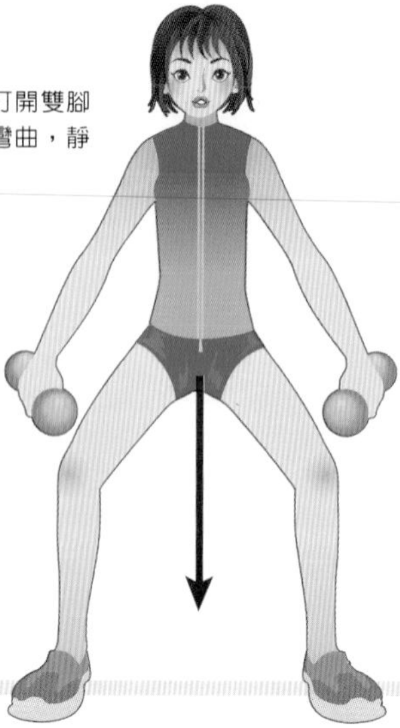
拿著啞鈴，打開雙腳站立，膝蓋彎曲，靜止四秒。

■鍛練大腿和小腿
屈伸膝蓋

拿著啞鈴、膝蓋彎曲伸直，能更有效地鍛練腿部肌肉。如果身體會搖晃，可用單手拿啞鈴，另一隻手抓住椅子。做八次。

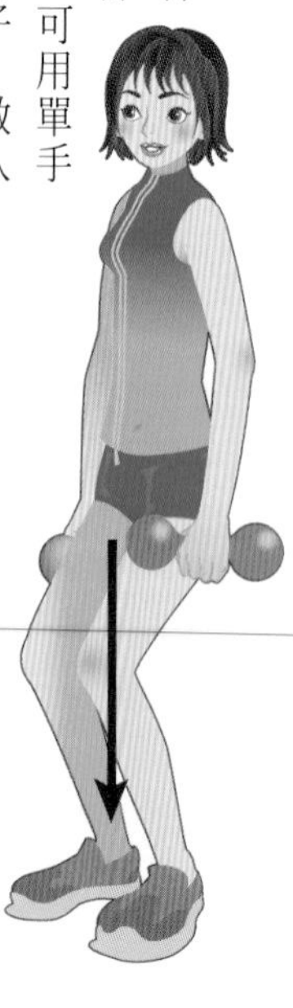
拿著啞鈴，將雙腳打開與肩同寬，雙腳彎曲，膝蓋伸直。

■鍛練小腿
墊腳尖

雖是一項簡單運動，不過藉由腳趾使力，確實墊起腳尖，能鍛練小腿肌肉。做五次。

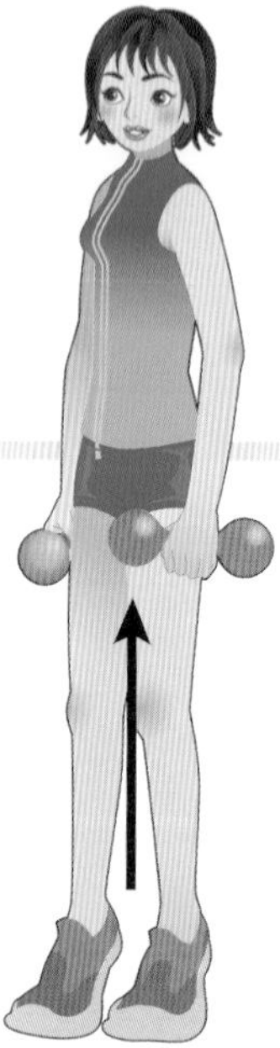
雙手拿著啞鈴，將雙腳打開與肩膀同寬，墊腳尖靜止四秒。

運動不分老少 持之以恆就有效果

年輕時很少運動的人，一旦開始運動雖然有些困難，不過運動永遠不嫌遲。找尋適合自己的運動持續進行，不只對身體有益，人生也會變得愉快，精神層面也會出現良好效果。

高齡者不可馬上就做超過體力負荷的運動，要每天慢慢地讓身體習慣活動，然後依個人身體狀況逐漸增加運動時間或項目。建議選擇對膝蓋及腰部負擔較少、不易跌倒的運動，像是跑步、舞蹈、槌球、游泳、水中漫步、踩腳踏車等運動。

忠於自己的性愛感受

女性與性

〔女性應該瞭解的性愛常識〕

不被氾濫的性資訊迷惑

現代人的生活中充斥著各式各樣的性資訊，透過電視、錄影帶、雜誌、電話、傳單、網路等媒體，到處散播。

大多數資訊是基於商業目的而製造出來的，例如處女情節、成人錄影帶女演員的誇張演技、危險的性行爲畫面等，都是一些讓人對性愛有錯誤認知的東西。

如果將這些錯誤的性資訊不加選擇囫圇吞棗地吸收，便容易發生意外懷孕或感染性病等狀況，甚至進一步發生種種悲劇，當錯誤造成的時候，往往是身爲女性的一方會受到傷害。

尤其是在青春期的時候，如果接收了不正確的性知識，長大之後也會爲性事所苦，或是婚後性生活不美滿等，引起各種問題。

因此必須認清氾濫的性資訊是種謀利他人的產物，至於所謂「眞正的美好性愛」，是確認彼此情愛之下，兩情相悅而產生的，與任何利益無關。

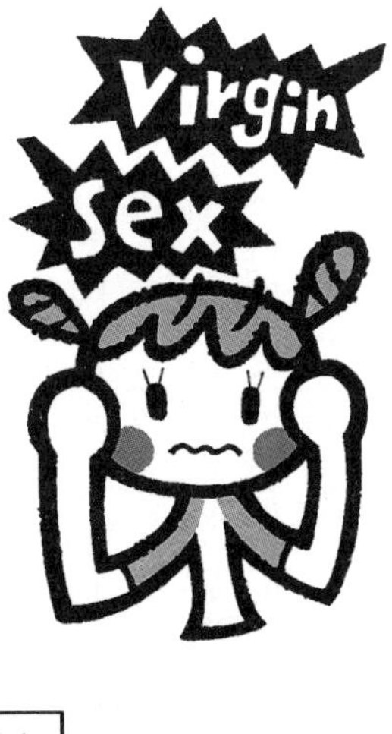

女性也會有性衝動

長久以來，因爲「性都是由男性主導」的想法已深根蒂固，使得許多男性至今仍有類似「女性沒有性慾」等偏差的觀念。而事實是女性與男性相同，女性也有性慾。

相對於男性是透過視覺與聽覺感受性慾，大多數女性是藉由肌膚接觸，讓性慾慢慢高漲，這種方式的感受是比較緩慢而持久的。

此外，女性在月經前後或排卵日前後是性慾高漲的時期，但男性並沒有這種周期。這是因爲男女賀爾蒙不同，生理差距而形成的差異。

有些女性認爲主動跟對方說「想做愛」是一件難以啓齒的事，但其實它是再自然不過的事，沒什麼好害羞的。

性高潮與自慰

所謂「性高潮」，是指引起性滿足的情緒，讓興奮度高漲，在此狀態下更能接受性方面的刺激，快感達到巔峰狀態。

男性在射精時也會同時感覺到性高潮，但女性似乎大多藉由陰核而感覺到。不過由於陰核是極爲纖細敏感的部位，所以若是以過於刺激的方式愛撫，反而會讓女性感覺疼痛。

女性的自慰，是指女性自己刺激陰核等性器達到性高潮，由於女性也有性慾，所以自慰是自然行爲，沒必要感到害羞。

每個階段的性都不同

女性對「性」的意識，從青春期到老年期，一生當中會有很大的變化。

青春期的女孩對性的興趣最大，也是對於接吻、愛撫、性行爲等最感興趣的時期。而青春期男孩的性慾更是達到巔峰。

不少例子顯示，有許多女孩與其說是被挑起了「性慾」，倒不如說是因爲「不想被喜歡的男生討厭」等理由，在被動狀態下與男性發生性行爲。這麼做其實非常不忠於自己的感覺。

女性從二十多歲的時候起開始進入成熟期，時間越久，越能享受性愛樂趣，慢慢加深愛情。此外，一想到想結婚生子，就會開始爲生兒育女而進行性愛。

從更年期到高齡期，大多數人會把性愛當做是一種「慰藉」，即使只有握手或互相擁抱等肌膚接觸就能得到滿足的夫妻，在今日也似乎越來越多了。

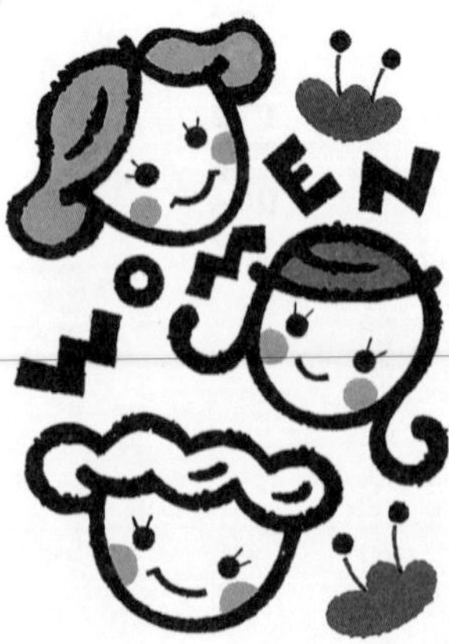

〔兼顧避孕與預防感染的安全性行為〕

性行為要以「珍惜自己」為前提

想觸摸所愛之人的肌膚，想擁抱、想發生關係確認彼此的愛情，是任何人都會自然湧現的情緒。

在這種自然情感下，互相都有此需求的性愛，是件非常美好之事，因爲性愛是彼此確認情感的重要方法。

不管是再怎麼美好的性愛，也有需要注意的事項，其中之一就是「避孕」。對於還不想要孩子的夫妻，或是還沒結婚的情侶來說，避孕措施非常重要。

要先仔細思考如果懷孕的話，倆人的生活會出現怎樣的變化，如果認爲現在還不是生孩子的時候，就要避孕。

若是不小心懷孕，也可以選擇墮胎，但墮胎對女性身心都會造成傷害，有時處理不當更會造成日後的不孕，應盡量避免。

避孕有各種不同的方法，可從以下幾種方法中，選擇適合自己的類型。

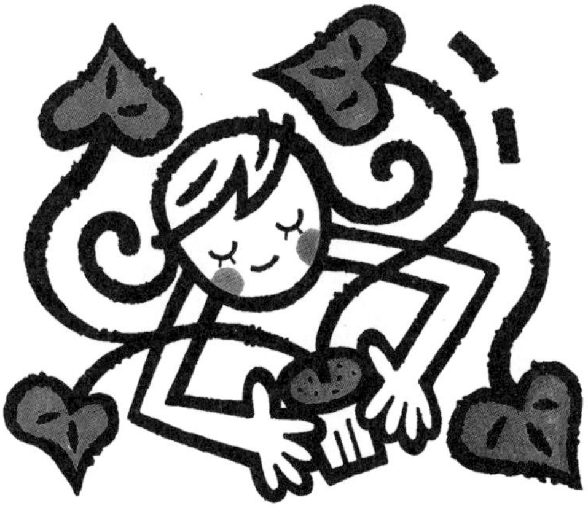

主要的避孕法

保險套　這是最具代表性的避孕法。使用時要將保險套直接戴在陰莖上阻隔精液。此外，市面上也有女用保險套（P697）。保險套在所有避孕方法中，是唯一能有效預防性病的方法。

IUD（子宮內避孕器）直接裝在子宮裡，讓受精卵無法在子宮裡存活。

避孕藥　定期服用，以避免排卵。

每一種避孕法都各有利弊。選擇時，要先確定有避孕及預防感染症等念頭，再從費用及便利性等方面考量即可。

提到確實避孕的效果，就屬避孕藥最佳，但它卻無法預防性病。在愛滋病患急速增加的現代，所有性行爲都應該使用保險套，結婚之後再考慮使用「避孕藥」。

其他的避孕方法

除了前面所介紹的避孕法之外，還有各種避孕法。

安全期　這是從古代流傳下來的方法。從月經開始那天開始算起，為期十四天左右的排卵日必須徹底禁慾的方法。

如果排卵日剛好是在身體狀況不適時，即使一點小狀況，日期也很容易有所出入，因此並不能按照計劃來進行，所以安全期的失敗率是相當高。

測量基礎體溫　每天早起後，測量口中體溫，可算出每月排卵日，如果從低溫期變成高溫期，經過兩天以上就可解除避孕了。

不過，這種基礎體溫法並不適用於每個人，原則上，對於每天不間斷測量基礎體溫而且每個月確實排卵，體溫也可清楚區分為低溫期與高溫期的人來說，這方法的確是有效的。

但是，對於無法確實紀錄基礎體溫，或是容易錯過排卵日的人而言，基礎體溫測量出來的安全期，其實並不安全。

性交中斷（體外射精）　男性將陰莖抽出陰道外射精的方法。但是此法完全依賴男性，有時男性會誤判抽出陰莖的時機，或是不知不覺間就射精了，所以成功率很低。而且即使是射在陰道口，陰道的絨毛作用也可能會把精子送往子宮。

以上這些方法雖然不需要使用器具或是藥物，甚至也不需要花費金錢，不過就確實達成程度來說，實在是不太能夠有效避孕。

而且最重要的是「這些方法都無法預防性病」。所以結論是，想確實避孕必須服用避孕藥，如果還想預防性病，就必須使用保險套。

除此之外，還有性行為後服用的「事後避孕藥」（請見下方專欄），不過，這是緊急時才使用的避孕法，並非常態避孕法。

事後避孕藥是什麼？

這是使用於「保險套破掉」、「性侵害」等緊急時才使用的避孕法。在性行為發生後七十二小時內，服用一種藥效為一般藥物兩倍的中用量藥丸，十二小時後再服用等量的藥。藉由服用大量女性賀爾蒙，達到延遲排卵的目的，防止受精卵於子宮內膜著床。

不過約半數婦女會出現嘔吐或頭痛等副作用，若服用後兩小時內出現嘔吐症狀就必須靜止服用。服用後有時會有一陣子變得月經不太規則，也會引起頭痛或不正常出血症狀。

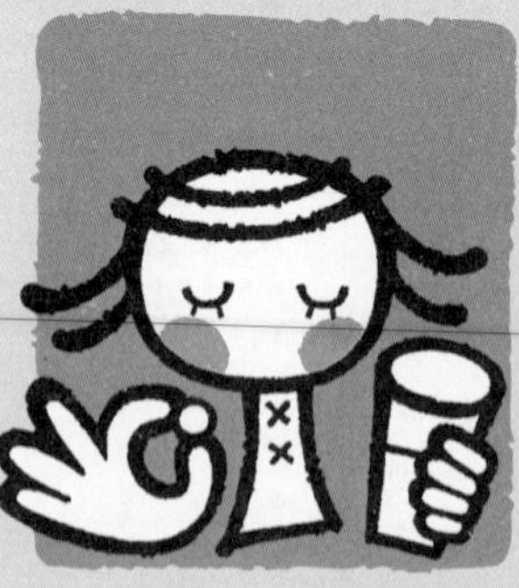

各種避孕法的優缺點比較

以下列舉幾種避孕法，要先建立確實避孕及預防性病的觀念，再尋找適合自己的避孕方法。

	有效度	費 用	優 點	缺 點	預防性病
保險套	☆☆☆	一個約台幣50元	可預防性病。費用便宜，可在藥局或便利商店買到，因此可輕鬆利用。	需要男性協助。若是不正確使用，有時精液會漏出，或是在陰道中破掉。	可
口服避孕藥	☆☆☆☆	每月台幣250～350元	只要記得服用，就有約100%的成功率。女性可自行避孕，不破壞性愛氣氛。	對年輕一代來說是經濟上的負擔。若忘記吃就沒有避孕效果。不能預防感染性病，吸菸者慎用。	不可
IUD（子宮內避孕器）	☆☆☆☆	一次安裝台幣1000～1500元	可依女性意願來避孕，避孕效果參照避孕藥。安裝一次會有二～五年的避孕效果。	要在婦產科安裝。若體質不合時，也會有痛經的副作用。無生產經驗的人不易安裝。	不可
基礎體溫式	☆☆	台幣0元（基礎體溫計費用約台幣200～300元。水銀製較佳）	基礎體溫在低溫期無效，但到了高溫期，避孕的成功率就會升高，而且不會破壞性愛氣氛。	每天早上必須測定體溫。不適合基礎體溫無法清楚區分為低溫期與高溫期的人。	不可
安全期	☆	台幣0元	不使用器具或藥物，不必花錢，也不會破壞氣氛。	不適合月經不順的人。即使月經正常，但有時排卵日也會突然錯開，因此成功率低。	不可
性交中斷	☆	台幣0元	不使用器具或藥物，不需花錢。	會影響性愛氣氛，由於要倚靠男性的意願，失敗率很高。	不可
女用保險套（子宮帽）	☆☆☆	約台幣450元一個	依女性意願來安裝，可預防性病。	觸感不舒服，所以不受男性喜愛。等到習慣安裝，還需花一些時間。	可
事後避孕藥	☆☆☆	約台幣250～350元	其他避孕法失敗或遭到性侵害時，都可緊急避孕。	必須前往醫院接受檢查。這並非一般的避孕法，副作用也很強。	不可

■表格的標示方法■「有效度」☆的數目越少、避孕的成功率就越低，而☆☆☆☆的成功率最高。「費用」為大致標準，需要掛診時就必須負擔診察費，依不同藥品價格多少有些出入。

※事後避孕藥是緊急措失，並非正規避孕法。

避孕器具的使用方法

以下介紹一般常用避孕藥及保險套的使用方法。

大部分避孕藥屬於低劑量藥品，只要接受醫師的指導就能使用。服用前務必到婦產科做驗血及性病的檢查，並接受是否能安全服用的診斷。不過，由於避孕藥無法預防性病，因此若在使用時無法確實安心，必須搭配保險套使用。

一般藥局或便利商店便能買到保險套，價格也很便宜，任何人都能輕鬆使用，還能預防性病。但是像是情趣商店或網路商店所販賣的保險套，材質並沒有保障，不見得每一種都通過檢驗，所以使用時可能會很容易破掉而無法發揮作用，因此最好去藥局或便利商店等處購買合格商品。地區醫療單位（衛生所）也有保險套販售的服務，品質比較可靠，價格也很合理。

口服避孕藥

正確服用才能發揮避孕效果

服用含雌激素（卵胞賀爾蒙）與黃體酮（黃體賀爾蒙）的藥物，能避免排卵而達到避孕目的。如果沒有忘記服用，避孕效果可達一〇〇%。全世界都是使用賀爾蒙量較多的中劑量藥丸，但隨著醫學科技不斷改善，較少賀爾蒙含量、副作用更少，能確實避孕的低劑量藥丸已被成功開發。

避孕藥的服用方法是從月經開始的第一天，每天一錠，連續服用二十一天。之後七天暫停服用，第八天再開始服用。因爲種類和劑量各有不同，服用方式多少有些差異，務必向醫師或藥師確認正確的服用方法（P771），免得失去作用。

副作用與副效用　由於服用避孕藥後，賀爾蒙狀態和懷孕時十分相似，因此有時會出現嘔吐感、分泌物增加或是乳房腫脹等副作用。劑量太高的話，有時也會引起頭暈，所以要在睡前服用比較安全。

另一方面，藉由服用避孕藥，也能舒緩經痛，減輕伴隨月經而來的腰痛，以及控制月經期的作用。

避孕藥的服用方法

隨著月經開始來服用，持續21天後，有7天必須暫停服用，從第8天再開始服用。

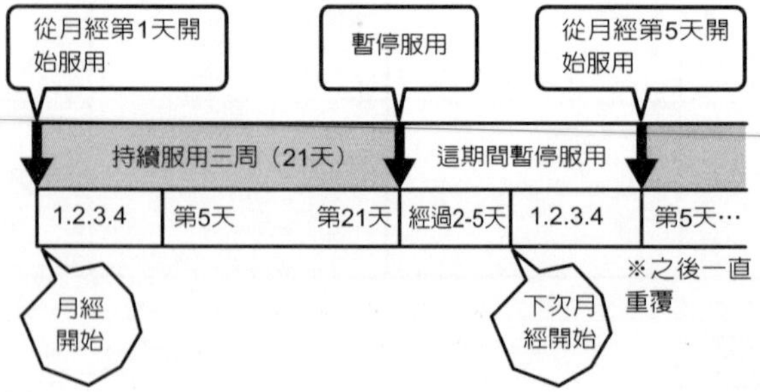

保險套

省錢好用又能預防性病

全球醫界爲鼓勵預防愛滋病，呼籲進行性行爲時要戴保險套。

方法是由男性將〇．〇二～〇．〇五公釐厚度的橡膠套子戴在陰莖上，以避免精液進入陰道中，還能有效預防性病。

保險套務必在陰莖充分勃起時戴上，只有在性行爲之前事先戴上才能充分發揮效用，做愛途中才戴上套子的話，也會有受孕的可能。

錯誤的使用方式

①陰莖沒有充分勃起時就配戴
會造成脫落或起皺褶。

②在射精前才配戴
有時不知不覺就已射精了。

③以長指甲觸摸
有時保險套會被指甲抓破，因此指甲要先剪短。

④沒更換保險套就二度插入
第一次性行為後、陰莖萎縮，精液就會趁隙外漏，因此一定要更換新的保險套。

保險套的正確使用方法

只要將保險套確實戴上，就不會破掉或移位，避孕的成功率很高，因此，瞭解正確的配戴方法很重要。

男用保險套

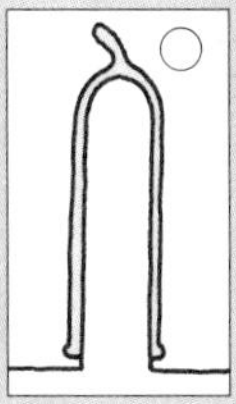

先放掉套子尖端的空氣，讓套子完全密合陰莖才是正確的安裝方式，所以在配戴前要確認空氣是否已擠出。

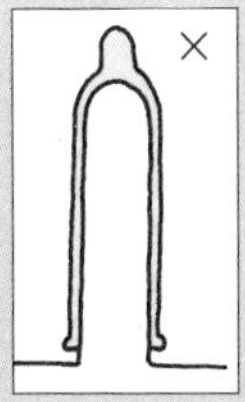

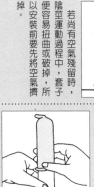

若尚有空氣殘留時，陰莖運動過程中，套子便容易扭曲或破掉，所以安裝前要先將空氣擠掉。

配戴的方法

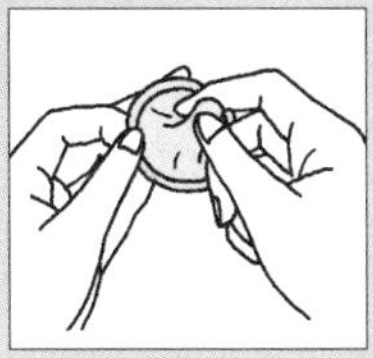

①輕輕抓住套子的尖端，扭轉並把空氣擠出去，確認空氣擠出後才開始配戴。

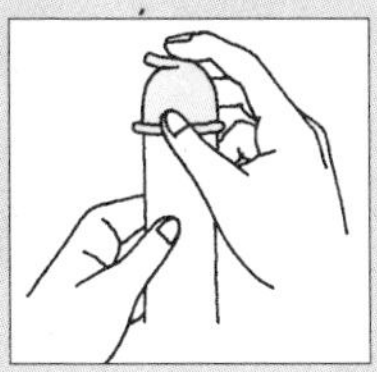

②將套子緊密地戴在已充分勃起的陰莖上。注意不要用指甲將保險套抓破。

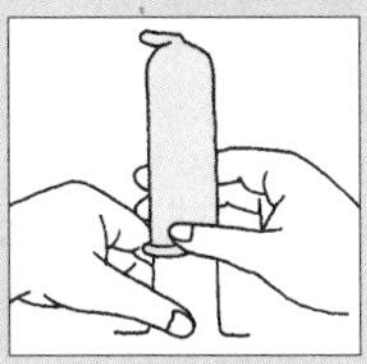

②將套子捲起的部分沿著陰莖往下拉。以手心撫按數次，使其充分密合。

女用保險套的使用方法

放入陰道中使用。可依女性意願，在陰莖尚未充分勃起就安裝，對陰莖無壓迫感、預防性病等優點。

配戴的方法

將食指放在內環上，以大姆指及中指夾住內環後按住，使其變成細長的狀態。以另一隻手拉寬陰道入口，慢慢地將呈細長狀態的內環插進去。

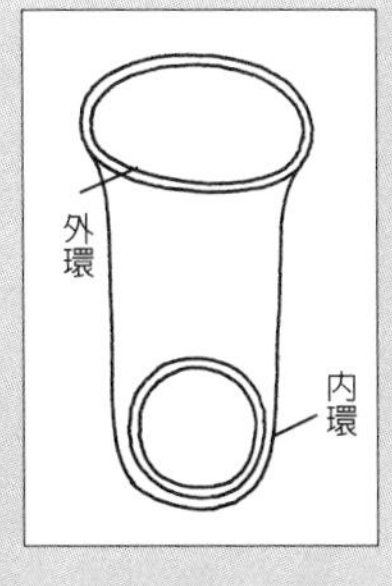

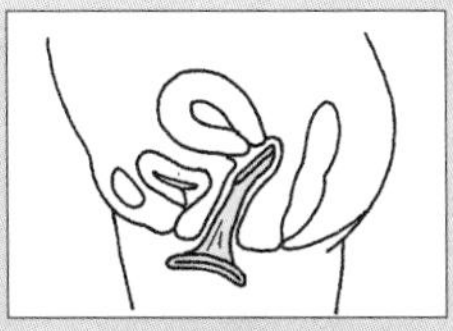

當大部分內環已進入陰道後，再將食指從內側放入，按壓到陰道深處。將外環拉開到陰道外面。

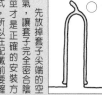

〔保護自己遠離性病〕

性病（STD/STI）

所謂「性病」，是因性行為所傳染的感染症總稱（P120）。以前稱為「性病」，被認為是「性行為不檢點的人」才會罹患的疾病，其實凡是有性經驗的人都有可能罹患。

以前的「性病防治法」將梅毒、淋菌感染症、軟性下疳、花柳性淋巴肉芽腫等疾病歸類為性病。近年來，披衣菌感染症、性器疱疹、愛滋等感染患者日益增多，因此衛生署規定產檢必須做梅毒與愛滋篩檢，並將資料上傳回報。

目前常見的有披衣菌感染症、性器疱疹、愛滋、梅毒、淋菌等。至於軟性下疳或花柳性淋巴肉芽腫，幾乎已漸漸絕跡了。

女性感染常有併發症

此外，有報告指出女性較易感染性病。理論上性病在男女的分布應該是一比一，但其實不盡然如此。

由於女性的性器官（陰道）是內凹的，而且位於體內，同時又缺少痛覺神經，因此即使感染性病也很少會在早期就出現症狀，通常會拖到引起其他併發症的時候，才會有所警覺前往就醫，但症狀相對的也比較嚴重了。

而男性的性器官（陰莖）是外凸的，一旦有症狀就能很快被發現。而且泌尿道與生殖道共以尿道為出口，使得原本是生殖道感染的性病，可以藉由泌尿道症狀被發覺。因此，男性罹患性病較能在早期出現症狀，並就醫治療。

由於性行為越來越開放，加上菜花（尖頭溼疣）的潛伏期長達半年以上，因此近年來罹患菜花的比率不但明顯上升，而且已取代疱疹成為病毒性高感染性病的第一名，成為性病防治的新隱憂。

菜花是透過人類乳突病毒第六型與第十一型感染的疾病，由於目前還沒有可以根治的無特效藥，再加上在傳染初期沒有任何異狀，且潛伏期又可長達半年以上，使得患者

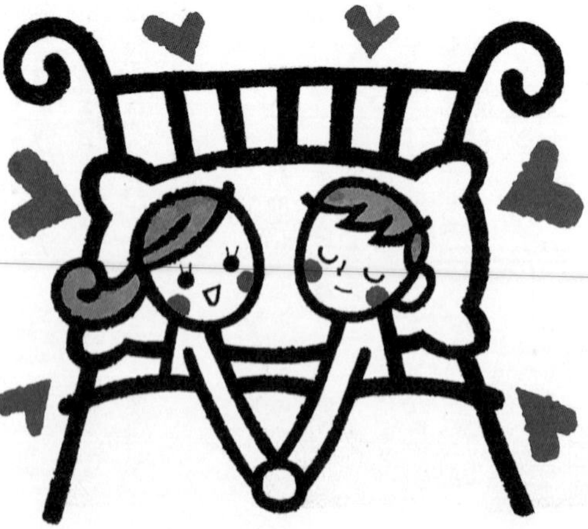

在被感染後，仍不自覺得地散播病毒。相對於疱疹病程約只需一至三周，潛伏期兩天至十二天，近年來性行爲越來越開放，更是拉大了罹患菜花與疱疹的罹患率。

除了排行三大的菜花、疱疹和愛滋病之外，其他性病包括陰道滴蟲症（P123）、陰虱（P125）、疥癬（P125解說）、成人T細胞白血病（P125）、B型及C型肝炎（P125）、支原菌屬（P125）等。

因此，進行性行爲時一定要全程使用保險套，並維持單一性伴侶的關係，才能預防性病，保護自己身體的健康。

如何保護自己遠離性病？

到處充斥的性資訊與情色商店、性經驗低齡化，以及和不特定多數對象進行的性行爲等，在「性」橫行的當代，爲了保護自己遠離性病，除了使用保險套之外，已是別無他法。

一定要有「配戴保險套是從事性行爲的常識」的觀念。使用保險套已經不再是丟臉的事，更不是不信任對方，而是一種保護自己，對自己對別人負責任的做法。

即使另一半是值得信賴的人，當彼此無法保證絕對沒有感染風險時，一定要使用保險套。

所謂「不使用保險套也可以從事性行爲」，適用於自己與另一半接受性病檢查之後，被診斷出沒有感染到所有疾病，而且雙方都想要寶寶的時候。

不過，有時保險套無法依照女性的意願來使用。尤其有些男性會因爲「有異物感，不喜歡」、「麻煩」、「會破壞氣氛」等理由而拒絕戴保險套，但這就是問題所在。雙方要充分溝通關於性病的事，並得到另一半的理解。

若是再怎麼說也無法取得對方的理解與配合，那麼，如此只顧私慾的另一半，就不是能夠眞正爲妳著想的人。

爲了不要事後後悔，也許該重新審視與伴侶的感情。

其他避孕方法，也有使用女用保險套（P697）一項，不但可依自己意願做選擇，不必勞煩男性，一般藥局便能購買，非常方便。

保護自己遠離性病的五大守則

不要認為性病與自己毫無關係，要把它當做是自己切身的問題，切實貫徹以下注意事項：

①一定要配戴保險套。

②生理期期間不要從事性行為。

③容易引起陰道炎的時候，或是分泌物多的時候，要避免性行為。

④不要進行肛交及口交。

⑤不要和不特定多數的異性發生關係。

危險的性行為

戴上保險套、感染性病的風險就會減少，不過還是有容易感染的性行爲及愛撫行爲。

生理期當中進行性行為　女性在生理期的時候，子宮內膜會有許多血管外露，同時子宮入口也比平時比較鬆弛，如果在這時候從事性行爲的話，細菌等不乾淨的東西，就容易從陰道入侵。此外，若有病毒混入經血，也很容易傳染給對方。

肛交　這是將陰莖放入肛門的性行爲。由於肛門周圍佈滿了纖細的血管，當陰莖插入之後，血管容易斷裂而導致出血，同時肛門本身也很容易破裂。

口交　披衣菌感染症或性器疱疹等，是從口部到性器、性器到口部來感染的。

和不特定多數人的性行為　比起和單一性伴侶從事性行爲來說，風險高出不少。

狀　應　多　注　意

突出物　根據疾病的種類，會出現水泡或潰瘍狀的東西，還有硬硬的突出物或疣等，可分為會疼痛與不會疼痛的。不會痛的會藉由抓癢動作而漸漸擴散。

病名	特徵
尖形濕疣	在外陰部或肛門等會出現灰色的疣。由於不會疼痛及發癢，有時在擴散之前都不會察覺，如果用指甲一抓就會漸漸擴散。依據疣出現的位置及範圍，治療法也不同，根治需花點時間。
性器疱疹	大陰唇及小陰唇上出現水泡或潰瘍。由於會出現影響步行或排尿等的強烈疼痛，因此能及早發現。若是因口交或接吻而感染，水泡或潰瘍也會出現於口部。即使復元，病毒也會吸附於神經根部，不斷復發。
梅毒	若因性行為而感染，陰部會出現如同豆子般大小的突出物；若因接吻感染則會長在口部。由於不會疼痛與搔癢，因此不易發現（第一期梅毒）。因此，有很多病例都是直到出現發疹等的第二期梅毒後才被發現。

搔癢　當外陰部或陰道會發癢，除了有可能感染細菌性陰道炎外，也可能是性病，必須立即前往婦產科就醫，接受治療。

病名	特徵
陰道念珠菌屬症	藉由念珠菌真菌這種霉菌的增殖而發病。外陰部或陰道會有強烈搔癢，致使外陰部紅腫潰爛。除了性行為外，有時會因為長期服用抗生素（抗藥性）、感冒等，導致抵抗力降低也會發病。
陰道毛滴蟲症	因為感染毛滴蟲原蟲而發病，分泌大量黃色分泌物，怎麼更換內褲都來不及。因為分泌物的刺激，陰道或外陰部會出現強烈搔癢。出現發炎或刺痛感時，要盡快接受治療。
陰蝨	自古就有的性病之一，因性行為而感染。由於吸附在陰毛中的虱子咬住皮膚，在恥骨、外陰部等廣泛範圍會出現搔癢。皮膚會發疹並變紅。內褲會附著含血液的紅色斑點或是陰蝨的糞便。

★關於疾病的詳細解說，請參照P120的「性病」。

一旦感染的話……

如果發現自己感染性病，就要趁早接受治療。

尤其是症狀比較不明顯的披衣菌感染症，或是淋菌感染症，大多會較晚被發現，於是就成爲擴大感染的原因。

自我判斷是否感染性病的依據，是以性器是否出現疼痛或搔癢的感覺，以及表層是否有異常突出物，以及分泌物的狀況是否有異等，做爲判斷的依據。此外，當伴侶坦承已經感染性病時，不管自己是否有被感染的可能，都一定要前往婦產科檢查。

至於愛滋病的篩檢，可前往各地區性病防治所辦理，還能保護個人隱私。由於愛滋病（P126）幾乎沒有什麼明顯症狀，而且會在長達十年的潛伏期間中突然發病。一旦懷疑感染，務必前往設有愛滋門診的醫院接受檢查與治療。

若有以下症

感到疼痛

一般性病比較不會出現疼痛症狀，這也是導致延遲發現疾病的原因之一。不過，以下的疾病會出現疼痛。

病名	特徵
性器疱疹	會出現潰瘍或水泡，同時外陰部也會有劇烈的疼痛，甚至有時會因疼痛而無法行走。排尿時，因為尿會滲透而出現劇烈疼痛，有時甚至無法排尿。胯下淋巴腺腫大變硬。
軟性下疳	是罕見的性病之一。但萬一感染的話，外陰部會出現大豆般大小的潰瘍，而且特徵是出現劇烈疼痛。

有異味

異味大多伴隨分泌物而來。若感染以下性病就會有異味，算是一種發病的症狀。

病名	特徵
陰道滴蟲症	因感染毛滴蟲原蟲而發病。特徵是分泌物會增加，伴隨出現的是陰部會散發出腐敗味般的獨特氣味。即使清洗陰部，也會有分泌物不斷出現，而且異味也不會消失。
淋菌感染症	因感染淋菌而發病。據說女性的初期症狀比較不明顯，如果惡化的話，會出現像是膿一般的分泌物粘在內褲上，散發惡臭，有時腹部也會出現疼痛感。

分泌物

一旦感染到性病，分泌物大多會有變化，這也成為早期發現的關鍵所在；此外，也是判斷疾病的重要資訊。

病名	顏色	特徵
披衣菌感染症	白色或透明	感染初期，會多少增加白色或透明的分泌物，一旦惡化，有時會轉變成泛黃的分泌物，因此在感染初期不易被發現。
陰道念珠菌屬症	白色或奶油色	一開始是白色或奶油色的分泌物，但漸漸會出現泛白的分泌物，一旦惡化，會變成像鬆軟白乾酪或豆腐般的分泌物，有時白色的屑屑也會不斷掉落。
淋菌感染症	黃色	感染初期會出現白色或透明的分泌物，一旦惡化，味道會很強、泛黃的分泌物也會大量出現。和披衣菌感染症一樣，都是早期發現容易延遲的病。
陰道滴蟲症	泡沫狀且泛黃	會大量出現泡沫狀的泛黃色分泌物，就算勤於更換內褲也來不及。由於分泌物的刺激，致使外陰部或陰道出現強烈的搔癢，異味也會增強。

要和另一伴一起進行治療

萬一感染性病，傳染給另一半的機率相當高。同樣地，另一半感染性病，妳被傳染的可能性也很高。

例如披衣菌感染症方面，由於女性較少出現明顯症狀，但男性會引起尿道炎。所以當男性出現症狀時，雙方一定要一起接受檢查，進行治療。

女性可前往婦產科，男性則是看診泌尿科或是皮膚科。最好立即進行治療，雙方務必充分溝通，才能一起早點治癒。

即使妳已經接受治療，但另一半也感染的話，會因性行爲而再度傳染（乒乓感染）。如此一來將永遠無法根治。

此外，也有一些疾病會在剛開始治療的數天之間，明顯症狀消失病卻尚未治癒，因此並不是症狀消失，細菌或病毒就會消失，一旦靜止治療，日後必定復發。

因此，即使症狀已經消失，只要醫師沒說病因被完全治癒了，就得配合持續接受治療。

女性罹患性病的嚴重後遺症

一般來說，性病的後遺症以女性較嚴重。從女性的生理構造來看，生殖器是從陰道到子宮、輸卵管到達體內呈擴散狀態的構造。當陰道或子宮頸部出現慢性發炎的時候，細菌就會一直往裡側蔓延，於是就沿著子宮頸、子宮內膜、輸卵管、骨盆等路徑，不停的擴散。

因此女性罹患的性病一旦惡化，治療就越困難，而且很容易出現後遺症。

其中最典型的疾病就是披衣菌感染症（P120）。由於較少明顯症狀，也比較不易治療，因此容易惡化成子宮頸炎或輸卵管炎等，甚至導致不孕症或子宮外孕的發生。

〈給另一半（男性）的話〉

體貼你所愛的女性

如果你罹患性病，自覺可能會傳染給妻子或戀人，千萬不要隱瞞，要誠實地告訴對方，請對方和你一起去檢查。

如果檢查的結果，是另一半很幸運地沒有受到感染，也必須嚴守治療結束前，避免從事性行為的原則。

同樣地，若妻子或戀人主動告知其感染的實情，也是為了彼此健康著想，尤其是女性身體還負有「生產」的重要機能。

一起接受檢查及治療，就表示你深愛著另一半，且是為了雙方的未來著想。

此外，在另一半尚不知情，而你自覺到多少有感染給自己的風險時，請在確認是否有感染前，應盡量避免性行為。

其他像尖形濕疣（P122），其病毒種類與引起子宮頸癌的病毒屬於同類，連帶地引發子宮頸癌的機率也相對升高。

至於一旦感染性器疱疹（P122）的話，疱疹病毒會吸附於神經根部，當感冒等原因導致身體抵抗力降低時，就會復發。

此外，若婦女罹患性病卻尚未治療前就懷孕的話，大多數的性病都會直接傳染給胎兒，最壞的情況甚至會使得胎兒死亡。

當症狀和療程拖得太久的話，患者的精神狀態方面也可能會開始出現問題。

若是有一搭沒一搭地斷斷續續治療、反覆乒乓感染的話，病情便會趨於慢性化，於是患者就會經常因爲陰部搔癢、發炎、下腹部有不適感等症狀所苦。

如此一來，患者的精神狀態會變得非常不安定與神經質，甚至會引發憂鬱症傾向。

遭受性侵害的時候，妳可以這樣做

有些婦女不幸因性侵害而感染性病甚至懷孕，以下是萬一遭受性侵害的時候，妳應該採取的步驟：

遭受性侵後立刻要做的事　首先前往鄰近警局報案，再前往婦產科就醫。雖然很痛苦，但就醫前先不要淋浴，要請醫師採集陰道內的分泌物以及診斷外陰部或陰道內是否有受傷，或是身體其他部位外傷等，並填寫診斷書，同時檢查是否感染性病。採集的分泌物有一部分要送到警察單位鑑定。

以事後避孕藥來避孕　向婦產科醫師諮詢，只要在七十二小時內服用事後避孕藥（P694專欄），就能有效避免懷孕。

通報警察　通報警察雖是令人難以啓齒的事，但強姦罪是公訴罪，不提出被害申請的話，便無法搜查。為了防止無辜婦女再受害，請拿出勇氣報警。民間的勵馨基金會也可接受被害人諮詢。也可以向各縣市政府的「家庭暴力暨性侵害防治中心」來請求協助。

兩周後試著作懷孕檢查　性侵事件經過二周後，可以使用驗孕試劑來測知是否懷孕。

八周後接受愛滋篩檢　性侵害事件經過八周後，檢查是否有愛滋病可以得到確實的結果，建議可到性病防治所接受檢查，請逕向該單位諮詢。

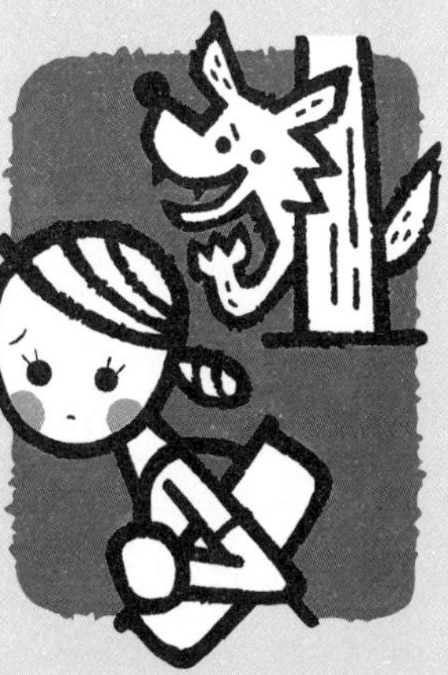

〔關於墮胎〕

選擇墮胎

所謂「墮胎」，是指胎兒還在母親子宮的時候，便進行手術以人工方式中止懷孕。

並非每個人都可以墮胎，什麼情況適於進行墮胎，要由「母體保護法」這項法律來決定。

可進行墮胎的情況包括：母體或配偶有精神疾病、智能障礙、精神病或遺傳性型態異常時；因身體及經濟的理由，繼續懷孕有害母體健康，或因性侵害或脅迫而導致懷孕等。

但懷孕滿二十二周後，不論任何理由都不能墮胎。要進行墮胎手術最好於懷孕十二周內進行，一旦超過此周數，子宮變大、子宮壁變薄，手術就會變得困難，對身體造成傷害的風險就更高。

墮胎方式是硬將子宮入口擴寬，再將吸引管放入子宮，吸出受精卵或是胎芽，再用鉗子刮乾淨的方法。

由於墮胎是非自然行爲，對女性身體會造成很大影響應避免。不過，也有人是因爲避孕失敗等原因而導致懷孕，此時要及早與另一半商量，找出對兩人未來最好的選擇。

若雙方討論的結果是選擇「墮胎」，就應盡快前往婦產科就醫。

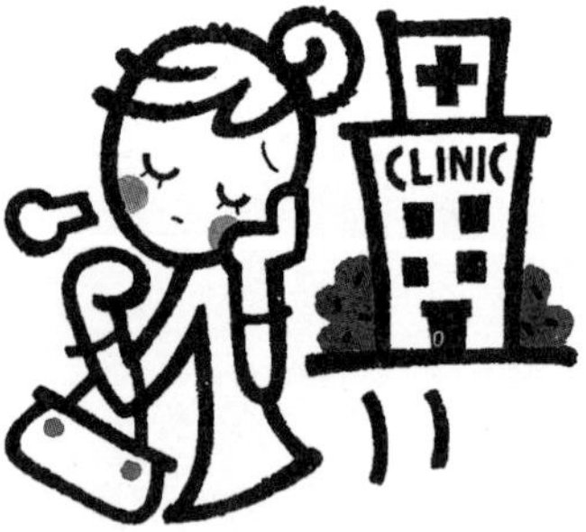

慎選值得信賴的婦產科

能進行墮胎手術的婦產科醫師，必須是衛生署優生保健法醫師，非此身分的醫師，絕對不能爲人施行手術。

有些人會想到陌生的地方悄悄接受手術，但墮胎是以摸索方式在看不見的子宮內部操作，爲了自己的安全，還是別交給不夠專業的醫師來處理。免得手術之後引起子宮沾黏等非常難以收拾的後遺症。

此外，術後不一定要住院，可選擇交通方便，風評好的醫院或診所。

由於墮胎手術不適用於健保，需自費。費用高低視醫院不同而有所差異，而且依據有無住院情況等收費情形也不一樣。

若是在懷孕十二周內的話，大約是六千至一萬台幣左右；超過此周數以上，費用會遞增，而且是依周數而定，大致而言，約需花費三至四萬台幣左右。

手術前與當天的準備

找到合乎優生保健法資格的醫師就醫後，就可預約手術時間。醫師事先會請妳簽署「墮胎同意書」，此文件必須寫下姓名、地址並蓋章，也請另一半簽名並蓋章，於手術當天交出。

此外，手術當天最好有人能陪在身邊，這樣比較安心。

手術前一天，要先淋浴或泡澡，潔淨全身。由於手術時必須施打麻醉劑，因此前一晚九點或十點後禁止進食，而且要早點休息，睡眠充足體力也會比較好。

手術當天早上先淋浴，將外陰部等清洗乾淨。由於要施打麻醉劑，因此即使是少量的水也無法飲用。拿掉身上飾品、隱形眼鏡等，不要化妝。準備好手術同意書、術後使用的生理褲及衛生棉等。若是懷孕十二周後的手術，由於可能得住院，必須準備睡衣和盥洗用具。等時間一到，就和同行的人一起去醫院，交出同意書。

接受墮胎手術必須全身麻醉，若是懷孕未滿十二周，會進行刮出胎兒及子宮內容物的「搔刮術」，或是藉由吸引管吸出的「吸引術」；若超過十二周，則以陣痛促進劑來做人工引產。

手術前後的注意事項

手術當天

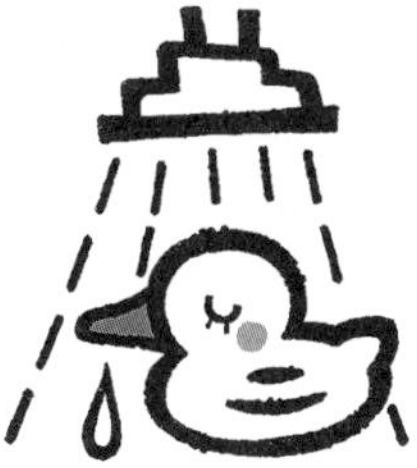

保持身心安靜。由於下體會出血，要勤於更換衛生棉。

手術隔天

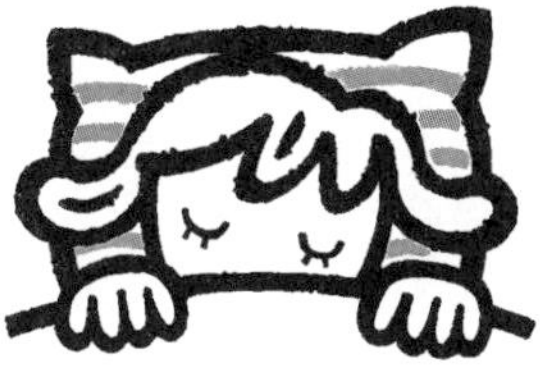

若沒出現異常便可淋浴。可以處理一些比較輕鬆的事，至少須靜養三天。嚴禁喝酒。

一周後

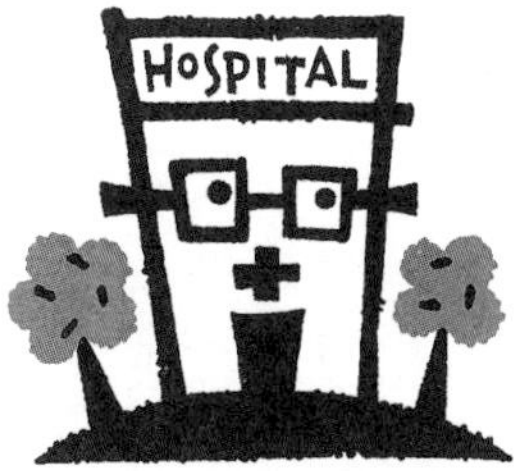

術後一周內要做子宮檢查。手術後第四天就能恢復正常生活，除非醫師許可，否則應避免性行為。

兩周後

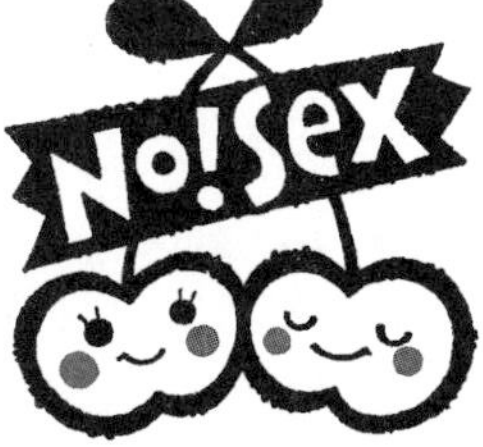

原則上手術後第十四天就可恢復性行為了，但還是要依身體的恢復狀態而定。遵從醫師指示，務必作好避孕措施。

從青春期到成熟期的性愛與身體

〔青春期的性行為〕

給有青春期子女的母親

從國小高年期（十二歲）左右到高中畢業（十八歲），是青少年對大人有所憧憬以及對性產生強烈好奇心的時期。

此時期也最容易受到性刺激，現今因爲性資訊氾濫，性經驗年齡層也逐漸降低（請見下圖）。

青春期的孩子們大多不瞭解避孕方法，甚至缺乏對性病（STD/STI）的正確認知。

甚至有些國、高中生，「早點有性經驗比較酷」、「戴保險套太遜了」有此錯誤觀念。事實上，這些十幾歲孩子中，有些人早已進行沒有任何防護措施的性行爲。

聽聞這樣的事情，大多數父母會想：「還好，我們家的孩子不會這樣」。不過，這僅限於少部分的孩子而已。

有些人雖然在家裡或學校都是認眞的孩子，但其實他們並不像雙親所想像地那般「晚熟」。

對孩子來說，「不可以有性行爲」這種「教育」已經落伍。

家有女兒的父母，必須冷靜地面對現實。

必須教導孩子的正確性觀念，包括如何避孕以及如何預防性病感染等，學會「如何保護自己」是很重要的。

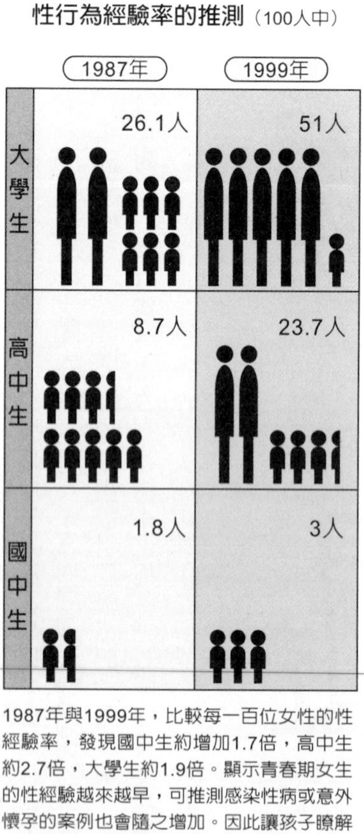

1987年與1999年，比較每一百位女性的性經驗率，發現國中生約增加1.7倍，高中生約2.7倍，大學生約1.9倍。顯示青春期女生的性經驗越來越早，可推測感染性病或意外懷孕的案例也會隨之增加。因此讓孩子瞭解正確性知識十分重要。

「年輕人的性愛白皮書」青少年性行為全國調查

已經準備好迎接初體驗了嗎？

到了青春期，「喜歡的男孩」出現了，於是大部分女孩都會開始交「男朋友」。

但是青春期的男生精力旺盛，說他們滿腦子除了性還是性也不足爲奇。女孩在男友的要求下，會因爲「不想被他討厭」等理由，與對方發生性關係。

不過這般性行爲的背後卻隱藏了懷孕及性病（P120）的風險，結果受傷害的往往是自己，以及眞正疼愛妳的人。千萬不能爲了不想被他討厭而發生關係，這麼做並不值得。如果妳眞的喜歡他而發生關係，請妳明確表示「爲了我請戴保險套」，如果對方拒絕，那就表示他不是眞的在爲妳著想。

尤其近年來罹患性病的年齡層有越來越年輕的趨勢，爲了自己的健康，一定要做好保護措施。

妳已經做好迎接初體驗的心理準備嗎？

因為對方要求，不知不覺就發生關係……。如果初體驗是這麼開始的話，日後妳一定會後悔的。因為初體驗應該讓人有種「美好」的感覺，因此彼此的愛情、體貼和信賴關係是不可或缺的，必須做好心理準備。

是因為重視他而想要與他發生關係嗎？

不是「因為他要求我……」，而是自己想要和他發生關係、彼此感同身受、加深愛情嗎？

妳有正確的性知識嗎？

妳知道成人錄影帶上的性行為，都是女演員在演戲嗎？還有，妳知道肛交或生理期期間進行性行為是危險的事嗎？

妳知道性行為有懷孕及感染性病的風險嗎？

沒有準備就發生關係，就會有懷孕及罹患性病的風險。

至於性病，不管是妳多麼信賴的男性，只要他過去有性經驗，就不能百分之百安心。

妳敢開口要對方戴保險套嗎？

為了避孕及預防性病，使用保險套是必要的。

為了彼此的將來，妳敢在發生性關係前，向他明白說出希望他戴保險套嗎？如果他拒絕了，妳也會拒絕與他發生關係嗎？

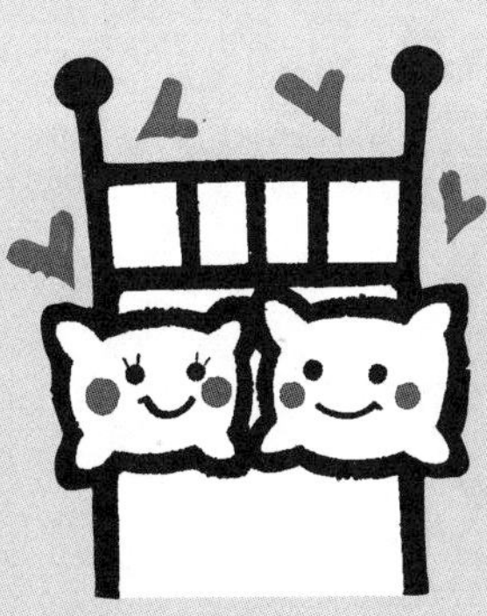

〔成熟期的性行為〕

成熟期是能體會性行為樂趣的時期

女性從二十幾歲到四十幾歲，歷經工作、結婚生產等變化鑾大的人生階段，這同時也是女性人生中最充實的時期。

關於性，女性與男性的差異之一在於，相處時間愈久，大多數的女性愈能確認彼此的關係而放鬆心情享受性愛，進而漸漸找出性愛的歡愉感。

雖然二十幾歲到三十幾歲之間的女性，有了結婚、懷孕及生產經驗的人數越來越多，但一般來說，大部分的女性從懷孕到產後，性行爲的次數會比過去來得少。

而且孩子還小時，因忙於育兒及家事，「沒心情做愛」的女性也是不少，但隨著育兒壓力減輕之後，伴侶之間就會自然地恢復性生活。

性行為也是有基本禮儀的

性行為中無心的一句話可能會破壞關係

所謂「美好的性愛」，就是給予另一半快感及安心感。那是傳達彼此心意時，雙方感到真正的感情及喜悅，也是心靈的結合。

所謂性愛是為表現愛情而存在的，但另一方面，不經意的一句話或一個動作，有可能深深刺傷對方的心。例如彼此嫌棄對方身體，就會刺激到對方痛處。

尤其對男性而言，若遭到女性突如其來對其性器官的批評，心中會被深深刺傷。

此外，責備對方的性愛技巧也是一大禁忌。若對對方的性愛技巧不滿，可以表示「希望前戲時間能拉長」等，和另一半充分溝通尋求解決之道。

解決性愛問題與疑問後，便能得到美好性愛，而且要坦白地對另一半表示妳很享受的感覺。性愛結束時，彼此的體貼也是很重要的。

此外，為了預防感染，性行為前後要淋浴或泡澡等清潔身體，千萬別忘記。

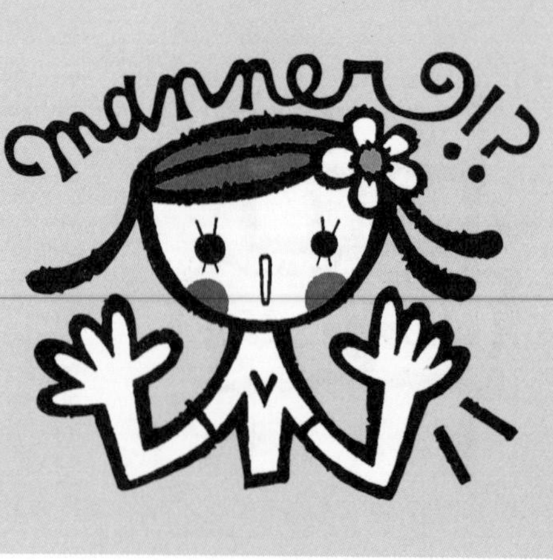

青春期性愛簡單的Q&A

Q 喜歡經常自慰很奇怪嗎？

A 所謂「自慰」，是自己愛撫自己的性器來得到快感。

女性也有性慾，所以這是自然行爲，沒必要有罪惡感，而且性器不會因此而改變顏色或者是形狀。

不過，若是將不乾淨的手指放入陰道，有時候會因此引起陰道炎或尿道炎，要多注意。

此外，若將異物放入陰道裡，到最後很有可能無法自行取出，必須前往婦產科就診，因此這是很危險的行爲，千萬要避免。

Q 處女身分好像是個包袱 初體驗還是要早一點比較好嗎？

A 可能妳有一些朋友認爲「初體驗早一點比較好」，也有些男孩子有同樣想法，但果眞如此嗎？搞不好這些人心裡想的是「自己的女友最好是乖乖牌」吧？

初體驗應該是個很美好的回憶。不去在乎別人怎麼想，能拿出勇氣說：「我還沒有心理準備」的女性才是最棒的，因爲輕率的體驗，有時反而傷害心靈。

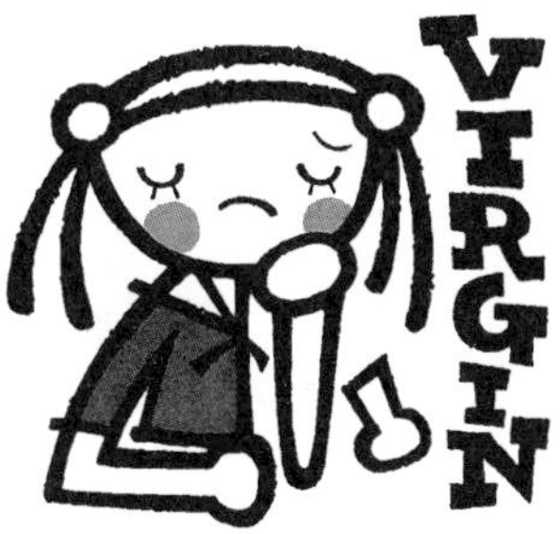

Q 只有一次性行為這樣也會懷孕嗎？

A 妳瞭解「懷孕過程」（P554）嗎？

發生關係的時機若正好是排卵日或排卵日前後，那麼，即使只有發生一次性行爲也很可能會懷孕。會不會懷孕不是依據性行爲的次數而定，而是發生關係時彼此的生理狀況。

十幾歲女性的身體和成熟女性不同，由於女性賀爾蒙的分泌還不很穩定，因此每個月的排卵日也不固定，所以即使妳認爲「今天是安全期」，但是懷孕的可能性還是很高。而且往往是完全倚賴男性避孕（尤其是體外射精、安全期等方式），因而意外懷孕的案例相當多。

如果一定要發生性行爲，請務必每一次都要戴保險套。而且要有勇氣主動請他「戴保險套」，這點非常重要。

Q 看到色情畫面慾火中燒是不是人格有問題？

A 性愛是吸引異性的本能行爲，看到色情畫面，女性也會覺得慾火中燒，有時也會想要做愛。

不過，正因爲如此，隨便看錄影帶或書藉來瞭解性知識是很危險的。尤其是色情錄影帶所描述的，大多是沒有愛情的性行爲，而且只是單純物化女體而已。

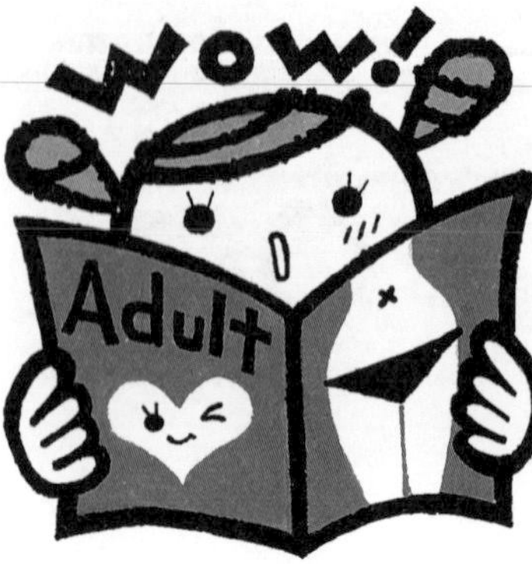

Q 喝下精液或將精液射在臉上也無妨嗎？

A 妳應該要注意的是，男性是否感染性病。若是精液含有病毒或細菌，一旦女性口中有口內炎或齒肉炎，感染性病的機率就會大爲提高，淋在臉上則容易從黏膜感染。

即使不喝下精液，光是女性將陰莖放入嘴裡就會感染披衣菌屬或淋菌了。

事實上，根據資料顯示，有六成以上在陰道發現披衣菌屬的女性，其喉嚨也感染了披衣菌屬。因此若無法確認男伴沒感染性病，最好別這麼做。

Q 發生陰道痙攣的話該怎麼辦？

A 所謂「陰道痙攣」，就是女性在性行爲當中受到超越想像的衝擊，致使陰道周圍的肌肉發生不隨意反射性痙攣而僵硬緊縮，主要由心理障礙引起的。

有時在進行性行爲時感到緊張，或被人窺看受到驚嚇時也會發生。一旦女方發生陰道痙攣，男方就無法拔出陰莖。

首先保持鎮定，等待肌肉鬆弛。這時硬要抽出來，反而會傷害到陰莖。抽不出來時不要害羞，要快點叫救護車。

Q 使用衛生棉條的話處女膜會破裂嗎？

A 「處女膜」是指位於陰道的起始處，呈半月形具有上皮細胞覆蓋的一層結締組織。它並不是完全塞住陰道口，而是中央有個大小約能放入一根食指的孔洞。

處女膜具有彈性，雖然偶爾會因爲劇烈運動而破裂，但放入棉條的程度並不會使其破裂。

至於進行性行爲時，處女膜會破裂，但不一定會出血。

Q 可以進行肛交嗎？

A 所謂「肛交」，是將陰莖放入肛門進行性行爲。因爲肛門周圍佈滿微血管，因此陰莖放進去之後，很容易導致肛門破裂出血，是最容易感染性病的危險性行爲。

而且，在肛門深處還有排洩用的直腸，原本就不是爲了進行性交的生理構造。

若有男伴想嘗試肛交，應該認清他是出於好奇，或是個人性癖好，不管怎麼說，這種行爲都不是出自於愛妳。

Q 生理期時進行性行為也不會懷孕嗎？

A 即使是生理期快要結束時，也可能懷孕。

以前有種說法是精子的壽命是四十八小時，因此即使在生理期發生性行爲，精子也不會存活到下一次排卵前，所以不會懷孕，但這完全是個錯誤觀念。

一次射精所釋放的數億個精子中，有的精子會存活一周以上，因此於生理期進行性行爲，若下一次排卵較早時，還是有可能懷孕。

此外，生理期進行性行爲，感染性病的風險也比較高。以愛滋病毒來說，病毒存在最多的地方就是血液，因此絕對要避免。

Q 對方不愛戴保險套，該怎麼溝通呢？

A 爲何他不愛戴保險套？首先妳要問清楚理由。大多數男性會說「因爲很麻煩」、「感受度會變遲鈍」，或是「我不想透過薄薄的膜來感覺妳」等，這類令人肉麻的話。

但如果原因是他缺乏性知識或是關於傳染性病方面的概念，妳必須花點時間教導他。

妳要向他說明，戴保險套不但可保護自己遠離性病，以及避免意外懷孕。同時也要向他傳達「如果妳愛我，就用保險套來保護我」的正確觀念。

如果這麼說他還是無法理解，或是堅持己見，就該重新考慮是否要繼續與他交往。

請不要忘記，最終身心會受到傷害的，還是女性自己。

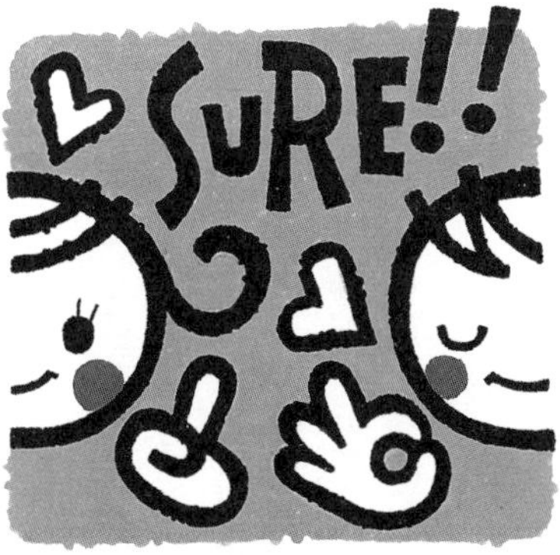

成熟期性愛簡單的Q&A

Q 好像從來沒有高潮這樣有問題嗎？

A 當女性在性方面達到興奮狀態，再加上性的刺激，陰道會微微痙攣，這個瞬間，就是所謂的「性高潮」。

相對於男性在射精的當下就能感受性高潮，女性在得到性高潮前的性喚起階段需花費較長時間，敏感部位則因人而異，因此有很多人沒有體驗過這種感覺。此外，由於男性性行爲時間很短，因此有時女性就會感受不到性高潮。

女性性高潮可分爲三類，即陰蒂型性高潮、陰道型性高潮以及陰蒂陰道混合型性高潮。

一般來說，大多數女性都是由陰蒂得到性高潮，所以先找出自己覺得舒服的觸摸方法，再以自慰來刺激陰蒂，或是在性行爲時，向另一半試著傳達刺激陰蒂的訊息。

達到性高潮時，女性乳房會明顯增大和出現紅暈，肌肉（包括陰道）會出現不自主的抽動，而肛門括約肌也會同時收縮。有時也會出現心跳加快、呼吸急促、血壓升高和出汗等生理變化。

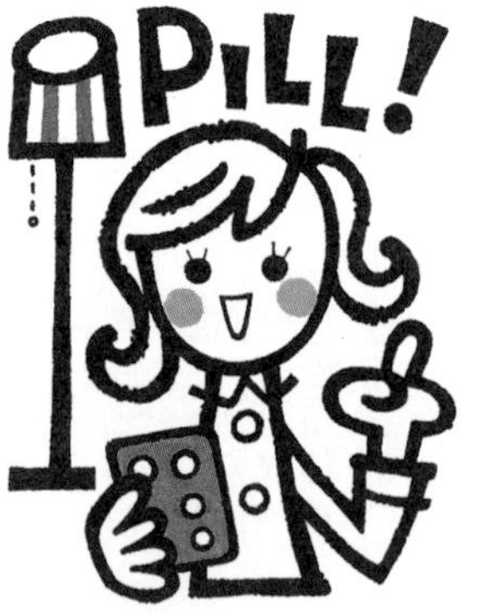

若雙方都無感染性病的可能，避孕藥就能確實發揮避孕作用。

Q 害怕懷孕而無法享受性愛

A 如果另一半眞的不喜歡保險套，可以使用低劑量避孕藥來避孕，藥丸的避孕效果幾乎是百分之百，因此不用擔心會懷孕。

但是服用避孕藥只限於雙方絕對沒有罹患性病的情形，因此最好能先接受健康檢查，確定沒問題之後再這麼做。

Q 陰莖一直無法放入感到很煩惱

A 對於過去曾遭受性侵害，或是幼兒時期遭受過性虐待的女性來說，若是在精神上依然有陰霾存在時，有時會因爲對性感到恐懼而無法完成性行爲。

此外，有些人即使接受性刺激分泌液也很少，這樣陰道就無法充分潤滑，所以在陰莖插入時會因爲乾澀而有點困難，甚至引起疼痛，建議使用潤滑劑幫助潤滑。此外還有因爲處女膜過硬而無法插入（處女膜強韌症＝P112）的狀況。也有些是一想到陰莖要進入陰道，陰道就會變得僵硬緊縮的心理因素。

關於這些問題，可以向婦產科醫師或是諮詢師等心理專家諮詢。

Q 雖是新婚卻沒有性生活 這樣是不是很奇怪？

A 有時夫妻感情太好也會變成無性生活。因爲雙方已經把彼此視爲「朋友」，而沒有「異性」的感覺。即使是這樣的關係，若是彼此心靈很滿足，也是一種夫妻型式。不過，若雙方腦中浮現「我們這樣下去可以嗎？」的疑問，那麼關於今後的性生活，夫妻之間還是要多加溝通。

尤其是夫妻都想要「有個孩子」的時候，就要試著溝通。如果自己或另一半覺得「想要做愛，卻難以啓齒」的話，請試著想想爲什麼會覺得不好意思？其實許多狀況都是初體驗時另一半隨口說自己「毛很多」之類批評身體的話所造成的。

由於這些問題很難向另一半或朋友啓齒，因此建議找專家諮詢。

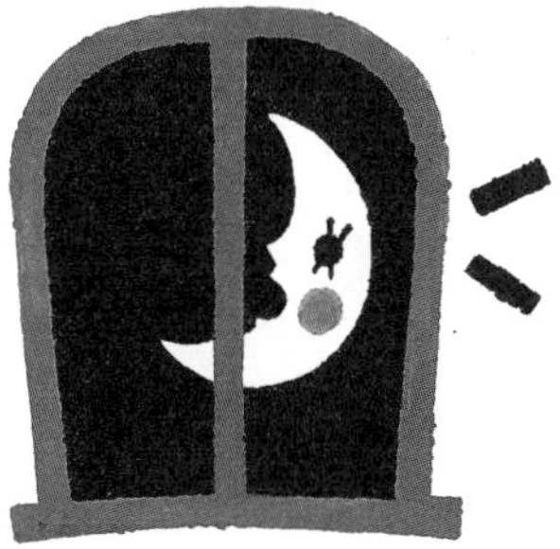

Q 只要一到了排卵日 就會很想做愛……

A 由於女性身體是受到女性賀爾蒙控制，到了排卵日，黃體酮（黃體賀爾蒙）的分泌會變得很旺盛，致使乳頭變得敏感、性慾也會增強。

此外，也有些人會在月經前後或生理期間特別想做愛，這也是非常自然的生理現象，不必擔心。

Q 生產後陰道緊實度 會變差，這是真的嗎？

A 生產時爲了要將寶寶推擠出來，陰道肌肉會鬆弛，但這只是暫時的，產後陰道壁肌肉變得厚實，陰道狀況也會漸漸恢復。

不過當寶寶還小時，大多數人會忙於照顧子女，而提不起興致享受性愛。順其自然別想太多，只要生活步調放輕鬆就會慢慢回復興致。

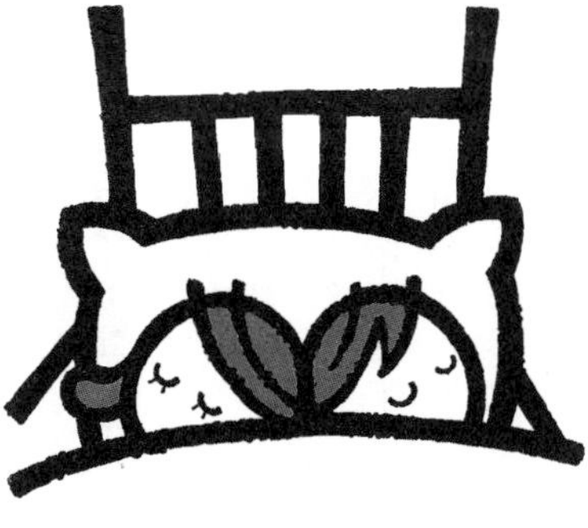

夫妻間的性生活，不要害羞，要試著充分溝通。

Q 想要享受性愛 對方卻不願意配合

A 試著溝通看看，找出爲何他不想做愛的原因。也許他對於不再有女性羞怯的妳，漸漸失去感覺也說不定。

不妨藉此機會反省一下自己平日的行爲，是不是經常對他大吼大叫或總是很不耐煩，使得他對妳性趣缺缺。

此外，若是他過去曾經有性愛失敗（無法勃起、早洩等）的經驗，之後也會有逃避性愛的反應。

若無法解決的話，最好一起去找心理專家諮詢。

Q 性行為能夠讓女性變漂亮是真的嗎？

A 醫學證明，性行爲會使女方的女性賀爾蒙分泌增加，能使皮膚富有彈性，所以女性會因此變得很漂亮。

不過，最大的原因應該是心理因素。當女性和親密愛人享受滿足的性愛時，心情會變得開朗，笑容也會自然出現。心理得到滿足之後，對家庭生活和工作也會變得更加積極，因此也就益發神采飛揚。

更何況爲了心愛的人，女性當然會想永遠保持青春美麗，所以也會比以往更加勤於保養。

所謂「身心得到滿足，擁有美好性愛」，就是成爲亮麗有活力女性的訣竅。

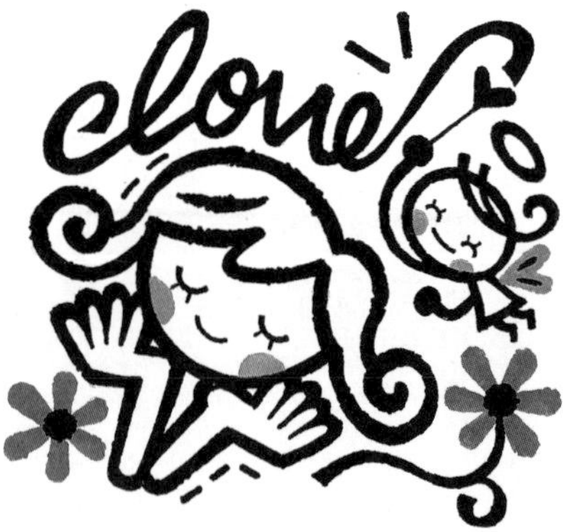

Q 性行為後發現出現了少量出血

A 出血的原因之一是疾病，可能是子宮頸糜爛（P82）、子宮頸息肉（P81），或是子宮頸癌（P139），這些出血都不會覺得疼痛。切勿自行判斷，應盡快前往婦產科檢查。而有時出血是因爲懷孕的關係，若是從排卵日算起基礎體溫持續兩周高溫，那麼懷孕的可能性就很高。

Q 性行為之後，陰道內感覺刺痛？

A 最多原因是陰道沒有充分滋潤的情形下，陰莖突然插入所造成的陰道壁受傷，前戲時間長一點會有幫助，不然就要使用潤滑劑。此外，陰道炎、感染性病以及子宮發炎等原因也會造成陰道出現刺痛感，尤其是念珠菌陰道炎，只要覺得異常就要盡快就醫治療。

懷孕中的性愛簡單Q&A

Q 懷孕的時候可以進行性行為嗎？

A 如果在陰道內射精，精子含有的「前列腺素」賀爾蒙物質會促使子宮收縮，有時會因此導致流產或早產。所以在懷孕初期進行性行爲時，最好配戴保險套。

Q 懷孕中應該避免哪些性愛體位

A 懷孕中進行性行爲，以不對腹部造成壓力、不對子宮口造成強烈刺激爲先決條件。懷孕初期（一～三個月）女性把腳大大張開的正常體位或女性在上的體位，很容易讓陰莖插入更深，因此最好改成女性併腳的姿勢，而男性要注意不要壓到女方腹部。

懷孕中期（四～六個月）之後腹部更突出時，採側臥體位會比較好。後背體位雖然不會對腹部造成負擔，但容易讓陰莖插入更深。

懷孕中期（七～十個月）性行爲要避免過於激烈，以防子宮收縮造成早產。

Q 懷孕變得性慾減退無法滿足另一半的要求

A 察覺到腹部有寶寶的潛意識會使得孕婦對性行爲無法專馨，此外，害喜和腹部變大的生理現象，也是孕婦想拒絕性行爲的理由。不妨將想法坦白向另一半說清楚，爲了妳和寶寶，他應該能夠理解才是。有任何問題，最好都能以溝通的方式獲得解決。

懷孕期間的體位建議

●懷孕初期

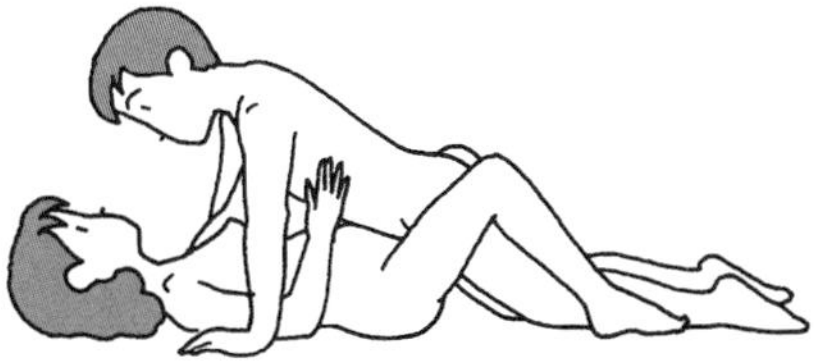

正常體位
採正常位時，女性把腳闔上插入就會變淺。男性採以雙手支撐身體的姿勢，注意不要壓到女方腹部。懷孕時盡量採簡易體位，不要變化過多。在性行為過程中，只要女方感到腹部腫脹，就要立即停止。

●中期至臨盆期

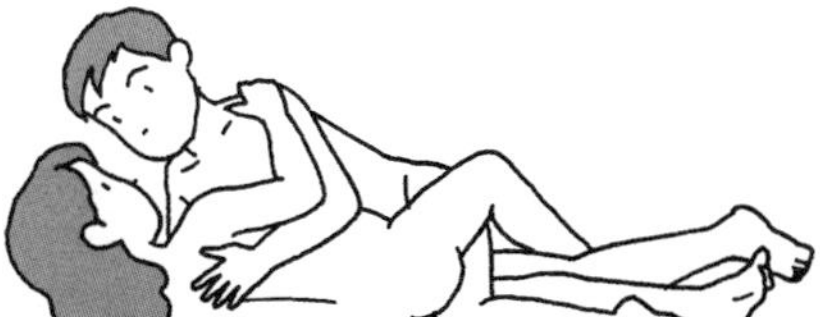

側臥體位
男女皆呈側躺，女性採夾住男性腳部的姿勢，這樣就不會對腹部造成負擔，插入也比較淺。至於女性撐住手腳從後方插入的體位（後背位），以及女上男下的體位，由於容易插入較深，因此不建議懷孕期間採用這樣的體位。

從更年期到高齡期的性愛與身體

〔更年期的性行為〕

為了享受第二個性生活……

更年期女性的性慾降低，有時是由於罹患「不定愁訴」（P526）所造成的厭倦性生活。再加上傳統社會認爲停經的女性失去女性性徵之後「應該」會逐漸失去性需求，這些不正確的觀念使得許多停經的女性會選擇壓抑自己的性需求，在更年期之後就不再有性生活。

同時老化也會使更年期的女性對自己失去信心，甚至造成頗大的心理壓力。

在生理方面，由於更年期女性會逐漸缺乏女性荷爾蒙，使得陰道黏膜變薄、潤滑液減少分泌，或是外陰和陰道萎縮（P103），導致性行爲時會感覺疼痛甚至受傷，因此產生了排斥性行爲的想法，都會影響到夫妻相處。而有些原本關係就有點問題的夫妻，很容易因爲更年期的種種改變，再加上子女離家、丈夫退休的種種因素，導致關係更惡化，於是就不再有性行爲。

相反的，有些女性反而在更年期之後，擺脫年輕時擔心懷孕的緊張感，開始悠哉地享受性生活。

每個人對性的想法都不同，有些伴侶是男性握有主導權，有些是只有某一方想要持續性生活。此外，當然也有能夠共同享有性歡愉的伴侶，每個人根據過去性生活的方式、經驗，因而產生了各種增進性愛歡愉的技巧與方式。

進行性愛或是肌膚接觸是一種結合彼此心靈的方法，即使到了更年期也不會改變。若是希望與對方繼續保有相愛的感覺，那麼，彼此的心靈溝通就顯得更重要了。

不滿意以往性生活的人，不要獨

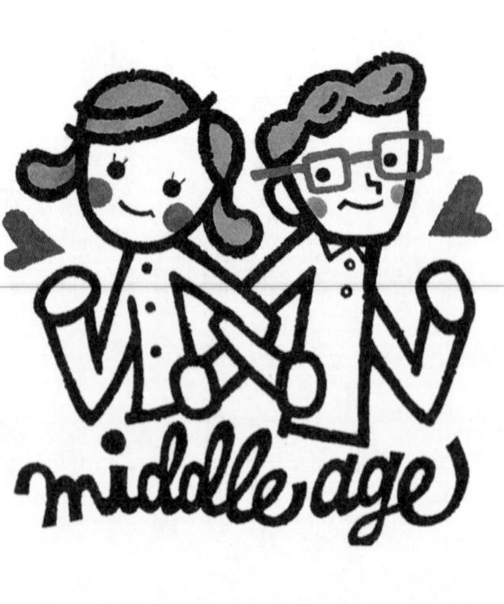

自煩惱。應該與對方積極溝通，除了把自己的擔憂或是恐懼告訴對方之外，也要讓對方能夠瞭解妳的期望與喜好。

比如說有些人即使和伴侶共同生活了數十年，也不見得知道對方最喜歡的做愛體位，或是敏感帶在哪裡。

會發生這樣的事，都是因爲彼此之間從來都不溝通的結果。

即使是更年期也要避孕

有些人認爲進入更年期之後，越接近停經月經就越不順，因此不可能受孕；或是另一半認定「既然都更年期了，應該不會再懷孕」，因此有不少男性拒絕戴保險套。

但是就算排卵不順、接近停經，還是有受孕的可能，每隔一段時間新聞就會報導祖母級的孕婦，就是這道理。

爲了避免造成意外懷孕甚至墮胎的悲劇，請務必做好避孕措施。

〔高齡期的性行為〕

肌膚接觸也能使心靈滿足

很多女性到了停經期的時候，就會有「自己已經不再是女人」、「都已經做阿嬤了，哪能有性生活」的錯誤觀念，即使是偶爾有性生活的人，也會經常抱怨「性交痛很不舒服，不再覺得做愛是享受了」。

即使如此，還是有少數在高齡期仍能享受性愛的女性，事實上到了這年紀，每個人對於性愛的感受有著很大的差別。

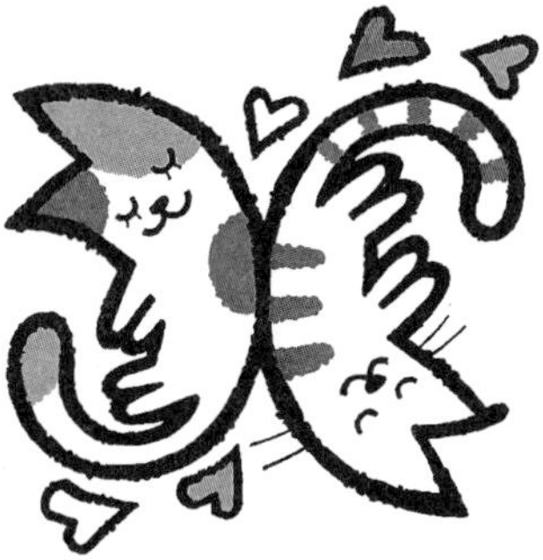

要重視精神上的結合

此外，由於男女在性慾方面多少有差距，而性的需求越是遭受壓抑，彼此間的嫌隙就越大，於是就對另一半產生了不滿與抱怨。事實上高齡期的性生活需要彼此體貼，於是溝通就扮演了很重要的角色。

有些高齡伴侶雖然沒有性行爲，但光是接吻或牽手、擁抱就能夠滿足。這是因爲他們擁有許多共同的回憶，這些回憶構成了一股很強大的支持力量，幫助他們維繫、創造彼此之間源源不斷的愛意。

高齡期是在精神上結合的重要時期，當生理性的需求已經變淡到甚至不復存在的時候，心靈上的依賴與信任於是成爲了愛的動力。

由此可見，不管是哪一個年齡層的伴侶，溝通良好的話，就能爲自己儲存愛的能量。如果能一起培養共同的休閒嗜更好，這樣到了高齡期，就會有許多話題可聊。

更年期性愛簡單的Q&A

Q 更年期身體持續不適 對丈夫的要求感到痛苦

A 從更年期到停經期，隨著卵巢機能降低，雌激素（卵胞賀爾蒙）的分泌也會減少。當女性賀爾蒙減少後，會引起性慾的男性賀爾蒙（睪丸素）就會占上風，因此女性的性慾並不會因爲進入更年期而衰退。

很多人認爲，由於更年期會有不定愁訴（P526）或性交痛（P601）的症狀，致使女性不想要有性愛。當妳覺得不舒服的時候，要坦白地告訴對方，良好的溝通是很重要的。

此外，根本沒有必要忍耐伴隨更年期而來的痛苦，無論是生理或心理的症狀，都可以前往婦產科或更年期特別門診接受診療，務必和醫師充分溝通，選擇最適合自己的方式接受治療（P608～），愉快順利的度過更年期。

Q 陰莖插入時會疼痛 性交成了種酷刑

A 會感覺疼痛，是因爲接近停經期，雌激素（卵胞賀爾蒙）的分泌減少，使得陰道黏膜變薄並萎縮，同時在性行爲當中扮演潤滑劑角色的分泌液也變少緣故。所以在陰莖插入時，往往會使得陰道壁受傷而引起疼痛，甚至發炎。

針對這種情形，可使用賀爾蒙藥（雌激素等）的陰道乳膏與內服藥改善，不過，患有子宮癌、乳癌等婦科疾病的人，有時不能使用藥物治療，應向醫師仔細諮詢。

此外，也可以使用市售潤滑劑，一般藥局是郵購通路都有販售，如果不知道該買哪一種類型的產品，也可以向醫師請教。

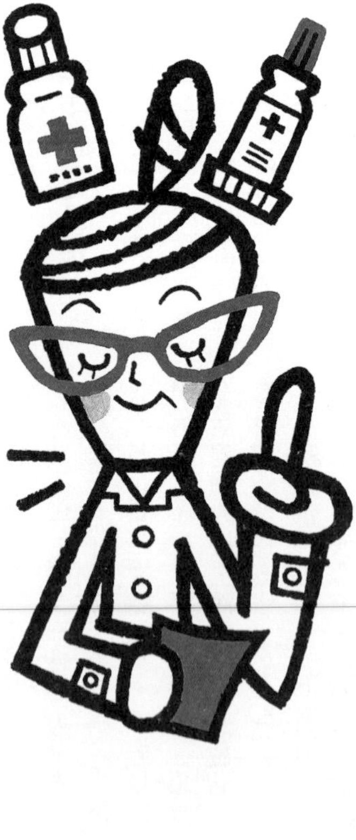

Q 即使做愛也無法讓自己產生幸福感

A 「長久以來都是被迫接受由丈夫主導的性行爲」或「對過去丈夫出軌一直很在意」之類的抱怨也不少。

仔細想想彼此是否存在什麼問題？瞭解問題點之後，可試著和對方溝通。若是一直無法解決，可以嘗試求助於設有諮詢師或性愛煩惱諮詢的婦產科、心療內科等。

Q 丈夫沒有性方面的需求讓我覺得很落寞

A 男性的性慾因人而異，有上了年紀仍性慾旺盛的人，相對的也有過了四、五十歲後，就變得無慾無求的人。

不過，若是完全沒有這方面需求也很奇怪，如果妳主動提出卻遭拒絕，可能對方有精神壓力，或是身體不適的緣故。

尤其是四、五十多歲的男性，工作繁重，容易累積精神壓力，這經常是造成無性生活的原因。

經過溝通也沒有改善的話，如果能得到丈夫的同意，建議可以一起去心療內科接受治療

Q 摘除了子宮之後對性生活會有障礙嗎？

A 摘除子宮之後，完全不會影響到性生活。

但是的確有些女性會認爲「沒有子宮，就不是女人」，失去子宮的失落感十分強烈，甚至會有不想再發生性行爲的念頭，這是很偏差的觀念。如果對方也有這種想法，建議可一起前往性障礙門診接受治療。

嚴格說來，子宮只是蘊育寶寶的臟器，對性機能來說，最重要的器官是分泌雌激素的卵巢。即使動手術摘除兩側卵巢，也不代表患者不再是女人、更不會從此無法再擁有性生活。相反的，有些人會樂觀地認爲自己終於可以擺脫避孕的麻煩，充分享受性愛。

Q 進入了更年期之後還會懷孕嗎？

A 有些人確實是因爲抱有「更年期應該無法受孕」的錯誤觀念而導致意外懷孕，雖然照理說停經兩年以上就不會懷孕，但最好還是要做好避孕措施，免得因爲意外而成了高齡母親。

Q 每次在性行為之後陰道就會發癢

A 進入更年期後，隨著雌激素（卵胞賀爾蒙）分泌減少，陰道黏膜變弱、抵抗力也降低，因此容易引起發炎。

由於有陰道披衣菌症（P98）或其他病原菌引發陰道炎的可能性，最好前往婦產科做陰道分泌液的檢查。在確認結果之前，應該避免性行爲。

高齡期性愛簡單的Q&A

Q 過了七十歲還有性慾這樣很奇怪嗎？

A 男性會分泌女性賀爾蒙，女性同樣也會分泌男性賀爾蒙。

但是女性賀爾蒙（雌激素）並沒有直接提升性慾的作用，會引起性慾的是男性賀爾蒙（睪丸素）。

以女性來說，停經後女性賀爾蒙分泌減少，男性賀爾蒙佔上風，因此性慾不會改變，甚至有些人性慾會更強。

所以不要覺得「有性慾很奇怪」，而是要好好享受性愛。

Q 丈夫想使用威而剛但是我很排斥

A 威而剛（Viagra）是用於治療男性勃起功能障礙（ED）的藥物。

所謂「ED」，是指男性在性行爲時陰莖無法充分勃起，以致得不到滿足，這種疾病會隨著年紀增長而有逐漸增多的傾向。

威而剛可憑醫師處方籤就可以買到。如果丈夫想和妳一起享受性生活，但卻明顯有勃起功能的困擾而感到力不從心，可建議他前往泌尿科進行諮詢。

若是心臟病患和服用其他含有硝酸甘油處方藥物的人，就無法使用威而剛。威而剛若和硝酸甘油合併服用，就會引起血壓急速降低，甚至造成死亡。

由於威而剛尚有其他副作用，因此務必請醫師依症狀給予專業的意見。

Q 女性一直到幾歲還能進行性行為呢？

A 根據日本性科學會性學研究會針對約一千名四十歲以上女性進行調查顯示，女性發生性行爲的次數雖然從五十歲前半期開始減少，即使是七十至七十四歲的女性，仍有十二％的人一年有數次性行爲。

由此可知，只要身心健康，有沒有性行爲其實和年齡無關。

不過到了高齡期之後，在健康與體力出現問題的男女人數增加，甚至女性會有性交痛的困擾，男性則有無法勃起的性功能問題等，男女雙方會出現各種不同的障礙。

就高齡期性行爲而言，有不少夫妻只是享受肌膚接觸而不插入，光是愛撫性器與彼此的身體也能得到性滿足。尤其對女性而言，性愛的滿足不在次數而在過程，發自內心的愛才是得到性滿足的關鍵。

Q 子宮有下垂現象 這樣還能有性行為嗎？

A 「子宮下垂」（P83）常發生於停經後的女性，尤其是六十五歲以上的女性，約有六〇％會發生子宮下垂。原因包括生產、荷爾蒙或體質等因素，其中以生產爲最主要的原因。

子宮是由從骨盤突出的韌帶、骨盤底肌來支撐的，生產與老化會使韌帶的力量變弱，骨盤底肌也會鬆弛，於是無法繼續支撐下去，子宮就會慢慢下垂。對於有生產經驗的女性來說，生產次數愈多，罹患子宮下垂的機率也就愈高。

子宮下垂如果不太嚴重，其實對性生活並不會造成太大的障礙，但若是置之不理，子宮就會越來越下垂，就必須動手術治療。

此外，鍛鍊骨盤底肌的訓練（P225）對此問題也有幫助。總之請盡快前往婦產科就醫。

Q 雖然丈夫有需求 但是因為嚴重腰痛的關係 實在不想做……

A 長久在腰痛舊疾下進行性行爲應該很痛苦，但其實沒有必要忍耐，應坦白告訴另一半。

世界上有很多夫妻光靠柏拉圖式關係就能滿足，這樣的夫妻享受著適合各年齡層的性愛，傳遞對彼此的愛意。

只要好好溝通，相信丈夫應該也能理解的。

Q 丈夫已過世十年，我還能與其他男性談戀愛嗎？

A 即使在老人安養中心，也有不少失去另一半的男女發展出黃昏之戀。愛情會讓人變得既開朗又樂觀，千萬別覺得「年紀大了還在談戀愛眞丟臉」。

不過若是進一步談到「結婚」，就會有像是財產或是子女反對等爭議的事發生。因此，與其拘泥傳統，有不少人會選擇彼此都能滿足的交往模式。

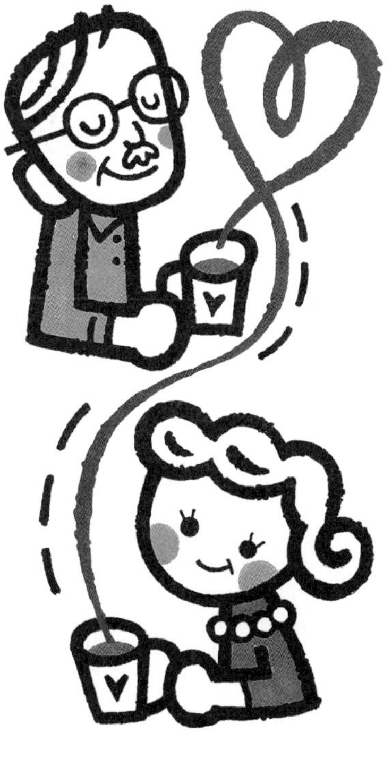

女性羞於啓齒的身體煩惱 Q&A

Q 看來看去總會覺得自己的胸部比別人小

A 就像一百位女性就有一百張不同臉孔一般，身體也是這樣的，就連乳房的大小也是因人而異各有不同。

雖然乳房大小多少來自遺傳，但不管是比別人大或小，下垂或尖挺，其實不需要過於在意。世界上不可能出現乳頭、乳暈大小、乳暈顏色和妳幾乎一模一樣的胸部，甚至連自己左右兩側的乳房，也不可能一模一樣，沒什麼好比較的。

Q 非常在意自己的乳頭凹陷……

A 乳頭陷入乳暈中的情形，稱爲「乳頭凹陷」。最常發生於生產前的女性，但只要受到性刺激而興奮，或是乳房容易腫漲的月經前，有時乳頭就會突出。因此不需要太在意乳頭凹陷問題。

不過生產後，有時寶寶會因此較不容易喝到母奶，因此在懷孕期間就要進行將乳頭拉出的保養工作。

乳頭主要是爲了接受性刺激和餵寶寶喝母乳的器官構造，所以不必太在乎外型。

各式各樣的乳頭形狀

小乳頭

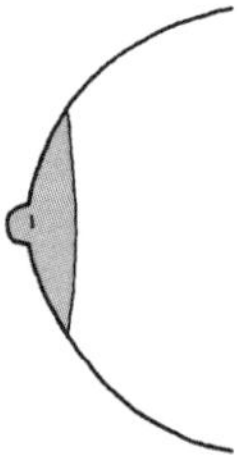

直徑在5公釐以下的乳頭。雖然寶寶不能很輕易吸吮它，但只要成功含住，就能正常哺乳。

巨大乳頭

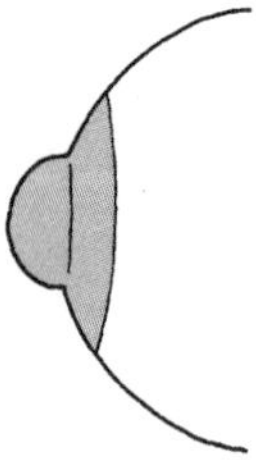

直徑25公釐以上的乳頭。大部分婦女一懷孕，就會變得這麼大，但有時寶寶反而因此不易吸吮。

扁平乳頭

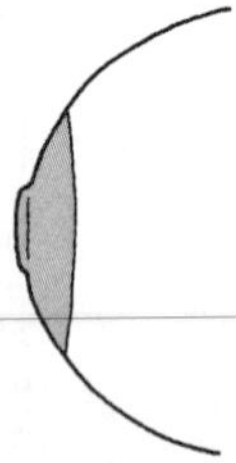

尖端平坦的乳頭。和乳頭凹陷一樣，乳頭接受性刺激或月經前就會突出。

乳頭凹陷

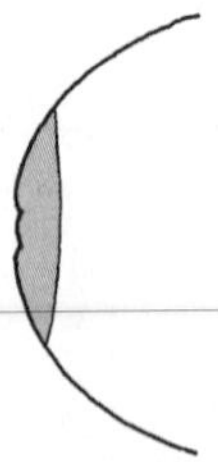

乳頭陷入乳暈中的狀態。受到性刺激或月經前，乳頭就會突出。

Q 乳頭大小左右不一……

A 正如前面的問題所述，每個人長相不同，胸部大小或形狀也不一樣，乳頭也是一樣。

有些人是左右大小不一，也有些人是單側凹陷，但是乳頭大小並不會影響性行爲，反而可以將其視爲自己的一種特色，不需要耿耿於懷太過在意。

Q 月經前胸部會變硬

A 妳可以試著用手抓住整個胸部，就可以感覺到內部有較硬的塊狀物，稱爲「乳腺組織」。

當女性生產之後，它就會發揮製造母乳的作用。一般來說，只要哺乳期結束之後，乳腺組織就會變得柔軟。

但是對完全沒有生產經驗的女性來說，因爲無從比較，所以會感覺胸部還是一樣那麼的硬，甚至在月經前受到了賀爾蒙的影響，有時候還會感覺更硬而不舒服；這都是自然的生理現象，不是什麼病變。

Q 小陰唇的大小左右不一樣

A 就好像乳房各有不同一樣，小陰唇也並一定都會左右對稱，也不會因爲性經驗或是自慰而改變形狀與顏色。

不過有些人會因爲小陰唇大小極端不同，而感到非常煩惱。這樣的話，可以考慮進行整型手術，但首先要前往婦產科諮詢，再請醫院介紹合適的整型外科。

Q 總覺得性器顏色好像泛黑，很介意

A 老一輩的人有個說法是「自慰過度或是性經驗豐富，性器會變黑」，但這只是毫無醫學根據的傳言。

性器顏色因人而異，尤其是外性器，隨著年齡增長會越來越黑。此外，懷孕時受到荷爾蒙的影響，會使色素沉澱更嚴重，此外，人的膚色也和黑色素有關，因此皮膚較黑的人，性器的顏色也比較黑。

也就是說，任何人的性器都會泛黑，只要把這個問題想成是個人差異即可，不必在意。

Q 有時外陰部會出現搔癢感……

A 受到分泌物刺激或是被衣物悶住時，有時會引起外陰部搔癢。月經期間受到衛生棉刺激，有時也會引起搔癢。因此勤於更換內褲、清潔外陰部，都是很重要的事。如果搔癢狀況持續數天，就可能是念珠菌陰道炎（P100）所造成的陰道炎或外陰炎（P98）或陰道滴蟲炎，應立刻前往婦產科診療。

很重要的是，不同病因所使用的藥都不一樣，就醫前切勿擅自使用成藥，免得發炎症狀更加嚴重而延長治療時間。

Q 腋下、小腿和手臂等部位的毛和男性一樣濃密的體毛，讓我很煩惱

A 生長在小腿或手臂上的毛，稱爲「多餘毛」，因爲遺傳關係，有些人毛多，有些人毛少。有一些身上有很多多餘毛的人，一點也不在意，但也有些人一聽到異性說「毛好多喔」，就會因此煩惱。除毛方法有很多種，其中能溶化毛髮的除毛劑或除毛膠，會對肌膚造成傷害。

此外，若以刮鬍刀來刮毛，由於毛之根部較粗的部分會直接長得更長，反而會看起來會更濃密。

永久除毛應該是一勞永逸的辦法，但是美容中心的永久除毛服務不但費用高，甚至有時還會引起皮膚方面的問題。有些美容外科或皮膚科也有提供永久除毛的服務，因此若想使用這種方法，建議要找值得信賴的專門醫師。

Q 陰毛很濃，甚至長在肛門附近

A 腋毛及陰毛是受到性賀爾蒙影響而生長的毛。這兩種毛的生長範圍及濃度因人而異，有些人會生長在比基尼線部位（肚皮下三～五公分附近）、陰道附近、肛門附近、甚至在肛門前等部位，沒必要因爲陰毛生長在哪個部位而感到不好意思，也毋需在意，只要在夏天穿泳衣時，除毛以不超出比基尼線位置即可。

Q 陰毛根部長出像痘痘般的東西

A 有時在外陰部或恥骨一帶，會長出所謂「外陰毛囊炎」這類像脂肪般的塊狀物。不必管它，自然會痊癒；但如果它漸漸變大，而且伴隨出現疼痛化膿，就要前往婦產科就醫。

處理方式是將膿擠出，塗上含抗生素的軟膏等。

Q 我總覺得自己的陰毛太薄因此非常介意

A 陰毛的濃淡也是因人而異，甚至有些人幾乎沒有陰毛。陰毛太薄完全不會影響性行爲，因此不必在意。

陰毛太薄是有方法可以治療的，如果妳眞的很在意，可前往婦產科就醫。

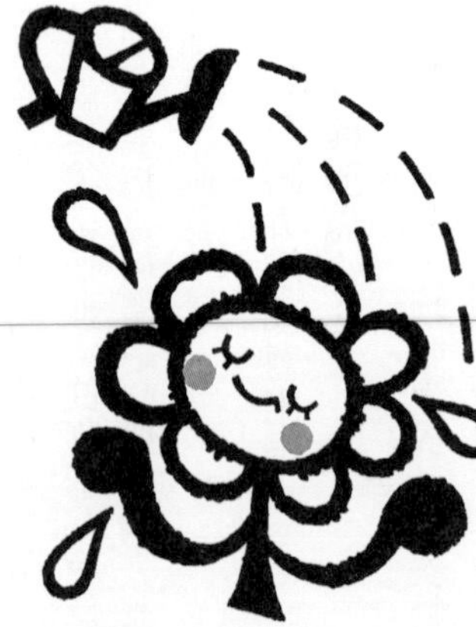

Q 性行為進行當中會想要尿尿，這是很奇怪的事嗎？

A 由於陰道和膀胱的位置是相鄰的，所以當妳進行性行爲時，陰莖的刺激甚至會傳達到膀胱；而當膀胱受到壓迫且膀胱內又儲存了一點尿液，有時妳就會感覺到尿意。

此外，在性行爲當中，忍耐尿液的肌肉也會容易鬆弛，致使有些人會想上廁所。

Q 聽說一個人墮胎的次數最多三次，是真的嗎？

A 墮胎手術（P704）的方式是硬將子宮入口撐開，以吸引管將胚胎從子宮中吸出來。三次之內不會傷害母體的說法並無明確根據，但即使是一次墮胎手術，也會傷害到子宮壁，讓子宮環境變差，甚至導致子宮內膜和輸卵管發炎，還會造成精神上的負擔及手術後疼痛、不斷出血等問題，肉體上所承受的負擔非常驚人。

此外，有些人會因此無法再次懷孕。意外懷孕最容易傷害女性，因此要確實作好避孕措施，保護自己身體。

Q 外陰部要如何清洗才會乾淨呢？

A 在大陰唇與小陰唇之間，容易囤積污垢。入浴時，用手指撐開它，輕輕地清洗。只要能確實地將外陰部洗淨，就沒問題了。

陰道裡存在著一種具有自淨作用的陰道桿菌，可以抑制細菌或是念珠球菌眞菌等的增殖，所以沒必要將洗淨器放入陰道中進行清洗。

Q 因為被衣物悶住，會覺得下體有異味

A 穿著小內褲等緊身衣物，下半身容易悶住，也就容易囤積汗水。

尤其是夏天，要盡量穿著寬鬆、通氣性佳的服裝。排卵日前後等分泌物多的時期，利用護墊也是一個方法。

但若不勤於更換，有時護墊上所囤積的分泌液，反而會是產生異味的原因。

Q 進行性行為時，陰道發出像放屁般聲音

A 因爲陰莖插入後，反覆抽插的關係，空氣會被擠入陰道或子宮裡，因此有時腹部會覺得腫漲，一旦進入陰道裡的空氣跑出去，就會發出像放屁的聲音。

有些人會因爲另一半說出「那裡好像在放屁」等話而在意不已，其實根本不必放在心上。

塑造健康美人生活企劃

培養健康要從飲食開始

〔吃得健康愉快又美味〕

飲食是生活中最「放鬆」的時間

想要擁有容光換發的外貌與健康的身體，三餐規律、營養均衡以及攝取的分量都很重要。

要記住吃飯並不是只要有得吃就好，又不是在餵「飼料」，而是藉由既愉快又美味的進食過程，得以放鬆身心並增進人際關係。

此外，唯有三餐規律才能調整生活步調，因此就算忙碌或減肥等因素，也不能忽視飲食。

爲了每天的美麗與健康，也爲了日後順利完成生產及照顧子女的重責大任，唯有養成攝取營養均衡飲食的好習慣，才是支撐這一切的骨架。

將每天必須營養素分為四大類均衡攝取

養成均衡並適當的飲食習慣，必須瞭解人體必須營養素有哪些。雖然區分食品所含營養成分有許多種不同的方式，但在這裡將其簡略分爲四大類，比較容易記住。

選擇每一餐的食譜時，可從第二類的肉、魚貝、大豆製品中，擇其一當做主菜，然後將第三類的蔬果當副菜，之後再選第四類的醣類之一當主食。第一類的蛋及乳製品可當三餐或點心。

如此一來，就不會遺漏必須攝取的食物，也能補充維他命、礦物質、食物纖維等營養素，成爲一份營養均衡的食譜。

●**礦物質**　鈣、磷、鐵、鈉、鉀、鎂、銅、亞鉛（鋅）等的總稱。

每天應該從食物中攝取的營養素

首先瞭解一天該攝取多少食物，若以三十～四十歲、久坐的女性（生活活動強度II．所需熱量1750卡）一天所需食品量為標準。若活動量較大的話（生活活動強度III）需增加穀物50公克、油脂5公克，較少的人（生活活動強度I）則減少穀物50公克、油脂5公克。

第三類　蔬菜、水果

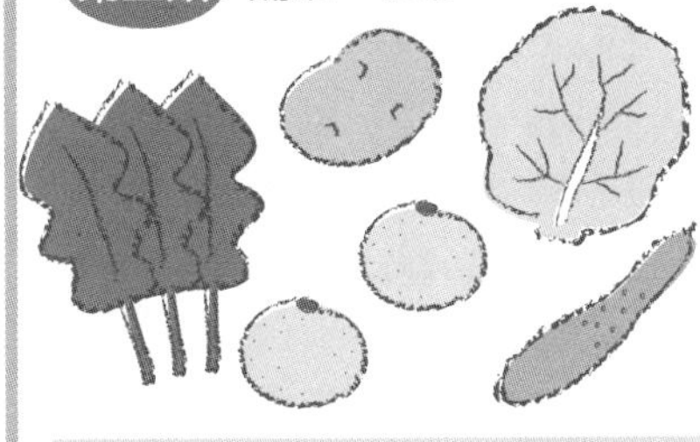

蔬菜350公克（菠菜3束＋大白菜1片＋小黃瓜1條）
根莖類100公克（馬鈴薯1個）
水果200公克（柑橘2個）

．可攝取維生素A（β胡蘿蔔素）、維生素C、礦物質、食物纖維等。
．攝取120公克以上綠黃色蔬菜，再來是攝取淡色蔬菜；也要記得每日攝取薯類、海苔、海帶等海藻類。

第一類　蛋、奶製品

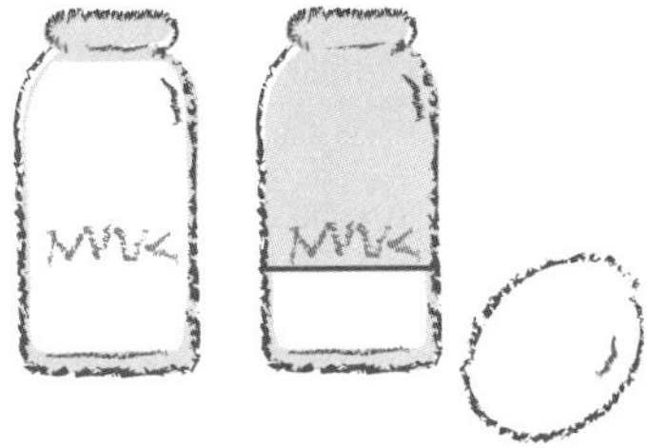

蛋50公克（1個）
乳製品250公克（1又1/4瓶牛奶）

．攝取蛋白質、鈣質、維他命類等。尤其乳製品的鈣質最容易吸收，可增加骨質，是女性最需要的。建議每天攝取。
．可用優格或乳酪等乳製品取代牛奶，但是要注意含糖量不要過高，盡量選原味的，不要喝調味乳。

第四類　穀物、油脂、砂糖

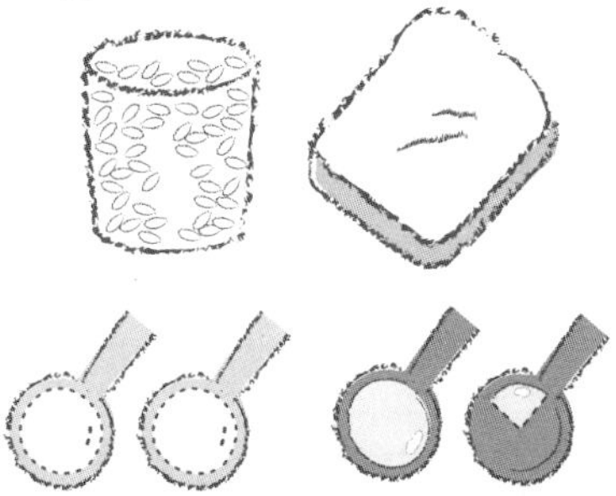

穀物180公克（米2杯＋土司1片）
油脂15公克（油1又1/4匙）
砂糖20公克（2大匙）

．可攝取能轉化為熱量的糖與油脂。
．穀物除了米、小麥或麵包外，也包括麵類、冬粉等。
．不要攝取過量油脂與砂糖。

第二類　肉、魚貝、豆、豆製品

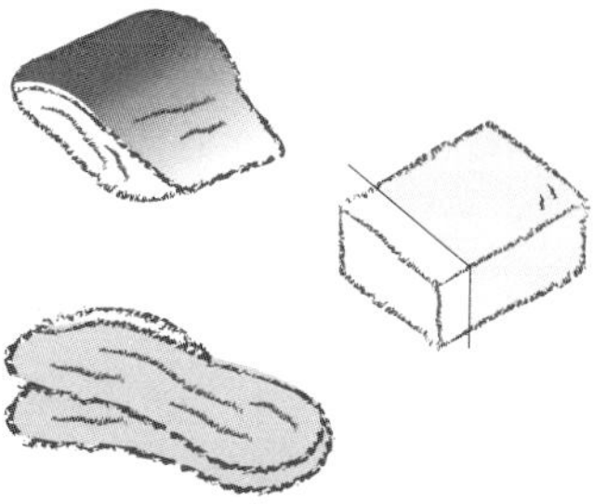

肉、魚貝100公克（肉50公克＋魚2/3片）
豆、豆製品60公克（豆腐1/5塊）

．可攝取到優良蛋白質。譬如早餐吃豆腐、午餐吃魚、晚餐吃炒肉，可以將肉類、魚貝類、豆及豆類製品應用於每一餐。
．豆及豆類製品可置換成豆腐、納豆、豆腐渣、炸豆腐、凍豆腐等。

●**生活活動強度II**　是指除了每天兩小時左右的步行與家事勞動之外，一天大部分時間都採取坐姿所度過的生活，現代人大都是如此。

嬰幼兒期至青春期的營養

早餐很重要，三餐都要規律且均衡攝取

爲了將來的健康，嬰幼兒期是養成正確飲食習慣的重要時期。到小孩斷奶約一歲半前，每天都必須規律攝取包括點心等四餐，口味盡量清淡，不要給孩子吃太多甜嘴或零食等垃圾食物。

當孩子升上小學，需藉由三餐攝取必要營養。若是攝取過多點心容易肥胖，需多加注意。也要確定進食時間及份量，養成三餐規律的好習慣。

此外，早餐是中午之前的重要能量來源，讓孩子有體力學習，所以一定要吃早餐，同時也要仔細搭配食物的內容。

以國中高中青春期的女孩而言，這是活動量最大的時期，也是身體成長的重要時期。有些人喜歡買便利商店、速食店的東西吃，或是以點心代替正餐，甚至爲了減肥而不吃東西等。這些飲食偏差的習慣長期累積之後，會導致營養失調、發育不完全，甚至會造成月經停止。

爲了養成的良好飲食習慣，務必瞭解正確的營養知識，攝取必須的營養素，才能對健康有幫助。

當初經（初潮）開始後需攝取充分鐵質

初經開始時，容易因體內缺乏鐵質而引發貧血等問題。爲了補充月經的出血量，每天必須攝取十～十二毫克的鐵質。

以飲食來補充鐵質是最基本也是最方便的方法，建議攝取紅肉（牛肉）或魚（鰹魚、鮪魚等）、蛤蠣等貝類、海藻類食物，以及大豆製品與菠菜等青菜類等。尤其是紅肉及魚等，富含大量優質蛋白的食物，對身體很重要。

一天應攝取的食品標準〈幼兒期～青春期〉

（一天必須重量＝公克）

年齡	乳及乳製品	蛋	肉及魚貝	豆及豆製品	蔬菜	薯類	水果	穀物	砂糖	油脂
6～8歲	400	50	100	60	250	60	150	120	15	10
9～11歲	400	50	120	60	300	100	200	140	15	15
12～17歲	400	50	120	60	300	100	200	180～190	20	20

■能量所需標準（生活活動強度II）　■6～8歲＝1500卡／9～11歲＝1750卡／12～17歲＝1950～2000卡

食品分量標準

薯類60公克＝馬鈴薯2/3個	乳及乳製品400公克＝牛奶2杯
水果150公克＝柑橘1又1/2個、200公克＝柑橘2個	蛋50公克＝雞蛋1個
	肉及魚貝100公克＝肉50公克＋魚2/3片
穀物120公克＝米2/3杯＋土司1片	肉及魚貝120公克＝肉60公克＋魚1片
穀物140公克＝米3/4杯＋土司1片	豆及豆製品60公克＝豆腐1/5塊
穀物180公克＝米1杯＋土司1片	蔬菜250公克＝菠菜3束＋白菜1/2片＋小黃瓜1/2條
穀物190公克＝米1杯＋土司1.5片	蔬菜300公克＝菠菜3束＋白菜1/2片＋小黃瓜1條

成熟期的營養

考量對懷孕的影響 禁止過度減肥

成熟期是迎接結婚、懷孕及生產等人生重要階段的時期。

在這個時期過度減肥會造成月經不規則、月經停滯等生理疾病。

上班族女性很容易因爲忙碌而忽略了攝取適當的營養，爲了將來能有健康身體承受懷孕及生產過程，規律飲食是基本生活態度。

為了將來的健康 要確實補充鈣質及鐵質

一天的基本鐵質需要量爲十二毫克，爲了避免體內缺乏鐵質，要注意每天的飲食內容。

爲了預防老年期的骨質疏鬆症，必須從年輕時期就儲存鈣質。即使是成人，也要每天喝一兩杯牛奶，並且養成食用優格或乳酪、小魚等富含鈣質食物的習慣。

盡量避免外食 養成親手烹飪的好習慣

外食族常常無法充分攝取蔬菜等必須纖維素，同時外食也經常含有很重的鹽分或油分，容易攝取過多熱量。若是能親手烹飪，便能以考量營養均衡的角度來選擇食材，調理成清淡口味，避免熱量攝取超過需要。

大賣場或一般店家都有販售許多現成小菜，若是覺得所有食物都得親手料理很麻煩，其實可運用這些現成菜餚來代替每餐中的某道菜。

不過這些現成小菜大多都含有過量的鹽分與卡路里，建議如果是味道較濃的燉煮食物，可先加點清淡湯頭重新煮過平衡一下。此外，若以現成的菜當做主菜，建議也可增添一些如涼拌菠菜等蔬菜或海藻類的料理來增加食物纖維的攝取。

一天應攝取的食品標準〈成熟期〉

（一天必須重量＝公克）

年齡	乳及乳製品	蛋	肉及魚貝	豆及豆製品	蔬菜	薯類	水果	穀物	砂糖	油脂
18～29歲	250	50	100	60	350	100	200	180	20	20
30～45歲	250	50	100	60	350	100	200	180	20	15

■熱量所需標準（生活活動強度Ⅱ）
■18～29歲＝1800卡
30～45歲＝1750卡

食品分量的標準

- 乳及乳製品250公克＝牛奶1又1/4杯
- 蛋50公克＝雞蛋1個
- 肉及魚貝100公克＝肉50公克＋2/3條魚
- 豆及豆製品60公克＝豆腐1/5塊
- 蔬菜350公克＝菠菜3束＋大白菜1片＋小黃瓜1條
- 薯類100公克＝馬鈴薯1個
- 水果200公克＝柑橘2個
- 穀物180公克＝米1杯＋土司1片
- 油脂10公克＝2又1/2小匙
- 砂糖20公克＝2大匙

- 砂糖15公克＝1又2/3大匙
- 砂糖20公克＝2大匙
- 油脂15公克＝1又1/4大匙
- 油脂20公克＝1又1/2大匙
- 油脂20公克＝1又1/2大匙

懷孕及哺乳期的營養

充分攝取鈣質與鐵質避免攝取過多鹽分

女性在懷孕及哺乳期所攝取的營養，大多數是在供給寶寶成長所需的養分，而爲了維持母親的骨骼及牙齒健康、預防貧血等，鈣質與鐵質的需要量會增加。

在懷孕期間攝取過多鹽分，會造成浮腫、高血壓、妊娠毒血症，因此要以口味清淡的飲食爲主。除了食鹽以外，包括味噌、醬油、蕃茄醬、調汁等調味料也都含有大量鹽分，使用上需小心控制。

控制鹽分的祕訣

- 口味盡量清淡，若是吃不習慣的話，可以湯頭熬濃一點，加入少量的辣椒、咖哩粉、醬油、蔥或香草等提味。
- 吃油炸食物的時候不要沾醬，鹽酥雞、炸雞排等食物不要灑太多胡椒鹽，同時可以滴一些檸檬汁幫助酸鹼平衡。
- 牛肉麵、拉麵、蕎麥麵等鹽分較多的麵類時，不要喝湯。
- 注意加工製品的鹽分含量。

注意不要攝取過多維生素A

肝臟類或鰻魚等魚貝類富含維生素A，由於脂溶性維生素很容易囤積在體內，在懷孕初期如果攝取過多，會對胎兒產生不好影響。雖然肝臟類的鐵質很豐富，是懷孕中應該要攝取的營養素，但是要避免天天食用，每個禮拜吃幾次即可。

多攝取食物纖維預防便秘

孕婦由於腸子受到壓迫，因此容易便秘，而且有時排便太過用力也會導致流產或早產。若是便秘情形很嚴重，就必須從飲食方面解決，務必做到充分攝取食物纖維。像是蔬菜、胚芽米、燕麥等不屬於精製穀類食物，馬鈴薯、薯類等芋類、豆及豆製品，以及根菜類、海藻、蘑菇等都富含食物纖維。

一天應攝取的食品標準〈懷孕・哺乳期〉

（一天必須重量＝公克）

年齡	乳及乳製品	蛋	肉及魚貝	豆及豆製品	蔬菜	薯類	水果	穀物	砂糖	油脂
懷孕期	500	50	120	60	350	100	200	210	20	20
哺乳期	600	50	130	80	350	100	200	240	20	20

■能量所須標準（生活活動強度II）■懷孕期＝自己的年齡層的需要量＋350卡
■哺乳期＝自己的年齡層的需要量＋600卡

食品分量標準

蔬菜350公克＝菠菜3束＋白菜1片＋小黃瓜1條	乳及乳製品500公克＝牛奶2又1/2杯
薯類100公克＝馬鈴薯1個	乳及乳製品600公克＝牛奶3杯
水果200公克＝柑橘2個	蛋50公克＝雞蛋1個
穀物210公克＝米1杯＋土司2片	肉及魚貝120公克＝肉60公克＋1片魚
穀物240公克＝米1杯＋土司3片	肉及魚貝130公克＝肉60公克＋1片魚
砂糖20公克＝2大匙	豆及豆製品60公克＝豆腐1/5塊
油脂20公克＝1又1/2大匙	豆及豆製品80公克＝豆腐1/4塊

更年期的營養

代謝與運動量減少而導致肥胖

身體的基礎代謝量會隨著年齡增長而降低，如果熱量沒有藉由運動等方式消耗掉，就會囤積在體內而導致「中年發福」。一日開始發胖，不只體型走樣，還容易罹患動脈硬化或是糖尿病等生活習慣病。

許多女性到了五十歲左右，就要開始準備迎接停經期，此時女性賀爾蒙的分泌會逐漸減少，而賀爾蒙失調又容易引起其他疾病，因此要多加注意。

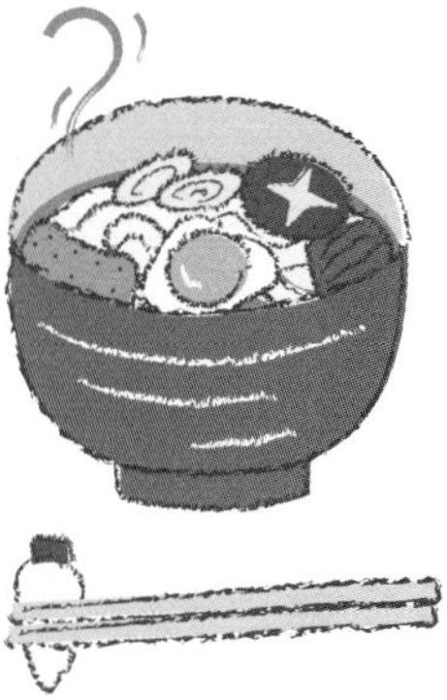

想要預防這些狀況發生的話，首先最重要的是要養成規律運動的習慣，同時也要注意不要攝取過多穀類或是砂糖、油脂等熱量，垃圾食物盡量避免食用。

克服更年期障礙的飲食

堅果類和鮪魚、鯖魚、鰻魚、沙丁魚等魚類富含維他命E，能促使女性賀爾蒙中的黃體賀爾蒙分泌，有效預防更年期障礙。

此外，大量存在於大豆或大豆製品中的異黃酮，在體內也具有如女性賀爾蒙一般的作用，一天需要量爲三十～五十毫克，大約攝取納豆六十公克即可達到。

停經的生理變化使得賀爾蒙開始失調，骨骼中的鈣質容易流失且不易由飲食中補充，因此爲了防止骨質疏鬆症，應該比過去攝取更多鈣質。

一天應攝取的食品標準〈更年期〉

（一天必須重量＝公克）

年　齡	乳及乳製品	蛋	肉及魚貝	豆及豆製品	蔬菜	薯類	水果	穀物	砂糖	油脂
45～49歲	250	50	100	60	350	100	200	180	20	15
50～59歲	250	50	100	80	350	100	200	160	15	15

■能量所須標準（生活活動強度II）■45～49歲＝1750卡／50～59歲＝1650卡

食品分量標準

薯類100公克＝馬鈴薯1個	乳及乳製品250公克＝牛奶1又1/4杯
水果200公克＝柑橘2個	蛋20公克＝雞蛋1個
穀物160公克＝米1杯＋土司1/2片	肉及魚貝100公克＝肉50公克＋2/3片魚
穀物180公克＝米1杯＋土司1片	豆及豆製品60公克＝豆腐1/5塊
砂糖15公克＝1又2/3大匙	豆及豆製品80公克＝豆腐1/4塊
砂糖20公克＝2大匙	蔬菜350公克＝菠菜3束＋大白菜1片＋小黃瓜1條
油脂15公克＝1又1/4大匙	

高齡期的營養

不要失去吃東西的興致

相較於油膩食物，到了高齡期會比較偏好口味清淡的食物，即使口味改變，也不需要因爲「上了年紀後要少吃肉」等理由而避免一些特別食物。

高齡者的飲食，是將熱量來源的穀物或油脂等，控制得比二十幾歲時還要少三百卡，但一整天必須的其他食物量並不變，口味與喜好不妨多做嘗試，烹調方式也可以稍做改變，均衡地攝取各種食物。

若牙齒變差，就要改變調理方法與食材

隨著年紀增長，咀嚼力也會逐漸變弱，因此要避免吃太硬的食物。比起烤或炒的烹調方式，燉煮的食物會比較容易入口。

肉類最好吃些薄切片或絞肉，避免不易消化的牛排等塊狀物。如果不愛吃肉，也可藉由魚或大豆製品來攝取蛋白質。

逢年過節常發生因爲吃年糕、湯圓而窒息的意外，高齡者必須多加小心。除了糕餅、湯圓之外，像是花枝、章魚、貝類等不易咀嚼的食物，都要煮爛並切成小塊，也不要吃容易引起咳嗽的強烈酸味等刺激食物，免得發生嗆到之類的吞嚥意外。

水果可以果汁取代

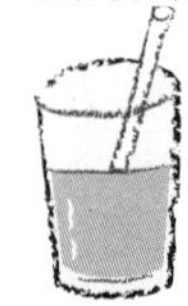

白飯捏成小小塊

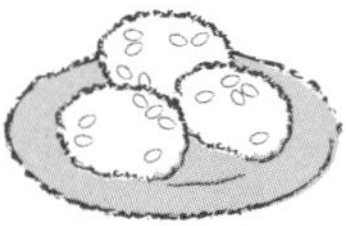

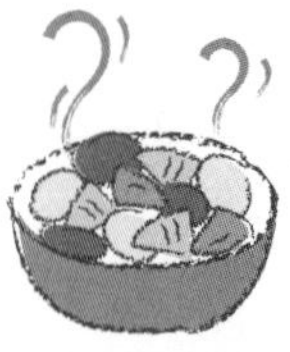

肉或蔬菜要燉爛

薯類先煮過再扳開

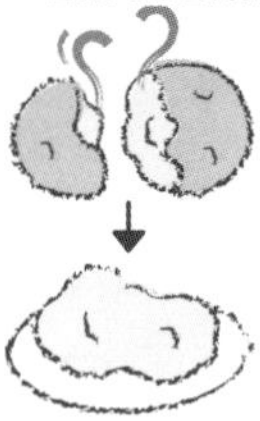

一天應攝取的食品標準〈高齡期〉

（一天必須重量＝公克）

年　齡	乳及乳製品	蛋	肉及魚貝	豆及豆製品	蔬菜	薯類	水果	穀物	砂糖	油脂
60～69歲	250	50	100	80	350	100	200	160	15	15
70歲以上	250	50	100	80	300	100	200	130	15	10

■能量所須標準（生活活動強度Ⅱ）■60～69歲＝1650卡／70歲以上＝1500卡

食品分量標準

水果200＝柑橘2個	乳及乳製品250公克＝牛奶1又1/4杯
穀物130公克＝米3/4杯	蛋50公克＝雞蛋1個
穀物160公克＝米1杯＋土司1/2片	肉及魚貝100公克＝肉50公克＋魚2/3片
	豆及豆製品80公克＝豆腐1/4塊
砂糖15公克＝1又2/3大匙	蔬菜300公克＝菠菜3束＋大白菜1片＋小黃瓜1/2條
油脂12公克＝2又1/2小匙	蔬菜350公克＝菠菜3束＋大白菜1片＋小黃瓜1條
油脂15公克＝1又1/4大匙	薯類100公克＝馬鈴薯1個

有效攝取充足的鈣質與鐵質

鈣質的攝取方法

鈣質會因食材不同而使得吸收率也不一樣，吸收率最高的就是牛奶及乳製品。牛奶可以直接飲用，也可以用於調理成濃湯、燉煮物、甜點、焗烤等，都很適合不太敢喝牛奶的人。將牛奶加進咖哩或是味噌湯會讓味道變得更順口，也能去除牛奶腥味。也很適合搭配海帶、豆腐等各種烹調方式。

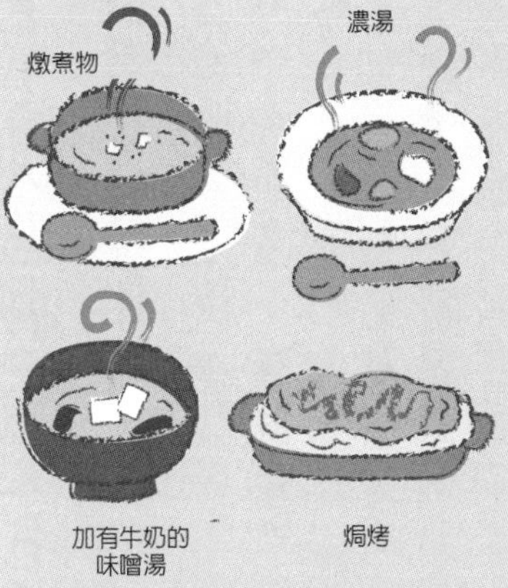

柳葉魚或秋刀魚之類可以連骨頭一起吃的小魚，由於鈣質含量豐富，可用烤、炸或是炸過再醃漬等方式攝取。不過醃漬的方式容易造成鹽分過多，最好調理成口味較清淡的料理，搭配能幫助鈣質吸收的維生素D一起攝取，效果會更好。像是木耳、小魚干、沙丁魚乾、青魚等，都是富含維生素D的食物。

礦物質之一的磷若是攝取過量會妨礙鈣質吸收；而肉類、冷飲、加工食品等食品添加物裡含有大量磷，都應避免攝取過量。

鐵質的攝取方法

鐵質吸收率差，平均只有八%左右。而肝臟或紅肉、貝類等所含的動物性鐵質，又比植物性鐵質更好吸收。

植物性鐵質若是搭配維生素C，就能促進人體吸收，所以要多食用綠黃色蔬菜等維生素C含量較多的食物。

肝臟及雞肉、豬肉、牛肉都含有大量動物性鐵質，吸收率也很高，做為鐵質的供給源是很優越的食品。不過似乎有不少人因為其獨特的風味而怯步，其實若以牛奶或水加以充分浸泡並去血水後，就能緩和腥味。

此外，以油炸的方式烹調也比較容易進食，建議可在麵衣裡加入大量芝麻，做成「炸芝麻肝臟」這道料理食用。

用牛奶或水浸泡後去血水

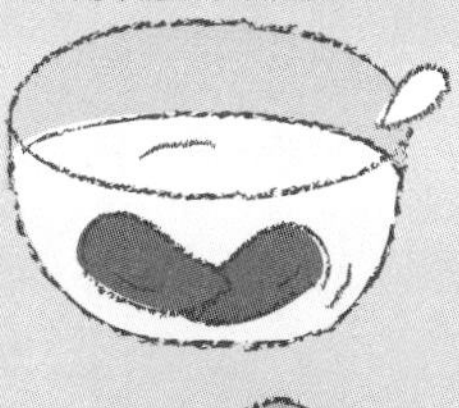

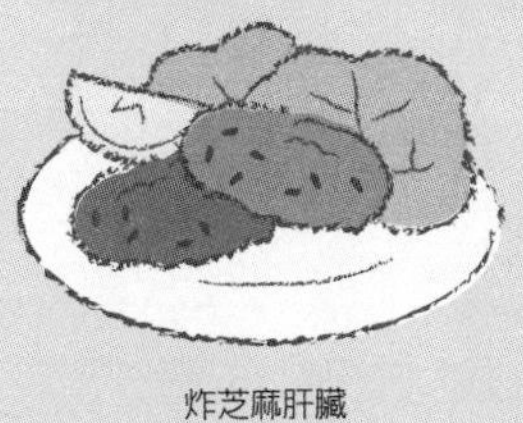

炸芝麻肝臟

〔飲食無度所引起的各種身體疾病〕

盡量避免外食或速食

現代人即使不用特地下廚，靠著外食、小菜或速食等，也能輕鬆解決三餐。

但是以營養的角度來看，過度攝取熱量或鹽分，以及蔬菜量不足的結果，就是很容易導致肥胖、高血壓、動脈硬化等生活習慣病。

除了盡量自己動手烹調之外，選擇外食的時候也要注意菜色，若是營養不夠豐富，就要多食用牛奶和水果，或是下一餐多補充蔬果等方式，養成營養均衡的好習慣。

過度攝取油脂、糖分及鹽分為生活習慣病之源

雖然油脂、糖分及鹽分都是身體所需的營養素，但是攝取過多反而有害健康。原則上口味最好清淡，選擇油炸物時，與其吃麵衣比較多的炸豬排或炸蝦，不如改吃麵衣較少的天婦羅；肉類則要避開油脂；以煮或烤等烹調方式勝於用炒的，而且最好選擇用油量較少的料理。

蔬菜、海藻、蘑菇等屬於低熱量且食物纖維豐富，同時富含能幫助排出體內多餘鹽分的鉀和鈣，建議將這些食材做成涼拌菜或燉煮物、湯等熱食經常食用。做沙拉的時候也要多使用蕃茄、青椒、胡蘿蔔、青花菜等深色蔬菜。

就寢前兩小時別再進食

現代人三餐多不正常，太晚吃晚餐容易造成腸胃不適等消化系統的負擔，也會影響隔天早餐的食慾，同時更是肥胖的原因之一。因爲工作等因素而經常誤餐的人，最好食用以魚、豆腐、蔬菜等食材做成的清爽料理，分量少一點，而且盡量在就寢前兩小時就食用完畢。

每餐都維持均衡的營養並不是件容易的事，不妨花個一到兩天做飲食記錄，將每一樣吃下肚的食物都要仔細記下來，做個自我飲食習慣檢討。

若是有些食物早餐或午餐都沒吃到，想在晚餐補充卻剛好遇到外食或參加聚會，當天無法調整飲食內容的話，也要盡量在隔天補充這些食物。

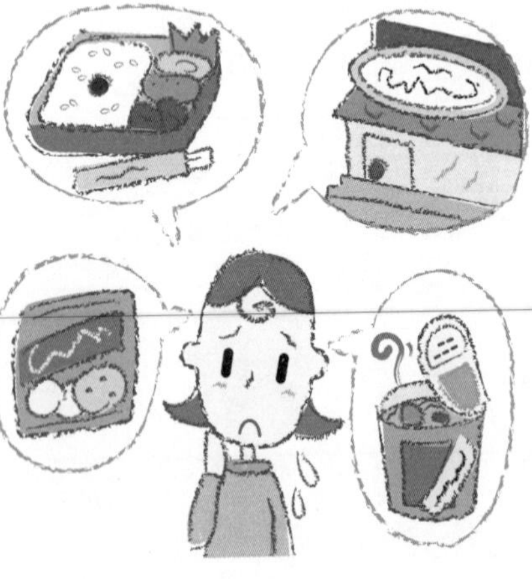

飲食生活檢視表

每天的飲食是否均衡？鹽分及熱量的攝取是否過多？這些攝取食物的偏好與習慣，對自己的健康會造成很大的影響。因此不妨花點時間檢視飲食習慣，好的習慣保留，不好的習慣改進，這樣會讓妳遠離病痛，越來越美麗健康。

1. 經常吃麵，湯也全部喝掉。
2. 只要有白飯配味噌湯和醃漬物就感到十分滿足。
3. 較喜歡甜辣口味的菜餚來配飯。
4. 喜歡在油炸物等料理淋上大量醬汁、美奶滋（蛋黃醬）或醬油食用。
5. 經常吃精緻食品，以及培根、火腿、香腸等加工食品。
6. 經常吃速食。
7. 喝酒時喜歡以鹹口味的食物下酒。
8. 喜歡吃洋芋片或仙貝。
9. 吃麵包會塗上大量奶油或果醬。
10. 喜歡肥肉或油膩的肉類料理。
11. 喜歡吃蓋飯。
12. 較常外食。
13. 經常喝酒。
14. 喝酒的同時，也會大量進食。
15. 睡前大多會吃點心、零食，或是喝酒等宵夜。
16. 會吃很多甜食或零食。
17. 經常喝冷飲或運動飲料。
18. 在咖啡和紅茶裡加砂糖或奶精，一天喝三杯以上。
19. 每餐飯後吃水果。
20. 午餐吃麵加上小菜即可簡單解決。
21. 每天喝一杯牛奶。
22. 每天吃一顆蛋。
23. 午餐或晚餐都會吃一道肉或是魚貝類。
24. 經常吃豆腐或納豆類等豆製品。
25. 幾乎每餐吃蔬菜。
26. 幾乎每天吃薯類。
27. 每天吃一種生鮮水果。

判定

● **1～8項中有四個以上○的人**……有攝取過多鹽分的可能性。建議盡量食用清淡一點的料理，醃漬物少量食用即可，同時也要注意勿攝取過量的加工食品或速食食品。

● **9～20項中有五個以上○的人**……有肥胖或將來變成肥胖的可能性。不要攝取過多的油分或油膩的食物，避免嗜吃甜食、零食、酒等，確實進食早餐及午餐，晚餐內容簡單一點，避免吃宵夜。

● **21～27項中有兩個以上×的人**……有營養失調的可能性。21～27項是每天應該攝取的食物。建議盡量將許多種類的食物以不同的料理方法來烹調，特別是蔬菜的食用量容易不足，因此每餐務必都要充分攝取。

日常問題的解決方法

肌膚粗糙、頭髮毛燥

缺乏維生素A時，皮膚及頭髮的組織黏膜就會乾燥變硬，使得皮膚及頭髮變得既粗又毛燥。

此外，維生素C是保持皮膚彈性的必須營養素，同時還能抑制造成黑斑的黑色素形成。

能使肌膚和頭髮保持美麗的食物包括富含維生素A的肝臟、鰻魚以及胡蘿蔔素多的南瓜、胡蘿蔔。

草莓、柑橘類、奇異果等水果，以及青椒、花椰菜等深綠色蔬菜，則含有豐富的維生素C。

便秘

如果持續便秘，不僅令人感到不適，有時甚至會導致大腸癌等重大疾病。

造成便秘的原因之一是食物纖維攝取不足，建議每天應攝取含有豐富食物纖維的蔬菜、水果、薯類、海藻類、蘑菇、豆類，以及未經精製處理的穀類等。

攝取含有比菲德氏（Bifidus）菌的優格或適度的油脂，以及在早上補充水分和進行簡單運動等，對改善便秘也有幫助。減肥或吃太少、不吃早餐等習慣會讓糞便變少，這也是形成便秘的原因。

手腳冰冷

體內維生素E不足，血液循環就會變差，容易引起四肢冰冷、肩膀痠痛、頭痛、凍傷等問題。

補充維生素E最有效的方法是每天少量攝取杏仁或花生等堅果類，而鰻魚、鰈魚等魚類以及酪梨也含有豐富的維生素E。

此外，應避免食用讓身體受寒的冷飲或生菜等，盡 量食用熱食。

水腫

造成水腫的原因很多，其中一種是人體鹽分過多或血液循環不良，有時會讓體內水分變多。

鉀具有促進體內多餘鹽分排出的作用，所以每天要均衡攝取水果、薯類、海藻類、豆類、青菜等。

尤其建議食用蘋果、香蕉、馬鈴薯、海帶、毛豆、蕃茄、菠菜等。

疲勞、中暑

隨著年紀增長代謝會變差，容易引起疲勞和中暑。

建議多攝取能促進疲勞物質代謝的檸檬酸、維生素B1。

檸檬酸存在於醋或檸檬等酸性柑橘類中。維生素B1則是豬肉、鰻魚、大豆製品、堅果類含量豐富。

貧血

大多數貧血患者都屬於「缺鐵性貧血」，缺乏鐵質爲主因。

建議可多攝取肝臟、貝類、海藻類以及菠菜、大豆製品（P733）等食物來補充鐵質。

生活習慣病的預防及飲食

動脈硬化

當血液中膽固醇或中性脂肪持續不斷增加，就容易引起動脈硬化、心肌梗塞或腦溢血等疾病。雖然膽固醇和中性脂肪都是人體必備成分，但是不應該增加太多。

包括肥肉、油炸物等油膩料理；白飯、麵包等穀類，以及甜食和酒精飲料等，都應避免攝取過量。

此外，不飽和脂肪酸具有減低膽固醇、預防血栓的作用，例如大量存在於藍背魚類油脂中的ＤＨＡ和ＥＰＡ，都是對身體很好的食物，建議可多多攝取。

高血壓

當體內鹽分（鈉）過多，便會滲入血管壁，造成血管收縮，導致血流抵抗力增加，促使血壓上升。由於高血壓容易成爲心肌梗塞的導火線，因此平日預防工作就是要留意減鹽。

目前每人一日的食鹽攝取量約爲十二～十三公克，鹽分的減量目標是控制在十公克以下。

建議控制食鹽、醬油、味噌等調味料的攝取量，口味盡量清淡，同時應避免食用醃漬物、加工食品、速食等，麵類的湯也最好能夠不要喝完。

此外，礦物質中含有的鉀能排除體內多餘的鈉，因此要積極地攝取蔬菜、薯類、海藻、水果等。

糖尿病

過度飲食、肥胖以及壓力，造成體內胰島素不足，血液裡的葡萄糖（血糖）異常增加，這種狀態就稱爲「糖尿病」。

若是置之不理，最後可能會引起動脈硬化、腦溢血、心肌梗塞等各種生活習慣病，而且也有失明的可能。

糖尿病的預防方面，爲了避免血糖值過於升高，每天攝取的營養要均衡，熱量的攝取也要注意，動物性脂肪與主食的份量與種類也都必須加以嚴格控制。

同時要多食用富含食物纖維的食物，盡量少吃較難掌握熱量多寡的外食或垃圾食物。

預防癌症的食品

飲食習慣與癌症的關係非常密切，若是攝取過多鹽分、動物性脂肪、酒精、熱食、肉或魚的烤焦物質等，得到癌症的機率就會提高。

最近備受矚目的抗氧化成分（P740）能幫助人體去除致癌的自由基，並預防細胞癌化。

已知的抗氧化成分包括維生素A、C、E，兒茶素以及多酚等。這些抗氧化成分的作用不只能防癌，也能有效預防老化。

●**藍背魚** 包括竹筴魚、青花魚、沙丁魚、秋刀魚、鮪魚等魚類，富含ＤＨＡ和EPA的營養成份。

應避免購買與食用的食物

食品添加物

種類與標示的辨識法

所謂「食品添加物」，是指製造並加工食品時所添加的物質，像是甜味料、香料、染色料及保存料等，目前有一千五百種以上的項目通過衛生署認定可使用。

這些食品添加物是爲了食品製造及加工、提升保存性與品質、烘托風味或是讓外觀更美化，以及強化營養等目的而使用。

食品添加物通常會被標示成「原料名」，原則上內容多以物質名標示，但是由於有些名詞不易讓人明白，所以有時業者會簡單標示成維生素E、維生素C等，甚至常會並列用途名稱，寫成氧化防止劑（維生素E）。

在混合物質方面，由於分別標示不易瞭解，因此業者會統一標示，例如食用色素、調味料、乳化劑等，但這樣的標示會讓人搞不清楚到底使用了哪些添加物，反而更令人擔心。

安全性

合格的食品添加物，雖然大多廠商的用量都在安全使用的範圍之內，但一般人實在很難判斷。

而若是要求現代人不攝取食品添加物，就實際而言是不可能做到的事。但是至少可以在購買食品時，確實仔細看清標示，並盡量選擇添加物較少的產品。

除了製作大豆加工產品之類的食品（例如豆腐），不得不使用凝固劑之類的添加物，其他諸如染料或漂白劑等讓外觀美化的東西，最好不要食用。更重要的是，消費者要學習認識食物「原本該有的」正常顏色、形狀或是味道，不要只憑外觀或口感就購買產品。

主要的食品添加物種類及各種用途

種類	目的及效果	食品添加物範例
甜味料	給予食品甜味	甘草萃取物、糖精鈉等
染色料	為食品著色並調整色調	梔子花黃色素、食用黃色四號等
保存料	抑制黴菌或細菌等的生長	山梨酸、精蛋白萃取物等
增黏、安定、凝膠化、糊劑	給予食品黏性、防止分離，並提升安定性	果膠、酸甲基纖維素、鈉等
氧化防止劑	防止氧化、提高保存度	抗壞血酸鈉、維他命E等
發色劑	保持火腿或香腸等的色澤	亞硝酸鈉、次亞硝酸鈉等
漂白劑	漂白食品使其乾淨美觀	亞硫酸鈉、次亞琉酸鈉等
防黴劑	防止進口柑橘類等發生黴菌	OPP、聯苯等
調味料	增進食品的美味	L-谷氨酸鈉、牛磺酸等

去除食品添加物的方法

在調理階段，雖然無法完全去除食品添加物，但多少還是能夠讓它減少一點。例如火腿、香腸或魚板等加工食品，可在進食前迅速用熱水汆燙一下；而在炒、煮或是製作湯料之前，要先用熱水將加工食品煮一分鐘後再使用。

生食蔬菜或水果時，由於蔬果表面有時會塗上防腐劑或漂白劑，因此一定要經過清洗或是剝皮之後再食用；若是連皮食用，務必仔細沖水清洗。

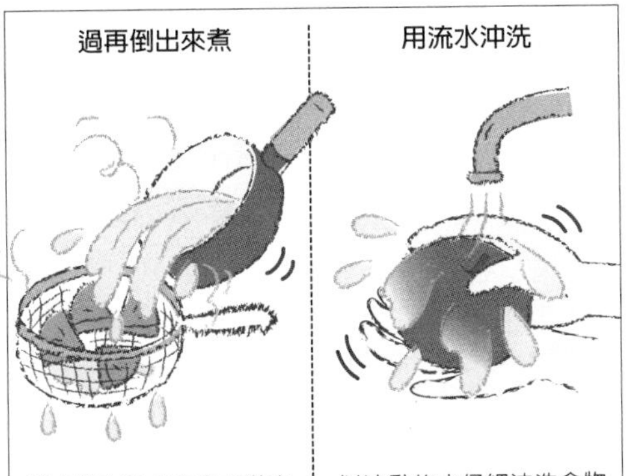

以流動的水仔細沖洗食物表面，洗淨後再使用。
將食物在熱水中煮10秒左右，再將熱水倒掉。

基因改造食品

所謂「基因改造」，是在遺傳基因的標準下進行品種改良，因此誕生的農作物稱爲「基因改造農作物」，以此當原料的食品則稱爲「基因改造食品」。

目前已開發出一些具有抗蟲基因以及耐除草劑的植物，還有能夠保存較久的農作物，包括大豆、玉米、蕃茄、馬鈴薯等。

近年來進口的基因改造農作物和食品陸續上市，這類基因改造食品的包裝會標示「基因改造」，若是沒有標示，也可能會以標示「不分類」等字樣魚目混珠。

先進國家會設定安全性評估指標來做控管，但因爲這還是項新技術，所以仍有無法預知的部分。因此要小心判斷是否要將這些產品列爲必須經常攝取的食物，最好確認過標示內容後再購買。

食品標示的辨識法

食品上會標示日期或產地。日期標示是以當成保存期間之標準，分爲使用期限及保存期限（品質保存期限、賞味期限）。

「使用期限」要考量的重點包括製造及加工、預測有可能於五天內品質會惡化，通常用於標示精肉、鮮魚、小菜及便當等。

「品質保存期限、賞味期限」則是標示於保存期超過五天以上的冷凍食品、真空食品、罐頭、火腿、香腸、牛奶、優格等。

也就是說，使用期限是能安心食用的日期，保存期限則是能美味享用的日期。但是，這些標示都是制式做法，最好還是用自己的眼睛與鼻子來辨別食物的品質，這樣會比較安全。

●抗蟲基因、耐除草劑　植入抗蟲基因的作物會自行製造殺蟲劑，因此可望減少化學藥劑的噴灑。耐除草劑的基因改造作物可耐受廣效性除草劑，農人就可摒棄針對特定雜草且毒性更強的化學藥劑。

關於飲食與營養問題的Q&A

Q 常常做不到每天攝取均衡飲食，可以用保健食品補充嗎？

A 從飲食中攝取必須營養素還是最理想的狀況，不過忙碌的現代社會很難面面俱到，衛生署提倡每天攝取三十種食物的健康飲食，對一般人來說是很困難而且不容易實踐的。

碳水化合物、脂質、蛋白質，可藉由飲食簡單攝取，但屬於微量營養素的維他命與礦物質則經常容易攝取不足。

保健食品具有隨時輕鬆且有效率地攝取微量營養素之優點。不妨檢視自己的飲食習慣，若是缺乏攝取蔬菜、根莖類或海藻類的人，可多補充礦物質、維他命以及食物纖維等；想要增強免疫力或是預防老化的人，可以補充維他命及多酚等；至於想要舒緩壓力的人，則可以運用能有效放鬆身心的藥草型保健食品等。

不過，保健食品畢竟只是輔助的角色，還是要盡量做到從天然的食物中攝取必須的營養素。千萬不可本末倒置的養成以保健食品爲主，天然食品爲輔的飲食習慣。

Q 什麼是特定保健食品？如何使用？

A 特定保健食品是必須要有衛生署許可才能販賣的食品，所含成分的效果及作用都要有科學根據，同時有效性及安全性也需要經過嚴格審查，目的是藉由飲食加上保健食品的輔助，有效預防當前羅病人數激增的生活習慣病。主要以抑制脂肪生成的油脂爲首，其他還有針對膽固醇、血壓、血糖值、骨骼健康等項目所開發的食品等。

日本共有三百二十四項食品，包括奧利多（Oligo）寡糖、β胡蘿蔔素、食物纖維、動物性鐵質、EPA等成分得到認可，外觀有「特定保健用食品」的字樣與標示，是幫助維護健康的好幫手。

台灣則有超過七十項經衛生署查驗認證的健康食品，包括兒茶素、靈芝酸、蕃茄汁、花青素等。

對於同時也服用其他藥物的人來說，有些特定保健食品會與藥物產生相互抵消的作用或副作用，購買前最好先詢問過主治醫師。

Q 抗氧化食品是什麼？

A 所謂「抗氧化」，是指去除體內自然生成的自由基作用。

由於自由基被確認是致癌以及老化

等的原因之一，使得抗氧化食品的市場非常熱絡。

像是綠黃色蔬菜等色素的β胡蘿蔔素、維生素C、E，以及多酚等都具有抗氧化作用。多酚是植物的色素或苦味等成分，例如兒茶素、異黃酮、花青素、茄紅素等。

含有抗氧化營養素的食品，主要是綠黃色蔬菜或水果、海藻、大豆等植物性食品。若是想要健康又長壽，就應該從年輕的時候開始積極攝取這些食物。

代表性的抗氧化食材

營養素	食品範例
β胡蘿蔔素	南瓜、胡蘿蔔、春菊
維生素C	針葉櫻桃、草莓、柑橘類、奇異果、花椰菜、菠菜、青椒、馬鈴薯
維生素E	堅果、植物油、南瓜、鱷梨、鰻魚、鰤魚
兒茶素	綠茶
異黃酮	大豆及大豆製品
花青貳	紅酒、藍莓、茄子
茄紅素	蕃茄
蘆丁	麵、菠菜、白菜
芝麻素	芝麻
葉綠素	深綠色蔬菜、綠茶、藍藻

Q 食用藍背魚會讓頭腦變好真的這樣嗎？

A 秋刀魚或青花魚之類的「藍背魚」（Blueback），含有人體無法合成而且價值很高的不飽和脂肪酸EPA（二十烷酸）以及DHA（二十二碳六烯酸），它們可以減少體內的壞膽固醇，同時增加好的膽固醇，具有防止血栓形成的作用。

DHA和大腦神經路線的資訊傳達功能息息相關，因此有助於提高學習能力或記憶力。此外，由於DHA對伴隨老化而來的學習能力降低，以及老人癡呆症的改善有很大的幫助，因此非常受到重視，可說是從正在發育期的孩童到老年人，都應該確實攝取的營養成分。

大量含有EPA及DHA的天然食物，首推沙丁魚或秋刀魚等藍背魚，其他如鰻魚、鯛魚、鮭魚、鰤魚等魚類的含量也很豐富，因此建議平時可多食用以魚爲主的料理。

Q 用吃的方式來攝取膠原蛋白，對美白肌膚會更有效嗎？

A 膠原蛋白（Collagen）是一種蛋白質，皮膚組織除了水分之外，膠原就占了七成，其他包括骨骼、關節軟骨、內臟到血管，也都有它的存在。膠原蛋白與氧氣供給以及老舊物質的排泄等作用息息相關，一旦缺乏之後，肌膚便會變得粗糙且失去彈性。

雖然含有膠原蛋白的化妝品不斷被開發上市，但實際上它不太能直接被皮膚吸收，必須從食物攝取。膠原蛋白大量存在於動物骨骼與皮的部分，燉煮雞翅或雞胸肉、牛筋等食材的時候，所釋出的膠質就是膠原蛋白，建議可以小火油炸或燉煮等方式烹調食用。

危害健康的吸菸習慣

〔吸菸嚴重危害女性健康〕

香菸是美膚大敵 對全身都有不良影響

香菸含有四千種化學物質，其中約有兩百種有害物質及六十種致癌物。

正常人血液中的一氧化碳血紅素含量低於一％，而吸菸的人卻高達一五％。人體的一氧化碳過多會降低血紅素的含氧量而造成缺氧。

血紅素輸送氧能力降低會造成不成熟紅血球數目增加，而且動脈管壁膽固醇的滲透力也會隨之增加，因此容易造成動脈硬化、狹心症以及血管栓塞症等疾病發作。

吸菸會使毛細管萎縮，導致血液循環不佳而使得皮膚的表面溫度下降。肌膚受到自由基等影響會變得粗糙、出現皺紋及黑斑，同時也容易鬆弛。

此外也會引起肩膀痠痛、手足冰冷、香港腳、月經不順等，還會出現口臭、牙肉色素沉澱、牙周病等口腔疾病，由此可知吸菸會對身體產生非常嚴重的影響。

提早進入更年期

藉由吸菸而進入肺部的有害物質會隨著血流從心臟循環至全身；就如同從吸菸者的頭髮能檢測出尼古丁一般，有害物質會深深潛入人體各處，除了各種癌症之外，還會引發腦中風、肺氣腫、氣喘、胃潰瘍等許多嚴重的疾病。

此外，吸菸會使女性賀爾蒙的雌激素分泌降低，使得更年期提早報到，不僅是更年期障礙提早出現，也容易引發心肌梗塞、腦中風、骨質疏鬆症等疾病。

百害無一利的二手菸

香菸的可怕之處，在於它不只對吸菸者有害而已。香菸分為吸菸者吸入體內的「主流菸」以及從香菸尖端升起的「副流菸」。

副流菸所含的有害物質比主流菸多，尼古丁多出二．八倍，一氧化碳多出四．七倍，總計高達三．四倍，由於九成以上的有害成分為可直接通過濾心的氣體（毒氣），因此空氣清淨機對去除香菸有害成分是無效的。尤其副流菸對黏膜的刺激很強，患者吸入之後會引起咳嗽或流淚的反應。

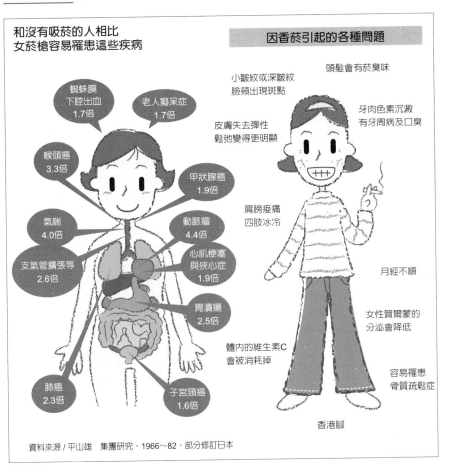

和沒有吸菸的人相比
女菸槍容易罹患這些疾病

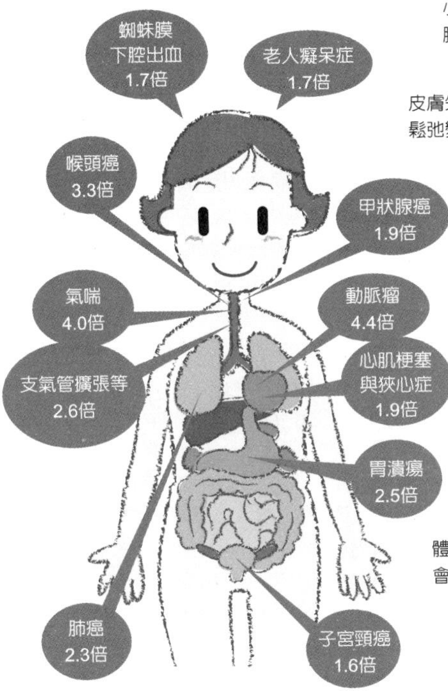

因香菸引起的各種問題

資料來源 / 平山雄　集團研究、1966～82、部分修訂日本

另外，長期吸二手菸也容易罹患癌症或腦中風，以及因心律不整而招致猝死或引發狹心症發作等。同時也有資料顯示，家裡的長輩吸菸的話，孩子將來的肺癌發病率比家裡沒人吸菸的要高出兩倍。

嚴重影響懷孕及哺乳

以女性來說，吸菸除了上述的疾病之外，還會對自己和孩子帶來很嚴重的傷害。由於胎兒是透過臍帶從母體得到氧氣及營養，若是因吸菸而無法供給胎兒足夠的氧氣與營養，胎盤機能就會產生障礙，於是流產、早產以及寶寶體重過低等風險也就相對提高。另外也有報告指出，吸菸者會有不孕的傾向。

母親在產後繼續吸菸的話，母乳中就會含有高出血液三倍（而且經過濃縮）的尼古丁，再加上製造二手菸的問題，都會直接危害到寶寶健康。尤其是嬰幼兒猝死症候群，幾乎都發生在吸菸家庭。

〔身體力行來戒菸〕

戒菸要做好心理準備

完全沒意願戒菸的人，就算強制戒菸也不會成功。想要戒菸成功，絕對要有充分的意願與決心。只要確實做好心理準備，就等於是成功了一半。首先從以下八項著手，開始戒菸：

①提高想戒菸的情緒

看看下一頁的禁菸提示，提高戒菸的動機。

②決定何時開始戒菸

在家不太吸菸的人從周末開始，在工作場合很少吸菸的人，從平日開始，確定戒菸行動開始的時間。

③限定吸菸場所

例如在抽風機下方或是屋外吸菸等，限定吸菸場所。

④公開表示戒菸決心

默默進行是失敗之本。

⑤尋找啦啦隊

如果覺得戒菸行動即將失敗，要趕緊尋找能給予支持的人。

⑥養成運動習慣

想吸菸時不妨活動一下身體轉移注意力，養成每天持續運動的習慣，例如體操或健走上班等。

⑦想像已戒菸的自己

心中勾勒戒菸後的愉快畫面，例如消除口臭、頭髮不再有難聞味道、肌膚變漂亮、身體變得健康且感覺充實等。

尼古丁依賴度檢測

1	請問每天大概吸幾根菸？（平均每日吸菸量） A.15根以下　B.15～25根　C.26根以上
2	習慣的香菸品牌尼古丁含量為？（請參照菸盒包裝上標示） A.小於0.9mg　B.1～1.2mg　C.大於1.3mg
3	通常起床後多久吸第一根菸？ A.30分鐘以上　B.30分鐘內
4	在戒菸場所是否覺得難以忍受？ A.否　B.是
5	你通常不錯過早晨的第一根菸？ A.否　B.是
6	早晨吸菸量是否多於其他時間？ A.否　B.是
7	生病時你仍吸菸？ A.否　B.是
8	是否將菸吸入肺部？ A.從沒有　B.有時　C.經常如此

請計算一下你得幾分

A＝0分，B＝1分，C＝2分

檢測結果

0～5分　尼古丁的依賴度不高，下定決心，戒菸一定成功！

6～7分　尼古丁的依賴度偏高，要好好加油戒除菸癮！

8～11分　尼古丁的依賴度非常高，快找專家協助戒菸！

資料來源：衛生署譯自Fagerstrom Tolerance Questionnaire (FTQ)（Fagerstrom & Schneider，1989)的尼古丁成癮程度測試表。

視依賴度不同的戒菸方法

●依賴度低的人應該可以較輕地戒菸。當「想戒的情緒」充分高漲時，就馬上開始戒菸吧！

●依賴度屬於中間值的人，戒菸後也許會稍微焦躁，請不要以「減少吸菸」為目標，應該要果決地「戒菸」。再確認一次決心，也可以從使用戒菸口香糖或戒菸貼片開始。

●依賴度高的人可使用戒菸口香糖或戒菸貼片，會較能順利戒菸。一旦瞭解自己有尼古丁依賴症，就要有「治療」的意識。事實上，原本是老菸槍而成功戒菸的案例已不在少數。

●**戒菸專線服務中心**：http://www.tsh.org.tw/index01.htm　行政院衛生署國民健康局委託張老師基金會成立「戒菸專線服務中心」，透過電話諮商提供免費戒菸輔導服務，協助有意戒菸的人戒除菸癮，提供菸品危害健康及戒菸相關資訊查詢。

戒菸的關鍵

①

下定決心戒菸

相較於減少數量的「減菸法」來看，成功率較高的是「斷菸法」。減菸法的問題是，即使減少了數量，但實際上吸完的話，大多數人還是會想要吸入尼古丁，因此意志不堅強者便容易失敗。

②

想抽菸分散注意力

藉由深呼吸，喝水或茶、吃蔬菜等，以及改變環境、活動身體等來轉換心情，讓想吸菸的心情在三分鐘之內能抑制住。

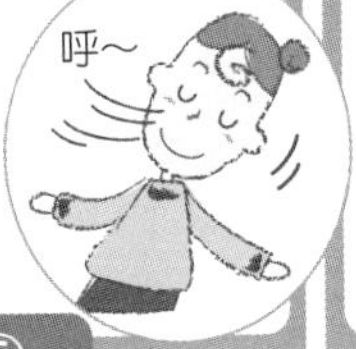

③

避開誘惑

避免與菸槍為伍，避開會讓妳想吸菸的聚會，不去吸菸區或咖啡廳，利用禁菸設施等，最好不要接近讓人想吸菸的情境、聚會等，或是等到自己有貫徹戒菸的自信之後再去參加。

④

避免壓力

戒菸後第一個禮拜是最容易因為一點點壓力就前功盡棄的時期，所以要避免因為職場人際關係或夫妻關係等而帶來的壓力；萬一感受到壓力，要立刻找些其他事來發洩。

⑤

吃完東西立刻刷牙

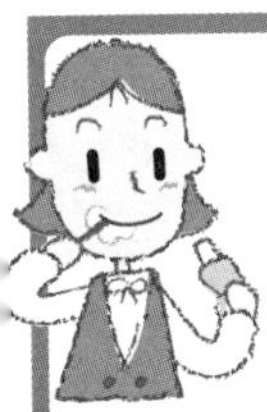

這是避免餐後一根菸之誘惑的好方法。若用餐場合不適合刷牙，替代之道是吃糖果或嚼口香糖。此外飯後立刻離席也可避免想吸菸的慾望。

⑥

書寫戒菸日記

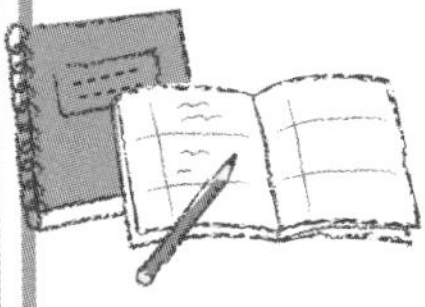

什麼時候想要吸菸？如何克服？建議不妨記錄因戒菸對身體及生活所產生的變化等，這也是讚美自己的努力並讓戒菸決心更加堅定的日記。

⑦

利用尼古丁口香糖等

尼古丁依賴度在中～高度的人，剛開始戒菸可利用藥局販售的含尼古丁口香糖，或是醫院處方的禁菸貼片，可能比較順利戒菸。相關資訊可向藥局或醫院諮詢。

⑧保持環境清潔

清洗窗簾或換支新牙刷，丟掉菸灰缸及打火機，開始戒菸吧！

戒菸之後體重會增加嗎？

約有八成戒菸者的平均體重會增加約兩公斤左右，從另一個角度來看，增重正好可以減輕鬆弛皮膚的皺紋延展情形。若體重只有小幅增加，可嘗試適度運動來解決，也藉此機會重新審視飲食、運動、喝酒等整體生活型態。

善用網路

在戒菸過程中若想吸菸，可以用「再一天不吸菸」的決心來克服。此外，也可以親身體驗並意識到「更好上妝」、「早上起床感到神清氣爽」等，這些戒菸後會出現在身上的好處；到戒菸網站接受專家建議也是個好方法。

總之，只要能撐過菸癮發作的時期，慾望就會漸漸薄弱。

●戒菸專線服務中心：http://www.tsh.org.tw/index01.htm
●董氏基金會：http://www.jtf.org.tw/

安全的減肥方式與危險的減肥方式

〔錯誤的減肥常識〕

檢視是否肥胖

在注重外表的現代，大多數女性都曾有過減肥經驗，但是，想減肥的人都真的身材肥胖嗎？

所謂「肥胖」，以科學角度來看，是體脂肪超過正常值狀態。體脂肪是用體脂肪計來測量的，以女性來說，體脂肪若是在二〇％以下就是偏瘦，在三〇％以上屬肥胖。

此外，觀念正確很重要，也就是「體脂肪的多寡和體重無關」，體重多但是體脂肪少的人，並不算是肥胖，但是體重少卻體脂肪多的人，便算是肥胖。

以體重判定肥胖的方法中，最被廣泛使用的是ＢＭＩ（Body Mass Index身體質量指數）。ＢＭＩ值在二十二的體重，就是最不易罹患疾病的理想體重。

BMI的計算與判定

$$BMI = \frac{體重（公斤）}{身高（m）\times 身高（m）}$$

〈BMI〉

＝25以上…………肥胖

＝18.5~24.9……標準（理想值為22）

＝18.4以下………偏瘦

過度減肥是增加體重及脂肪的原因

雖然大幅減少食量會降低體重，但缺點是體重在急速減少之後「非常容易復胖」，而且這種減肥法不只是減少脂肪，連肌肉以及骨質密度也會跟著減少。

此外，人體代謝功能若是變差，便漸漸無法燃燒脂肪，因此減肥後即使維持普通食量也很容易復胖。

而且可怕的是，再度恢復到原來體重時，所增加的大部分都不是肌肉而是脂肪，因此體重回升後，體脂

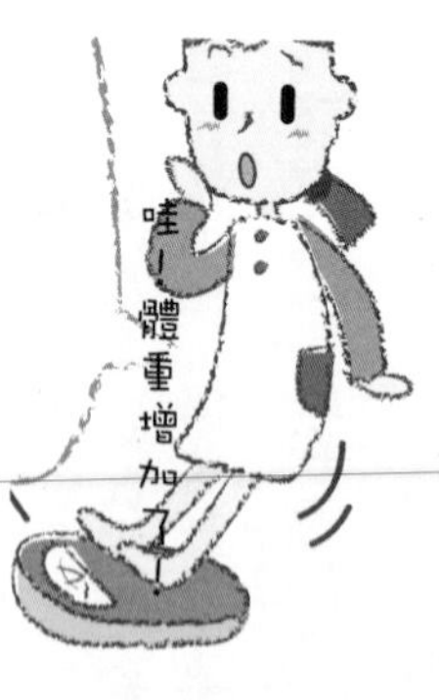

肪率增加的速度會讓妳嚇一跳。

同時，在不斷反覆減肥及復胖的惡性循環過程中，健康就會因此受到嚴重的危害。

不當減肥帶來負面影響

不當減肥會產生許多弊害。現在的小孩有些從小學開始就對減肥有興趣，因此雙親要充分瞭解不當減肥的危險性，將正確的觀念教導給孩子。

肌膚及頭髮變得粗糙

有些人在減肥過程中爲了保護肌膚和頭髮，會注意維他命攝取，但若是全身的能量不足，必要營養素的代謝也會變差，如此一來好不容易攝取的維他命也無法被吸收，結果導致肌膚、唇部、頭髮變得粗糙，臉色暗沉。

嚴苛的減肥方式所帶來的壓力，也是造成體內維他命C大量消耗且肌膚粗糙的主要原因。

此外，減肥者還會出現貧血、便秘、長痘痘等諸多身體不適症狀。

容易便秘

糞便是食物消化之後所產生的廢棄物，因此若是減少食量，糞便量也會跟著減少，於是就容易發生便秘的現象。當糞便長時間停留體內成爲宿便後，不只體重不易減輕，同時也會囤積膽固醇或是有害物質而影響健康。此外，便秘也是長痘痘的原因。

如果爲了解決便秘問題而隨便服用瀉藥，這是很危險的行爲，長期使用瀉藥會導致腸道鬆弛甚至停止蠕動，危害健康甚大。

解決便秘的困擾要從熱量低的蔬菜或海藻等攝取食物纖維，同時需注意不可過度減少食量。

重視飲食障礙的問題

有很多人會因爲減肥而引發厭食症或暴食症等飲食障礙（P472）。如果是厭食症，患者會拒絕進食，所攝取的營養極度偏差，導致體重驟減，於是出現月經異常、貧血、低體溫、低血壓等各種問題。

暴食症的症狀是患者只要大量進食之後，便會下意識地不斷嘔吐、服用瀉藥。體重雖然減輕，但也會出現和厭食症一樣的後遺症。此外也會引發低鉀血症，有時也會導致心律不整。

千萬別依賴瀉藥

有些人為了提高減肥效果，一天不排便就會服用瀉藥，甚至會在每次吃飯時就開始吃幾十顆瀉藥。若持續服用，瀉藥的效果就會漸漸變差，且會對身體造成危害。

也有些人服用過量瀉藥引起劇烈腹痛，甚至得掛急診救治，因此最好別依賴瀉藥。

總之，這些都是不當減肥方式所引起的心理疾病，只要察覺可能出現了攝食障礙，就應前往心療內科就醫，早點接受治療。

四肢冰冷

當身體的體熱量不足，代謝活動就會變差而使得血液循環不良，就會造成四肢冰冷。此外由於體內油脂驟減，於是維生素E就會缺乏，這也是血液循環不良的原因之一。

四肢冰冷的時候，會導致肩膀痠痛、頭痛、腰痛、便秘、腹瀉、頭暈等不適症狀。原因雖然目前還不太清楚，但有可能是因爲消化能力及吸收力降低、貧血、賀爾蒙及自律神經失調等緣故所導致的。

爲了防止四肢冰冷，減肥同時也要養成運動習慣來促進代謝，並留意血液循環。

引起月經不順

以女性來說，若是體脂肪急速減少，就會導致女性賀爾蒙分泌失調而引發月經不順。在成長期若月經不順，很有可能會造成卵巢機能無法充分發育。

若對月經不順的情形置之不理，有時會引起月經過少（P50）或是無月經（P52）症狀發生，所以有些人雖然才二十多歲，卻出現焦躁或熱紅潮等類似更年期症狀。因此發現月經不順就要及早接受治療，而且要立刻暫停不當的減肥行爲，每日攝取均衡飲食。

導致無月經

長期不當的減肥，常常會因爲強烈壓力和體重急劇減少，便會導致月經停止。原本有月經的人若是有二～三個月以上月經都沒來，就稱爲「繼發性無月經」（P52），其原因大多是不當減肥（體重減少性無月經）所造成的。

月經一旦停止之後，如果想要恢復原狀，必須歷經一段治療期，治療期的長度是停經期間三～四倍以上。停經一直持續下去就會出現類似更年期障礙的症狀，有時候甚至會引發子宮或卵巢萎縮，而且容易有不孕的可能。

容易出現骨質疏鬆症

屬於女性賀爾蒙之一的雌激素具有防止骨骼流失鈣質的作用，若是因爲減肥造成女性賀爾蒙分泌降低或停止，就很有可能引起骨質疏鬆症（P378）。

女性的骨量以二十至三十歲爲巔峰。要是在十歲到二十歲的期間不能製造充分的骨量，之後要增加骨量就相當困難，年老之後，也很容易骨質疏鬆。

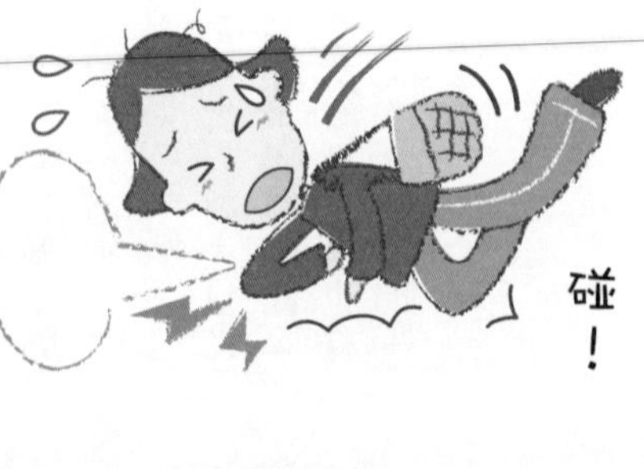

中老年代謝能力會變差 應避免肥胖

整天下來什麼事都不做，光是靜靜地躺著所消耗的最低能量代謝率便稱爲「基礎代謝率」。成人女性的基礎代謝約爲一二○○卡，到了中老年大概會降到一○○○～一一○○卡左右。

隨著年齡增長、運動量以及活動量的減少，一天的基礎代謝率也就會跟著降低。中老年時期會開始發胖的最大原因，就是雖然食量和年輕的時候一樣，可是因爲代謝率降低，所以無法消耗多餘的熱量。

由於中老年的肥胖和生活習慣病有關，與其一直想著要減肥，還不如多留心避免過度肥胖的飲食與生活習慣。攝取定量的蛋白質、維他命及礦物質，避免食用過量砂糖、油脂、酒精和穀類。生活起居規律之外，也要養成運動的好習慣，如此一來就能夠遠離疾病。

導致肥胖的飲食與生活習慣

喜歡喝酒

不只是酒，油炸物等高熱量的小菜也很危險。小菜方面建議搭配烤雞肉、烤魚、豆腐料理、醋漬物、蔬菜料理等；而且酒後禁止吃拉麵。

喜歡吃高脂肪的食物

油膩的肉類、油炸物、牛油等，都是高脂肪食物。要避免吃肥肉、選擇麵衣較薄的油炸物，一天油脂（包括牛油）攝取量要在允許範圍內（P727）。

省略早餐

若是因為不吃早餐而使空腹感強烈，就容易在午餐時間大吃特吃。而由於從前一晚開始就沒有攝取營養，所以大吃特吃之後，就會完全被身體吸收。

不愛運動 常常窩在家裡

覺得活動身體是很麻煩的事，所以幾乎都不動。這樣的人要注意，盡量要多外出活動，以增加每天的運動量幫助代謝。

喜歡重口味

當口味加重時，會不知不覺地多吃白飯等主食。此外，口味重的料理都是砂糖用量較多的。在預防生活習慣病方面，保持淡口味是很重要的。

晚餐最豐盛

在活動量少的夜晚大量進食會造成體內囤積脂肪，如果無法順利消化吸收的話，隔天早上就不會有空腹感，早餐會吃不下，這樣對健康不好。

習慣吃剩菜

即使覺得「浪費」也沒有必要把食物都吃完，可以留到下一次再吃。最好不要一次買太多和煮太多食物，在外面用餐也不要總是喜歡點很多道菜。

一定會吃點心

陸續吃下點心或是零食會很容易造成肥胖。點心以「不放在容易拿的地方、不買、不要」為原則。如果想吃，要評估食用的時間及分量。

狼吞虎嚥不太咀嚼

吃東西若是狼吞虎嚥不太咀嚼，在吃飽指令到達大腦之前就會不自覺地吃很多了，因此造成攝取過多熱量，所以用餐時要一邊與人聊天，慢慢進食。

危險的減肥方式

■將攝取熱量定在一二〇〇卡以下

基礎代謝消耗的熱量，是存活下去的最低必要熱量，若將攝取熱量降低在此數值以下會引起健康問題。至於一天的基礎代謝量，十二～十七歲約一三〇〇卡、十八～四十九歲約一二〇〇卡、五十～六十九歲約一一〇〇卡、七十歲以上約一〇〇〇卡。

■只持續食用某種食物

「蘋果減肥」或「水煮蛋減肥」等方法，屬於只持續某種食物或是固定吃某幾種食物的減肥方式，集中三天到一個禮拜的短期間內施行即能顯出效果。

但是因為身體持續處於飢餓狀態，因此只要開始恢復正常飲食，體重就會立刻恢復原狀，甚至更胖！

若是長期採用這種減肥法的話，便會導致營養失調而生病。

■不吃主食

一天攝取的熱量與從白飯、麵包、麵等碳水化合物所攝取之熱量比例，一般為五〇～六〇％。

因此幾乎不吃主食的減肥法雖然很快就能顯出成效，但是極端減少或幾乎不吃主食是很危險的。因為這樣一來，會導致活動所需要的熱量極度不足。此外，若以肉或魚貝等蛋白質來補充不足的部分，結果會變成攝取過多脂肪。

■不吃油脂

一公克的油含有高達九卡的熱量，因此過度攝取油脂會造成肥胖。現代人的飲食大多是高脂肪飲食，控制油量雖然重要，但完全不使用油類，或是極端避免肉或魚類的脂肪這種減肥方式，也會對身體造成傷害。

如果油脂不足，細胞的新陳代謝便會變差，同時還會缺乏賀爾蒙及維他命，老化速度增快。

此外，從油脂鐘也可以幫助維生素A、E等脂溶性維生素的吸收，所以一定要攝取必要的油脂量。

■斷食

斷食屬於飲食療法的一種，是為了做絕食的準備，以及恢復正常飲食等目的而實施。

絕食期間必須具備水分攝取等方法的專門知識，若在沒有醫師或是專家從旁指導下進行斷食，很容易危及生命，因此千萬不能冒險。

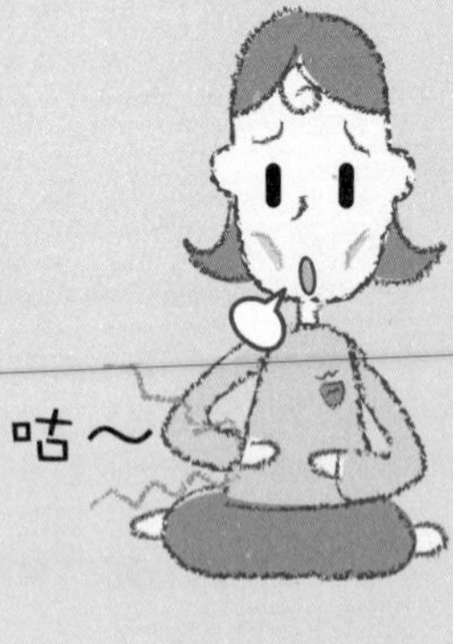

〔正確的減肥觀念讓妳瘦得健康又美麗〕

一個月最多減重三公斤 千萬別操之過急

若是不能兼顧減肥與健康的話，是不可能減肥成功的。所謂「成功的減肥」是指「不復胖」，也就是即使在減肥期間結束之後，也能一直維持在理想體重之內。

正確觀念是不要在一周或兩周之類的短期間內急速減肥，要以一個月最多只能減肥三公斤爲目標。

降到目標體重之後，不要立刻恢復原本的飲食與生活習慣，要繼續努力維持體重。如此一來，一年後就會定型成新生活習慣，即使沒有刻意減肥，也能將體重控制在理想範圍之內。

要吃也要運動的健康減重

要漸進地健康減肥，不要採用極端控制飲食的行爲，若一天需要熱量爲一八〇〇卡，就要控制在一六〇〇卡左右。雖然減肥時要禁止過度進食，但是也得讓身體獲得一定程度的熱量，才能防止大吃大喝。

飲食內容特別要注意，確實掌握必須攝取與應該控制的食物類型，留意營養均衡。

除了注意飲食之外，還要養成運動習慣。現代人所謂的「肥胖」往往不是體重過重，而是指體脂肪堆積的比率過高。藉由運動可以幫助身體逐漸增加肌肉量，同時慢慢減少體脂肪。

從記錄飲食日記開始

減肥的第一步，就是掌握自己的飲食。把何時、何地、吃什麼、吃的同時在做什麼（或是怎樣的心情）全都記錄下來。

例如「早上十點在客廳，一邊看電視一邊吃洋芋片」或「下午三點在公司，情緒焦躁的同時還一邊吃著糖果零食」，盡量寫詳細一點。

如此一來，不僅能掌握導致飲食偏差的行爲與食物的總熱量，也可瞭解自己是在做某些事，或是在哪種精神狀態下，會有想吃點心零食的慾望。

瞭解自己的飲食習性之後，就要養成看電視時以茶代替點心，焦躁

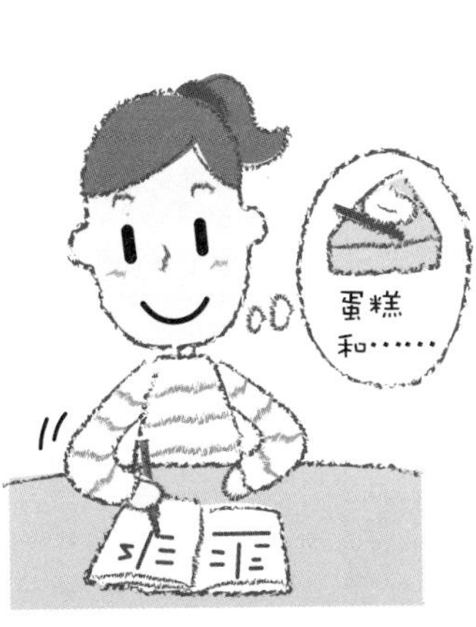

時可活動一下轉換心情，如此便能夠找到改善的方法。

壓力會造成暴飲暴食

研究發現，肥胖不僅是營養方面出了問題，同時也和壓力有關。明明肚子不餓，卻不知不覺就想吃東西；或是明明已經吃得很飽，卻還想再吃點什麼，這樣的話，就很有可能是因爲壓力的關係造成的。

當感覺焦躁或是沮喪時，以食物發洩情緒並不會因此消除壓力，反而會陷入了自我厭惡的惡性循環。

與其吃下大量垃圾食物事後懊惱不已，還不如藉由運動的幫助來轉換心情，即使是做家事或是做些簡單的運動、散步，只要能讓自己遠離食物，什麼活動都可以。

此外，培養興趣也是一種轉移注意力的好方法。嗜好與興趣的培養除了可以舒解壓力，也能藉此認識朋友和增加外出機會，告別吃東西發洩情緒的不良習慣。

別讓減肥成為負擔

因爲要減肥而必須限制飲食，明知這是需要長時間以及耐心才能完成的目標，但多少還是會因此產生壓力。若是囤積過多這種不能任意吃喝的壓力，總有一天會因爲壓力爆發而使減肥失敗。

一旦產生想吃東西的慾望，不妨藉由深呼吸，或是轉換注意力的方法，將壓力轉移到吃東西之外的事物尋求宣洩。

請親友幫妳打氣

一旦下定決心減肥，就要向家人或朋友等身邊的人宣布妳的決心並請求他們配合。感到挫折時有人會聽妳說話爲妳加油，這些鼓勵都會讓妳的決心更堅定。

開始變瘦之後都會產生「想要變更瘦」的慾望，這時候也要請他們適時勸妳踩煞車，免得沈溺於減肥會導致厭食症發生。

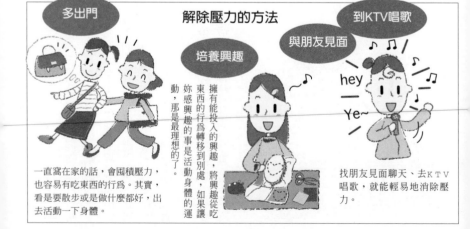

解除壓力的方法

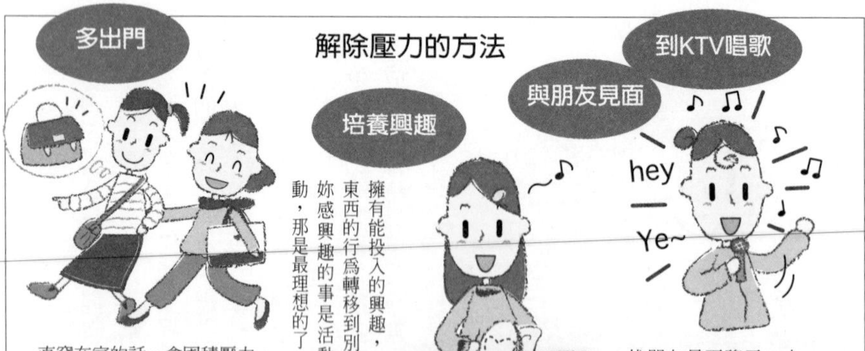
多出門
到KTV唱歌
與朋友見面
培養興趣
hey
Ye~

一直窩在家的話，會囤積壓力，也容易有吃東西的行爲。其實，看是要散步或是做什麼都好，出去活動一下身體。

擁有能投入的興趣，將興趣從吃東西的行爲轉移到別處，如果讓妳感興趣的事是活動身體的運動，那是最理想的了。

找朋友見面聊天、去ＫＴＶ唱歌，就能輕易地消除壓力。

飲食生活的要點

早上確實吃、晚上簡單吃

每天都有一點不良習慣，日積月累之後即是形成囤積脂肪的原因。只要修正這些習慣，體重就不會回升，而能減少體脂肪。

減肥成功的訣竅就是每天按時吃三餐，如果一天只吃兩餐會有強烈的空腹感，身體呈現飢餓狀態，反而會因此在用餐時吃太多並累積脂肪。而就食物的分量來看，三餐要比兩餐來得均衡，也才能確實攝取維他命或礦物質等多樣營養素。

早晨是一天代謝最高的時間帶，此時自律神經的作用會從副交感神經切換成交感神經，之後從傍晚到晚上代謝功能會漸漸降低。因此如果持續不吃早餐但晚餐吃太多的不良飲食習慣，最後就會導致肥胖。也就是說，即使是攝取一樣多的熱量，如果吃了早餐和午餐，晚餐少吃一點，也會有減肥效果。

減少砂糖、油脂、穀類

減肥中一天所需攝取的熱量，大約是需要量再減個二○○卡。比如說，如果一天的熱量需求爲一八○○卡，減肥中的熱量就是一八○○減去二○○，等於一六○○卡。如果爲了減肥將熱量減得過低，雖然減肥速度比較快，但也容易導致復胖，所以要控制在安全範圍之內。

此外要避免食用點心、麵包、牛油、果醬、油炸物、肥肉等，同時喝咖啡、茶或任何飲料時最好也不要加糖。在調理甜味時，可用味醂來代替砂糖，同時將油脂減到需要量的一半，鹽分也要控制，總之就是口味要盡量清淡。

如果體重還是沒變，可檢視看看是否吃了穀類（P727）；而一～三營養群（P727）是在減肥過程中必須確實攝取的營養素。

瞭解食物的成分與熱量

現代人的飲食生活中多少會有外食、速食，以及運用加工食品的料理。由於減肥需要長久持續下去，與其嚴苛地限制，倒不如記住各種養分的攝取方式與份量，聰明的加以活用。

這些食品的主要特徵大致是蔬菜份量少、多鹽分與多油脂，所以在食用時要盡量避免油炸物或速食，麵類的湯最好少喝。

此外還要記得選擇蔬菜分量較多的食物。比起單品，不如選擇包括主菜、副菜以及主食等的套餐，或是食材種類多的食物。

此外，習慣吃甜食或酒精類飲料的人，如果馬上禁止食用的話，很容易造成壓力，因此可用循序漸進的方式，例如一天三次的甜點改成一次，減少次數及分量或以布丁、果凍等熱量較低的食物代替，慢慢的改掉這些會妨礙減肥的習慣。

外食或速食的熱量

以下列出了減肥時應該特別注意的食品，由於大多數食物會在菜單或包裝上標示出熱量或營養成分等，選擇時務必仔細確認。

外食

- 烤雞肉飯 480卡
- 肉醬義大利麵 680卡
- 散壽司 600卡
- 可樂餅 540卡
- 天婦羅 470卡
- 漢堡 560卡
- 牛排 550卡
- 炸豬排飯 860卡
- 豬肉飯 630卡
- 炸蝦 500卡
- 炸雞排 350卡
- 拉麵 480卡
- 炒飯 760卡
- 蛋包飯 340卡
- 鍋燒烏龍麵 520卡
- 湯麵 620卡
- 咖哩飯 760卡
- 綜合沙拉 280卡
- 天婦羅麵 570卡
- 炸蝦 480卡
- 蛋包飯 680卡
- 綜合三明治 570卡
- 中華蓋飯 620卡
- 煎餃 360卡
- 醃豬肉 430卡
- 薑燒豬肉 330卡

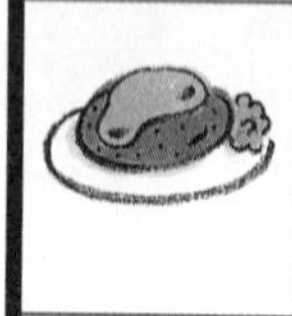
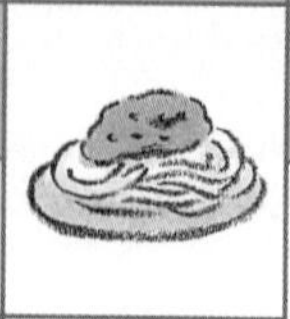
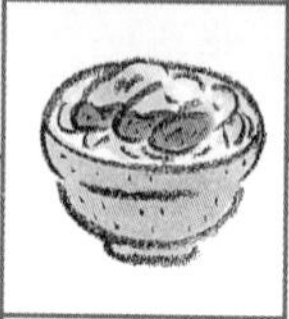
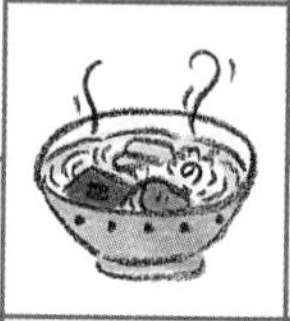
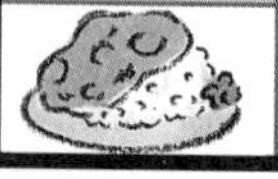

速食

- 蘋果派 210卡
- 薯條 270卡
- 炸雞（1個）170卡
- 雞塊（5個）280卡
- 漢堡 260卡
- 起司漢堡 300卡
- 雙層起司漢堡 440卡
- 牛丼飯 640卡
- 魚漢堡 400卡
- 熱狗 400卡
- 照燒堡 360卡
- 奶昔 220卡
- 雞肉三明治 440卡

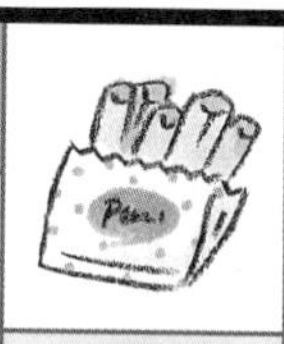

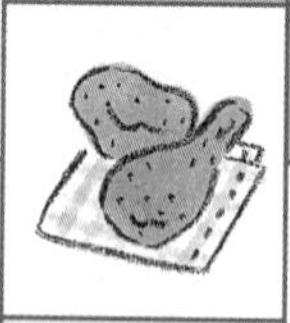
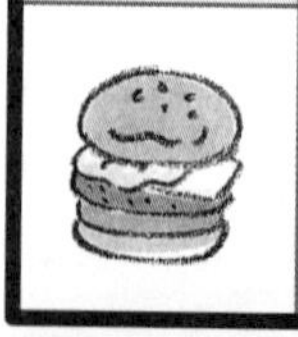
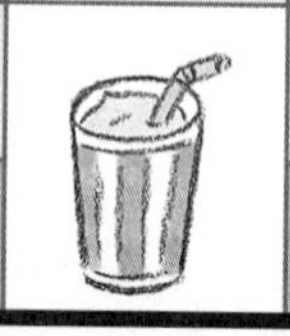
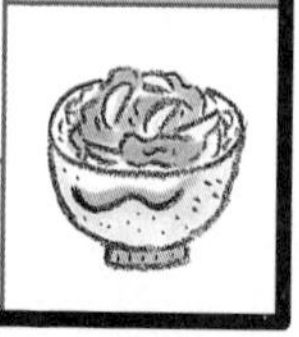

外帶食物

- 握壽司 420卡
- 紅豆麵包 300卡
- 美式熱狗 270卡
- 綜合披薩（S）670卡
- 巨無霸香腸 300卡
- 日式便當 770卡
- 鮭魚便當 620卡
- 鰹魚三明治 320卡
- 天婦羅 350k
- 蛋包飯 340卡
- 稻禾壽司（3個）280卡
- 炒麵 570卡
- 梅子握壽司 140卡
- 雙層起司披薩（S）730卡
- 炸雞便當 830卡
- 肉包 250卡
- 鮪魚美乃滋握壽司 170卡
- 鮪魚三明治 250卡
- 烤肉便當 710卡

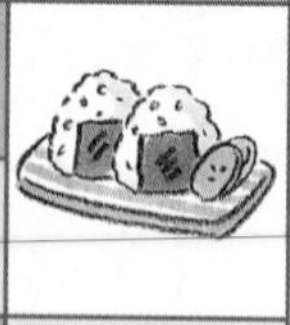
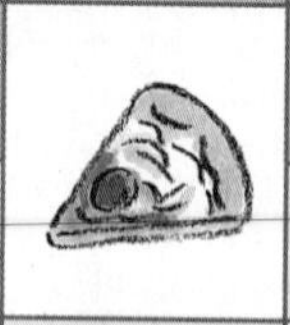
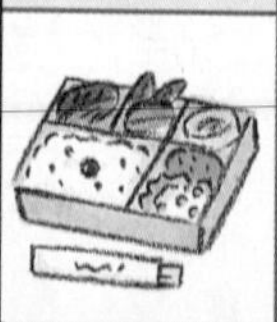
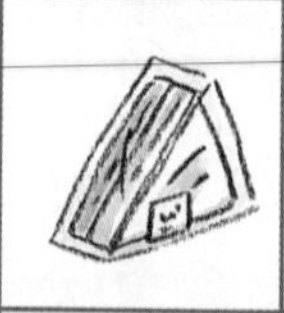
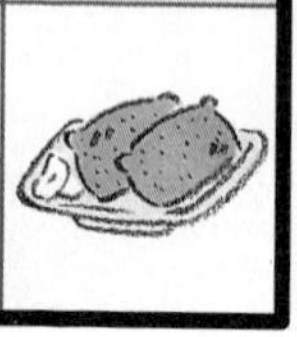

※熱量是將一般食物的熱量以數值大致標示出來。
除了特別標示分量的食物外，在此列出的食物都是以一人分、一個、一片、一包為計量標準。

速食

- 豆皮杯麵 450卡
- 炒杯麵 520卡
- 肉醬杯麵 480卡
- 冷凍燒賣（6個）200卡
- 杯麵 350卡
- 真空咖哩包 210卡
- 冷凍披薩 310卡
- 冷凍水餃（6個）240卡
- 冷凍焗烤麵（飯）370卡
- 冷凍漢堡 220卡
- 玉米湯 50卡
- 冷凍辣味咖哩 420卡
- 味噌杯麵 400卡
- 泡麵 450卡
- 真空燉牛肉包 260卡
- 冷凍炸薯條（每100g）390卡
- 冷凍燴飯（200g）320卡

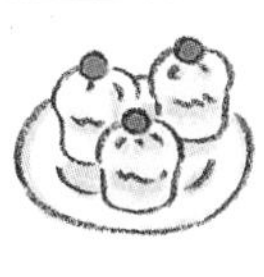
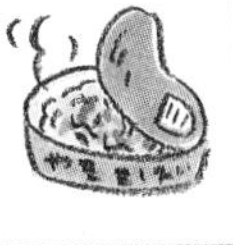
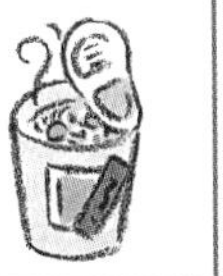
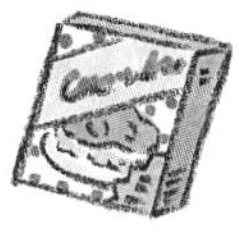
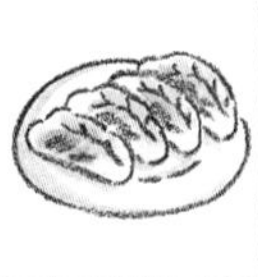
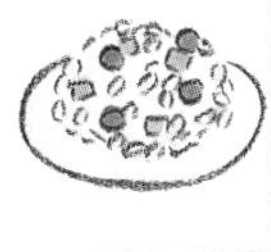

點心·甜點

- 紅豆麵包 280卡
- 蘋果派（1片）320卡
- 海綿蛋糕 270卡
- 餅乾（50g）260卡
- 玉米片（50g）260卡
- 丸子（紅豆餡、1串）120卡
- 奶油麵包 310卡
- 烤餅 250卡
- 甜甜圈 310卡
- 比斯吉（50g）220卡
- 銅鑼燒 230卡
- 水果聖代 480卡
- 仙貝（50g）240卡
- 奶油濃湯 150卡
- 油炸仙貝（50公斤）240卡
- 布丁 120卡
- 洋芋片（50g）280卡
- 紅豆麻糬 240卡
- 奶油水果塔（一片）170卡
- 鬆餅 150卡
- 冰淇淋（高脂肪）210卡
- 巧克力（50g）280卡

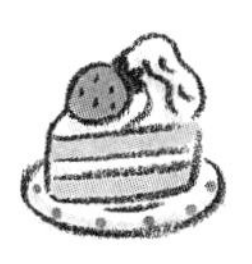
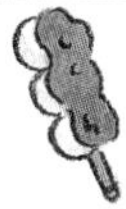
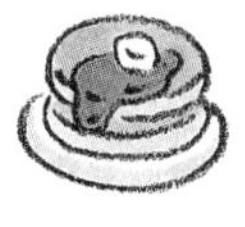
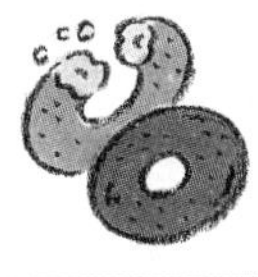
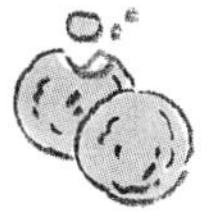
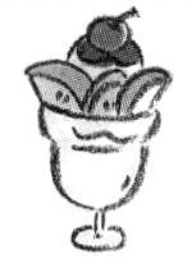
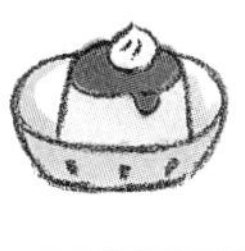

居酒屋

- 毛豆 80卡
- 韭菜蛋黃 400卡
- 德國香腸 470卡
- 涼拌豆腐 120卡
- 可樂餅 420卡
- 鮪魚生魚片 130卡
- 烤魚餅（2條）370卡
- 蒸酒蛤蠣 150卡
- 燉內臟 150卡
- 鹽烤秋刀魚 250卡
- 綜合燒 400卡
- 烤雞肉（5串）350卡
- 淋上山薯汁的鮪魚150卡
- 竹莢魚 180卡
- 炸豆腐 300卡
- 燉肉 250卡
- 烤飯糰 190卡

酒

- 紅酒（100ml）70卡
- 生啤酒 200卡
- 啤酒（大瓶）250卡
- 日本酒（1瓶）190卡
- 威士忌（single）70卡
- 白酒（100ml）70卡
- 紹興酒（100ml）130卡
- 琴酒（single）90卡
- 伏特加（single）70卡
- 燒酒（20度·1瓶）260卡
- 梅酒（100ml）160卡

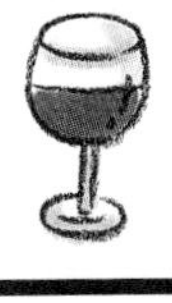
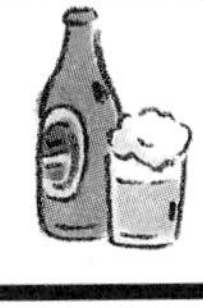
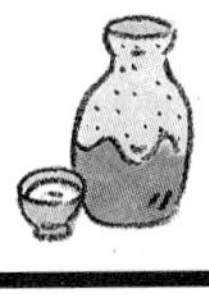

運動的要點

讓運動成為生活習慣

即使運動很重要，但對以往沒有活動身體習慣的人來說，突然要開始運動是很辛苦的，所以不要過於逞強，先從可以在日常生活中輕鬆完成的運動開始進行。

在家的時候嘗試盡量不要使用搖控器操控電視或冷氣等電器，這樣可以讓身體多活動。上下班或購物時要快步走、上下樓梯或做打掃等家事時，動作盡量要大，只要花點時間做到，一天的運動量就會明顯提高。

此外，活動身體能訓練柔軟度，讓肌肉都能得到運動的機會，可以防止扭傷，運動神經也會比較好。

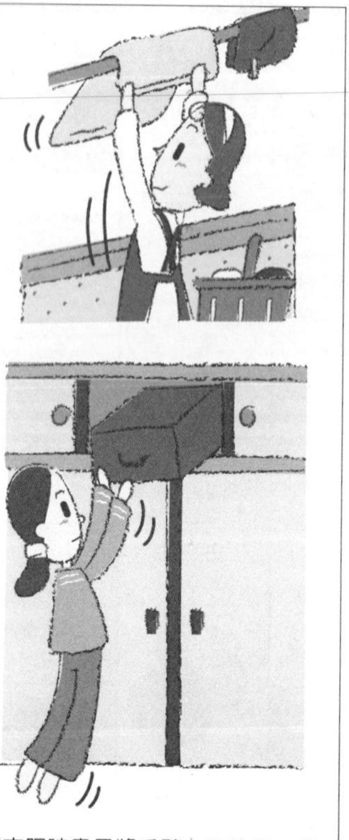

曬衣服時盡量將手臂上下伸展，就能鍛練到肩膀及手臂了。要從高處拿東西時，也要把背盡量挺直，順便伸展腳部的肌肉。

剛開始先嘗試體操或走路

讓沒有運動經驗的人或是中老年人也能輕鬆開始的運動，就是體操（P684）和走路。體操能放鬆肌肉使之柔軟，適合當做走路等運動之前的暖身運動。走路時要保持正確的姿勢，盡量以快步行走，這樣就能提升運動效果。

重點是「不減少肌肉」

步行、騎腳踏車、韻律操、游泳等有氧運動，有助於消耗熱量及培養體力，若是再加上肌肉訓練（P684）來增加肌肉量，就能讓身體塑造出緊實的理想比例。

如果盲目減少食量的話，不但脂肪、肌肉會減少，身體的基礎代謝也會跟著降低。這樣一來，就算剛開始減肥速度很快，也會漸漸難以繼續瘦下去，同時恢復正常分量的飲食之後，也有復胖的可能。

藉由運動來維持或增加肌肉量，代謝才會變好，才能塑造出容易變瘦的身體。爲了提升運動的效果，最好每天進行二十分鐘以上的運動，剛開始一天五分鐘就夠了，養成習慣之後，就在有氧運動之外再加上肌肉訓練，慢慢地延長時間。

不同運動消耗熱量的標準

靠運動消耗的熱量其實很少，不過，運動仍有各種效果，例如促進代謝等，所以我們不要只拘泥於熱量，還是要每天勤於活動身體。

走路（30分鐘）

慢走65卡
一般80卡
快走114卡

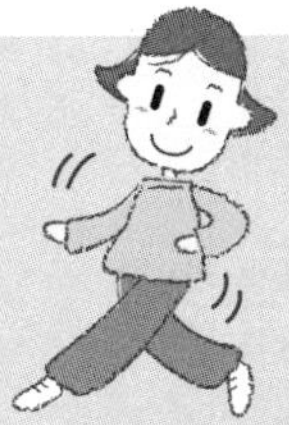

爬樓梯（5分鐘）

往上31K卡
往下17卡

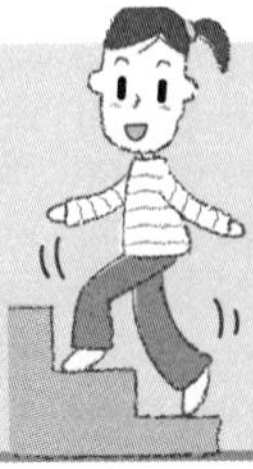

照顧子女
（背著走路／30分鐘）

84卡

騎腳踏車
（時速10km／60分鐘）

222卡

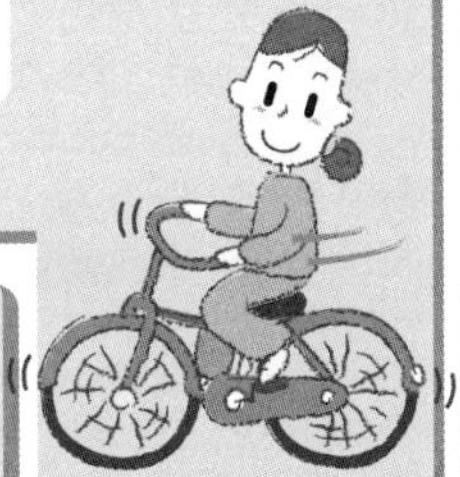

簡單體操（10分鐘）

38卡

跳繩（5分鐘）

37卡

桌球（30分鐘）

150卡

排球
（9人制／ 0分鐘）

80卡

網球（30分鐘）

176卡

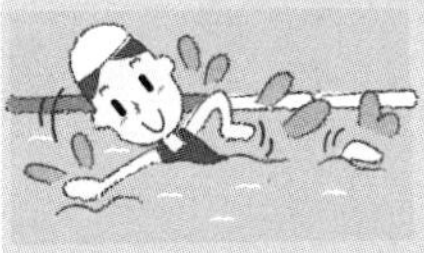

游泳
（自由式／30分鐘）

518卡

羽毛球（30分鐘）

176卡

打掃（吸塵器30分鐘）

69卡

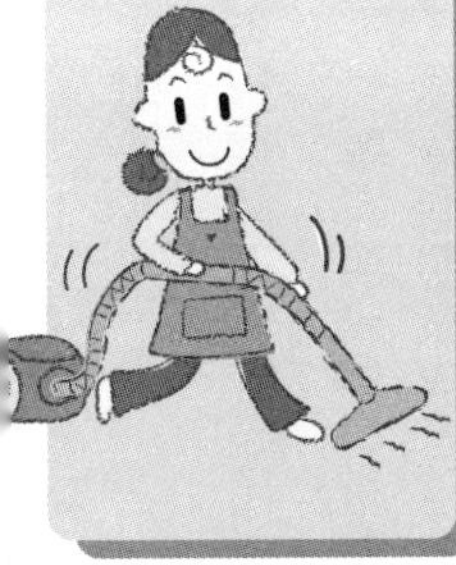

滑雪（30分鐘）

176卡

槌球（60分鐘）

153卡

有氧運動（60分鐘）

252卡

跑步
（分速120m／30分鐘）

176卡

沐浴（30分鐘）

84卡

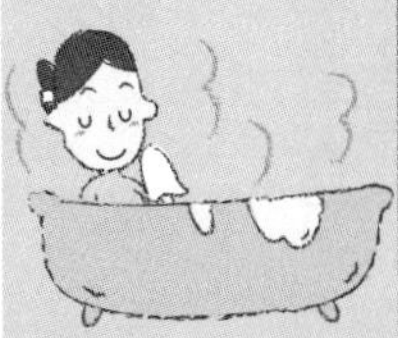

高爾夫球
（平地／60分鐘）

204卡

拔草（30分鐘）

76卡

健行（平地／60分鐘）

204卡

※這是20多歲、體重50公斤的女性進行不同運動時的大致消耗熱量。

關於飲食與減肥問題的Q&A

Q 明明已經減少吃吃喝喝為何卻無法變瘦呢？

A 想減肥就先從飲食紀錄開始吧！從起床到就寢前，試著寫下自己一天裡吃的所有食物，不管是正餐或零食，不管分量多寡，都要確實記錄。

有時自以爲正在節食所以「應該」沒吃多少東西，其實隨便抓一些零食反而會攝取過量的熱量。所以飲食記錄的作用，就是幫助自己發現是否有不均衡或是偏食的飲食習慣而不自知。

此外，有蠻多已經吃得很少但還是沒有變瘦的原因，也可能是運動不足。適度的運動可以提高代謝並維持肌肉量，讓身體處於容易變瘦的狀態。

因此除了詳細紀錄飲食之外，也要把一天的運動量（包括走路）確實的紀錄下來，做一個生活習慣的檢討與改進依據。

Q 有氧運動之類的劇烈運動能變瘦嗎？

A 想要燃燒脂肪，從一開始運動就要持續二十～三十分鐘以上，而且要吸入大量的氧氣，這樣做才能幫助體內脂肪的燃燒。

不過，如果運動太過劇烈，脂肪還沒開始燃燒之前，可能就已經把自己累壞了，而且激烈運動產生的二氧化碳會比氧氣的消耗量還高，導致燃燒脂肪的效果不大。

因此若是想以運動減肥的話，可以做讓心跳數適度上升的有氧或快步行走、游泳等，只要能持之以恆每天運動二十～三十分鐘，效果自然會出現。

Q 只瘦腹部和大腿可能嗎？

A 只讓腹部或是大腿等想瘦的部分脂肪減少，這雖然是理想，但現實生活不太可能做到。

此外，常聽人說一旦減肥就「會從胸部開始瘦」，其實這是個很錯誤的觀念，事實上，人的身體並沒有所謂的瘦身順序。

想要緊實雙臂、腹部、大腿等自己在意的部位，只有藉由肌肉訓練才能塑造出緊實且線條美麗的身體曲線。

Q 減肥藥或是健康食品真的可以瘦身嗎？

A 號稱可以減肥的市售保健食品，大多含有能阻礙腸胃吸收油脂或是糖質的成分，甚至包括促進排便的緩瀉劑等成分。即使持續服用會有效果，但這是不健康的瘦身方式，長期施行的話，反而會損傷身體。

現代的減肥觀念不只是減少食物攝取量，而是漸漸轉變爲要以「增加熱量的消耗量」來瘦身的積極想法。因此，提高代謝功能的減肥保健食品越來越多。不過，根本做法還是要重新調整飲食習慣，以及增加運動時間。

Q 瘦身時禁止參加聚會等活動嗎？

A 聚餐或宴會等活動是人際關係的潤滑劑，不可能完全謝絕。由於減重是需要長久而持續的行爲，所以並不是完全禁止社交活動，而是要學會「選擇食物」。

提到聚餐，只要能做到控制飲食即可，雖然這樣一來會有些掃興，但如果不是太過開心而大吃特吃的話，不妨就好好享受一下。

在聚餐前後必須調整熱量攝取，這樣可以多少做到平衡飲食。若是晚上有聚餐時，早餐和午餐就要選擇油分較少的清爽食物。若是午餐有約，早上大概喝一杯牛奶，晚餐只吃蔬菜就好。

如果爲了聚餐而省略前後餐的進餐，這樣反而會造成妨礙吸收的反效果。請記住每一餐都吃的減肥成效，會比有一餐沒一餐來得好，所以絕對要避免這樣的行爲。

此外，不只是飲食要調整，聚餐後的兩三天也要增加運動量來消耗多餘的熱量。

Q 晚餐經常都是很晚才吃這樣能變瘦嗎？

A 超過八點的晚餐已經是在代謝降低時進食，更何況是比晚餐更晚的宵夜。宵夜可說是肥胖之源，務必要盡量避免。

不過，生活型態因人而異，不見得每個人都能在八點之前吃晚餐。當晚餐時間拖延得太晚時，可考慮以蔬菜爲主、分量少、控制油分的菜單，同時在就寢前兩小時吃完。

只要確實攝取早餐和午餐，還是能瘦身。當午餐和晚餐間隔過長而有強烈空腹感時，喝杯牛奶或吃幾顆番茄（要選外表圓形的品種），就能幫助防止夜晚的大吃大喝。

有些人因爲工作關係致使生活日夜顛倒、生活步調紊亂，但是只要能每天保持規律的飲食，還是有可能減肥的。

Q 爸爸媽媽都很胖肥胖會遺傳嗎？

A 肥胖遺傳基因研究最近發現帶有「β型副腎上腺素接受器基因」的人，吃進去的熱量就會很難燃燒，而內臟部位也很容易囤積脂肪。可是，如果是遺傳因素而肥胖，那麼世界上肥胖的人應該很多。但事實上，肥胖不只是由於遺傳基因的緣故所造成的，太過油膩的飲食習慣，以及運動不足等後天影響因素就占了肥胖原因的七成。

●**番茄的選擇** 想減肥的話，要挑選外型是圓形的品種食用，因爲這些品種的番茄算是「蔬菜」類，想吃多少就可以吃多少。相反的，外型是橢圓的品種（例如聖女番茄）在分類上是屬於「水果」，每天只能吃五六顆。

藥物的基本知識

〔瞭解用藥目的與種類〕

為什麼一定要吃藥？

人體具備了以自己力量來治癒傷口或疾病的「自癒力」，因此若是小毛病，可以藉由攝取充分營養以及適當的休息，發揮自癒力來使自己恢復健康。

但是，當疾病來勢洶洶、身體抵抗力太弱的時候，光靠自癒力是無法治療疾病的，這時就要使用藥物來緩和痛苦的症狀和幫助治療。在慢性病方面，藉由持續服用必要的藥物，也可有效預防氣喘或過敏等疾病復發。

處方藥與成藥有什麼差別？

處方藥與成藥的最大不同是在於藥效。處方藥是由醫師檢視患者之後，針對該患者的症狀、體質等因素來選擇用藥，所以會有一定的效果。

相對地，成藥是針對普羅大眾開發出來的藥物，是在以安全性爲主要考量的情形下被製造出來的。因此，衛生署許可藥物的種類和處方藥不同，藥效成分的含量也比處方藥來得少，因此相對於處方藥，成藥的藥效顯得比較弱，只能治療簡單的疾病。

因此當症狀不嚴重，或是還不至於需要到醫院接受治療時，可以暫時使用成藥並仔細觀察病況的發展。如果症狀嚴重或持續惡化時，在服用兩三天成藥後都無法改善的話，就要盡快前往醫院請醫師診療並開立處方。

服用藥物時，為什麼一定要遵守用法及用量呢？

藥物若要發揮效果，最重要的是血液中吸收的藥物濃度（血中濃度）能適切地保存。

當藥量少、服藥時間間隔太久，血中濃度就會變低，應該就沒有藥效了。但是若藥量多、服藥時間間隔短，由於血中濃度變高，有時藥物反而會過於強烈而產生副作用。

按照指示服藥，可以讓血液中吸收的藥物濃度保持一定，這是很重要的，千萬不要自行判斷，擅自增減藥量或次數。

進入體內的藥如何發揮藥效

藥物要被運送到引起疾病的患部

才會開始發揮效果，因此它會順著繞行全身的血液流動，被運送到目的地。

根據服用方法，藥物會以這些形式被血液吸收：

- 口服藥…藥效成分主要是被腸吸收，透過肝臟，順著血液流動。
- 外用藥、藥貼布…成分被皮膚吸收，從末梢血管進入血流裡。
- 吸入藥…成分被氣管等黏膜直接吸收而產生作用。
- 塞劑…成分直接被腸道等黏膜吸收，順著血液流動在全身發揮作用。
- 注射…藉由皮下注射讓藥效成分得以透過末梢血管被吸收。至於靜脈注射則是將藥直接送進血液裡運行全身。

藥效的結構

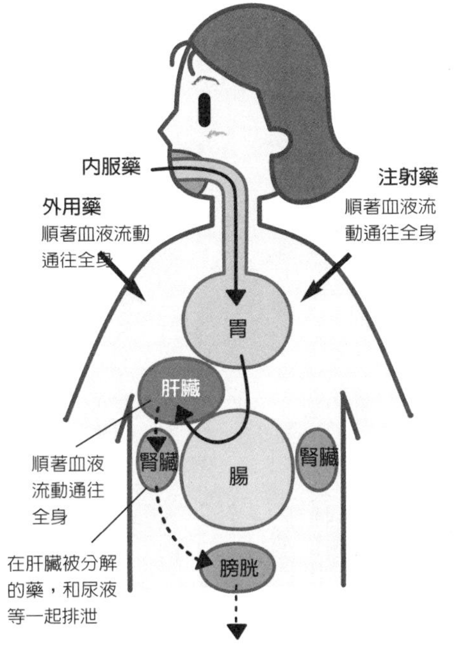

藥效成分進入血液中，並慢慢被運送到需要的部位。在發揮藥效之後，由於殘留體內的藥物有時會造成危害，因此藥物在肝臟就會被代謝及分解，經由腎臟和尿液一起被排出，或者混合從肝臟分泌的膽汁和糞便一起被排泄出來。

開立處方前必須先告知與詢問醫師的事

在醫院請醫師開處方藥時，或到藥局購買成藥時，應該事先要與醫師或藥劑師針對症狀進行溝通。同時服用數種藥物就稱為「藥物併用」，但有時會因此而產生副作用（P766）等。

如果已在其他診療科別拿到藥物或已使用成藥、中藥等，一定要向醫師或藥劑師說明現在的用藥。例如，若是覺得只是藥膏而不必向醫師報告，可是如果藥膏再加上醫師開立的口服藥，就會變成藥效加重，有時會因此造成危險。

此外，不僅是有藥物過敏的人，如果之前曾服用出現過副作用的藥物，也要將此訊息告知醫師。

領藥時，除了詢問藥物成分和用藥說明，也要詢問副作用發生頻率高的是哪種藥物，以及萬一發生副作用時該怎麼處理等應對辦法。

〔各種藥物種類與使用注意事項〕

內服藥、外用藥的使用方法

內用藥包括錠劑、膠囊、藥粉等種類，這些藥物的形狀統稱爲「劑形」。爲了讓人體容易吸收，每種劑形都特別下過工夫，但有些人似乎不擅長服用某些劑形，例如「服用藥粉會噎住」、「不會吞膠囊」等。

如果有不會服用的劑形，就要找醫師或藥劑師討論。有時可以變更劑形，把藥粉做成錠狀方便服用。

在外用藥方面，可分爲使用在皮膚上的藥膏或貼藥，以及使用在黏膜上的點耳藥或塞劑。

以下就內用藥、外用藥的不同劑形來說明使用注意事項。

內服藥

錠劑

將藥物壓縮成固定形狀，順口且攜帶方便。錠劑包括表面沒有任何加工的素錠、表面有以糖覆蓋的糖衣錠，以及溶化時間或部分經過精密計算的雙層錠及腸溶錠等。

錠劑是將藥物調整成直接服用即能有效發揮作用，此外也有適合老年人及幼兒服用的嚼錠。

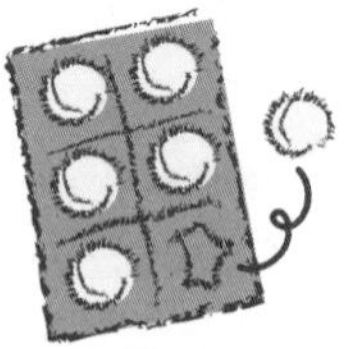

膠囊

將藥物塡充入膠囊裡，可讓病人順利服用有苦味或味道強烈的藥物。

服用方法和錠劑一樣，不要拆掉或是弄碎膠囊，直接服用即可。

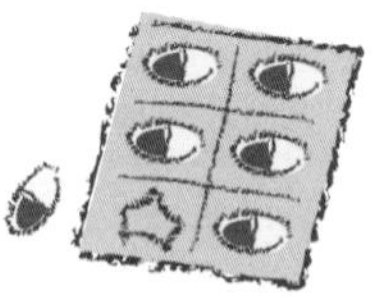

藥粉及顆粒藥

粉末狀藥粉能細微地調整用量，優點是吸收快，非常適合使用在無法服用錠劑或膠囊的嬰幼兒或老年人身上。

顆粒藥改良了藥粉容易飛散的缺點，添加香氣及甜味，容易入口。

有的顆粒藥會在體內調整溶化的時間，並不需要在口中先溶化，所以只要直接服用即可。

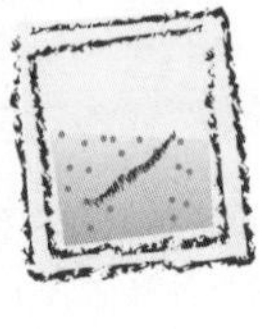

糖漿

將藥物以水或酒精溶化的液狀藥，大多添加了甜味及香氣使它變得容易入口，優點是能讓人體迅速吸收。

糖漿分爲服用前要充分搖晃以及最好不要搖晃兩種，事先要確認使用方法。

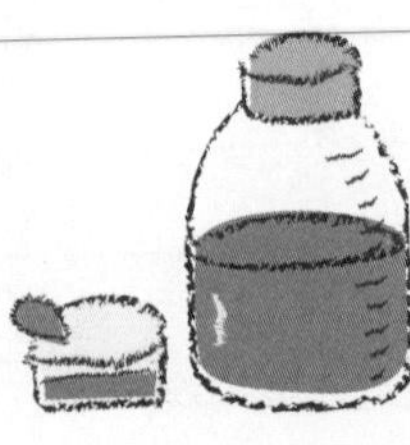

●**腸溶錠**　一般的藥物雖然可在胃部溶化，但腸溶錠是到達腸之後才能溶化的藥。
●**嚼錠**　也稱爲咀嚼錠，是不需要水就可直接咀嚼的藥。

其他

有些藥物與錠劑同類，包括放入舌頭下方就能溶化的舌下錠、放入臼齒與臉頰之間的口腔錠，以及會附著在口中發炎部分的插入錠、舔拭後會溶化的糖衣錠等。

此外還有不必連續服用，只在症狀出現時服用的頓服藥。

外用藥

塞劑

使用時必須插入肛門或陰道的藥劑。由於不必通過胃或肝臟等消化器就能被吸收，因此具有吸收快、不受飲食影響、避免藥效成分分解的優點。適用於在服用時可能引起胃腸障礙，或是味道難聞的藥。

此外，也適用於患者會想嘔吐的時候，或是沒辦法順利服藥的嬰幼兒和老年人。

這類藥物包括治療痔瘡的痔瘡藥，或是瀉藥等需要發揮在局部的藥，以及一些感冒止痛藥或是抗痙攣藥之類，藥效會發揮在全身的藥。

藥膏

直接塗在皮膚的藥，包括軟膏、霜狀、乳液、凝膠等類型。

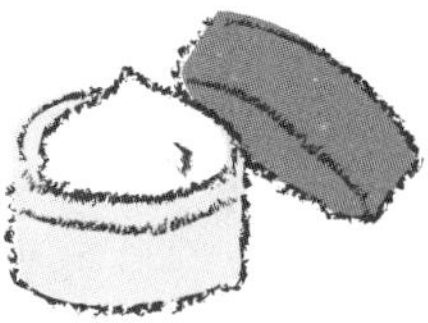

主要用於抑制濕疹、潰爛等皮膚發炎症狀，也有一些藥膏是用於抑制肌肉或關節疼痛，或是塗在胸口來抑制氣喘或狹心症發作等狀況。

由於藥膏的用量及使用次數很容易被忽略，因此請不要擅自增加用量或次數，以及擅自停用。

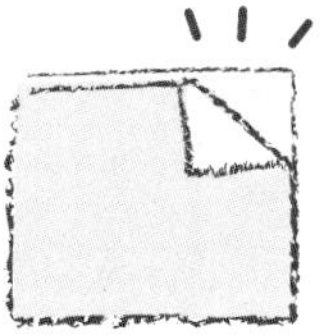

貼布

以瘀青或扭傷時所貼的冷濕布及溫濕布爲主，但現在也出現了適用於肌肉或關節鎮痛、消炎有效的鎮痛解熱消炎劑、類固醇藥，以及預防狹心症的貼布等。

由於貼布能使皮膚順利吸收藥效成分，因此具有不會對胃腸造成負擔的優點，但若是皮膚脆弱或敏感的話，有時就無法使用。

吸入藥

將液劑往口中噴入並吸進的藥，代表性藥物是防止氣喘發作的支氣管擴張藥。

除了使用次數之外，還必須仔細詢問吸入用接合器的使用方法，以及使用後的洗淨方法等。

漱口藥

爲了抑制口中或喉嚨發炎所使用的藥物，種類可分爲液劑、錠劑、顆粒劑等，必須用水稀釋之後再使用。不同的藥其溶化比例不同，要多注意，

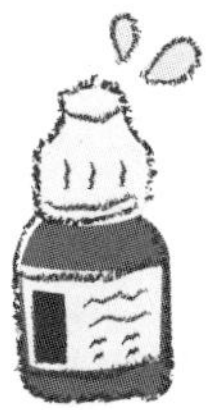

●**頓服藥**　只需單次服用，就可發揮藥效的藥物。

漱口的次數也要遵照指示。

點眼藥

滴在眼睛黏膜上使其吸收的藥，只要一兩滴就相當有效。由於細菌容易從容器口混入，點眼時要注意容器不要觸碰到睫毛。

爲了防止藥物變質，有時會裝入能遮斷光線的袋子裡，因此當藥物裝入袋中時要放在陰暗處保存。

點鼻藥

用噴頭噴霧滴入鼻子的藥。包括治療子宮內膜異位症的賀爾蒙藥、過敏性鼻炎等抗組織胺藥物等。

點耳藥

這是爲了鎮定中耳炎或外耳炎等發炎而滴入耳朵的液劑。使用時，側躺並點六~十滴在耳中，保持該姿勢約十分鐘並休息。

當藥的溫度降低時，有時會引起頭暈，注意不要保存在冰箱等。

藥物的保存方式及保存期限

藥物的保存方式及保存期限，依藥物的種類而有所不同。

貼布之類的鎮痛解熱消炎劑，必須要遮光並保存在陰暗處；也有像塞劑那種保存在冰冷處（冰箱等）的類型等，因此若藥劑師已指示了保管方法，就要聽從。

若藥劑師無特別指示，保存藥物時要以避開陽光直射及高溫多濕爲原則，不要放在窗戶附近、廚房、暖氣旁、車子裡等。

另外，以紙包裹的藥很容易受到濕氣的影響，可以和乾燥劑一同放進罐子裡保存。

有幼童的家庭，記得將藥收藏在小孩子無法觸及的地方。至於保存期限方面，廠商大多會在容器等印字，因此以此爲標準。

若是處方藥，待疾病治癒後，即使藥物在保存期限（使用期限）內也要丟棄，不要擅自重覆使用。

未服用完的藥該怎麼處理？

在醫院拿回的處方藥，以不要過度服用為原則，不要因為覺得浪費而保存下來，請把它處理掉。

因為症狀相同，而把事先保存的處方藥給家人或其他人吃，這也是在禁止之列的行為。出現類似症狀，不一定是相同的疾病，往往疾病的嚴重程度是因人而異的，要接受醫師的檢查。

尤其是配給大人的藥，即使減量了也不能讓小孩子使用。適合小孩的用量，不單只是大人的一半而已。

此外，也有一些藥物成分是只要用於小孩身上就會發生危險的。

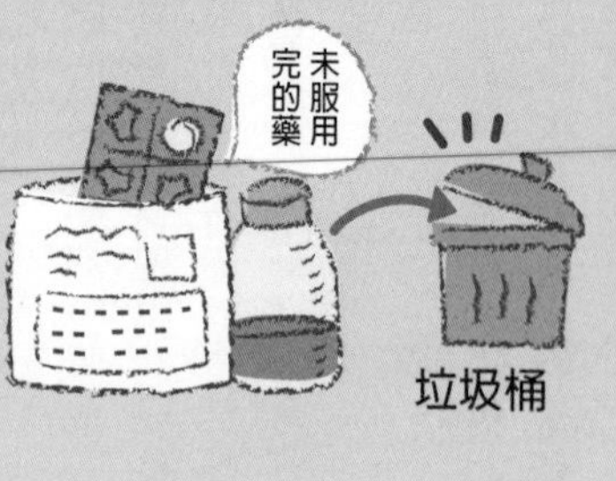

〔內服藥的服用方式與注意事項〕

沒吃飯照樣吃藥

為了能安全且有效地發揮作用，每一種藥物都它有固定的服用量與服用時間。

一天服用三次的藥，最理想的用法是每隔八小時服用一次，但為了防止忘記服用，大多數患者會被指示三餐之餐後服用。

被指示在餐前、兩餐之間服用的藥，餐前是指約在用餐前半小時，兩餐之間則是指餐後約兩小時。

至於一天服用四次的藥，如果要準確地每隔六小時吃一次是很辛苦的，因此可以在早、中、晚餐後三次，以及睡前來服用。

指示必須在餐後、餐前、兩餐之間服用的藥，由於患者經常容易忘記吃飯，尤其是餐後服用的藥，因為沒有吃飯對胃不好，因此很多人都沒服用。

其實吃藥與有沒有吃飯是沒關係的，時間一到就要服用。

忘記吃藥該怎麼辦？

如果及時察覺忘記吃藥，就按照規矩來服用。若是離下次服用時間是在兩小時之內，就省略第一次的分量，從下一次分量開始按照正常方式服用。

因為飲食時間不規律或是常忘記服藥的話，可以找醫師諮詢，說不定可以更換成服用次數較少的藥。

以大量開水或溫水來服藥

錠劑、膠囊、藥粉等若沒有以水服用，藥物會附著在食道上，有時會引起發炎。為了讓藥順利吞嚥，要以大量的水或溫水來服用。

睡前吃藥的話，藥物停留在食道的時間會變長，因此最好是起床後再服藥。

注意搭配的食物及飲料

有些食物所含的成分會讓藥效增強或是容易引起副作用；相反地，也有會讓藥效降低的食物。

咖啡、紅茶、綠茶等含有咖啡因的飲料會對許多藥產生影響。酒精飲料也一樣，尤其要注意不可合併精神藥、降壓藥、抗癲癇藥服用。

至於香菸會對感冒藥、止痛藥、抗鬱藥、口服避孕藥有影響；納豆或含有大量維生素K的蔬菜會影響抗凝血劑；茶或蛋、豆腐、牛奶、麵包會影響鐵質或抗焦慮藥；牛奶則會對腹瀉劑以及抗生素等藥物產生作用。

其他需要注意的例如葡萄柚會影響藥物吸收。此外，聖約翰草（金絲桃）會降低抗ＨＩＶ藥、免疫抑制藥、強心劑、口服避孕藥、支氣管擴張藥、抗癲癇藥等的藥效。

●**葡萄柚汁**　「肌醇」這種物質會對血壓降下劑（降壓藥、抗狹心症藥、抗不整脈藥）、安眠藥、抗鬱藥、抗癲癇藥、抗高血脂症藥、抗生素、免疫抑制藥等有所影響。

〔瞭解藥物副作用與對應方法〕

關於藥的主作用及副作用

藥物有各種藥理作用（藥的有效方式），配合當時治療目的的作用稱爲「主作用」，除此之外非預期的作用稱爲「副作用」。任何一種藥多多少少都會有副作用。

而對於某種疾病會有副作用的藥物，在治療其他疾病時可能會產生主作用，也就是說，根據不同的疾病，藥物的主作用及副作用有時也會交替出現。

因此用藥時要先向醫師或是藥劑師確實詢問可能會產生怎樣的副作用，以及若是出現時該如何處理。

以成藥來說，務必事先閱讀隨藥附上的說明書。

關於副作用的種類

副作用的種類各式各樣，大多包括食慾不振、噁心、嘔吐、腹瀉等胃腸障礙，或是出疹、發癢、心悸、頭暈、嗜睡感，以及喉嚨乾渴等症狀。

此外，也有些藥物會有由主作用引起的二次作用（副作用的一種）。例如連續使用抗生素，雖然能夠消滅想殺死的細菌，但有時會因此發現不同的細菌（菌交替症），造成治療時間的延長，以及帶來更多的麻煩。

若是以女性來說，連續使用抗生素的話，會造成陰道內的披衣菌屬菌等增加。

藥物所引起的一般副作用

藥　名	易引起的副作用
抗生素	腹瀉
抗生素	發疹、發紅
支氣管氣喘治療藥	心悸
支氣管氣喘治療藥	手腳發抖
抗組織氨藥	嗜睡感
抗組織氨藥	喉嚨乾渴
抗生素、 解熱止痛藥等	休克症狀
抗生素 氯黴素	再生不良性 貧血
抗生素 Aminoglycosido劑、 腎小管性利尿藥	腎障礙、中聽

併用藥物引起的副作用

因藥物併用引起的作用，稱爲藥物的「相互作用」，包括效果超乎預期以上的狀況，以及出現意想不到的副作用。

如果醫師是有目的的進行藥物併用就不必擔心，但若是患者沒有向醫師報告正在使用的藥物，而使得醫師進行藥物併用，就可能導致相互作用。

此外，服用處方藥而導致腸胃不適的時候，如果再擅自服用市售胃藥的話，有時會引起相互作用，這點是大多數人都曾經犯過的錯誤，必須多加注意。

此外，有些藥物搭配食物，藥效不是過於活躍就是會被抑制，這在前一頁的「注意搭配的食物和飲料」

中也說明過。

其中較為人所知的，就是血栓症治療藥抗凝血劑與納豆（或大量含有維生素K的食品）之組合，會造成藥效降低。

開立處方藥時，若是所服用藥物必須注意食物及飲料攝取方式，醫師或藥劑師都會加以說明，要仔細聆聽。

性別差異導致不同的副作用

藥物代謝酵素本身是有男女之別的，除此之外，依據每個人喝酒、抽菸，或是飲食習慣、壓力大小等生活習慣的不同，對於藥物也會產生差異。

例如降壓藥導致的乾咳，以及抗不整脈藥或抗生素、精神藥等引起的心悸副作用，女性發作的機率比男性要高。

然而，不只是副作用會如此，有些藥物使用在女性身上也比男性有效，例如麻醉或安眠藥之類。

副作用發生時的對應方式

即使出現副作用，大多數時候只要停止用藥，症狀就能平穩。若出現副作用，要及早找醫師諮詢。

可以和醫師討論：是否要使用不同的藥？就算有一點副作用也能持續使用嗎？討論之後再決定。

依據身體狀況的好壞，副作用出現的方式不同。如果出現副作用，有時要觀察狀況來繼續用藥，不要擅自判斷或停止服用。

使用藥物之後，若是突然臉色變差、呼吸困難，出現像發抖般的休克症狀時，就要立刻應變處理。可以馬上打電話與醫師討論，或請家人帶到醫院，狀況危急的話，就要立刻叫救護車。

有些副作用發作的時候，會出現攸關性命的重大症狀，尤其是服用新藥時，必須要多注意。

院外開立處方的優點

目前醫療趨勢是發展「醫藥分業」，也就是在醫院拿處方之後，再到有藥劑師的藥局拿調配好的藥。這種做法的優點除了等待時間較少，另一大優點是，即使在數家醫院就醫，只要在一家藥局配藥，就能立刻瞭解藥物併用等藥史。

大多數調劑藥房會贈送寫有藥效、副作用、使用方法的「用藥說明書」，患者可據此整理、製作「用藥日記」。在副作用發生時先紀錄下來，之後在拿處方藥時就能派上用場了。

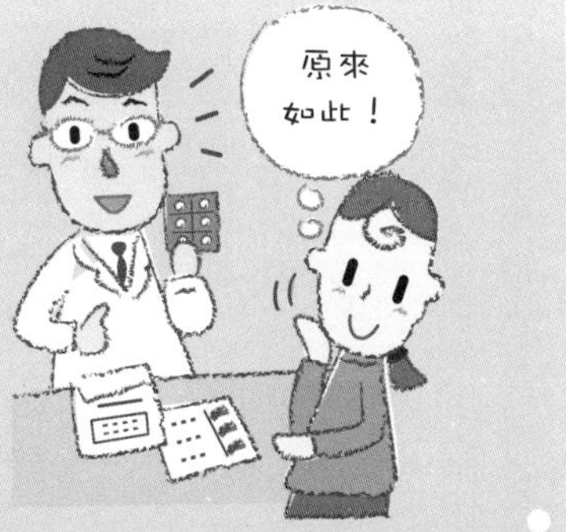

〔高齡者與藥物的關係與注意事項〕

七十歲之後服用藥物容易有副作用

過了七十歲之後，肝臟的藥物代謝機能以及腎臟的排出機能都顯著降低，因此藥物若是在體內長時間停留，會導致藥效過強、容易出現副作用等壞處。

由於年紀越長越容易罹患慢性疾病，因此若長期間持續服用藥物，或是併用數種藥物，產生副作用的機率也就隨之提高。

一般而言，高齡者的服藥量是從一般用量的三分之二～二分之一開始計算。若是以成藥來說，高齡者常會不知不覺依照包裝說明上的建議用量服用，但成藥的劑量是適用於一般大眾的用量，並不是特別爲高齡者研發的藥物劑量，因此在使用上要多留意，免得服藥過量。

此外，當高齡者出現食慾不振或是雙手發抖等副作用的時候，患者或是家人常會認定是「因爲上年紀了」的緣故，而沒有察覺這其實是副作用所造成的，因此家人需要花點心思觀察。

注意異狀防止跌倒

在高齡者的藥效過多或副作用的案例裡，最可怕的是引起頭暈而跌倒所導致的骨折。高齡者容易因爲長時間臥床造成動作不靈活、反應不夠快而導致骨折，尤其是使用新藥時，家人要留意觀察一陣子。

此外，有些患者沒有察覺到是因爲副作用而引起食慾不振，漸漸無法進食後就臥床不起。如果能及時停藥往往能恢復活力，但就是很容易輕忽副作用，以致於演變得無法收拾。

因此察覺出現疑似副作用的症狀時，可暫停使用藥物並立刻向醫師諮詢。如果逕行停止服用的話，不但無法控制疾病，有時還可能會導致發病，使疾病惡化。

此外，充分瞭解自己的病症及體質，以及與醫師保持聯繫也是很重要的。

高齡者易出現之副作用的範例

- 高血壓治療藥過於有效，引起血壓下降、久站浮腫而跌倒，然後骨折。
- 服用糖尿病藥，呈現低血糖狀態，引起頭暈。
- 老人癡呆症引起的失眠症，可服用安眠劑。晚上因為想如廁而在起床時跌倒，使大腿骨骨折，然後臥病在床。
- 止痛的嗎啡使呼吸機能極度降低。

家人要注意避免誤用藥物

有個病例是患者將每一錠分開包裝的藥連同包裝整個吞進去，以致於必須切開食道取出。與其說這是副作用，倒不如說是個大意外。爲了避免發生這種誤用狀況，家人要仔細向患者說明用法，將藥從包裝中取出後再給患者服用。

高齡者隨著年紀增長，記憶力會衰退，因此一不小心會重複服藥，導致藥效過強而產生副作用的情況也不少。相反地，也有人是因爲常忘記服用，而沒有確實出現藥效。

忘記服用時，若馬上察覺的話可以再補吃，下一次則照規定時間服用。如果發現的時候已經是快到下一次服用時間的兩小時內，那麼這次的用藥就先省略，從下一次開始按正常規矩來吃。

千萬不要因爲覺得少吃了一次就一定要「補吃藥」，結果變成重複服用，這是很不好的行爲，請一定要改掉。要記住「藥就是毒」，必須依照時間劑量服用才會有效，否則就會危害健康。

目前有些藥房正在嘗試進行「一劑一包」。意即每隔早上、中午及晚上，將一次要服用的藥都裝入一袋。這樣的做法能預防患者發生連同整個包裝吃下去的誤食，或者服用錯誤的劑量以及忘記服用等。

拿處方藥時，可試著與醫師或藥劑師來討論此種做法是否可行。

避免重複服用或忘記服用

同時併用數種藥物，由於每一種藥的用法及用量不同，因此即使不是高齡者，也有很多誤用的狀況發生。爲了讓患者本人確實服用，家人要多用心防止重複服用或忘記服用等。

最能讓人容易明瞭的做法是將各種藥物分別包成一次要服用的量，再將它按照服用時間來整理。例如依早餐後、午餐後、晚餐後、就寢前等來分門別類，並事先做好一個禮拜的分量。

除此之外，如同下圖所示，也可以親手製作每一天都是個口袋的日曆，再將藥物依序放入。也有人利用空箱子將裡面做好區隔，把每一天或每一次的藥量放入。

市面上有販售專爲放置藥品製作的盒子，分成一個禮拜或兩個禮拜不等的小格子，可以挑選自己需要的類型使用。

如果事先做好準備，不只是患者本人，家人或看護等也能瞭解是否有按時服藥，大家一起用心維護高齡者的用藥安全。

此外，必須在兩餐之間服用的藥物，可在飯後設定定時器提醒，這樣就不會忘了。

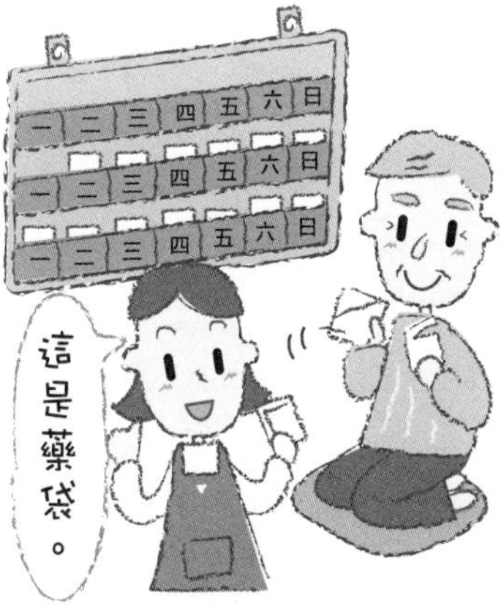

〔懷孕中、哺乳期與藥物〕

懷孕期服藥的注意事項

懷孕期間盡量不要吃藥，若有輕微不適的時候，等待自然痊癒是比較好的方法。懷孕兩個月（四～七周）是對胎兒影響最大的時期，盡量避免使用藥物。之後危險度雖然會慢慢減少，但由於對胎兒的影響並非為零，因此唯一的辦法就是不使用藥物。

如果症狀嚴重，必須以藥物來緩和時，若能判斷出治療上的有益性超過危險性，使用藥物應該會比較好。例如容易在懷孕期間引起的便秘，在排便時一使勁，會有引起流產或早產的危險性，因此讓孕婦在遵守用量的前提下使用緩瀉劑幫助排便會比較好。

在懷孕一個月（最後月經到二十七日前）的期間，藥物應該不會影響到胎兒。

藥物的服用時期及危險度

最後月經開始日開始的天數	危險度
0～27天（懷孕一個月）	0分
28～50天（懷孕兩個月）	5分
51～84天（懷孕三個月）	3分
85～112天（懷孕四個月）	2分
113天～生產日前（懷孕五個月～）	1分

※分數是以疫學調查或生殖測驗等結果為基準，對藥劑導致畸形的危險度評價分數，危險度最高的是5分。

必須要注意的疾病與藥物

懷孕期間常見之便秘、痔、貧血的治療用藥，只要遵守用量及用法，在使用上就沒什麼問題。

容易發生問題的是有過敏、氣喘、甲狀腺疾病以及癲癇等宿疾的女性在懷孕時期的用藥。這個時候若是停藥似乎會使病症失控，而且可能會影響到胎兒與孕婦，因此要選擇使用安全的藥物，而且盡量單獨使用，同時保持在最低劑量。

所以若是有宿疾，最好從懷孕前就開始調整藥物，因此計畫生產是很重要的，最好和醫師充分討論之後，再決定要如何使用藥物。

未察覺懷孕而使用藥物

此時要立刻停藥，並且找醫師討論，盡量向醫師正確報告藥的種類、用量，以及使用期間等訊息，越詳細越好。

常用的感冒藥、解熱止痛藥，以及胃腸藥、抗生素、抗過敏藥等，並不會造成很大的危險（P624）。所以不要把已服藥的事想得太嚴重，要以樂觀的心情、正面的思考來平安度過懷孕期。

此外，懷孕初期也是不易察覺懷孕的時期，因此在拿處方藥時，要確實地向醫師或藥劑師陳述自己希望懷孕，或是可能懷孕的事。

哺乳期的注意事項

母親在哺乳期使用藥物，藥效成分很有可能會透過母乳而移轉到嬰兒身上。

哺乳期和懷孕期一樣，盡量不要使用藥物，但是如果出現令人十分痛苦的症狀時，就要找醫師討論是否需要使用藥物。如果是患有宿疾的女性，從懷孕期開始，就要與醫師討論使用藥物的種種事宜。

該討論的事項包括，危險度比較高的藥效成分會有多少比例轉移到母乳？對嬰兒來說，什麼程度的含量會有危險？這些判斷雖然很難，但若是使用藥物的行為持續拖延沒有獲得解決與改善，有時就只能選擇中斷哺乳了。

此外在使用成藥時，務必充分閱讀附加的說明書，若有哺乳期的注意事項，可找醫師討論再來使用。還有在哺乳期間，小心不要染上感冒也是很重要的事。

認識避孕藥

●避孕藥的種類

這裡說的避孕藥是指「口服避孕藥」，根據雌激素的含量分為低劑量、中劑量及高劑量。目前大部分的醫師會建議服用較不會導致血栓症，以及噁心嘔吐等消化系統症狀的低劑量避孕藥。

避孕藥在賀爾蒙含量的搭配種類上，分為有一定型式的一相性，賀爾蒙量會有兩階段變化的二相性，以及有三階段變化的三相性。

此外，根據錠劑的數量，分為服用二十一天休息七天的二十一錠類型（參照P696），以及服用二十一天之後，繼續服用七天安慰劑的二十八錠類型。這些設計各有利弊，可以和醫師討論之後選擇適合自己的類型。

可照說明書指示的服用起始日開始服藥，或是選擇從月經第一天開始服用的「Day 1 Start」，還有月經開始後第一個禮拜天開始服用的「Sunday Start」。

●避孕藥的副作用

避孕藥除了避孕之外也有各種效用，包括消除經痛或月經過多等痛經，消除月經前的焦躁等經前症候群，以及預防和改善子宮內膜異位症、卵巢癌更年期障礙等。

也有很多人服用避孕藥來調經，並非全都是以避孕為目的。

●服用避孕藥時的注意事項

不是每個人都可以服用避孕藥。三十五歲以上有抽菸習慣的女性，或是曾罹患過靜脈血栓症的人比較容易引發血栓症，所以不能服用避孕藥。其他還有哺乳中、嚴重偏頭痛，以及嚴重的高血壓患者也要避免服用避孕藥。

想服用避孕藥必須找醫師諮詢，不要自行到藥房購買使用。因為每種避孕藥的劑量都不相同，沒有經過醫師診斷的話，會有反而導致荷爾蒙失調的可能性。

〔兒童與藥物〕

餵食方式的注意事項與排斥吃藥時的技巧

由於小孩的肝臟及腎臟等器官的代謝機能尚未成熟，與大人不可相提並論，因此即使是少量藥物，有時藥效也會太過強烈。所以醫師會考量小孩的症狀、年齡及體重來開立處方藥，家長要確實地遵守用法及劑量讓小孩服用。

近來有些藥的味道變好，同時也設計成比較順口的方式，但還是有些孩子不愛吃藥。

首先母親不要有「藥是討厭的東西」這種想法，要以開朗的態度向孩子解釋吃藥的重要，以輕鬆的心情幫孩子餵藥。

藥粉的用法是以水或熱水冷卻後使之溶化攪拌後服用，如果孩子不想吃，也可加入果汁或冰淇淋。不過，若混入母乳或牛奶的話，有時反而會讓孩子開始討厭母乳或牛奶，所以要避免這種方法。

糖漿的用法則可根據孩子的發育狀況，以奶瓶的吸頭或是注射器、湯匙、杯子等來餵食。注意不要將藥粉以糖漿溶化後再餵食。乾糖漿是粉末細緻的藥，在餵食前先取出一次的分量，溶化後再餵食。

可以把大人的藥分一半給小孩吃嗎？

覺得上醫院很麻煩而擅自以事先拿好的處方藥來餵食，這是不好的行爲。處方藥必須配合小孩當時症狀來開立，即使是相同的疾病，每次用量也會不同，而且光靠症狀就判斷爲相同的疾病是很危險的。

雖然一樣是感冒藥，但是將大人的藥量減半給小孩吃是不可以的。因爲小孩的藥不單純只是大人的減半劑量，而是以體表面積或代謝機能等因素爲基準來計算，再套用兒童藥用量計算法所調配出來的。

同樣的道理，大人服用小孩加倍的藥量也非常不妥，更嚴禁把藥拿給兄弟姐妹一起吃。

幼兒藥物餵食的技巧

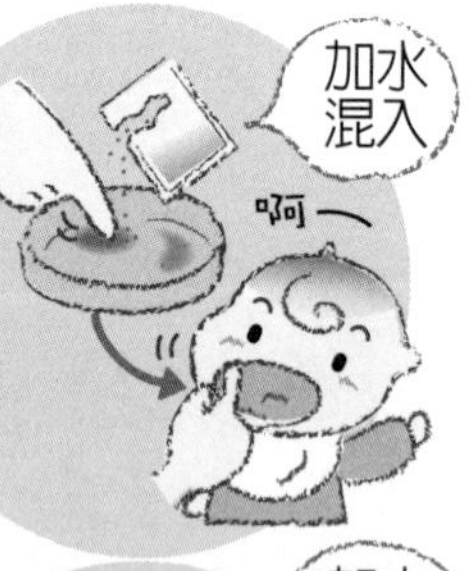

將藥粉以一兩滴水混合，沾在口腔的內側，再灌水進去。

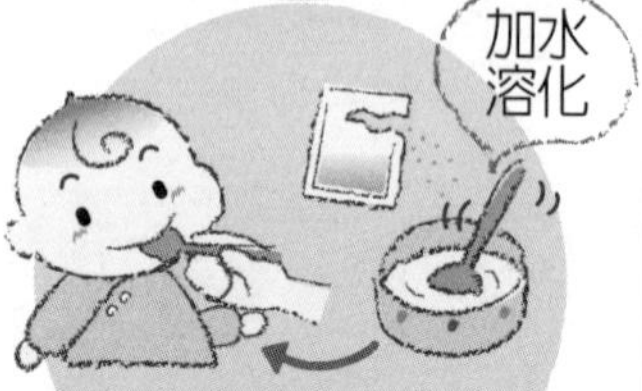

將藥粉以少量的水溶化，再以注射器或湯匙等來餵食，之後再灌水進去。

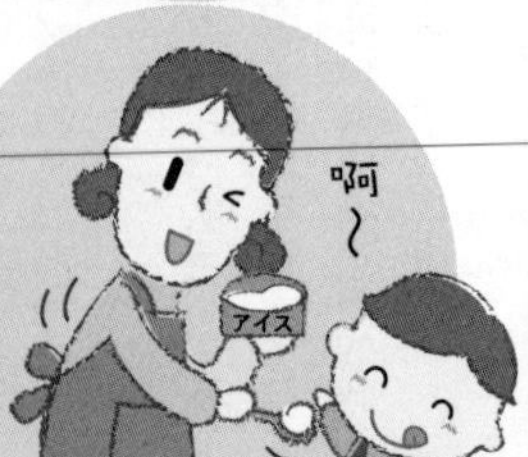

混入果汁或冰淇淋等喜歡的東西，然後餵食。

善用保健食品維護健康

近年來市面上不斷推陳出新的出現了許多保健食品以及營養飲料，不論是保健食品或是營養飲料，都是以維持及促進健康為目的，是為了能簡單補充容易缺乏的營養成分所製造出來的「營養補充食品」。

保健食品的形狀和錠劑及膠囊一樣，與藥物相似，但它終究是以補充特定營養素為目的所製造出的「食品」，不同於以治療特別疾病為目的而研發的「藥品」，所以嚴格來說，保健食品並沒有治療疾病的速效性，因此不要對它的療效抱有太大的期待。

●何時服用？

身體必須營養成分，基本上是藉由正常飲食來攝取的。若是每天的三餐飲食營養均衡，營養成分也充足，就沒有必要使用保健食品。

此外，市面上也有很多兒童用的保健食品，但營養應該由飲食來攝取，沒必要額外購買這些食品。

不過在忙碌時，或是因疾病等原因而無法充分進食時，以及肉體相當疲勞時，倒是可利用保健食品簡單補充必要的營養成分。

但即使是上述的使用時機，也要有保健食品終究只是補充飲食才來利用的認知。如果因此認為「因為吃了保健食品，所以飲食隨便些也沒關係」的話，就是本末倒置了。

●服用保健食品時應該注意的事

一錠保健食品含有大量營養成分，因此能輕鬆攝取必要量，但是攝取過多的維生素A、D、E會有導致過剩症甚至中毒的可能性，懷孕期間尤其要多加注意。也有報告指出孕婦攝取過多的維生素A，會對胎兒造成影響。

即使認為遵守固定用量是理所當然的，但最近有很多人在使用增強特定成分的營養強化食品時，常常會在不知不覺間就攝取過多的營養素。因此在服用保健食品時，要仔細研究食品的營養成分標示，以及每次建議劑量。

很多營養飲料含有酒精或咖啡因，必須避免與藥物併用。因為酒精會增強藥的作用，咖啡因則有時增強、有時抑制藥的作用。

有些人會經常持續服用感冒藥或以營養飲料來補充營養，這些都是很危險的行為。若和藥物併用，要選擇不含酒精或咖啡因的營養飲料。為了消除肉體疲勞與消化不良，應避免同時飲用數種營養飲料，因為這樣有會大量攝取到其中所含的酒精或咖啡因的可能。

●過剩症 是指攝取超過營養成分一定分量（最多攝取量）時所出現的副作用。

〔中藥的知識〕

中醫治療不只是看病

中醫對於頭痛、肚子痛等症狀，不像西醫將其視爲局部的疾病，而是當做「身體均衡的失調」。而藉由那種失調來治療症狀，因此女性常發生的不定愁訴等，是中醫擅長的領域。

一般來說，中醫適合治療以下的疾病：

①腸胃不適、慢性腹瀉、經常性便秘、四肢冰冷等沒有明顯病因，卻持續有不適症狀的疾病。
②過敏性病患等的免疫異常。
③容易感冒等虛弱體質。
④失眠或攝食障礙等心因性疾病。
⑤服用西藥會產生副作用的時候。
⑥不孕症等在西洋醫學檢查上找不到異狀，或西洋醫學的治療效果沒有提升時。

相反地，以下的疾病就不適合中藥治療：

①需要動惡性腫瘤等手術。
②有大出血、休克狀態、急性心肌梗塞等緊急狀況。
③重度感染症等，西藥會明顯見效的疾病。

其實適合西醫、中醫一起治療的疾病也不少，除了前面這四項「不適合的疾病」之外，都是可以嘗試中醫治療。

中藥是由自然的生藥所製成

用於治療的中藥，是配合「生藥」製成的。中藥的生藥有九成是草根或樹皮、果實等植物性的東西，剩下一成則是石膏等礦物性，或是牡蠣（牡蠣殼）等動物性的東西。

據中藥古書記載，生藥依素材的有效性及危險性，可分以下三種：

①**上藥**　可增進健康延長壽命，長期服用也不必擔心副作用；包括人參、黃耆、桂枝、茯苓、甘草等。
②**下藥**　雖然治療疾病的力量很強大，但容易引起副作用，不適合長期使用；包括大黃、附子等。
③**中藥**　介於上藥與下藥之間，能夠抑制發病、補充虛弱，大多用以改善體質；包括麻黃、芍藥、葛根等。

中藥的類型，包括將調配後的生藥煎煮來喝的煎藥，以及用煎煮後的液體濃縮乾燥製成的濃縮劑。它們各有優缺點，要選擇適合需求的才是正確用法。

中藥若不長期飲用，並不會因此沒有效果。例如中藥對於改善失眠等效果要耗費數個月，但治療感冒或是小腿痙攣卻是立即見效的。

依體質給予處方

在搭配個人體質來進行治療的中藥方面，將體質分爲「實症」與

「虛症」兩種。「實」的主要特徵是屬於肌肉型的體型、具活動力、腸胃健康、吃東西速度快等。

「虛」則是纖細體型、腸胃較弱、容易腹瀉、疲勞、活動力不旺盛等特徵。不過乍看肥胖而其實是水腫的人，似乎屬於「虛症」較多。

一樣是頭痛「實」或「虛」所開立的處方藥就不同，而且還會再加上其他症狀，例如是否有熱潮紅或噁心等，因此即使一樣是頭痛，也要配合個人狀況來開立處方。

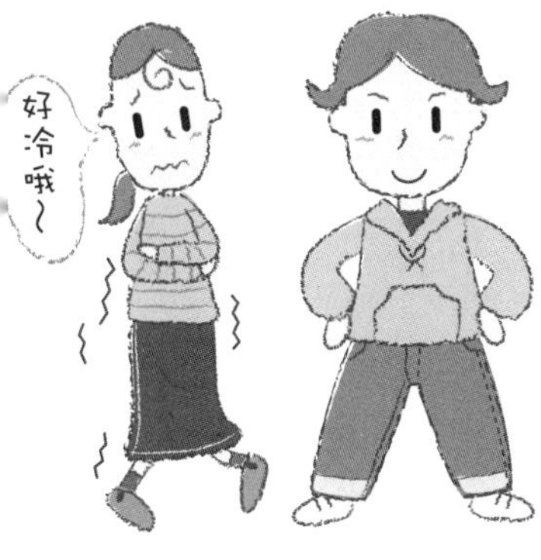

實」是屬於肌肉型且活動力十足。
虛」則是纖瘦型、活動力不旺盛的類型。

接受中藥治療的事前準備

■選擇可信賴的醫師或藥劑師

參考來自雜誌或友人的情報、評價來選擇醫院，先去觀察看看。若決定要接受治療，就要信賴且持續一段時間。

■充分表達明顯症狀

依據自覺症狀不同，所開立處方的藥也會不同。若是除了主要症狀之外還有其他症狀，也要確實描述。此外，要明確說明處方藥的效果，以「腹痛已減少一半了」等數值來表示，會更容易判定效果。

■就醫時盡量不要化妝

臉色及皮膚彈性、唇色、舌頭顏色也是診斷要素，若是在檢查前吃有顏色的食物就無法檢查舌頭，盡量以平時的狀態來就醫。

■要有「中藥也是藥」的觀念

有些人認為「中藥無副作用」，但還是有人在服藥後會感到腸胃不適或是偶爾有皮疹等過敏反應，有時也無法斷定「懷孕中也可以喝」，雖然症狀都不嚴重，但還是要有「中藥也是藥」的認知。

■找醫師或藥劑師諮詢之後再服用

有些科學中藥在藥局也能輕鬆買到，但有時會引起副作用。有些症狀其實潛藏著重大疾病，因此嚴禁擅自判斷購買。

■和西藥併用要找醫師討論

有些藥可以併用，有些藥卻是併用之後會產生副作用的組合。一定要找醫師或藥劑師做確認。

■有些中藥適用健保

大多數的中藥濃縮製劑（需為GMP藥廠製造）與煎藥，以及針灸、推拿等項目都可使用健保。不過中藥店或有中藥門診的地方，有時會進行自費診療。

■藥也可以做長時間的處方

過去最多只能開立使用一周分量的處方，但現在也能開立長時間的處方。

〔市售成藥〕

成藥的使用方法與購買時的注意事項

避免就醫的繁瑣，在藥局或藥店就可輕鬆購買，就是市售成藥的優點。由於劑量比處方藥還要少，適合症狀輕，還不需要到醫院治療的症狀使用。

購買成藥時，要盡量將當時的症狀詳細地告訴藥劑師，請他針對症狀幫妳選擇最適合的藥。

有些人會擅自決定購買特定的感冒藥或腸胃藥服用，但實際上要配合症狀分開服用，才是聰明使用成藥的方法。

法律規定藥局必須要有藥劑師，但藥店或藥行就不一定有藥劑師進駐了。

成藥也有副作用

雖然成藥和處方藥相比，藥效成分較少，但畢竟藥總是藥，因此還是可能產生副作用。

最近有些成藥爲了要有更好的效果而增加了劑量，還有，即使是成藥，有時彼此併用也是會產生副作用的，因此要仔細閱讀藥廠附加的的說明書，多謹愼保平安。

若是已經使用了處方藥，要先向醫師或藥劑師諮詢之後，才能使用成藥。

成藥的種類

解熱止痛劑

有助於退燒並緩和發燒帶來的不適症狀，緩和頭痛、生理痛、牙痛等疼痛的藥。解熱止痛劑不是用來治療疾病病因的藥，而是緩和症狀的對症療法，有些配方不只是解熱止痛，還會有消炎作用。

就如同說明書上所寫的一樣，若服用了一定分量也沒效果時，不要再追加服藥了，而是要暫停服用，趕快去就醫。

綜合感冒藥

就是感冒藥，用於緩和感冒各種症狀。

感冒大多數是由於病毒引起的，但其實目前並沒有消滅病毒的特效藥，所以感冒藥是爲了減輕不適症狀造成的身體負擔所製造的，並不是針對病毒本身。建議充分地攝取營養和充足的睡眠，以自體免疫力來擊退病毒。

感冒的症狀很多，所以感冒藥也是各式各樣。發燒時要用解熱止痛劑，鼻子出現症狀時用鼻炎藥（抗組織胺藥），喉嚨疼痛等用消炎酵素藥，以及咳嗽時用止咳藥，有痰的時候則用去痰藥，要搭配症狀分開服用，不可混合服用。

有很多感冒藥使用中藥成分，如

果和中藥胃腸藥等併用，有時會出現中藥成分引起的副作用，因此一定要向藥劑師請教。

此外，有時出現像感冒的症狀，卻不一定就是感冒。如果吃了藥仍沒有改善的話，就要到醫院診療。

抗過敏藥

這是爲了緩和過敏性鼻炎或花粉症、過敏性皮膚炎等過敏導致症狀發作的藥。最常用的配方是抗組織胺藥，由於藥效成分的含量較多，容易產生睡意或喉嚨乾渴等副作用是它的特徵。

抗過敏藥大多會持續服用，因此有時患者在服用過程中會逐漸習慣副作用，要是不舒服時，可替換藥物。

服用次數有從一天二～三次減少到一次的傾向，能夠一次服用、長時間見效的藥也變多了。使用時要仔細閱讀說明書，注意不要服用過量。

胃腸藥

胃腸不適有各式各樣的症狀，包括消化不良、食慾不振、胃酸過多，以及胃痛、腹痛、腹瀉等，綜合胃腸藥即是針對這些症狀生產的藥物，適合胃部有點不適時使用。

當胃腸不適的症狀能夠明顯分辨出來時，使用依不同症狀製造的胃腸藥會比較有效。

便秘藥

便秘藥包括刺激腸來促進排便的藥物，還有讓糞便膨脹成爲刺激物以促進排便的藥物等。生藥也經常被做爲中藥使用，由於生藥有副作用，要注意與其他藥物的併用。

便秘藥一開始使用就會上癮，之後會有漸漸增加分量的傾向。注意盡量不要依賴藥物來排便（P270）。

含有比菲德氏菌及乳酸菌等的整腸藥，有藉由調整腸內環境來促進通便的效果，因此也可以當成便秘藥來使用。

點眼藥

緩和眼睛疲勞、發癢、充血、乾眼、眼睛發炎等各種眼睛症狀的藥，使用時可選擇適合自己症狀的藥物。由於滴入眼藥時眼部有清爽感，患者會容易經常使用，但當症狀平穩下來後，就必須停止用藥。

不可以和家人共用眼藥，而且開封後一個月之內要使用完畢，即使沒用完也要丟掉。

濕布藥・藥膏

包括對肩膀痠痛或腰痛、肌肉痛等有效的濕布藥及藥膏，以及能抑制皮膚乾燥及發炎的藥膏等。

很多人覺得濕布藥或藥膏比較有效果，就會經常使用，因爲其中也有藥效成分較多的類型，因此還是要遵守用法及用量。

即使不是口服藥也會有副作用，所以在使用貼布、藥膏之前還是要充分閱讀附上的說明書，也要多留意藥物的併用。

關於藥物簡單的Q&A

Q 一天服用三次的止痛藥，服用四次可以嗎？

A 當疼痛嚴重時，會不知不覺服下大量止痛藥，若服用時用法不對及超過用量，容易產生副作用。

以止痛藥來說，有時會出現發疹或胃腸障礙（噁心、嘔吐及食慾不振）、頭暈等。服用過多的時候，要先停止下一次的服用，觀察狀況。

如果吃成藥或者疼痛強烈到藥物失效時，就有可能是疾病造成的，要及早就醫。

Q 聽說止痛藥會擾亂腸胃這是真的嗎？

A 沒錯。由於止痛藥會對胃壁發揮作用，因此容易擾亂腸胃，有時會出現不舒服的感覺，嚴重時甚至引起胃痛或腹瀉。

現在醫藥界已開發出在胃腸不活化的狀態，可被吸收再活性化的止痛藥劑。胃部容易不適的人，可向藥劑師詢問，選擇這種藥物。

Q 頭痛嚴重不能沒有止痛藥？

A 雖然有些人吃止痛藥會產生胃部不適的副作用，但是根據所含的藥效成分，有時會演變成藥物依賴。

如果要吃止痛藥，一天使用的次數請保持在一～二次左右。若按照成藥說明書上的用法及用量服用，還是一樣會疼痛的話，就要趕緊就醫檢查。

有偏頭痛宿疾的人，常常需要吃止痛藥，這時候最好不要買成藥，能夠到醫院拿處方藥對舒解疼痛的效果比較好。

至於慢性連續性頭痛，有些人幾乎每天都在頭痛，這時候應該注意的是所謂的「藥劑依賴性頭痛」，這是指連續將降血壓藥等當成止痛藥來使用，而因此容易引起的連續性頭痛。

每天都會頭痛的人，與其老是在吃成藥，還不如去頭痛門診或腦神經外科就醫，好好檢查一下是什麼原因造成的，然後接受治療。

若是藥劑依賴性頭痛的話，則需要住院十～十四天，在醫師的管理監督下，慢慢脫離藥物控制。

Q 有嚴重的便秘可以經常使用便秘藥嗎？

A 便秘藥多含有中藥，因此常會被認爲沒有副作用，但事實並非如此。畢竟藥就是藥，還是要注意劑量小心服用。若每天持續服用中藥，還是會出現腸胃不適等副作用。

因爲沒有排便而立刻依賴藥物，之後會變得無法停止用藥，而且有藥物漸漸無法發揮效用，以及服用量逐漸增加的傾向，甚至不吃藥就無法排便，或即使吃了要也完全無效的狀況，因此要多加注意。

即使有便秘傾向，也要從改善飲食生活、做運動著手，儘量等待自然的通便。

使用藥物時，要從藥效較弱的藥物開始慢慢服用，當症狀改善後，就減少使用量或暫停使用。

Q 喝酒前吃消化藥就不會醉嗎？

A 酒精進入人體後會在胃腸被消化吸收進入血液中流動，使大腦中樞神經系統產生作用，發揮出麻醉效果，之後酒精被肝臟代謝及分解，隨著尿或汗等水分排出體外。因此，即使服用促進腸胃消化吸收的消化藥，也不能加速酒精的代謝及分解。

而且酒精的消化吸收速度原本就很快，因此消化藥在這一方面不會產生任何影響。

Q 醫藥品和醫藥部外用品彼此有何差異？

A 醫藥品是以診斷、治療、預防疾病爲目的，一般來說稱爲「藥」。醫藥部外用品只有以預防疾病爲目的，不能稱爲「藥」。

醫藥部外用品包括口腔清新劑、染髮劑、除毛劑，以及屬於生理用品的衛生棉、沐浴用劑、藥用化妝品、藥用牙膏等。經衛生署審查藥效、成分、劑量之後，認同其效果效能。

就像燙髮劑或染髮劑一樣，有些東西必須在不接觸皮膚的情況下來使用，必須要注意。最好仔細地閱讀說明書再來使用。

Q 精神安定劑和安眠藥都是無法戒除的嗎？

A 若是單次性服用，並沒有大礙，但由於這些都是連續服用的藥，很容易讓患者變成習慣性服用。一旦養成服用習慣，就會開始依賴藥物，只要身邊沒有藥就會感到不安，有時還會出現無法入睡等反作用。

大部分的人對這類的藥都有負面印象，因此會發生即使需要治療也不去就醫，或是領取了藥物卻不按時服用的傾向。

其實，如果這些藥物是由可信賴的醫師開立，只要切實遵守用法及用量就不會有問題。

每種藥一旦經過處方，就容易不知不覺持續使用，所以要仔細觀察症狀，向醫師傳達正確訊息，盡量以單次性目的來使用。還有家人輪流用藥是很危險的事，必須停止這種行爲。

	公立醫院名稱	院　址	電話
北部	署立宜蘭醫院	宜蘭市新民路152號	039-325192
	員山榮民醫院	宜蘭縣員山鄉內城村榮光路386號	039-222141
	蘇澳榮民醫院	宜蘭縣蘇澳鎮濱海路一段301號	03-9905106
	署立基隆醫院	基隆市信二路268號	02-24292525
	基隆市立醫院	基隆市東信路282號	02-24652141
	台灣大學醫學院附設醫院	台北市中山南路7號	02-23123456
	台灣大學醫學院附設醫院北護分院	台北市康定路37號	02-23717101
	署立台北醫院城區分院	台北市鄭州路40號	02-25521429
	台北市立聯合醫院	台北市仁愛路四段10號12樓	02-27093600
	國軍松山總醫院	台北市健康路131號	02-27642151
	三軍總醫院	台北市成功路二段325號	02-87923311
	台北榮民總醫院	台北市石牌路二段201號	02-28712121
	國軍北投醫院	台北市新民路60號	02-28959808
	署立八里療養院	台北縣八里鄉鄉華富山33號	02-26101660
	署立台北醫院 台	北縣新莊市思源路127號	02-22765566
	署立樂生療養院	台北縣新莊市中正路794號	02-29017273
	台北縣立醫院	台北縣三重市中山路2號	02-29829111
	桃園榮民醫院	桃園市成功路三段100號	03-3335777
	署立桃園療養院	桃園市龍壽街71號	03-3698553
	署立桃園醫院	桃園市中山路1492號	03-3699721
	國軍桃園總醫院	桃園縣龍潭鄉中興路168號	03-4799595
	署立新竹醫院	新竹市經國路一段442巷25號	03-5326151
	國軍新竹醫院	新竹市武陵路3號	03-5348181
	署立竹東醫院	新竹縣竹東鎮至善路52號	03-5943248
	竹東榮民醫院	新竹縣竹東鎮中豐路一段81號	03-5962134
中部	署立苗栗醫院	苗栗市爲公路747號	03-7261920
	署立台中醫院	台中市三民路一段199號	04-2229441
	台中榮民總醫院	台中市中港路三段160號	04-23592525
	國軍台中總醫院	台中縣太平市中山路二段348號	04-22033178
	署立豐原醫院	台中縣豐原市安康路100號	04-25271180
	署立彰化醫院	彰化縣埔新鄉舊庄村中正路二段80號	04-8298686
	署立南投醫院	南投縣南投市復興路478號	04-92231150
	署立草屯療養院	南投縣草屯鎮玉屏路161號	04-92550800
	埔里榮民醫院	南投縣埔里鎮榮光路1號	04-92990833
南部	署立嘉義醫院	嘉義市北港路312號	05-2319090
	嘉義榮民醫院	嘉義市西區世賢路2段600號	05-2359630
	灣橋榮民醫院	嘉義縣竹崎鄉灣橋村石麻園38號	05-2791072
	署立朴子醫院	嘉義縣朴子市永和里42之50號	05-3790600
	台灣大學醫學院附設醫院雲林分院	雲林縣斗六市雲林路二段579號	05-5323911

	公立醫院名稱	院 址	電 話
南部	成功大學醫學院附設醫院斗六分院	雲林縣斗六市莊敬路345號	05-5332121
	署立台南醫院	台南市中山路125號	06-2200055
	成功大學醫學院附設醫院	台南市北區勝利路138號	06-2353535
	永康榮民醫院	台南縣永康市復興里復興路427號	06-2365101
	署立胸腔病院	台南縣仁德鄉中山路864號	06-2705911
	署立嘉南療養院	台南縣仁德鄉中山路870巷80號	06-2795019
	署立新營醫院	台南縣新營市信義街73號	06-6351131
	國軍高雄總醫院	高雄市中正一路2號	07-7496751
	高雄市立凱旋醫院	高雄市凱旋二路130號	07-7513171
	高雄市立民生醫院	高雄市凱旋二路134號	07-9669111
	高雄市立聯合醫院	高雄市鼓山區中華一路976號	07-5552565
	高雄榮民總醫院	高雄市左營區大中一路386號	07-3422121
	國軍左營總醫院	高雄市左營區軍校路553號	07-5817121
	國軍岡山醫院	高雄縣岡山鎮大義二路1號	07-5250919
	署立旗山醫院	高雄縣旗山鎮中學路60號	07-6613811
	署立屏東醫院	屏東市自由路270號	08-7363011
	國軍高雄總醫院屏東分院	屏東市中華路310號	08-7560756
	龍泉榮民醫院	屏東縣內埔鄉龍潭村昭勝路安平1巷1號	08-7704115
東部	署立花蓮醫院	花蓮市中正路600號	038-358141
	國軍花蓮總醫院	花蓮縣新城鄉嘉里村嘉里路163號	038-260601
	鳳林榮民醫院	花蓮縣鳳林鎮中正路一段2號	038-764539
	玉里榮民醫院	花蓮縣玉里鎮新興街91號	038-883141
	署立玉里醫院	花蓮縣玉里鎮中華路448號	038-886141
	台東榮民醫院	台東市更生路1000號	089-222995
	署立台東醫院	台東市五權街1號	089-324112
離島	署立澎湖醫院	澎湖縣馬公市中正路10號	069-261151
	國軍澎湖醫院	澎湖縣馬公市前寮里16之8號	069-211116
	署立金門醫院	金門縣金湖鎮新市里復興路2號	082-332546
	署立金門醫院烈嶼門診部	金門縣烈嶼鄉后井37號	082-364090
	連江縣立醫院	馬祖連江縣南竿鄉復興村164號	083-623995

●●●婦產科問診記錄●●●

姓名　　　　　　　　　　　　年齡　　　歲（未婚・已婚）

■關於月經

・月經（有・沒有）　　・初經＿＿歲　　・停經＿＿歲

・最後一次月經＿＿月＿＿日開始＿＿天

・月經周期（1.準時＿＿天　2.遲來　3.提早來　4.不一定）

・經痛（1.沒有　2.有一點　3.很痛）　4.服用止痛藥（有・沒有）

・月經量（1.普通　2.很少　3.很多）

・經血中有無血塊（有・沒有）

・關於月經周期是否有什麼不順

（1.沒有　2.月經前　3.月經來時　4.其他時期）

・不正常出血（有・沒有）・白帶（1.普通　2.很少　3.很多）

■其他資料

・有無可能懷孕（有・沒有）　・生產經驗（有〈生產＿＿次〉・沒有）

・流產經驗（有〈＿＿次〉・沒有）

・墮胎經驗（有〈＿＿次〉・沒有）

・以前有無看過婦產科（有・沒有）病名＿＿＿＿＿＿＿＿

・其他病史　・手術經驗　病名＿＿＿＿＿＿＿＿

■家族中有無罹患癌症、高血壓、糖尿病等疾病的人（有・沒有）

■有無過敏（有・沒有）

■現在有無吃藥（有・沒有）藥品名＿＿＿＿＿＿＿＿

■看診原因（身體出現何種症狀，何時開始出現，請詳實填寫）

＿＿＿＿＿＿＿＿＿＿＿＿＿＿＿＿

備註

身體文化77

女性身心醫學百科

監修—井口登美子等
審訂—劉壽懷醫師
譯者—楊明綺、林芳兒
主編—心岱
編輯—黃子澈、巫如琪、陳怡君
美術編輯—葉鈺貞工作室
封面設計—黃子澈
校對—何淑芳等
董事長
發行人—孫思照
總經理—莫昭平
總編輯—林馨琴
出版者—時報文化出版企業股份有限公司
10803台北市和平西路三段二四〇號三樓
發行專線—(〇二)二三〇六—六八四二
讀者服務專線—〇八〇〇—二三一—七〇五・(〇二)二三〇四—七一〇三
讀者服務傳真—(〇二)二三〇四—六八五八
郵撥—一九三四四七二四時報文化出版公司
信箱—台北郵政七九~九九信箱
時報悅讀網—http://www.readingtimes.com.tw
電子郵件信箱—ctliving@readingtimes.com.tw
法律顧問—理律法律事務所　陳長文律師、李念祖律師
印刷—盈昌印刷有限公司
初版一刷—二〇〇七年二月十二日
定價—新台幣一二〇〇元
⊙行政院新聞局局版北市業字第八〇號

SBN ：978-957-13-4625-0

Printed in Taiwan

國家圖書館出版品預行編目資料

女性身心醫學百科 / 井口登美子等監修 ；
楊明綺, 林芳兒譯. -- 初版. -- 臺北市：
時報文化, 2007[民96]
面； 公分. -- (身體文化；77)

ISBN 978-957-13-4625-0(精裝)

1. 婦科 2. 婦女 - 醫療、衛生方面

417.1 96001470

編號：CS0077	書名：女性身心醫學百科
姓名：	性別：＿＿ 1.男 2.女
出生日期： 年 月 日	連絡電話：
＿＿ 學歷：1.小學 2.國-中 3.高中 4.大專 5.研究所（含以上）	
＿＿ 職業：1.學生 2.公務（含軍警） 3.家管 4.服務 5.金融 6.製造 7.資訊 8.大眾傳播 9.自由業 10.農漁牧 11.退休 12.其他	
通訊地址：□□□＿＿縣（市）＿＿鄉鎮區＿＿村＿＿里 ＿＿鄰＿＿路（街）＿＿段＿＿巷＿＿弄＿＿號＿＿樓	

（下列資料請以數字填在每題前之空格處）

＿＿ **購書地點**
1.書店 2.書展 3.書報攤 4.郵 5.網路 6.直銷 7.贈閱 8.其他

＿＿ **您從哪裡得知本書**
1.書店 2.報紙廣告 3.報紙專欄 4.雜誌廣告 5.網路資訊
6.親友介紹 7.DM廣告傳單 8.其他＿＿

＿＿ **您希望我們爲您出版哪一類的作品**
1.疾病醫療 2.生活保健 3.養生方法 4.健身塑身 5.食物與營養
6.美容保養 7.心理衛生 8.醫病關係 9.其他＿＿

＿＿ **您對本書的意見**
＿＿ 內容／1.滿意 2.尚可 3.應改進
＿＿ 編輯／1.滿意 2.尚可 3.應改進
＿＿ 面設計／1.滿意 2.尚可 3.應改進
＿＿ 校對／1.滿意 2.尚可 3.應改進
＿＿ 定價／1.偏低 2.適中 3.偏高

您希望我們爲您出版哪一位作者的作品 ＿＿＿＿

您的建議 ＿＿＿＿

請沿虛線撕下後對折裝訂寄回，謝謝！

請沿虛線摺下裝訂，謝謝！

廣告回信
台北郵局登記證
台北廣字第2218號

時報出版
CHINA TIMES PUBLISHING COMPANY
尊重智慧與創意的文化事業

地址：10803台北市和平西路三段240號3樓
讀者服務專線：0800-231-705 · (02)2304-7103
讀者服務傳真：(02)2304-6858
郵撥：19344724-時報文化出版公司

請寄回這張服務卡（免貼郵票） 您可以——
●隨時收到最新消息。
●參加專為您設計的各項回饋優惠活 。

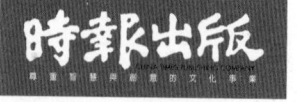

寄回本卡，您將可獲得身體文化的最新出版訊息

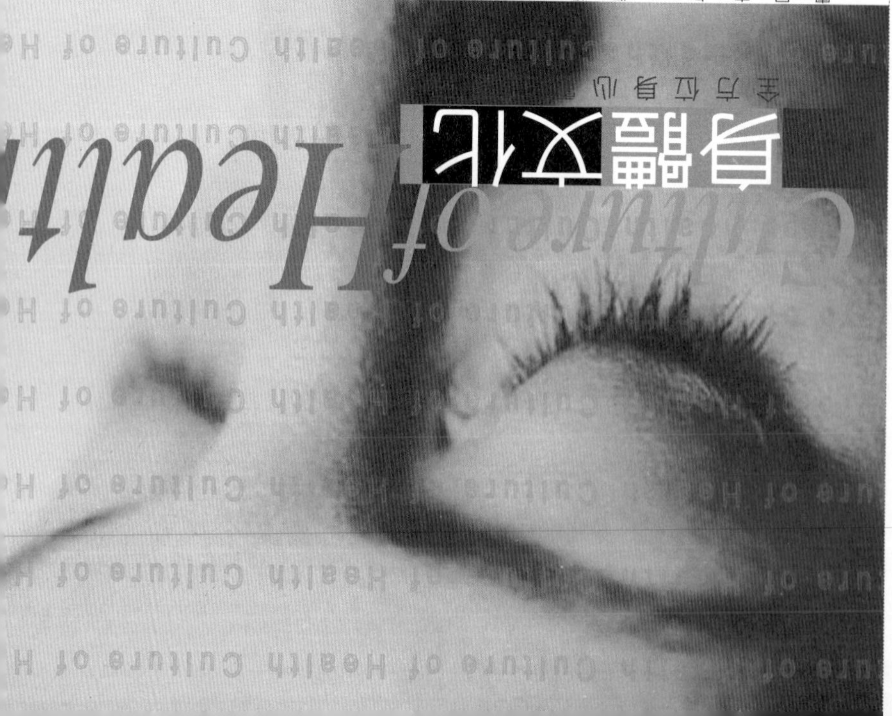